佐林格外科手术图谱

Zollinger's Atlas of Surgical Operations

（第10版）

佐林格外科手术图谱

Zollinger's Atlas of Surgical Operations

（第 10 版）

原　著　E. Christopher Ellison

　　　　Robert M. Zollinger, Jr.

主　译　王　杉　叶颖江

北京大学医学出版社

Peking University Medical Press

ZUOLINGE WAIKE SHOUSHU TUPU（DI 10 BAN）

图书在版编目（CIP）数据

佐林格外科手术图谱：第 10 版 /（美）E·克里斯托弗·埃利森（E. Christopher Ellison），（美）小罗伯特·M·佐林格（Robert M. Zollinger, Jr.）原著；王杉，叶颖江主译. -- 北京：北京大学医学出版社，2017.5（2021.4 重印）
　ISBN 978-7-5659-1587-1

　Ⅰ.①佐… Ⅱ.① E… ②小…③王… ④叶…Ⅲ.①外科手术—图谱 Ⅳ.① R61-64

　中国版本图书馆 CIP 数据核字（2017）第 071628 号

北京市版权局著作权合同登记号：图字：01-2017-2201

E. Christopher Ellison, Robert M. Zollinger, Jr
Zollinger's Atlas of Surgical Operations, tenth edition
ISBN: 978-0-07-179755-9
Copyright © 2016, by The McGraw-Hill Companies. All rights reserved.

佐林格外科手术图谱（第10版）

主　　译：王　杉　叶颖江
出版发行：北京大学医学出版社
地　　址：（100191）北京市海淀区学院路38号　北京大学医学部院内
电　　话：发行部 010-82802230；图书邮购 010-82802495
网　　址：http://www.pumpress.com.cn
E-mail：booksale@bjmu.edu.cn
印　　刷：北京金康利印刷有限公司
经　　销：新华书店
责任编辑：马联华　袁朝阳　　责任校对：金彤文　　责任印制：李　啸
开　　本：889 mm×1194 mm　1/16　印张：39.5　字数：1290千字
版　　次：2017 年 5 月第 1 版　2021 年 4 月第 2 次印刷
书　　号：ISBN 978-7-5659-1587-1
定　　价：398.00元
版权所有，违者必究
（凡属质量问题请与本社发行部联系退换）

译校者名单

主　译　王　杉 （北京大学人民医院）
　　　　　叶颖江 （北京大学人民医院）

副主译　（按姓氏汉语拼音排序）

陈　杰 （首都医科大学附属北京朝阳医院）　　　　王建六 （北京大学人民医院）
陈　忠 （首都医科大学附属北京安贞医院）　　　　王昆华 （昆明医科大学第一附属医院）
陈俊强 （广西医科大学第一附属医院）　　　　　　王伟林 （浙江大学医学院附属第一医院）
季加孚 （北京大学肿瘤医院）　　　　　　　　　　阎作勤 （复旦大学附属中山医院）
姜可伟 （北京大学人民医院）　　　　　　　　　　张水军 （郑州大学第一附属医院）
李宗芳 （西安交通大学第二附属医院）　　　　　　张学文 （吉林大学第二医院）
沈柏用 （上海交通大学医学院附属瑞金医院）　　　张忠涛 （首都医科大学附属北京友谊医院）
宋尔卫 （中山大学孙逸仙纪念医院）　　　　　　　赵代伟 （贵州医科大学第二附属医院）

主译助理　郭　鹏 （北京大学人民医院）
　　　　　　莱智勇 （北京大学人民医院）

译　者　（按姓氏汉语拼音排序）

安勇博 （北京大学人民医院）　　　　　　　　　　江　维 （西安交通大学第二附属医院）
步召德 （北京大学肿瘤医院）　　　　　　　　　　蒋洪朋 （北京大学人民医院）
曹　键 （北京大学人民医院）　　　　　　　　　　金铖钺 （北京大学人民医院）
曹胜利 （郑州大学第一附属医院）　　　　　　　　莱智勇 （北京大学人民医院）
陈　阳 （吉林大学第二医院）　　　　　　　　　　黎伯培 （广西医科大学第一附属医院）
陈富强 （首都医科大学附属北京朝阳医院）　　　　李　捷 （郑州大学第一附属医院）
崔艳成 （北京大学人民医院）　　　　　　　　　　李　韬 （北京大学人民医院）
方红波 （郑州大学第一附属医院）　　　　　　　　李　杨 （北京大学人民医院）
高庆军 （贵州医科大学第二附属医院）　　　　　　李　宇 （西安交通大学第二附属医院）
高志冬 （北京大学人民医院）　　　　　　　　　　李　臻 （昆明医科大学第一附属医院）
郭　鹏 （北京大学人民医院）　　　　　　　　　　李晓伟 （北京大学人民医院）
胡博文 （郑州大学第一附属医院）　　　　　　　　李延森 （北京大学人民医院）
胡振华 （浙江大学医学院附属第一医院）　　　　　李永柏 （北京大学人民医院）
华秉譞 （复旦大学附属中山医院）　　　　　　　　林　超 （吉林大学第二医院）
黄　堃 （贵州医科大学第二附属医院）　　　　　　林原培 （北京大学人民医院）
黄鹏飞 （浙江大学医学院附属第一医院）　　　　　刘　凡 （北京大学人民医院）

刘　水（吉林大学第二医院）
刘大方（北京大学人民医院）
陆　旭（郑州大学第一附属医院）
潘　洁（郑州大学第一附属医院）
曲仙智（吉林大学第二医院）
饶南燕（中山大学孙逸仙纪念医院）
申英末（首都医科大学附属北京朝阳医院）
申占龙（北京大学人民医院）
沈　凯（北京大学人民医院）
盛基尧（吉林大学第二医院）
史晓奕（郑州大学第一附属医院）
孙　强（浙江大学医学院附属第一医院）
汤文丽（贵州医科大学第二附属医院）
唐小斌（首都医科大学附属北京安贞医院）
王　畅（北京大学人民医院）
王　超（北京大学人民医院）
王　强（北京大学人民医院）
王　盛（首都医科大学附属北京安贞医院）
王　铸（北京大学人民医院）
王华伟（昆明医科大学第一附属医院）
王晓娜（首都医科大学附属北京安贞医院）
王智慧（郑州大学第一附属医院）
温培豪（郑州大学第一附属医院）
项一恩（吉林大学第二医院）
谢敏杰（浙江大学医学院附属第一医院）

徐　涛（北京大学人民医院）
徐　玉（昆明医科大学第一附属医院）
阎　冰（郑州大学第一附属医院）
杨　翰（郑州大学第一附属医院）
杨盈赤（首都医科大学附属北京友谊医院）
叶　松（浙江大学医学院附属第一医院）
叶春祥（北京大学人民医院）
尤钧誉（北京大学人民医院）
翟宝伟（贵州医科大学第二附属医院）
张　弓（郑州大学第一附属医院）
张浩然（北京大学人民医院）
张嘉凯（郑州大学第一附属医院）
赵　旸（北京大学人民医院）
赵　雨（贵州医科大学第二附属医院）
赵雪松（北京大学人民医院）
郑守华（郑州大学第一附属医院）
郑智元（北京大学人民医院）
周　闯（郑州大学第一附属医院）
周　蕊（西安交通大学第二附属医院）
周东锴（浙江大学医学院附属第一医院）
周小虎（浙江大学医学院附属第一医院）
周宇石（北京大学人民医院）
邹　雷（昆明医科大学第一附属医院）
邹振玉（首都医科大学附属北京朝阳医院）

统　筹　王云亭
策　划　黄大海

主 译 简 介

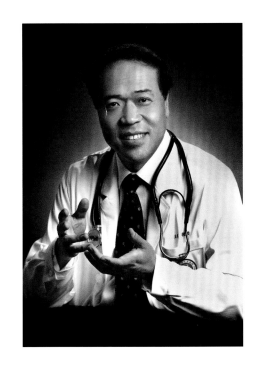

王杉 教授，主任医师，博士生导师，北京大学人民医院外科肿瘤实验室主任，原北京大学人民医院院长。中国香港外科学院荣誉院士。1995—1998 年作为访问学者赴美国德克萨斯大学医学院外科进行学术交流。长期从事普通外科疾病的筛查、诊断、治疗、随访和临床研究工作，尤其擅长胃肠道肿瘤的诊断及治疗。领导医疗和学术团队开展了消化道恶性肿瘤的综合治疗、胃肠道间质瘤的外科治疗与分子靶向治疗、结直肠癌肝转移癌的外科治疗、普通外科疾病的微创手术治疗等临床实践和研究工作。先后主持完成和参与、承担国家级、省部级科研课题 30 余项，在相关学术期刊发表论文 400 余篇，主持、参与编撰或翻译专著 16 部。

王杉教授任中国医院协会副会长，中国卫生经济学会副会长，中国医师协会副会长，中国医师协会医疗风险管理专业委员会副主任委员，中国医师协会医学教育工作委员会副主任委员，中国医师协会临床医师职业精神研究中心副主任，中华医学会外科学分会副主任委员，中国医师协会外科学分会会长，中国人体健康科技促进会副会长兼秘书长，中华医学会健康管理学分会主任委员，中国医师协会外科医师分会结直肠外科医师委员会主任委员，卫生专业技术资格考试专家委员会外科学专业委员会主任委员等职务。同时担任《中华普通外科杂志》《中华胃肠外科杂志》《中华外科杂志》《中华实验外科杂志》《中国实用外科杂志》《健康世界》等 26 种杂志主编或编委。

王杉教授先后获教育部科技成果奖、国家级教学成果一等奖、北京市教育教学成果二等奖、北京大学教学成果一等奖、国家级教学名师奖、北京大学医学部桃李奖、北京市"五一"劳动奖章，并荣获北京市优秀德育教师、北京市先进工作者等称号。

主 译 简 介

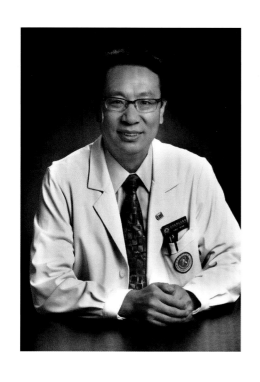

叶颖江 教授，主任医师，博士生导师，北京大学人民医院胃肠外科主任。专业方向为胃肠道肿瘤的临床和基础研究，以及胃肠道肿瘤的多学科综合治疗。曾于 2005 年作为访问学者赴英国利物浦大学医学院学习肝转移癌的多模式综合治疗；2012 年曾赴德国埃尔兰根纽伦堡大学外科医院进行结直肠癌规范化手术治疗学术交流。2015 年受聘兼职北京大学国际医院胃肠外科主任。在胃肠恶性肿瘤、胃肠间质瘤的诊治，以及术前、术后辅助化疗等方面具有丰富的临床经验；在国内较早提倡和开展了以外科治疗为主的大肠癌肝转移多学科综合模式治疗，提高了肝转移患者的生存率；在国内积极倡导结直肠癌规范化手术方案，最早实施完整结肠系膜切除术（CME）及肛提肌外腹会阴联合切除术（ELAPE），改善了结直肠癌患者的预后。曾先后承担和参与国家卫计委、教育部重大项目基金、国家自然科学基金、科技部863 项目等 10 余项重大课题研究。主编、参编学术专著 14 部，在国内外核心期刊发表论文 300 余篇。

任中国医师协会肛肠医师分会副会长、中国医师协会多学科协作组医师委员会主任委员、中国医师协会结直肠外科医师委员会副主任委员兼秘书长、中国医师协会结直肠外科医师中青年委员会主任委员、中国老年学学会老年肿瘤专业委员会副主任委员、中国研究型医院学会消化道肿瘤专业委员会副主任委员、中国研究型医院学会机器人与腹腔镜外科专业委员会副主任委员、中国医师协会肿瘤防治规范化培训工作委员会常务委员、中国医疗保健国际交流促进会结直肠肝转移治疗专业委员会常务委员等。担任《中华胃肠外科杂志》《中华普通外科学杂志》《中国实用外科杂志》等 15 种杂志编委。

译 者 前 言

70 多年以来，《佐林格外科手术图谱》一直是普通外科专业乃至所有外科专业公认的"行业金标准"和基础培训范本，该书为外科医生提供了常见外科操作和手术的安全、规范指南。

2016 年，E. Christopher Ellison 和 Robert M. Zollinger, Jr 共同主编了《佐林格外科手术图谱》第 10 版。在前九版 70 多年积淀的基础上，这一最新版图书在篇章架构和插图绘制方面进行大胆更新，同时增加了 19 种最新手术。篇幅增加使本版既能保留经典手术，又能以足够的篇幅介绍新的手术。

本图谱在中国外科界有着广泛的知名度，其第 8 版曾于 2004 年在国内翻译出版，在外科医生中拥有一大批拥趸。近十余年来，随着外科手术技术的突飞猛进，新的手术理念引领着学术潮流，新的手术设备赋予了外科技术新的含义，这些都体现在了本图谱的最新一版中。

为了在第一时间将《佐林格外科手术图谱》第 10 版翻译出版、介绍给广大外科同道，我们共同邀请了国内普通外科、妇产科、泌尿外科、骨科、血管外科、急救医学等多个学科的知名专家，共同组成了编译委员会，启动了《佐林格外科手术图谱》第 10 版的翻译工作。各位编译委员都欣然接受了我们的邀请并出色地完成了相关的编译工作，为本书的出版做出了贡献。

希望《佐林格外科手术图谱》第 10 版中译本能够与先前版本一样，继续对广大读者有所裨益，也希望各位同道对本译本中的缺点和错误及时给予批评和指正。

王 杉

叶颖江

2017年4月

原 著 前 言

    大约在 75 年前，本图谱出版了第 1 版，以记载普通外科医生所需掌握的、公认的和安全的常用手术技术。此后七十多年来，本图谱已陆续出版了九版。在七十多年中，本图谱秉承一贯的传统，不断将技术上的进步和突破有机地囊括在各个版本之中；随着版本的更新，各版本中各种技术也在不断地更新和充实。例如，腹腔镜技术在 20 世纪 90 年代的版本中被当作先进技术，而在第 9 版中微创手术技术和胃肠吻合术中吻合器技术的应用呈现了强劲势头，如今这两种技术已成为大多数外科住院医生培训项目中必学的常用手术技术。

    在最新的第 10 版中，本图谱自然又做出了一些重大更新。我们有 19 位副主编作为内容专家，协助我们确认新版本需要包含的新手术和上一版本需要进行更新的内容。因此，最新的第 10 版加入了 19 种新的手术，包括 8 种我们认为对普通外科日常实践而言的基本手术，即腋窝淋巴结清扫术、腹膜透析管置入术、筋膜切开术、焦痂切除术、下腔静脉滤器置入术、采用开放组织结构分离技术的腹壁疝修补术、输尿管修补术以及基本的胸腔镜手术。此外，我们还加入了 4 种复杂的胃肠手术，即腹腔镜食管肌肉切开术、针对病态肥胖的袖状胃切除术、经食管裂孔食管切除术和经胸腔食管切除术。对于血管外科部分，最新的第 10 版也进行了更新，如股动脉血栓切除术、股 - 股搭桥术、隐静脉激光消融术和肠系膜上动脉血栓切除术。最后，我们还增加了手辅助腹腔镜供肾切取术和肾移植术。

    新的第 10 版的编委会进行了重大改组，增加了 18 位新副主编。本图谱按人体系统编排，这种编排方式可以让读者更容易地找到各种手术，它们的名称不再用罗马数字显示。主编和副主编们已对第 10 版进行了严格的审核和更新，对大约 50 章的正文和图片——从手术适应证到术后管理——进行了重要更新。

    在第 10 版的准备过程中，我们得到了麦格劳 - 希尔（McGraw Hill）的 Brian Belval 和俄亥俄州立大学外科系的 Donna Sampsill 的大力支持。在本图谱第 9 版出版时，有关上色工艺和印刷技术既已大大改进，使我们的医学绘图家们能在新旧印版上添加颜色，以使解剖结构更加清晰或逼真。在新的第 10 版，我们的医学绘图家——Marita Bitans——已经用电脑制作的高分辨彩色图片取代了以前在白板上用笔墨画的素描图。

    我们还创建了在线“历史增录”（Historical Supplement），读者可以在 ZollingersAtlas.com 网站上免费查阅过去 70 年间从老版本图谱中删去的许多种手术。其中，很多已被包含现代技术——如吻合器技术、腹腔镜手术或影像引导的微创手术——的新手术替代；其他一些则已很少使用；还有一小部分手术由于适应证变化已被淘汰。此外，过去由于受到图谱开本大小和装订能力的限制，作者们和绘图师们还受到页码的限制。也就是说，只有厚实的纸张才能保证高质量的印刷和防止纸张背面“浸透”。因此，在 20 世纪 80 年代中期，本图谱的页码一直被限制在 500 页左右。其结果是，如果增加任何新的或现代手术，如吻合器技术或腹腔镜手术，就要删掉一些手术，如很少应用的手术（如门体静脉分流术）或被外科专科医生越来越多开展的手术（如胸、肺手术）。

与此同时，作者们和出版商都认为，许多曾经流行的手术不应该被遗忘，如果图谱页码有限，应该把它们收档到本图谱的电子版"历史增录"中。这些被收档的手术许多在一些专科领域或复杂情况下仍在应用，因为普通外科医生的工作有其特性，他们总会遇到没有被本图谱文本收录的特殊情况。在这种情况下，外科医生必须实时创建一种手术解决方案。这些方案通常是依靠一般原则和经验，可能还要参考这些手术中的某一种"旧"手术。这种情况在一些地区尤其可能存在，如无法配备昂贵手术设备（如吻合器或一次性腹腔镜设备）的地区。

当前，许多医学图书馆是无法购买或收藏所有图书的，甚或所有主要的医学期刊。然而，对于几乎所有的医学/外科机构和医生而言，互联网是真正世界性的和可及的。我们相信，这个电子版的"历史增录"能够填补一部分外科手术技术历史参考的空白。

就像当初 Culter 博士庄重地请他的最初合编作者在他之后继续主编这本书那样，我的父亲对我们也是这样。现在轮到我们了。现在 E. Christopher Ellison 博士已成为本图谱的新一任第一主编。Ellison 博士是 Z-E 综合征（Zollinger-Ellison syndrome）的另一命名人，他获得了"Robert M. Zollinger 教授"的称号。他已经接受了主编本图谱最新的第 10 版并把这项工作迁回哥伦比亚和俄亥俄州立大学外科系的工作——这里是老 Zollinger 博士编著本图谱 40 多年的地方。最后，现在作为本书的额外历史记录，所有老 Zollinger 博士的手稿，以及所有早期版本的文稿和绘图作品，都已在俄亥俄州立大学健康科学图书馆中的医学文物中心归档并可在线查询。

E. Christopher Ellison, MD
Robert M. Zollinger, Jr., MD

原著编委会名单

E. Christopher Ellison, MD, FACS
Interim Dean and Robert M. Zollinger Professor of Surgery and Distinguished Professor
The Ohio State University College of Medicine and Wexner Medical Center
Columbus, Ohio

Robert M. Zollinger, Jr., MD, FACS
Professor Emeritus, Department of Surgery, Case Western Reserve
University School of Medicine and University Hospitals
Clinical Professor of Surgery, University of Arizona College of Medicine
Formerly, Instructor in Surgery, Harvard Medical School and the Peter Bent Brigham Hospital Tuscon, Arizona

ASSOCIATE EDITORS

Doreen M. Agnese, MD, FACS
Skin, Soft Tissue, and Breast
Associate Professor of Clinical Surgery
The Ohio State University
College of Medicine and Wexner Medical Center
Columbus, OH

P. Mark Bloomston, MD, FACS
Gall Bladder, Bile Ducts, Liver, and Pancreas
Ft. Myers, FL

James H. Boehmler, IV, MD
Extremities
Georgetown, TX

William B. Farrar, MD, FACS
Skin, Soft Tissue, and Breast
Professor of Surgery
Dr. Arthur G. & Mildred C. James-Richard J.
Solove Chair in Surgical Oncology
The James Cancer Center Chair in Surgical Oncology
Director, The Stefanie Spielman Comprehensive Breast Center
The Ohio State University College of Medicine and Wexner Medical Center
Columbus, OH

Jeffrey M. Fowler, MD, FACS
Genitourinary
Gynecologic Procedures
Vice Chair and Professor
John G. Boutselis M.D. Chair in Gynecology
The Ohio State University College of Medicine and Wexner Medical Center
Hilliard, OH

Alan E. Harzman, MD, FACS
Small Intestine, Colon, and Rectal
Assistant Professor of Clinical Surgery
Director, General Surgery Residency Program
The Ohio State University College of Medicine and Wexner Medical Center
Columbus, OH

Jeffrey W. Hazey, MD, FACS
Hernia
Associate Professor of Surgery
Director, Division of General and Gastrointestinal Surgery
The Ohio State University College of Medicine and Wexner Medical Center
Columbus, OH

Robert S. D. Higgins, MD, MSHA, FACS
Thoracic Surgery
Transplantation
The William Stewart Halsted Professor
Chair and Surgeon-in-Chief
Johns Hopkins University School of Medicine Department of Surgery
Baltimore, MD

Larry M. Jones, MD, FACS
Skin and Soft Tissue
Professor of Clinical Surgery
The American Electric Power Foundation Chair in Burn Care
The Ohio State University College of Medicine and Wexner Medical Center
Columbus, OH

Gregory J. Lowe, MD
Genitourinary
Ureter Repair
Columbus, OH

W. Scott Melvin, MD, FACS
Esophagus and Stomach
Professor of Surgery
Vice Chairman for Clinical Surgery
Division Chief, General Surgery
Director, Advanced GI Surgery
Montefiore Medical Center/Albert Einstein College of Medicine
Bronx, NY

Susan Moffatt-Bruce, MD, PhD, FACS
General Abdomen and Thorax
Associate Professor of Surgery
Chief Quality and Patient Safety Officer
Associate Dean, Clinical Affairs for Quality and Patient Safety
The Ohio State University College of Medicine and Wexner Medical Center
Columbus, OH

Peter Muscarella, II, MD, FACS
Pancreas
Esophagus and Stomach
Associate Professor of Surgery
Montefiore Medical Center/Albert Einstein College of Medicine
Bronx, NY

Bradley J. Needleman, MD, FACS
Esophagus and Stomach
Associate Professor of Clinical Surgery
Medical Director, Comprehensive Weight Management and Bariatric Surgery Center
Director, Center for Minimally Invasive Surgery
The Ohio State University College of Medicine and the Wexner Medical Center
Columbus, OH

Ronald P. Pelletier, MD, FACS
Genitourinary
Transplantation
Associate Professor of Surgery
Director, Kidney Transplantation
The Ohio State University College of Medicine and Wexner Medical Center
Columbus, OH

Kyle A. Perry, MD, FACS
Esophagus and Stomach
Associate Professor of Surgery
The Ohio State University College of Medicine and Wexner Medical Center
Columbus, OH

John E. Phay, MD, FACS
Endocrine
Head and Neck
Associate Professor of Clinical Surgery
The Ohio State University College of Medicine and Wexner Medical Center
Columbus, OH

Jean E. Starr, MD, FACS
Vascular Procedures
Associate Professor of Clinical Surgery
The Ohio State University College of Medicine and Wexner Medical Center
Columbus, OH

Patrick S. Vaccaro, MD, FACS
Vascular Procedures
Luther M. Keith Professor of Surgery
Division Director, Vascular Diseases & Surgery
The Ohio State University College of Medicine and Wexner Medical Center
Columbus, OH

COORDINATING EDITOR

Dennis E. Mathias
Publications Editor
Department of Surgery
The Ohio State University College of Medicine and Wexner Medical Center
Columbus, OH

目　录

第一部分

基 本 原 理

第 1 章　外科技术

无菌术、止血及对组织轻柔操作是外科技术的基础。然而，近几十年来外科技术的重点已由重视操作技术转向研究新的手术方法。微创技术的发展使外科医师在选择手术方法方面有了更大的灵活性。几乎所有的手术都可以通过开放或微创腹腔技术进行。医师需要针对患者的身体情况来决定最佳的手术方式。此外，机器人手术在所有手术设备中又增添了一种新的方式。在外科手术的整个发展过程中，操作技术上的失误才是手术失败的根源，而非手术方法本身。因此，无论是年轻的还是经验丰富的外科医师，都必须意识到完美手术的艺术及其所带来后续成功之间的重要关系。随着对这种关系的认识不断加深，应再次强调精确技术的重要性。

本书所描述的外科技术源于 W. S. Halsted 所倡导的外科学派。对该学派的恰当描述应为"安全外科学派"，该学派出现于外科医师普遍认可麻醉技术的优势之前。在此之前，手术者的速度和患者的安危紧密相关，术者的速度曾一度被认定为医师医术高低的最重要标志。在精确操作技术的发展进程中，麻醉技术虽然能够将患者的痛苦降低到最低限度，但大部分外科医师依旧追求手术的速度而罔顾患者的利益。Halsted 率先指明，在止血方式和手术方式恰当的前提下，一台长达 4~5 小时的手术比一台只注重速度而导致大量失血和组织损伤的手术更能改善患者的结局。保护每一寸组织是 Halsted 所倡导的，但这对于年轻外科医师来说是一门很难掌握的功课。术前的一系列准备工作，例如，备皮、铺巾、选择器械及缝合材料，都不如在实际手术中对细节的认真处理更为重要。轻柔的动作是所有外科手术最根本的要求。

年轻外科医师很难认识到这一点的原因在于：在学校里他们的老师是通过使用化学试剂处理过的尸体标本来教授解剖学、组织学及病理学的，因此，他们容易把组织器官当做无生命的物质而随意操作。他们需意识到，活细胞可能会因为不必要的操作和脱水而损伤。在有足够实践能力操作一台大型手术之前，年轻医师必须经常温习解剖学、病理学及相关的基础科学知识。年轻外科医师常常对手术者的速度感到吃惊，而手术者更注重他们每天的工作效率，而非传授外科手术的艺术。在这种情况下，年轻外科医师很少有时间复习操作步骤、讨论伤口愈合、考虑与外科手术过程有关的基础知识以及分析手术结果。切口并发症是与手术过程相关的另一个值得重视的问题。若切口愈合，当然最好；然而，如果切口及其周围有红肿，则被认为是一个自然过程，而不会被当做 3~5 天前手术时所造成的失误来看待；若切口裂开，则多被认为是患者的不幸，大家会经常把责任推脱到缝合器材或患者的身体状况上，而很少有外科医师认为是手术技术或操作的问题。

下面是对一个常见的外科手术——阑尾切除手术——的细节的描述，我们将用其来说明为确保手术成功需要考虑的因素。术前，手术医师用患者姓名的首个字母标记其切口部位。然后，将患者送入手术室并进行麻醉。手术台应置于无影灯的聚焦区内，并将聚焦区调整到腹部和右腹股沟的位置。照明必须综合考虑医师和助手的位置以及伤口的类型和深度等情况。以上步骤必须在皮肤消毒前计划并执行。预防性抗生素在切开皮肤前 1 小时内给药，且一般情况下在手术后 24 小时停药。

败血症是外科手术随时存在的威胁。年轻外科医师必须有无菌观念，保持无菌意识和原则。具备对皮肤细菌群的认知，具有进入手术室前双手消毒的意识，严格认真遵循刷手技术并坚持规范的洗手程序，这些在确保伤口愈合的问题上与手术中其他方面同等重要。外科医师手上的割伤、烧伤或毛囊炎与患者手术区的擦伤感染（infected scratch）是一样危险的。

机械性清洗在术前皮肤准备中至关重要。术前，麻醉后患者穿着手术病人服时行手术备皮是十分重要的。这样可免除患者的不适，使手术区松弛，且在细菌学上也是最科学的。剃毛和下刀之间的时间间隔应尽量短，以有效防止细菌在潜在的伤口或划痕处等可能感染处再生长。绷紧皮肤使其呈现均匀光滑的表面，用一次性电动修剪工具去除毛发。不鼓励使用锋利的剃刀去除毛发。

显然，手术前一天晚上擦洗皮肤以及送患者至手术室之前用消毒巾遮盖切口处都是无用的。然而，对于择期手术，有些外科医师喜欢对患者的关节、手、足及腹壁进行初期准备。以前的实践一般是术前 2~3 天用清洁剂一日内数次擦洗身体。如今，一般建议患者在手术前一晚和手术当天用指定的清洁剂进行清洗，优选葡萄糖酸氯己定，在术前 1 小时内静脉使用抗生素。

在手术室，在将患者的体位摆放好后，将照明灯调节到所需亮度，当麻醉达到理想的麻醉平面后，开始做手术区的最后准备。第一助手刷手、戴无菌手套，用浸泡在指定溶液中的棉球完成手术部位的机械清洗。葡萄糖酸氯己定是理想的清洁剂。先在预定的切口处进行擦拭，再以同心圆方向清洗手术野的其余部分，直至覆盖全部暴露区。在使用各种酊剂和乙醇类消毒剂备皮的过程中，注意防止溶液泼溅至患者的侧面或皮肤的皱褶处，以防皮肤起水疱。值得注意的是，消毒剂需在铺巾前完全干燥，以减小火灾隐患。葡萄糖酸氯己定通常需要 3 分钟晾干。同样，心电图用的电极以及电灼器的电极板都不可以被浸湿。有些外科医师喜欢用含碘液或类似的消毒剂擦涂皮肤。

可用透明的消毒薄膜替代皮肤无菌巾覆盖皮肤，以避免在手术野各角使用置巾钳。这种薄膜对覆盖造口区附近的腹壁特别有用。薄膜可用抑菌粘胶直接贴于皮肤。铺膜后，可直接切穿薄膜做切口，薄膜留在原位直至手术结束。如出于美观考虑，需要沿皮肤皱褶做切口时，术者可在贴消毒薄膜前先用无菌笔轻轻画出切口线。将消毒薄膜贴于褶皱处可保证有一个宽大的手术区。从外科角度而言，消毒薄膜是完全无菌的，不像一般的皮肤准备只能达到外科清洁的程度。而且，如果大的无菌巾被浸湿或撕破，则消毒薄膜可防止污染。

如果用常规的高效机械清洗方法处理表皮恶性肿瘤，如在皮肤、唇部或颈部的肿瘤，则会导致刺激性创伤或出血，对此轻柔的操作是最好的；其后紧接着需小心地剃毛和使用杀菌剂。类似的，如对烧伤患者，必须使用特殊的备皮方式，因为除组织极度敏感之外，皮肤上常有大量泥土、油脂和其他污染物。机械清洗用的是非刺激性洗涤剂，而对烧伤区域用大量等渗液冲洗是十分重要的。

对于手的挤压伤或开放性骨折等创伤，需进行极为严格的处理，应高度重视皮肤准备。在急症手术前，若皮肤准备过于匆忙而欠充分，则可能导致灾难性后果。创伤区应先用尼龙毛刷和洗涤剂彻底擦洗几分钟。接着在创缘周围相当宽的范围内剃净毛发，再行彻底冲洗，这是绝对必要的；然后只需涂擦一次杀菌剂。手和创口周围皮肤上的油脂污染可用抗菌泡沫清洗剂清洗。

当备皮结束、患者就位、铺巾完成时，所有的医师和工作人员必须停下手上的工作来听取并验证接下来所提供的信息，包括患者的姓名、切口部位、有无过敏史以及是否使用、何时使用术前抗生素等手术步骤（见第 3 章表 1）。

对于用解剖刀做皮肤切口，更深层的皮肤组织需使用混合电流的电刀来切开。一些医师倾向于用电灼，而不是结扎来控制小量出血。如果电灼能级太高，会导致组织坏死，存在使切口任一侧区域出现大面积组织坏死的风险。粗的缝合线，不管是何种类型，均不宜使用。常规使用细丝线、合成线或可吸收缝线。每一个外科医师对缝线都有自己的偏爱，而各种新型缝线也在不断研发出来。细丝线是最合适的缝合和结扎材料，因其极少造成组织反应，并且结扎牢靠。结扎时常先打一个外科结，将线结压下并扎紧，这样放松丝线后此结不会滑脱；随后可再打一个方结加固，然后靠近线结剪线。在此过程中，应用两个手指压线，在同一平面上于线结两侧将结扎线控紧，这样可使手指、线结及手处于同一条直线上。若想在不绷紧缝线的情况下从打第一个结、将线结压下直至打完最后一个结，需要一个长时间的练习过程。这一技术细节极为重要，因为当处理细嫩的组织或在伤口的深部操作时，不可能在张力下进行结扎。在结扎止血钳夹住的血管时，重要的是，应露出止血钳的钳尖部，使尽可能少的组织被结扎。此外，应在第一个结刚打紧时即松开止血钳，线结不要结扎在已经被止血钳损毁的组织上。单手打结和快速打结并不可靠。所打的每一个结都至关重要，这关系到每个生命攸关的手术是否成功。

当切口位置加深时，需借助牵引方法使伤口完全暴露。如果需要延长手术时间，最好使用自动牵开器，这样可以保证伤口的持续暴露，也可使助手省力。此外，除非是深度麻醉，不停地调整牵开器的位置不仅会干扰手术医师，也会刺激患者的感觉神经。自动拉钩放好位置后，应仔细判断组织的受压程度，过度压迫可能会造成组织的坏死。暴露不佳并不总是牵拉的原因，其他因素，例如，不理想的麻醉、患者的体位错误、照明不当、切口位置的不当以及错误选择人工而非使用仪器，均可能造成伤口可视度低。

用精密仪器操作比直接用手指处理组织更容易、更温和、更安全。仪器可以达到完全无菌，若橡胶手套有针孔或是破裂的，可能会在无意中造成污染。此外，仪器的使用可使手术者的双手远离伤口，从而可提供一个更全面开阔的可视度，更具安全性。

轻轻牵开皮肤和皮下组织避免剥离，用手术刀将筋膜沿着与其自身纤维一致的方向切开，避免锯齿边缘，保证缝合时能精确对拢。筋膜下面的肌肉纤维可以根据切口的类型用刀或电灼手柄纵向分离。血管可以在止血钳之间分开和结扎。止血完成后，可以通过使用无菌潮湿纱布垫保护肌肉以免创伤和污染。此时放置拉钩，显露腹膜。

术者用有齿镊或止血钳抓住并提起腹膜，助手在被提起的腹膜拱顶处夹住腹膜，同时术者放松止血钳。重复此操作，直至术者确认止血钳夹住的仅有腹膜而无腹腔内组织。在两把止血钳中间用手术刀切开一个小口，用剪刀扩大此切口，将剪刀的下刃尖端伸入腹膜下 1 cm，用其挑起腹膜再剪开；若大网膜紧贴腹膜，于其上面放置湿纱布的一角保护以避免剪刀误伤。由于腹膜易随着收缩而伸展，切口应只与肌肉的切口一样长，若可轻易看到整个腹膜开口，便能促进其闭合。腹膜切开后，放置拉钩，使腹腔内容物能清楚可见。皮下脂肪宜用无菌纱垫或消毒塑料保护膜保护，防止可能的污染。若阑尾或盲肠不能即刻显露，可用拉钩牵拉切口直至将其找到。

虽然习惯上常用几块湿纱布将小肠与盲肠区隔开，但导入腹膜腔的材料越少越好。湿纱布也会损伤浅表细胞，使其日后可能形成与周围组织的粘连并减弱对细菌的屏障作用。然后，将阑尾提至切口，查看其血供，控制其血供无疑是外科操作的重点。系膜内的血管较其周围组织更富有弹性，并有回缩的倾向。因此，在处理这种血管时，最好先用弯针贯穿缝合其系膜，避免损伤血管。血管可以安全地在两个牢固结扎线之间予以切断，以避免血管在结扎时从止血钳脱落的风险。然后以第 48 章描述的阑尾的切除法将盲肠还纳腹腔。纱布、缝针及器械清点无误后开始关腹。用可吸收缝线连续缝合腹膜。腹膜缝好后，肌肉会自然靠拢，除非曾被广泛分离过。肌肉上面的筋膜用间断缝合方法仔细对合，此时肌肉将自然重新对齐。有些术者喜欢将腹膜、肌肉及筋膜做一层间断的缝合。

皮下组织的良好对合对于外观效果是否满意至关重要。皮下组织对合完好可使皮肤缝线早日拆除，以防形成宽的瘢痕。用弯针行皮下缝合，在穿过 Scarpa 筋膜时多咬合一些组织，以使创口拱起，使两侧皮缘完好对合。缝合时应保证切口在纵向和横向两个断面上均精确对合，皮下组织的仔细缝合可以防止切口两端皮肤重叠或遗留裂口。

皮肤切缘可用间断缝合、皮内缝合或用金属皮肤钉钉合。若皮下组织缝合适当，则可在术后第 5 天左右拆除缝线或去除缝合钉。此后，可用胶带来缩小皮肤分离。这样切口最终只遗留纤细的白色瘢痕，而不会形成"铁轨样"外观，后者多发生于拆除皮肤缝线或金属钉的时间过于延迟者。为尽量避免难看的瘢痕形成，免除拆线的麻烦，许多术者用可吸收线做皮下缝合，切口闭合后，贴上胶带以加强效果。

最后，伤口宜妥善覆盖敷料并包扎。创口一经缝合，且操作本身是"清洁"的，应将伤口密封至 48 小时，以防受到外来污染。用干纱布包扎即可达此目的。拆除皮肤缝线的时间和方法很重要。皮肤无张力缝合并于第 3 ~ 5 天早期拆除，可避免形成难看的交叉影线样瘢痕。在身体的其他部位，如面部和颈部，若皮肤对合满意，缝线可在 48 小时内拆除。皮肤减张缝合时，缝线留置时间完全根据其使用的原因而定；若患者为高龄、有恶病质、慢性咳嗽或接受放射治疗者等，这些缝线需要保留的时间可能长达 10 ~ 12 天。宜使用各种能套在缝线上但不影响减张缝线扎紧的保护装置（缓冲器），以防缝线切入皮肤内。

为避免皮肤细菌污染清洁的创口，拆线的方法十分重要。拆线时先用乙醇清洁皮肤，术者抓住缝线游离端，将线结提离皮肤，使缝线从表皮下稍被拉出，在皮肤平面的下方处剪断缝线，然后拉出。这样，所有在皮肤外面的缝线不会被带入皮下组织而造成切口感染。无菌技术拆线以及随后在适当条件下换药不应过分强调。创口拉合胶带、黏合剂或胶水若应用恰当，可在许多部位省去缝合。

外科技术的特点是在确保组织能尽快牢固愈合的同时，保护所有的正常细胞，这体现了外科医师的技术对患者安全的重要性。值得强调的是，外科手术是一门艺术，而这门艺术只有在外科医师意识到其内在危险性时才能恰当地呈现出来。无论是简单的、危急的还是重大的手术，其基本原则都是一样的。年轻外科医师学会了无菌术、止血、充分暴露、对组织的轻柔操作等基本概念，即已掌握了其最重要的知识。而且，一旦外科医师获得了这一认知后，他将不断进步，开始进行对创口组织学的研究，创口愈合这门课程会变得十分形象和具体。而对更好的医疗器械的不断追求会成就他最终成为一个艺术家，而非外科工匠。

不习惯这种操作模式的医师会因容易被不断强调动作要轻柔和无数间断缝合耗时过长而感到烦恼。然而，如果医师是一个有道德责任的人，只要他希望所有的创口都得到一期愈合，且甘于为患者的舒适和安全而奉献，那么就必须运用前面所提到的所有原则。他必须使用细的缝线，细到当其绷紧到将要切割有生命的组织时自行断裂。每一根血管都必须牢固结扎，以使关键的血管得到妥善处理。同时，必须施行严格的无菌术。所有这些在很大程度上属于道德的范畴，但对于身系他人生命的医师来说，这是最重要的。

（徐　玉　王华伟　邹　雷　李　臻 译
王昆华 审校）

第 2 章 麻 醉

麻醉学，作为一门发展中的特殊学科，迄今已阐明了患者在麻醉过程中的诸多生理变化。目前，人们对麻醉药物和技术对中枢神经系统、心血管系统及呼吸系统的药理作用均有进一步的了解。各种新药不断引入，包括吸入、静脉、脊髓及局部麻醉剂的应用。另外，诸如肌松剂、降压药及升压药等一些具有特殊药理作用的药物也开始运用于麻醉过程中。通过改进连续给药技术，更精确控制药物分布，使骶管和脊髓麻醉等一些老式麻醉方法得到改进。在肺、心脏、小儿及老年人手术中的麻醉更是取得了标志性的进步。气道和肺通气管理技术的不断进步，使当今的技术和设备足以防止低氧和高碳酸血症带来的危害。由于对麻醉引起的患者血流动力学变化有了更深入的了解，对血容量不足和电解质紊乱患者在术前即可进行液体、电解质及术前输血，使术后病情可能更为恶化的患者得到了更为安全的围术期管理。虽然麻醉医师的人数近年有所增加，但仍然不能满足日益增长的外科手术的需求。所以，外科医师至少会配备经过认证的注册麻醉护士（certified registered nurse anesthetist, CRNA）来执行麻醉。虽然 CRNA 受过良好的训练，但他们必须由医师指导。因此，医师必须铭记，当训练有素的麻醉医师不在场时，外科医师本人应对任何原因引起的手术事故和手术效果的损害负法律责任。基于此点，外科医师应当熟悉麻醉药物和麻醉技术的选择及其适应证和并发症。而且，他或她也应当熟悉通过观察血液和内脏的颜色、动脉搏动的速率和强度、胸廓和横膈起伏的节律和幅度来判断患者在麻醉状态下的情况。只有熟悉这些特性，加上良好的麻醉操作，才能及时发现病情恶化的患者。

有鉴于此，我们在这本外科手术实用图谱中呈现了现代麻醉原则概述，我们的论述不求涵盖所有麻醉生理学、麻醉药理学及麻醉技术方面的具体细节，而旨在向外科医师提供一些基本的重要信息。

一般考虑 作为手术团队的一员，麻醉医师在手术中发挥着多重作用：确保足够的肺通气，维持近于正常的心血管系统功能，实施麻醉本身的操作程序；三者缺一不可。

通气 麻醉医师最重要的职责就是防止缺氧所带来细微影响。众所周知，严重缺氧会导致突发疾病，中度缺氧会导致稍慢的突发疾病，但同样会出现严重后果。麻醉中缺氧与患者的换氧功能直接相关，一般是由患者舌根后坠、部分或完全阻塞了上呼吸道所致。各种异物、呕吐物、大量分泌物或喉痉挛也可引起上呼吸道阻塞。其中，呕吐物误吸虽然罕见，但却对患者最为危险。全麻不适于饱腹患者，除非对其气道有足够的保护措施。对于胃肠蠕动正常的成人，一般原则是：摄入固体食物后，麻醉诱导间隔时间是 6～8 小时。此外，手术团队的各成员均应能够完成气管插管，这将降低患者窒息的可能性，因为气管导管并不总是能保证气道通气良好。除此之外，导致严重缺氧的情况还有充血性心力衰竭、肺水肿、气喘、颈部肿块或纵隔压迫气管。这些情况不可能由麻醉医师直接控制，故外科医师、麻醉医师及相关的专科医师必须共同做出术前评估。对于有复杂气道疾病的患者，其插管需在表面麻醉药物和光纤喉镜的引导下进行。在任何全麻技术实施前，必须保证麻醉设备能进行正压氧通气，并准备好吸引器，以便术前、术中及术后都能吸除气道内的分泌物和呕吐物。手术结束后要尽可能保持气管、支气管及口咽部的清洁，同时，确保气道内没有分泌物和呕吐物，直至保护性反射恢复。将患者置于合理的体位并严密观察，这些措施都有助于减少术后肺部并发症的发生。

心血管功能的支持 术中的液体治疗是外科医师和麻醉医师的共同职责。除非特殊情况，否则贫血、出血及休克在术前即应治疗。手术过程中输血应谨慎，因其可能导致一些相关的严重并发症。大多数患者都可以耐受 500 ml 的失血量而毫无问题。对于已知要输入几个单位血液的手术来说，输血量应按丢失量来补充。出血量应根据手术野、手术单、纱布及吸引瓶里的总血量来估计。当血细胞比容（Hct）≤23%或血红蛋白（Hb）≤7 g/dl 时，就需用交叉配型的红细胞来扩充血容量，以针对性地增加血液的携氧能力。但在情况紧急又得不到全血时，可用合成胶体液（右旋糖酐或羟乙基淀粉溶液）、白蛋白或血浆来维持并适度扩张血容量。由于有传播同种病毒性疾病的可能，对所有血制品都应谨慎使用。所有手术，包括儿科手术，其全程都应通过可靠且通畅的静脉插管导管输注乳酸林格液（一种平衡电解质溶液），这样可为麻醉医师提供进入心血管系统的通道——通过此路径可应用各种药物及时处理低血压。另外，可用粗的中心静脉插管来监测中心静脉压，甚至可在肺血管中放置肺动脉导管来测定心功能。由于许多现代麻醉药物可产生血管舒张及抑制心肌收缩的作用，麻醉医师有可能使用晶体液来扩容，以维持正常的血流动力学参数和足够的尿量。但这种液体负荷在某些患者身上可能产生严重的不良反应，因此，麻醉医师应严密监测术中患者所输的液体类型、用量并及时与外科医师交流信息。

患者术中及术后的体位都很重要。应将患者的体位摆放在其可借助重力而获得理想暴露的体位上。术中患者的最佳体位是：让其内脏受重力作用而远离手术区。手术台上采取合适的体位，既能充分暴露手术部位的解剖结构，又能最大限度地减少创伤性牵引。只要患者肌肉松弛良好且呼吸道通畅，就没有必要采取过度的或长时间抬高的体位。外科医师应牢记，过度的体位会导致呼吸窘迫、血液循环障碍及神经麻痹。当手术结束时，应让患者逐渐恢复到水平仰卧位，并有足够的时间让患者的循环系统趋于稳定。如果必须采取一个极度的体位，则肢体需用绷带包裹，而且必须分几个阶段让患者的体位恢复到正常体位，每个阶段之间都要有一个休息时间。体位的突然变动和粗暴地搬动患者会导致患者循环衰竭。当患者回到病床时，应让患者处于一种可以良好呼吸的体位。密切观察患者以确保其呼吸道通畅、血流动力学参数的稳定，直至患者完全清醒。

老年患者麻醉后发生并发症的发生率和死亡率都较高。由于老年人的呼吸系统和心血管系统的退行性变化显著，他们难以耐受任一系统的轻微损伤，故术前和术后对他们应用镇静剂和麻醉剂都要有节制。如果条件允许，应尽可能对此年龄组的患者使用区域阻滞或局部麻醉。这类麻醉可减少患者呼吸系统和心血管系统的严重并发症发生的可能性，同时也可减少全麻后可能发生的严重精神障碍。良好的呼吸道术前准备可使麻醉的诱导和维持更加平稳。首先，患者入院前必须戒烟；入院后必须对患者进行有利的肺部护理，可能包括正压雾化治疗和支气管扩张。术前检查应详尽了解患者的心脏病史，以便及时发现患者处于临界状态的心力衰竭、冠状动脉供血不足或瓣膜疾病，而这些情况均需特殊药物治疗和监护。

麻醉剂　由于大多数患者术前均有焦虑情绪，一般在术前等候区会给予其抗焦虑药。患者一旦上了手术台，即应预先给氧，再运用静脉镇静药和镇痛药进行快速而平稳的诱导。

全麻诱导需要喉罩（laryngeal mask airway, LMA）或气管内导管来控制气道，后者的放置需要短暂的肌肉松弛。如果麻醉药满足不了某些手术所需的肌肉松弛，就需要用氧化琥珀胆碱或非去极化神经肌肉阻断药。使用这类药物在浅麻醉状态下即可产生足够的肌肉松弛，因而可减轻较深麻醉时出现的心肌和外周循环抑制。另外，如果维持一个浅麻醉的状态，像咳嗽这样的保护性反射可较快恢复。最后有必要强调的是，霉菌素衍生的抗生素可能会与箭毒样药物相互作用，延长其肌松效应，使患者在复苏室自主呼吸不充分，导致其呼吸支持时间延长。

当局麻药的用量超过其最大安全剂量时，其毒性反应的发生率就会增高。这些毒性反应与局麻药的血液中浓度相关，可以分为两种类型，即中枢神经系统兴奋型（如神经过敏、出汗及惊厥）和中枢神经系统抑制型（如嗜睡和昏迷）。两种类型的反应都会导致循环和呼吸衰竭。当某些大型手术需要用到大量局麻药时，应准备好复苏急救设施，包括正压氧通气、静脉补液、血管加压素及静脉用巴比妥盐等。局麻药的麻醉强度与药物浓度和神经的粗细有关。所要麻醉的神经支越粗，所需的局麻药浓度就愈高。鉴于利多卡因（西洛卡因）的最大安全剂量为 300 mg，若所需强度大时，最好将利多卡因的浓度调整为 0.5%。

在局麻药中加用肾上腺素可以延长麻醉的作用时间。虽然加用肾上腺素可使麻醉效应延长，并可使毒性反应降低，但加用肾上腺素并非是没有危险的。肾上腺素的浓度不应超过 1∶100 000，相当于在 100 ml 的局麻药中最多只能加入 1 ml、1∶1 000 的肾上腺素溶液。当手术结束时，肾上腺素的血管收缩效应也会逐渐消失；若术中未能仔细止血，此时伤口就会出血。肾上腺素不宜加于指（趾）节手术的麻醉药中，因这些没有侧支循环的指（趾）节末梢动脉可能会因肾上腺素的作用发生闭塞性痉挛而发生指（趾）节的坏疽。对患有高血压、动脉硬化以及冠状动脉和心肌病的患者也禁用肾上腺素。在某些情况下，麻醉医师应拒绝或推迟实施麻醉。对有下列情况者麻醉前必须予以慎重考虑：严重呼吸功能不全，心肌梗死不超过 6 个月的择期手术，不明原因的重度贫血，未经适当治疗的休克，最近使用过或仍在使用影响麻醉安全的单胺氧化酶（MAO）抑制剂或三环类抗抑郁药，以及存在任何麻醉医师认为自己不能保证患者气道通畅的情况等，如在 Ludwig 心绞痛、咽峡炎或存在巨大喉部、颈部或纵隔肿块而压迫气管者。

心脏病的发病率和死亡率　不管是局麻还是全麻，手术或麻醉过程中随时都可能发生心脏有效搏动的停止。导致心功能障碍的因素很多，但急性或长时间缺氧无疑是最常见的原因。在少数情况下，诊断不明的心血管疾病，如严重的主动脉狭窄或心肌梗死，也是心搏停止的重要原因。许多突发的心脏并发症都与麻醉技术有关，通常在事故发生前的相当长一段时间内已有警告性体征出现。一般麻醉方面的因素包括：麻醉药物过量，包括总量太大或注药速度过快，长时间内未意识到的部分通气阻塞，血容量不足而延误了低血压的治疗，胃内容物误吸，以及对麻醉状态下患者的心血管系统的警觉不够等。针对最后一个因素，可通过采取一些措施将风险降低至最低，包括在心前区或食管内安放听诊器，持续的心电、呼气末二氧化碳及血氧饱和度的监测。

对外科手术组的所有成员都进行心搏骤停的紧急救治培训，可进一步减少心搏骤停的发病率和死亡率。心搏骤停的抢救成功与否，取决于即刻的诊断与果断的处理。脉搏和血压的消失可作为麻醉医师临时诊断心搏骤停的依据，而外科医师可通过触及大动脉搏动的消失以及观察到手术野停止出血来确诊。美国心脏病学会出版了《高级心脏生命支持术》以指导心肺复苏。心搏骤停时应立即进行胸外心脏按压，建立清洁畅通的气道，同时静脉给予肾上腺素。如患者已恢复有效的循环，则可触及颈动脉和肱动脉的搏动。多数情况下，经胸外心脏按压进入冠状动脉的血和氧足以使心脏复跳。如果心脏出现颤动，必须除颤，应首选直流电除颤。如果这些措施均告失败，即应考虑在具备相应设施和人员的手术间进行开胸、进行直接心脏按压或电击除颤。

对于心跳和呼吸停止复苏后的患者，治疗应着重于维持有效的心肺通气和灌注，以防止某些特殊器官的损伤，如急性肾小管坏死或脑水肿。因此，有可能用到血管活性药物、类固醇及利尿剂或低温疗法。

麻醉的选择 麻醉医师的技术水平是影响麻醉选择的最重要的因素。麻醉医师应选择其最熟悉的药物和最有经验的麻醉方法。用药速度、总剂量、各种药物之间的相互作用以及每个麻醉医师的技术均可改变用药效果。这些因素远比在动物身上引起的药理反应的理论药效更为重要。对于已有报道会产生肝细胞毒性的麻醉药物，必须预先采取某些防范措施，这对于最近使用过卤素麻醉药物或曾经因麻醉导致肝功能损害的患者尤为重要。此外，对于从事具有肝细胞毒性职业或即将接受胆道手术的患者，含卤素的麻醉药物也要慎用。

对于即将进行的手术应考虑以下情况：手术部位、范围和持续时间，预计失血量，以及患者在手术台上的体位。仔细研究患者的状况，以确定其对手术和麻醉的耐受力。重要影响因素包括：患者的年龄、体重及一般状况等，如是否存在急性感染、毒血症、脱水及血容量不足等。因此，需要对患者进行双重评估：首先，患者的重要器官系统的整体状态；其次，疾病的叠加危害。

患者以往的经历和对麻醉的偏见也应予以考虑。有些患者害怕失去意识，恐惧失去控制的感觉；而另外一些患者则希望麻醉后什么都不知道。有些患者或其朋友曾经对脊髓麻醉有过不愉快的经历，因此，他们会强烈反对实施这种麻醉。偶尔也会有患者对局麻药过敏或吸入麻醉药后长时间呕吐。在条件允许的情况下，应遵从患者的意愿来选择麻醉剂和麻醉方式。如果患者的选择属于禁忌，应向他们耐心解释，并扼要地介绍拟选用的麻醉方法，以消除他们的恐惧。如果选择了局部麻醉或脊髓麻醉，应通过适当的术前用药来减轻患者的恐惧感等精神干扰，这样也能增加麻醉药物的效能。

术前用药 术前麻醉医师应尽可能地访视患者，以熟悉患者的状况及将要进行的手术。麻醉医师本人要对患者的生理和心理状况做出评估，同时还要询问患者以前的麻醉经历和药物过敏史。问清患者在家服用药物的情况，确定仍需继续服用的药物，如 β- 受体阻滞剂或胰岛素等。要特别询问患者是否服用过会与既定的麻醉药物产生相互作用的药物（如皮质激素类药物、抗高血压药物、MAO 抑制剂及镇静剂等）。如果患者正在服用这类药物，必须采取适当的防范措施，以免它们对麻醉和手术过程产生不良影响。

术前用药是麻醉过程中至关重要的一部分。术前麻醉用药的选择取决于术中所要使用的麻醉药物。用药剂量应依据患者的年龄、生理及心理状况而有所不同，应确保缓解患者的焦虑状态、降低代谢率和提高痛阈。进入手术室后，尽量确保患者处于自然平和状态。

（徐　玉　王华伟　邹　雷　李　臻 译
王昆华 审校）

第 3 章 术前准备和术后管理

几个世纪以来，对外科医师的首要训练只着重于解剖学，而几乎将其他方面排斥在外。直到 20 世纪，随着外科学范围的不断扩大，以及将死亡率和并发症发生率降低至最低限度所做的不懈努力，人们不可避免地认识到对生理学的深刻理解与对解剖关系的完全掌握有同等重要的意义。在 21 世纪，人们越来越关注循证的术前和术后护理，以及在患者进行了微创或大型手术后运用科学知识和人文关怀尽可能平衡地恢复患者的正常生理状态。外科艺术与生理学科学的最终融合造就了外科急救护理。

术前准备 21 世纪的外科医师不仅要注重对患者进行适当的术前准备，还要为手术过程的技术实施做好充分的准备，同时也要重视手术室的准备，将患者疾病对全身状况的影响视为一个整体。鉴于患有许多其他并发症的患者的复杂性，术前准备要求采取团队合作的方式。对于一个外科医师来说，要清楚地了解潜在的并发症及其预防和识别。理想的情况是，患者的术前准备开始于入院前的非卧床阶段。外科医师根据患者的状况和具体诊断来决定其是否需要手术。外科医师要告知患者一般手术及其所推荐手术的利和弊。知情同意书并不只是患者在其上签字，而意味着医师和患者通过讨论和对话，使患者有机会提出任何疑问并予以解决。外科医师还应同患者讨论使用血制品的可能性；如果可能，建议患者做自体采供血。评估患者的健康状况十分重要，由此可筛查出患者的主要健康问题，特别是包括慢性阻塞性肺疾病和哮喘在内的肺部疾病都应予以确诊。任何由病史、健康检查或以下列举的各种方法所呈现的偏离正常的状况，都可能需要专科医师协同患者的主治医师进行进一步的治疗。同样，也要有心脏病专科医师详询患者有无心肌梗死、瓣膜性心脏病病史及以前是否曾进行过冠状动脉介入治疗等，并由心脏病专科医师对患者进行心脏病的排查和评估。最后，大部分患者在术前都要有麻醉医师进行主要的麻醉评估，按照美国麻醉医师协会（the American Society of Anesthesiologists, ASA）标准，如果患者被评定为 III 级或 IV 级，则有必要在术前召集麻醉医师会诊。为了便于继续治疗，同转诊的专科医师和初级保健医师进行书面或口头交流非常重要。

在很多情况下，可以让初级保健医师参与患者的外科手术术前准备工作。初级保健医师可以协助进行患者的诊断和治疗工作，以提高对患者疾病的控制，使患者对麻醉与手术的耐受力达到最佳状态。即使简单的"口腔和呼吸预防"都是有益的，例如，对牙齿、慢性鼻窦炎及慢性支气管炎进行的保健和治疗。术前限制患者吸烟和让患者服用几天祛痰剂可以缓解慢性排痰性咳嗽——极易导致严重的肺部并发症。外科医师还应对患者所需的特殊饮食予以监督，告知患者及其家属各种特殊的注意事项，劝慰患者保持心情平静并充满信心，这就是所谓的心理准备。患者也应告知外科医师自己对某些食物和药物的特殊敏感性，以便外科医师确证和补充自己对患者所做的有关手术风险评估。

让患者咳嗽，以明确其是干咳还是排痰性咳嗽，这一点对外科医师判断患者的呼吸系统状态常有帮助。如为排痰性咳嗽，应对患者进行治疗；手术也可以延期，以便通过停止吸烟，使用必要的祛痰剂和支气管扩张药物，同时每日进行多次肺部物理治疗，鼓励患者深呼吸，促进其好转。对于更为严重的病例，应用正规的肺功能检查来记录患者病情的转归，包括血气分析。对于患有其他慢性肺部疾病的患者，可以应用类似的方式进行检查评估。

一般来说，应常规做心电图检查，尤其是对年龄超过 50 岁的患者。负荷试验、放射性核素扫描或超声检查可作为筛检方法。如果存在明显的血管疾病，或在择期手术前需加以纠正，则需行冠状动脉造影、颈动脉多普勒超声检查或腹部血管扫描检查。

标准的术前准备工作包括预防性使用抗生素和静脉血栓塞的防治。有些外科医师还会让患者在术前一天用抗菌肥皂洗澡。如果有些患者还需特殊的饮食和肠道准备，外科医师也应给予医嘱或处方提供必要的指导。静脉内抗生素需要在皮肤切开前 1 小时内注射，但有些抗生素注射有特殊的要求，外科医师可以咨询医院药房以获知最佳的抗生素注射时机，如万古霉素、庆大霉素和其他较少应用的抗生素。

通常住院患者的病情看起来要比门诊患者的病情更为严重。在这种情况下，术前外科组要同整个医疗组一起将患者的状态调理至生理平衡状态。应遵循呼吸科和心脏科专科会诊医师的意见，以降低患者的手术风险。患者住院期间有可能因与其家人分开而情绪低沉或焦虑，此时外科医师的安慰和鼓励有助于患者克服疾病带来的心理压力。

对于住院患者来说，其营养状态和心肺功能的评估是必需的；其营养状态是通过测定白蛋白、前清蛋白和其他指标来衡量的。如果患者存在营养不良，在情况允许的条件下，应在术前将患者调整至最佳状态。最好的状态是能经肠道进食。对于有口咽阻塞的患者，需行经皮内镜下胃造口进食。患者按照配方进食是必要的。如果患者不能通过胃肠道进食，则可能需要进行全肠外营养（total parenteral nutrition, TPN）。健康成年人每天的蛋白质需求量平均约为 1 g/kg 体重，但为了达到正氮平衡，保证组织能耐受外科手术和长时间的麻醉应激，患者的蛋白质需求量常需加倍。由于所提供的蛋白质不一定能全部正常利用，因此，摄入的总热量应保持在基础需求量之上。若能量不能由糖和脂肪供给，则摄入的蛋白质就会像糖一样作为能量被消耗。无论何种原因若患者不能通过胃肠道进食，都必须进行 TPN。

如果经口摄入不足，可能也需进行肠外营养来补充，以保证每日最低 1 500 kcal 的能量需求。所提供的营养物质包含水、葡萄糖、盐、维生素、氨基酸、微量矿物质及脂肪乳。准确记录摄入量和排出量是必不可少的。必须经常检查肝、肾及骨髓功能，同时应检测血蛋白质、白蛋白、尿素氮、凝血酶原及血红蛋白水平，以评估治疗的有效性。一定要避免给予太多的盐。一般成年人每天需要生理盐水的量不超过 500 ml，除非胃肠道吸引或瘘管造成氯化物异常丢失。接受输液的患者要每天称量体重。因为每升水的重量大约为 1 kg，所以体重的明显变化常常是水肿或脱水的征兆。稳定的体重则表明水和热量和补充得当。

由于不能进食或胃肠道梗阻通常会导致分解代谢，引起负氮平衡和摄入热量不足，需要通过中心静脉导管给予 TPN 来维持生命。一般选择锁骨下静脉或颈静脉通路。目前所用营养液一般都是用来作为氮源的氨基酸和供给热量的碳水化合物组成的混合制剂。脂肪乳剂提供的热卡较多，为 9 kcal/g，而同量的碳水化合物和蛋白质只有 4 kcal/g，这样可减少高血糖的发生率。通常 TPN 溶液包含 20%～25% 的碳水化合物和 50 g/L 的蛋白质，再加入常用的电解质钙、镁、磷，微量矿物质及多种维生素，尤其是维生素 C 和维生素 K。这种溶液可提供 1 000 cal/L 的热量，一般成年人每天用 3 L。总共可提供 3 000 cal 的热量、150 g 蛋白质，还有略多于尿液、非显性失水以及其他水分丢失的液体量。TPN 溶液中的各种成分都可能出现用量不足或过多的情况，因而需要仔细监测，包括每日测体重、记录出入量、测定尿糖、血电解质、血糖及磷酸盐，进行血细胞比容及肝功能检查，特殊情况下应包括凝血酶原。除静脉导管引发的问题外，TPN 的主要并发症包括伴有糖尿病的高糖血症（溶质性利尿）和输注速度过快引起的高血糖非酮症性酸中毒。当输注突然中断（导管意外）时可能会发生反应性低血糖或低磷血症（再喂养综合征）。

感染是另外一个主要并发症。为减少血液感染，必须在准备溶液、处理输液瓶、输液管及导管时严格遵守注意事项，必须遵守疾病预防控制中心提供的、用以减少导管相关的血液感染指导性意见。对皮肤用大于 0.5% 的氯已定进行处理。如果氯已定为禁忌，则需要在导管插入前用酊剂、聚维酮碘或 70% 乙醇作为替代或更换敷料。用于覆盖中心静脉导管的敷料是无菌纱布或无菌透明半渗透敷料。除非使用透析导管，一般情况下应避免使用抗生素软膏，因为它们有可能促进真菌生长和耐药性。如果敷料变得潮湿、松弛或有可见的污染，则必须更换导管。在成人身上短期使用时，中心静脉导管纱布敷料每 2 天更换一次，而透明敷料则可以每 7 天更换一次；这对于儿童也适用，除非存在导管移位的风险。有证据显示，为减少相关感染，中心静脉导管必须经常更换。如果患者不是接受血液制品或脂肪乳化制，可连续使用包括二级输液管和附属器材在内的给药装置，而不需每 96 小时频繁更换，但最多不超过 7 天。必须要严防真菌血症和革兰氏阴性菌败血症。理想情况下，导管系统不可违规用于血样抽取或注射其他溶液。败血症与使用静脉内营养液注射并不矛盾，但没有明显起因的慢性败血症则意味着要移除导管并进行细菌培养检测。

对于平时饮食正常、拟行入院后择期手术的患者，不需要常规补充维生素。维生素 C 通常是早期就需要补充的一种维生素，因为不论何时人体只能储存有限的补充。某些情况下（如严重烧伤），每日维生素 C 的需求量高达 1 g。复合维生素 B 以每日给予为佳。若凝血酶原时间延长，应补充维生素 K；例如，当肠内维生素 K 的形成受到胃液吸取、黄疸、口服广谱抗生素、饥饿或长时间静脉营养的干扰时，应考虑到因肠道维生素 K 的形成受到干扰而缺乏的可能。营养状况得到改善的客观证据可从以下指标中反映出来：血浆蛋白质水平升高，尤其是白蛋白、前清蛋白、转铁蛋白或反映免疫活性的皮肤试验阳性体征的恢复。当然，如果患者需要紧急治疗，也不能因为术前需要纠正营养不良而耽误手术。如此，外科医师就需制订一个术后的营养方案，包括经空肠造口进食或TPN。

为纠正严重贫血或血容量不足，常常需要输血。术前适当的分次输血比任何其他术前准备都更能提高高危患者耐受大手术的耐受性。输血一般适用于贫血患者，而贫血可以发生在血红蛋白和血细胞比容测量值正常的情况下，因为当血浆体积和红细胞体积同时减少时这种情况就会发生。这种情况被夸张地称为"慢性休克"，因为所有对抗休克的正常生理反应在术前都在努力代偿以保持生理平衡状态。如果一个外科医师没能发现患者近期的体重降低了，相信了血红蛋白值正常的假象而让患者在处于低血容量的状态下进行麻醉，则很快就可能导致患者血管收缩障碍和循环衰竭。对于预计会有明显失血或患者的心肺储备有限的择期手术，患者术前的血红蛋白的水平应达到 10 g/dl 或血细胞比容接近 30%。

恢复血容量要掌握时机并谨慎从事，尤其是对于老年人。如果患者的初始血红蛋白值很低，则血浆容量应给予超容补充。浓缩红细胞比全血更为有效。由于每 500 ml 血肿抗凝剂中含 1 g 盐，心脏病患者有可能难以承受大量输血后的盐和血浆负荷，此时使用利尿剂会大有帮助。对于储存 1 周或 1 周以上的血液，还必须考虑到血钾的因素。虽然这并不会妨碍继续输血，但在紧急情况下大量输血必须考虑血钾升高这一点。

有急性血液、血浆丢失或电解质紊乱需要治疗的患者会面临很多不同的问题。此时应立即补充与丢失液体成分相近的液体。对于出血性休克，可用电解质溶液加血液替代；尽管血浆代用品可用来急救，如右旋糖酐或羟乙基淀粉溶液，但这些代用品的应用是有容量限制的（最多 1 000 ml）；一旦有血和血浆可用时，就应输注电解质溶液和血。在严重烧伤时，可使用血浆、血、生理盐水及乳酸林格液。在呕吐、腹泻及脱水情况下，补充水分和电解质即可。但在有些患者，血浆的丢失易被忽视，例如，在腹膜炎、肠梗阻、急性胰腺炎和其他内脏表面的广泛炎症患者，会有大量富含血浆的渗出液丢失，但却无明显的、可引起医师警惕的外部征象，除非出现脉搏及血压的严重异常。这种体液的内部转移通常被称为"第三间隙"失水，常需要适当补充白蛋白和电解质溶液。正是由于这些内部失水，许多腹膜炎和肠梗阻患者在术前准备期间需要补充胶体液。

对有所有有急性水电解质紊乱者，实验室检查至少应包括血钠、钾、氯化物、碳酸氢盐、葡萄糖及尿素氮。钙、镁及肝功能检查也有所帮助，而包含 pH、碳酸氢盐浓度、二氧化碳分压及氧分压的动脉血气分析可以对酸中毒或碱中毒时的呼吸和代谢成分的变化做出反复和精确的评估。代谢性酸中毒或碱中毒的全身性原因必须纠正。在任何一种情况下，补充钾离子都是必需的，必须给予充足的量来保持其正常血清水平，但需要注意，多余的钾离子必须通过足量的尿液排出。虽然实验室检查数据很有帮助，但判断液体治疗是否有效的关键仍然是患者的临床病程记录和出入量记录。患者恢复正常的依据是意识清楚、血压稳定、脉率和体温降低、肤色改善及尿量增加。

抗生素对有感染并发症或要面对较大感染风险的手术的患者来说是有效的。对于大肠手术，术前的口腔准备，结合使用非吸收性抗生素和泻药、无渣、高氮饮食，将会减少粪便的产生和结肠中的菌群，从理论上来说，可以使低位肠道切除术更为安全。对有黄疸和其他严重肝疾病的患者，在大型手术前，清洁肠道、尽可能减少肠道细菌代谢是必要的。应通过上方的经皮肝穿刺置管或下方的经内镜逆行胰胆管造影术（ERCP）对梗阻、感染的胆管进行减压，对引流的胆汁应进行细菌培养和药敏试验。这些措施还可以为进一步的术前复苏提供保障，以减少紧急手术的风险。但抗生素的益处不应使外科医师产生一种很安全的错觉；相反，绝不可以让抗生素替代良好的手术技术和丰富的实践经验。

对于许多正在接受内分泌治疗的患者，要特别注意。如果他们在最近数月内用过皮质类固醇或促肾上腺皮质激素，那么他们在术前、术中及术后都应继续使用同种药物。为了适应手术当日的异常应激反应，这些药品的用量常常需要增加至通常剂量的 2～3 倍。对于无明显原因可解释的低血压，只能通过加大糖皮质激素的用量来调整。但这些药品可能会对患者后期的伤口愈合产生不良影响。

对于糖尿病患者的术前处理，也要特别注意。由于有关指南会定期修订，外科医师应参照有关机构的专业指南或寻求内分泌专科医师和初级保健医师的帮助。俄亥俄大学医疗中心推荐的一般注意事项如下所述。第一，手术最好在上午施行。应当回顾 HbA1c（即反映中高度风险）。如果血糖控制不理想（HbA1c >9%），应将患者转到初级保健医师或内分泌专科医师处进行药物调整；外科医师可将非急诊手术延期进行，直到药物调整妥当。手术前一天，应指示患者服用二甲双胍类药物。如果患者服用二甲双胍的方法不得当，且将进行损害肾功能的手术，则外科医师可考虑取消手术。如果患者不进行损害肾功能的手术，则不必取消手术。如果患者要在手术当天早晨使用其他口服的或非胰岛素注射用糖尿病药物（Symlin，Byetta），如果可能的话，外科医师应同初级保健医师、内分泌科医师及麻醉医师讨论停止使用这些药物。同样，除非患者在禁食状态下使用正确剂量，短效胰岛素（赖脯人胰岛素、门冬胰岛素及赖谷胰岛素）也应在手术当天早晨停止使用。基础胰岛素（中效胰岛素、甘精胰岛素及地特胰岛素）的调整应由初级保健医师或内分泌专科医师来进行。如果是早上实施手术，则中效胰岛素或长效胰岛素的用量在前一天晚上要减少 20%，而当天早上要减少 50%。至于每日 1 次的基础胰岛素（甘精胰岛素和地特胰岛素）在手术前一天晚上或手术日早上都要减少 20%。对于预混式胰岛素（70/30、75/25、50/50），手术前一天晚上的用量减少 20%，手术日早上的用量减少 50%。在用泵连续输注胰岛素期间，应在择期手术日的前一天半夜开始将基础速率减低 20%。对于不超过 3 小时的手术，胰岛素输注可以一直进行。对于超过 3 小时的手术，则应停止持续输注，并按照专业机构和（或）内分泌专科医师推荐的使用方案静脉输注胰岛素。

术前应通过多次监测患者的血压获得可靠的数据供麻醉医师参考，还应准确称量患者的体重来帮助术后管理患者的体液平衡。

若患者有凝血障碍，一个好的外科医师会准备超过正常需求量的交叉配血的血液或血制品。对于所有的上腹部手术，应进行胃减压将胃排空。麻醉诱导过程中，胃内可能充气，但由于术前或气管插管后放置胃管，充气程度可能极低。在有幽门梗阻的病例，胃排空并非易事；可能需要用很粗的 Ewalt 管做夜间灌洗。在盆腔手术期间，可能需要用 Foley 尿管来保持膀胱排空。这对术后精确测定每小时尿量极有帮助，特别是当有大量失血或怀疑有肾的并发症时。一般来说，40～50 ml/h 的正常尿量表明补液可有效满足重要器官的血液灌注。最后，外科医师还应预先告知护理人员术后患者可能会发生的情况，这有助于他们在床边准备好必要的氧气、吸引装置、特殊设备及监护仪等，为患者从复苏室返回做好充分准备。

麻醉医师应在术前访视每位患者。对于患有严重肺部疾病或伴发全身性疾病而需进行较大手术的患者，麻醉的选择要极为严谨，因为稍有不慎，就可导致严重的后果。因此，外科医师、麻醉医师、初级保健医师以及相关的专科医师应在术前就这些复杂的病例进行详细的讨论。

在制订手术计划时，外科医师要考虑到所需的特殊设备，包括电凝器或其他能源、特殊显示器，诸如胆道镜、术中超声、移植物、假体及荧光镜等。另外，还要考虑到术后镇痛的方式，如选择硬膜外镇痛或患者自控镇痛泵等如果需要用到前者，麻醉医师就需考虑多花时间放置硬膜外导管的问题，这个过程最好不要耽误手术的进行。此外，临床医师还要和麻醉医师共同决定是否进行有创监测。最后，估计术中会需要其他科室会诊，如需请泌尿外科医师放置输尿管支架等，这些工作应在手术前一天安排妥当。

术中管理　外科和麻醉团队以及护理人员肩负着术中患者安全的职责。在手术前一天，外科医师的主要任务是标记手术的部位和侧别。应用手术安全核查清单有助于提高患者术中的安全性。表 1 是基于《世界卫生组织（WHO）的手术安全指南（2009）》内容概述的提纲。

在麻醉诱导前，护士和麻醉医师必须要核实以下几点信息：①患者身份、手术部位及所行手术确认，并已签署知情同意书；②手术部位已标记好；③患者的过敏史是确定的、准确的，并已传达到团队内各成员；④已经做好患者的气道和误吸风险评估，必要时，准备好进行气管插管的特殊设备；⑤如果预计术中失血大于 500 ml，准备好全血或血制品；⑥在患者身上安放功能性脉氧仪。在手术室中最安全的做法还包括：手术前进行一个暂停，即切皮前，所有手术成员都要暂停一会儿，就是停止自己手上的工作，聚焦于患者的安全问题。在此期间，全部成员要口头确认：①所有成员的姓名；②患者的身份、手术部位及所行手术；③手术前 60 分钟以内已预防性用过抗生素；④特殊的设备已准备好；⑤患者的影像学检查结果也已陈列出来；⑥再次回顾术中有可能发生的手术及麻醉的紧急事件，包括手术器具的无菌及是否可用，是否有火灾隐患？当手术结束、患者离开手术室之前，还应口头确认：①已做好手术记录；②已核对海绵、缝针及手术器械的数目；③标本已做好正确的标记，包括患者的姓名等信息；④已做好设备的善后工作；⑤患者的术后管理的要点。团队做一个总结报告有助于加强安全操作规范，并且在今后的病例中纠正容易出现的问题。如果将患者转至重症监护病房，那么有必要与接收部门成员就以上问题进行书面或口

表 1　手术安全核查清单

1. **签字（麻醉诱导前）**——由外科医师、护士及麻醉医师共同执行
   - 手术团队成员自报姓名和角色
   - 患者身份确认
     手术
     手术部位和侧别
     知情同意书
     血型
     过敏史
   - 适用时，核对标记的手术部位和侧别
   - 麻醉评估
     检查麻醉机
     监护仪是否运行？
     是否为困难气道？
     是否备好吸引器？
     患者的 ASA 评级
   - 已备血
     预测的失血风险
     已备好手术设备

2. **手术暂停（做皮肤切开之前）**——手术医师启动引导
   - 确认手术组成员 / 自我介绍
   - 将施行的手术
   - 预计的手术过程
   - 手术部位
   - 患者体位
   - 过敏史
   - 抗生素名称和使用时间
   - 影像学结果陈列

3. **签字退出（手术完成）**——由手术团队共同完成
   - 记录手术过程
   - 检查体腔
   - 不间断点数
     海绵
     缝合针
     手术器械
   - 点数正确
     海绵
     缝合针
     手术器械
   - 标记标本
   - 手术团队报告

头的交接。

术后管理　术后管理在手术室内手术一结束即开始。其目的同术前管理一样，就是要使患者处于正常状态。理想的情况是事先预计可能发生的并发症并进行有效的预防。这就需要对一般的手术后并发症、特殊疾病或手术可能引起的并发症有一个全面的了解。

对无意识或尚未从脊髓麻醉中恢复的患者要特别注意，当将患者从手术台上托到床上时要避免不必要的脊柱弯曲和对瘫软肢体的拖动。至于在床上的最佳体位要视个人情况而定，不同病例有所不同。

口、鼻部手术后的患者应脸朝一侧侧躺，以防黏液、血液或呕吐物误吸。必须避免长时间手术后姿势的较大改变，直至患者的意识恢复。因患者难以耐受这种体位的变动，可将患者直接从手术台上转到固定的病床上送回病房。大多数腹部手术患者的意识恢复后，觉得头略高、大腿和膝微屈的体位比较舒适。医院的病床一般可以在膝盖以下抬起，具有一定的活动性。在此情况下，也必须将患者的脚踝抬起到至少同膝盖一样高的高度，这样不会导致小腿血液停滞。脊髓麻醉的患者常需平躺数小时，以降低术后头痛和体位性低血压的发生率。

合理使用麻醉剂可控制术后疼痛。目前出现了一些新的镇痛技术，包括于体内留置硬膜外导管数天并经导管持续注入不含防腐剂的吗啡；使用含吗啡或哌替啶的患者自控镇痛（PCA）静脉输注系统（包含吗啡或哌替啶）。过量使用吗啡是一个严重的错误，可降低患者的呼吸频率和呼吸幅度，进而导致患者肺不张。镇吐药可抑制术后恶心并加强麻醉剂的镇痛作用。而一些新型的抗组胺药可有效镇静但不抑制呼吸。另一方面，医师还应指导患者及时将自己的疼痛告知护士并要求予以止痛。许多忍耐力强的患者因不了解医院的常规，宁可躺在病床上一动不动，也不愿去麻烦忙碌的医护人员。这样一来，这种刻意不动的状态与吗啡引起的睡眠状态一样，可导致肺不张。

虽然术后管理具有高度的个体差异性，但对某些类别的患者还是有其共同之处的。婴幼儿、儿童及老年人即是如此。婴幼儿的特点是机体反应迅速；在禁食和禁饮后，极易迅速失去生理平衡；并且如住院时间过长易患传染病。相反，他们愈合时间短，可很快恢复至正常状态。因他们对液体的需求量大，而娇小的躯体的储存量又极低，补液是其中非常关键的环节。一般婴儿的液体需求量为 100 ~ 120 ml/kg；脱水

时，需求量可能加倍。

婴幼儿的液体需求量应根据其体表面积来计算。通过袖珍书表格可以根据患儿的年龄、身高及体重很快查得患儿的体表面积。患儿每天所需液体的维持量为 1 200 ~ 1 500 ml/m²。静脉补液应包含身体各部所需的主要离子（钠、氯、钾及钙），但不宜用高浓度或"正常"浓度。现在已有含有多种电解质的半等渗溶液和含有所有必需的离子的平衡液。单纯的葡萄糖液最好不用。对于有严重衰竭和急性失水的患儿，应同成人一样补充胶体液，如全血或白蛋白，按 10 ~ 15 ml/kg 缓慢给予。

要密切注意患儿体重的变化。对于很小的婴儿，应每 8 小时测量一次体重，并据此不断调整补液量。婴幼儿对过量液体的耐受力极低。因为每一个环节都可能发生意外，故挂在婴儿床头的输液瓶内的液体切勿过多，即使这些液体全部输完，也不能超过婴儿所能承受的安全限量——约 20 ml/kg。

对于老年患者同样需要特别注意。目前老年人口的数量正在迅速增加。伴随着高龄，他们的疾病和治疗也变得越来越复杂，主要表现为心、肾、肝、肺及精神类疾病的发生。而且，他们对疾病的反应也变得迟缓和不强烈；他们对药物的耐受性通常降低；他们的身体储备量的严重不足也常需通过实验室检查才能查出。在老年人群中，疼痛知觉可能也减弱或被掩盖。某个单一的症状可能就是严重并发症的唯一线索。基于以上多种原因，最为明智的做法是：细心听取老年患者对自己病程的评述，并依据其特殊体质对其术后治疗方案做出相应调整。老年患者常比他的医师更懂得如何应对老年病痛。对他们而言沿袭不变的常规术后管理可能是致死的。胸腔引流管和胃管应尽早拔除。应尽量减少使用固定的引流管、长时间静脉输液及约束带，应鼓励他们早期下床活动。另一方面，如果老年患者的情况不是很好，对复杂手术后的老年患者入住重症监护室的指征应予以放宽。如此可使此类患者得到比在普通病房更为周密的监护，也可针对其肺、血流动力学及代谢指标采取更为积极的治疗。

对于需要静脉补液的术后患者，要准确记录其每天的出入量，并每天测量其体重，这些对科学调整其水和电解质平衡是至关重要的。应针对每个患者的体征，给出其每天补充液体的种类和补充量的医嘱。每一个重要的成分，如水、钠、氯及钾，其摄入量应与排出量相等。以上各成分在正常人每天都有一定量的生理性丢失。如表 2 所示，这种生理性丢失在 A 部分列举出来。每一个患者均有两个途径丢失水分，需经静脉补液补充：①皮肤和肺的蒸发，蒸发量可因发热而有轻微变化，但成人平均每日蒸发量至少为 800 ml；②尿液，平均每日为 1 000 ~ 1 500 ml（在正常大便中，水和电解质的丢失量微不足道）。每日约 2 000 ml 的水补给便可满足正常生理需求。常见的错误是：在术后早期以生理盐水的形式输注了过多的盐。500 ml 的生理盐水或平衡盐溶液 [如乳酸林格液 （ L/R ）] 中的 4.5 g 盐足以弥补正常的丢失量。除非存在诸如吸引或引流这样的病理性丢失，许多患者对盐

表2   常见外部失水的静脉补液

	mEq /L			静脉补液			
	Na⁺	Cl⁻	K⁺	液体量	生理盐水 / 林格液	葡萄糖液	加 K⁺
A. 生理性							
皮肤、肺	0	0	0	800 ml	—	800 ml	—
正常尿排出	40	50	30	1 200 ml	500 ml	700 ml	选择性
B. 病理性							
大汗	50	60	5	350 ml/℃发热	1/2 任一种	1/2	—
胃吸引	60	90	10	与排出量相等	1/2 生理盐水	1/2	加 30 mEq/L
胆汁	145	100	41	与排出量相等	等量，任一种	—	—
胰液	140	75	4	与排出量相等	等量，任一种	—	—
肠道吸引	120	100	10	与排出量相等	等量，任一种	—	加 30 mEq/L
腹泻	140	100	30	与排出量相等	等量，任一种	—	加 30 mEq/L

分不足都能很好地耐受。出于患者对营养的需求，其他静脉输入可用葡萄糖溶液。

除了生理排出量必须补充外，还应同时补充可能由于疾病所致的任何其他体液丢失。一些常见的病理性体外丢失途径列于表 2 的 B 部分。不管是哪一种丢失，适当的补液有赖于精确的出入量记录。如果有大量的汗液或瘘管引流液浸湿了敷料或床单，应将其收集并称重，再等量如数补给液体。不同于少量的生理性补给，因为这些丢失富含电解质成分，其补充需要大量的生理盐水和电解质。要选择合适的静脉补液，就需要了解经各种途径丢失的液体中的平均电解质含量值。表 2 列出了一些此类数据，并提供了可供使用的补液配方。据此，1 000 ml 经胃管吸引出的胃液可用 500 ml 生理盐水、500 ml 葡萄糖液再额外加上氯化钾液进行有效的补充。一般来说，对成年人接近 500 ml 配方即可满足。但如果是幽门以下胃肠道系统出现体液损失，则需要一些乳酸或碳酸氢盐溶液等碱性液体。当大量补液时，应每天测量患者的体重，并反复测定其血清电解质浓度，以评估治疗是否得当。如每日所需的输液量达 3 ~ 6 L 或更多，那么精确地选择液体中的电解质就变得非常重要。应将每天分成 3 个 8 小时或 2 个 12 小时，并应于每个时段起始时给出新的补液量和电解质混合物的医嘱。这些新的评估依赖于反复、多次和新近测得的体重值、出入量、血清电解质、血细胞比容、非正常液体丢失中所含的电解质成分及尿量。这种将问题分段处理的原则可有效改善对液体治疗的控制能力，有助于克服计算困难。

补钾要特别谨慎。尽管钾离子是细胞内离子，但在任何输液过程中其血浆浓度均不可超过 6 mEq/L，否则会导致严重的心律失常。当肾功能正常时，任何过量的钾离子均可被迅速排出，以保障血浆中钾离子浓度不会达到危险水平。术后只有当排尿正常后才可以加入少量钾离子。钾离子在细胞内有大量储存，所以不需要匆忙补充。另一方面，从胃肠道流出的病理性体液损失富含钾离子，经过几天的损失，其耗竭足以引起麻痹性肠梗阻和其他疾病。因此，一旦患者有充足的尿液排出，就需要给予较大剂量的钾离子，并通过血浆电解质检测或紧急情况下心电图中的 T 波高度来监测肌体中的钾离子水平。

外科医师还要对患者术后的具体饮食情况加以关注。应避免患者长时间饥饿。术后第 1 天的饮食应限于清淡液体，如茶。果汁等会引起腹胀，术后 3 天内最好不用。如果恢复过程正常，术后第 2 ~ 3 天可开始给予含 2 500 kcal 热量和 100 g 蛋白质的饮食。饮食恢复后必须每周称重 2 次，因为该体重数据可以显示营养趋势，如果体重增长过快，可以调整为更有效的喂食或寻找隐蔽的水肿。

当患者食管手术、胃肠道切除术后存在腹膜炎、肠麻痹及肠梗阻时，通常会进行持续胃肠吸引减压。如果术后出现肠麻痹或肠梗阻，可使用鼻胃管直接对胃、同时间接对小肠进行减压。长的 Cantor 管因其难以进入小肠，很少被用于远侧肠道减压。鼻胃管通常留置 2 ~ 5 天，待肠功能恢复正常即可拔除。拔除指征是肠蠕动恢复、肛门排气及食欲改善。若需要进行长时间的胃肠减压，应在术中行胃造口，以使患者术后的感觉更为舒适。已证明通过胃造口可以进行有效的持续吸引而减轻腹胀，尤其是对于患有慢性肺部疾病的老年患者，因为必须尽量避免他们鼻咽腔细菌污染。空肠造口管或胃造口管还可作为管饲的途径，尤其适于不能吞咽或难于维持充分热量摄入的患者。

对于患者离床的具体时间，不可能做出硬性规定。现今的趋势是让患者尽早下床活动，多数患者术后第 1 天即可下床。但对于近期曾发生过休克或伴有严重感染、心力衰竭、恶病质、严重贫血或血栓性静脉炎者，较长时间的卧床休息仍是必要的。早期下床活动可加速恢复进程，增进食欲及消化，并有可能降低呼吸道并发症的发生率和严重程度。

外科医师要清楚地认识到，下床活动并不是坐在椅子上就行，后者可促使深静脉血栓形成。每个外科医师都应建立一套方法来帮助患者及早下床活动，并把这些方法教给床旁护理人员。手术当晚，可鼓励患者坐在病床边缘，晃动腿部并咳嗽，敦促他们在病床上频繁更换姿势并移动腿脚。术后第 2 天，先让患者取屈髋屈膝的侧卧位（伤口侧朝下），双膝靠近床沿，然后当患者的脚及小腿落在床侧面时，助手帮助患者将其侧向抬高到坐姿。再让患者摆动双腿，双脚着地，直立起来，深呼吸并咳嗽几次，接着走 8 ~ 10 步，坐在椅上休息 10 分钟；然后按照前述步骤逆序返回床上。一旦患者能够起床，首先鼓励患者每日起床 2 次。随后只要健康状况和强度允许，可以尽量起身走动。

肺活量的突然降低可能是即将发生肺部并发症或膈肌附近感染（脓肿）的征兆。电解质紊乱、腹胀或伤口疼痛同样也可使肺活量降低，尤其是在那些不愿或不能正常呼吸的患者；用肺活量测定仪刺激呼吸是一种很有效的辅助措施。术后患者经常深呼吸和咳嗽有助于清除其支气管内的积液，而吸入超声雾化或喷射雾化可湿化干燥的分泌物使其易于排出。对于这些患者，可能还需要进行轻拍其胸背的肺部理疗、给予支气管扩张剂的正压吸入治疗及体位引流。外科医师还应每日对患者的腓肠肌、腘窝和内收肌区进行例行触诊检查。小腿周径的增加可能归咎于其他未觉察的深静脉血栓形成（deep venous thrombosis，DVT）所致的水肿。静脉炎的发生显然与术中术后不活动所致的下肢静脉回流缓慢有关。让患者双侧小腿穿弹力长筒袜、缠裹弹力绷带或使用序贯气压袜套等均可减轻静脉淤滞。对高危患者，包括有 DVT 病史者，围术期应考虑使用抗凝药物。

一旦出现 DVT，就应立即进行抗凝药物治疗，以避免形成致残及致命性的肺栓塞。血栓形成常被认为是一种潜在的并发症，常见于老年、肥胖、感染性疾病及恶性肿瘤患者。即使早期下床活动，也不能杜绝这一可怕的并发症发生。若术后几天一直平安无事，但突然发生心肺衰竭，则有可能是隐蔽的 DVT 导致了肺栓塞。

腹部伤口裂开不常见。腹部伤口裂开较常见于大范围肿瘤切除术后和梗阻性黄疸患者。其发生的原因可能有：维生素 C 缺乏、低蛋白血症、应用类固醇、呕吐、腹胀、伤口感染，或因术前对气管、支气管清理不够而发生的剧烈咳嗽。伤口裂开在术后 7 天内很少被察觉，在术后 17～18 天后就更难识别。有大量橘黄色浆液突然从伤口涌出是伤口裂开的特征性表现。仔细检查可发现究竟是肠袢的脱出还是单纯的腹壁伤口裂开。恰当的处理是：在手术室无菌条件下进行内脏复位，并用粗的不可吸收缝合线对伤口行全程间断贯穿缝合（参见第 10 章）。

外科医师应对术后发生的所有不幸事件负责。欲求进步，就必须持有这样的态度。但往往外科医师更倾向于用外部因素来解释某一并发症。虽然对于患者发生的脑栓塞或冠状动脉闭塞，很多外科医师认为他们是无过失的，然而无法回避的事实是：这些并发症确实是术后才发生的。只有当外科医师认识到手术的转归，不管是好是坏，都是术前准备、术中操作及术后管理的直接结果，他们才会增进对患者的关心与呵护，同时尽力杜绝一切可避免的并发症。

（徐　玉　王华伟　邹　雷　李　臻 译
　　王昆华 审校）

第 4 章　门诊手术

门诊手术在本书中涉及的章节相对较少，但很多手术通常就是在门诊进行的，如腹股沟疝、股疝、小脐疝、乳腺活检、皮肤肿瘤切除及很多整形修复手术。此外，很多妇科手术和耳鼻喉科手术也是在门诊实施的。决定是否采取门诊手术的因素包括：手术仪器是否可得，是否有专职麻醉医师、恢复室及观察室。如果这些条件具备，外科医师同样可施行微创或腹腔镜手术。很多患者对进行门诊手术感到比较安心，因为大多数情况下不需要住院。当然，有关门诊手术的指南会依患者的年龄和患者的身体状况而有所改变。

在患者同意的前提下，手术医师有责任对最终是否采取门诊手术进行决策。考虑的因素包括：患者的态度、病情的性质、术后家人支持的程度及手术操作环境类型等。医院的规章制度通常规定，相关部门开展本部门手术必须已得到授权，只有得到授权才被认为是合适和可以接受的。手术医师可以在安装有恰当仪器的办公室内进行非常小的手术切除，也可以在具有独立设施、可以提供麻醉医师、仪器及能够处理意外事故的人员且与医院相关的机构内行相对较大的手术。

由于普通外科医师在门诊手术中多依赖局部麻醉，所以，他们必须对每种局部麻醉剂的安全剂量限制非常熟悉。他们事先应了解局部的神经分布。尽管局麻药的毒性反应相对来说不常见，但应熟悉其包括痉挛发作在内的症状和体征，并做好及时应用抗痉挛药物的准备。

麻醉医师倾向于按美国麻醉医师协会（the American Society of Anesthesiologists, ASA）的界定将患者分为几类。ASA Ⅰ 类是指无器质性、生理性、生化性及心理性疾患的患者，手术要处理的病变是局部的而不是全身的。ASA Ⅱ 类是指有轻度或中度全身紊乱，它们可能由即将处理的疾病造成，也可能由其他疾病造成，如轻度糖尿病、治疗中的高血压等。1个月月龄以内的新生儿和 80 岁以上的老年患者也可归入此类。ASA Ⅲ 类是指各种原因所致的严重平衡失调或紊乱，如需要胰岛素的糖尿病患者或心绞痛患者等。对于大多数 ASA Ⅱ 和Ⅲ类患者，麻醉医师必须在场。就门诊手术前而言，术者对患者进行最后的体检评估的时间应尽可能地临近手术日。许多门诊手术中心要求患者在体检前填写一些诸如图 1 和图 2 所示

的一览表，术者、门诊护士及麻醉医师应仔细研究这些资料，将患者归入恰当的 ASA 分类中。ASA Ⅰ 和Ⅱ类患者通常均适宜行门诊手术，而对 ASA Ⅲ类患者则应与麻醉医师会诊讨论，慎重做出选择。

麻醉前评估

姓名：＿＿＿＿＿＿＿＿＿＿　　电话：＿＿＿＿＿＿

拟施行手术：＿＿＿＿＿＿＿　手术者：＿＿＿＿＿＿

预定手术日期：＿＿＿　患者年龄：＿＿＿　身高：＿＿＿　体重：＿＿

请对每个问题在"有"或"无"栏内打"√"，如有问题，请在"有"或"无"栏内打"？"。

最近或目前的疾病	有	无	备注
过去 2 周内曾患感冒			
支气管炎或慢性咳嗽			
哮喘、花粉症			
哮吼			
肺炎、肺结核、其他肺部感染			
肺栓塞			
肺气肿			
气促			
其他肺部疾病			
吸烟吗？			
吸多少？			
最近一次胸部 X 线检查日期			
心力衰竭			
心脏杂音			
高血压			
低血压			
胸痛、心绞痛			
心脏病发作			
心悸：心律失常或心动过速			
最近一次 ECG 检查日期			
背、颈痛或外伤			
椎间盘脱出、坐骨神经痛			
惊厥、癫痫			
卒中或眩晕			
神经或肌肉无力			
甲状腺疾病			
糖尿病			
低血糖			
贫血			
镰状细胞病、出血或凝血异常			
输过血？			
婴儿期发育不良、唐氏综合征、早产、生长及发育迟缓			

图 1　麻醉前评估

最近或目前的疾病	有	无	备注
肝病：肝炎、黄疸、肝硬化			
胃病、溃疡、裂孔疝、胆囊疾病			
肾病、尿路结石、尿路感染、透析			
精神或情绪方面疾病			
其他未提及的疾病？			
女性：是否妊娠？			
饮酒吗？			
使用过毒品吗？			
列出以前做过的手术：	日期		
最近接受麻醉的日期			
麻醉类型			
是否有过异常的麻醉反应？			
近亲是否有过异常的麻醉反应？			
是否有义齿或松动的牙齿、义齿帽、牙冠或牙桥？			
是否戴隐形眼镜、助听器或体内假体？			
对药物过敏吗？（列明）			
正在(或近期)接受过下列药物治疗吗？			
降压药			
利尿药			
洋地黄、地高辛、拉诺辛			
（其他心脏药物）			
肿瘤化疗药			
安神药、催眠药、镇静药、抗抑郁药			
血液稀释剂、抗凝剂			
眼药水			
止痛片或针剂			
类固醇、氢化可的松、甲泼尼龙、泼尼松			
胰岛素（种类？）			
其他			
我已尽我所知回答了以上有关本人健康状况的问题。			
签名：＿＿＿＿＿＿＿　日期＿＿＿＿＿＿＿			
亲友关系（如非患者本人）：＿＿＿＿＿＿			

图 2　患者核查单

在做检查和实施手术之间可能会长达 2~4 周的时间，但在冬天，由于上呼吸道问题出现的频率高，该时间间隙可能应缩短。应告知患者，即使只有可疑的上呼吸道感染症状，择期手术也需延期。

应根据患者的年龄及其器官系统受损的情况进行必要的血液检查。如果经临床检查而认为有必要，可行镰状红细胞筛选，对于 40 岁以下的 ASA Ⅰ 类患者，血细胞比容检查已足够。进一步的检查包括肾功能检查（BUN 或肌酐），血糖及随后的心电图检查（尤其是对老年男性），以及胸部 X 线检查。对于有心血管疾患、胰岛素依赖性糖尿病及涉及诸如肾、肝、肺等特殊器官系统疾病的 ASA Ⅲ 类患者，在安排门诊手术前需要进行彻底的内科、外科检查和评估。必须强化针对这些疾病的药物治疗，在术前也应与麻醉医师共同会诊。

除了提出适当的术前用药方案外，手术时麻醉医师应在场，以便对如何控制儿童及成人的焦虑情绪等提供指导。用咪达唑仑镇静能使患者在局麻注射过程中处于短暂而舒适的无知觉状态。有时可能需要辅助镇痛措施，常规的麻醉剂（如哌替啶）和短效合成麻醉剂（如芬太尼）即可奏效。对于需要短时间全麻的患者，用硫喷妥钠加氧化亚氮或连续输注丙泊酚，可迅速达到麻醉效果。在传导阻滞麻醉技术中，短时间的脊椎麻醉是可行的，但最好采用硬膜外麻醉，这样患者就不必等待下肢和膀胱运动功能的恢复。

即使是在一个工作任务繁重的医院，门诊手术室也应严格按照大型手术室的常规进行设置。要对手术、麻醉及恢复期的情况做详细记录。

在许多情况下，手术造成的瘢痕很重要。由于做皮肤切口需沿皮纹的方向进行，事先必须估计到因局麻药注射造成的皮肤和皮下组织变形。不要在麻醉剂中加肾上腺素，以减少术后出血或因迟发性渗血所致的伤口变色。皮肤切口应足够长，以充分暴露。虽然可以使用电凝技术，但对有活动性出血的血管应逐一结扎。所用的缝合材料和缝合方式宜沿用传统技术。

所有切除的标本必须送交病理科医师进行显微镜下组织学检查。如有任何异常发现，都应通知患者本人，除非通知其近亲被认为更为明智，但应将这样做的原因以书面形式详细写入病历。

不管手术是出于美容还是出于局部切除良性肿瘤的目的，关闭伤口都应非常仔细。有些术者认为，与用皮肤夹或贯穿皮肤缝合相比，皮下缝合的疼痛会轻些；也有人喜欢用创口拉合胶带以减轻伤口的张力。除非需要加压包扎，伤口敷料应尽量简单。多数情况下，敷料在 2~3 天后即可去除，患者即可恢复洗澡。

另外，手术医师需要告知患者，他们回家后可能会需要卧床几个小时，什么时间注射药物的效力慢慢消失；可以指导患者寻找到他们感到最舒服的卧姿。例如，刚进行过脐疝修复的患者，将其手术侧的膝盖轻轻弯曲在枕头上会减轻不适；在阴囊手术部位，间歇性放置冰盖，可以增加患者的舒适感。

接受门诊手术的患者几天内要尽量多进流质饮食。缓泻剂有助于对抗术前所用麻醉剂的不良反应，同时也可减轻用力排便时伤口所承受的张力。如预期长时间不活动或需要使用麻醉剂，用一些软便的药物（如矿物油）是有效的。

医师必须同患者特别是要将患者带回家的家属一起审阅图 3 列出的书面指导意见。家庭知情护理人是门诊手术的重要组成部分。如果患者没有亲属或护理人，则需要考虑对患者进行过夜观察。这些指导意见必须涵盖用药、饮食、活动及伤口护理。不能允许患者因为"手术结束"的放松而自行检查手术闭合部位的强度或从麻醉剂和其他药物中恢复的稳定性。对大多数患者要警示其避免驾驶、操作有危险的机器或在 24 小时内做重大决定。必须告知他们如何寻求手术医师的帮助以及医院急救部门的电话号码。门诊手术中心或手术医师在术后应进行电话随访，以确认患者是否得到满意的恢复，这是大多数患者所希望的；电话中也要预约患者回医院检查的时间并书面记录下来。

许多门诊手术患者的恢复非常好，相比以往的住院手术，这一方式更为大多数患者所欢迎。必须承认，为了满足门诊手术的必要条件，这种手术方式在术前既给患者也给医师增加了更多的负担和责任。患者不仅必须花时间去接受医师的评估，还要在此之前接受全面的实验室和 X 线检查。由于要做各种检查，内科医师的最后评估日距离手术日可能有长达几周的时间，患者必须负责任地将期间发生的任何特殊变化通知外科医师，如病情的变化或发生上呼吸道感染等。

患者重返工作所需的恢复时间取决于手术的大小和类型。缩短患者不能自理的时间、确保疾病更快地治愈即门诊手术的目标所在。

术后回家的一般性指导

致：＿＿＿＿＿＿＿＿＿＿　施行手术：＿＿＿＿＿＿

医师姓名：＿＿＿＿＿＿＿＿　电话：＿＿＿＿＿＿

为确保术后安全恢复，请遵守以下指导。

饮食：
1. 根据自己的承受程度，可饮水、果汁及含有二氧化碳的饮料。
2. 能耐受时，吃少量食物，如果冻、汤、饼干等。如无恶心，可逐渐过渡到正常饮食。
3. 24 小时内禁饮含酒精的饮料。

药物治疗：
1. 遵医嘱服药。
2. 如服药不能缓解疼痛，给负责医师打电话。
3. 头晕多属于正常反应。
4. 24 小时内禁服抗过敏药、镇静药或安眠药。

活动：
1. 在家休息，限制活动，在未得到医师允许前不可进行体育锻炼或重体力劳动。
2. 24 小时内不能从事：
   — 驾车或操纵危险机器（缝纫机、钻床等）。
   — 签署重要文件。
   — 做重大决定。
3. 儿童术后应有专人看管。

伤口及敷料：
1. 观察出血区，如果敷料浸透或有鲜红色出血，局部加压并立即给医师打电话。
2. 除非有医师医嘱，否则不能更换敷料。
3. 保持伤口区清洁，干燥。

如你认为有问题，又联系不到你的医师，应去医院急诊室就诊。

给你的医师打电话预约复诊。

上述事项已对患者、患者家属或朋友说明并已给予一份与原件相同的副本。

患者签名：＿＿＿＿＿＿＿＿

日期：＿＿＿＿＿＿＿＿　护士签名：＿＿＿＿＿＿＿＿

图 3　术后回家的一般性指导

（徐　玉　王华伟　邹　雷　李　臻 译
王昆华 审校）

第二部分

外科解剖学

第 5 章　上腹部脏器的动脉血供

胃有极为丰富的吻合血管网负责供血，其最主要的血供来自腹腔动脉（1），尤其是其分支胃左动脉（2）。胃上部（包括下段食管）的血供来自左膈下动脉（3）的分支。胃左动脉在行至胃小弯处，在食管胃结合部的正下方分为两支，分别走行于胃小弯的前壁（2a）和后壁。这两支动脉之间无腹膜覆盖的区域为胃壁的裸区，宽1～2 cm。施行全胃切除术时，必须在胰腺上缘的上方结扎胃左动脉根部，胃切除达70%或更多时也应如此。在行胃恶性肿瘤根治性切除手术时，为彻底清扫胃小弯的高位淋巴结，通常要结扎胃左动脉根部。

胃上部的少量血供来自胃脾韧带内脾动脉分出的数支胃短动脉（4）。这些小动脉向上走行并分布至胃底的后壁，在胃左动脉及左膈下动脉被结扎后，也足以保证胃储袋的供血。若这些动脉中的一支特别粗大，则被称为胃后动脉，它的存在对于胃根治性切除术具有重要的意义。切断脾肾韧带和胃膈韧带后游离脾，借此既可以保持胃底的供血，同时又可做更大范围的游离。若脾切除术势在必行，则残胃可能发生缺血。切断脾结肠韧带的增厚部分到达胃网膜左动脉（5），便可向右侧游离胃体，同时不影响胃体的血供。若将结肠脾曲和横结肠与大网膜剥离，可进一步增加胃的移动范围。一般选择在胃网膜血管（5，6）的分支之间施行胃大弯的切断。

幽门部和胃小弯的血供来自胃右动脉（7），它是肝总动脉（8）的分支。胃右动脉相当细，与周围组织一起结扎后往往难以辨认。

胃网膜右动脉（6）是在胃切除术中需要结扎的较大血管之一，位于幽门下方，与胃大弯平行向左走行。胃大弯的血供也来自于脾动脉（9）的分支胃网膜左动脉（5）。

为保证胰腺的主要供血，仅需结扎数支关键动脉即可。拟切除十二指肠和胰头时，需在十二指肠上方结扎胃右动脉（7）和胃十二指肠动脉（10）。但注意勿损伤中结肠动脉（11）。中结肠动脉起自肠系膜上动脉，越过胰头；可能与胃窦部后壁粘连，也可能越

过十二指肠的第二段，特别是当结肠肝曲的位置高且固定于右上腹时。结扎胰十二指肠下前动脉和胰十二指肠下后动脉（12）时应靠近它们在肠系膜上动脉（13）的起始部，为十二指肠第三段和近段空肠直接供血的其他分支也需结扎。

胰体和胰尾可同脾一起广泛游离。脾动脉位于胰腺上缘的腹膜后间隙内，要靠近其根部结扎（9）。近脾动脉起始部发出的胰背动脉（14）直接进入胰体。切除脾之后，不需切断较大的血管就能轻易地游离胰体和胰尾的下面。切断胰体时，需预先结扎数根动脉，包括发自脾动脉的胰下（横）动脉（15）和胰大动脉（16）。

脾的血供主要来自脾动脉，它是腹腔动脉的分支。脾动脉结扎后，在胃短血管（4）和胃网膜左动脉（5）之间仍有丰富的吻合血供。脾动脉位于腹膜下，沿胰腺上缘蜿蜒走行。切断胃脾血管，将有助于远离脾门结扎脾动脉。切断胃底区的胃短血管时，注意勿损伤胃壁。进入胰尾的小血管应分别结扎，尤其是当脾大并合并有胰尾部硬化时更应谨慎。

为了更清楚地展示胃、肝、胰腺和十二指肠的血管，我们如下图箭头所示将结肠位置进行了下移。胆囊的血供来自胆囊动脉（17），胆囊动脉通常起自于肝右动脉（18）。由胆囊管、肝总管和胆囊动脉围成的三角区称为Calot三角。这个直径不超过3 cm的区域的解剖变异远较其他任何部位都多，其中，胆囊动脉的起源变异最为常见。胆囊动脉通常在肝右动脉（18）经过肝总管后方后发出；也可能由肝右动脉的近端发出，并位于胆总管的前方。胆囊动脉的其他常见变异包括发自肝左动脉（19）、肝总动脉（8）或胃十二指肠动脉（10）。此外，上述类型的胆囊动脉与胆管系统的关系可能十分异常。肝十二指肠韧带内的变异较多，因此，除非已确认其内的结构，否则在此区域内不要结扎或切开任何组织。

（黎伯培 译　陈俊强 审校）

1 腹腔动脉
2 胃左动脉：2a—前支
3 左膈下动脉下前（后）动脉

4 胃短动脉
5 胃网膜左动脉
6 胃网膜右动脉
7 胃右动脉
8 肝总动脉
9 脾动脉
10 胃十二指肠动脉
11 中结肠动脉
12 胰十二指肠上前（后）动脉
13 肠系膜上动脉
14 胰上（背）动脉
15 胰下（横）动脉
16 胰大动脉

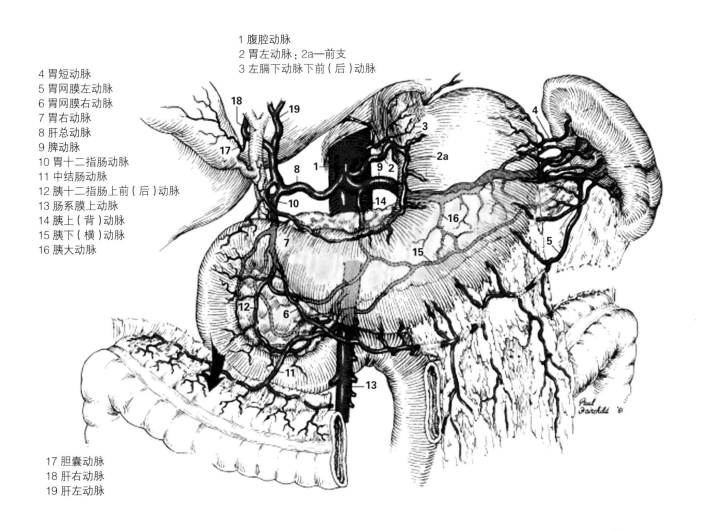

17 胆囊动脉
18 肝右动脉
19 肝左动脉

上腹部的静脉回流与动脉血供伴行。门静脉（**1**）作为主要的静脉，具有接纳除肝以外腹腔内所有脏器静脉血的独特功能，由肠系膜上静脉（**2**）和脾静脉（**3**）两个属支在胰头后汇合而成，在肝胃韧带后方上行于肝门部入肝。门静脉位于肝动脉和胆总管两者之间的后方，其左侧为肝动脉，右侧为胆总管，在门脉高压症手术中具有重要意义。当施行门腔静脉吻合分流术时，可采用大的 Kocher 切口暴露门静脉。发自胰腺后方的数根小静脉（**4**），在近门静脉的起始部由侧方汇入肠系膜上静脉。游离肠系膜上静脉时，必须小心操作，以避免撕裂这些结构，否则将发生难以控制的出血。

冠状（胃左）静脉（**5**）收集食管下段和胃小弯的血液，与胃左动脉伴行，然后转至腹膜后向下、向内走行，在胰腺后方汇入门静脉。胃左静脉与胃右静脉（**6**）有广泛的吻合，两者皆汇入门静脉，从而形成一个完整的静脉环。胃左静脉的属支连同胃短静脉（**7**）一起构成胃底、食管下段的曲张静脉丛，这在门脉高压症中具有重要的意义。

脾静脉（**3**）是该区域内另一个主要静脉，走行于胰腺上缘，位于脾动脉深面并与之伴行。脾静脉接受胃大弯和胰腺的静脉回流，也通过肠系膜下静脉（**8**）接受结肠的静脉回流。施行脾肾分流术时，必须结扎众多的小静脉，细致地自胰腺分离出脾静脉，直至其邻近左肾静脉处方可进行吻合，吻合口应在肠系膜下静脉汇入口的近侧。

为了更好地显示肝十二指肠韧带内的门静脉以及胃、胰头和十二指肠的静脉回流，我们如下图箭头所示将结肠位置进行了下移。胃壁的静脉结构相对稳定，因此，在施行半胃切除术时，可用作切除的界限标志。食管贲门结合部下方的胃左静脉第 3 支（**5a**）可作为切断胃小弯侧胃壁的标志，而胃网膜左静脉（**9**）最接近胃壁处的部分（**9a**）则可作为切断胃大弯侧胃壁的标志，两者（**5a，9a**）之间的连线可作为横断胃的标志。

胰十二指肠前静脉和后静脉（**10**）在胰头周围形成一个广泛的静脉网，汇入肠系膜上静脉或肝门静脉。胰头前方的血管结构较少，易于钝性分离。需要注意的是，在胃网膜右静脉（**12**）与中结肠静脉（**13**）之间有一个小的交通支（**11**），当游离胃大弯和结肠肝曲时，若损伤此静脉，将导致难以控制的出血。随着经肝静脉采血进行激素测定技术的应用，胰十二指肠静脉在胰和十二指肠内分泌肿瘤定位方面的重要意义日益凸显。

常规的 Kocher 切口不会遇到血管，但若沿十二指肠第三段继续向下游离，则会遇到中结肠静脉（**13**），后者在该处横过十二指肠上方进入横结肠系膜。使用 Kocher 法进行广泛游离时，应避免损伤此静脉。

上腹部内脏的淋巴引流范围广泛，淋巴结沿主要静脉的走行分布。为了方便参考，可将其分成四个主要的淋巴结群：胃上淋巴结群（**A**），位于腹腔干周围，接受来自食管下段、大部分胃小弯和胰腺的淋巴引流；幽门上淋巴结群（**B**），位于门静脉周围，接受胃小弯剩余部分和胰腺上部的淋巴引流；胃下幽门下淋巴结群（**C**），位于胰头前方，接受来自胃大弯、胰头和十二指肠的淋巴引流；最后一个主要淋巴结群是胰脾淋巴结群（**D**），位于脾门，接受胰尾、胃底和脾的淋巴引流。所有这些淋巴结群之间存在着广泛的交通支。位于腹膜后间隙内的乳糜池是主要的淋巴贮存处，淋巴引流通过胸导管汇入左锁骨下静脉而与体静脉系统相通。这可以从解剖学角度解释为什么上腹部脏器恶性肿瘤侵犯 Virchow 淋巴结。

（黎伯培 译　陈俊强 审校）

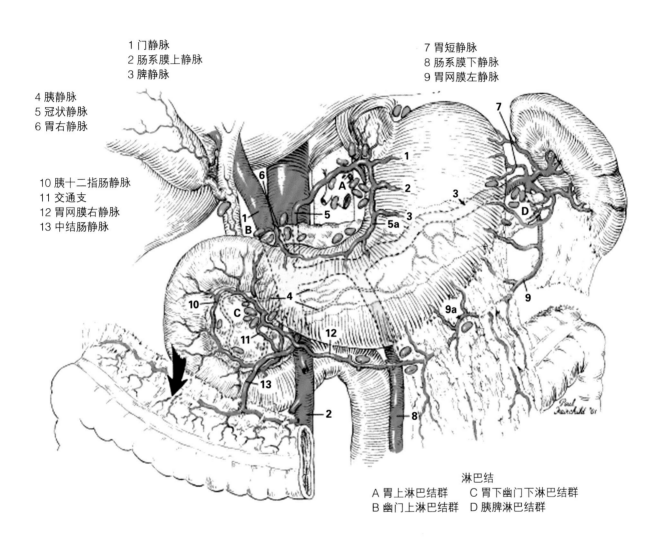

1 门静脉
2 肠系膜上静脉
3 脾静脉

4 胰静脉
5 冠状静脉
6 胃右静脉

7 胃短静脉
8 肠系膜下静脉
9 胃网膜左静脉

10 胰十二指肠静脉
11 交通支
12 胃网膜右静脉
13 中结肠静脉

淋巴结
A 胃上淋巴结群　　C 胃下幽门下淋巴结群
B 幽门上淋巴结群　D 胰脾淋巴结群

第 7 章　大肠的解剖

由于大肠的胚胎发育来自中肠和后肠，它的血供也有两个主要来源：肠系膜上动脉（1）和肠系膜下动脉（2）。肠系膜上动脉（1）供应右侧结肠、阑尾和小肠。中结肠动脉（3）自胰十二指肠血管之后发出（第5章），是肠系膜上动脉的最重要分支。中结肠动脉分为左、右两支，右支与右结肠动脉（4）及回结肠动脉（5）吻合，而左支与边缘动脉（6）吻合。如果因恶性肿瘤而施行右半结肠切除术，则要在中结肠动脉、右结肠动脉和回结肠动脉的起始处双重结扎。回结肠动脉经过回肠末端后方进入阑尾系膜。在阑尾系膜极短的情况下结扎阑尾动脉（7）时，应注意避免末端回肠的成角或梗阻。

肠系膜下动脉在 Treitz 韧带的正下方起自腹主动脉。它的主要分支有：左结肠动脉（8）、一支或数支乙状结肠动脉（9，10）和直肠上动脉（11）。肠系膜下动脉根部结扎后，中结肠动脉左支发出的边缘动脉（6）可维持结肠的血液供应。

大肠的第三支血供来自直肠中血管和直肠下血管。直肠中动脉（12）起自髂内动脉（13）主干或其较大分支之一，经两侧的侧韧带进入直肠。尽管这些血管相当细小，但必须逐一结扎。

肛门的血供来自阴部内动脉（15）的分支直肠下动脉（14）。此区域的低位病灶需做广泛切除，但遇到出血的血管时必须逐一结扎。

右半结肠的静脉回流与动脉血供伴行，直接汇入肠系膜上静脉（1）。在腹主动脉分叉处，肠系膜下静脉斜向左上方，经胰腺深面汇入脾静脉。因左侧结肠或乙状结肠恶性肿瘤而施行广泛的手术操作前，应高位结扎肠系膜下静脉（16），以避免肿瘤细胞血行播散。

右半结肠可广泛游离并旋至左侧，其血供不会因此受到干扰。为充分游离右半结肠，应切开阑尾、盲肠和升结肠的无血管的侧腹膜附着处，通常仅需结扎结肠肝曲和脾曲腹膜附着处的较粗血管。将大网膜与横结肠的疏松附着分离后，可游离横结肠和脾曲（见第26章）。应避免牵拉脾曲，以免撕破邻近的脾被膜而发生棘手的出血。当需要游离整个左半结肠时，腹部切口必须向上延长至足够的长度，以便能直接看到脾曲。切开侧腹膜附着后，左半结肠可向中线推移。这一区域内即使有血管，也很少需要结扎。

切开左结肠旁沟无血管的腹膜返折，可向内游离降结肠和乙状结肠。在左髂窝内，乙状结肠通常与腹膜紧密黏着。尽管腹膜附着处无血管，但因其靠近精索血管或卵巢血管以及左输尿管，术者必须小心辨认这些结构以免损伤。切断附着腹膜及大网膜后，再切断肠系膜下动脉的分支（8，9，10），就能进一步游离和延长结肠，但结扎时不能伤及 Drummond 边缘血管（6）。

不需切断重要血管即可自骶前间隙钝性解剖出直肠后壁。直肠的血供来自其邻近后壁的系膜内。切断直肠的附着腹膜和双侧直肠侧韧带后，拉直肠管即可获得相当长的一段直肠（第57章）。原本在骨盆内位置较深的 Douglas 陷凹经充分游离后，可被向上移至手术野内。

大肠的淋巴引流与血管伴行，特别是静脉系统。因此，均应靠近起始部结扎供应结肠的所有主要血管。在处理恶性肿瘤前，均须先结扎这些血管。彻底切除左侧结肠病变的淋巴引流时，应靠近腹主动脉的起始部位结扎肠系膜下动脉（2）。

低位直肠恶性肿瘤可沿直肠下血管（12）及肛提肌向两侧扩散，也可沿直肠上血管（11）向头侧扩散。病变位置越低，经不同淋巴途径转移的风险就越大。

（黎伯培 译　陈俊强 审校）

5 回结肠动静脉
6 Drummond 的边缘血管

1 肠系膜上动静脉
2 肠系膜下动脉
3 中结肠动静脉
4 右结肠动静脉

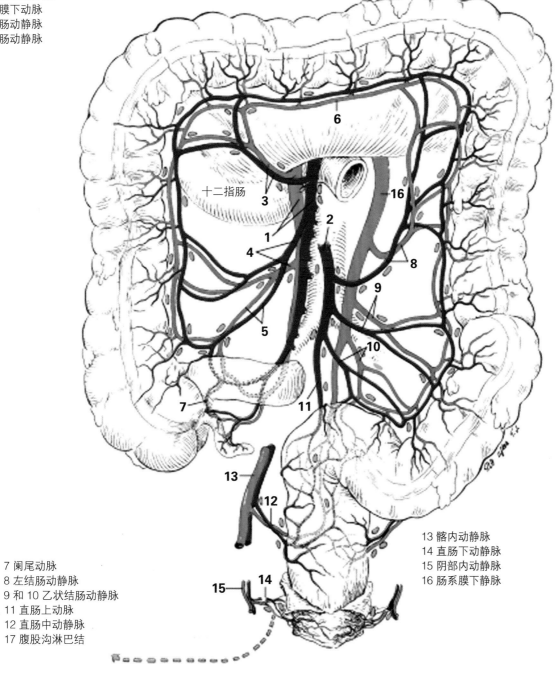

十二指肠

7 阑尾动脉
8 左结肠动静脉
9 和 10 乙状结肠动静脉
11 直肠上动脉
12 直肠中动静脉
17 腹股沟淋巴结

13 髂内动静脉
14 直肠下动静脉
15 阴部内动静脉
16 肠系膜下静脉

第8章 腹主动脉和下腔静脉的解剖

在施行腹腔内腹膜后区域主要血管的各种手术时，手术者必须熟悉这些血管的结构。同样，肾上腺和泌尿生殖系统的手术也不可避免地涉及腹主动脉和下腔静脉的一个或数个分（属）支。

肾上腺的血供复杂，且两侧的血供不尽相同。两侧肾上腺上部的动脉血供来自膈下动脉（1）的分支。左肾上腺直接接受来自邻近的主动脉的一个分支供血。右肾上腺接受主动脉的另一个经下腔静脉后方到达右侧的分支供血，但其更为重要的血供来自右肾动脉。左肾上腺的主要静脉回流（3）直接汇入左肾静脉。右肾上腺因与下腔静脉十分靠近，其静脉（2）回流直接汇入下腔静脉。

腹腔动脉（A）是腹主动脉的主要分支之一，有胃左、脾、肝总动脉等重要分支。紧邻其下是肠系膜上动脉（B），主要为源自于前肠和中肠的胃肠道供血。两侧肾动脉发自主动脉的左、右侧壁。起自左肾的左肾静脉，跨过主动脉，通常被用作动脉硬化性腹主动脉瘤的上限标志。左卵巢（或精索）静脉（13）汇入左肾静脉，但右卵巢（或精索）静脉（5）直接汇入下腔静脉。

切除腹主动脉瘤时，需要结扎双侧卵巢（或精索）动脉（4）和肠系膜下动脉（C）。此外，自腹主动脉后壁还发出4对腰动脉（14）。骶正中动静脉（12）也需结扎。由于动脉瘤常伴有炎症反应，故此段主动脉可能与相邻的下腔静脉紧密粘连。

输尿管的血供常有变异且很难识别，其动脉血供（6，7，8）可来自肾动脉，也可直接来自主动脉、生殖腺动脉及髂内动脉（11）。这些血管尽管可能很小且需要结扎，但除非绝对必要，否则不可过多地裸露输尿管的血供。

主动脉最终分出左、右髂总动脉（9），后者再分出髂外动脉（10）和髂内动脉（11）。骶正中动脉（12）自主动脉分叉处沿骶骨前方向下走行。常有一个伴行的静脉（12）在此处汇入左髂总静脉。

卵巢动脉（4）在肾动脉下方起自主动脉的前外侧壁，在腹膜后向下跨过输尿管，穿过骨盆漏斗韧带（卵巢悬韧带）为卵巢和输卵管供血（15），最终与子宫动脉（16）形成血管吻合，而后在阔韧带内向下走行。精索动、静脉在进入腹股沟管为阴囊内的睾丸供血前有一段腹膜后的行程。

子宫动脉（16）发自髂内动脉（11）前部分支，向内走行至与宫颈相对的阴道穹窿的边缘。在此处，子宫动脉跨越输尿管（17）的上方（"桥下流水"）；而大多数情况下，子宫静脉并不与子宫动脉伴行，而是在输尿管后方经过。施行子宫切除术放置止血钳时，必须紧贴子宫壁，以避免损伤输尿管。子宫的血管随后沿子宫侧壁向上，向外侧转向进入阔韧带，与卵巢血管形成血管吻合。

腹腔内脏器和腹膜后器官的淋巴网通常止于沿整个腹主动脉和下腔静脉分布的淋巴结。胃、胰体尾肿瘤常转移至腹腔动脉（A）周围淋巴结。围绕肾血管起始部的主动脉旁淋巴结接受来自肾上腺和肾的淋巴引流。

女性生殖器官的淋巴引流在盆腔内形成一个广泛的、有多个引流途径的淋巴网。卵巢淋巴管通过阔韧带向侧方引流，沿着卵巢血管（4，5）走行，在右侧注入主动脉前和主动脉旁淋巴结，在左侧注入下腔静脉前和下腔静脉旁淋巴结。输卵管和子宫与卵巢之间有淋巴交通，两侧卵巢之间也有淋巴交通。

子宫体和子宫底部淋巴管沿阔韧带内的卵巢血管走行向外侧引流，并与输卵管及卵巢的淋巴管广泛吻合。少部分的侧方引流横向注入髂外淋巴结（18）。肿瘤偶尔通过从圆韧带宫底附着处流至腹股沟管、最终止于腹股沟浅组淋巴结（22）的淋巴干进行转移。

宫颈的淋巴引流主要是经输尿管前的淋巴管链，后者在输尿管前沿子宫动脉（16）走行，汇入髂外（18）、髂总（19）和闭孔淋巴结。少部分淋巴引流经输尿管后淋巴管链，后者沿子宫静脉走行，经过输尿管后方止于髂内（腹下）淋巴结（20）。与前两者相比，宫颈后的淋巴管链走行并非那么恒定，通常在直肠两侧沿前后方向走行，止于主动脉分叉处的主动脉旁淋巴结（21）。

类似于宫颈的淋巴引流，前列腺和膀胱的淋巴主要引流至髂外淋巴结（18），但偶尔也引流至髂内（20）和髂总（19）淋巴结。

（黎伯培 译　陈俊强 审校）

1 膈下动脉
2 右肾上腺静脉
3 左肾上腺静脉

4 卵巢动脉
5 右卵巢静脉
6、7 和 8 输尿管血供
9 髂总动脉
10 髂外动脉
11 髂内动脉
12 骶正中动静脉

13 左卵巢静脉
14 腰动脉，自腹
　　主动脉后壁分出

15 输卵管和卵巢
16 子宫动静脉
17 输尿管"桥下流水"

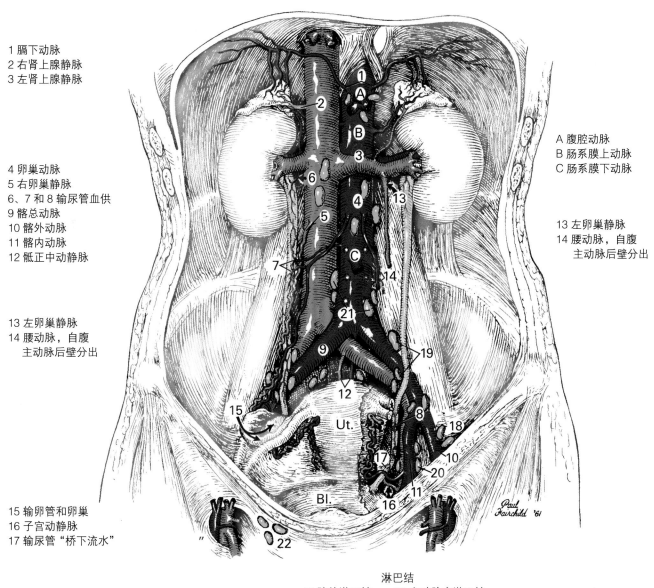

A 腹腔动脉
B 肠系膜上动脉
C 肠系膜下动脉

13 左卵巢静脉
14 腰动脉，自腹
　　主动脉后壁分出

淋巴结
18 髂外淋巴结　　21 主动脉旁淋巴结
19 髂总淋巴结　　22 腹股沟淋巴结
20 髂内淋巴结

两肺的大体解剖如图 1 所示。平行于第四肋的右斜裂为右肺下叶（3）与其他两叶的分界（2）。由于右肺下叶上段向后延伸至右肺上叶的后方（1），应注意 X 线片中右肺上叶水平仍可见右肺下叶组织的这一解剖特点。同样，右肺中叶（4）的解剖位置也很重要，其上界为水平裂（5），因此，右肺中叶完全位于胸腔的前半部。在左肺，左肺下叶（9）上段同样向后上方延伸至左斜裂（7）下方，左斜裂将左肺上叶（6）和下叶（9）分隔开。然而，舌叶（8）与上叶结合在一起占据了左肺前下缘的相对狭窄的楔形区域。

将整个右肺进行移除后，整个胸腔与纵隔的大体观如图 2 所示。上纵隔包括上腔静脉（1A）、膈神经（2）和迷走神经（3）。迷走神经穿行于上腔静脉和无名动脉（4）间，而后跨过气管（5），在食管（6）的外侧缘与之伴行。奇静脉（7）接受肋间静脉回流后，沿食管侧面上升，环绕右肺门后汇入上腔静脉入右房处。肺门处的脏胸膜因位于纵隔与心包的连接处，移行为一切迹，并在此切迹下方形成下肺韧带（8），其内偶尔含有淋巴结。在肺门后上方密闭的空间内，包含有右主支气管（9），其正前方是右肺动脉（10），下方是右上肺静脉（11）、右下肺静脉（12）以及一些肺门淋巴结。除此之外，在奇静脉（7）和上腔静脉表面的膈神经（2）附近，也含有部分重要的淋巴结。在后外侧胸壁上可见肋间神经血管束（13）分别沿肋沟和下位肋上缘前行。胸交感神经链（14）由交感神经节及内脏大神经（15）和内脏小神经（16）的起始部组成。

将左肺移除后，左胸腔大体观如图 3 所示。无名动脉（4）、左颈总动脉（18）和左锁骨下动脉（19）由主动脉弓（17）发出，无名动脉近端为左膈神经（20）、左膈动脉和左膈静脉，它们向下越过主动脉弓后沿着心包膜前外侧走行直到支配膈肌（21）。内乳动脉及内乳静脉（22）沿着胸壁前内侧面前行。左迷走神经（23）与左颈总动脉伴行，横穿纵隔，跨过主动脉弓后在动脉导管外侧发出喉返神经（24），然后继续沿着食管（6）下行。左右胸壁的静脉回流不尽相同。上一肋间静脉（25）收集沿途几个肋间静脉的静脉回流，后汇入副半奇静脉（26）和半奇静脉（27），半奇静脉从后方汇入奇静脉（7）。两侧胸交感干及其神经节（28）以及内脏大神经（29）和内脏小神经（30）的分支大致相同。

脏胸膜延伸至膈肌及左下肺韧带（31），将左肺门整体包裹。与右侧相比，左主支气管（32）位于左肺门中后方，左主肺动脉（33）位于前上方；而左上肺静脉（34）和左下肺静脉（35）分别位于左主支气管的前方与下方。下肺韧带内偶尔可见淋巴结，但肺门的主要淋巴结位于动脉导管（36）附近，喉返神经经过的区域。其余淋巴结沿食管及气管分布，但这一侧的淋巴管一般倾向于回流至前纵隔。

（黎伯培 译　陈俊强 审校）

肺的分叶

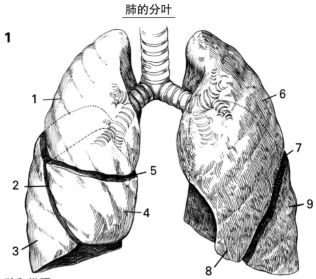

1

图 1 肺

1 右肺上叶
2 右肺斜裂
3 右肺下叶
4 右肺中叶
5 水平裂
6 左肺上叶
7 左肺斜裂
8 舌叶
9 左肺下叶

图 2 和图 3 胸壁和纵隔

1 腔静脉
　A 上腔静脉
　B 下腔静脉
2 右膈神经和血管
3 右迷走神经
4 无名动脉
5 气管
6 食管
7 奇静脉
8 右下肺韧带

9 右主支气管
10 右肺动脉
11 右上肺静脉
12 右下肺静脉
13 肋间神经血管束
14 右胸交感神经干及神经节
15 右内脏大神经
16 右内脏小神经
17 主动脉弓
18 左颈总动脉
19 左锁骨下动脉
20 左膈神经和血管
21 膈肌
22 左内乳动静脉
23 左迷走神经

24 左喉返神经
25 上肋间静脉
26 副半奇静脉
27 半奇静脉
28 左胸交感神经干及神经节
29 左内脏大神经
30 左内脏小神经
31 左下肺韧带
32 左主支气管
33 左主肺动脉
34 左上肺静脉
35 左下肺静脉
36 动脉导管

右纵隔

2

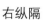
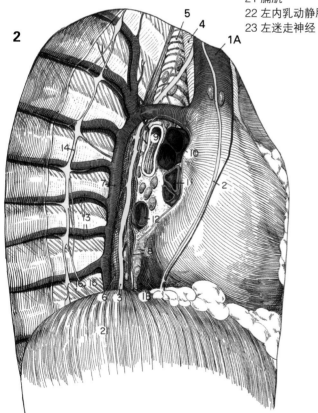

左纵隔

3

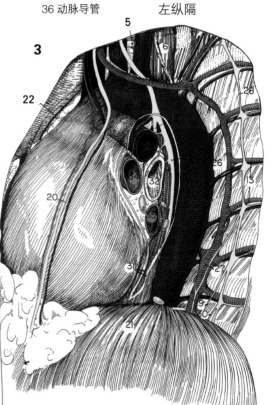

C. Weike

第三部分

普通腹部外科和胸外科

术前准备　在患者进入手术室之前，由术者标记手术部位，以确保手术在正确的部位进行。在手术台上妥善摆放患者体位的同时，应考虑到特殊设备的摆放需要，诸如加热垫、电极板、循序加压弹力袜和麻醉监测装置。患者的上肢可以放置在其体侧或以直角的方式放置在支架上，以利于麻醉医师静脉给药和监护。应避免患者的肘部、足跟和其他骨性突起的部位受压，肩部也应避免过度外展。患者的上肢、上胸部和下肢应使用保温毯覆盖。用安全带将患者的大腿固定在手术台上，其手腕用布带宽松地简单固定。拟实施上腹部手术时，患者的整个腹部及下胸部都需要剃毛。对于毛发较多的患者，其大腿处需要简单剃毛以便粘贴电极板。放置电极板应避开骨科金属植入物或心脏起搏器的区域。用胶带粘除患者散落的毛发，用棉签清洁患者的脐窝。第一助手洗手后，带上无菌手套，在手术区域上下界的远侧铺无菌巾，以隔离有菌区域。然后助手用浸透消毒液的纱布充分清洁手术区（见第 1 章）。一些术者喜欢用碘溶液消毒皮肤。预防性抗生素在手术开始 1 小时内静脉输入。

在摆好体位、消毒和铺巾之后，按照第 3 章表 1 所述进行检查。

在无菌巾覆盖解剖标志前，应审慎地计划切口位置。出于美观考虑，应尽量沿皮纹（Langer 线）做切口，以减少术后瘢痕的形成，而其他因素也至关重要。切口应适合患者的体型，并必须可以为手术操作和可能的病变做最大限度的暴露；同时，要尽量减少对腹壁的损伤，尤其是在既往手术已留下一个或数个瘢痕的情况下。最常用的切口是正中切口，即沿两侧腹直肌之间，绕过脐，经过腹白线（图 1）。对于盆腔手术，切口可延伸至耻骨；对于上腹部手术，切口可以延长至剑突下方。准备工作完成后，将无菌巾横铺在患者耻骨和剑突上，纵向铺在两侧腹直肌旁。有些术者喜欢在抗菌液消毒过的区域粘贴无菌塑料薄膜。这一技术特别适于那些有肠造瘘、腹壁留置导管等可能污染手术区域的患者。

切口与暴露　做切口时，术者应于拇指与其余手指之间持刀，刀柄的远侧靠在手掌尺侧。有些术者喜欢将示指放在刀柄前端，借此可以敏锐感知刀片上的压力。可以用三种方法做切口：第一，术者左手持无菌纱布将切口上端的皮肤向上推，切开其左手正下方拉紧的皮肤，边切开边沿切口向下移动纱布，始终保持皮肤的紧张，以便于整齐地切开。第二，术者也可以用拇指及示指从两侧绷紧皮肤（图 2），沿着腹壁连续向下切开。第三，术者和第一助手的左手分别用无菌纱布包裹并压迫切口两侧，绷紧皮肤，可以使切口整齐。压迫的手指应分开并弯曲，轻柔地向外下方牵拉。注意不要让切开线偏向一侧，即偏离正中线。按照这种方法沿切口长度均匀切开绷紧皮肤时，术者可对整个术区一目了然。

将切口向下分离至腹白线深度，在肥胖患者有可能难以发现腹白线。最好的方法是：术者和助手用力向两侧牵拉皮下脂肪，使其裂开并直达腹白线（图 3）。对于病理性肥胖患者，这种操作是寻找中线的唯一方法，这种方法同样也适用于大多数患者。应游离腹白线上宽度为 1 cm 的脂肪（图 4），以便在关腹时可以清晰地辨认其边缘。用小止血钳仔细钳夹出血的血管，并进行结扎或电凝。浅层脂肪的止血完成后，将大的湿纱布垫入切口，以防止脂肪层干燥或避免损伤，这样也有助于看清下面的腹壁层次。

在正中线上切开腹白线（图 5），分离腹膜外脂肪，显露腹膜。术者和第一助手交替提起和放开腹膜，以确认没有夹住内脏。用有齿镊向上提起腹膜，术者在提起的腹膜所形成的"帐篷"的一侧（不是在其顶端）做一个小的切口（图 6）。通常，"帐篷"的形成已使腹膜与其下方的脏器分开，并已使空气从侧方小孔进入，推开邻近组织。如有腹腔积液，应收集培养。腹腔有大量积液时可以用吸引器清除，记录腹水的量。如需要进行细胞学检查确定是否为恶性腹水时，应将其收集在专用瓶中。

用 Kocher 钳夹住白线筋膜和邻近腹膜的边缘，注意保护切口，避免损伤下面的内脏。持续提起要被切开的组织，术者可用剪刀扩大切口（图 7）。在剪开腹膜时，最好将剪刀刃插入至能清晰可见的位置，以防止伤及可能与壁腹膜粘连的内脏。应将剪刀尖端向上翘起，以便更好地看清其下刀。在切口最高点，术者用左手示指和中指插入腹膜后方，用手术刀或剪刀在两指间切开腹膜（图 8）。要注意在脐区筋膜和腹膜之间的脂肪层中常有 1 ~ 2 支明显的血管，可用止血钳夹住并予以结扎。此外还应注意，在切口的最下端有膀胱的上缘，如已看到和触到增厚的腹膜，则表明已邻近膀胱，应马上停止延长切口。一般来说，深部切口缝合较困难，所以腹膜切口的长度不应长于皮肤

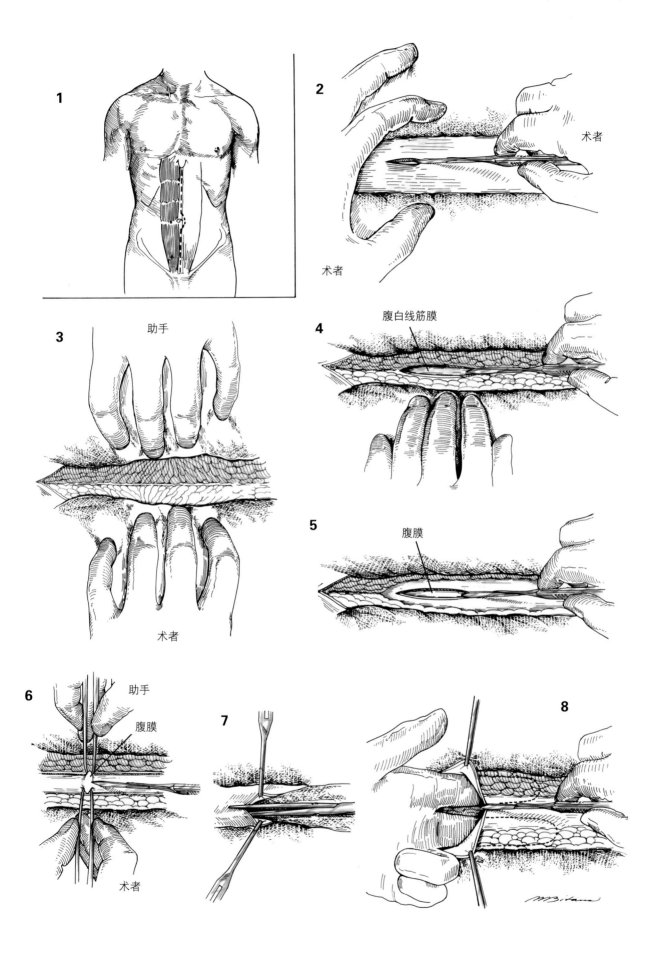

1

2　术者　术者

3　助手　术者

4　腹白线筋膜

5　腹膜

6　助手　腹膜　术者

7

8

表面的切口。患者一般喜欢小切口，但如切口不当，则会延长手术时间，增加术者的操作难度。

关腹　不论是正中切口还是横切口，关腹的步骤大致相同。若腹膜与腹白线筋膜是分离的，可用有齿镊夹住腹白线的边缘（图 9）以暴露出腹膜边缘，再用 Kocher 钳夹住腹膜。可吸收缝线和不可吸收缝线均可用作关腹的缝线，可间断缝合或连续缝合。腹膜和腹白线可以分开缝合，也可以作为一层缝合。连续缝合时，由下至上关闭切口，当术者站在患者右侧时，操作更为容易。在切口下方的腹膜上缝合固定一针（图 10），然后将缝针穿透腹膜，向上做连续缝合。常在腹膜下放一个中等宽度的金属挡板，以便既能为缝合提供一个清晰的空间，又能避免内脏或其他组织进入缝合区域。让助手用两把 Kocher 钳交叉拉拢腹膜（图 11），则连续缝合的操作会更为流畅。当连续缝合到切口顶端时，将缝线的末端与线环横跨切口打结（图 12）。打结的类型和数量由缝线的材质决定。

腹白线筋膜的缝合可从切口的任何一端开始。可做单纯间断缝合（图 13），也可做"8"字缝合（图 19）。无论是间断缝合还是连续缝合，缝合的针距均为 1 ~ 2 cm。

另一种缝合方法是将腹白线和腹膜作为一层关闭，也可间断缝合或连续缝合。最迅速的关闭缝合方法是采用带单针的粗环套线方法，缝线可以用 0 号或 1 号，由合成的可吸收或不可吸收材料制成。在切口的最下端，将缝针横向穿透腹膜和筋膜开始缝合（图 15），再将缝针穿过缝线线环（图 16）向上拉紧，无需打结即可牢牢地固定住缝线。

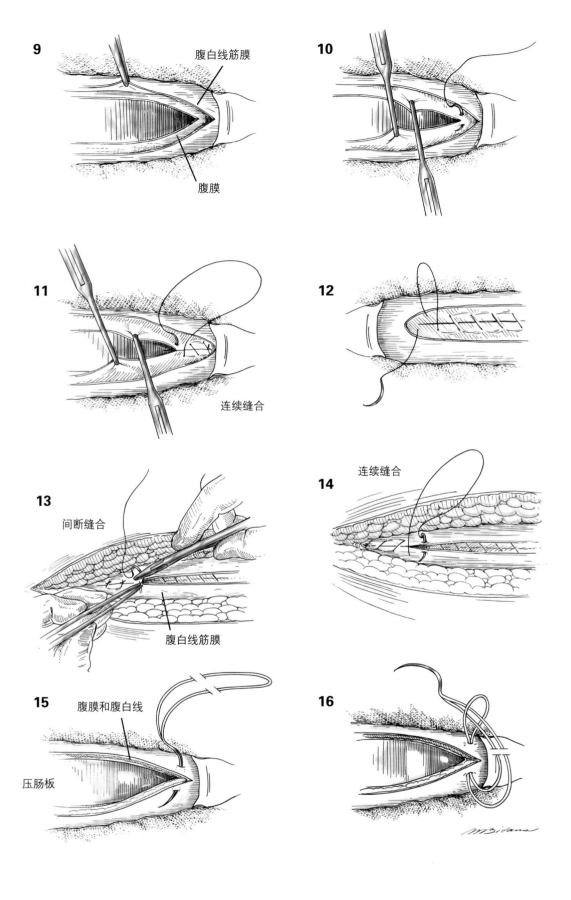

9 腹白线筋膜

腹膜

10

11 连续缝合

12

13 间断缝合

腹白线筋膜

14 连续缝合

15 腹膜和腹白线

压肠板

16

用双线套线连续全层缝合腹白线筋膜和腹膜（图17）。当切口上端的最后一针缝合完成后，剪去缝针，把其中的一根缝线抽回。如此，可沿切口的同一侧将两根已剪断的缝线打结。

当间断缝合关闭筋膜时，一些术者习惯用"8"字缝合法。全层水平缝合腹白线时，在远侧 A 点进针，在 B 点出针（图18）。向前 1～2 cm 再做一个横向的全层缝合，在 C 点进针，在 D 点出针。将缝线的两线尾打结后，一个"十"字形交叉的、水平的"8"字就缝合完成了（图19）。线结应打在切口的一侧。通常，"8"字缝合应松紧适度，不宜过紧，以免术后肿胀造成对组织的切割。

打完结后，由助手提起线尾并保持一定的张力，再剪去多余的缝线。若为丝线，可在距线结 2 mm处剪断，若为可吸收缝线或合成缝线，则需要保留数毫米，以免线结滑脱。助手拉住线尾使之与切口垂直，剪刀向下滑至线结处，转动 1/4 周（图20 和图21）剪线，便可在线结附近剪断缝线，而不会剪掉线结。通常只微微张开剪刀，利用其尖端来剪线。为精确控制剪刀，可伸出另一只手的示指和中指，托住剪刀的中部，就像木工车床上木凿的支架一样。缝合腹白线筋膜后，可用 3-0 可吸收缝线间断缝合数针，对合 Scarpa 筋膜（图22），或直接缝合皮肤，详见下文。

有时，因存在切口裂开的危险因素，需要减张缝合或全层缝合，尤其是对诸如高龄、营养不良、恶性肿瘤或感染伤口患者等。减张缝合最常用于术后内脏脱出或腹壁全层裂开的二次关腹。用带有 2 号不可吸收缝线的大针间断缝合腹壁全层，或行远 - 近 / 近 - 远的腹壁全层缝合（图27）。在缝合过程中，术者用 Kocher 钳夹住筋膜，用压肠板保护内脏。第一针穿透切口远侧的腹壁全层，在近侧白线或筋膜距切缘约 1 cm 处将缝针穿出（由腹膜向皮肤方向出针）（图23），然后越过中线由浅至深穿过远侧筋膜（图24），继续由腹腔内进针，穿透近侧腹壁全层出针（图25）。从断面上看（图26），重要的是，在自始至终的腹壁全层缝合中，进针不要过于偏向外侧以至缝到腹直肌内的腹壁上血管——打结时会压迫这些血管导致腹壁坏死。此外，暴露于腹腔内的缝线不应过多，以免结扎减张缝线时肠袢被误扎。一般说来，进针和出针的位置应为距离切口皮缘 4～5 cm（图27）。许多外科医师使用减张线套管或一段 5 cm 的红色无菌橡胶管，因为术后会出现组织水肿，此法可最大限度地降低缝线对皮肤的切割。正因为有水肿，所以减张缝线的结扎要宽松而不能过紧。结扎后，在减张缝线与腹壁皮肤之间应能通过术者的手指。

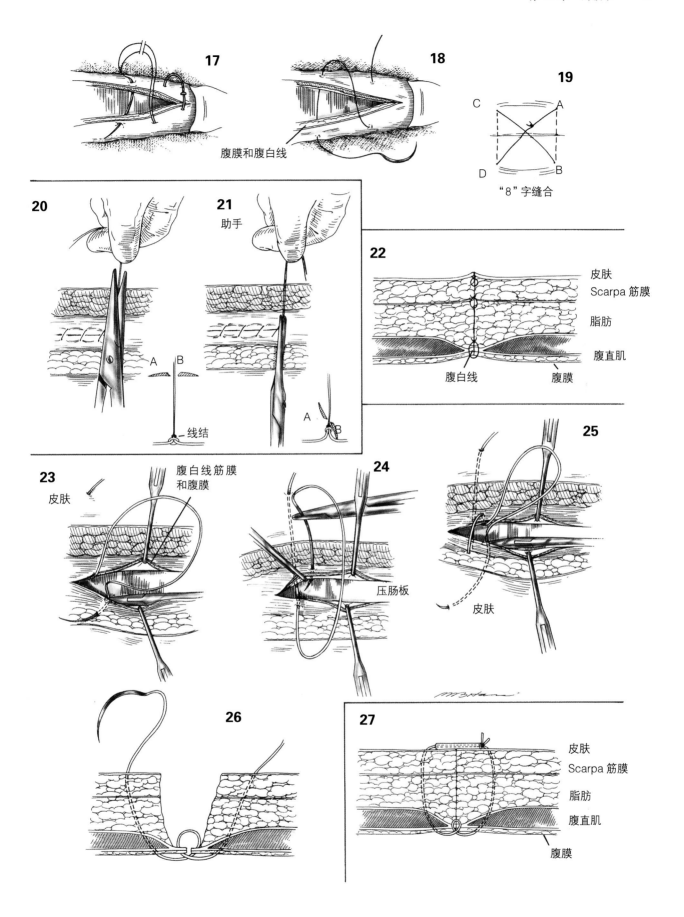

17

18

腹膜和腹白线

19

"8" 字缝合

20

21

助手

A　B

线结

A ─ B

22

皮肤
Scarpa 筋膜
脂肪
腹直肌

腹白线　　　腹膜

23

皮肤

腹白线筋膜和腹膜

24

压肠板

25

皮肤

26

27

皮肤
Scarpa 筋膜
脂肪
腹直肌

腹膜

关闭腹膜和白线之后，用 3-0 可吸收缝线缝合 Scarpa 筋膜，以消除皮下脂肪层无效腔（图 28）。对于比较瘦的患者，可采用内翻缝合法，将线结打在线环的底部（如图所示）。但对于大多数患者，应将线结打在线环上方。

用弯三角针和 3-0 或 4-0 不可吸收线间断缝合皮肤（图 29）。用镊子提起皮缘，垂直进针，再垂直出针，缝合间距与宽度相等，如此可使缝合美观、均匀。逐一结扎缝线后，局部皮肤呈脊状略微隆起。结扎完所有缝线后，术者用左手提起缝线，然后用剪刀逐一剪断（图 30）。有些术者习惯采用间断垂直褥式法缝合皮肤，这种方法特别适于不整齐的皮缘。用有齿镊抓持皮肤，距切缘 1 cm 处进针（图 31）。使基底部较宽，再用镊子抓持对侧皮缘，在对称位置出针（图 32）。返回缝一小针，在距皮缘 1~2 mm 处进针，深度也为 1~2 mm，同样对称地缝合对侧皮缘（图 33）。宽松地打结，使皮肤略隆起（图 34）。

也可以用 4-0 或 5-0 的合成可吸收线进行皮下缝合来关闭皮肤。用这种方法时，缝线一定要穿过真皮的最深层。用有齿镊抓持切口皮缘，进行连续或间断水平褥式缝合。间断缝合多用于小切口，而对数厘米长的切口则宜进行连续缝合。缝合时，在两侧皮缘进行小的水平进针（图 35 和图 36）。结扎后皮肤将严密对合（图 37）。应尽可能靠近线结剪线。然后进行皮肤消毒并涂抹皮肤保护剂。在后者变得有黏性时，将透气胶带横向贴在皮肤上（图 38），这样既可以降低切口张力，又可以遮蔽切口。

另一种方法是用金属钉来关闭皮肤切口，其优点是速度快（图 39）和取钉容易（图 40）。应特别注意的是，要使用一对精细的有齿镊仔细地对合外翻的皮缘，钉合器不应压入皮肤内。轻柔地操作即可使切口达到所希望的隆起，从而使两侧皮缘良好对合。也有人喜欢间距较宽的钉合，而在钉与钉之间贴胶纸带。最后，要用纱布覆盖切口，以吸收术后少量的血性渗液。总的来说，应尽早取除金属钉为宜，因其可引起皮肤的局部炎症反应。

（阎　冰　曹胜利　译　张水军　李　捷　审校）

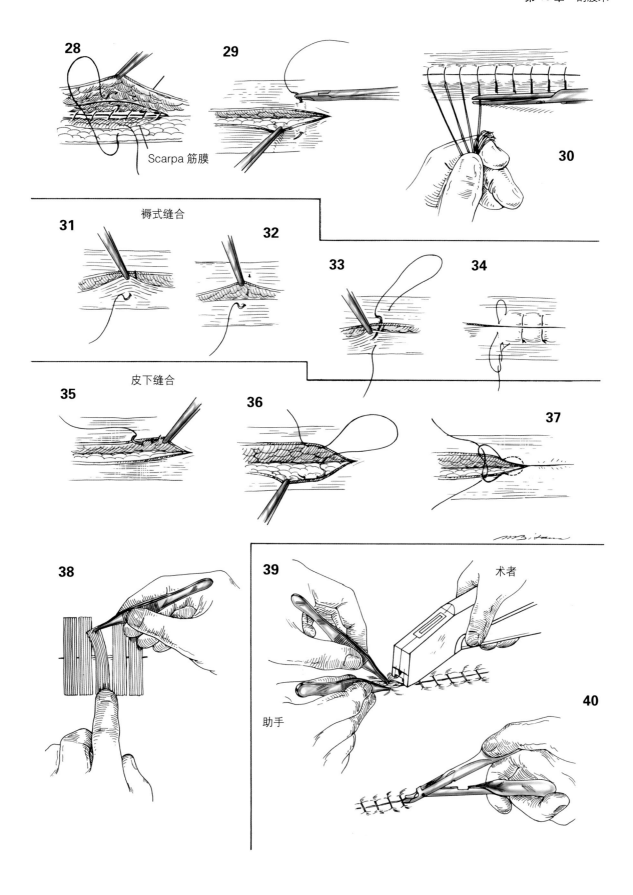

28

Scarpa 筋膜

29

30

褥式缝合

31

32

33

34

皮下缝合

35

36

37

38

39

术者

助手

40

第 11 章

腹腔镜开放式Hasson技术

适应证 在大多数腹腔镜手术中，首先向腹腔内注入 CO_2 气体，然后插入摄像头。Veress 气腹针穿刺是最先使用且成熟的技术，在接下来的第 12 章有详细的描述。Veress 气腹针穿刺可在腹部的任何象限进行，但最常在脐下缘进行，首先做一皮肤切口用来插入 10 mm 的套管以便进镜。然而，普外科医师在使用 Veress 气腹针进行盲穿一直十分谨慎，因为他们在其所接受的外科训练中已经树立了一个观念，即应完全看清楚组织的解剖结构，且手术器械的每一个预定动作都应在完全直视下进行。因此，在直视下进入腹腔的开放式技术或 Hasson 技术的应用已日趋成熟。这种技术可以在腹部的任何象限施行，但通常采用在中央的脐周位置进行（图 1）。在脐的下缘（图 2）或上缘做一个 10～12 mm 长的纵向或横向皮肤切口。切口位置的选择可基于术者的偏好或考虑既往切口处的粘连情况。用细窄拉钩或 Kelly 止血钳钝性分离皮下脂肪和组织，见到腹白线后用止血钳夹住其两侧并向上提起，做一个 10 mm 的垂直切口（图 2）。用止血钳继续分离，可见白色厚实的腹膜，用一对止血钳抓住腹膜两侧并向上提起，用手术刀小心地打开腹膜，可见黑而空的腹腔，在切口两侧各缝置一根牵引线（图 3），用于拉拢腹膜和腹白线及随后用来固定 Hasson 鞘管。

接下来需要证实是否已顺利进入腹腔。术者向切口插入小指（图 4），用这个动作可以核实开口是否足以插入鞘管，同时可触摸局部情况。通常该部位的腹膜是游离的，但偶尔可能存在一些菲薄的网膜粘连，可用手将其推开。将带有钝头内芯的 Hasson 鞘管插入腹腔（图 5），将螺旋套管旋入筋膜以防漏气，再将两侧预置的缝线固定在套管两侧的凹槽上。然后将内芯拔出，接上 CO_2 管线，打开开关，设定 CO_2 的流速和最大压力（15 mmHg）。当腹壁鼓起时，观察腹腔内压力和注入的 CO_2 总量。调节镜头的白平衡和焦距，最好在镜头表面涂上防雾液，然后通过套管将镜头插入腹腔。如果用有角度镜头，如 30° 镜，则持镜者熟悉镜头视角与成像的正确方向定位关系十分重要。通常，当光源线置于垂直位（12 点方向）时光视角正好是向下的（6 点方向）。当将光源线旋转定位于 6 点位置时，镜头视野的方向正好正常。转动镜头或光源线的位置均可使监视屏上的图像发生旋转。

如存在大网膜粘连和粗大镰状韧带，则镜头通过 Hasson 鞘管末端进入腹腔时可能不太顺利。如果之前术者用小指对此部位的触摸检查并无异常发现，则旋转和调整镜头角度后通常能找到正确的进路。如不能找到入口，应拔出套管，重新探查后再行插入。在极个别情况下，由于粘连致密，如手指探查不能找到可行入路，则应更换插入 Hasson 鞘管的位置。

尽管 Hasson 鞘管可通过上腹或耻骨上部正中的腹白线位置，但常用的备选位置（图 1）在腹部的 4 个象限。做一个横向切口，用窄的拉钩或 Kelly 止血钳分离皮下脂肪，用手术刀切开腹外斜肌筋膜，深入分离腹内斜肌和腹横肌，因其筋膜纤弱，通常不需要切开。用两把止血钳夹住并提起白色的腹膜，用手术刀切开，用 Kelly 止血钳探查是否能顺利进入腹腔。同样在两侧各缝置一根缝线，将腹膜和筋膜靠拢在一起。接下来的步骤与前述的脐部操作相同。

穿刺孔的缝合 5 mm 套管穿刺孔大多不需要缝合筋膜，尤其是当套管以"Z"字形或斜行方式穿过腹壁肌肉层时。然而，有时透照检查看不到的血管有可能在放置套管时被穿刺锥切断。多数小血管可自行止血，但有些可能会继续出血并滴入腹腔而使手术视野变得模糊。控制血管出血及缝合筋膜缺损的技术如图 6 所示。将一根 2-0 延迟可吸收缝线置于一根特殊缝合针的针尖部，在距腹膜面上的穿刺孔边缘 1 cm 处进入腹腔（图 6A）。在腹腔内留出足够长的一段缝线后再使缝线松脱，撤出缝针。再用此裸针在套管插入位置的另一边斜行刺入腹腔，出针点为前次进针点的对侧、距离腹膜面上的穿刺孔缘 1 cm 处。将针尖部打开，抓住之前引入的缝线游离端（图 6B）。回撤缝针将缝线一并拉至腹外，通过敞开的皮肤切口将缝线压下打结。这种技术可采用褥式缝合牢固地缝扎腹壁血管，也能关闭套管插入所致的筋膜缺损。两种操作方法都是在腹腔镜直视下完成的。

（方红波 张嘉凯 译 张水军 李 捷 审校）

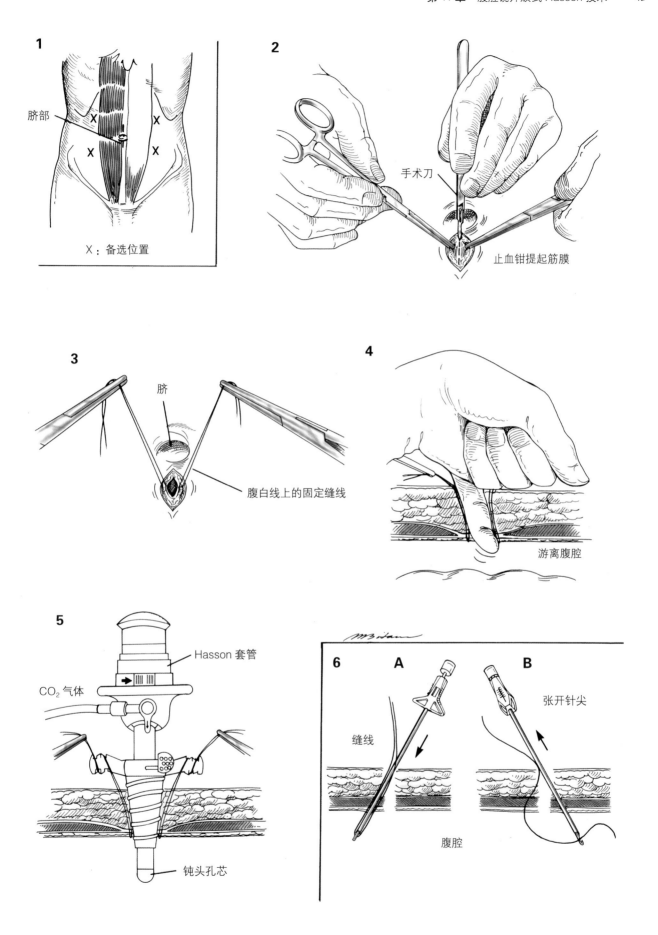

1

脐部

X：备选位置

2

手术刀

止血钳提起筋膜

3

脐

腹白线上的固定缝线

4

游离腹腔

5

Hasson 套管

CO_2 气体

钝头孔芯

6　　A　　　　　　　　B

缝线

张开针尖

腹腔

第 12 章　Veress气腹针技术

麻醉　气管内插管全身麻醉。术前预防性应用针对胆道病原体的抗生素，以达到足够的组织药物浓度。

设备摆放　腹腔镜胆囊切除术需要应用大量辅助设备。为了使每位术者都能看清楚手术视野，设备的摆放很重要（图1）。

手术准备　用常规方法准备全腹和前胸壁下部的皮肤。

切口与暴露　通过腹部触诊找到肝下缘或之前未发现的腹腔肿物。患者取轻度头低脚高位，选择合适的穿刺点建立气腹。第一个穿刺口首选开放式 Hasson 技术，或下文所述的 Veress 气腹针技术。既往无腹部手术史的患者，穿刺点通常在脐水平（图2）。在既往有手术切口预计有粘连的患者，应选择一个更靠外侧的位置，以免损伤上腹部血管（图2，X点）。术者和第一助手分别用拇指和示指或两把巾钳抓住并提起脐两侧的腹壁（图3），做一个 1 cm 的垂直或水平皮肤切口。术者如执笔样持 Veress 气腹针，穿过腹白线和腹膜插入腹腔，此过程中有明显的突破感（图4）。可用如下方法：生理盐水经 Veress 气腹针注入后回抽，如容易注入且回抽液体澄清，说明气腹针位于游离腹腔内（图5）；也可用悬滴法验证 Veress 气腹针是否位于游离腹腔而未阻塞，即将一个透明的针芯连接于 Veress 气腹针，提起腹壁时针芯内的生理盐水会被吸入腹腔。

如果生理盐水注入不畅或无法注入，应退出气腹针并重新穿刺。一般来说，如穿刺、注水、注气过程中的任何一步遇到困难，则更安全的做法是放弃脐部穿刺，改用开放式 Hasson 技术（第11章）。妥善连接 CO_2 气腹机、纤维光源以及带无菌套的腹腔镜摄像头的管线，并将电凝或激光缆线、吸引器及生理盐水冲洗管连接固定。以 1~2 L/min 的低流量开始建立气腹，压力限制在大约 5~7 cmH_2O 的较低水平。当注入 1~2 L 的 CO_2 气体后，腹部叩诊音应为鼓音。此时可以增加流速，并应将压力限制在 15 cmH_2O 以内。完全充满腹腔需要 3~4 L 的 CO_2。退出 Veress 气腹针，分别提起脐两侧腹壁，向盆腔方向旋转插入 10 mm 套管穿刺器（图6）。如果使用一次性套管，应确保气闭罩关闭。当套管穿刺器进入腹腔时可以感到特征性的突破感。退出穿刺器内芯，检查有无 CO_2 气体逸出。

Veress 气腹针穿刺法历史悠久，并受到一些术者的推崇，但大多数的普通外科医师还是采用之前在第11章叙述的开放式 Hasson 技术。

（王智慧　温培豪　译　张水军　李　捷　审校）

46

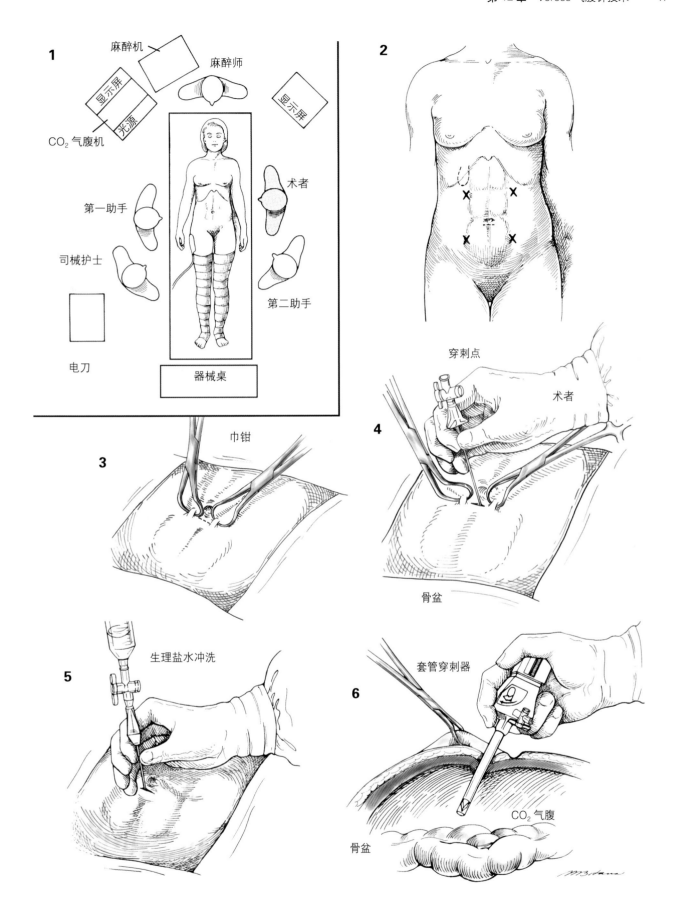

1　麻醉机　麻醉师　显示屏　光源　显示屏　CO_2 气腹机　术者　第一助手　司械护士　第二助手　电刀　器械桌

2

3　巾钳

4　穿刺点　术者　骨盆

5　生理盐水冲洗

6　套管穿刺器　CO_2 气腹　骨盆

第 **13** 章　诊断性腹腔镜检查

适应证　进行诊断性腹腔镜检查的适应证可以分为三类。第一类，妇科适应证，包括不孕症、子宫内膜异位症、原发性闭经、盆腔疼痛和在女性盆腔疼痛时排除阑尾炎。第二类，为了对胃癌、食管癌、胰腺癌患者进行确诊或明确癌症分期，进行诊断性腹腔镜检查，以判断病程、了解可切除性及指导进一步治疗；对于腹腔淋巴结肿大的可疑淋巴瘤患者，可在腹腔镜下选取典型淋巴结进行诊断性活检。第三类，为了可能会受益于诊断性腹腔镜检查的良性疾病，如慢性腹痛和间歇性不全性小肠梗阻（既往有腹部手术史），进行腹腔镜诊断和肠粘连松解术；临床症状提示为腹股沟疝但缺乏明确体征，进行腹腔镜诊断并在镜下进行修补；对于单侧腹股沟疝，可以通过腹腔镜检查以排除对侧腹股沟疝。腹腔镜技术切口小，恢复快。

术前准备　术前准备需充分。患者要戒烟以改善其肺功能，并应进行适当的肺功能评估。由于腹腔镜的诊断结果会影响进一步的手术，术前应与患者进行沟通并就可能的手术方案获得患者同意。如果对既往有腹腔手术史的患者进行腹腔镜检查并需进行粘连松解术，应了解前次手术的情况。

麻醉　气管内插管进行全身麻醉。给予患者肌松药和呼吸机辅助呼吸。

体位　患者取垫臀仰卧位，膝盖轻微弯曲，这样有助于放松腹壁。如果需要检查上腹部（胃癌、食管癌或胰腺癌），患者的上肢应外展 90°。显示屏应置于患者头侧，超过患者肩部，术者在对侧查看（图 1）。对于需要检查盆腔的患者，其手臂应贴于身旁，以便术者查看放置在患者足侧的显示屏（图 2）。

手术准备　术前应用抗生素，进行胃肠减压。进行盆腔检查时需留置导尿管并应用循环加压袜套。常规备皮。

切口和暴露　腹腔镜腹部探查通常需要置入一个 5 mm 或 10 mm 的镜头套管和两个 5 mm 的操作套管（图 1 和图 2），三者的位置原则上呈三角形。套管间间距应超过一个手掌的宽度且越宽越好。如果没有 5 mm 的镜头，镜头套管应选择 10 mm 的套管。使用 Veress 气腹针穿刺进入腹腔进行预充气后，采用直视下置入镜头套管，或采用开放式 Hasson 技术。对于行上腹部手术的患者，宜采用脐下 Hasson 套管技术（图 1），而对于行盆腔及下腹部手术的患者，宜采用脐上 Hasson 套管技术（图 2）。穿刺套管安全进入腹腔并用缝线妥善固定后，充入 CO_2 气体。设定气体流量和最大压力（≤15 mmHg）。当腹腔逐渐膨胀时，术者应观察患者的腹内压和已注入的气体总量。调节镜头白平衡和焦距。通常采用 30° 镜，其表面涂有防雾液，可直视下经套管插入腹腔。探查整个腹腔（图 3 至图 5）。如遇到网膜或其他与腹壁粘连的组织，应在直视下钝性或锐性分离。在操作孔位置给予局部浸润麻醉。在镜头直视下，将定位针垂直穿透腹壁。切开皮肤并扩皮，用镜头透照腹壁，以显示腹壁肌层中的血管。5 mm 操作套管的置入应有利于全腹的分离和显露，且在直视下进行。

手术过程　对于既往有腹部手术史或存在慢性腹痛、间歇性不全性小肠梗阻的患者，其网膜或肠管可能已粘连到腹壁上了，必须予以分离。应特别注意疼痛的部位，因为局部粘连可能是引起疼痛的原因，应予以分离。患者取头高脚低位有利于腹腔脏器远离膈肌而更好地暴露上腹部，而头低脚高位有助于盆腔脏器的分离和显露。侧倾手术床，使患者左高或右高可使术者清楚地看到对侧腹壁和需要探查的对侧区域。如需陡峭的头高脚低位，应使用约束带或脚蹬将患者固定在床上。术者用钝的无损伤钳抓取腹壁附近的网膜并轻柔地牵开，用剪刀锐性分离与腹壁粘连的网膜。每次锐性分离后，再在同一位置钝性分离，以打开下一个锐性分离的区域，这样操作可以使出血量最小化。应谨慎使用或仅在直视下使用电凝或其他一些热凝装置（如超声刀），以减少肠道热损伤。如果粘连致密而广泛或肠切除后腔镜下重建困难，应及时中转开腹。在分离过程中，术者必须警惕隐藏在粘连中的肠襻。分离肠管与腹壁粘连时也应小心，应尽量减少牵拉以免切破肠管。如果发现胆汁或肠液，应查找来源，因为这些可能需要在腹腔镜下修补或中转开腹。彻底解除粘连并充分暴露后开始探查腹腔。检查肝的膈面和膈肌。对于怀疑或确诊为胃肠癌或胰腺癌的患者，应检查膈肌，因为膈肌为常见的转移部位。通过钝头钳向上推肝来显露肝的脏面（图 4）。在腹腔镜下可进行肝活检，或通过 Tru-cut 针在直视下穿透腹壁进行活检。对于膈肌病变的活检，最好通过活检钳或腹腔镜下完整切除病变组织来进行。活检组织可以送快速冰冻切片检查或常规病理检查。

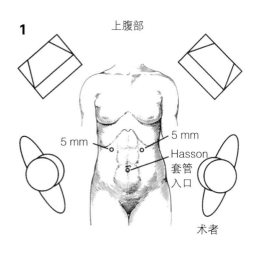

1

上腹部

5 mm　　　5 mm

Hasson
套管
入口

术者

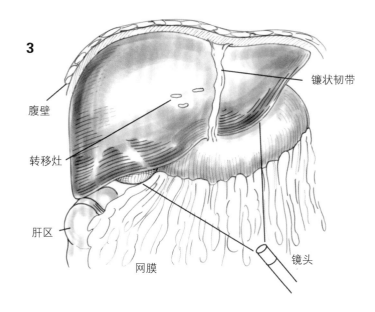

3

腹壁

转移灶

肝区

网膜

镰状韧带

镜头

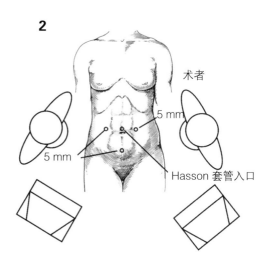

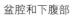

2

术者

5 mm

5 mm

Hasson 套管入口

盆腔和下腹部

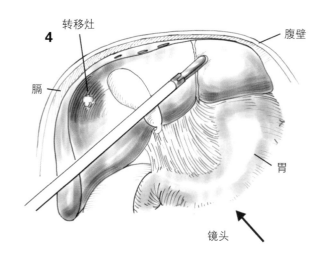

4

转移灶

膈

腹壁

胃

镜头

可以通过无创器械将肠管拉至视野清晰部位（图5），也可以将小肠从一侧翻至另一侧。调整手术台改变体位有利于显露。根据腹腔镜检查结果进行后续治疗。

对于盆腔检查，患者取头低脚高位，以使其肠管移位至上腹部而有利于盆腔脏器的显露（图6）。可以通过牵引子宫暴露卵巢。对于疑似恶性肿瘤的患者，应仔细检查盆腔腹膜，对可疑病变按上述方法进行活检。

在检查结束后，对腹腔进行冲洗。仔细检查出血部位或胆汁、肠液来源。在直视下拔除各个操作套管，以确定腹壁无出血。应用 2-0 可吸收缝合线关闭 10 mm 穿刺孔的筋膜。5 mm 穿刺孔的筋膜无需缝合，仅需缝合皮肤。用 4-0 缝线行皮下缝合，无菌干燥敷料覆盖切口。

术后管理 在患者清醒之前拔除胃管，尿管按医嘱拔除。术后前几天患者可能会有轻度疼痛。如果可耐受，应尽早进食。根据检查结果和术中治疗情况决定患者是否当天出院或需住院治疗。

（潘 洁 张 弓 译 张水军 李 捷 审校）

5

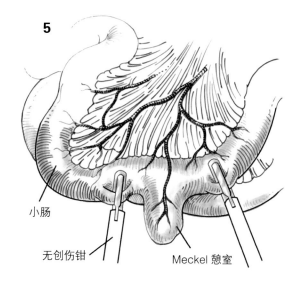

小肠

无创伤钳

Meckel 憩室

6

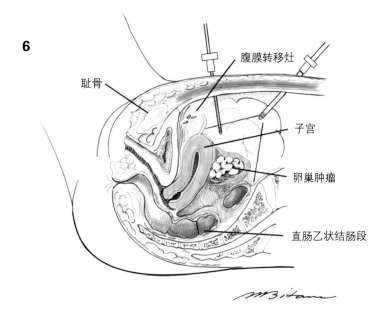

耻骨

腹膜转移灶

子宫

卵巢肿瘤

直肠乙状结肠段

第14章 持续性门诊腹膜透析导管置入术

适应证 持续性门诊腹膜透析（CAPD）导管放置通常主要用于慢性肾疾病（CKD）4期或5期或肾小球滤过率低于20~30 ml/min的患者。术前肾病科医师会与患者讨论腹膜透析与血液透析哪种更合适。在一般情况下，与血液透析相比，腹膜透析更适合于以下患者：心脏功能差，装有人工心脏瓣膜，有严重的血管疾病，血液透析血管通路失功能，进入血液透析中心困难，以及因年龄小或体型小建立血液透析血管通路困难等。CAPD置入的术者应具备良好的无菌技术，以避免因导管置入导致污染而引起患者发生细菌性腹膜炎。腹部手术史或腹膜炎引起的腹腔内粘连可能会增加导管置入的难度。

术前准备 手术当天应复查患者的电解质，以确认其无高钾血症。糖尿病患者应在开始前检测血糖，并在术中纠正高糖血症。术前1小时内预防性输注针对皮肤菌群的抗生素。导管出口部位应在可以确保患者站立时自身能看到的部位，这样患者可以较为容易地对导管出口部位进行日常护理（在肥胖患者尤为重要），并避免出口部位在腰带水平。

麻醉 在镇静药物的辅助下，大多数患者可仅行局部麻醉。全身麻醉可用于不愿或不能耐受局部麻醉的患者。

体位 患者取仰卧位，一侧手臂外展90°，以方便在其上肢静脉输液；让其另一侧手臂置于身旁以方便术者进行腹部手术操作。

手术准备 术者首先检查导管和导丝（图1）。术前应备皮以确保术区内没有任何毛发。腹部消毒范围为：上起于脐与剑突的中点（或更偏向头侧），下至耻骨联合，两侧至腋中线。

切口与暴露 切口一般位于脐下3~5 cm（中线入路），或在旁正中部位（旁正中入路），解剖至筋膜。在中线切开筋膜（中线入路，图2A）或在旁正中切开腹直肌的前鞘，分离腹直肌，切开腹直肌后鞘（旁正中入路，图2B），切口长度为2~3 cm。提起筋膜下方的腹膜，切一个小口，注意避免损伤腹腔内脏器。

手术步骤 在腹膜上切开一个大小适合腹膜透析导管插入的切口，周围用4-0可吸收缝线做荷包缝合。导管内插入导丝（图1），以确保在放置的过程中侧孔完全置于腹腔内。将带导丝的导管通过腹部切口放入腹腔，理想的位置是骨盆内直肠的右侧（图2A）。插入导管时用力应适度，同时不要让导丝尖端超出导管前端，以避免损伤邻近结构。在将导丝插入导管之前，用生理盐水冲洗导管的管腔，以有利于拔除导丝及避免导管移位。在靠近腹腔的导管深部涤纶套下方收紧腹膜荷包缝线（图2B）。另外，如果导管有硅胶球或套，则应将荷包在此位置的上方固定以确保硅胶附件在腹腔内。对于紧密围绕着导管的筋膜，用1号不可吸收缝线在深涤纶套上方做单层间断缝合（中线切口图2A和图6），或用1号不可吸收缝线将腹直肌前后鞘分别缝合，以紧密封闭深部涤纶套的上下方（图2B）。将生理盐水注入导管内以验证导管是否通畅。

在导管置入腹腔的位点和右下腹穿出皮肤的位点之间，用细长的止血钳制造一个皮下隧道（图3）。用止血钳夹住一根粗丝线穿过皮下隧道，并将其固定在导管游离端（图4），可使导管从右下腹顺利穿出并使浅部涤纶套置于皮下1~2 cm。用3-0不可吸收单丝缝线将导管固定于皮肤，松紧适度，避免扎闭管腔（图5）。在导管末端连接导管帽和导管夹（图5）。单涤纶套和双涤纶套导管及其固定缝线位置的横断面如图2A和B以及图6所示。用肝素生理盐水冲洗导管（500~1 000 U/ml），以避免导管内形成纤维蛋白凝块。

术后管理 患者通常在手术当天回家。手术后2周拆除皮肤表面的固定缝线。术后2周内避免使用腹膜透析导管，因为过早使用可能会导致疝形成、导管周围透析液渗漏及切口感染。指导患者进行导管出口的日常护理以及正确使用和维护。

（周　闯　郑守华　译　李　捷　张水军　审校）

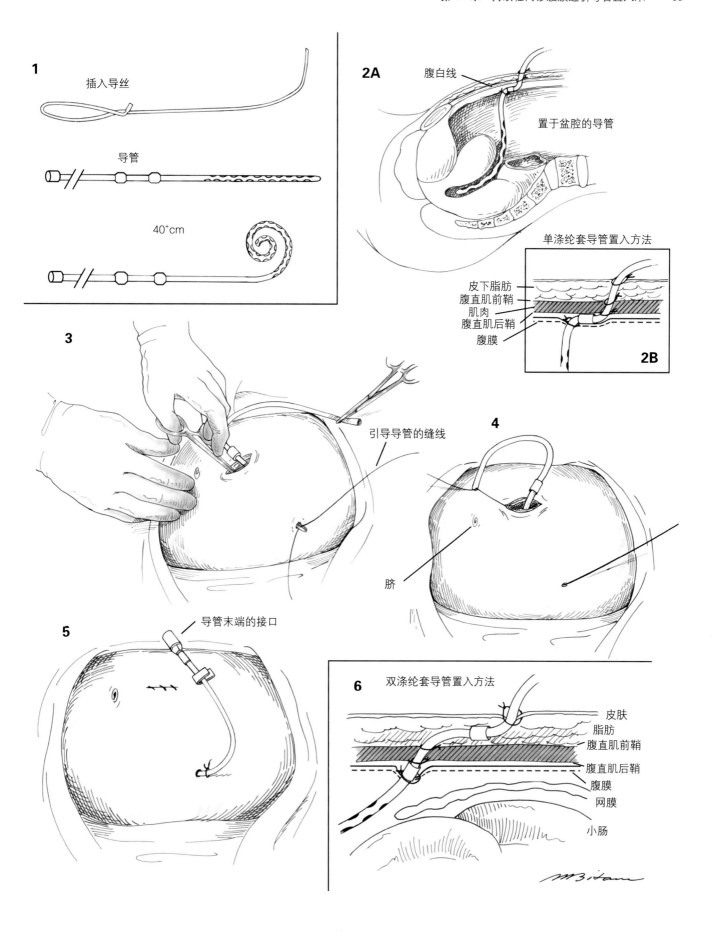

1

插入导丝

导管

40⁺cm

2A

腹白线

置于盆腔的导管

单涤纶套导管置入方法

皮下脂肪
腹直肌前鞘
肌肉
腹直肌后鞘
腹膜

2B

3

引导导管的缝线

4

脐

5

导管末端的接口

6 双涤纶套导管置入方法

皮肤
脂肪
腹直肌前鞘
腹直肌后鞘
腹膜
网膜
小肠

适应证　开胸切口广泛用于择期手术和急诊手术。左胸切口可较好地显露左肺、心脏、降主动脉、食管下段、迷走神经和膈肌裂孔，而右胸切口可较好地显露上下腔静脉、右肺、肝静脉和食管上段。

开胸切口的位置因具体手术而异，以更好地显露胸腔不同部位的手术视野为宜。由于胸廓弹性的差异或显露要求不同，可离断一根或多根肋骨，必要时也可将其切除。在进行动脉导管未闭缝扎术或主动脉缩窄切除术时，为了更好显露胸腔顶部，需要在第五肋骨水平开胸，可能需要离断第五肋骨，必要时也要联合离断第四肋骨。涉及膈肌或食管下段的手术，应选择第六肋或第七肋水平开胸。如果还需更广泛的显露，可在肋颈处切除上位或下位的 1～2 根肋骨。

术前准备　为了提高患者的术后依从性，最好在术前进行预防性肺活量测定。择期手术患者术前应戒烟数周。对于所有准备进行开胸手术的患者，均需进行肺功能测定及动脉血气分析；还可通过测试患者爬楼梯的耐受能力进一步评估其肺功能，能够连续爬三层楼梯的患者均能耐受开胸手术。对于肺功能处于临界状态的患者，术前应积极进行肺功能的康复治疗。由于术中操作难度可能会超出预期，可能需要扩大肺的切除范围，所以术者必须熟知患者的呼吸功能储备情况。

麻醉　开胸手术前，所有患者均应接受纤维支气管镜检查，通过单腔支气管插管清除气管内的分泌物，确认支气管的解剖，了解有无支气管肿物。所有开胸手术均需由胸外专科麻醉医师进行胸部硬膜外插管镇痛、动脉置管以及单肺通气的操作。单肺通气通常可以通过将双腔支气管插管留置在恰当的位置或通过使用支气管封堵器来实现。双腔气管插管或支气管封堵器放置的位置在麻醉前必须经纤维支气管镜确认。

体位　患者取侧卧位，用宽胶带将患者臀部固定于手术床上（图 1）。患者贴近手术床的下肢适当屈膝，另一下肢伸展，双腿之间置枕。将一个卷好的治疗单或毯子放在患者贴近手术床的腋下，以便将其肩部和上胸部支起。可在患者开胸侧的上肢建立静脉通路，并将其向前向上伸展并固定于与患者头平行的铺有垫子的带槽托手架上。患者贴近手术床的上肢向前伸展，平放于与手术床垂直的托手架上。

手术准备　皮肤消毒，铺无菌单或塑料贴膜，再铺上大的无菌开胸单。

皮肤切开与显露（后外侧）　术者站在患者背侧切开皮肤，第一助手站在术者的对侧。自患者肩胛骨内侧缘与脊柱的中点向下，在与两者平行的方向上切开几英寸（1 英寸＝2.54 cm），然后距离肩胛骨下缘一指宽的距离做近"S"样切口。如有必要，可再向下延长至乳腺下缘。如需显露第四肋间或第五肋间，切口末端可以横向延伸至胸骨。如果需要显露第七肋间或第八肋间，或需要离断肋软骨进行显露，切口末端可以延伸至上腹部。切口直达背阔肌及前锯肌（图 2）。在切开过程中，术者可以使用示指和中指分别提拉这些肌肉。至听诊三角（由背阔肌上缘、斜方肌下缘、肩胛骨下缘构成），分离即结束。

切口延长至斜方肌与菱形肌交界处后，应使向后的切口与脊柱平行，这样可以降低离断支配斜方肌的脊髓副神经的可能性。如遇出血，就用电凝止血。通过触诊第一肋骨和第二肋骨之间的宽大的肋间隙，以及第一根肋骨上附着的后斜角肌，术者可以向下数肋骨，确定合适的肋骨水平（图 3）。进入胸膜腔的切口应选择在肋骨的表面，以降低损伤肋间神经血管束的可能性（图 4）。在肋骨的正上方直接切开肋骨骨膜（图 4）。用骨膜剥离器剥离竖脊肌及其筋膜，插入拉钩，用 Coryllos 骨膜剥离器沿肋骨上半部剥离肋骨前方骨膜（图 5），用 Hedblom 骨膜剥离器插入裸露的肋骨深面向上滑行，将剩余的肋骨上半部骨膜由后向前依次剥离（图 6）。确认患者实施单肺通气后（也就是手术侧肺叶无机械通气），在胸膜上做小切口进入胸腔（图 7）。将肺叶推开，按需延长切口。该操作的截面如图 5 所示。

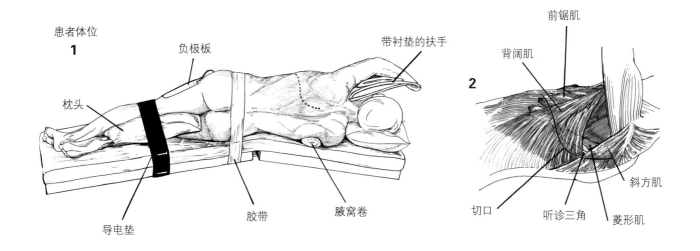

患者体位
1

负极板

带衬垫的扶手

枕头

导电垫

胶带

腋窝卷

前锯肌

背阔肌

2

切口

听诊三角

斜方肌

菱形肌

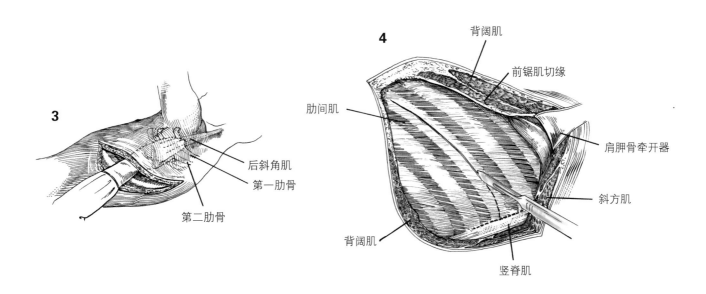

3

后斜角肌

第一肋骨

第二肋骨

4

背阔肌

前锯肌切缘

肋间肌

肩胛骨牵开器

背阔肌

斜方肌

竖脊肌

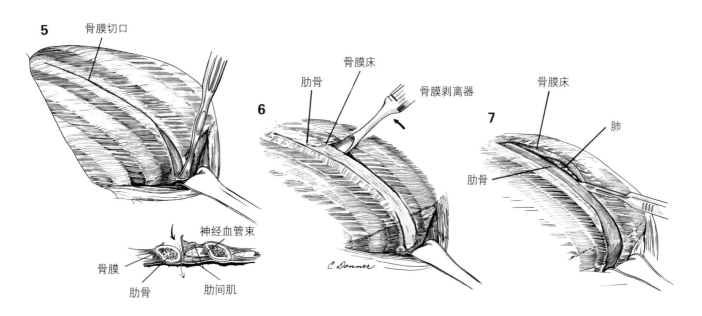

5

骨膜切口

骨膜床

肋骨

骨膜剥离器

6

骨膜床

7

肺

肋骨

神经血管束

骨膜

肋骨

肋间肌

　　还有一种直接通过肋间隙的开胸方法，就是在肋骨的上缘切开肋间肌，必要时结扎这些组织，直接切开胸膜进入胸腔，电灼扩大胸膜切口。乳腺内侧血管走行在肋软骨的中部深面，在近胸骨处进入肋间隙，手术时避免将其损伤（图 8）。如需扩大显露区域，可以离断或切除一根肋骨。剥离肋骨下缘的骨膜并分离肋间神经血管束，用直角钳将其钳夹，结扎后离断。用肋骨剪在肋颈处剪断肋骨（图 9）。将自动牵开器插入肋间隙后缓慢将其牵开（图 10）。

　　关胸　开胸手术切口的缝合需要加固整个切口处的胸壁。可在肋骨合拢器的协助下用 1 号可吸收缝线（**A**）进行缝合（图 11a）。如果开胸时有肋骨被切断或在牵开过程中有肋骨断裂，需要固定肋骨碎片并用缝线（**B**）将切口两边的肋骨捆在一起（图 11b）。用缝线（**C**）缝过竖脊肌并将其与离断的肋骨颈及其上方的肋骨固定，以进一步加固胸壁并止血（图 11c）。用可吸收缝线连续或间断缝合关闭胸部肌肉（图 12）。注意将斜方肌、背阔肌及上层的菱形肌、前锯肌逐一分层缝合。用 3-0 不可吸收缝线缝合皮下组织，以预防术后 7~8 天拆线时切口裂开。

　　对于所有接受开胸手术的患者，都要放置胸腔引流管。胸腔引流管的管径要足够大，32 F 以下的引流管易被血凝块堵塞。术后胸腔经常放置两根引流管，一根引流管沿脊柱后缘置于膈肌上，另一根朝向前方。应在胸壁外侧尽可能低的地方戳孔引出胸腔引流管（图 12）。胸腔引流管应在关胸前放置，且应置于腋中线之前，以有利于引流而减轻患者痛苦。在引出引流管前，将一根不可吸收缝线预置在皮肤戳孔处，暂不打结，直到拔除胸管时在缝线处打结以关闭引流口。在放置引流管时，术者拉住背阔肌和前锯肌的下切缘，助手向上牵引。术者用 Kelly 钳在胸壁上打一隧道，夹持胸管，穿过胸壁引出体外。放置引流导管有两方面的作用：引流从损伤的肺实质漏出的气体、积液和积血。胸管通常与水封瓶连接，固定或不固定均可，直到胸腔没有引流液流出或肺部不再漏气（图 13）。如果肺部有大量气体持续漏出，可以在锁骨中线第二肋间或第三肋间再放置一根小口径的硅胶引流管，并在最后拔除。胸腔引流管可以促使肺膨胀至接近胸壁表面，因此可以预防术后肺不张和胸腔积液及继发感染。这些引流管通常会与一个持续负压吸引或无负压吸引的水封瓶连接（图 14）。

　　术后管理　手术前留置硬膜外导管有利于术后镇痛。如果因凝血功能障碍或麻醉方式的原因而不能留置硬膜外导管，手术结束时可以在切口的上下方局部注射长效麻醉药物进行肋间阻滞。肋间阻滞联合应用患者自控式镇痛泵可有效地进行术后镇痛。

　　术后鼓励患者进行深呼吸并用力咳嗽，可以用枕头支撑术侧胸壁以协助咳嗽。鼓励患者经常变换体位，早期下床活动，积极锻炼。

　　通常情况下，患者术侧呼吸音正常，进行胸部 X 线检查以确认肺膨胀是否良好。如果胸腔无积气或积液，术后 2~3 天即可拔除胸腔引流管。如果有气体持续漏出，说明引流管放置的位置不当。如漏气的位置靠近引流管口或存在大的支气管漏。在这种情况下，建议早期行支气管镜检查及胸部 X 线片或 CT 扫描。

（陆　旭　史晓奕 译　李　捷　张水军 审校）

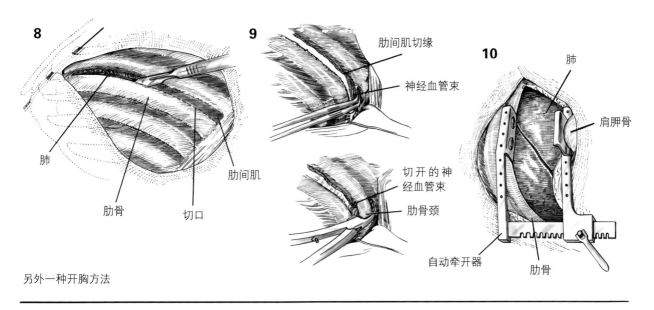

8

肺
肋骨
切口
肋间肌

9

肋间肌切缘
神经血管束

切开的神经血管束
肋骨颈

10

肺
肩胛骨
自动牵开器
肋骨

另外一种开胸方法

关胸

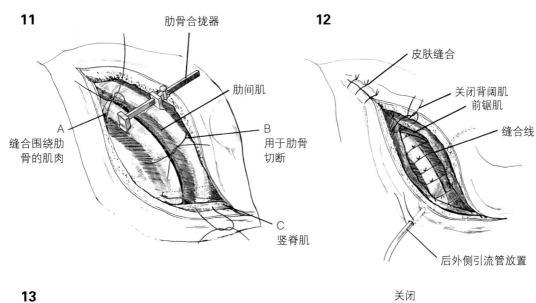

11

肋骨合拢器
肋间肌
A
缝合围绕肋骨的肌肉
B
用于肋骨切断
C
竖脊肌

12

皮肤缝合
关闭背阔肌
前锯肌
缝合线
后外侧引流管放置

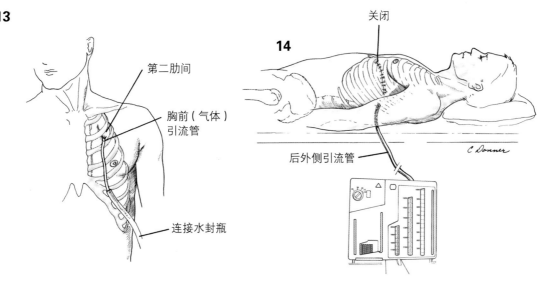

13

第二肋间
胸前（气体）引流管
连接水封瓶

14

关闭
后外侧引流管

C Donner

第16章　胸腔镜检查

适应证　胸腔镜技术适用于各类择期和急诊胸部手术。通过胸腔镜可以在直视下观察肺、纵隔、心包、膈肌、食管、交感神经链和胸壁。在过去的十年中，随着成像系统和仪器方面的技术进步，微创外科技术已经广泛应用。胸腔镜可用于：早期非小细胞肺癌的治疗，后纵隔肿块的活检或切除，原发性自发性气胸、纤维素性脓胸、血胸的引流，渗出性心包炎的治疗，进行交感神经链切断术治疗手汗症，进行胸膜活检，以及复发性胸腔积液的治疗。胸腔镜可用于疾病的诊断和治疗。由于视觉受限和触觉弱化，充分理解外科解剖对于成功的胸腔镜检查来说必不可少。

术前准备　胸腔镜通常是在非紧急情况下择期进行的，因此患者有机会在术前通过诱发肺量仪锻炼和戒烟而优化肺功能。在进行胸腔镜手术之前，应进行单肺试验以确保患者能够耐受对侧单肺通气。如果患者术前需要最大限度的呼吸支持，则可能无法耐受胸腔镜检查。应明确患者既往的胸部手术史（包括胸膜固定术）以及有无脓胸。

麻醉　接受胸腔镜手术之前，对患者应通过单腔气管插管进行支气管镜检查，以清除分泌物、确认无解剖变异及排除支气管病变，这样有助于麻醉医师插入双腔气管插管。胸腔镜检查痛苦少，但仍应给予患者胸段硬膜外麻醉，麻醉诱导前应监测患者的动脉血压。尽管支气管封堵器辅助单腔气管插管可以实现单肺通气，但双腔气管插管是胸腔镜手术单肺通气的更佳选择。摆放患者体位前，麻醉医师应确保双腔气管插管或支气管封堵器固定良好，以避免其在摆放患者体位的过程中移位。摆放患者体位前应对其进行对侧单肺通气测试。胸腔镜的相对禁忌证包括致密性胸膜粘连或胸膜融合、巨大胸腔肿瘤和肺门肉芽肿，这些疾病均影响肺门血管的充分显露。

体位　患者取侧卧位，将其臀部固定于手术台上。手术床中部抬高，以扩大肋间隙。贴近手术台的下肢膝盖弯曲，另一下肢伸直，在两腿之间放置一个枕头。为了保护患者的胸腔上部和臂丛神经，将一个卷好的被单置于患者腋窝下。手术台中部抬高后，患者的头下需要给予垫毯。术侧上肢向前伸展与身体呈90°，置于两个枕头或一个带槽的手托上（图1）。

手术准备　手术前，确保手术设备良好。设备包括成像系统和胸腔镜器械。成像系统包括一个镜头、图像处理系统和显示器。镜头最常用的是0°和30°镜。镜头可采用5 mm或10 mm直径的，前者主要用于诊断，后者主要用于治疗性操作。基本的胸腔镜器械包括一个无损伤性肺抓钳、剪刀和钝性分离钳。消毒铺巾，切口粘贴护皮膜，并铺一个大的无菌开胸单。显示屏可放于手术床头的任意一侧。

切口与暴露　胸腔镜手术中，术者站在患者的前方，助手站在术者的旁边（图1）。助手需要与术者朝同一个方向进行操作，以避免镜像。确定穿刺孔的位置很重要，其中镜头孔的位置最重要。如果位置选取恰当，术区会有180°的视角。在腋中线第七肋上方做一个1 cm切口，建立通道。进入胸膜腔后，置入镜头（图2）。进镜后，其他穿刺孔均可在直视下定位。其他穿刺孔应置于镜头180°视角范围内，并与镜头形成三角关系。穿刺孔的数量根据胸腔镜手术的复杂程度来决定，可采用一个、两个或三个穿刺孔。

手术过程　首先摆放胸腔镜设备。对患者进行单肺机械通气。如未行胸段硬膜外麻醉，则应在做切口前行局部浸润麻醉。在第七肋上方做一个大约1 cm长的切口（图2）。隧道口径要小，电刀切开肋间肌，直视下进入胸腔。进入胸腔后，轻轻插入一个手指以确认胸腔无致密粘连，以确保安全插入穿刺器、置入穿刺器及镜头。探查整个胸腔，评估胸腔状况。在直视下置入其他穿刺器。操作孔应与观察孔形成三角关系，并在镜头180°视角范围内（图3）。应在肋骨上缘小心插入穿刺器，以避免损伤肋骨下缘的肋间血管。穿刺器的确切位置取决于疾病的性质、身体状况和胸腔内情况。第二个穿刺器通常位于第六肋上缘，第三个穿刺器根据临床情况决定是置于第四肋的上缘还是下缘。对于可能发生的血管损伤与出血，要做好预案。图2示穿刺器是置于第四肋和第八肋的上缘。浅表病变的活检可以通过活检钳获取，或使用线性切割器将病变与部分肺组织一并切除。在手术操作完成后，对所有区域都必须进行直视下止血，并确保穿刺孔处完全止血。通过穿刺孔把一根32 F胸管放在视野的顶端（图4）。应遵守以下减少并发症

1

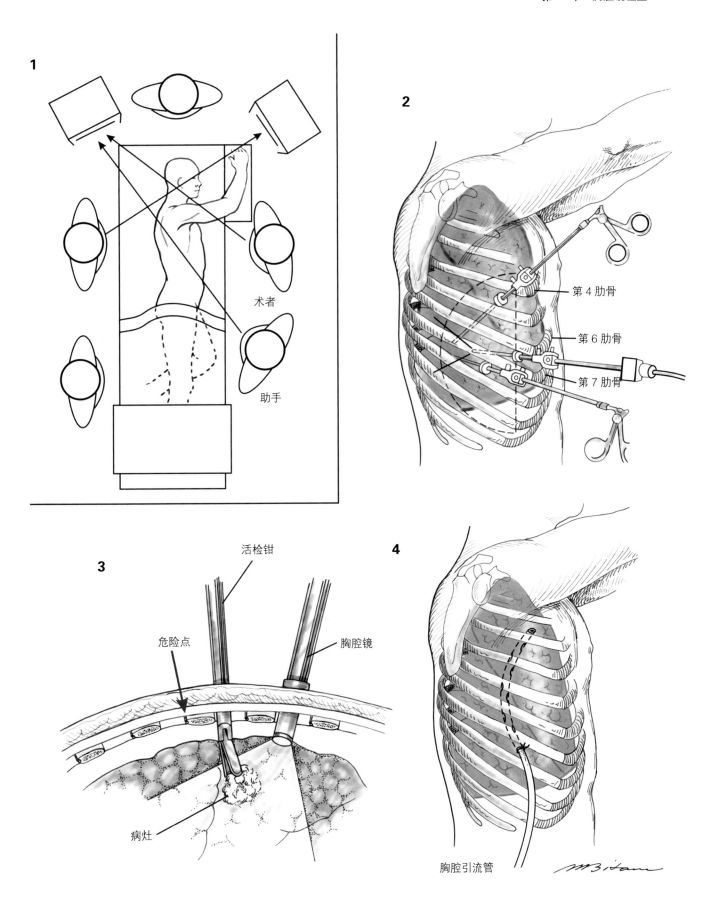

术者

助手

2

第 4 肋骨

第 6 肋骨

第 7 肋骨

3

活检钳

危险点

胸腔镜

病灶

4

胸腔引流管

的原则：用标本袋取出所有包含潜在恶性肿瘤组织的标本，避免器械杠杆效应和使用大口径器械压迫肋间神经，制订明确的手术预案以应对潜在的血管损伤和出血。

术后管理　大多数患者需在手术完成时放置一根胸腔引流管。如 24 小时内胸腔引流液小于 300 ml，即可拔除胸管。胸腔镜手术切口小且愈合快，所以无需太多切口护理。可通过口服药物进行术后镇痛。胸管一经拔除，患者即可出院，通常能在 2 周内恢复正常活动。

（杨　翰　胡博文 译　李　捷　张水军 审校）

第四部分

食管和胃

适应证　为避免长期留置鼻胃管所致的不适，在腹部大手术后，如在迷走神经切断术、胃次全切除术、结肠切除术等术后，经常将胃造口术作为一种暂时性的缓解措施。对于有肺功能障碍倾向的高危或高龄患者，或预计术后会出现营养障碍的患者，在施行腹部手术时应考虑行胃造口术。

存在食管梗阻时也应考虑行胃造口术。胃造口术更多的是作为一种姑息性手术，用于食管有无法切除的病变或合并有梗阻的病例的治疗的初步措施。对于无法切除的食管恶性肿瘤所致的完全梗阻，可行永久性胃造瘘术用于饲食。做何种类型的胃造口术取决于造口是暂时性的还是永久性的。

做暂时性胃造口术时，常采用 Witzel 术（荷包式胃造口术）或 Stamm 术（隧道式胃造口术），它们简单易行。永久性胃造口术，如 Janeway 术及其各种改进式式，适用于需要长期造口的患者。在后一种情况下，应将胃黏膜与皮肤固定，以确保造口的长期通畅。此外，用内衬黏膜的胃壁做成一活瓣样的瘘管结构，可起到防止刺激性胃内容物的反流。

术前准备　若患者有脱水，应静脉注射 5% 葡萄糖生理盐水予以纠正，以达到液体平衡。因为这些患者可能存在营养不良，需通过肠外营养补给蛋白质和维生素。如果患者存在继发性贫血的症状，或血红蛋白<7 g/L，应给予输血。行暂时性的胃造口术不需做特殊的术前准备，因为它通常是外科手术中的一个小的操作。

麻醉　对于贫血合并恶病质且需要做永久性胃造口术的部分患者，建议采用局部浸润麻醉或区域阻滞麻醉。做临时性胃造口术无特殊麻醉要求，因为它常是大手术关腹前的一个小操作。

体位　患者取舒适的仰卧位，双足略低于头部，以使皱缩的胃降至肋缘下。

手术准备　常规备皮。

切口与暴露　若仅计划做胃造口术，可采用高位的左侧经腹直肌小切口，分开肌肉，尽量减少对支配神经的损伤（图 1）。由于患者长期不能进食，其胃发生了皱缩，因此其相对位置较高，所以宜采用高位切口。做临时性置管胃造口术时，在离主要切口一段距离并远离肋缘的位置戳孔，并通过戳孔将管引出。腹壁戳孔的位置应严格选择在胃能够无张力地到达腹壁的相应位置（图 1）。

A. Stamm 胃造口术

此方式的胃造口术最常作为临时性的措施。用 Babcock 钳钳夹胃前壁中央，并测试胃壁能否容易地与前方的腹膜靠近。在胃前壁中央用 2-0 不可吸收荷包线做荷包，（图 2）。在荷包缝合中央做一个与胃长轴成直角的切口，如此可以尽量减少动脉出血。可用电刀、剪刀或手术刀做切口。从胃壁切口将 18～22 F 的蘑菇头导管插入 10～15 cm，也可以用硅胶管（Foley 管）。将荷包线收紧（图 3）。导管周围的胃壁用 2-0 不可吸收荷包线反向缝合固定，或用 2-0 不可吸收线做间断缝合。导管周围的胃壁应内翻，以确保当导管移除时，胃壁切口快速闭合。

在肋缘线上选择距手术切口合适的位置做戳孔，之后将导管从腹壁前壁引出（图 4）。应检查导管末端位置，以确保导管插入胃腔而保证充分的引流。用 2-0 不可吸收缝线缝 4～5 针将胃壁固定于腹膜上（图 5）。有时需要加固几针。手术结束后，胃壁不能固定过紧。图 6 横截面显示的是胃壁在导管周围内翻和胃壁与其前方腹膜之间的闭合。将胃造口管向上拉紧，并用不可吸收线将其固定于腹壁皮肤。

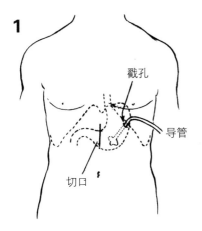

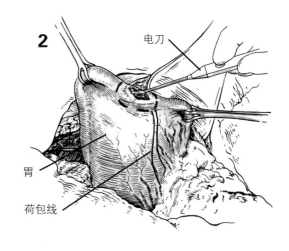

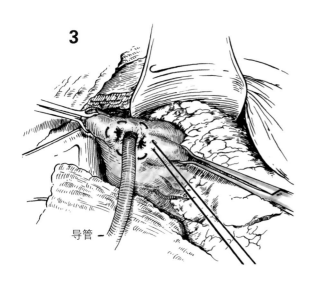

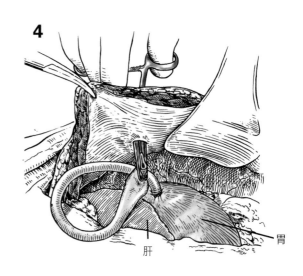

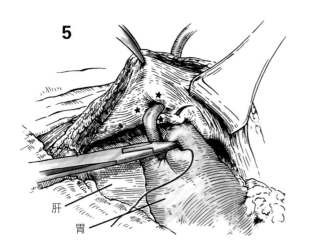

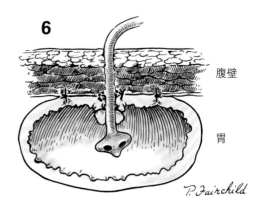

B. Janeway 胃造口术

此手术是多种永久性造口术类型中的一种，能避免留置导管，防止刺激性的胃内容物反流。将这种内衬黏膜成形的瘘管固定于皮肤后，黏膜开口处自行关闭的可能性很小。

手术过程 明确胃与前腹壁的关系后，术者用 Allis 钳钳夹出一个矩形胃壁瓣，使其基底部靠近胃大弯侧，以确保足够的血供（图 7）。由于胃壁瓣切割时收缩，胃壁瓣宜做得比实际切口稍大一些，使其在围绕导管缝合时其血供不受影响。在 Allis 钳间靠近胃小弯处切开胃壁，由两侧向胃大弯侧的 Allis 钳方向延伸切口，形成一个长方形胃壁瓣。为防止胃内容物的污染和控制出血，可在胃切开处的上端和下端各置一把长直的肠造口钳。向下翻转胃壁瓣，沿其内面放置一根导管（图 8）。用 4-0 不可吸收缝线连续或间断缝合黏膜。其外层，包括浆膜及黏膜下层，可用可吸收线连续缝合，但用一排丝线间断缝合或许更为牢靠（图 10）。当围绕导管的锥形胃入口完成后，用 2-0 丝线将胃前臂固定在缝合线上的腹膜上（图 11）。胃壁管道也可用钉合器建立。

关腹 将由胃壁制成的管道提至皮肤表面后，关闭导管周围的腹膜。将导管经原切口左侧的小戳孔引出。缝合腹壁各层，将黏膜与皮肤缝合数针固定（图 12）。用缝线穿透导管固定于皮肤，并用胶带加固。

术后管理 若用临时性的 Stamm 式胃造口术替代长期的鼻胃管吸引，可按胃肠减压和补液的一般原则处理。通常一旦肠功能恢复正常，即可将管夹闭。与耗时的、低效的静脉通道相比，临时性胃造口术时提供液体和营养补给的方法有更多的优点，特别适用于老年患者。

临时性胃造口术导管至少保留 14～28 天后方能拔除，以确保腹膜已充分关闭。另外，在消化道功能恢复正常和术后各项内分泌检测完成之前，不能拔除临时性胃造口术导管。

若因食管梗阻行永久性胃造口术，则术后 24 小时内在继续胃肠外营养的同时，可安全地注入诸如水和牛奶等流质。以后逐渐增加高热量、高维生素的流质。在 1 周或更长时间后，可以取出导管更换、清洗，但须立即放回，因 Janeway 胃造口的窦道有可能迅速关闭。

（步召德 译　季加孚 审校）

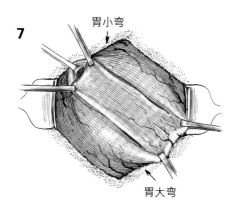

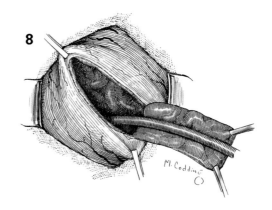

Janeway 胃造口术

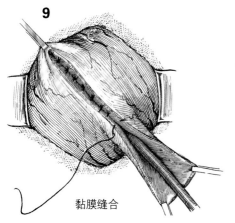

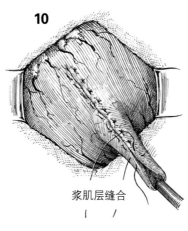

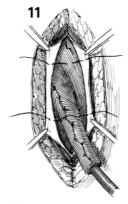

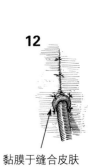

第18章 经皮内镜胃造口术

适应证 胃造口术的一般适应证是需要进行饲食、减压或建立通道者。在饲食为目的时，胃肠道功能必须是正常的，且必须是需要长期肠道饲食者。Stamm 胃造口术常在胃肠道大手术已经完成但腹腔未关闭时进行。经皮内镜胃造口术（percutaneous endoscopic gastrostomy, PEG）无需剖腹即可施行成人或儿童的胃造口术。施行这种操作的前提是：能够将内镜安全地插入胃内，使胃充气膨胀。而无法安全地插入胃镜者，或不能通过腹壁透光束来确认内镜前端的光源位于扩张的胃内者，为该手术的禁忌证。腹水、难以完全纠正的凝血功能障碍、腹腔感染是 PEG 的相对禁忌证。

术前准备 胃造口术的手术适应证决定了术前准备的方式和范围。若患者已禁食数小时，常不需要留置鼻胃管进行胃肠减压。在手术开始前，应即刻静脉给予单次剂量的抗生素，因为经口放入的特殊导管在经胃引出时，可能会污染腹壁通道。

麻醉 插入内镜需做口咽部表面麻醉。在腹壁上将留置特殊导管的部位做局部麻醉。留置好静脉针或导管以便应用镇静剂。

体位 在做口咽部喷雾表面麻醉时，需置患者于平卧位，让患者漱口、吞咽或将唾沫吐入弯盘。获得满意的麻醉后，在手术台上患者取仰卧位，头部略抬高。

手术准备 无论是在成年人还是在儿童，应尽可能使用细的胃镜。在内镜安全地进入胃腔后，按常规消毒腹部及下腹部并铺巾。

手术过程 在插入胃镜的过程中，要检查各种病理性改变。注入空气使胃完全膨胀，如此可使结肠下移，并使胃前壁的一大块区域紧贴腹壁。内镜术者选择一处合适的区域，用发光的胃镜顶端向上牢固地抵住此处——此处通常为肋缘与脐连线的中点（图 1）。调暗手术室的灯光，以便辨认腹部透光处。在很瘦的患者可以触到内镜顶端。在透光处做标记（图 1）。将内镜后退、离开胃前壁，检查选择点是否合适，同时用一个手指在此处按压并留下压痕。

局部注射麻醉剂后，做一个 1 cm 长的切口。在内镜直视下，用光滑的 16 号锥形静脉套管针穿过切口、腹壁、胃壁进入胃腔。应迅速完成操作，以尽量降低因胃的位置改变而脱离腹壁和腹膜的可能。

拔除针芯后，从外套管腔内插入一根长的导丝。使用内镜的息肉套圈夹住此导丝，然后连同胃镜一起从患者的口腔取出（图 2）。确保将 PEG 导管固定在导丝上（图 3）。导管末端有一个锥形的横档。在导丝和导管组装后涂上无菌水溶性润滑剂，轻柔、稳定地牵拉腹侧的导丝，将带有锥形端的导管装置拖过食管、胃和腹壁（图 4）再次放入内镜，确认胃内的导管位置是否正确。放置外侧的横档或套垫，用不可吸收缝线与皮肤固定，切忌过紧或张力过高，以免皮肤或胃壁坏死。皮肤上的小切口，任其开放，局部可用抗菌剂。

术后管理 为了减压并引流，开放胃造口导管。以后，循序开始喂养。导管需定时更换；或在 4 周或更长的时间后，当胃造口愈合牢固，胃与前壁固定融合后，改用硅胶管。利用填塞器扩张硅胶管使之变薄（图 6）并插入开放的胃造口窦道内（图 7）。

（步召德 译 季加孚 审校）

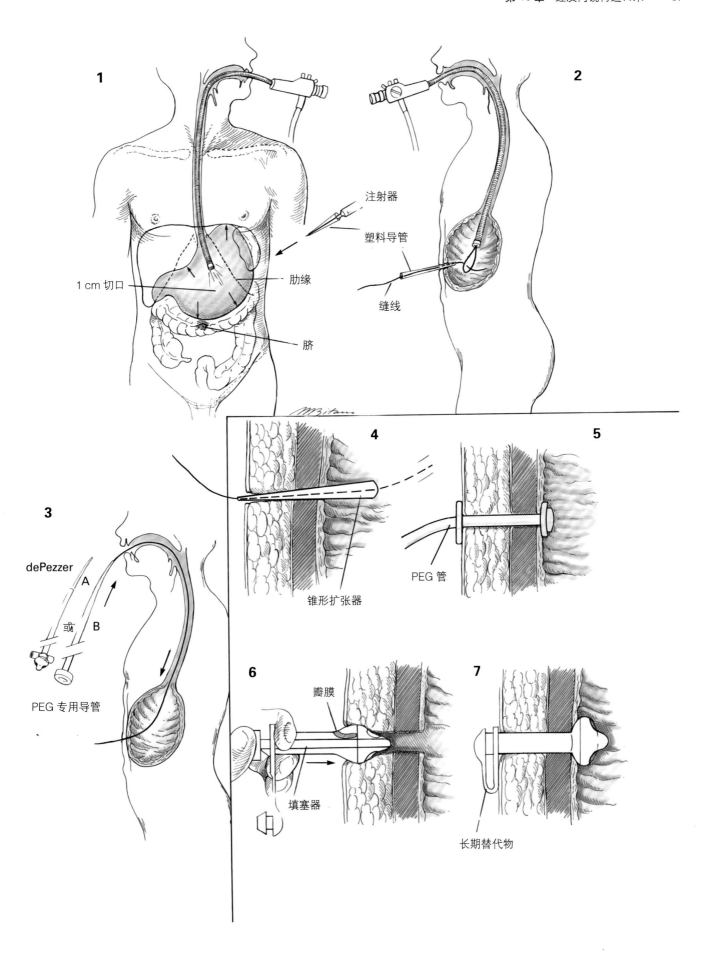

1

1 cm 切口

肋缘

脐

注射器

塑料导管

缝线

2

3

dePezzer

A

或

B

PEG 专用导管

4

锥形扩张器

5

PEG 管

6

瓣膜

填塞器

7

长期替代物

第 19 章

穿孔修补和膈下脓肿

A. 穿孔修补

适应证 胃和十二指肠溃疡穿孔是一种需要手术处理的急腹症；但在手术之前，应有足够的时间来纠正初期的休克（很少为严重的或持续时间很长的休克）和恢复体液平衡。是行穿孔修补还是行确定性溃疡手术，取决于术者对危险因素的全面评估。尤其是对于十二指肠前壁穿孔，术者更喜欢用腹腔镜探查有没有明确的溃疡。

术前准备 只有诊断明确后，才能使用麻醉剂镇痛。根据患者的全身状况和穿孔持续时间，给予静脉输注适当的液体量。肠外应用抗生素并常规进行持续胃肠减压。

麻醉 首选气管内插管全身麻醉辅以肌松药。

体位 患者取舒适的仰卧位，头略高于足，以协助手术部位降至肋缘下及避免胃的漏出物进入膈下间隙。

手术准备 常规手术备皮。

切口与暴露 多数穿孔发生在十二指肠第一段的前上方，对此可采用小的、右侧高位经腹直肌切口。取腹腔内积液做细菌培养，并用吸引器尽量将积液吸净。用拉钩向上牵拉肝，暴露出穿孔部位。若穿孔已达数小时，则穿孔部位可能已被网膜包裹，此时处理穿孔时要小心，以防不必要的污染。

手术过程 最简单的修补穿孔的关闭方法是用细丝线做 3 针缝合，将缝线穿过一侧的黏膜下层，越过溃疡，再由溃疡的另一侧的相应位置穿出（图 1）。从溃疡的顶端开始结扎缝线，动作要十分轻柔，以防撕裂脆弱的组织。保留长的尾线（图 2）。用网膜加固关闭处：将一小部分网膜放置在向两侧分开的 3 个已打结的长尾线之间，然后做宽松打结，将网膜固定在溃疡处上方（图 3）。

溃疡周围的组织可能十分坚硬，以至于不能关闭，因而有必要将网膜直接固定在溃疡上以闭合穿孔。

在胃溃疡穿孔的情况下，取小块溃疡周围的组织送冰冻切片检查，以排除恶性的可能。这取决于溃疡穿孔的位置。另外由于有恶性肿瘤的可能，应切除小块穿孔边缘组织进行活检（图 4 和图 5）。可将网膜固定在缝合线的上方（图 6）。胃溃疡关闭后，因造成梗阻的风险极小，可用丝线将浆膜层间断缝合加固。

对于明显的恶性肿瘤穿孔，首选进行切除术；然而，在手术风险高或有转移需要进行姑息治疗的患者，可能就需要先关闭穿孔，待恢复一段时间后再切除较为安全。如果患者全身状况好，穿孔仅持续几个小时，行胃切除术或许是正确的。有些术者对十二指肠穿孔发生时间短而全身状况较好的患者，首选行迷走神经切断术加幽门成形术或胃窦切除术。

关腹 用吸引器尽量清除所有渗出液和液体。若食物残渣污染严重，应用生理盐水反复冲洗腹腔。缝合创口，不放引流管。若发生慢性幽门梗阻，可考虑行 Stamm 暂时性胃造口术（第 17 章）。

术后管理 患者清醒后，置于斜坡卧位。鼻胃管吸引可应用到术后第一个 24 小时或按需要应用。给予患者静脉输液以维持液体平衡，继续应用抗生素、质子泵抑制剂，直到患者能口服药物。另外，也要考虑幽门螺杆菌的根治性治疗。单纯的穿孔修补并不能治愈患者的溃疡，也不能预防患者以后发生新的溃疡。必须记住，术后可能发生膈下脓肿或盆腔脓肿。

B. 膈下脓肿

适应证 膈下脓肿最常见的病因是消化道溃疡穿孔、阑尾穿孔或胆囊的急性炎症。上述任何疾病恢复不满意，均应怀疑有膈下脓肿。强化的抗生素治疗可以掩盖感染的全身反应。胸片可以显示出胸膜腔积液。超声和 CT 扫描对诊断有决定意义。此外，在 CT 引导下细针穿刺，用以培养。若脓液较为稀薄，脓腔为单腔，也可以引导下置管引流。有时候很少需要外科手术，经皮经腹膜穿刺就可以到达治疗效果。但有些情况是需要施行外科手术的。

术前准备 临床资料结合放射学检查常能明确脓肿的部位。CT 扫描可确定脓肿的部位和范围，同时还可行引导穿刺抽吸或置管引流。膈下脓肿多位于右侧。由于长时间的感染，常需用抗生素、输血和静脉补液。

麻醉 对于高危患者，最好用局麻做切口部位直接浸润麻醉。根据患者的全身状况，也可用脊髓或吸入麻醉。

体位 对于前位的脓肿，患者仰卧位，手术台的头侧抬高。对后位的脓肿，患者侧卧位，患侧手臂向前伸。

手术准备 常规皮肤准备。

十二指肠溃疡

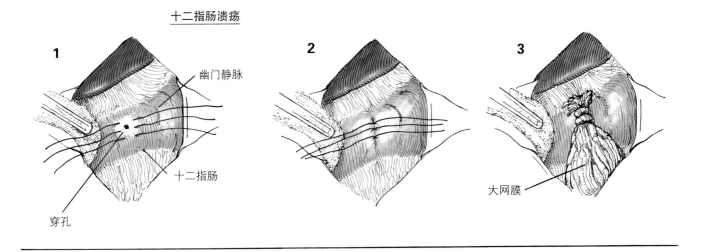

1 幽门静脉　十二指肠　穿孔

2

3 大网膜

幽门前溃疡

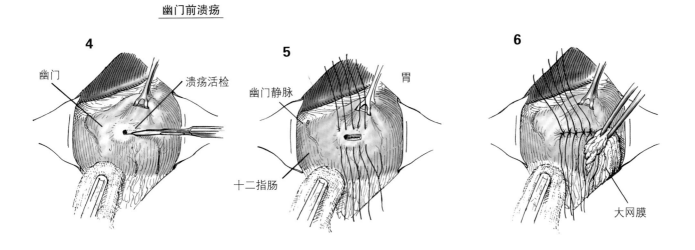

4 幽门　溃疡活检

5 幽门静脉　胃　十二指肠

6 大网膜

1. 前位脓肿

切口与暴露　切口位于肋缘下一指宽处，由腹直肌中部向侧方延伸（图 7）。不进入腹膜腔。

手术过程　术者用示指在腹膜与膈肌间向上伸入脓腔；由此施行腹膜外引流（图 8）。

2. 后位脓肿

切口与暴露　最好用腹膜外入路引流膈下脓肿，尽可能不切除肋骨，偶尔可经第 12 肋床到达脓腔（图 9 切口 A）。整条切除第 12 肋。向内侧牵拉竖脊肌，已切除肋骨的骨膜床上与脊柱垂直在做一个深横切口，正对第 1 腰椎横突（图 9 切口 B）。

手术过程　术中可用超声引导确定脓肿位置。用示指在膈肌下分离腹膜以到达脓腔，以疏导引流而不污染腹腔（图 10）。一旦有脓液流出，可进入脓腔并将其彻底排空，然后插入橡胶引流管或蘑菇头状引流管。常规行多次细菌培养和药敏试验。如果发现一些病原体，如葡萄球菌，需将患者隔离，以防止将病原体传染给其他人。

关腹　腹腔内放置引流管，引流管的数目依脓肿的大小而定。不缝合创口。

术后管理　每日用生理盐水仔细冲洗脓腔，并时常测定脓腔的容量。保持切口开放，直至脓腔关闭。给予积极的肺功能和营养支持，持续应用抗生素直至感染消退。

如果进入了胸腔，关闭切口时，通常放置一根临时的胸腔引流管。

（步召德 译　季加孚 审校）

前位脓肿

膈下脓肿

后位脓肿

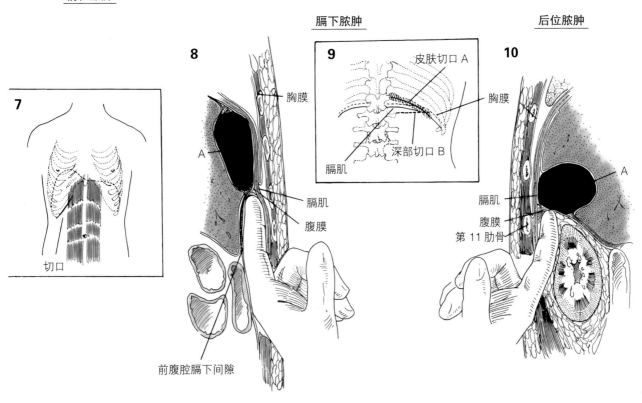

7

切口

8

胸膜

A

膈肌

腹膜

前腹腔膈下间隙

9

皮肤切口 A

胸膜

深部切口 B

膈肌

10

膈肌

腹膜

第 11 肋骨

A

第20章　胃空肠吻合术

适应证　胃空肠吻合术适用于十二指肠溃疡合并幽门梗阻的患者。胃空肠吻合术也适用于因操作困难而无法切除或存在切除危险的患者；若患者手术风险极大或已做过迷走神经切断术，则胃空肠吻合术是唯一可行的最安全的手术。在胃、十二指肠或胰头的恶性肿瘤无法切除的情况下，胃空肠吻合术有时也被用来缓解幽门梗阻。

术前准备　根据幽门梗阻的持续时间和程度以及继发性贫血和低蛋白血症的程度，术前准备应有所不同。纠正电解质和恢复血容量尤为重要。在术前通过持续胃肠减压排空完全梗阻的胃，以避免麻醉时误吸。术前应用抗生素。在这些高危患者中应考虑行腹腔镜手术，或至少在腹腔镜辅助下辨别近端空肠，然后行体外吻合。

麻醉　气管内插管全身麻醉常可获得满意效果。

体位　患者取舒适的仰卧位，头稍高于足。对于胃的位置比较高的患者，加大体位直立的程度可能有帮助。在开腹明确胃的确切位置后，可再调整出最佳的手术体位。

手术准备　常规下胸部和腹部准备。

切口与暴露　常规做上腹部正中切口。切口向上延伸至剑突或肋缘，向下至脐。开腹后，可以使用自动牵开器；但因手术涉及的大部分器官都是可移动的，常没有必要为充分暴露做过多的牵引。

手术过程　通过直视和触摸探查，明确胃和十二指肠病变的类型和范围。应用一段短的空肠袢做胃空肠吻合，将其近端固定在胃小弯上。在胃后壁做吻合口并将其从胃小弯侧延长至胃大弯，大约两指宽，位置在胃最下垂的部分（图 1A）。

治疗十二指肠溃疡时，若在迷走神经切断的同时行胃肠造口吻合术，则吻合口的部位和大小十分重要。为保证麻痹的胃窦能充分引流，并将术后副作用降低到最低，吻合口宜小，要靠近幽门并与胃大弯平行（图 1B）。应在吻合口的两侧将空肠与胃壁固定数厘米，这样有利于吻合口远端未切断的环形肌的收缩和胃的排空。原则上，应确保吻合口的位置距离幽门 3～5 cm。若因十二指肠的溃疡使胃幽门固定，则将吻合口做在胃大弯侧是不实际的，如图 1B 所示。

用 Babcock 钳在胃前壁划出吻合口的位置。也许可将大网膜提至切口外，以使胃的轮廓不致变形并更精确地确定胃大弯的最下垂部分（图 2）。向上翻转大网膜并将其覆盖于胃上，可显露出结肠系膜的下面，此时应将 Babcock 钳留置原位（图 3）。在助手牢固提住横结肠的同时，术者将夹在胃前壁上的两把 Babcock 钳向下推进使其套入结肠系膜，这个操作会使其在结肠系膜上形成一个凸起，此处即是胃将被拖出的位置（图 3）。在中结肠血管左侧接近 Treitz 韧带处，小心地切开结肠系膜，切勿损伤较大的血管弓。在结肠系膜切缘缝 4～6 根固定缝线（缝线 a、b、c、d、e 和 f），留待在合适的平面完成与胃的吻合后使用。在靠近胃大弯和胃小弯侧用两把 Babcock 钳（图 4A 和 4B）分别夹住显露出的胃后壁——即在胃前壁上夹置的两把 Babcock 钳所相对的部位（图 4）。将部分胃壁拖过系膜开口。在很多情况下，十二指肠溃疡所致炎性反应会使胃窦的后壁固定于胰腺被膜，因此，为使吻合充分靠近幽门，需做钝性及锐性分离以将胃游离。有些术者习惯在此处将结肠系膜与胃固定。将胃大弯上的钳子转向在患者右侧的术者，而将胃小弯上的钳子转向对侧的第一助手。

辨认 Treitz 韧带，将距离其固定点 10～15 cm 的远端的一段空肠提至切口内，用 Babcock 钳夹住此段空肠后并做缝线待用（图 5）。吻合的具体步骤如图 7 至图 22 所示。

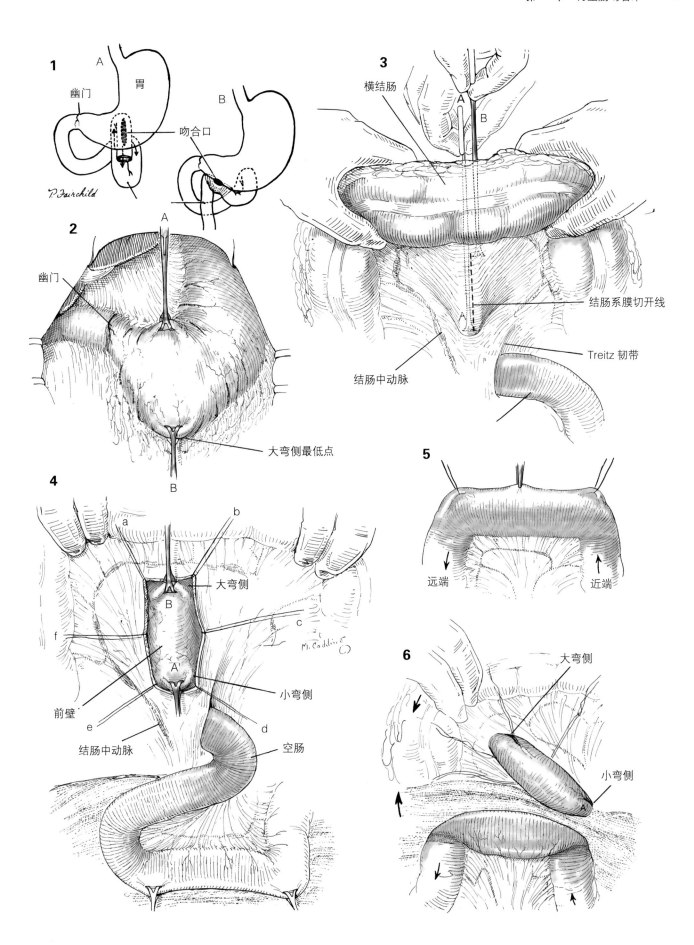

1

A

幽门

胃

吻合口

B

P.Fairchild

2

A

幽门

大弯侧最低点

B

3

横结肠

A

B

结肠系膜切开线

Treitz 韧带

结肠中动脉

4

a

b

大弯侧

B

c

f

A

小弯侧

前壁

e

d

结肠中动脉

空肠

M.Caddins

5

远端

近端

6

大弯侧

小弯侧

A

将结肠和网膜在胃的上方放回腹腔。通常可以将肠钳和吻合处提至腹腔外，用纱布完全隔离保护其周围。进行吻合时，松开腹部切口上的拉钩。当胃空肠吻合口必须做在距离幽门 3～5 cm 之内时，由于在切断迷走神经后通常也无法获得如此大的胃游离度。在这种情况下，只能在腹腔内施行吻合；否则，因吻合口离幽门太远可导致胃窦扩张而刺激激素分泌，使胃酸分泌过高而导致溃疡复发。

用无创肠钳固定输入端和输出端，尽量减少污染物的流出。此时，可开始行后壁的浆膜层缝合，先用 3-0 细丝线在两角做褥式缝合（图 7）。术者用示指和中指压住胃和空肠的凸出部分，进行与肠钳平行的后排浆膜层的间断褥式缝合（图 8）。也可以将缝针交替穿过胃和空肠，缝合深度到达黏膜下层而不进入肠腔。每针需靠近上一针，以确保关闭完全。最好在所有缝合完成后再一起打结。

在胃上做一个切口。可能也要在用手术刀在浆膜层做一个切口，但大多数术者喜欢用电刀做（图 9）。若此切口离浆膜层缝合线太远，则可导致过多的肠壁内翻。在做这些切口时，术者应小心地沿与肠壁垂直方向切开肠壁，因为切开肠管时往往容易倾斜而在下一层缝合时留下不规则和不整齐的黏膜层（图 10）。空肠上的切口要比胃上的切口略短（图 11）。切开胃和空肠并清洁后，用带着可吸收性缝线的弯针从后壁黏膜层的中部开始进行连续缝合（图 12）。术者可进行简单的连续缝合或进行锁边缝合来对合黏膜层（图 13）。因这一层的缝合也被用于控制血运，为了准确地对合并防止出血，缝合必须保持足够的张力，但又不能使血供完全阻断而影响愈合，这是至关重要的步骤。间断缝合可用于所有连续缝合后未被控制住的出血。到达两角时，改用 Connell 缝线缝合可使肠壁内翻（图 14）。例如，在图 14 中，缝针刚好进入胃侧，在距进针点 2～3 mm 处从胃壁内穿出（图 15）。然后将缝针带到对侧，从外侧进入空肠壁，如图 16 所示，再穿过空肠壁出来返回外侧，然后再次穿过胃壁（图 17）。在这一侧的角部缝好后，利用连续缝合线的另一端 B，

用同法关闭对侧的角部（图 18）。最后，A、B 两根连续缝合线在前壁会合。当缝两侧的最后一针时，分别将缝线置于胃和空肠的腔内（图 19）。将两条线打结，将最后的线结打在腔内。放松肠钳，观察有无出血。如有持续渗血，可在前壁黏膜层上加做间断缝合。

用 3-0 细丝线做前壁浆膜层的间断缝合（图 20），缝合间距为 6～8 mm。加用细丝线做间断缝合以加固吻合口两角，使此处受牵拉时不致影响到原吻合口（图 21）。通过触诊确定吻合口的大小和通畅程度。拇指末节或 2 横指宽的吻合口较为合适。

利用吻合口周围的缝线 b、c 和 d（图 21）将胃与结肠系膜固定，以关闭开口，从而防止可能出现的内疝。该处的缝合同样可防止肠扭转的发生，因为若吻合口缩回到结肠系膜上面（图 22），则可能导致吻合口附近空肠的扭转。

有时由于幽门附近存在广泛炎症、极度肥胖或肿瘤扩散，可能无法对胃后壁进行足够的游离和吻合，即无法对胃窦进行充分的引流。此时，应考虑在迷走神经切断后行前方的胃造口术或肠造口术，以保证胃窦的充分引流或无法切除的胃癌的近侧引流。为避免结肠前胃空肠吻合术后胃排空障碍出现，应切断过厚的大网膜，使上段空肠能容易地被提至横结肠之上。有些术者习惯将幽门附近 5～8 cm 的胃大弯处理干净并在此处行胃空肠吻合，即应将结肠前的输出段空肠祥固定于吻合口远侧的胃前壁上，长约 3 cm，以通过未被切断的胃环形肌的收缩协助胃排空。应考虑 Stamm 胃造口术，以确保患者舒适并能快速有效地进行胃减压，直至胃排空功能满意为止。

关腹 按常规关闭切口，不放置引流管。

术后管理 根据每日的临床及实验室检查，决定液体、葡萄糖、维生素和肠外营养的摄入。24 小时内可饮水，以后逐渐增加液体和食物的摄入量。病情允许后，可以将每日 6 次的少量进食逐渐过渡为全量进食。

（步召德 译　季加孚 审校）

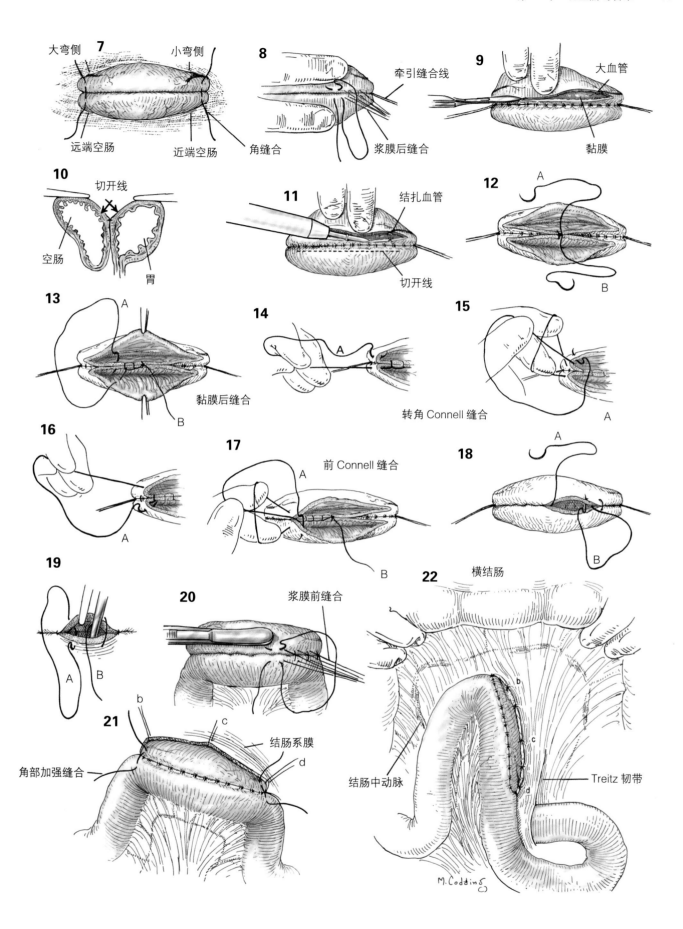

7
大弯侧　小弯侧
远端空肠　近端空肠　角缝合

8
牵引缝合线
浆膜后缝合

9
大血管
黏膜

10
切开线
空肠
胃

11
结扎血管
切开线

12
A
B

13
A
B
黏膜后缝合

14
A

15
转角 Connell 缝合
A

16
A

17
前 Connell 缝合
A
B

18
A
B

19
A　B

20
浆膜前缝合

21
b
c
结肠系膜
d
角部加强缝合

22
横结肠
b
c
结肠中动脉
d
Treitz 韧带

M. Codding

第21章 幽门成形术和胃十二指肠吻合术

适应证 当行迷走神经干切断术、选择性迷走神经切断术或在行食管、胃切除手术的同时切断迷走神经并重建食管胃通道的手术使胃的迷走神经支配功能丧失时，可施行幽门成形术或胃十二指肠吻合术。迷走神经切断后行幽门成形术，可促进胃窦的引流，并可部分地消除胃相胃液分泌的。幽门成形术不改变胃肠道的连续性，可减少胃空肠吻合后偶发的边缘溃疡。由于操作简单，幽门成形术的手术死亡率和并发症发生率较低。常用两种幽门成形术：Heineke-Mikulicz 幽门成形术（图 A）和 Finney 幽门成形术（图 B）。当胃出口的十二指肠侧有明显的炎症反应或严重瘢痕和变形时，不能施行幽门成形术。在这种情况下，可考虑做 Jaboulay 手术（图 C），或幽门 3 cm 之内的胃大弯侧的胃空肠吻合术。应测定胃泌素水平。当为探查黏膜上很小的促胃泌素瘤而在十二指肠前壁上做一个长切口时，应考虑行 Jaboulay 重建术。

Heineke–Mikulicz 幽门成形术 幽门静脉可作为辨认幽门的标志。用 Kocher 法（第 26 章）游离十二指肠，以便有较好的暴露并减少随后横向缝合时的张力。在幽门的上缘和下缘，用 2-0 丝线各缝置一根牵引缝线并予以结扎，作为解剖定位。这些缝线应尽量缝住幽门静脉，以便部分控制随后的出血。在幽门环的两侧，纵向切开前壁的全层，每侧长 2～3 cm（图 1）。在有明显变形时，宜先切开十二指肠中部，然后用止血钳穿过缩窄的幽门管引导在幽门中部做一个切口，向远侧切至十二指肠前壁中部，向近侧通过幽门壁中部进入胃侧。可用电刀止血。

牵开两边角部的牵引线，使纵向切口两缘分开而呈棱形（图 1），缝合后呈横线形（图 2）。切开十二指肠肠壁和幽门括约肌时易发生活动性出血。用丝线间断全层内翻缝合以对合黏膜。有些术者习惯做一层缝合（图 2），以尽量减少做两层缝合后组织内翻对幽门腔的侵占。缝合一层的 Gambee 缝合法如断面图所示，共进针 4 次，第 2 针和第 3 次进针仅缝住胃和十二指肠的黏膜层（图 3）。其结果是将形成较好的浆膜对浆膜的完全内翻。缝合关闭结束后，在横向缝口的胃侧和十二指肠侧用拇指和示指相对触摸。也可施行临时性胃造口术（第 17 章）。

Finney U 形幽门成形术 根据幽门静脉的标志辨认出幽门。分离所有影响手术的粘连，应用扩大的 Kocher 法游离出胃幽门侧、幽门和十二指肠第一

段和第二段至关重要（第 26 章）。在幽门中部的上缘缝置一根牵引缝线，用第二根线缝合幽门环近侧 5 cm 处的胃大弯和幽门环以远 5 cm 处的十二指肠（图 B）。用 2-0 或 3-0 丝线间断对合缝合胃壁和十二指肠肠壁，缝线应尽可能靠近胃大弯边缘和十二指肠的内缘，以便以后的缝合有充分的余地。接着做 U 形切口，自胃壁牵引线的稍上方切开胃壁，绕过幽门，向下至缝线附近切开十二指肠，后者切口的长度与胃切口的长度相似。若溃疡在前壁可予以切除。可用电刀止血。分别在两侧楔形切除幽门括约肌以利于随后的黏膜缝合。用可吸收丝线连续缝合胃和十二指肠后壁黏膜层。缝合从上面开始，缝住两层的全厚（图 4）。前壁黏膜层用 3-0 丝线进行间断内翻缝合。

如图 5 所示，从上面开始进行重叠的褥式缝合，以对合胃和十二指肠前壁的浆肌层。可以将一片网膜缝置于吻合口上。可行临时性胃造口术（第 17 章）或连续数天鼻胃管吸引，直至胃的排空功能正常。

Jaboulay 胃十二指肠吻合术 最好先应用扩大的 Kocher 操作（第 26 章），充分游离十二指肠的第二段和第三段。进行此操作时，明智的做法是：在结肠中血管可视的情况下进行，因为它们有时可能越过十二指肠转向下方，常在解剖时无意中被发现。也可在不影响其血供的情况下，小范围地游离十二指肠内缘。离断幽门下方的胃壁血供，并向下游离出 6～8 cm 并测试其游动度，使胃壁能抵达十二指肠前方。尽量在靠近幽门的胃和十二指肠之间缝置一根缝线，然后尽量在靠近十二指肠内缘的胃壁和十二指肠的第二段之间缝置第二根缝线，使胃壁与十二指肠靠拢 6～8 cm（图 C）。

此手术与前述的幽门成形术相差无几。用 2-0 丝线间断缝合浆膜。在浆膜缝合线附近的胃壁和十二指肠上分别做切口。应保持幽门完整（图 6）。胃壁和十二指肠肠壁上的所有活动性出血点都应止血。可用 3-0 丝线做间断缝合，或用可吸收线连续缝合来对合黏膜（图 7）。用 2-0 或 3-0 丝线间断褥式缝合第二层浆肌层。十二指肠第二部分和胃大弯之间的下角用 2-0 丝线另外做几针间断缝合，以确保其完全闭合。

（步召德 译　季加孚 审校）

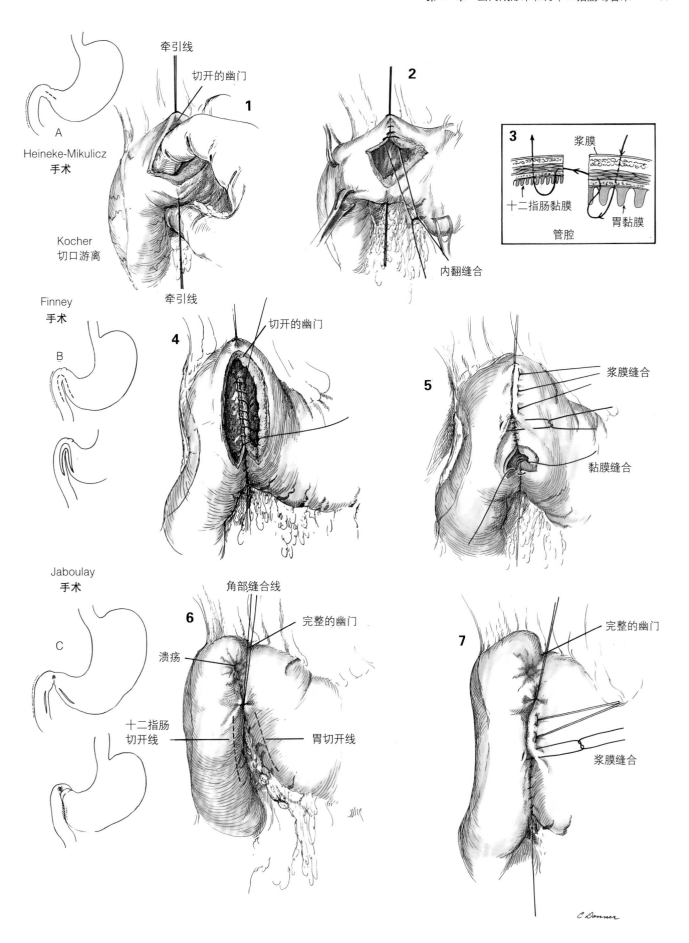

牵引线
切开的幽门
1

A
Heineke-Mikulicz
手术

Kocher
切口游离

牵引线

2
内翻缝合

3 浆膜
十二指肠黏膜
胃黏膜
管腔

Finney
手术

B

4
切开的幽门

5
浆膜缝合
黏膜缝合

Jaboulay
手术

C

6
角部缝合线
完整的幽门
溃疡
十二指肠
切开线
胃切开线

7
完整的幽门
浆膜缝合

C. Donner

第22章 迷走神经切断术

治疗难治性十二指肠溃疡或胃空肠溃疡时，于食管下段切除双侧迷走神经的一段是治疗其的关键组成部分。仅施行迷走神经干切断术可导致运动麻痹和胃潴留。因此，必须同时施行胃部分切除或胃引流手术，如幽门成形术或胃窦部的胃肠吻合术。对于胃部分切除术后的胃空肠溃疡或胃空肠吻合术后的吻合口溃疡，迷走神经切断术的治疗效果良好。对于因术前营养不良，需要尽可能保留胃容量的十二指肠溃疡患者，施行迷走神经切断术以控制头相胃酸分泌是极为适宜的。对于术前体重低于标准的患者，应慎重考虑是否应采用迷走神经切断术来控制胃酸，再同时施行幽门成形术、后壁胃肠吻合术或半胃切除术。在一些患者中，腹腔镜技术能更好地暴露迷走神经干远端食管。对于有瘢痕或之前有过手术史的患者应考虑胸腔镜技术，经胸壁通过左侧胸廓进入胃食管结合部。迷走神经干有两支：①前支或左迷走神经，沿食管前壁分布；②后支或右迷走神经，因其偏离食管而常被忽略。可以在胃食管连接处以上 5~7 cm 处切断迷走神经（迷走神经干切断术）；或在其腹腔支或肝支以下切断（选择性迷走神经切断术）；或仅切断其在胃上方 2/3 的分支，而保留支配胃窦或胃远端 1/3 的分支（Latarjet 神经）以及其腹腔支和肝支（近端胃迷走神经切断术）。

迷走神经干切断术 充分暴露食管下端至关重要。有时需切除剑突并游离肝左叶。应找出两侧的神经，并在离胃食管连接处尽量高的部位将其切断（图 1）。切除的神经干应送病理检查，以证实至少已切断两根迷走神经。术者可以选择在切断神经的两端放置银夹或用线结扎。建议结扎后支，借此能控制纵隔处的渗血。仔细检查食管，特别是食管后方，应将食管向上牵引以确定迷走神经后支未被遗漏。在多数情况下，若迷走神经切断不完全，则头相胃酸分泌将不能得到有效的控制。有些术者选择联合施行半胃切除术，以便在控制头相胃酸分泌的同时控制胃相分泌。必须行胃窦引流，可采用幽门成形术、胃肠吻合术或胃十二指肠吻合术（第 20 章和第 21 章）等方法。在行迷走神经切断术加胃窦引流手术如幽门成形术或胃肠吻合术的术后，溃疡复发的发生率虽有所增加，但更应与迷走神经切断加半胃切除术后较高的手术死亡率权衡一下。

选择性迷走神经切断术 由于保留了肝和小肠的迷走神经支配功能，选择性迷走神经切断术被认为是降低倾倒综合征发生率的一种措施。仔细地从食管上游离出两侧的迷走神经，在它们分出肝支和腹腔支之后将其切断（图 2）。必须看清食管的下段。循着迷走神经前支到食管胃连接处并辨清肝支。在肝支的远侧切断神经，如图 2 所示。同样，在食管胃连接处仔细辨认迷走神经后支和进入腹腔神经节的分支。在后者的远侧切断神经，以确保支配小肠的迷走神经未被阻断。然后，行某种类型的引流手术或胃切除术。

近端胃迷走神经切断术 近端胃迷走神经切断术，也被称为高度选择性迷走神经切断术、选择性近端迷走神经切断术或壁细胞迷走神经切断术，如图 3 所示。此手术在试图控制头相胃酸分泌的同时，保留了腹腔支、肝支和胃窦部远端的前、后 Latarjet 神经（图 3）。在此手术中，迷走神经的去神经支配只局限于胃的上 2/3，下方 1/3 胆道以及小肠的神经支配则刚好保持完整。因为保留了幽门括约肌的正常功能，故施行高度选择性迷走神经切断术时不需要做引流手术。因此，倾倒综合征等令人不快的副作用的发生率应能被降低。此方法没有被广泛应用，大多是因为其在难治性溃疡患者中有高复发率。

Latarjet 神经在 6 cm 或 7 cm 长的胃窦远端发出鸦爪样分支。切断胃小弯前壁和后壁其余的迷走神经的所有分支直至食管周围（图 3），这可能是费时和较困难的操作步骤，特别在暴露不满意和患者肥胖时。有些术者习惯先在食管下段辨认出前、后迷走神经，小心地用缝线或神经拉钩牵引，以保证神经干不被损

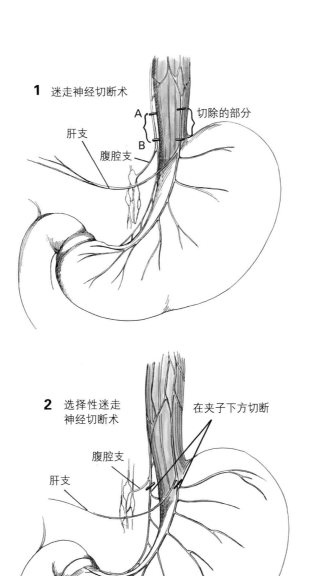

1 迷走神经切断术

切除的部分

肝支

腹腔支

A

B

2 选择性迷走神经切断术

在夹子下方切断

腹腔支

肝支

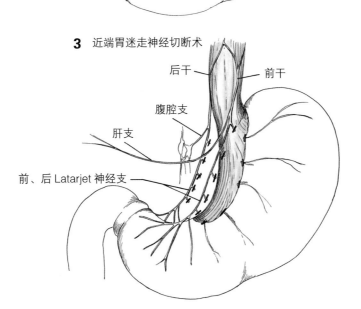

3 近端胃迷走神经切断术

后干

前干

腹腔支

肝支

前、后 Latarjet 神经支

伤并有助于辨认分布在胃壁上的分支。通常在距离幽门约 6 cm 处的胃前壁上开始解剖（图 4a）。在胃前壁沿胃小弯进行解剖时，用两把小止血钳仔细钳夹并切断血管和神经分支（图 4b）。

在胃左动脉抵达胃小弯处的解剖应特别小心。当解剖接近食管胃连接处时，要不时地确定前 Latarjet 神经的位置。当解剖进行至食管胃连接处的前面时，仔细切开下段食管前的腹膜，以便辨认迷走神经的分支。可用手指分离，从食管壁上轻轻推开前、后迷走神经。将手指绕过食管后，用橡皮引流片或橡皮导管穿过食管用做牵引。将食管向上牵拉有助于辨认 Latarjet 神经的高位分支，后者在胃小弯上方走行，支配胃后壁（图 5）。必须彻底清理出 5 cm 长的下段食管，以防遗漏细小的神经纤维。仔细辨认后壁神经支，与处理前壁一样用两把小弯止血钳钳夹并切断。可用橡皮片穿过游离后的小网膜包括 Latarjet 神经，以便在分离胃小弯时有较好的暴露。最后检查是否有遗漏的迷走神经纤维、不完全的止血和 Latarjet 神经的可能损伤。有些术者习惯将胃的前、后壁对拢并间断缝合，使胃小弯腹膜化。这种对拢缝合可控制小的出血，并可预防裸露的胃小弯可能发生的坏死和穿孔。因为保留了胃窦部的神经支配，只要十二指肠出口未被瘢痕或严重的炎症反应所堵塞，即无需通过幽门成形术或胃肠吻合术来做胃窦的引流。

（步召德　译　季加孚　审校）

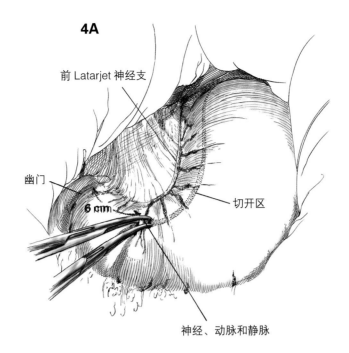

4A

前 Latarjet 神经支

幽门

6 mm

切开区

神经、动脉和静脉

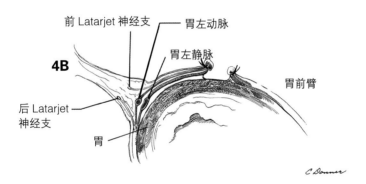

前 Latarjet 神经支　胃左动脉

胃左静脉

4B

后 Latarjet
神经支

胃

胃前臂

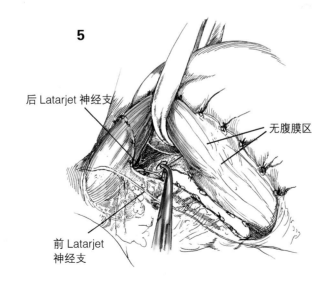

5

后 Latarjet 神经支

无腹膜区

前 Latarjet
神经支

第23章 膈下路径迷走神经切断术

适应证 迷走神经切断术的长期效果与迷走神经切断的完全性、有效的胃窦引流或胃窦切除密切相关（第22章）。

术前准备 应对内科治疗是否充分、时间是否足够等进行谨慎的评估。质子泵抑制剂对多数患者有效，戒烟和根除幽门螺杆菌在临床治疗中也很重要。应测定空腹胃泌素水平。正规治疗后溃疡仍未见效就应考虑手术。腹腔镜手术是最直接的方法，应予以考虑。

麻醉 全身麻醉辅以肌松药的效果满意。气管内插管可使外科医师有较平稳的手术条件，并可使麻醉医师更易控制气道。

体位 患者取平卧位，降低足侧的手术台，使腹腔脏器向盆腔下降。

手术准备 常规皮肤准备。

切口与暴露 高位正中切口，向上延伸越过剑突，向下至脐。对于有些患者，切除剑突可明显改善暴露。全面探查腹腔，包括看清溃疡的部位。与较保守的引流手术相比，在评估胃切除的风险时，应考虑溃疡的部位，特别是当其靠近胆总管时，同时要考虑炎症反应的范围和患者的一般情况等各个方面。迷走神经的解剖如图1所示。

下一步是游离肝左叶。此操作对于肥胖患者而言尤为有益，良好的暴露有助于完全的迷走神经切断术的成功施行。若术者站在患者的右侧，用右手提起肝左叶较为方便，且可用示指确定肝左叶相对无血管的

较薄的三角韧带的范围。在很多情况下，肝左叶的尖端向左延伸很远（图2）。向下牵拉肝左叶，将示指放在三角韧带下，以明确其范围并保护其下的组织。用长弯剪刀剪开三角韧带。助手站在患者的左侧，与术者相比，通常助手可以更容易地进行此操作（图3）。可将肝左叶向上或向下翻转以清晰地暴露出食管下段（图4）。用温热的湿纱布垫盖在肝面，在整个手术过程中，用S拉钩均匀地进行施压牵拉（图5）。在很多情况下，不需游离肝左叶即可获得充分的暴露。

手术过程 触摸检查食管区，用有齿镊夹住其上的腹膜，与食管的长轴呈直角切开腹膜（图5）。可向外侧延伸切口，以保证胃底的游离。轻柔地用弯剪刀向上将食管的前面与周围组织分开。用纱布裹住示指并在此处行钝性分离（图6）。可将细丝线缝在腹膜袖边缘上作为牵引以帮助显露手术区。在将食管前壁与其周围组织剥离超过2.5 cm后，将示指从左侧伸入食管的后面。在此处常需通过锐性分离松解一些粘连。通常当手指通过食管和食管内留置的鼻胃管后方时其周围组织的分离不会遇到什么困难。仅在食管右侧，示指会遇到肝胃韧带最上缘的阻力（图7）。应切断此处的肝胃韧带，这样可使食管较为游离，并通常可使迷走神经后支或右支得以暴露。此处肝胃韧带的主要部分很薄，且无血管，很容易用剪刀或手指穿过。如果电刀止血不满意，可用两把直角钳夹住韧带的最上部分，用长弯剪刀切断（图8）。借此可显露出食管后区并使裂孔处充分暴露。

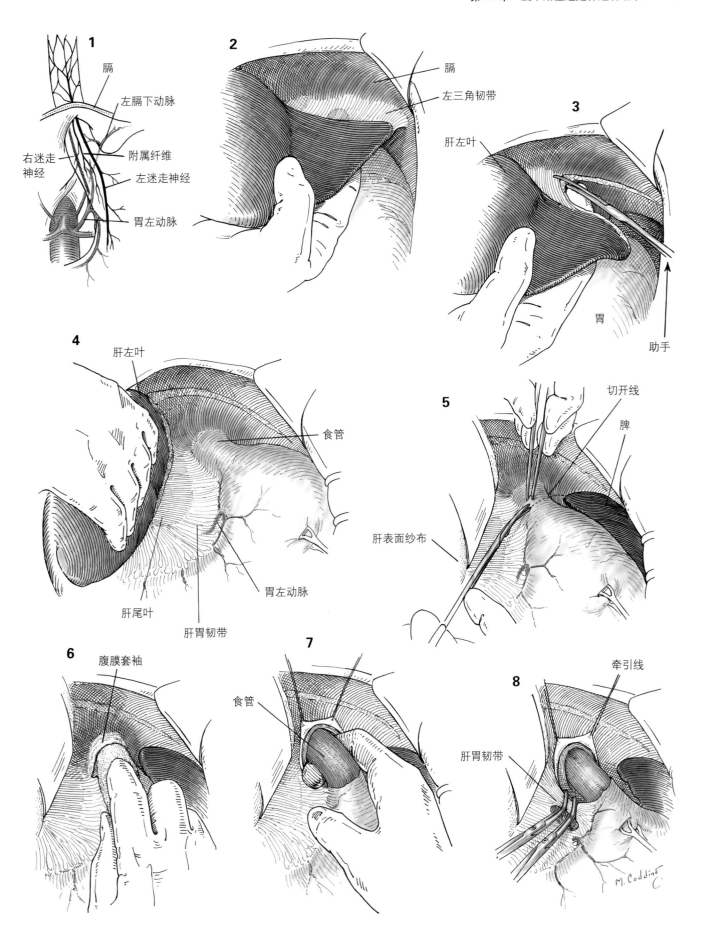

1
膈
左膈下动脉
右迷走神经
附属纤维
左迷走神经
胃左动脉

2
膈
左三角韧带

3
肝左叶
胃
助手

4
肝左叶
食管
胃左动脉
肝尾叶
肝胃韧带

5
切开线
脾
肝表面纱布

6
腹膜套袖

7
食管

8
牵引线
肝胃韧带

M. Codding

持续向下牵拉食管，用示指进一步钝性分离食管周围组织而将其游离。虽然迷走神经常不易识别，但能很快地通过触摸而确定其位置（图 9）。当示指尖经过食管时能较容易地辨认出如同紧张的电线样结构的神经。要记住，除了粗大的左、右迷走神经外，在前方和后方可找到一支或几支较细的神经，还可能见到顺着食管表面跨越其长轴的细小纤维。左迷走神经常位于食管的前方，在中线偏左；而右迷走神经常位于后方，在中线略偏右（图 10 和 10A）。用钝的神经拉钩拉左迷走神经，并用弯剪刀将其与周围组织分离（图 11）。术者用示指可以容易地将神经与食管分离。通常至少要游离出 6 cm 长的神经（图 12）。用银夹或钛夹夹住神经，用长弯剪刀在尽可能高的地方将其切断。神经的断端不需结扎，除非胃侧的断端有出血（图 13）。在神经切断处使用银夹可以减少出血，并且在以后的 X 线片上可作为手术的标志。左迷走神经切断后，将食管稍做旋转并向左侧牵开。通常可无困难地用示指或神经拉钩分离出右或后迷走神经（图 14）。有时会发现，在最初将食管与周围组织分离中，已经将神经与食管分离；在这种情况下，神经往往靠近食管裂孔的后壁。在盲目分离食管的过程中，可能会使右迷走神经向后移位，这意味着这样一个事实，在食管周围的所有纤维被谨慎地切断后，这样一根粗大的神经可能遗漏。这在因迷走神经切断术后临床效果不佳而再度探查时，最常见的发现是迷走神经的后支未被切断。应仔细寻找神经的副支，发现超过一支以上的副支也并不罕见。至少应切除 6 cm 长的右支或后支神经（图 15）。即使已清楚地辨认出这些神经，术者也不应大意，应再一次对食管周围进行仔细的全面的检查。牵拉食管并直接触摸，分离和切断所有束带，并仔细查看整个食管一周后，手术者会发现，许多被认为是神经而切断的细纤维实际上是小血管，需要结扎。最后还应做一次检查，要绝对确认粗大的右迷走神经未因向后方移位而被遗漏。可以做冷冻切片以证实双侧神经已经切除。应放松牵引使食管回到正常位置。仔细检查手术区有无出血。没有必要将食管前的腹膜与食管胃连接处的腹膜缝合在一起。最后，用窄 S 拉钩将食管向上、向左牵开以暴露膈肌脚。若食管裂孔比较宽松，用丝线缝 2~3 针以对拢膈肌脚，正如裂孔疝的修补（图 16 和 图 17）。保持足够的间隙（能容一指，或可通过 54 号探条，或大号食管扩张器可进入胃中）。取出所有腹腔内的纱布垫，将肝左叶放回原处。没有必要缝合肝左叶的三角韧带。

在迷走神经切断的同时，必须行胃切除或胃窦的引流，后者可通过后壁胃肠吻合或切开幽门的幽门成形术来完成。因迷走神经切断后。胃排空常过度延迟，应考虑行胃造口术，使胃能充分引流。

术后管理 保留持续胃肠减压数天，直至明确排空良好。若出现胃扩张，则开始持续的胃肠减压。偶尔会出现中度腹泻，但可能是暂时性的。总的术后处理与其他上腹部大手术一样。由于暂时性贲门痉挛，在术后早期可能会出现对固体食物的吞咽困难并可持续数天。为对抗无张力胃的膨胀，推荐服用 6 次少量的溃疡饮食。是否恢复不加限制的饮食取决于患者状况好转的程度。

（步召德 译　季加孚 审校）

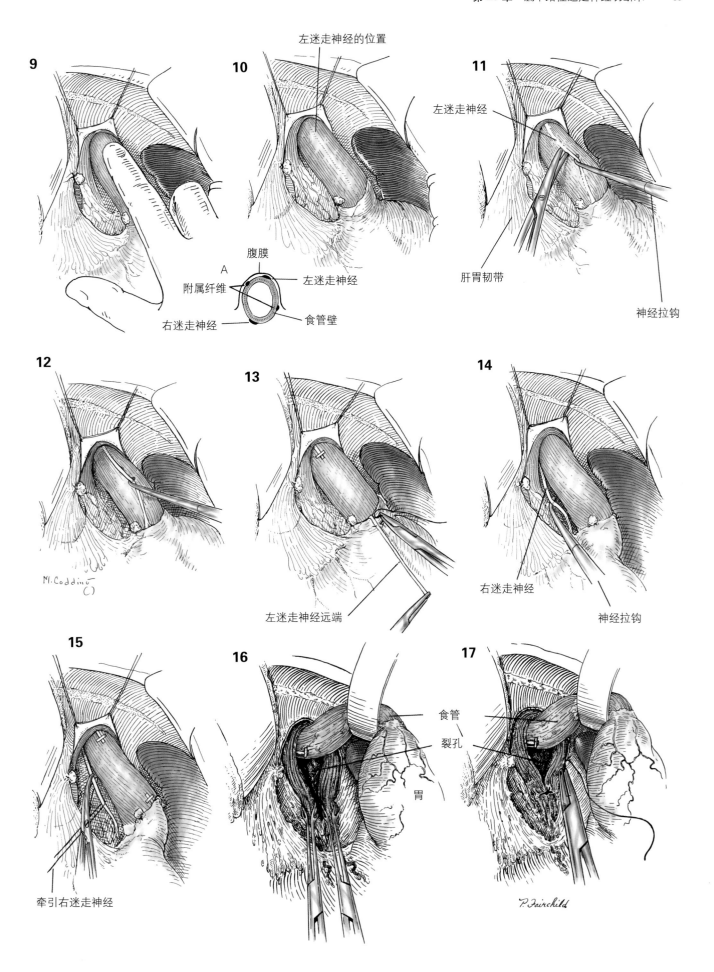

左迷走神经的位置

9

10

11 左迷走神经

肝胃韧带

神经拉钩

腹膜

A

附属纤维 左迷走神经

右迷走神经 食管壁

12

13

14 右迷走神经

神经拉钩

M.Coddino
(C)

左迷走神经远端

15

16 食管

胃

17 食管

裂孔

牵引右迷走神经

P.Fairchild

第 24 章

半胃切除术、Billroth I 式吻合

适应证 在胃切除手术中，Billroth I 式胃十二指肠吻合是最符合生理的胃切除术术式，因其重建了胃肠道的正常连续性。虽然该手术颇受一些外科医师的喜爱且用于胃溃疡或胃窦癌的治疗由来已久，但用于十二指肠溃疡的治疗并不普遍。在所有术式中，通过迷走神经切断术和胃窦切除术来控制胃酸的分泌的溃疡复发率最低，并且可以保留近 50% 的胃（图 1）。只要将胃和十二指肠充分游离，该术式就能很容易进行无张力的吻合。而且，在营养差的患者可保留足够的胃容量，故患者在术后能维持较好的营养状况。有意缩小胃的出口，使其与幽门的大小相仿，能延迟胃的排空并减轻胃切除术后的各种不适。

术前准备 应评估患者的饮食习惯，确定术前体重和理想体重之间的关系。

麻醉 气管内插管全身麻醉。

体位 患者取平卧位，双下肢略低于头部。假若胃的位置高，可适当增加体位的直立程度。

手术准备 常规皮肤准备。

切口与暴露 通常做正中切口。若剑突与脐之间的距离较短，或剑突较长且突出，可切除剑突。为保证手术所需的足够空间，应将切口延伸至肝面之上。因为在施行半胃切除术和 Billroth I 式吻合的同时，要常规行迷走神经切断术，治疗十二指肠溃疡更是如此。

手术过程 胃和十二指肠的广泛游离是 Billroth I 式手术的要求，这种游离应包括使用扩大的 Kocher 切口对十二指肠进行游离。另外，必须将大网膜与包括肝曲河脾曲在内的横结肠分离。通常需切断脾肾韧带以及胃底与横膈之间的附着。在切断迷走神经和肝胃韧带的最高部分之后可更进一步游离。胃游离的程度以可以容易地将其由中部切断为准。可依据以下两个点来大致标记半胃的界限：①胃大弯上的点为胃网膜左动脉最接近大弯侧胃壁处（图 1）；②胃小弯上的切断点为紧邻胃小弯上第 3 支明显的静脉的远侧。

十二指肠的广泛游离是施行 Billroth I 式手术的基础。如炎性反应显著，尤其是在胆总管区，则应考虑较为保守的术式，如迷走神经切断术加幽门成形术或胃肠吻合术。若十二指肠预计能够充分游离的话，特别是其溃疡区，则沿十二指肠的外侧缘切开腹膜并进行 Kocher 操作，此处腹膜反折部位的出血点通常无需结扎。术者用左手提起十二指肠，将其翻向内

侧，通过手指及纱布的钝性分离，将十二指肠自后腹壁分离（图 2）。此时必须牢记，结肠中血管往往越过十二指肠的第二段，遇到时常会给人一种"突然和意外"的感觉。所以应将结肠肝曲拉向下内方，预先辨认出结肠中血管（图 2）。在十二指肠后壁和胰头暴露之后，下腔静脉便随之显露出来。用弯剪刀剪断十二指肠第二段和第三段以及后腹壁之间的坚韧、白色、无血管的韧带样附着，向下一直分离至靠近 Treitz 韧带区域（图 2）。进行如此广泛游离的目的是要保证十二指肠得到非常充分的游离。随后，将大网膜与结肠分离，如第 27 章所述。对于肥胖的患者，切断结肠脾曲与腹壁之间的附着后再开始游离，通常较容易操作（图 3）。沿结肠脾曲的上缘切开，与下一步分离大网膜的操作类似，应在无血管的解剖层面进行操作。由左侧进入小网膜囊。应注意不要过度牵拉延伸至脾的组织，因为有撕裂脾被膜的可能并导致难以处理的出血，有时甚至需要行脾切除术。然后，沿整个横结肠将大网膜完全分离。

如第 17 章所述行迷走神经切断术。此时，若将胃底与膈之间的腹膜附着切断至脾上极的周围，可获得相当大的活动距离。若暴露困难，明智的做法是：术者用右手托起脾，左手持长弯剪刀，剪开无血管的脾肾韧带（第 90 章，图 5 和图 6）。应承认，有时的确会发生麻烦的出血而需行难以避免的脾切除术，但总的来说，通过这样的操作可以充分地游离胃。应采用保守措施来控制所有脾被膜的出血，以尽量降低脾切除的可能性。

至此，术者尚未做任何特定类型的胃切除，但已经保证了胃和十二指肠的充分游离。向上翻转大网膜，若胃后壁和胰腺被膜间存在粘连，应将其分离。若为胃溃疡，可能会遇到溃疡穿孔至胰腺被膜的情况。术者可用拇指及示指掐断两者间的粘连，将溃疡底旷置在胰腺被膜上。因为要排除溃疡恶变，对于所有胃溃疡均应做冷冻切片检查。将结肠还纳腹腔。双重结扎胃右动脉和胃网膜右动脉（第 26 章，图 12 至图 16），在溃疡远侧切断十二指肠。

在十二指肠的上缘和下缘至少 1 cm 或 1.5 cm 处必须彻底清除邻近血管处的脂肪和血管，然后决定胃切除的水平（图 4）。十二指肠残端可用切割缝合器或闭合器关闭。

对于很多患者，特别是肥胖患者，通过切断胃脾

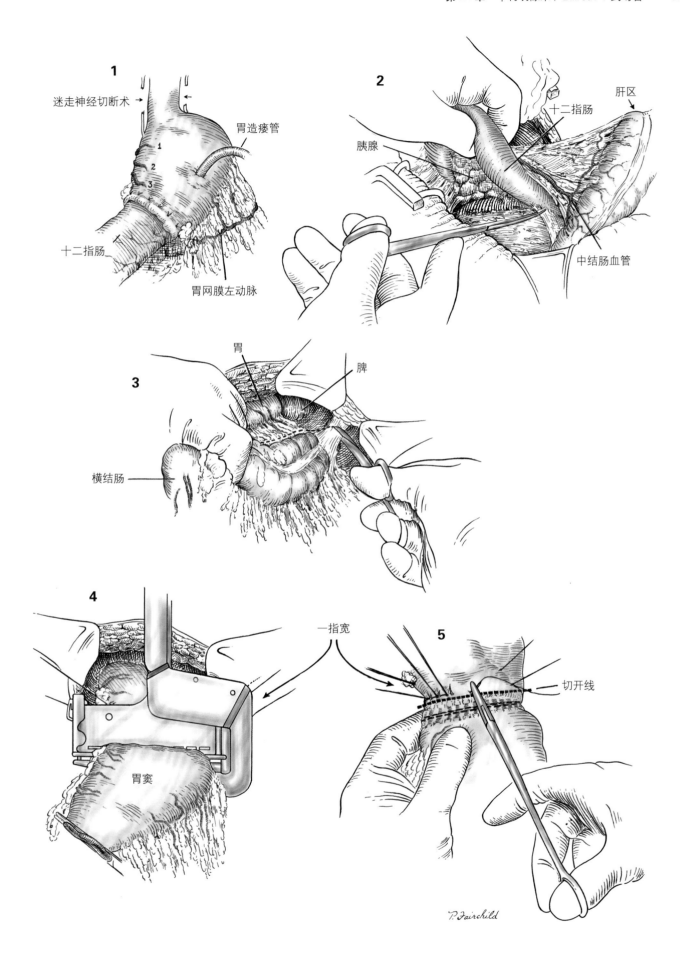

1

迷走神经切断术

胃造瘘管

1
2
3

十二指肠

胃网膜左动脉

2

十二指肠

肝区

胰腺

中结肠血管

3

胃

脾

横结肠

4

一指宽

胃窦

5

切开线

P. Fairchild

韧带最低处增厚的部分而不切断胃网膜左血管来进一步游离胃的方法是明智的。若花些时间仔细切断此处常见的极度增厚的脂肪组织层，则无需牵拉脾，胃大弯也可得到充分的游离。在胃大弯经过如此充分的游离之后，选择胃网膜左血管最靠近胃大弯侧胃壁的一点作为吻合时胃大弯处的标志。切开大网膜至此点，剥离浆膜上约一指宽的脂肪和血管（图 4），缝置牵引线作为吻合处的标志。胃小弯侧的选点为第 3 支明显的静脉的远侧（图 1），同样在此处缝两根牵引线，距离为一指宽。在胃大弯和胃小弯侧各清理出距离约 1 cm 的浆膜面，以确保两角的良好闭合。

虽然使用直线切割缝合器有一定的优点，但采用何种方法来断胃并无差别（图 4）。断胃前，可用 3-0 丝线进行一排几乎贯穿胃壁全层的间断缝合，其目的如下：①控制胃壁浅层切开时的出血；②将胃黏膜固定于浆肌层；③使胃的断端皱缩（图 5）。

切割线可以沿胃小弯侧缝合并跳过吻合口，此开口应有 2.5 ~ 3 cm 宽（图 6）。在与十二指肠行端端吻合前，剪断缝线（图 7）。若胃的大、小弯的边缘及十二指肠的上、下缘均已准备妥当，可十分容易地用 2-0 丝线缝合角部。角部成功的关闭依靠从胃和十二指肠前壁开始的缝合，而不是从较后方开始的缝合。然后，用 2-0 丝线间断缝合胃和十二指肠。依两端开口的口径差异，胃侧的缝合通常宽于十二指肠侧的缝合（图 8）。应从胃小弯开始向下方的胃大弯依次结扎缝线，保留两角缝线，同时用 3-0 丝线或可吸收合成细线缝合黏膜（图 9，A-A' 和 B-B'）。有些术者习惯用可吸收合成缝线进行黏膜连续缝合。在胃和十二指肠上均不用钳子来控制出血，因为胃侧的缝线若缝合妥当，通常能充分止血而无需过分担心。十二指肠侧的出血可用 4-0 丝线进行间断缝合来控制。用一排 4-0 丝线间断缝合前壁黏膜层，或用可吸收合成缝线连续缝合。然后进行一层间断褥式缝合浆肌层与十二指肠肠壁（图 10）。在胃侧两次进针，在十二指肠侧一次进针常可使一圈胃壁袖套在十二指肠上，形成一个"假幽门"。缝线结扎后（图 10），胃壁被牵拉至最初的黏膜缝合线上。

沿十二指肠最高处的表面将胃侧的血管蒂分别与已结扎的胃网膜右动脉蒂以及胃右血管蒂缝合固定（图 10，A 和 B）。然后将 A 与 B 结扎在一起封闭大弯角（图 11）。在上方也做类似的缝合，封闭角部并消除吻合口的张力（图 11）。吻合口可应较为宽松地容纳一指。吻合线上绝不能有张力。

检查上腹部有无渗血，并用生理盐水充分冲洗。

术后管理　继续静脉输注电解质平衡液，直到肠道功能恢复且能耐受正常的饮食。鼻胃管持续引流。当肠道功能恢复时可以经口少量饮水。若证实无残留，可开始逐渐增加饮食，包括每日 5 ~ 6 次进软食，要求为蛋白质高、碳水化合物相对较低，量限制在中等。最终食物的限制仅取决于患者个人的耐受能力。

（步召德 译　季加孚 审校）

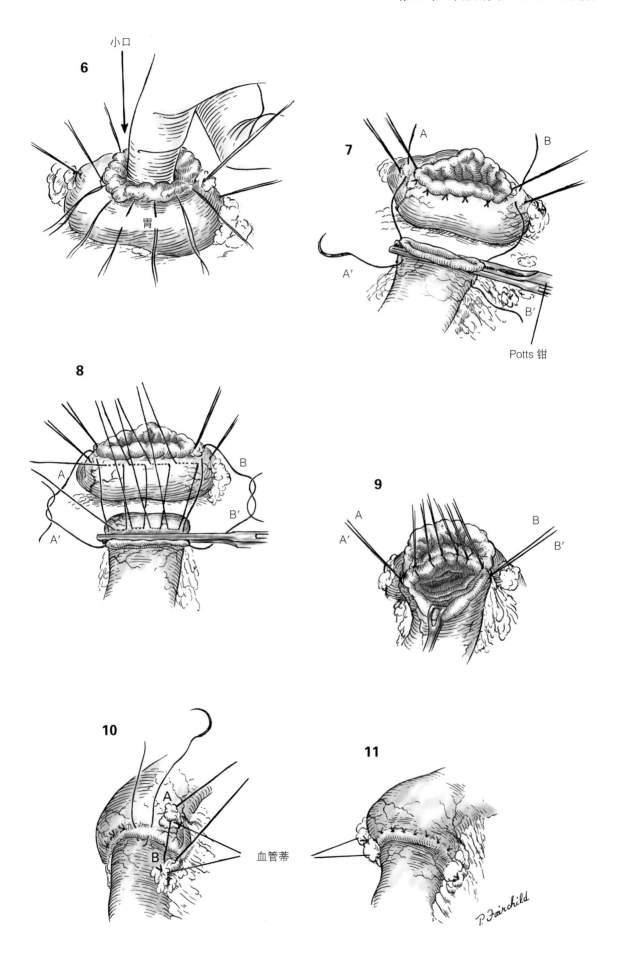

6

小口

胃

7

A

B

A'

B'

Potts 钳

8

A

B

A'

B'

9

A

B

A'

B'

10

A

B

血管蒂

11

血管蒂

P. Fairchild

第25章 应用吻合器的Billroth I 式半胃切除术

适应证 Billroth I 式胃切除术联合迷走神经干切断术常用于难治性十二指肠溃疡或良性胃溃疡的手术治疗。Billroth I 式手术同样适用于因其他各种原因而施行半胃切除术者。因其可重建正常的胃肠道连续性病可减轻术后症状和改善营养状况。

术前准备 术前留置鼻胃管吸引减压。对有胃酸缺乏的患者应给予抗生素，因为在这些患者的十二指肠或胃内可能存在数量相当大的细菌繁殖。

麻醉 气管内插管全身麻醉。

体位 患者取仰卧位，并取中度的反Trendelenburg位。

手术准备 下胸部和上腹部需要剃毛，按常规用消毒溶液准备皮肤。

手术过程 当患者确诊为恶性肿瘤时，应在肿瘤上缘远侧一手掌宽（7.5~10 cm）处施行胃的切除。当病变接近幽门时，至少要切除 2.5 cm 长的十二指肠，同时切除大网膜和所有胃网膜右静脉周围的淋巴结。

将 Billroth I 式手术用于治疗消化性溃疡时，应包括迷走神经切断术和半胃切除术在内（第 22 章至第 23 章）。在胃小弯上的第 3 支明显的静脉处与胃网膜动脉血管最靠近胃大弯处之间横断胃（第 26 章，图 1）。这些解剖标志可保证胃窦的完全切除，从而控制胃相胃酸分泌。

如第 26 章所述游离十二指肠和胃。在十二指肠上的适当水平夹置改良的 Furniss 钳，穿入直针和单股聚丙烯荷包缝合线（图 1）。这样在十二指肠残端自动形成一个荷包缝合。切断十二指肠，清除预先选定的胃切断处的脂肪，以保证可用吻合器将胃的前壁和后壁很好地对合。因胃壁较厚，常需要用较长的残端吻合器。出血处需另外缝合止血。

用切割器或电刀在距离远侧胃的钉合线 3~5 cm 处并与之垂直进行胃造口（图 1），以便经胃前壁在胃腔内插入环形吻合器（图 2）。

将闭合的胃断端翻向左侧，在距离关闭远侧胃的钉合线中部 3~5 cm 处，用 Babcock 钳夹住胃后壁。用不可吸收缝线围绕 Babcock 钳做胃壁全层的荷包缝合，荷包缝合的中心点用电凝刺穿，将一个相应大小的、带有可拆卸的锐利的塑料穿刺针吻合器插入胃腔内，再从胃后壁上荷包缝合的中央戳口处穿出。然后取下塑料穿刺针，换上金属的钉砧。扎紧胃后壁上的荷包缝合线（图 2）。将钉砧在对合杆的顶部旋紧，并插入十二指肠（图 3）。牢固地结扎十二指肠断端的单股聚丙烯荷包缝合线（图 4）。旋紧靠近吻合器柄尾端的螺旋尾翼直至胃和十二指肠牢固靠紧。检查安全区指示器，确认胃和十二指肠肠壁加在一起的厚度处于吻合器设定的适当范围内。打开保险，用力握紧尾端的手柄击发。如此可形成金属钉相互交错排列的两圈环形钉合线，中央的环形刀同步地切断钉合线以内的肠壁。旋松螺旋尾翼使钉砧与钉仓开放，轻柔地退出吻合器（图 5）。仔细检查切下的"炸面圈"，确认吻合处没有缺损和中断。可另外间断缝合数针来加固吻合口。用闭合器关闭前壁上的胃造口，要黏膜对黏膜（图 6）。

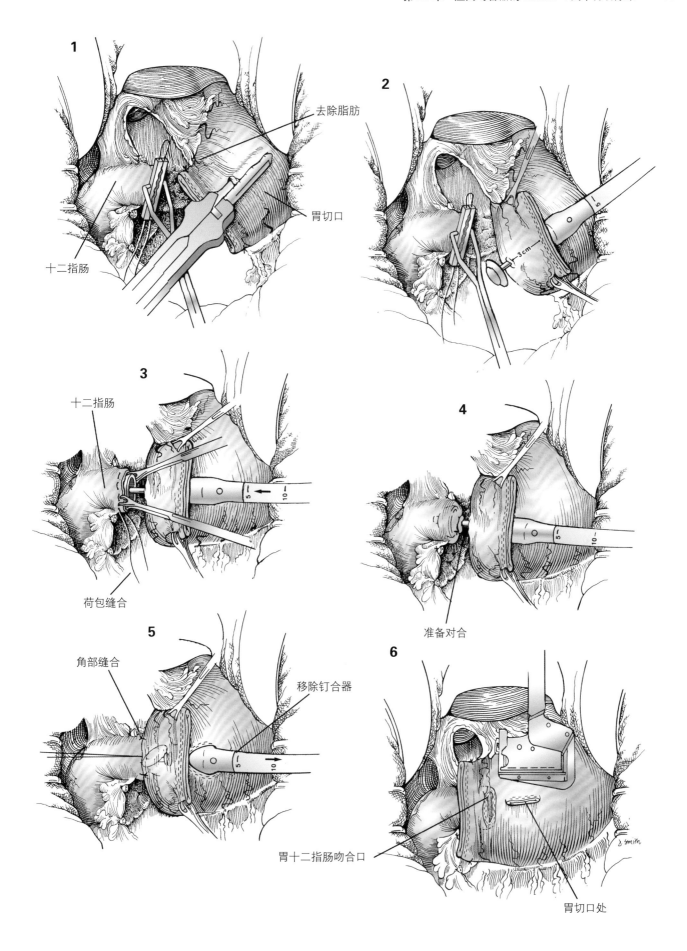

1

去除脂肪

胃切口

十二指肠

2

5

3cm

3

十二指肠

5　10

荷包缝合

4

5　10

准备对合

5

角部缝合

移除钉合器

5　10

6

胃十二指肠吻合口

胃切口处

　　另外，有些术者习惯将吻合器经开放的胃远端插入（图 7），直接将对合杆穿过胃后壁上事先已经做好的荷包缝合的中央，该处距离预计的胃切除线约 3 cm。使用测量器测量十二指肠残端开口的大小，最常用的是 28 mm 的吻合器。将钉砧旋入中央杆，并插入十二指肠断端的开口中（图 8）。扎紧十二指肠肠壁上的单股聚丙烯荷包缝合线（图 9）。将钉仓与钉砧靠拢，击发吻合器。旋松吻合器，一手稳住吻合处，轻轻前后晃动使钉砧已侧倾的钉台器缓慢退出。在钉合线上可以另外加间断缝合（图 10）。可在胃后壁上做纵向小切口，以便能更好地看清吻合口。然后，用 TA90 吻合器和较长的胃钉横向切断无血管的胃窦部远端（图 11）。这可能是较好的方法，因为可避免为插入吻合器而行的胃前壁造口（图 12）。

　　关腹　可留置鼻胃管减压及其后饲食用。按常规关闭切口。

　　术后管理　每日测量并记录体重、液体出入量和电解质水平，直至患者能经口进食足量的水和营养物质。术后第 1 天可进全流食。若出现饱胀感或呕吐，应限制经口进食。

（步召德　译　季加孚　审校）

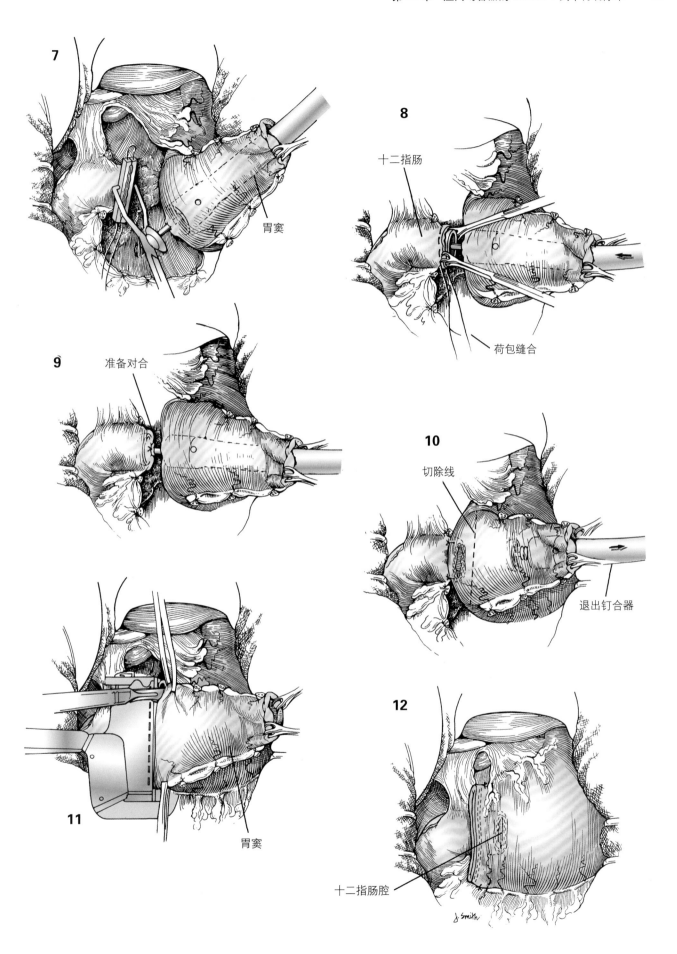

7

胃窦

8

十二指肠

荷包缝合

9

准备对合

10

切除线

退出钉合器

11

胃窦

12

十二指肠腔

J.Smith

第26章 胃次全切除术

适应证 胃次全切除术适用于有下列情况的患者：胃恶性肿瘤、经内科强化治疗后仍未愈合的胃溃疡、恶性贫血、胃细胞学检查发现可疑细胞、通过反复纤维胃镜检查下直接取活检仍无法确定或排除恶性肿瘤。胃次全切除术最常用于难治性十二指肠溃疡患者的胃酸控制。对于体重低于标准的十二指肠溃疡患者，尤其是女性，应考虑较保守的手术。同样，若怀疑病变为恶性，在行根治性切除之前，应施行胃溃疡的整块切除和病变多中心的冰冻切片检查，寻找恶性肿瘤的证据。

术前准备 术前准备主要取决于病变的类型以及合并症。如有可能，应花费足够的时间来改善患者的营养状况。对已有体重明显下降的幽门梗阻患者更应如此。必须通过静脉输注乳酸林格液来建立水和电解质的平衡，纠正低钾。输全血和血浆或采用 TPN，以尽可能地纠正贫血和低蛋白血症。由于上腹部手术有关的肺部并发症的发生率的增加，必须在没有呼吸道感染的情况下施行择期胃手术。对于患有慢性肺部疾患的患者，应开始积极的肺部物理治疗，配合使用适当的支气管扩张剂、祛痰剂和正压呼吸锻炼。术前应用抗生素。

麻醉 气管内插管全身麻醉。不需深度全身麻醉，使用肌松药即可获得极好的肌肉松弛。术后可给予硬膜外镇痛。

体位 患者取仰卧位，双足略低于头部。若胃的位置高，可采用更为直立的体位。

手术准备 常规备皮。

切口与暴露 正中切口，自剑突至脐。切除剑突可增加暴露。用胸骨刀劈开胸骨可获得进一步的暴露。若使用自动拉钩或宽叶的深拉钩隔开肝胃韧带下方的肝，有助于更加清楚地呈现术野。

手术过程 术者应集中注意力处理动脉血供（图 1）。胃的血供即使广泛阻断，也不会出现胃缺血坏死，但十二指肠缺乏如此丰富的吻合血供，对其应十分谨慎地处理，以预防术后十二指肠残端的坏死。胃小弯的血供允许完全阻断，保留的胃底将由该处胃脾韧带内的小血管供血。重要的是，若胃的游离需要进入胸腔，仅保留胃右动脉的完整即可维持胃的血液供应。然而，在这种情况下，应距离胃大弯一定距离切断结肠韧带，以避免干扰胃网膜左、右血管。

血管也可作为标志用于标明胃切除范围。沿胃小弯上、食管以下的第 3 支明显的静脉处与胃网膜左血管最靠近胃大弯的胃壁处之间的连线切断，可切除近 50% 的胃。当在将绝大部分的胃小弯包括在切断线以内的同时进一步结扎胃左和胃网膜左血管，可切除近 75% 的胃。

若怀疑为恶性病变，手术者同样要熟知胃的主要淋巴引流，以便确定有无转移。在这种情况下，应尽可能远离胃大弯和胃小弯进行分离，以使所有受累的淋巴结留在标本一侧。胃小弯的远处淋巴结（A）、幽门下淋巴结（B）以及大网膜淋巴结（C）常受转移侵犯（图 1）。

一般来说，最好切除大网膜至食管的大部分胃小弯、约 2.5 cm 的十二指肠（包括幽门下淋巴结）和上至脾的胃大弯，有时需要包括脾。按照日本的经验，主动脉前（图 1D 以及第 31 章图 2、图 4 和图 11）和门静脉区域（未在本章中）的淋巴结扩大根治性清扫已显示出其益处，然而，关于此类清扫仍在研究中。

手术之前，通过体外的影像检查（CT、MRI、PET）及体内的内镜腔内超声检查可能会发现恶性肿瘤已扩散而无法切除。另外，对于许多准备行肿瘤切除的患者，可首先通过腹腔镜探查（第 13 章）进行评估，通过腹腔镜的检查和活检会发现，高达 40% 的患者可能出现隐匿的远处播散。如有这些发现，患者即已失去了根治性切除的可能，但旨在解除梗阻或出血的胃的手术仍属必要。

若腹腔镜探查没有发现手术切除的禁忌证，即可开腹，并进行仔细的区域视诊及触诊检查。同样，应当确定肿瘤是否已有直接扩散及固定于邻近的结构，如胰腺、肝或脾。切开肝胃韧带的相对无血管区，探查小网膜囊，以进一步明确肿瘤的范围和固定程度（图 2）。应寻找胃后壁与胰腺固定或中结肠血管附近组织受侵犯的证据。然而，当没有明显的或可触及的远处转移而周围的侵犯为肿瘤直接浸润所致时，胃连同脾、部分肝左叶或胰体及胰尾一起的整块切除是可行的。若存在广泛转移且即将发生幽门梗阻，明智的做法是：放弃根治性切除而施行简单的胃前壁或胃后壁的胃空肠吻合术。

在经上述检查评估确定可行胃次全切除术之后，可预先以 Kocher 法游离十二指肠。现已发现，这样可以更容易地施行随后手术中必需的一些步骤（图 3 至图 5）。用 Babcock 钳在幽门部提起十二指肠并向

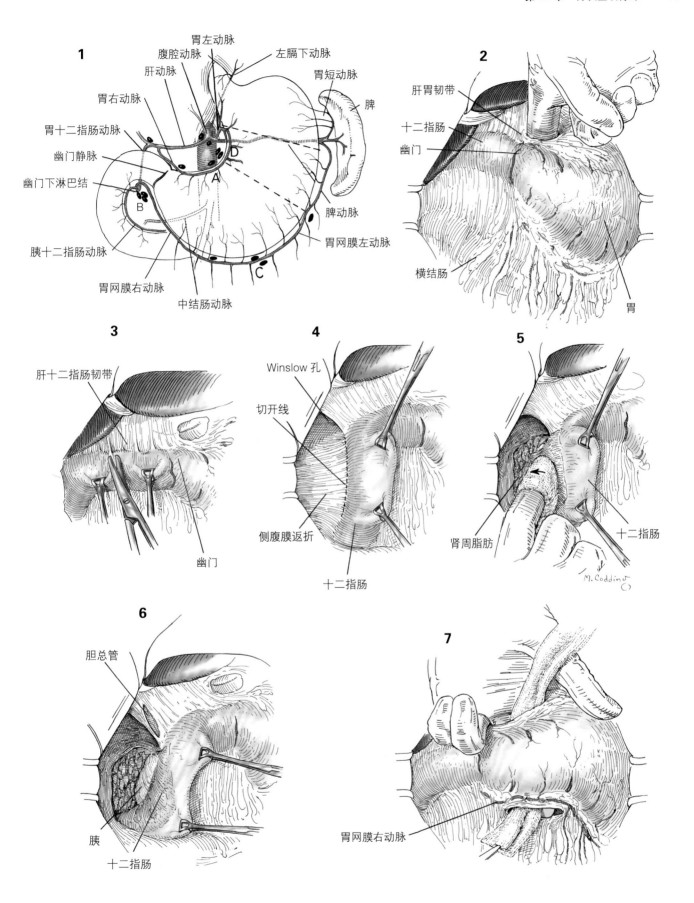

1

胃左动脉
腹腔动脉
肝动脉
胃右动脉
胃十二指肠动脉
幽门静脉
幽门下淋巴结
胰十二指肠动脉
胃网膜右动脉
中结肠动脉
左膈下动脉
胃短动脉
脾
脾动脉
胃网膜左动脉

2

肝胃韧带
十二指肠
幽门
横结肠
胃

3

肝十二指肠韧带
幽门

4

Winslow 孔
切开线
侧腹膜返折
十二指肠

5

肾周脂肪
十二指肠
M. Codding

6

胆总管
胰
十二指肠

7

胃网膜右动脉

下牵拉（图3）。切断肝十二指肠韧带区域内所有可能固定十二指肠的无血管粘连带。暴露胆总管，以便在切断十二指肠和内翻缝合其残端时，可以随时辨认胆总管（图6）。

切断无血管的附着、游离十二指肠和幽门后，用右手示指在幽门上方穿过肝胃韧带的无血管区，以便于引导Penrose引流管或纱布条，沿胃大弯下方的无血管区将其引出用以牵引（图7）。

若无恶性肿瘤的证据，可沿胃大弯靠近网膜血管切断胃结肠韧带。将胃牵向上方；术者用左手伸入胃，以避免在切断胃结肠韧带时损伤中结肠血管，因为这些血管可能极为靠近（图8）。在胃结肠韧带的后方沿大弯将手指张开，借此可容易地看清每一支血管，以便精确地将其钳夹并在两把小弯血管钳间切断（图9）。一直分离至胃脾韧带，是否切开此韧带的一部分，取决于预计的胃切除量。若要完成75%～80%的胃切除，则必须将胃大弯分离至此范围，为此通常要切断胃网膜左动脉和胃脾韧带内的1～2支胃短动脉。已在根部结扎胃左动脉时残留的胃底由剩余的胃短血管供血（图10）。若预计施行半胃切除术，在胃网膜左动脉最靠近胃壁处切断胃大弯，在胃小弯侧，以胃前壁上第3支明显的静脉作为切断的近似点，以保证足够的半胃切除。

肥胖患者的胃脾韧带可能相当厚，找出其中欲结扎的血管可能远比在其他部位困难。然而，若将大网膜切除，如第27章所述，则几乎没有血管需要结扎，不必重复沿胃大弯在胃结肠韧带上钳夹和结扎血管。将结肠脾曲附近常见的大网膜与侧腹壁的附着分开后，胃大弯的游离度将更为充分。过度牵拉胃或大网膜可能会导致来自脾的棘手的出血，与脾前缘相连的小组织束连同部分脾被膜被撕裂时更是如此。在这种情况下，与使用止血海绵或脾缝合相比，为控制麻烦、持续的出血，行脾切除术可能更为安全。然而，特别是在年轻患者，应尽一切努力修补撕裂的脾被膜，可用止血材料或缝合，在结扎时将大网膜包括在

内以保留脾。如果将相对无血管的脾结肠韧带切断，可使胃大弯进一步游离进入手术区（第90章图5至图7）。在侧方切开脾肾韧带后，可使脾相当广泛地游离，借此可使脾与胃底一起显露于手术野中。在相当高位的胃切除术后，此操作可确保为胃空肠吻合提供较清楚的暴露。应仔细结扎脾床上的所有出血点。

至此即可处理胃大弯以便随后吻合。必须彻底清除浆膜上的脂肪（约示指宽）。用丝线在此处的胃大弯上做贯穿缝合，作为最后断胃时放置钳子的标志线（本章图11至图30）。另外，在随后处理胃以准备吻合时，这根贯穿缝合线可起到防止损伤邻近的血供的作用（图11）。

将胃持续地提向上方，切断胃结肠韧带直至幽门区。在此区域若存在恶性肿瘤的可能性，应小心地在距离幽门3～5 cm的地方切断胃结肠韧带，使幽门下淋巴结包括在标本内。同时，切勿在十二指肠下方附近用止血钳做大块的、盲目的钳夹，以避免损伤胰十二指肠动脉。应记住，因十二指肠缺乏丰富的交通血供，仅由终末动脉供血，所以必须仔细保护其血供。应仔细地将胃网膜右血管从周围脂肪中分离出来并牢固地结扎（图12）。

在切断并结扎胃大弯的血供后，可以切断十二指肠第一段的血供及其上方的韧带附着。分离幽门和十二指肠第一段可能是手术过程中最困难的步骤之一，特别是当面对巨大的穿透性溃疡时。十二指肠的处理究竟是应从上缘开始还是应从下缘开始，事先难以预料。当胃癌侵及幽门时，必须切除至少3 cm的十二指肠，因为胃癌有可能会在十二指肠肠壁内浸润一段距离。另外连同网膜切除术（见第27章）一起完成更广泛的淋巴结清扫。切开包含胃右动脉的肝十二指肠韧带的最内侧部分。在此处，最好用小弯血管钳少量重复地钳夹，绝不能做大块结扎（图13）。在放置血管钳之前，应确切辨认肝十二指肠韧带中胆总管和血管的位置。切断并结扎血管钳之间的组织将有助于十二指肠的游离。位于吻合口十二指肠侧的血管应

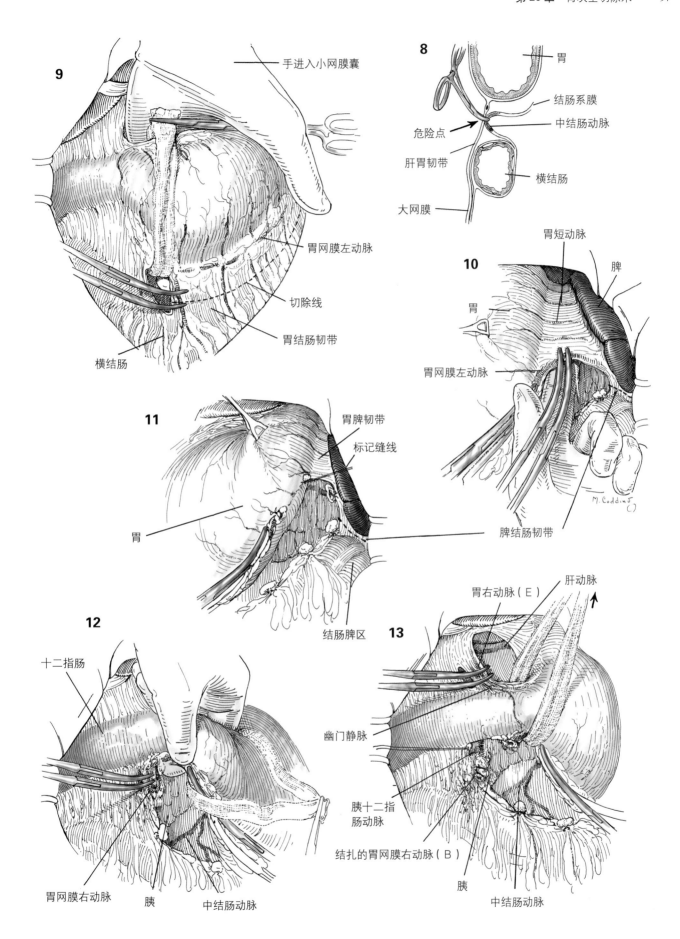

9　手进入小网膜囊
　　胃网膜左动脉
　　切除线
　　胃结肠韧带
　　横结肠

8
胃
结肠系膜
中结肠动脉
危险点
肝胃韧带
横结肠
大网膜

10　胃短动脉
　　脾
　　胃
　　胃网膜左动脉
　　脾结肠韧带
M. Codding C.

11
胃脾韧带
标记缝线
胃
结肠脾区

12
十二指肠
胃网膜右动脉　　胰　　中结肠动脉

13
胃右动脉（E）　　肝动脉
幽门静脉
胰十二指肠动脉
结扎的胃网膜右动脉（B）
胰
中结肠动脉

清晰可辨。

在十二指肠的上下缘、靠近保留血供处做贯穿缝合，留置固定牵引线（图 14）。这些牵引线不仅有助于在十二指肠上安置窄长的压榨钳，也有助于十二指肠残端的关闭。在切断并结扎幽门附近的血管后，将胃向上牵拉，分离十二指肠第一段与胰腺之间的粘连（图 14）。此时，可将横结肠还纳于腹腔并牵至手术野外，然后用几块温湿纱布将手术野隔开。

然后，用一把无创 Potts 血管钳横向夹置在已准备好的十二指肠部（图 15），在胃侧夹置 Kocher 钳。在十二指肠的上、下缘以及无创钳与牵引线之间，各应有至少 1 cm 清理过的浆膜面。这一段准备好的十二指肠肠壁对确保下一步安全地关闭十二指肠残端是必需的。在附近的结扎点与钳边缘之间，若所清理出的浆膜面不足 1 cm，用小弯血管钳夹住这些妨碍操作的血管性附着，切断并结扎。用刀切断十二指肠。用纱布覆盖胃侧的钳子，将胃拉向一侧。然后将十二指肠残端翻向外侧，以确定其后壁已清理的浆膜面是否足以保证十二指肠残端可以安全关闭。在距离 Potts 钳至少 1 cm 内将十二指肠与胰腺分离，以便在直视下缝合浆膜。在逐个钳夹和结扎小的血管性附着时，切勿损伤胃十二指肠动脉（图 16）。因有导致胰腺炎的潜在风险，严禁在此区域进行过深的缝扎止血。

关闭十二指肠残端的方法很多。然而，应切记的是，此处的关闭必须非常牢固。因为十二指肠残端破裂是胃手术的很常见的致命并发症，其原因是：十二指肠分离不够，特别是未能沿其上缘分离干净。在很多情况下，"四叶苜蓿"样变形与溃疡一起将形成超出十二指肠上缘的憩室样扩张，对此应予以纠正，以确保此处残端的闭合。如不能充分游离和切除此变形，黏膜的内翻将相当困难。在松开无创钳之前，可用 Babcock 钳分别夹住无创钳附近的十二指肠的上、下缘（图 17）。取下无创钳之后，用 2~3 把 Babcock 钳或 Allis 钳夹住十二指肠残端出血的边缘（图 18）。随后用 4-0 丝线间断缝合或用可吸收线连续缝合关闭十二指肠（图 19）。用 2-0 丝线进行一排褥式缝合以使黏膜缝合线内翻，从而使十二指肠前壁向下与胰腺靠拢（图 20）。在最后间断内翻缝合浆膜层前，必须将十二指肠上、下缘的浆膜面清理干净。

作为加固关闭的最后的安全措施，可将十二指肠前壁与胰腺被膜进行表浅的间断缝合（图 21 和图 22）。在闭合十二指肠残端的过程中，应不时地查看胆总管，以确定其与周围结构的关系，以排除内翻十二指肠残端时可能导致的胆总管意外成角、损伤或梗阻。若之前胆囊未予切除，可通过挤压胆囊来确认胆总管无梗阻。

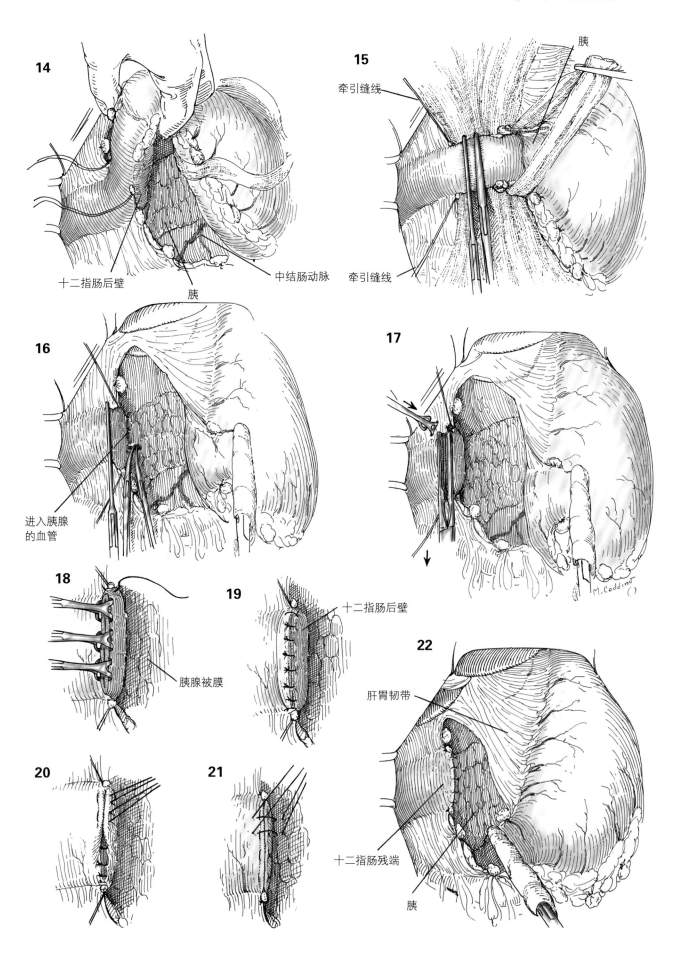

14

十二指肠后壁   中结肠动脉

胰

15

牵引缝线

胰

牵引缝线

16

进入胰腺的血管

17

18

胰腺被膜

19

十二指肠后壁

20

21

22

肝胃韧带

十二指肠残端

胰

M.Coddino

胃切除手术的重要步骤之一是胃小弯的准备。胃小弯远侧的肝胃韧带通常相当薄且无血管。在两把小弯血管钳间切断肝胃韧带（图 23）。若为恶性肿瘤，应尽量靠近肝并向上贴近食管切断肝胃韧带，以保证沿胃小弯分布的受累淋巴结均被切除。肝胃韧带的最高部分地切断必须钳夹后方可进行，因其中较大的动脉需要结扎。切断肝胃韧带时不处理胃左动脉，后者直接起自腹腔动脉向上走行至胃（图 24 和图 25）。是否需结扎胃左动脉取决于胃切除的范围。行根治性胃切除时，需要结扎胃左动脉并在结扎处或更高水平上切断胃。试图大块结扎胃小弯的血管和脂肪是危险的，特别在肥胖的患者，如此操作不能妥当地准备胃小弯，从而无法保证视情况而定的闭合或吻合。胃左血管到达胃时分为两支，分别沿胃小弯的前面及后面下行进入胃壁（图 24）。应努力做到将直角钳在每一支血管的下方穿过后再切断及结扎（图 25）。应结扎胃小弯左右两侧的主支血管，同样需逐个结扎其下行至胃壁表面的分支（图 26 和图 27）。在体瘦的患者，可进行大块结扎，通过将小弯血管钳由前向后穿过的方法，操作并不困难，但要注意避免损伤向下行至胃前壁和后壁表面的血管支。此后，做贯穿缝合线 A（图 27），将胃前壁的浆膜与胃后壁的浆膜对合，结扎后此处将形成牢固的腹膜化表面，这对后续的缝合非常重要。应清理附着在胃小弯上的脂肪到数厘米范围，在胃壁上钳夹、结扎较大的血管。光滑的浆膜面对牢固的吻合十分必要（图 27）。此时，或在高位切断胃

左动脉以后可，进行恶性肿瘤的腹腔干周围和主动脉前的淋巴结清扫（图 28）。

若需施行极高位的切除，特别是若需切除恶性肿瘤，要尽量远离胃小弯切断胃左动脉（图 29）。小心地剥离胃左血管主干周围的组织。因胃左血管是大血管，应双重钳夹其近端并做贯穿缝扎。在根部结扎胃左动脉通常简单易行，而不需试图分别结扎胃小弯上的分支。结扎胃左动脉后，靠近胃食管连接处的胃小弯需妥善清理以备吻合（图 29）。切断迷走神经，切开与胃底以及脾肾韧带之间的腹膜附着，可将胃底游离而进入手术野。通过胃短血管供血以及在有些患者通过发自脾动脉的胃后动脉供血，可保证残余胃的血供。这种游离可使吻合变得容易，而用其他方法则难以获得满意的暴露。

不论用何种方法，重要的是，在牵引线 A 和 B 以及胃大弯和胃小弯附近妥当地清理出一指宽的浆膜面（图 30）。常需在胃小弯上另缝一针或数针，使浆膜面更好地对合。至此，胃的准备已经完成，可以使用钉合器将其切断。用 Allis 钳或 Babcock 钳将胃大弯和胃小弯固定，此操作十分重要，否则在准备好的胃大弯和胃小弯上放置压榨钳或缝合钳时会使胃壁扭转（图 30）。有很多种吻合方法，如第 28 章、第 29 章和第 30 章介绍的，但使用最多的是 Roux-en-Y 胃空肠吻合术（第 33 章）。

（步召德 译　季加孚 审校）

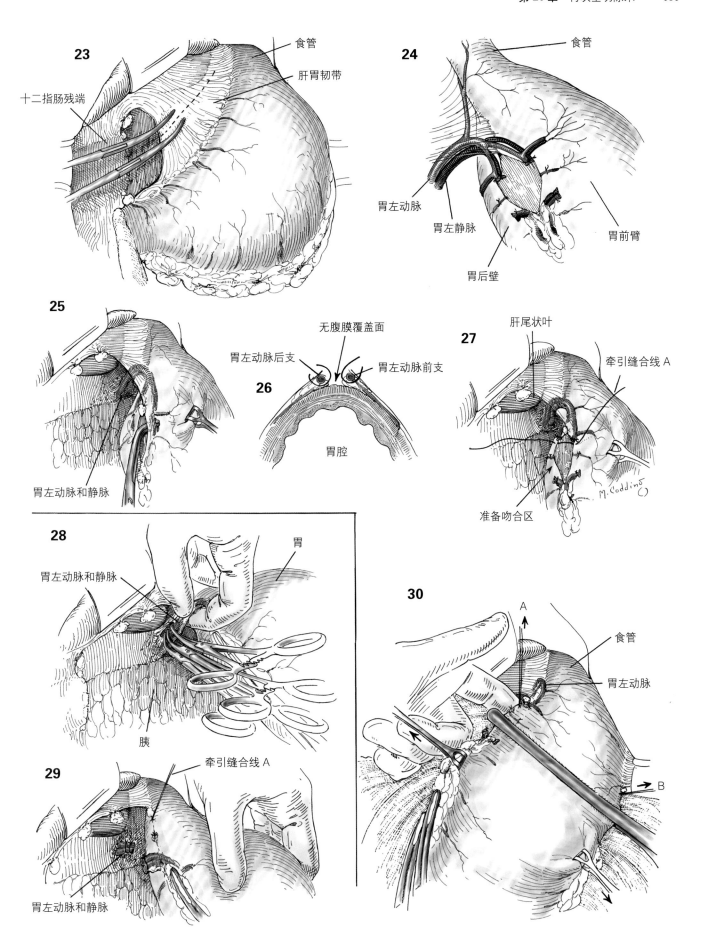

23
十二指肠残端
食管
肝胃韧带

24
食管
胃左动脉
胃左静脉
胃前臂
胃后壁

25
胃左动脉和静脉

26
无腹膜覆盖面
胃左动脉后支
胃左动脉前支
胃腔

27
肝尾状叶
牵引缝合线 A
准备吻合区
M. Codding

28
胃左动脉和静脉
胃
胰

29
牵引缝合线 A
胃左动脉和静脉

30
A
食管
胃左动脉
B

第 **27** 章　胃次全切除术——大网膜切除术

大网膜的切除

手术过程　对于胃的恶性肿瘤，切除大网膜是合理的操作。一方面，切除大网膜可以进一步清除沿胃大弯分布的淋巴结；另一方面大网膜内可能存在转移性种植。大网膜的切除并不困难，与靠近胃大弯切断胃结肠韧带的操作相比，它简单易行（第 26 章图 8 至图 10）。因此，有些术者更愿常规采用此法，而不管胃次全切除术的适应证如何。将横结肠提出切口外，术者及助手向上方拉紧大网膜（图 1）。用 Metzenhaum 型剪刀从右侧靠近结肠的后带开始分离。在很多情况下，与使用剪刀相比，用手术刀或电刀更易切断这种腹膜附着。在找到一层纤薄的、相对无血管的腹膜层后，可快速地予以切断（图 1 至图 3）。持续向上牵拉大网膜，用纱布将结肠推向下方做钝性分离，使其与大网膜分离（图 2）。在分离过程中，可能需要切断和结扎结肠前带区的少数小血管。最后，结肠上方的纤薄、无血管的腹膜层将呈现出来，切开后便可直接进入小网膜囊（图 4 和图 5）。在肥胖的患者，先行切断脾下方的大网膜与侧腹壁的附着可能更易于操作。若结肠脾曲的上缘清晰可见，切断脾结肠韧带后，便可从左侧进入小网膜囊，而不是从横结肠的上方进入，如图 6 所示。术者应时刻警惕避免损伤脾被膜和结肠中血管，因为横结肠系膜可能紧贴胃结肠韧带，特别在右侧。当分离向左侧渐进，切断胃结肠韧带后，离断胃大弯的血供至需要的水平（图 6）。在某些情况下，特别是当此区有肿瘤转移时，沿胰腺上缘结扎脾动、静脉并切除脾可能更易于操作。应记住，若胃左动脉已在其分支的近侧被结扎且脾已切除，胃的血供已严重受损，则全胃切除术在所难免。

在处理恶性肿瘤时，要切除胰头前方的大网膜和幽门下淋巴结（图 7）。接近十二指肠肠壁时应使用小弯止血钳，结肠中血管在此处可能与胃结肠韧带粘着，因此在夹血管钳之前，应将其显露并避开。应小心操作，否则可能导致棘手的出血并危及结肠的血供。

（步召德　译　季加孚　审校）

102

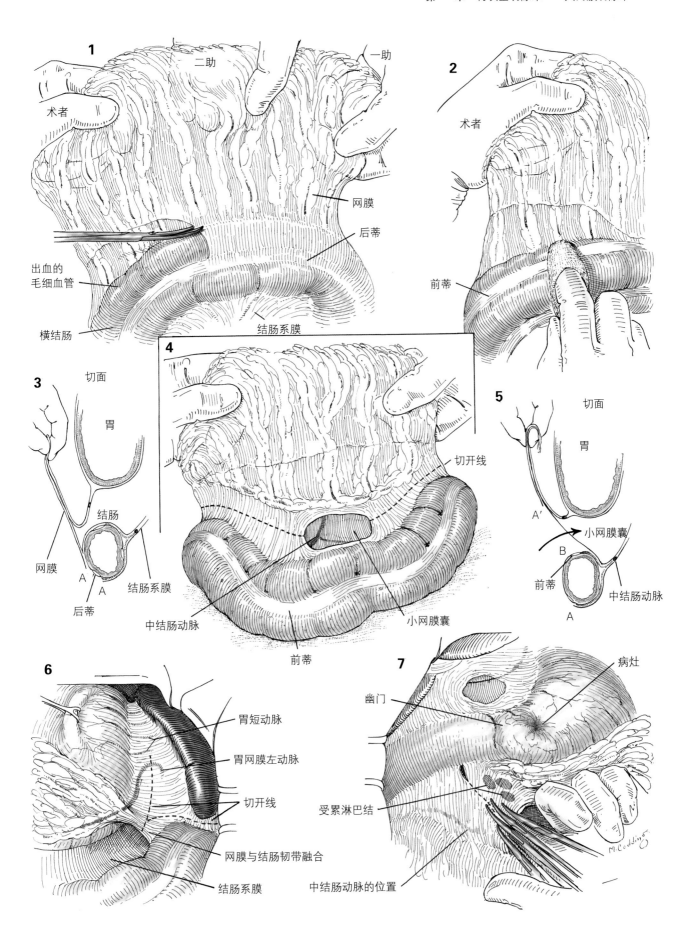

1
二助
一助
术者
出血的
毛细血管
横结肠
网膜
后蒂
结肠系膜

2
术者
前蒂

3
切面
胃
结肠
网膜
结肠系膜
后蒂
A
A

4
结肠系膜
切开线
中结肠动脉
小网膜囊
前蒂

5
切面
胃
A′
小网膜囊
前蒂
B
中结肠动脉
A

6
胃短动脉
胃网膜左动脉
切开线
网膜与结肠韧带融合
结肠系膜

7
病灶
幽门
受累淋巴结
中结肠动脉的位置

M. Codding

第28章 胃切除术，Polya法

适应证 不论胃切除术的病因是溃疡还是癌，Polya 手术或其改良术式是各种广泛胃切除术后最安全和最常用的重建方法之一。

手术过程 示意图（图 1）所示的是手术完成后各脏器的位置，该手术主要由空肠与胃断端的吻合所组成，吻合可在结肠前或在结肠后。施行结肠后吻合时，在结肠中血管的左侧并靠近 Treitz 韧带处，将空肠袢穿过结肠系膜上的裂口（图 2）。施行结肠前吻合时，应预先清除结肠上富含脂肪的大网膜，并使用较长的空肠袢，以使其能在结肠前通过。若已施行的胃切除术旨在控制泌酸因素以治疗溃疡，在合理的范围内，空肠输入袢的长度应尽可能短，这点十分重要，因为长袢有继发边缘溃疡的倾向。用 Babcock 钳提起空肠，将其穿过结肠系膜的开口，使其近端与胃小弯对齐（图 2）。使用 Polya 法吻合胃和空肠，要使用胃和空肠的最大长度。第 29 章的 Hofmeister 法选择胃的一部分作为吻合口（第 29 章图 1）。用肠吻合钳夹住空肠袢，与胃后壁靠拢，用 2-0 丝线靠近无创钳做一层致密的褥式缝合，使两者对合（图 3）。这个后排缝合应缝住胃大弯和胃小弯，否则，两角的闭合是不可靠的。剪除线尾，保留胃小弯和胃大弯上的缝线 B 和 A，留作牵引用（图 4）。当胃的断端用钉合器关闭后，在离钉合线数厘米处用一把无创肠钳钳夹，这样既可以在缝合时固定胃壁，又可以控制渗血和防止严重的污染。用剪刀剪除胃的损伤缘。在空肠上做一个纵向的切口，其大小应与胃的开口相仿。用手指压平空肠，靠近缝合线切开（图 5）。

用可吸收合成缝线连续缝合，以对合胃和空肠的黏膜，同时用 Allis 钳夹住两角使胃壁与肠壁靠近（图 6）。从中间开始向两角做连续缝合，依术者的习惯可采用连续缝合或连续锁边缝合。应用 Connell 缝合将两角内翻并向前方做连续缝合，最后在中间将线结打在腔内（图 7）。有些人习惯用 3-0 丝线做多针间断缝合来对合黏膜。然后使用间断 Connell 缝合来关闭前层，将线结打在腔内。松开肠吻合钳，观察吻合口有无渗漏或出血。有时可能需要补充数针缝合。对前面的浆膜层用 2-0 丝线做间断褥式缝合（图 8）。最后，在吻合口的上、下角做补充的褥式缝合。这样，施加于吻合口的所有张力将由这些加固的浆膜缝合线来承担，而不由吻合的缝线来承担（图 9）。施行结肠后吻合时，用间断褥式缝合将吻合口与结肠系膜固定，要注意避开结肠系膜的血管（图 10）。

关腹 常规关腹，不需留置引流管。

术后管理 患者清醒后，将其置于半斜坡卧位。对于因术中失血所致的明显的血容量不足，应予以输血纠正。

肺部并发症常见，因此要鼓励患者咳嗽和坐立。若情况允许，术后第一天患者可以离床活动。术后 24 小时可饮少许水。持续胃肠减压，由术中开始维持至术后数日。夹闭胃管至少 12 小时，之后若不出现胃胀症状，可予以拔除。在拔除鼻胃管后，按胃切除术后的膳食，从清淡流质开始逐渐增加至每日 6 次的少量进餐。忌饮用含咖啡因、高糖或高碳水化合物的饮料。对于体重明显低于标准的患者，应鼓励其增加每日脂肪的摄入量。在术后 1 年内，应经常评估患者每日的膳食摄入量和体重变化，手术后至少 5 年以后，才可延长此类评估的间隔时间。

（步召德 译 季加孚 审校）

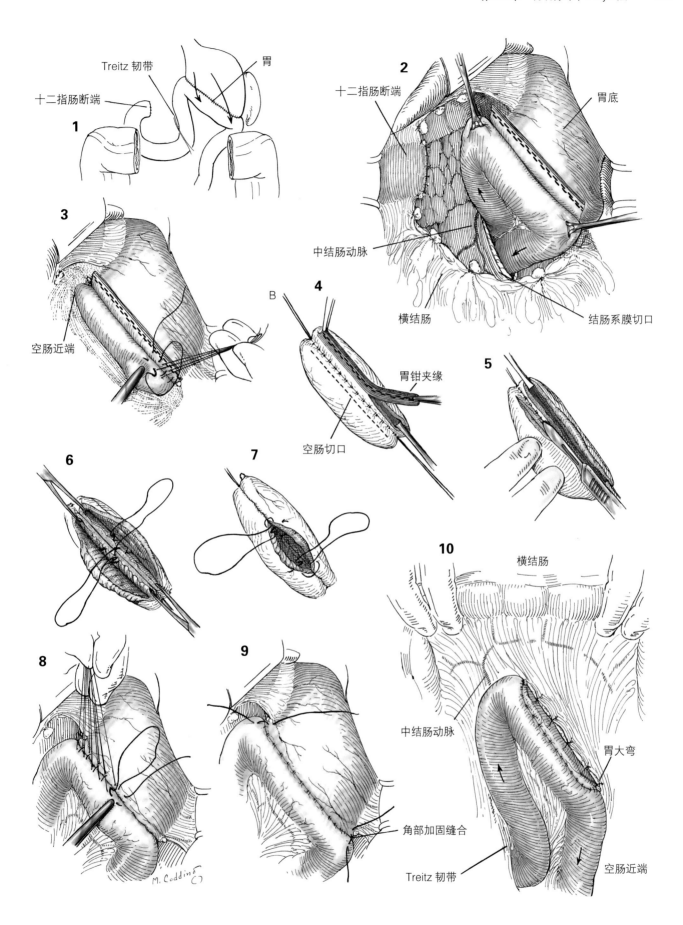

1

十二指肠断端

Treitz 韧带

胃

2

十二指肠断端

胃底

中结肠动脉

横结肠

结肠系膜切口

3

空肠近端

4

B

胃钳夹缘

空肠切口

5

6

7

10

横结肠

中结肠动脉

胃大弯

8

9

角部加固缝合

Treitz 韧带

空肠近端

M. Codding

第29章

胃切除术——Hofmeister法

手术过程 示意图显示的是手术完成后脏器的位置，同时还可显示另一种在结肠前吻合的空肠袢。该手术原则上包括：关闭胃小弯侧胃出口的一半，在胃大弯侧做胃空肠吻合，同时将空肠与整个残胃端对合（图 1）。此手术最适合于非常高位的切除，因为它可以保证更为牢固地关闭胃小弯。该手术也可延缓进食后空肠的过分膨胀。可以在结肠前将空肠上提，或在结肠后通过结肠中血管左侧的横结肠系膜上的开口上提（第 28 章，图 2）。

有许多方法可用以关闭胃小弯侧的胃开口。切割缝合器或非切割缝合器是最常用的，可以在吻合口侧切断闭合线。老式的但有效的 Payr 钳，如图所示（图 2），能提供凸出的胃壁袖，而吻合器却通常都不能做到这点。

用 Babcock 钳夹住胃大弯侧损伤的胃壁袖边缘，以保证有约两指宽的造口。用弯针和可吸收合成缝线连续缝合胃小弯侧凸出于 Payr 钳以外的黏膜，并向胃大弯侧伸延直至界定的造口上方的 Babcock 钳（图 3）。有些术者习惯用 3-0 丝线间断缝合黏膜。然后取下压榨钳，在胃壁上夹置肠吻合钳。用 2-0 丝线做一排间断褥式缝合，使缝合的黏膜或钉合的胃壁内翻（图 4）。应仔细确认胃小弯最高处的浆膜面已良好地对合。不剪除缝线，留作以后沿胃闭合端将空肠与胃前壁固定之用。

将 Treitz 韧带附近的空肠袢上提，经结肠前或结肠后穿过结肠系膜与残胃对合。空肠袢愈短愈好，但必须达到吻合口完全无张力的要求。用肠钳夹住此段拟行吻合用的空肠，将空肠的近端与胃小弯固定。在残胃上夹置肠吻合钳，若因位置太高而无法放置时，则只能不在胃上夹钳来进行吻合。

用 2-0 丝线做一排后壁浆膜层的间断褥式缝合，将空肠与整个残胃端固定。这样做可以防止空肠的过度成角，减少吻合处的张力并加强已缝合的胃上半部的后壁（图 5）。然后用剪刀剪除 Babcock 钳夹住的已损伤或已钉合的胃壁，结扎所有活动性的出血点（图 6）。除非已经能够用肠钳来夹闭胃端，应将胃内容物吸净。用无创伤针和细的可吸收线连续缝合胃黏膜和胃大弯侧的空肠黏膜（图 7）。有些术者习惯用 3-0 丝线做间断缝合。采用 Connell 缝合法内翻两角及前壁黏膜（图 8）。继续在前壁上从胃闭合处至胃大弯做一排间断褥式缝合。在胃大弯及胃小弯的两角添加间断缝合使其得以加固。将胃上部关闭部分处留置的长线尾重新穿过弹簧眼 French 针（如果术者还能找得到的话），否则，应以另外的不可吸收缝线缝合代替（图 9）。这些缝合可使空肠与胃前壁固定并加强胃闭合端的前壁（正如在后壁所做的那样）。检查吻合口的通畅性和空肠系膜的紧张度。在空肠输入袢和输出袢的后方将横结肠的位置加以调整。如果施行的是结肠后吻合，将结肠系膜缘固定在吻合口周围的胃壁上（第 28 章，图 10）。

关腹 常规关腹。对消瘦或恶病质患者应使用减张缝合。

术后管理 见第 28 章的术后管理。

（步召德 译　季加孚 审校）

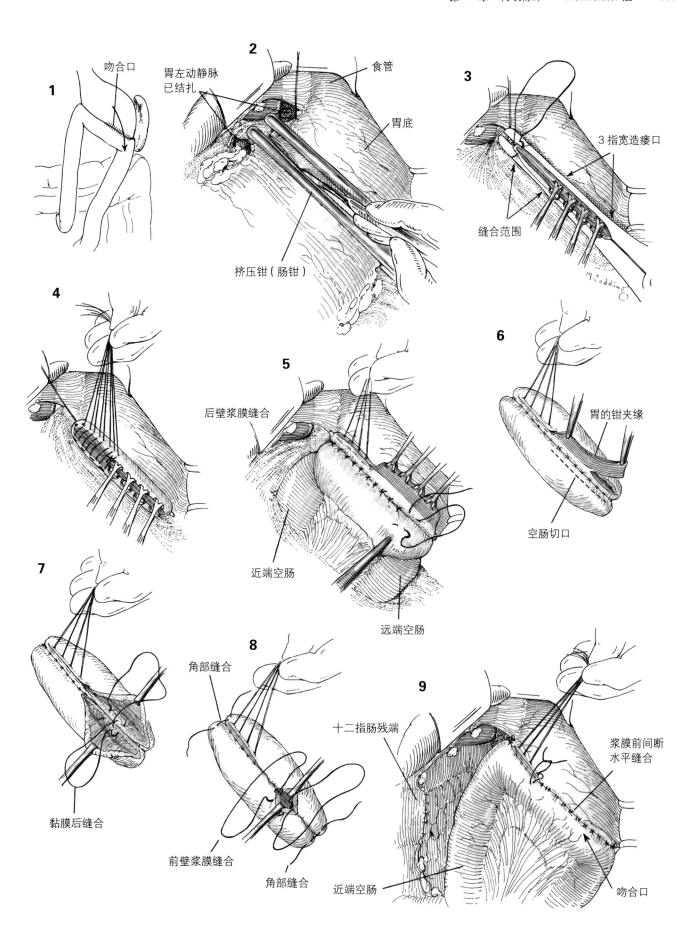

1
吻合口

2
胃左动静脉
已结扎
食管
胃底
挤压钳 (肠钳)

3
3 指宽造瘘口
缝合范围
M. Codding

4

5
后壁浆膜缝合
近端空肠
远端空肠

6
胃的钳夹缘
空肠切口

7
黏膜后缝合

8
角部缝合
前壁浆膜缝合
角部缝合

9
十二指肠残端
浆膜前间断
水平缝合
近端空肠
吻合口

第30章 应用吻合器的Billroth II式半胃切除术

适应证 在治疗胃的恶性肿瘤或在胃溃疡的治疗中为控制高胃酸分泌，Billroth II式胃切除术是最常施行的手术之一。胃切除的范围不定，2/3～3/4之间的切除最为常用。当结扎胃左血管、切除75%或更多的胃后，残胃的主要血供来自脾胃间的侧支。当肿瘤侵犯胃体时，沿胃小弯分布至食管的淋巴结应予全部切除，同时需切除大网膜及胃网膜右血管附近的所有淋巴结。当恶性肿瘤距幽门较近时。应切除幽门远侧至少2～3 cm长的十二指肠（见第26章的讨论）。有时，若仅留有少许与食管相接的胃黏膜，则需要通过缝合来施行重建，而不是使用吻合器。如果没有禁忌证，如肿瘤体积较大等，可考虑行腹腔镜下切除。

术前准备 气管插管全身麻醉。

体位 患者取仰卧和适度的反Trendelenburg位。

手术准备 下胸部及上腹部的皮肤需剃毛，常规消毒。术前应用抗生素。

切口与暴露 上腹正中切口。若需要做高位切除，可切除剑突并在切断三角韧带后游离肝左叶并将其向右侧翻转。

手术过程 在存在恶性肿瘤时，通常要将整个大网膜与横结肠分离，包括结肠的肝曲和脾曲（见第27章，大网膜切除术）。依第27章图1至图5所示的操作来切除大网膜，在技术上则更为简单。在十二指肠的上、下缘行部分游离，如果长度足够，用切割或非切割吻合器结扎十二指肠开口，在胃的幽门端或十二指肠上钉合线远侧的切断处，夹置Kocher钳（图1）。若已知存在后壁穿透性溃疡时，应尽可能少地干扰十二指肠，以免溃疡底部穿孔导致渗漏。

清理胃大弯和胃小弯上拟定切除处的脂肪，为线性吻合器夹闭水肿、增厚的胃壁做准备（图1）。在使用钉台器前应退出胃管。用直Kocher钳分别夹住胃大弯和胃小弯，紧靠吻合器用手术刀将胃离断。可能需要做几针补充缝合来控制钉合线上的出血。胃切除的范围及是否做迷走神经切断术均取决于胃切除的适应证。

选用紧靠Treitz韧带远侧的空肠作为吻合部位，应有足够的长度使之能顺利到达残胃，但同时须避免肠襻过长。可通过横结肠系膜上中结肠血管左侧无血管区上的开口，将空肠襻上提（结肠后位）。也有许多术者将空肠襻经结肠前上提（结肠前位）。可将增厚的、脂肪较多的大网膜切除或切断，以便用最短的肠襻进行吻合。

残胃与空肠之间的吻合方式有多种选择。可以做胃的全口吻合，使吻合口位于胃闭合端的前面或后面。通常将空肠的近端与胃小弯固定（图2）。胃后上的吻合更为常见。在闭合胃的钉合线近侧约3 cm将空肠与胃后壁的全宽固定，可用Babcock钳或缝线将空肠平行地与胃后壁固定。在靠近胃大弯侧断端处用手术刀或电刀分别在胃壁及空肠壁上戳两个口，以便放入直线吻合器的两臂（图2）。吻合口的大小由两臂插入的深度来控制（图3）。取出吻合器后，检查钉合线上有无出血；如有出血，可缝合数针。最后，用牵引线（图4）或Allis钳对合戳口，用直线闭合器闭合（图5）。有出血时补充几针间断缝合。可将空肠与胃小弯固定，消除钉合线上可能存在的张力。用手指触摸检查吻合口的通畅性（图6）。将鼻胃管送入远段空肠内一段距离用以早期减压。在随后的1～2天内，根据胃肠道蠕动的恢复情况给予流质饮食。

关闭 常规关腹。

术后管理 维持液体和电解质平衡，恢复血容量。24小时内可进少量流质。应用抗生素。鼓励早期活动。有胃排空能力恢复的临床证据时尽早拔除胃管。

（步召德 译 季加孚 审校）

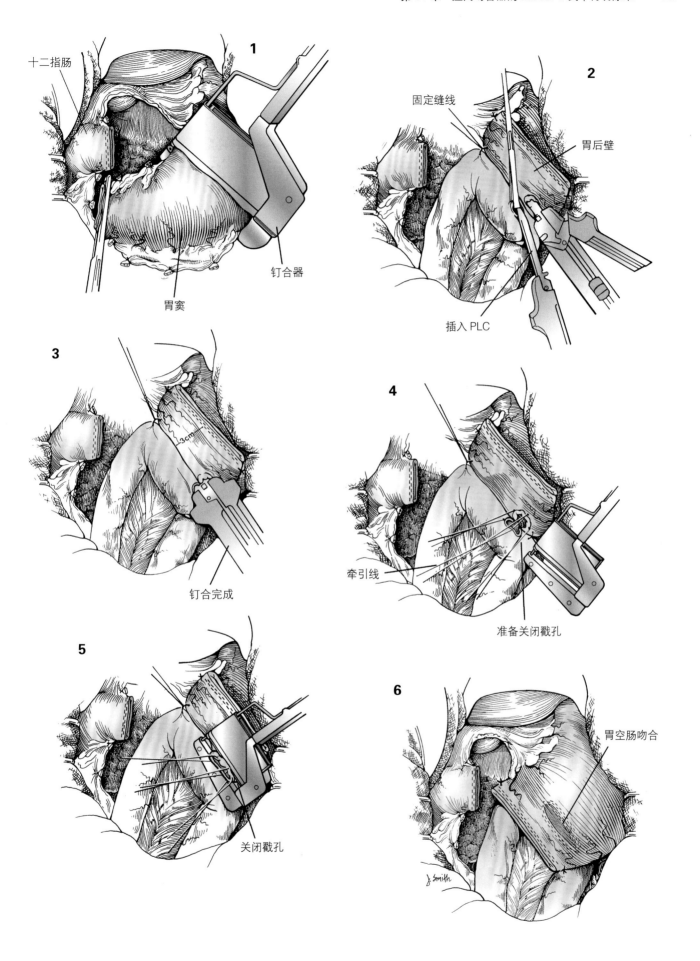

1

十二指肠

钉合器

胃窦

2

固定缝线

胃后壁

插入 PLC

3

钉合完成

4

牵引线

准备关闭戳孔

5

关闭戳孔

6

胃空肠吻合

第31章 全胃切除术

适应证 全胃切除术适用于广泛浸润的胃恶性肿瘤。当肿瘤伴有肝、Douglas 陷凹的远处转移或出现弥漫性腹腔种植时，不宜施行此根治性手术。全胃切除术可联合切除邻近器官，如脾、胰体和胰尾、部分横结肠等。当胰腺肿瘤或残留转移灶经内科治疗无法控制而需对胰腺非 B 胰岛细胞瘤所致的顽固性溃疡进行处理时，全胃切除术是可供选择的手术。

术前准备 应纠正电解质，恢复血容量。若预计结肠已受侵犯，应使用适当的肠道清洁剂排空结肠，同时在围术期应用抗生素。手术备血。

麻醉 气管内插管全身麻醉。

体位 患者取舒适的仰卧位，双足略低于头部。

手术准备 需要从胸部的乳头上方向下至耻骨联合的区域剃毛。用适当的消毒液清洁胸骨前、下胸壁和全腹部的皮肤。若有可能采用胸骨正中切口或左胸腹联合切口，皮肤准备应上延至足够高的位置，包括左侧胸部。

切口与暴露 通常先行微创的腹腔镜检查来排除无法切除的已扩散的恶性肿瘤（第 13 章）。如腹腔镜探查未发现肿瘤扩散的征象，则自剑突至脐做一个长度有限的正中切口（图 1，A-A₁）。此初始切口的目的仅限于直视下检查胃和肝，可将手伸入腹腔做全面的探查。因转移的发生率高，在明确无全胃切除术或胃次全切除术的禁忌证之前，不做由剑突至脐或左侧绕脐的大切口（图 1）。切除剑突后可获得更广泛的暴露。用 2-0 丝线贯穿缝合剑肋角的活动性出血点，在胸骨端涂骨蜡。有些术者习惯沿正中劈开胸骨下部，并将切口向左延长至第 4 肋间隙。食管与空肠的安全吻合必须有充分的暴露。

手术过程 若有肝转移或腹腔内种植，特别是 Douglas 陷凹种植，对胃小弯高位的肿瘤应考虑行全胃切除术（图 2）。术者在做全胃切除术前，应明确胃与其后方结构的关系，以确定肿瘤是否侵犯邻近组织，如胰腺、结肠系膜或大血管（图 3）。欲明确这点，可将大网膜向上翻转，同时把横结肠拖至腹腔外以寻找横结肠系膜上的浸润灶。通过触摸，术者应确定肿瘤是否可以自由活动，有没有与下方的胰腺或大血管浸润固定，特别在胃左血管区（图 4）。

应将整个横结肠（包括肝曲和脾曲）与大网膜分离并向下方牵拉。通过向上牵托大网膜和向下牵拉横结肠，可清晰地显露出胃网膜右静脉和中结肠静脉之间的静脉分支，应将其结扎以防棘手的出血。采用锐性和钝性分离胰头和结肠肝曲的大网膜，使之与下方的胰头和十二指肠完全游离。

暴露出小网膜囊后，术者进一步将胃游离。若肿瘤仍局限，即使其体积大，甚至侵犯胰尾、结肠及肾，仍可进行极为根治性的切除，偶尔可能需要切除肝左叶。

为确保完全切除肿瘤，应切除幽门静脉远侧至少 2.5～3 cm 的十二指肠（图 2）。因幽门下淋巴结的转移并不少见，故应将其包括在切除范围以内，尽量远离十二指肠下缘双重结扎胃网膜右血管，以确保清除幽门下淋巴结及其附近的脂肪组织（图 5）。

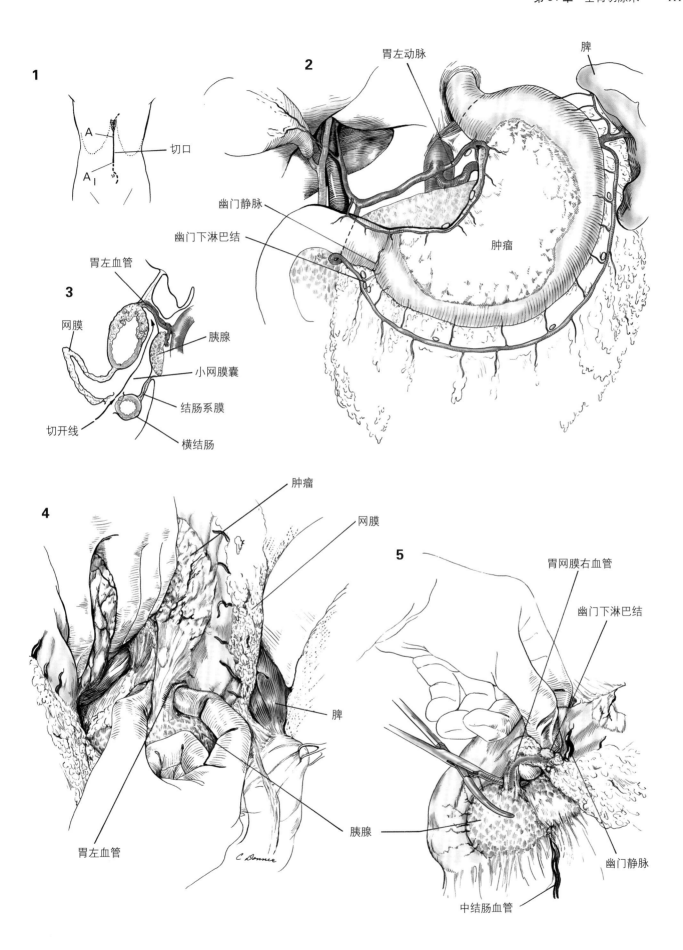

　　沿十二指肠第一段的上缘钝性分离出胃右血管，在其距十二指肠一定距离处予以双重结扎（图 6）。触摸检查肝门区可能受累的淋巴结。若需进行分离，术者必须仔细确认并保护好肝总动脉、胃十二指肠动脉、门静脉及胆总管。尽量靠近肝切断薄的肝胃韧带的左侧缘，一直向上切断直至其增厚的部位，此处含有膈下动脉的一个分支。

　　在肠管侧夹置无创直钳，在胃侧夹置压榨钳，如 Kocher 钳，然后切断十二指肠（图 7）。用手术刀切断十二指肠，应分离出足够长的一段邻近胰腺的十二指肠后壁，特别是在其下方，此处有一些血管进入十二指肠肠壁（图 8）。即使十二指肠残端已广泛游离，也不能将其与食管吻合，因为十二指肠肠液的反流可导致继发性的食管炎。按常规方法关闭十二指肠的残端。

　　继之暴露食管和胃底并将其向内侧游离。先切断支持肝左叶的无血管的悬韧带。术者的右手握住肝左叶，右手示指自下向上推压，以明确无血管的悬韧带的界限（图 9）。若用左手执长弯剪刀来剪断韧带，可使此操作简化。偶尔需要缝合游离的肝左叶的顶部以控制渗血。应仔细触摸肝左叶，以判断其深面有无转移结节。向上翻转已游离的肝左叶，用湿纱布垫覆盖，随后用大 S 拉钩将其拉开。此时要考虑是否需要向上延长切口，或切除更多胸骨。钝性分离出肝胃韧带的最高部分，其内包含膈下动脉一个分支。尽量紧靠肝在韧带增厚处夹置两把直角钳，切断钳间的组织，然后用 2-0 丝线做贯穿缝合结扎（图 10）。食管表面的腹膜以及胃底与膈肌基底部之间腹膜上的切开线如图 10 所示。

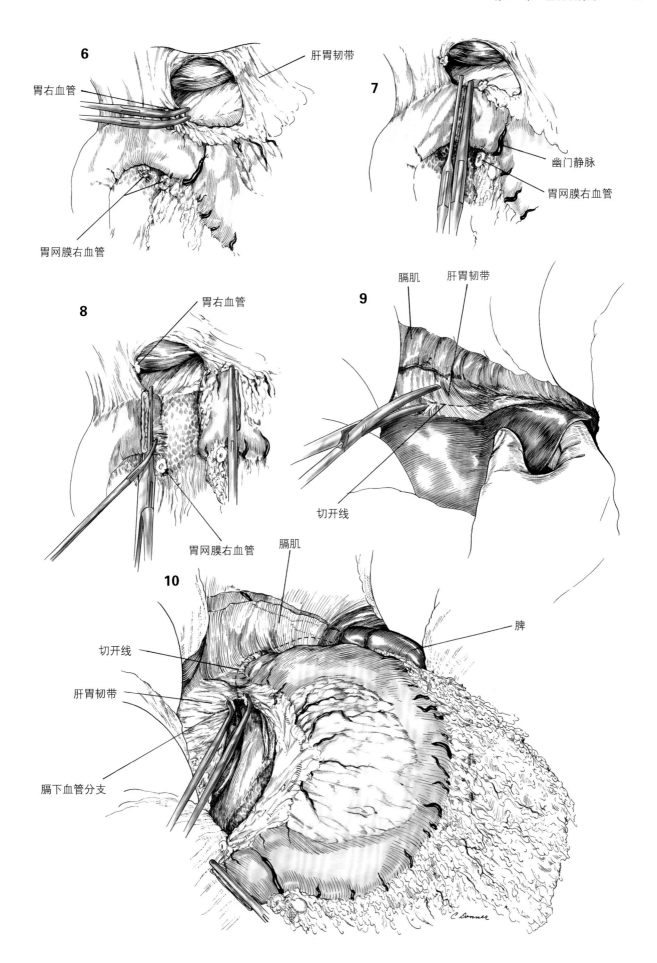

切开食管表面的腹膜，仔细地结扎所有出血点。在分离胃底与膈肌基底部之间的腹膜时，需要结扎一些小血管。与迷走神经切断的操作相似，用手指分离游离下段食管（第 23 章）。切断迷走神经，将食管进一步向腹腔内游离。通过钝性及锐性分离将胃左血管自周围组织中分离出来（图 11）。术者用示指钩住这些血管，仔细触摸以判断有无转移淋巴结。用两把血管钳，如两把中弯钳，尽量靠近胃左动脉的根部将其夹住，将第三把钳夹在靠近胃壁处。先结扎钳夹的组织，然后再贯穿缝合其远端。同样，应结扎胃小弯侧的胃左动脉，以便加强随后的食管胃连接处的暴露。根据肿瘤的位置和触摸探查的结果，术者可决定是否施行进一步的腹腔动脉和腹主动脉前方的淋巴结清扫。

若肿瘤靠近胃中部的胃大弯侧，则最好切除脾和胰尾，以确保将直接淋巴引流区域整块切除。是否需要切除脾，取决于肿瘤的部位、大小以及脾被膜有无粘连或撕裂。若保留脾，要切断胃脾韧带，正如脾切除术（第 90 章）所描述的。双重结扎胃网膜左血管。向上游离胃大弯至食管。在靠近胃大弯处常可遇到进入胃底后壁的几支血管。

麻醉师应时常抽吸胃内容物，这样既可以预防胃向上回缩时可能的反流，又能防止食管切断时的腹腔污染。

分两层关闭十二指肠（第 26 章图 19）。第一层用 3-0 丝线间断缝合，第二层用 3-0 丝线褥式缝合，将第一层缝合内翻。也可选择用钉合器关闭。

全胃切除术后重建胃肠道连续性的方法众多，此时要选择其中一种。

术者应牢记一些食管的解剖特点——这些特点使对它的处理较胃肠道其余部分更为困难。首先，因食管无浆膜覆盖，在缝合时，其纵肌层和环肌层易于撕裂；其次，尽管最初在腹腔内的食管似乎相当长，但它有这样的趋向，即一旦与胃离断后它便缩回胸腔，使术者难以判定何谓适当的长度。然而，这里应提醒的是，若暴露不够充分，术者应毫不犹豫地切除更多的剑突或劈开胸骨，将切口延长至第 4 肋间隙。必须有充分和不受限制的暴露以保证安全的吻合。

将食管壁浅表地固定在膈肌脚的两侧、前方和后方（图 12），以防止食管扭转或向上回缩。这些缝合不能进入食管腔。在食管后面，用 0 号丝线缝合 2～3 针对拢缝合膈肌脚（图 12）。

现已设计了许多方法使食管与空肠的吻合更加容易。有些术者习惯保留胃体作为牵引，直至后层处理完毕。可先切开食管后壁，在切断食管的前壁将胃切除前将后层关闭。另一方法是：用改良 Pace-Potts 型无创血管钳夹住食管。因为食管壁易于撕裂，为使其牢固和防止肌层断裂，在切断处的近侧将黏膜层与肌层缝合固定，用 4-0 丝线做一排环绕的褥式缝合，然后打外科结结扎（图 13）。这些缝合包括食管的全层（图 14）。角缝线，A 和 B，可用以防止与空肠固定时食管扭转（图 14）。

然后在这排缝合线与胃壁之间切断食管（图 15）。为防止污染，在将胃管退回直至下段食管的同时，应一边拔管一边抽吸，同时钳夹胃侧的食管。若肿瘤位置极高、到达食管胃连接部，应切除肿瘤上方数厘米长的食管。若膈肌脚以下的食管不足 2.5 cm. 应暴露下纵隔以保证吻合无张力。

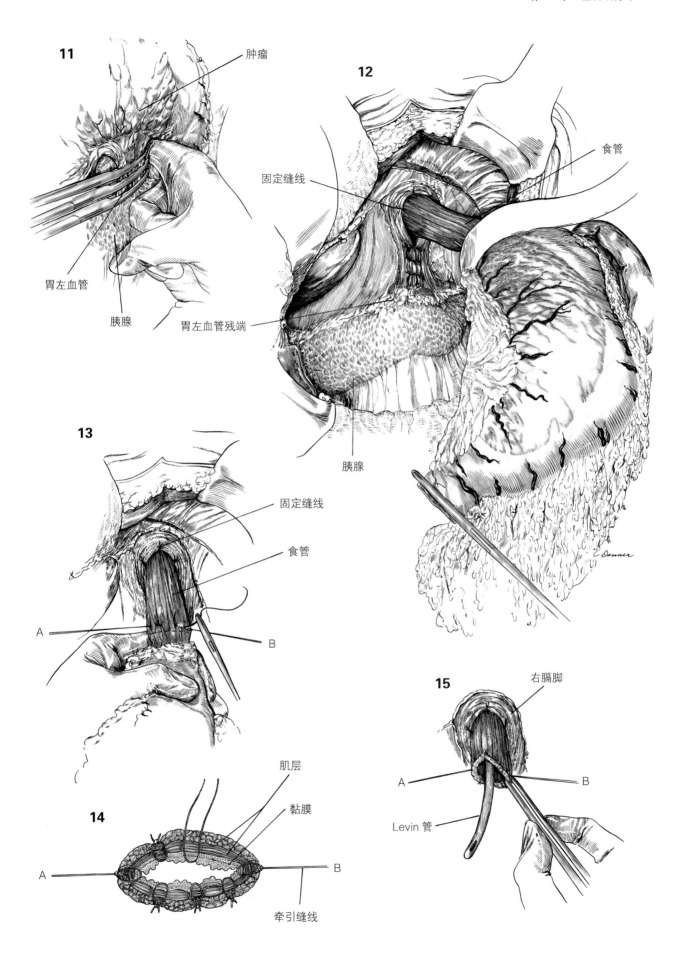

11

肿瘤

胃左血管

胰腺

胃左血管残端

12

固定缝线

食管

胰腺

13

固定缝线

食管

A

B

肌层

黏膜

14

A

B

牵引缝线

15

右膈脚

A

B

Levin 管

为保证术后较好的营养状态并减少全胃切除后的症状，人们曾使用过各种方法。常用的是长空肠袢同时做肠肠吻合的方法。Roux-en-Y 手术可减少胆汁反流和反流性食管炎。间置一段空肠，逆行或顺行置于食管与十二指肠之间，其效果也非常满意。

在 Treitz 韧带远侧约 30 cm 处切断空肠后可施行 Roux-en-Y 手术。将空肠提出腹腔外，通过用手电光透照，其血管弓会清晰显示出（图 16）。切断两个或更多血管弓，切除一小段无血供的肠管（图 17）。将远端的空肠从中结肠血管左侧的结肠系膜开口穿出。若空肠的断端不能轻松地上提至食管后方的膈肌脚并与其平行，可切断更多的肠系膜。在确定长度已足够之后，要决定做与食管的端端吻合抑或端侧吻合哪种方法更为安全易行。若选择端侧吻合，用 3-0 丝线分两层闭合空肠断端（图 18 至图 19）。然后从中结肠血管左侧的结肠系膜开口处将空肠的断端拖出（图 20）。在拖出时，要注意勿使空肠系膜成角或扭转。将空肠壁固定在结肠系膜开口边缘。应闭合结肠系膜上的所有开口，以避免可能发生的内疝。间断缝合关闭空肠系膜游离缘与后腹壁之间的空隙，缝合宜浅以免伤及血管。

再度测试空肠的长度，以确认有 5~6 cm 或更长的空肠系膜缘可以轻松地靠近食管后方的膈肌基底部（图 21）。切开并松解肠系膜根部周围的壁腹膜，可进一步游离出 4~5 cm 长的空肠。在血管弓的上方和下方，向肠系膜缘方向行短小的放射状切开，非常小心地切开腹膜，可以更多地延长空肠的距离。关闭后的空肠断端如图所示指向右侧，但更常见的是指向左侧。

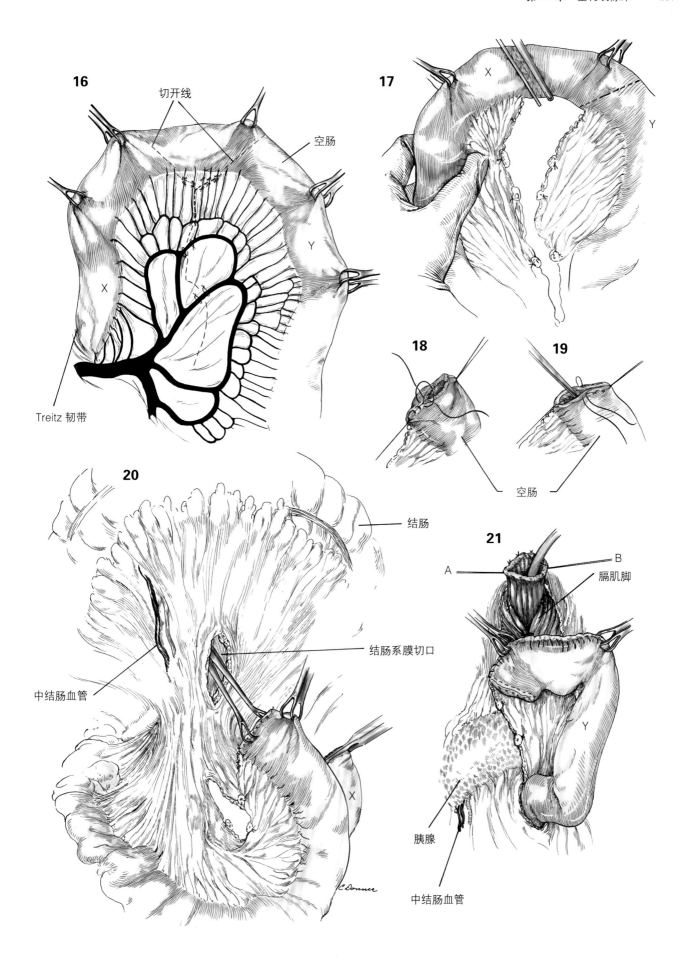

16

切开线

空肠

X

Y

Treitz 韧带

17

X

Y

18

19

空肠

20

结肠

中结肠血管

结肠系膜切口

X

21

A

B

膈肌脚

胰腺

中结肠血管

Y

用 2-0 丝线做一排间断缝合使空肠在食管的两侧以及正后方靠近膈肌（图 22）。必须强调的是，要将空肠固定在膈肌上，以消除后继与食管吻合的张力。结扎固定缝线后，在食管与空肠的两侧缝置角部缝线（图 23，C 和 D）。应将食管壁固定在空肠的上方。要尽力靠近空肠的系膜缘做间断缝合，因为在以后的各层吻合中，可能要利用空肠的所有显露面。在角部缝线 C 与 D 之间，用 2-0 丝线加做 3~4 针间断褥式缝合，缝合食管壁和空肠浆膜（图 24）。牵拉空肠，然后在邻近的空肠壁上做一个小切口，切口不宜过长，以免多余的黏膜影响操作。常有这样的倾向，即将空肠的开口做得过大，以致黏膜不规整并脱出，难以与食管黏膜确切地吻合。从空肠切口两角的缝合开始，用 4-0 丝线间断缝合关闭黏膜层（图 25，E 和 F）。用 4-0 丝线做一排间断缝合对合后壁黏膜层（图 26）。将 Levin 管向下放入空肠（图 27）。空肠腔内的 Levin 管可使关闭前壁黏膜层的间断 Connell 缝合变得容易（图 27）。如后壁缝合一样，可在前壁加缝一层。因此，当将空肠固定在膈肌、食管壁和食管黏膜上时，形成三层闭合（图 28）。

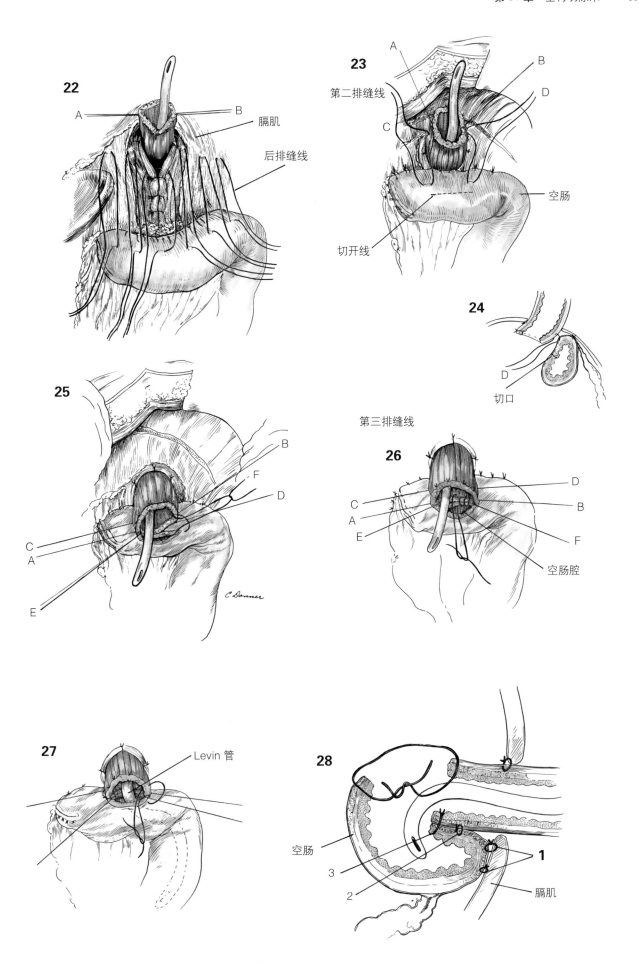

22
A
B
膈肌
后排缝线

23
A
B
D
第二排缝线
C
空肠
切开线

24
D
切口

第三排缝线
26
D
C
B
A
E
F
空肠腔

25
B
F
D
C
A
E
C Donner

27
Levin 管

28
空肠
3
2
1
膈肌

用 3-0 丝线完成前壁的第二层间断缝合（图 29）。然后，将先前为做迷走神经切断和游离食管而切开的腹膜拉下覆盖于吻合口上，并用 3-0 丝线间断缝合将其与空肠固定（图 30）。这样便可形成食管吻合前方完整的第三层支持，而消除吻合口的张力（图 31）。可将导管沿空肠向下插并通过横结肠系膜的开口以防肠管成角。表浅地缝合数针，将肠系膜的边缘固定在后腹壁，以预防肠管成角和影响血供（图 31）。这些缝合不应包括胰腺组织或空肠系膜边缘的血管。应经常检查空肠壁的色泽，以确认其血供是否良好。然后，将近端空肠的开口（图 32、图 16、图 17 和图 21 的 Y）与远端的空肠（图 32、图 16、图 17 和图 21 的 X）的适当部位用 4-0 丝线做两层吻合，或用钉合器吻合。吻合处的系膜开口做间断缝合关闭，以防止以后可能发生的内疝。图 32a 是 Roux-en-Y 吻合完成后的示意图。有些术者习惯用吻合器做食管与空肠的吻合。不管用何种操作方法，应注意的是，间断缝合加固两角以及将空肠与邻近的膈肌固定。

术后管理 通过鼻空肠管做持续吸引减压，该管经过并超越吻合口。患者术后第 1 天即可以活动，应鼓励其逐渐增加活动量。24 小时后可限制性给予一定量的饮用液体。一旦肯定无吻合口瘘存在，即经口进食。当然，这些患者只能少量多餐，充足的热量摄入也是问题，需对患者家属进行膳食方面的指导。另外每月需补充维生素 B_{12}，终生经口补充铁剂及维生素。

建议每隔 6~12 个月重新评估热量的摄入情况。吻合口的狭窄可能需要扩张。

若全胃切除术旨在控制胰岛细胞瘤的激素作用，应测定血清胃泌素水平以判断残存肿瘤的进展和转移。也可测定血钙值以了解甲状旁腺的情况。如果存在高钙血症，应调查患者家属成员中有无家族性多发性内分泌腺瘤病的可能。长期的随访工作应包括测定血清胃泌素、钙、甲状旁腺素、催乳素、皮质醇和儿茶酚胺水平。甲状旁腺功能亢进症的复发并不少见。若有残余的胃泌素瘤存在，正常空腹血清胃泌素水平可以增高。一种内分泌肿瘤的存在意味着在今后多年的随访观察中应注意寻找其他内分泌肿瘤。

（步召德 译　季加孚 审校）

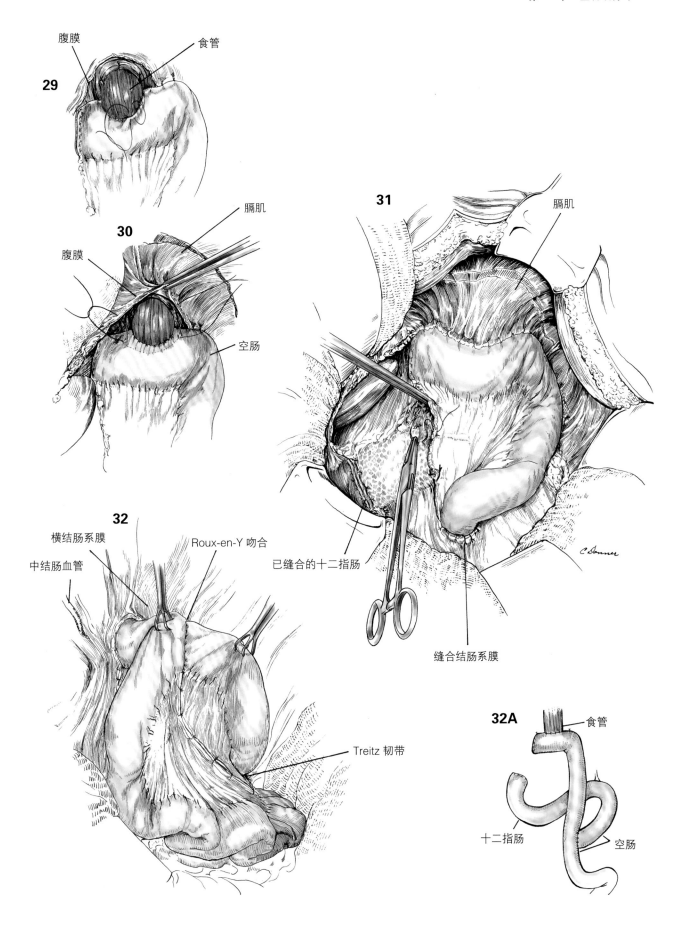

29

腹膜　　食管

30

膈肌

腹膜

空肠

31

膈肌

已缝合的十二指肠

缝合结肠系膜

32

横结肠系膜

中结肠血管

Roux-en-Y 吻合

Treitz 韧带

32A

食管

十二指肠

空肠

第32章 应用吻合器的全胃切除术

适应证 手术指征和术前准备已在第 31 章全胃切除术中详尽地讨论过，其中描述了手工缝合来重建胃肠道的常用方法。然而，许多外科医师更愿使用吻合器，因为它简化了吻合并缩短了整个手术时间，现在吻合器的使用已越来越普遍。

麻醉 气管内插管全身麻醉。

体位 反 Trendelenburg 体位，可加强暴露。

手术准备 下胸部及腹部的皮肤要剃毛并用适当的消毒液清洗。

切口与暴露 先行微创的腹腔镜探查以排除无法手术切除的恶性肿瘤扩散。如果手术指征明确，则做正中切口，从剑突至脐，以便术者进行腹腔探查并决定是否行全胃切除术。若决定施行全胃切除术，通常将切口绕脐左侧向下延长。如无肝、腹膜、大网膜和盆腔转移，则将大网膜与横结肠完全游离，如此可对胃后壁、胃左血管周围的转移以及与胰腺的附着等情况做出评估。通过切除剑突，同时切断肝左叶的悬韧带将肝左叶向内侧游离，以更好地暴露出食管胃连接处。最终的重建如图 1 所示。

手术过程 如第 31 章所示，首先使用 Kocher 法游离十二指肠区，然后结扎幽门周围的血管，处理好十二指肠肠壁以备使用吻合器。尽量远离十二指肠肠壁双重结扎胃网膜右血管，以保证将所有可能的转移淋巴结包括在内。若施行的是胃癌手术，同样切断并结扎十二指肠上缘的胃右血管，以保证可以切除幽门静脉远侧的 2.5 ~ 3 cm 长的十二指肠。用直线切割缝合器或闭合器闭合十二指肠。将 Kocher 钳夹在十二指肠幽门端，在吻合器和 Kocher 钳之间切断十二指肠。然后如第 31 章所示，将全胃同时沿大网膜和肝胃韧带游离。在胃底癌时，需切断并结扎胃左血管，也可能需切除脾。

食管下段与食管裂孔边缘的清晰暴露至关重要。因为食管被切断后有向上回缩的趋势，在切断迷走神经后，将食管轻轻向下牵拉，用 4 ~ 5 针间断缝合适度缝住食管壁，将其与食管裂孔的边缘固定（图 2），这样可确保在食管裂孔下方有 5 ~ 8 cm 长的不会回缩的食管。在食管的后方将双侧膈肌脚缝合靠拢，形成大小合理的开口。

退出鼻胃管，将改良的 Furniss 钳夹在与胃连接处上方的食管上（图 2）。在插入直针和单股聚丙烯缝线后，紧贴该钳切断食管。切断线必须贴紧 Furniss 钳，以确保使用吻合器的关闭既安全又牢固。暴露 Treitz 韧带下方 30 cm 处的空肠，观察系膜上的血管走行，以保证 50 ~ 60 cm 长的、游离空肠段的良好血供。空肠和系膜血管的切断如第 31 章中的图 16 和 17 所示。

将游离的空肠通过中结肠血管左侧的无血管区上的开口上提。应特别注意勿使空肠段扭曲或以任何方式影响其血供。将空肠与开口的边缘固定，必须关闭开口以防止内疝形成。保证能轻易地将空肠段提至食管的断端并可多出 5 ~ 8 cm，使吻合器能够可由此插入以完成食管空肠吻合（图 3）。

再次确认空肠段末端的血供充足，用校准的测量器械测量食管的管径（图 4）。有些术者习惯用 Foley 导管（16 号）插入食管残端，注入 7 ~ 10 ml 生理盐水，轻柔地扩张食管断端，以便容易地插入吻合器的对合杆，这样可允许插入较大的吻合器。将合适的吻合器通过空肠断端，直接插向对系膜缘的荷包缝合处，使用电刀和通过吻合器对合杆上的尖锐的塑料穿刺椎穿刺的方法，于空肠荷包缝合的中心点上戳口，引出吻合器的对合杆。将钉砧的中心杆与对合杆连接。牢固结扎空肠上的荷包缝线，将吻合器的对合杆小心地插入食管（图 5）。

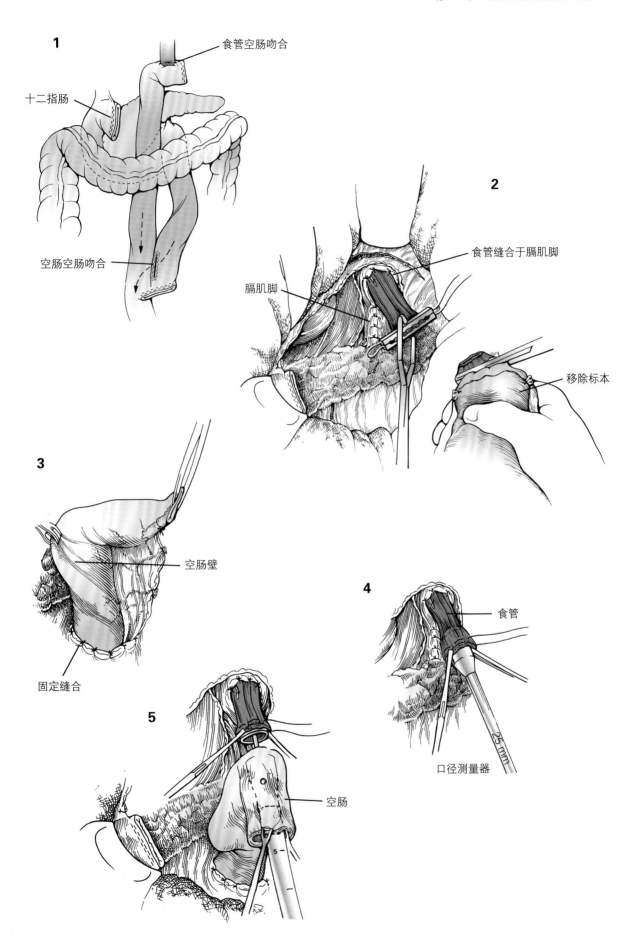

1

食管空肠吻合

十二指肠

空肠空肠吻合

2

食管缝合于膈肌脚

膈肌脚

移除标本

3

空肠壁

固定缝合

4

食管

口径测量器

25 mm

5

空肠

在吻合器的钉仓与钉砧靠紧前，应检查两处的荷包缝合是否牢固（图 6）。在证实食管和空肠壁的总厚度在钉合的安全范围内后，击发吻合器器械。松开、轻柔旋转并移出器械后，在吻合口周围加以浅层间断缝合。将鼻胃管移至吻合口以下。

准备使用吻合器关闭空肠段的开口端（图 7）。应将吻合器呈一定的角度夹在浆膜上，以保证空肠对系膜缘的血供充分。有些术者习惯将空肠段在后方缝合固定数针，以消除吻合口张力和防止旋转。

Treitz 韧带以下的胃肠道重建有很多方法。十二指肠内的液体在距 Treitz 韧带约 25 cm 处与空肠内的液流相汇，此处距食管空肠的吻合口约 40 cm。用吻合器从空肠对系膜缘插入完成侧侧吻合（图 8），此吻合有如 Roux-en-Y 术中的空肠空肠吻合。然后用吻合器关闭黏膜上的戳口（图 9）。

在食管空肠吻合口以下做一空肠贮袋对远期营养状况并无明显的益处。

缝合两空肠段的系膜，消灭可能发生的内疝。查看空肠段的血供，特别是近吻合口处的关键部位。

术后管理　维持血容量、液体和电解质平衡。鼓励早期活动。24 小时后给予少量清流质，经水溶性造影剂 X 光透视证确认吻合的完整性之后，就可以开始经口进食。开始时，患者每日 6 次少量进餐，逐渐增进至每日正常的三餐，消除患者及家属关于进食问题的顾虑。体重将缓慢增加，除非已证实有广泛转移的恶性肿瘤。应每月注射维生素 B$_{12}$，同时做饮食调查和营养评估。这种每月的检查和恢复信心对患者在术后第 1 年内恢复热量的正常摄入是有帮助的（同样见第 31 章讨论部分）。

（步召德 译　季加孚 审校）

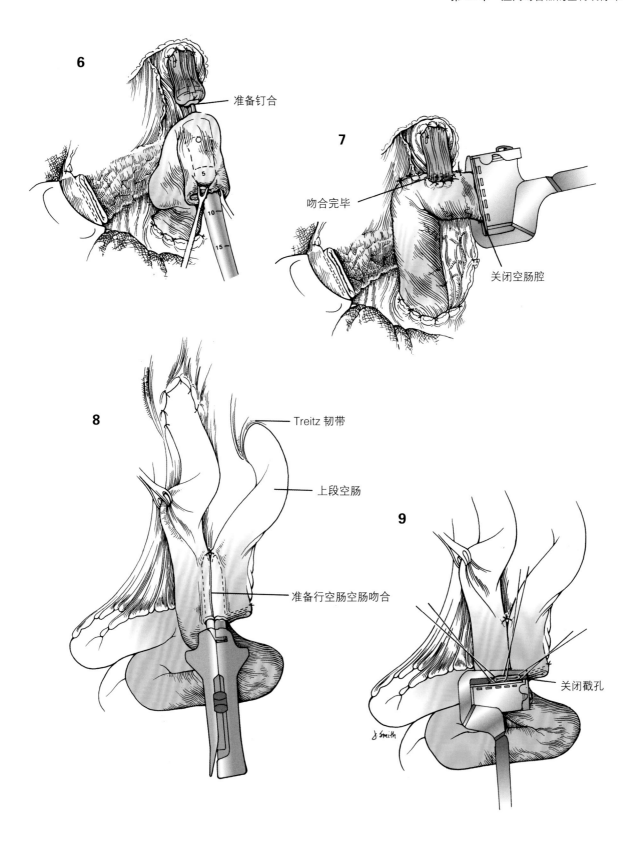

6

准备钉合

7

吻合完毕

关闭空肠腔

8

Treitz 韧带

上段空肠

准备行空肠空肠吻合

9

关闭戳孔

J. Smith

第33章 Roux-en-Y胃空肠吻合术

适应证 在幽门成形术或某种类型的胃切除术后，由于胃出口的改变，偶有患者会发生持续且症状严重的胆汁反流性胃炎。此时，可能需要施行胆汁的转流手术，使胆汁不再流经胃的出口。

术前准备 应确定术后反流性胃炎的诊断。通过内镜检查应明确地显示出重度胃炎的证据，即要有肉眼观察下的证据，又要有显微镜下的证据，与常见的十二指肠内容物改变的胃出口反流所致的胃炎相比，这类胃炎的程度通常较严重。要进行胃液的分析以寻找既往迷走神经切断术是否完全的证据。常规行钡餐检查和血清胃泌素水平测定。除临床上明确诊断为术后胆汁反流性胃炎以外，尚需具备经长期强化的内科治疗而症状持续的证据。手术的设计是将十二指肠的内容物完全不经过胃出口而转流。除非采取完全的迷走神经切断术联合胃窦切除术来控制胃酸，否则终将发生溃疡。

麻醉 气管插管全麻。

体位 仰卧位，头低脚高。

手术准备 常规准备下胸部及腹部皮肤。

切口与暴露 利用上次胃手术的原切口。应向上延伸切口超过剑突，因为要明确先前的迷走神经切断术是否适当，可能需要探查食管胃连接部。应注意避免意外地切开与腹膜粘连的肠袢。

即使以往施行过迷走神经切断术，但找出遗漏的迷走神经纤维，特别是迷走神经后支仍是明智之举，除非因肝左叶的下面和胃上方之间紧密粘连，使探查太过于冒险。

游离原吻合处，以便能进行仔细的探查和触摸来寻找溃疡或狭窄的证据，或既往不符合生理规律的手术操作的证据，如肠袢过长、成角或空肠造口处的部分梗阻。可能发现吻合口过宽的胃十二指肠吻合（图1）。

明确第一次胃切除的范围，确定是否已切除胃窦，完全的迷走神经切断和胃窦切除对防止溃疡复发是绝对必要的。

手术过程 若欲对 Billroth Ⅰ 式手术进行更改。在吻合口的两侧夹直 Kocher 钳之前，要仔细地在前方和后方游离出吻合口（图2）。因为前次手术已将十二指肠做 Kocher 游离，并转向内侧以减轻吻合口的张力，因此重要的是要尽可能减少十二指肠的损伤（图2）。在进一步游离十二指肠第一段时，可能会意外损伤副胰管或胆总管。

用一排间断缝合关闭十二指肠断端（图3），也有术者习惯用吻合器关闭十二指肠。然后用第二层丝线间断缝合加固第一层的缝合线，使十二指肠前壁翻向下方的胰被膜。将横结肠向上反折，自 Treitz 韧带始至少 40～50 cm 的上段空肠需要分离上次手术可能造成的粘连，如全胃切除术的第 31 章图 16 至图 20 所示游离出一段空肠段（图4）。采用双层缝合关闭空肠断端，将外翻的黏膜用第二层 2-0 丝线间断缝合内翻（图6），两角应严密对合。常行结肠后吻合而不是结肠前吻合（图4），将游离的肠袢穿过中结肠血管左侧的结肠系膜上的开口。双层缝合关闭 Roux-en-Y 袢的断端开口，第一层缝合用可吸收线连续缝合（图5）。如果用吻合器离断空肠则断端已钉合。第二层用丝线间断褥式内翻缝合（图6）。

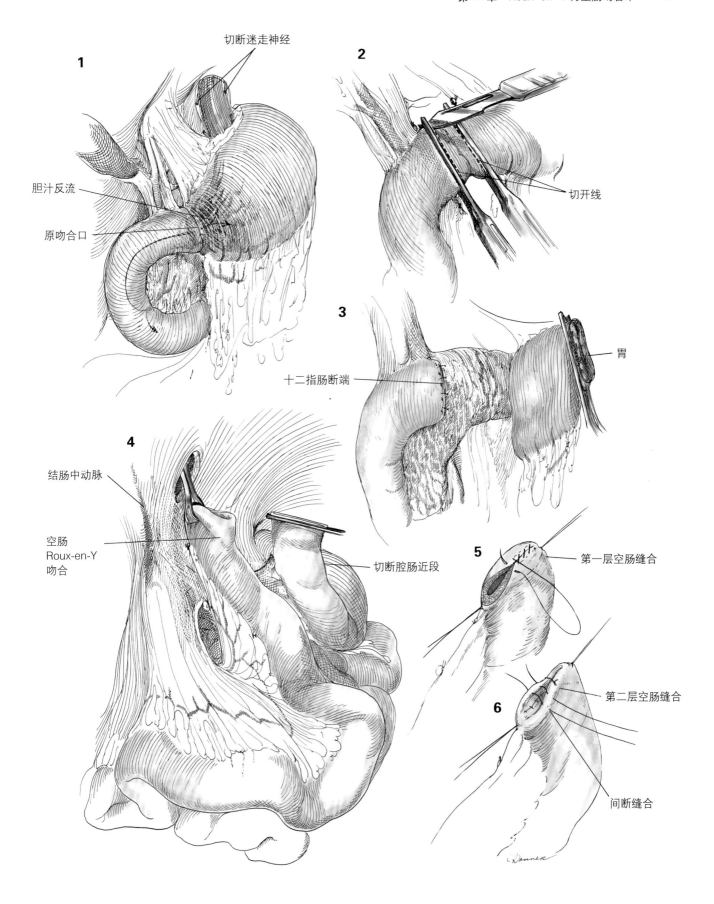

1　切断迷走神经

胆汁反流

原吻合口

2　切开线

3　十二指肠断端　胃

4　结肠中动脉

空肠
Roux-en-Y
吻合

切断腔肠近段

5　第一层空肠缝合

6　第二层空肠缝合

间断缝合

可能要额外切除部分胃，以确保胃窦完全切除。在胃上夹无创钳以控制出血和防止胃内容物的污染，同时可固定胃壁以便于缝合（图 7）。分两层做胃断端与空肠的全口端侧吻合（图 8）。空肠断端距吻合口不应超过 2 cm（图 9）。间断缝合关闭所有结肠系膜上的开口，预防可能发生的内疝，并防止空肠扭转或成角。

在距离胃空肠吻合口至少 40 cm 处行空肠与空肠的吻合（图 10）。分两层吻合，关闭所有系膜的开口，预防内疝或吻合口附近的梗阻（图 11）。将长 Levin 管放过吻合口，并可放入十二指肠以确保十二指肠残端的减压。在仔细清点缝针、器械和纱布无误后关腹。

关腹　常规关腹。

术后管理　维持水和电解质的平衡。可术后第 1 天口服少量清水。逐渐增加至每日 6 次的少量进餐，因为胃排空缓慢是常见的问题。细致的内科指导可确保良好的疗效。

（步召德 译　季加孚 审校）

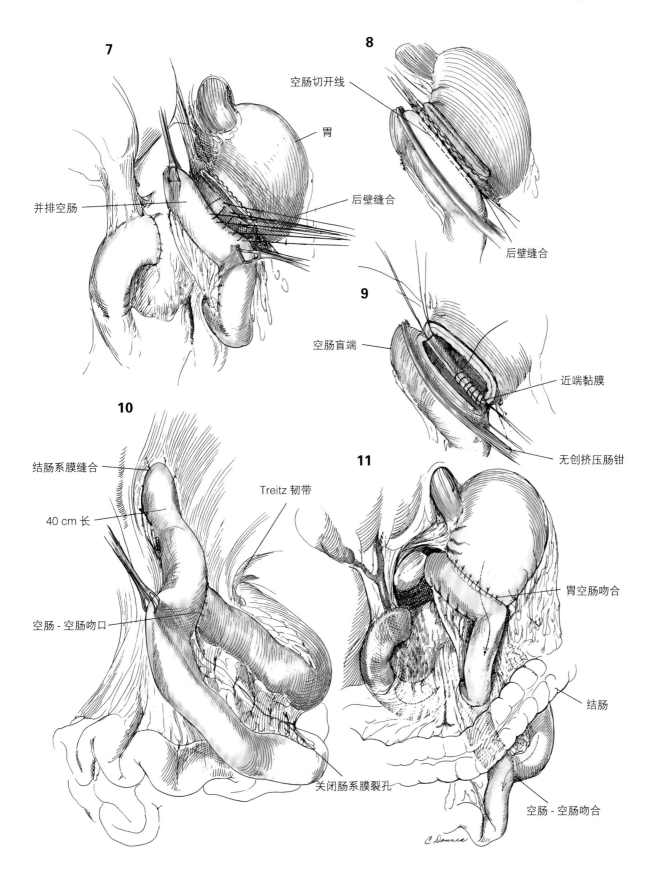

7

空肠切开线

胃

并排空肠

后壁缝合

8

后壁缝合

9

空肠盲端

近端黏膜

无创挤压肠钳

10

结肠系膜缝合

40 cm 长

空肠 - 空肠吻口

Treitz 韧带

关闭肠系膜裂孔

11

胃空肠吻合

结肠

空肠 - 空肠吻合

适应证　对某些合并食管炎的、有症状的、反流性胃炎患者，可考虑施行胃底折叠术。食管炎并发狭窄和食管旁疝是该手术其他可能的指征。若证实存在食管下段的狭窄，可通过反复扩张进行预备性治疗。

有胸骨下疼痛（尤其在仰卧位时）、吞咽困难和反复发作的吸入性肺炎等情况时，通常会发现胃食反流的 X 线征象。需要进行食管镜检查明确食管裂孔疝的存在、食管炎、食管成分的结构和 Barrett 食管。测压法和消化道钡餐明确食管的运动功能。同时进行腔内 24 显示 pH 测定。

手术的设计旨在防止酸性消化液反流和恢复正常的括约肌功能。若反流性食管炎合并十二指肠溃疡，可考虑施行壁细胞迷走神经切断术或迷走神经干切断术的其中一种加幽门成形术。

术前准备　对有吸入性肺炎病史的患者，应做肺功能检查。继续抗酸治疗，全身性应用抗生素，应留置鼻胃管。

麻醉　气管内插管全身麻醉。

体位　置患者于舒适的平卧位，双足略低于头部。

手术准备　需要自双侧乳头至耻骨联合的区域剃毛。用适当的消毒液清洁胸骨表面、下胸壁和整个腹部皮肤。

切口与暴露　由剑突至脐做一较宽敞的正中切口（图 1）。剑突过长时，可切除剑突以增加食管胃连接处的暴露。用 2-0 丝线贯穿缝合控制两侧剑肋角的活动性动脉出血。

手术过程　打开腹膜，探查腹腔。特别注意胆囊、十二指肠球部以及食管裂孔的大小。食管裂孔的扩大可导致相当一部分胃向上进入胸腔。充分暴露出食管裂孔的边缘十分重要。切断相对无血管的三角韧带，将肝左叶向内侧翻转，可增加暴露（图 2）。用湿纱布垫覆盖游离的肝左叶，再用大 S 拉钩将其向内侧牵拉（图 3）。

切开食管前面的腹膜，用右手的示指游离食管（第 23 章图 7）。暂不切断迷走神经，除非经过术中探查、实验室检查、X 线检查和临床研究均证实有胃分泌过多合并十二指肠变形，而且计划同时行引流手术如幽门成形术。切断和结扎肝胃韧带的最高部分十分重要，可以为包绕胃底的操作提供暴露。用两把长直角钳夹住肝胃韧带的最高部分（图 3），切断钳间的组织，分别用 2-0 丝线结扎两断端，以确保控制左膈下动脉的出血（图 3），这当中也可能包括迷走神经的肝支。由于裂孔疝的创伤，食管胃连接部的腹膜袖内可能包含相当多的组织，需要另外缝合以控制此灶的出血。这些缝合不应缝住迷走神经，除非有迷走神经切断术的指征，即合并十二指肠溃疡和高胃酸。在切开食管胃连接处左侧的腹膜时应非常小心，以免撕裂脾被膜。

用橡皮引流条（Penrose）绕住食管向下持续牵拉，使胃底完全进入腹腔。在食管后方置一小 S 托钩以暴露裂孔（图 4）。用长 Babcock 钳提住裂孔边缘，以便用 1-0 丝线行 2～3 针间断缝合，在食管的后方关闭裂孔（图 4），将裂孔缩小至示指能容易地沿食管通过即可。另外许多外科医师习惯用 56 F 和 60 F 号的食管扩张器通过开口，以测量其大小。

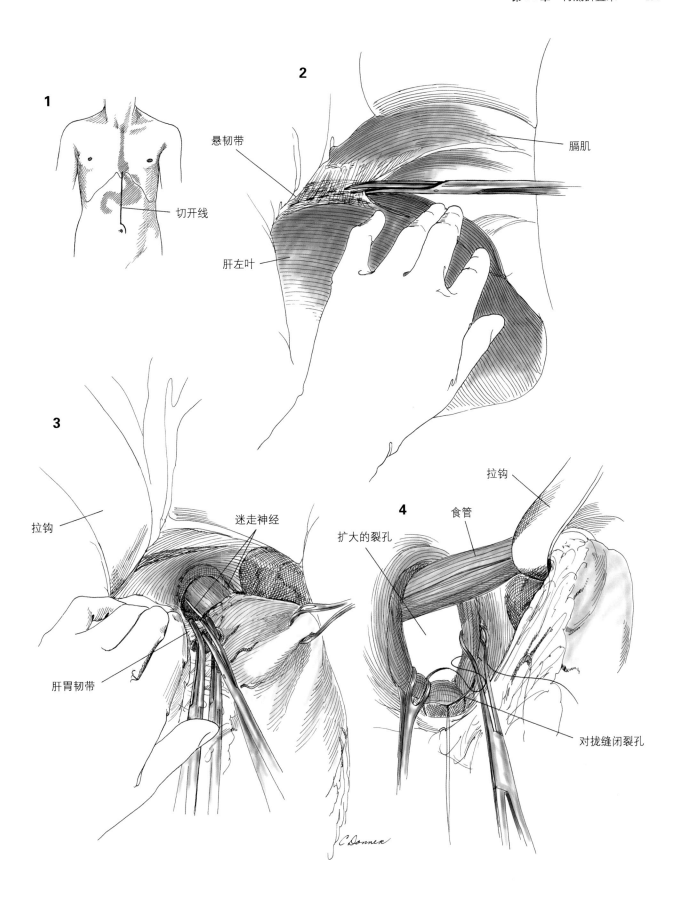

1

切开线

2

悬韧带

膈肌

肝左叶

3

拉钩

迷走神经

肝胃韧带

4

拉钩

食管

扩大的裂孔

对拢缝闭裂孔

C Donner

胃底折叠术的有效性取决于"包绕"的操作是否适当。通过结扎 4～5 支胃短血管以游离胃底十分重要（图 5）。须谨慎操作以免损伤脾。有术者选择靠近胃结扎这些血管，通过贯穿缝合并包括一部分胃壁。若暴露十分困难，可使用银夹结扎脾侧的血管。将橡皮引流条（Penrose）绕过食管向下牵引（图 6）。在操作前，将 56～60 号 Maloney 橡皮扩张器插入食管，以避免食管腔的过度受压。将右手通过胃底的后方来检查胃游离是否充分（图 6），必须要将胃底充分地游离以便能轻易地包绕食管下段。用橡皮引流条持续向下牵引食管，同时右手握住胃壁绕过食管。在食管两侧的胃壁上夹置 1 把或数把 Babcock 钳（图 7）。提住两边的钳子，术者的手便无需留在创口内。用 2-0 丝线间断缝合对合胃前壁和后壁（图 7）。在 2～3 cm 长的区域内，一般用 3 针间断缝合已足够。缝合时，浅浅地缝住食管和胃壁，以防包绕处向上滑动（图 8）。另外，许多术者将胃的包绕处与膈肌角缝合固定，如此可防止包绕食管的胃管道向上移动。食管内放置大的扩张器以防止食管过于紧缩。取出牵副的橡皮引流条和食管扩张器后，术者将示指或拇指插入折叠的胃壁下，不应有过分的紧缩，同时要避免胃底部大弯侧的过分游离。最后仔细检查食管区，确定未损伤迷走神经。若施行迷走神经切断术，应加做幽门成形术。

关腹　常规关腹。

术后管理　术后第 1 天先给患者限量的全流质，接下来几天半流质饮食，几周后逐渐增加至正常饮食。

（步召德 译　季加孚 审校）

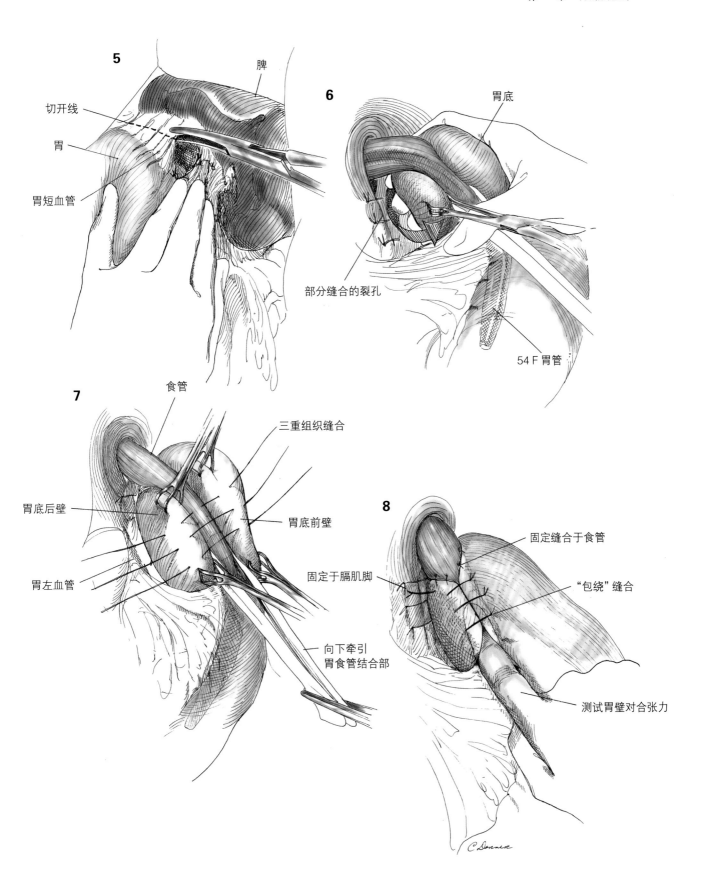

5

脾

切开线

胃

胃短血管

6

胃底

部分缝合的裂孔

54 F 胃管

7

食管

三重组织缝合

胃底后壁

胃底前壁

胃左血管

向下牵引
胃食管结合部

8

固定缝合于食管

固定于膈肌脚

"包绕"缝合

测试胃壁对合张力

第 35 章

腹腔镜胃底折叠术

适应证 腹腔镜胃底折叠术最常见的适应证是有症状的胃食管反流，所应用的技术为宽松的 360° Nissen 折叠术。胃食管反流病的临床表现及诊断方法在前面的第 34 章已有详述。伴有反复发作的吸入性肺炎或由反流所触发的哮喘是本手术明显的适应证，不能耐受质子泵抑制剂、不能依从建议的药物治疗方案及需终生药物治疗等，也可作为该手术另外的指征。

术前准备 应行全面的医学检查及通常的麻醉前检查，食管功能检查如压力测试、食管造影是必需的，为了决定行部分或全部胃底折叠术，以排除与反流无关的食管蠕动障碍。重点是肺部检查。高危患者需检查肺功能，尤其是曾反复发作吸入性肺炎或近期发生哮喘的患者。继续应用抗酸剂、H₂ 受体拮抗剂及质子泵抑制剂。术前可考虑有选择地预防性应用抗生素。

麻醉 气管内插管全麻。置口胃（orogastric，OG）管行胃减压。

体位 患者取仰卧位，双上肢外展以靠近麻醉师，或上肢置血压计袖带、氧饱和度仪及静脉插管后置于患者的体侧（图 1）。双腿充分外展以供术者进入，但股部仅轻度抬高。在两侧小腿上置弹性袜套或气动序贯加压袜套。置患者于反 Trendelenburg 位，手术台头侧抬高，倾斜约 30°。

手术准备 从乳头至耻骨联合剃净毛发。常规皮肤准备。

切口与暴露 图中显示了在患者处半截石位时，诸个 5～10 mm 穿刺孔的分布定位（图 1）。之后用穿刺针套管穿刺并进气，5 mm 或 10 mm 的镜头从左边戳孔进入。也可选择开放式 Hasson 技术于脐上缘置 10 mm 套管（第 11 章）。探查腹腔的所有四个象限。局部浸润麻醉下开始分别置入其他几个位置的套管，将局麻针头垂直穿透腹壁并从腹腔内验证其在腹膜上的进入点。左倒锁骨中线处置 10 mm 套管，而在右侧肋缘下偏外侧、上腹部紧靠中线的镰状韧带的右侧孔及左侧肋缘下的外侧远处分别置放 5 mm 套管。为充分暴露食管裂孔，可于剑突下植入自动肝拉钩或通过右侧肋缘下戳孔（图 2）。

手术过程 术者经上腹部及左侧锁骨中线的套管使用这两种器械。助手通过操纵脐部套管处的腹腔镜引导另一器械由左肋缘下外侧的套管进入，以便帮助进一步的牵引、暴露。如果有食管裂孔，需小心分离。随后用超声刀切断肝胃韧带以游离胃小弯（图 3）。体瘦的患者，肝胃韧带较薄且只含有几支血管，故很容易进入。但在肥胖的患者，肝胃韧带古有很多的脂肪组织，需要仔细地分离。将此韧带的肝侧切缘小心钳夹并提起，可为术者提供更好的暴露。因有些患者此区内有异位的肝左动脉存在，必须仔细地进行分离（图 4），此血管必须辨认清楚并予保留。用 Babcock 钳牵开胃小弯，切开右膈肌脚前方的腹膜（图 5）。继续向后将此膈脚清理干净，于食管后方显露出膈肌裂孔及其后壁的左右膈脚的"V"形或扇形汇合部。

术者用一把 Babcock 抓钳抓住胃大弯并将胃向患者的右前方牵引，开始分离（图 6）。助手抓住外侧的胃脾韧带将其连同脾牵向患者的左侧，至此，胃脾韧带可清晰显露。选择一合适的区域用钝性分离将其打开。开始用超声刀连续地切断胃脾韧带，切线应距离胃壁 1 cm 以外，以尽量减轻对胃的热损（图 6）。在必须看清楚夹于超声刀中的组织，尤其是在刀的头端，以免将下一支胃短血管部分横断：一旦部分横断即可导致出血，且出血处很难找到而予以控制，此时往往被迫中转开腹手术。在胃脾韧带的切缘下方，沿胃后壁交替使用抓钳将胃牵开，可更好地显露小网膜囊及胃脾韧带（图 6）。

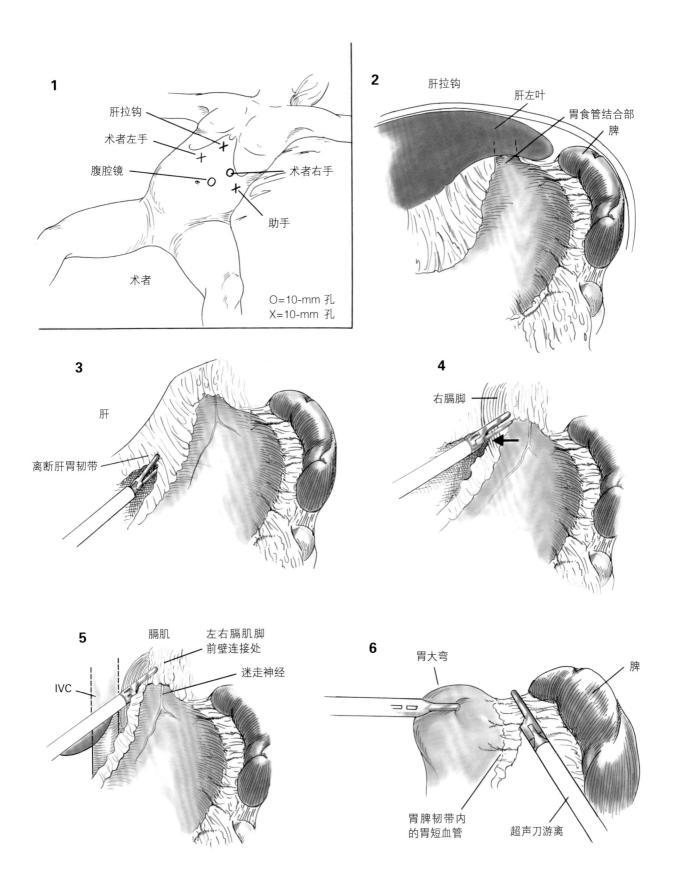

1

肝拉钩
术者左手
腹腔镜
术者右手
助手
术者

O=10-mm 孔
X=10-mm 孔

2

肝拉钩
肝左叶
胃食管结合部
脾

3

肝
离断肝胃韧带

4

右膈脚

5

膈肌
左右膈肌脚前壁连接处
迷走神经
IVC

6

胃大弯
脾
胃脾韧带内的胃短血管
超声刀游离

用超声刀继续向上离断胃脾韧带直到脾游离、左膈脚显露（图 7）。以 Babcock 钳进一步牵开胃大弯的近顶部，切断几处胃后壁与后腹膜的附着，此处应注意避免损伤胃左动脉。

环形一周切除食管（图 8），然后用烟卷引流条绕过食管远端（图 9）。另外胃食管的脂肪垫可用于促进收缩。用钝性分离将食管远端分离，使其在纵隔下至少 3 cm 减小张力。

游离食管，注意保护好迷走神经的左前支及右后支。在腹腔内游离出约 2 ~ 3 cm 的食管，此处的游离操作可通过用器械将食管胃结合部轻轻提起，并向外侧推移的动作来完成。分离不可在膈肌裂孔内盲目进行，也不能超过两膈脚的上缘或顶端，否则可能分破胸膜。但即使分破胸膜，一般也不会造成很大的问题，因为气管内通气的正压高于腹腔内充入的 CO_2 的气压。但有些情况下，此破口需缝合修补并放置胸引流管。

多数术者凭经验估计膈肌裂孔需要关闭的程度。一般情况下，可在食管的后方行两针缝合将两侧膈脚缝在一起。经左肋缘下中部的套管伸入一把带 0 号延迟吸收编织线的 10 mm 的内镜缝合器。第 1 针从左膈脚开始，由外侧穿入膈肌裂孔（图 9）。夹闭持针器的两颚，缝针既穿透组织至另一侧。缝针转而由位于裂孔内的缝合器的内侧颚控制。张开缝合器，将针及缝线通过左膈脚拉出。在不夹持组织的情况下关闭缝合器，缝针即回传至缝合器的外侧颚。重复同样的过程，自裂孔内穿过右膈脚将针线拉出。按常规打四重结，用内镜剪剪掉线尾。通常，两膈脚间再做一针缝合即已足够（图 10）。

在首先确认胃已有足够的游离度后，行 360° 的宽松的包绕。将胃大弯的上部经食管后方拉出。用两把抓钳夹住拟作为包绕瓣的胃壁，似"擦鞋"样由一侧到另一侧来回拖动（图 11）。必须能够确认胃有完全足够的游离度，以便形成一个能覆盖数厘米宽区域的松弛、无张力的包绕瓣。因此，可能需要进一步沿胃大弯下部离断胃短血管。退出口胃管，麻醉师将一个 56 ~ 60 号的粗大的食管扩张器插入胃内（图 12）。至关重要的是，扩张器的锥形尖头必须完全进入胃内，以免其后使食管的周径过小。有些术者使用带纤维光源的扩张器以便核实其在胃内的位置。将扩张器留置于原位，通过检查左、右膈脚在后侧的靠近情况来判定裂孔开口的宽敞程度。另外，测试两侧的胃包绕瓣是否有足够的长度以包绕 2 ~ 3 cm 长的腹腔内段食管（图 12）。自远侧开始，通常需要行 3 针缝合来完成包绕（图 13）。最后的、也即是最靠近头侧的一针应为三重组织的缝合（图 14）。其中间应缝住部分厚度的食管浆肌层组织，最后一针缝合将右侧的包绕瓣固定在右膈脚上（图 14）。最后这两针缝合的意图在于减少包绕瓣移动的机会。

关闭切口 10 mm 穿刺孔用 1 ~ 2 针 2-0 延迟吸收线缝合。用细的可吸收线皮内缝合对合皮肤。外覆创口贴并用干燥消毒敷料包扎。

术后管理 通常不需要置鼻胃管行胃减压。按患者的耐受情况先进清流食，逐渐过渡到软而易咀嚼的食物。有些患者可能出现短暂的吞咽困难，调整饮食即可予以控制。

（步召德 译　季加孚 审校）

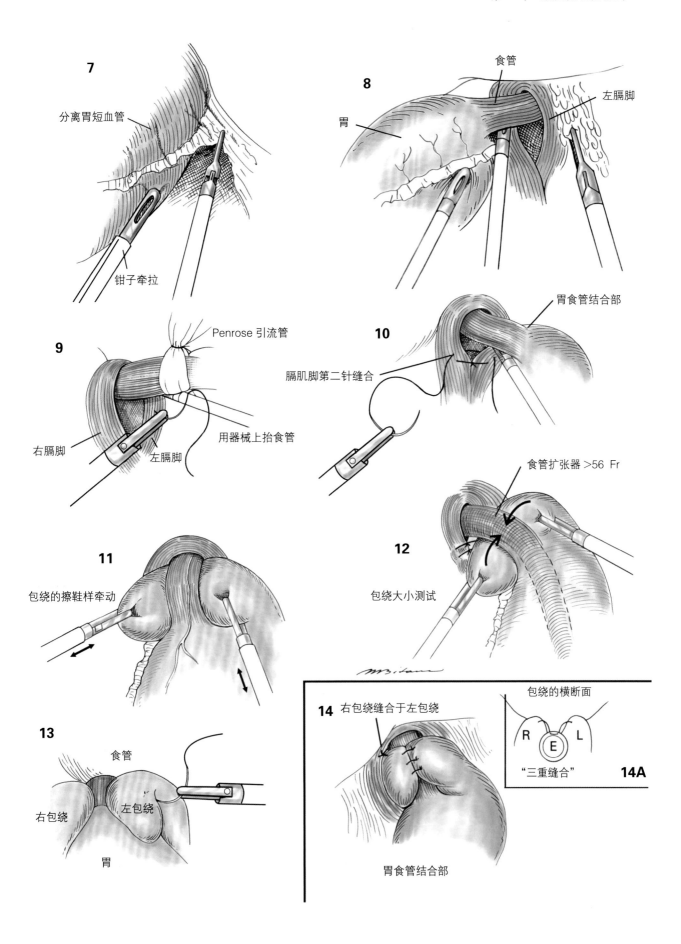

7

分离胃短血管

钳子牵拉

8

食管

胃

左膈脚

9

Penrose 引流管

右膈脚

左膈脚

用器械上抬食管

10

胃食管结合部

膈肌脚第二针缝合

11

包绕的擦鞋样牵动

12

食管扩张器 >56 Fr

包绕大小测试

13

食管

右包绕

左包绕

胃

14

右包绕缝合于左包绕

包绕的横断面

R　L

E

"三重缝合"　**14A**

胃食管结合部

第 36 章

腹腔镜食管肌切开术

适应证 贲门失弛缓症的表现包括胸痛、吞咽困难，后期营养不良等表现。大多数患者按照假设胃食管反流已经治疗了很长一段时间，然而通过客观评估，发现食管蠕动停止和下段食管括约肌无收缩。影像学证据可证明长期疾病和在某些情况下食管扩张和膨胀。

对贲门失弛缓症可进行多学科治疗。通过内镜监测和排除恶性肿瘤或机械阻塞是很重要的。注射肉毒杆菌毒素于下食管括约肌可以使其放松得到救治，尽管这种救治是临时的，可能会使后来确切治疗复杂化。肉毒杆菌素注射治疗失弛缓症应只被认为是暂时性的措施或患者的姑息治疗。可以考虑在食管括约肌下 3～4 cm 的距离用气囊扩张术。尽管保守治疗取得了这些成功，手术治疗仍然是一线治疗，大多数患者可获得较好的结果。经口内镜切开术是一个新兴的疗法，允许经口黏膜下切除单独的环形肌肉纤维。

术前准备 要筛查患者的其他身体状况，对肺部疾病必须十分小心，尤其是慢性刺激是一个明显因素。营养不良同样应得到解决。当发现食管扩张或怀疑慢性刺激的时候，更要小心着手术前准备。很多患者需要术前禁饮食一段时间，让食管的食物排空，然后才进行麻醉诱导和术前干预。在有效的入路中，两种标准的方法是经左胸部或腹部。胃食管结合部在腹腔镜下暴露并操作，最好的方法是腹腔镜 Heller 肌切开术。

麻醉 全身麻醉。

体位 患者取仰卧位，两臂伸直，大腿分开，以便操作医师可以站在患者的腿中间，助手分别在两侧。

手术准备 午夜后患者保持禁食禁饮。进行预防性应用抗生素。预防血栓栓塞。

手术过程 戳孔的位置有多种，标准方法将包括一个脐周的镜头观察孔和四个额外的套管针。套管针放置在季肋部，#1 牵引肝，#2 和 #3 作为操作孔，端口 #4 通常是添加后（图中没有显示）牵引胃的（图 1）。

当牵引左肝的前面时，通过肝胃韧带就能看到食管。分离右侧（图 3），然后分离左侧，直到环形分离食管一圈，此时可显示游离的远端食管。图 3A 显示了迷走神经的解剖，分离时注意识别和保护。用 Penrose 引流条绕过胃食管结合部轻轻向前牵引，帮助游离近端食管。尽可能游离到纵隔高位。有时候需要游离近端胃，胃左血管很少需要分离。

完整游离后，胃食管结合部的脂肪组织需要用电刀或超声刀小心分离，以暴露完整的胃食管结合部。辨别迷走神经的前部和后部，以防分离过程中的损伤。进镜后，可以在前侧或食管的前外侧的方与迷走神经平行的地方行肌切开术，防止损伤（图 4A）。通常在距离胃食管结合部上方 2 cm 处使用钝性分离辨别出纵行肌，然后是环形肌。一旦进入黏膜层，需小心的分离黏膜与环形肌纤维，分离至胃食管结合部上 6～8 cm，远至胃部 2～3 cm（图 4B）。在此层次中，黏膜可能会固定于肌纤维上，需小心分离。肌切除后，小仔细检查黏膜下有无损伤。术中内镜下喷洒止血剂，同时辨别 Z 线，以确保肌切开术达到胃部。

部分胃底折叠术是腹腔镜食管肌切开术的一部分。在前壁的 Toupet 胃底折叠术可以通过近端胃过长的部分在食管前壁创建。将左侧和右侧切开的食管肌缝合在胃后壁。另外一种方法是 Dor 胃底折叠术或前壁折叠术，用胃底过长的部分在食管前壁缝合。从切开肌的左侧开始缝合。（图 6A）。然后胃的冗余部分固定在切开肌的前面，然后从食管的右侧缝合（图 6B）。大于 5 mm 的戳孔缝合筋膜和皮肤，然后用创口贴覆盖。

术后管理 多数患者在术后的晚上可完全流食。鼓励早期下地活动，避免强度太大。告知患者术后前几周吞咽功能恢复缓慢，水肿消退可后缓解。内窥镜检查很重要，以便筛查恶性肿瘤。

（步召德 译　季加孚 审校）

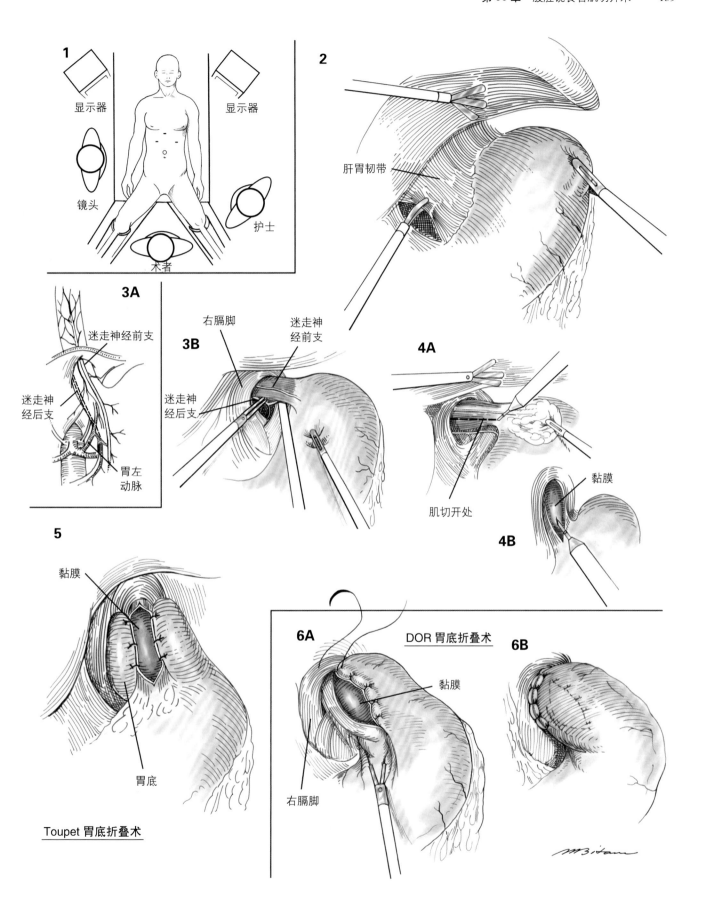

1

显示器

显示器

镜头

护士

术者

3A

迷走神经前支

迷走神经后支

胃左动脉

2

肝胃韧带

3B

右膈脚

迷走神经前支

迷走神经后支

4A

肌切开处

4B

黏膜

5

黏膜

胃底

Toupet 胃底折叠术

6A

DOR 胃底折叠术

6B

黏膜

右膈脚

第37章 腹腔镜Roux-en-Y胃旁路术

适应证 对于减肥手术，患者的选择是基于循证医学指南。患者必须为饮食治疗失败、体质指数（body mass index, BMI）>40 kg/m² 且不伴有相关疾病，或 BMI>35 kg/m² 并伴有相关疾病者。此外，实际工作中对于减肥手术的患者选择，还应考虑患者的精神稳定性，态度是否积极，以及其对手术性质和术后进食变化的理解程度。

术前准备 对病理性肥胖患者的保健理想上是通过团队来完成。在首诊之前，患者必须提供曾经进行过医学指导下节食治疗的证明以及初级医师的转诊证明，患者还要阅读有关减肥手术的书面综合内容，或参加一个内容相同的讲习班，包括减肥手术类型、预期结果和可能的并发症。首诊时，患者要参加有关减肥手术的小组培训，以及由营养医师进行的关于减肥手术术前和术后饮食问题的专题讲座。此外，还要由手术团队和营养师对患者进行评估。依据情况，后续的评估可能包含全套的心理评定、专科医学评估、胆囊超声检查以及包括基线动脉血气分析的肺部评估。最后，患者还需要进行术前麻醉评估。

麻醉 手术需要气管内插管全身麻醉，麻醉医师必须做好插管困难准备，包括准备好可弯曲的支气管镜以协助插管。

体位 用侧方转运装置将患者转移到手术台上。患者取仰卧位，用 Velcro 腿带和一种用于固定骨盆的纺锤形被单将患者固定在手术台上。将患者上肢置于上肢固定板上，也可将左侧手臂置于体侧，加用其他带子将患者妥善固定于手术台上，图1 显示了手术装备。

手术准备 术前需要使用预防性抗生素和静脉血栓栓塞预防措施。腹壁备皮，放置 Foley 导尿管和经口胃管。

切口和手术过程 腹部准备：常规铺单。在左上腹切一个小的横向皮肤切口，通过该切口插入气腹针，并建立气腹至最大压力为 15 mmHg。抽出压力针，并放置一个 12 mm 的套管。将 10 mm 的 30° 腹腔镜插入腹腔，检查腹膜腔和内脏，以确保没有套管插入的损伤。接下来于直视下于脐上插入 10 mm 的套管，右上腹插入 15 mm 套管，左上腹插入 5 mm 套管（图 1B）。提起大网膜，暴露横结肠和 Treitz 韧带（图 2A）。

在一些诊疗中心，钉合线加固可选用可吸收材料，例如，聚乙醇酸/三亚甲基碳酸酯共聚物纤维，通过加固可以使钉合线更为确切。使用腹腔镜吻合器将空肠与 Treitz 的韧带分开大约 30 cm（图 2B）。用腹腔镜线性吻合器分开并加固小肠肠系膜，以保证提供 Roux 支足够的长度。用蓝色 Penrose 引流管标记空肠的 Roux 环的传出支近端部分有助于避免混淆已经分开的、随后将与胃囊吻合的空肠末端。将距离断处约 150 cm 的传出 Roux 支（图 2B）与胆胰管支进行侧侧空肠空肠吻合（图 3）。用 2-0 可吸收缝合线沿系膜缘闭合两个小肠段。用超声刀在对系膜缘侧做两处小的肠壁切口。用腹腔镜线性吻合器进行侧侧空肠空肠吻合，并横向闭合肠壁切开处，用 2-0 不可吸收抗菌缝线加固。空肠空肠吻合处的肠系膜缺损用 2-0 不可吸收缝线连续缝合以闭合。然后探查 Roux 支以保证其正确的方向。大网膜用超声刀分开，注意避免损伤下面的横结肠（图 2A），这样可以为 Roux 支与胃囊于结肠前吻合提供空间。

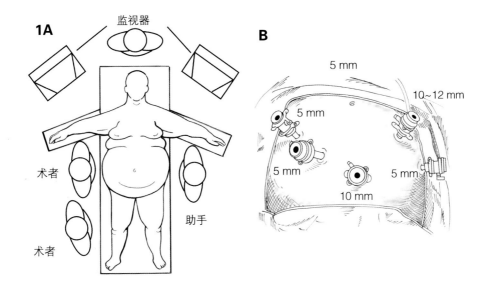

1A

监视器

术者

术者

助手

B

5 mm

10~12 mm

5 mm

5 mm

5 mm

10 mm

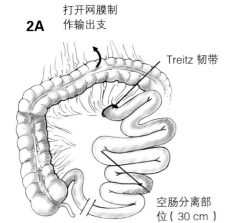

2A

打开网膜制
作输出支

Treitz 韧带

空肠分离部
位（30 cm）

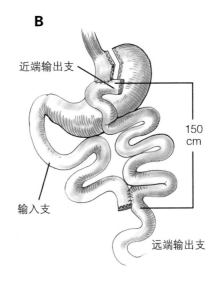

B

近端输出支

150
cm

输入支

远端输出支

　　将患者的体位调整为头高位，取出经口胃管。将肝牵开器经近端套管置入。抬起肝左叶暴露胃食管接合部。对松弛部分直接进行钝性分开，暴露小网膜囊。用腹腔镜线性吻合器分离小网膜并加固，游离距离胃食管接合部约 4 cm 的胃小弯。用超声刀切开远端胃（图 4），将吻合器的砧座通过这里置入胃囊中，一般应用 25-mm 圆形吻合器来进行胃空肠吻合术，并需要加固吻合口。使用超声刀沿着胃食管接合处远端约 4 cm 处的胃小弯做第二处胃切开口（图 5）。砧座的尖端通过这里递送（图 6）。然后用腹腔镜线性吻合器闭合远端胃。

　　然后建立一个 30 ml 的胃囊（图 6）。第一条闭合线用腹腔镜线性闭合器（3.8-mm 钉）靠近砧座横向闭合，接下来的几个闭合线对着 His 角纵向操作。通过腹腔镜直视下验证胃完全离断。接下来，从近端传出 Roux 支并于结肠前提至胃囊。移除蓝色 Penrose 引流管，并用 endo-GIA 灰色缝合器分开近端 3 cm 的肠系膜。使用超声刀打开空肠闭合口，将 25-mm 的圆形缝合器经此处插入 Roux 支中（图 7），使其尖端通过空肠对系膜缘侧戳出。将胃囊的钉砧连接到吻合器（图 7）。行胃空肠吻合（图 8）。用腹腔镜线性吻合器关闭空肠切口，切除从此通过的 Roux 支的远端约 3 cm，用 2-0 可吸收缝线加固胃空肠吻合处。

　　接下来行术中胃镜检查，以确定胃肠吻合处是否通畅，有无出血。如有出血，可以通过缝合加固控制。将胃囊浸入生理盐水中不应出现气泡，如果看到气泡，则应通过缝合加固控制。

　　关闭切口　取出肝牵开器。12-mm 套管位置的筋膜用 2-0 可吸收缝合线连续缝合，也可使用 Carter-Thomason 套管闭合装置缝合。其余的套管直接撤回，并检查有无出血。撤出腹腔镜镜头并停止气腹。皮下组织用生理盐水冲洗，所有皮肤切口用 4-0 可吸收线行皮内缝合。清洁和干燥皮肤，用无菌辅料覆盖切口。

　　术后管理　需要适当的液体复苏，并需要用 Foley 导管在术后 24 小时监测尿量。不需要用鼻胃管。可以在术后第 1 天通过对比研究确定是否存在胃肠吻合口梗阻或吻合口漏。如果患者没有表现出心动过速或体温高于 37.8℃，可以开始尝试进食可耐受的流食。出院的时间通常为术后 2 ~ 3 天，但可能受许多因素的影响。在 30 天内观察患者以评估其经口进食和伤口愈合情况。糖尿病患者在显著减轻体重之前可能会经历胰岛素用量需求减少，甚至低血糖发作。所有患者均需要长期随访。

　　　　　　　　　　　（杨盈赤　译　张忠涛　审校）

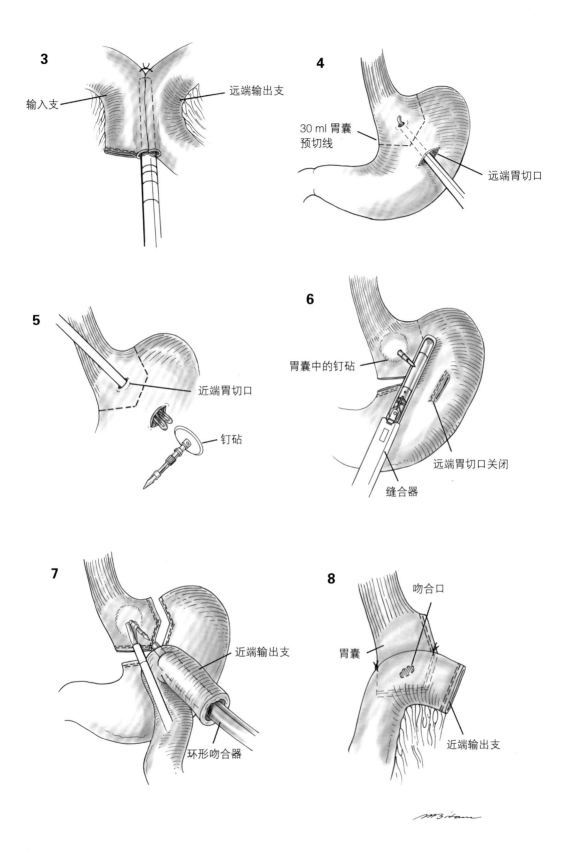

3

输入支　远端输出支

4

30 ml 胃囊预切线　远端胃切口

5

近端胃切口　钉砧

6

胃囊中的钉砧　远端胃切口关闭　缝合器

7

近端输出支　环形吻合器

8

吻合口　胃囊　近端输出支

适应证　袖状胃切除术是一种公认的肥胖控制手术，根据当前的 NIH 指南有一些适应证：体质指数（BMI）大于 40 kg/m² 或大于 35 kg/m² 伴有与肥胖有关的并发症，以及有保守治疗的失败记录。其他常见的要求包括医疗、节食和心理评估，以及过去在医疗体重管理方面的病史。知情同意书应包括饮食和行为改变教育计划，以确保患者明白该手术将如何影响他们的饮食能力，并提供终身减重成功的战略。由于袖状胃切除术保留正常的胃肠道连续性以及食物可以通过十二指肠，因此，闭合口溃疡的风险较小，更容易被患者接受。袖状胃切除术的相对禁忌证包括严重的胃食管反流病。

术前准备　与所有病态肥胖患者一样，应在手术干预前进行合并症评估和优化，包括筛选和治疗阻塞性睡眠呼吸暂停，适当的心功能和肺功能评估，气道评估，以及对糖尿病患者的优化血糖控制。建议这些患者术前进行胃镜检查，以评估其解剖结构并对其功能或病理变化做出诊断。所有患者术前均给予抗生素，并根据指南预防深静脉血栓形成（DVT）。此外，有证据表明，术前应用"肝收缩"（低热量，低脂肪）饮食的患者可以通过减少肝的体积和改善较厚腹壁的顺应性而使操作在技术上更容易。

麻醉　手术需要气管内插管全身麻醉。麻醉的难点与病态肥胖相关，包括气道插入困难，难以建立静脉通路，以及由于患者肥胖体质而使监测和定位的难度增加。同麻醉师进行充分的交流对于保证麻醉安全性是必要的，特别是经口胃管的管理，支架管放置，液体管理，以及用于预防术后恶心和呕吐的药物的应用等方面。拔管后应注意建立与阻塞性睡眠呼吸暂停相关的通道（使用持续气道正压和双水平连续气道压力）和疼痛管理。

体位　通常采取仰卧分腿位（图 1A）。应将病态肥胖患者牢固地固定在手术台上，以避免在使用角度较大的反向 Trendelenburg 体位（抬头仰卧位）时发生移动。同时对接触压力较大的体表应予以充分保护，以防止损伤和横纹肌溶解症的发生。手术室能够进行手术台的容量扩展和应用脚踏板是有帮助的。

手术准备　根据指南，患者应给予适合其体重的术前抗生素预防，及时进行肾静脉血栓预防并在其下肢放置正确尺寸的连续加压器。有时可以放置导尿管。麻醉后在置入套管前应放置经口胃管。术前应准备好支架管、闭合器、加长器械及能量平台。

切口与暴露　选用外科医师最常用的经典的切口，由于患者腹壁较厚，经左上腹建立气腹、用气腹针或光学观察套管针经证明是安全的。选择放置套管的部位应适合进行胃远端和胃食管接合部 His 角的解剖和操作（图 1B）。首先在左侧腹锁骨中线肋弓下方放置 5 mm 套管，用 5 mm、30° 腹腔镜探查腹腔，并根据最初置入的套管针位置和与胃的距离于脐的左右侧上方另外置入两个 5 mm 套管。将 15 mm 套管放置在左侧脐上套管的右侧（图 1B）。当闭合器通过该套管置入时，这个位置可以使其插入能够接近于平行胃小弯。置入剑突下套管，并在患者右侧通过可弯肝牵开器固定肝（图 3）。进行该操作时最好采用适当角度的反向 Trendelenburg 体位（抬头仰卧位）。

手术过程　袖状胃切除术是通过胃大弯侧切除形成纵向胃管，属于容量限制性减肥手术。因此，必须完全游离胃大弯，离断其所有附着点（包括从幽门近端 5 cm 处到 His 角和左膈脚）。腹腔镜镜头经左侧脐上套管置入并由位于患者左侧的助手扶持，同时通过左上腹锁骨中线套管来辅助操作。主刀站在患者的右侧，通过 15 mm 和右侧的 5 mm 套管使用无创抓持器械和能量装置。经典的解剖是从更容易进入小网膜囊的胃大弯近侧开始的。使用双极或超声刀靠近胃壁离断胃网膜血管并向上离断胃短血管（图 2）。当接近脾上缘时必须特别小心，胃可能与脾非常接近，应避免对胃造成热损伤或导致出血（图 3），这时可以移动能量装置到左侧套管以方便解剖。继续向上解剖游离 His 角直到识别出左膈脚。最近和最后端胃短血管的解剖和分离通常是必要的，然后应检查是否存在裂孔疝。如果发现裂孔疝，应缩小疝囊并修复膈肌脚。完成胃大弯的近端游离后，开始向远端游离直至幽门近端约 5 cm（图 4）。完全游离胃大弯并确切止血后，确保胃可以从后方掀起。只保留胃小弯后壁最内侧的附着点，以保证闭合器的安全击发和胃彻底离断。

移除经口胃管，并且在腹腔镜监视下将未放置的 Bougie 支架管放入胃中，并沿着胃小弯放置到胃大弯远侧游离点下方的幽门（图 5）。沿着 Bougie 支架管左侧依次击发闭合器来离断胃大弯。初始击发应以接近与近侧胃小弯平行的角度、在靠近幽门约 5 cm 处开始（图 5）。在避免组织张力过高的前提下，随后的击发要保证紧邻 Bougie 支架管。此外，应注意保

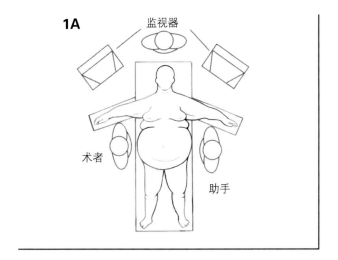

1A 监视器

术者

助手

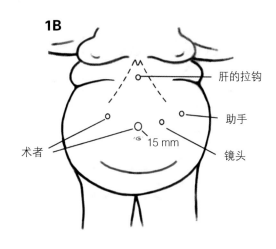

1B 肝的拉钩

助手

术者 15 mm

镜头

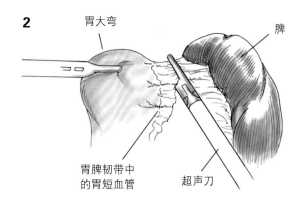

2 胃大弯 脾

胃脾韧带中
的胃短血管 超声刀

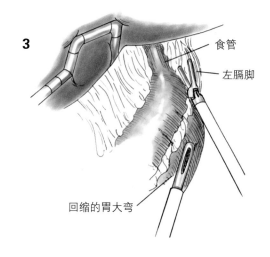

3 食管

左膈脚

回缩的胃大弯

证袖状胃的前后壁的长度一致，以避免沿支架管形成"螺旋"，后者可能导致继发的并发症。当分割接近 His 角时，可以调整闭合器的角度，倾斜围绕食管脂肪垫进行操作并保护之。应使用标本取出袋或直接通过 15 mm 套管移除切除的胃大弯标本（图 6）。

移除 Bougie 支架管并且在术中检查袖状胃的长度和口径，闭合钉线的完整，确切止血，以及探查由于操作不到位引起的潜在变窄的区域，可以通过内镜仔细检查完成。

术中操作的要点包括：选择合适的闭合器型号，以保证与组织厚度最佳匹配的钉仓高度，在一些或全部击发时添加支撑材料，吻合线折叠加固缝合，以及 Bougie 支架管尺寸的选择。Bougie 支架管尺寸的选择要兼顾减重和预防并发症（如闭合口漏）发生的需要。一般认为，32-Fr 和 36-Fr 之间的 Bougie 支架管尺寸是最优选择，40-Fr 以下的尺寸与更高闭合口漏发生率相关。

关闭切口　15 mm 和 10 mm 端口位置用 1 号可吸收缝合线缝合，也可以通过使用套管口闭合装置来闭合。在筋膜闭合后，在皮肤缝合前仔细清洗皮下组织。5 mm 套管口只需进行皮肤闭合。

术后管理　袖状胃切除术术后患者的一般住院时间为 1～2 天，取决于患者是否耐受液体支持以维持液体平衡，是否耐受药物治疗，是否能下床活动，以及是否存在潜在并发症的症状或体征。可以使用胃管，但不是必需的。术后第 1 天进流质饮食，流质 / 全流质饮食通常持续一个月。应尽可能减少口服药物，必要时可将药物压碎或转化为液体形式。袖状胃切除术后患者有恶心、反流症状和进食时不适比其他减肥手术更常见，应对患者进行适当的教育和治疗。从手术室开始就建立预防方案被证明是有效的。

应管理和监测睡眠呼吸暂停，预防深静脉血栓，管理疼痛，注意早期走动和并发症管理。心动过速仍然是早期就出现的并发症，还可能包括出血、闭合口漏或其他心肺并发症。建议对手术患者进行终身随访。

（杨盈赤　译　张忠涛　审校）

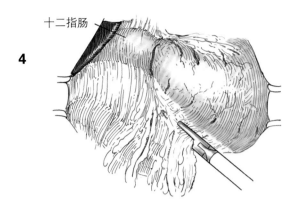

十二指肠

4

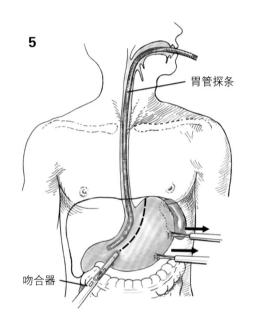

5

胃管探条

吻合器

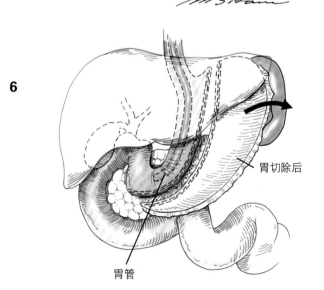

6

胃切除后

胃管

第39章 腹腔镜可调节胃束带术

适应证 外科医师可选择使用胃束带术来限制患者的胃的大小。患者选择标准同胃旁路手术。

术前准备 术前准备及麻醉准备与胃旁路手术相同。

手术准备 应用预防性抗生素和预防静脉血栓栓塞的措施。因手术操作时间短，不需置入 Foley 导尿管。

体位 患者取改良截石位。术者位于患者两腿之间，助手在患者左侧。手术装备见（图1）。

切口和手术过程 除了在用于引入胃束带的左肋下放置 15 mm 套管外，套管放置位置类似于 Roux-en-Y 胃旁路术的套管放置（图2）。在一些患者中可以减少套管数目。患者取头高位。向头侧牵拉肝以暴露胃食管接合部（图3）。钝性解剖分离建立胃后隧道如图4所示。拉紧远端胃有助于暴露胃食管接合部的大弯侧。胃后部的分离范围要小，在胃左动脉上方建立一个狭窄的隧道，以防止胃束带滑动。取出麻醉后放置的经口胃管，插入校准气囊并用 15 ml 生理盐水充盈。使用插入装置将束带放入腹腔（图5和图6）。可以通过 15 mm 套管放置或直接通过腹壁置入（图6）。使用无创抓持器将胃束带从胃大弯侧开始沿隧道拉到预先打开的胃小弯侧软组织开口（图7）。将束带围绕胃放置在胃内校准气囊下方（图8）。气球放气，带子扣紧（图9），去除胃内校准气囊，束带的最终位置如图9所示。用 2-0 不可吸收缝线间断缝合胃束带两侧的胃浆膜层，以防止滑动（图10）。扩大 15 mm 套管口，通过左侧旁正中切口撤出远侧插管（图2），以便于皮下放置用于调节胃束带的装置平台，这个装置应用 4-0 不可吸收缝合线固定于腹直肌前鞘（图11）。

切口闭合 同腹腔镜 Roux-en-Y 胃旁路术。

术后管理 患者手术当晚可食用无渣流食，术后第 1 天可以正常饮食。如果可以耐受进食，患者可在手术后 23 小时内出院。出院前为确认胃束带位置而进行造影检查不是必需的。术后 6 周内不需调节胃束带。初次调整应在 X 线透视引导下进行。

（杨盈赤 译　张忠涛 审校）

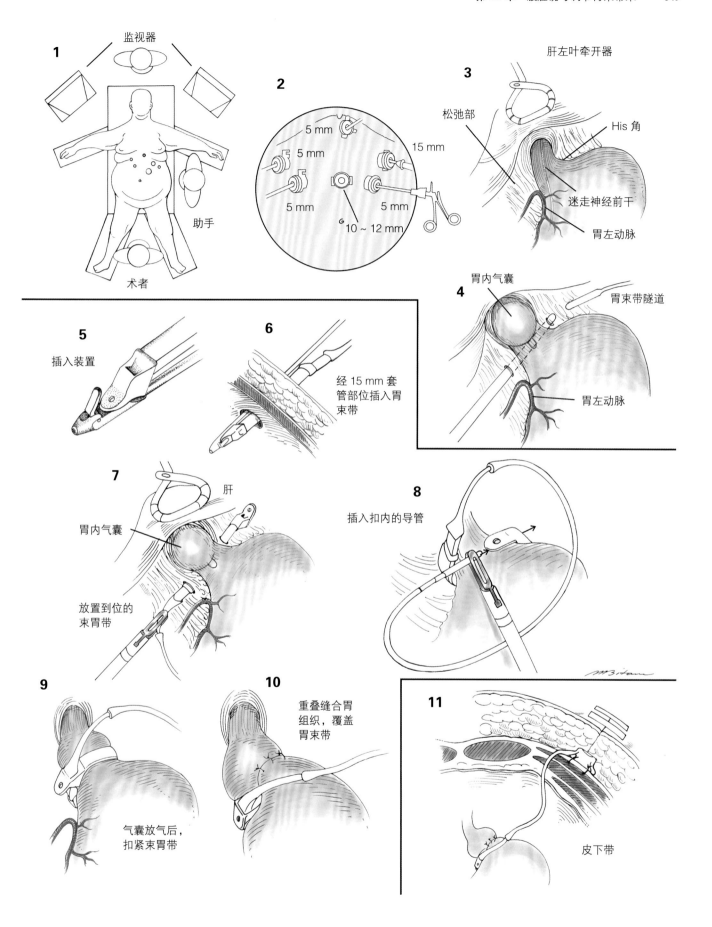

1　监视器　助手　术者

2　5 mm　5 mm　5 mm　15 mm　5 mm　10 ~ 12 mm

3　肝左叶牵开器　松弛部　His 角　迷走神经前干　胃左动脉

4　胃内气囊　胃束带隧道　胃左动脉

5　插入装置

6　经 15 mm 套管部位插入胃束带

7　肝　胃内气囊　放置到位的束胃带

8　插入扣内的导管

9　气囊放气后，扣紧束胃带

10　重叠缝合胃组织，覆盖胃束带

11　皮下带

第40章 经膈肌食管切除术

适应证 吻合方式为颈部食管胃吻合的、经膈肌食管癌切除术大多需要食管的切除和重建。常见的适应证包括食管癌或胃食管接合部癌、末期的贲门失弛缓症和内镜扩张难治的严重食管狭窄。这种方法也可用于早期癌症或伴有多灶性高度不典型增生的 Barrett 食管，以及用于新辅助放化疗后的局部晚期癌症。

经膈肌食管癌切除术的禁忌证是根据影像学检查或支气管镜检查证实支气管受侵的中上段三期食管癌患者。如果患者既往有食管手术史，如胃底切开术、食管切开术或食管穿孔修复等，手术方式应采用经胸食管癌切除术，因为在这样的条件下进行经腹腔的食管游离是非常困难的或不可能完成的。最后，在肿瘤侵及胃贲门并可能需要行胃大部切除术时，术前应评估结肠的状态并进行肠道准备以用于食管重建。

术前准备 术前检查包括完整的病史采集和彻底的体格检查，以及通过食管胃十二指肠镜检查和活检明确诊断。如瘤体较小，可通过内镜下黏膜切除术进行确切的分期；而对较大的肿瘤则需要通过内镜超声检查和 PET-CT 成像进行临床分期。对于鳞状细胞癌，如病变侵及胸部食管近 1/3 处，以及有呼吸道症状，如咳嗽或咯血，应考虑进行支气管镜检查。

在进行经膈肌食管癌切除术之前，应仔细考虑患者的一般状况和营养状况，因为营养状况不佳和存在多种并发症都会增加围术期并发症的风险。对心血管和呼吸系统的评估尤其重要，对于存在风险的患者，应进行心脏负荷测试、超声心动和肺功能测试等客观功能检查。强烈推荐鼓励戒烟和每日步行计划，因为这些生活方式的改变可以显著减少肺部并发症。对于体重显著减轻或严重营养不良的患者，应考虑通过鼻饲或空肠营养管进行肠内喂养。

术前一晚应对患者进行机械性肠道准备以备在少数情况下术中需要进行结肠代食管重建。术前静脉应用适当的预防性抗生素。用加压装置和皮下肝素预防深静脉血栓形成。

麻醉 手术需要气管内插管全身麻醉。建立足够的外周静脉通道和桡动脉导管，以保证手术期间充分的液体支持和血压监测。

体位 患者取仰卧位，手臂固定于两侧。放置鼻胃管以减压并帮助在纵隔游离时识别食管。在患者肩部后面放置柱状充填物以便于颈部伸展，患者头部向右转并置于软头环上。患者颈部、前胸部和腹部备皮消毒，范围从下颌至耻骨联合。

切口与暴露

手术概述 图 1 显示了腹部正中和左颈部区域的切口。图 2 显示了胃的相关解剖结构和动脉供应以及去除近端胃和食管的预切线。

腹部手术部分 取上腹正中剑突下至脐切口，探查腹腔，注意有无转移性疾病和其他病变。切除的范围外的可疑病变应进行活检并进行冰冻切片病理检查。自动牵开器有助于暴露上腹部和纵隔。离断肝圆韧带和肝镰状韧带；游离左半肝并向右牵拉以暴露食管裂孔。

手术过程 在评估腹部条件适合胃取代食管后，用双极或超声刀在脾下极水平打开胃结肠韧带进入小网膜囊。然后夹钳离断并结扎胃结肠韧带（图 3）。分离出胃右动脉的起始部并予以保护，使用电凝离断胰胃韧带。用能量平台（双极或超声刀）离断脾胃韧带，后者也可夹钳离断并结扎。分离胃后壁彻底游离胃底（图 4）。

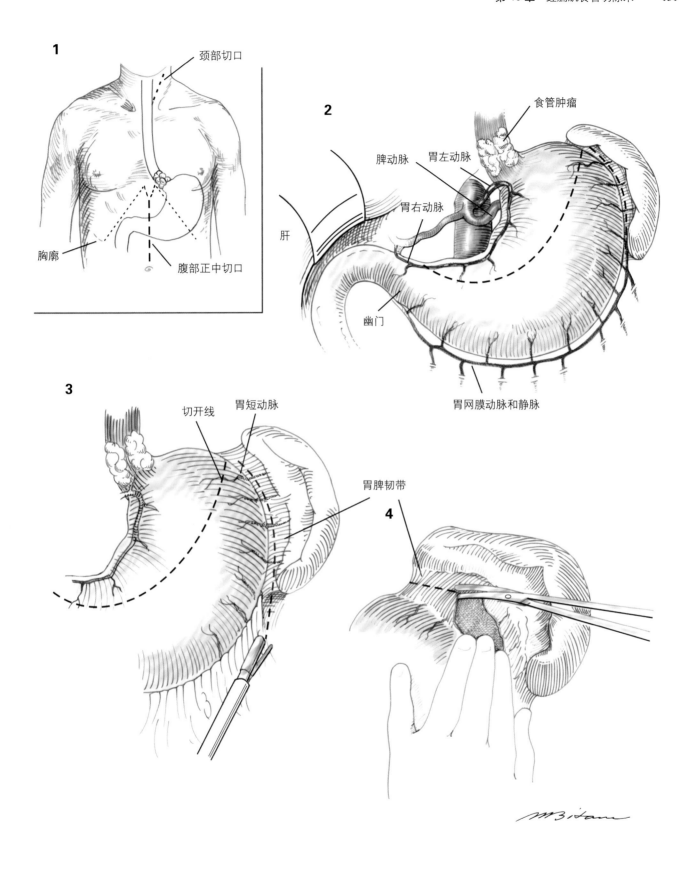

1 颈部切口
胸廓
腹部正中切口

2 食管肿瘤
脾动脉
胃左动脉
胃右动脉
肝
幽门
胃网膜动脉和静脉

3 切开线
胃短动脉
胃脾韧带

4

分开小网膜囊的松弛部以暴露右膈脚，离断膈食管韧带，注意保护食管或胃食管接合处（图 5）。解剖膈脚，游离远端食管并套入烟卷引流管（图 6）。为了保证幽门能够没有张力地提至食管裂孔水平，需要游离结肠肝曲并提起，应用 Kocher 法打开后腹膜彻底游离十二指肠（图 7）。图 7 中的虚线显示了大小网膜的离断位置。分离出胃左动脉和冠状静脉，于起始部使用线性切割吻合器离断并彻底清扫淋巴结和脂肪组织（图 8）。

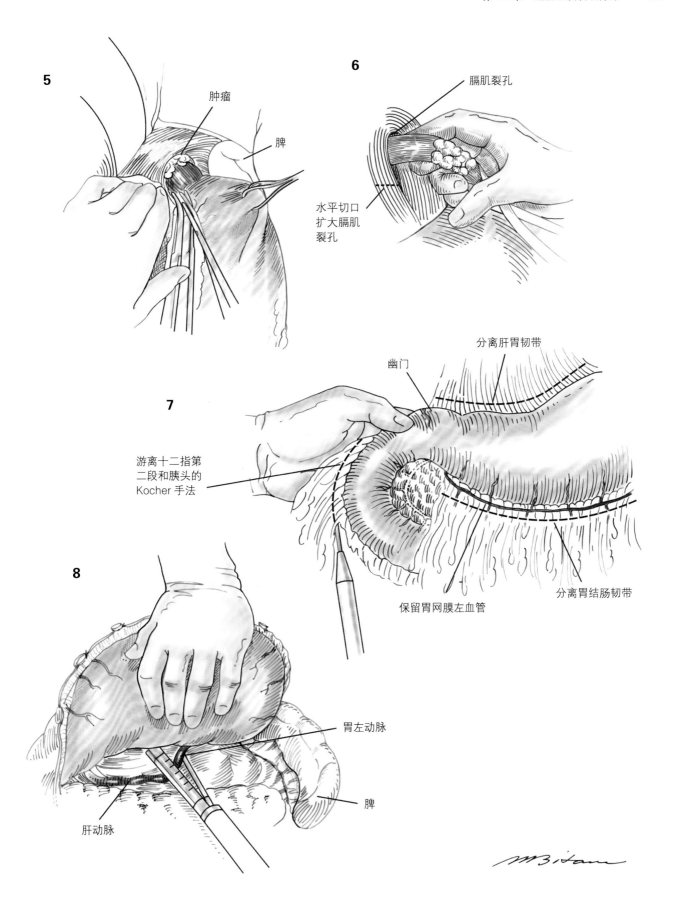

5

肿瘤

脾

6

膈肌裂孔

水平切口
扩大膈肌
裂孔

7

分离肝胃韧带

幽门

游离十二指第
二段和胰头的
Kocher 手法

保留胃网膜左血管

分离胃结肠韧带

8

胃左动脉

脾

肝动脉

完成胃和远端食管游离及应用 Kocher 法打开后腹膜后开始颈部食管的游离。从胸骨切迹至环状软骨上方取左胸锁乳突肌前缘切口（图9）。沿胸锁乳突肌前缘切开颈阔肌和筋膜，识别并切开肩胛舌骨肌。然后横向拉开颈动脉鞘以进入气管食管沟。可以离断甲状腺中静脉以利于暴露。钝性分离进入椎前间隙（图10）。从前方分开带状肌，分开气管食管以完成食管前切除。期间注意避免损伤喉返神经。用手指小心地分离出食管并推向一侧，用蓝色 Penrose 引流管（图11）向头部牵拉食管以保证食管从上纵隔钝性分离。

在完成颈部食管游离后，牵引位于胃食管连接处的橡胶引流管，用手沿着食管后面后纵隔的椎前筋膜（图12）向上做钝性剥离。

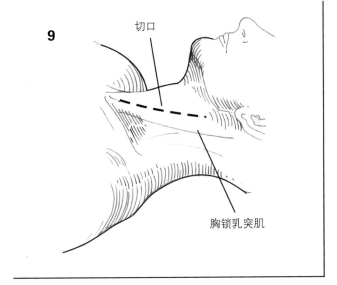

9

切口

胸锁乳突肌

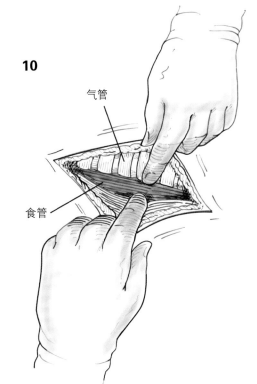

10

气管

食管

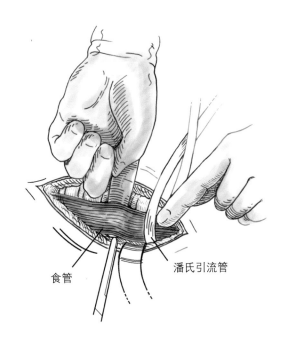

11

食管

潘氏引流管

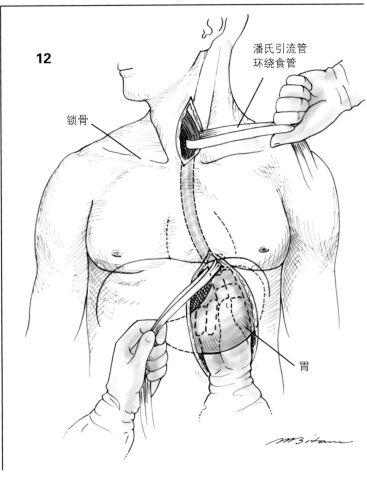

12

锁骨

潘氏引流管
环绕食管

胃

当钝性分离扩展到头部时，可以与通过颈部切口的手指汇合，完成食管后部解剖（图 13）。在整个操作过程中，必须注意密切监测患者的血压。食管前的剥离方式同食管后的剥离方式类似，手掌朝向后方用手沿着后纵隔内食管前表面进行。两个手指轻柔地向头侧推进，以避免伤害心包或气管膜部，直至完成上纵隔内的解剖（图 14）。在完成食管前部和后部解剖后，从颈部切口向头侧提起食管，完成上段食管侧方的钝性分离。然后用手经膈肌裂孔将食管压向脊柱，并使用手指的后耙动作来完成横向解剖。

细小的组织粘连可以直接钝性分开，较厚的组织和迷走神经干则拉至食管裂孔处做锐性分离并结扎。

当纵隔解剖完成后，将鼻胃管撤回到近端食管，并使用 TA 吻合器离断颈部食管，保持食管的长度足够以进行无张力吻合。当远端食管被递送到腹部时，将橡胶引流管缝合到标本上以维持后纵隔隧道（图 15 和图 16）。

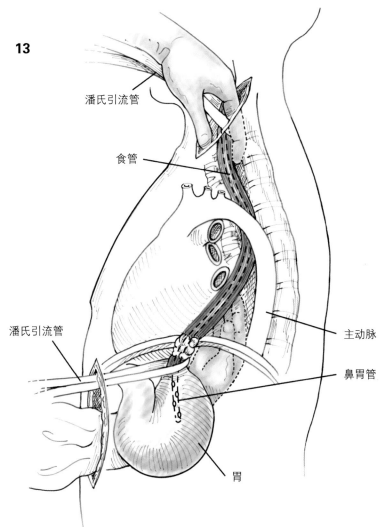

13

潘氏引流管

食管

潘氏引流管

主动脉

鼻胃管

胃

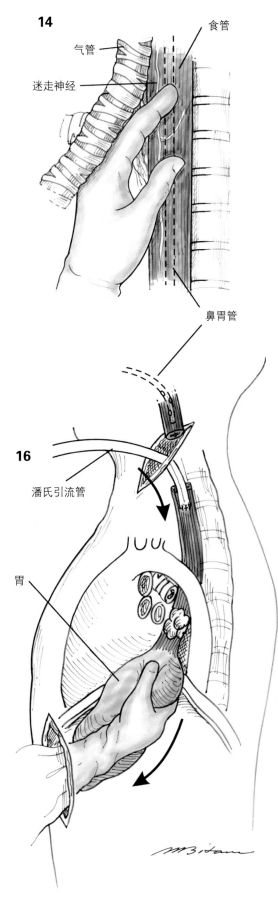

14

气管

食管

迷走神经

鼻胃管

16

潘氏引流管

胃

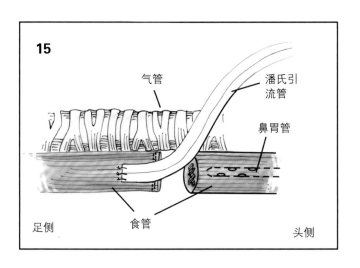

15

气管

潘氏引流管

鼻胃管

食管

足侧

头侧

然后用线性吻合器沿着胃小弯离断相应血管直至邻近幽门约 6 cm 处，以保证胃的游离程度可以替代食管。由于胃右动脉的分支向胃小弯远端供血，因此应保留。使用 GIA 80-4.5 吻合器的连续击发将胃从胃底至胃小弯分离，形成约 5 cm 宽的胃管（图 17）。评估食管和近端胃以确保有足够的切缘。在将胃管的闭合线面对患者右侧的同时，将胃缝合到 Penrose 引流管上，然后外科医师用左手抓住或用 Babcock 钳夹住并通过后纵隔隧道向上推送至颈部切口（图 18）。将 4~5 cm 的胃管提出颈部切口以完成吻合（图 19）。

颈部食管胃吻合术可以使用双层手工缝合或线性闭合器来完成。应用吻合器的颈部食管胃吻合术通过沿着颈部食管后方定向胃管来完成（图 20）。纵向切开胃壁，用 3-0 丝线间断缝合固定食管和胃管（图 20）。使用线性吻合器（3.5 mm 钉）完成胃食管侧侧吻合（图 21）。在释放吻合器前，在开放口的胃侧和食管侧用 3-0 丝线间断缝合填充加固吻合口。对共同开口做两层封闭，用 3-0 可吸收缝线连续缝合内层，用 3-0 丝线间断缝合外层。也可以用如图 22 所示的 TA 吻合器闭合。

放置鼻胃管跨过吻合口，使其尖端位于横隔膜下方的远端胃中。然后将 14-Fr 空肠营养管置于近端空肠，并通过单独的穿刺切口引出。不常规行幽门成形术，因为在少数情况下这可以导致胃排空延迟的发生。腹部和颈部切口分层闭合，在吻合口附近放置 Penrose 引流管并通过颈部切口的下部引出固定。

术后管理 患者术后转入重症监护室。争取早期拔管并立即开始积极的肺部护理。进行胸部 X 线检查，以确认生命支持装置的放置情况，并排除肺气肿或血胸。硬膜外镇痛通常不是必需的，因为应用间歇性阿片类药物治疗可以实现足够的疼痛控制。通常术后几天内患者应用静脉液体支持直到达到足够的口服或肠内营养。静脉内 β - 受体阻滞剂应作为室上性心律失常的预防性用药。通常在术后第 3 天去除鼻胃管，液体饮食术后第 4 天开始；并在第 5 天开始进软饮食。当临床怀疑可能存在吻合漏时，应进行食管钡餐造影。在有血流动力学障碍和分解代谢应激的患者，为防止因管饲营养导致的小肠坏死，对于不能耐受适当的口服摄入食患者，应保留经空肠营养管营养支持。如无并发症，患者在能够保证足够的经口进食时出院，通常在 7~10 天内。

（杨盈赤 译　张忠涛 审校）

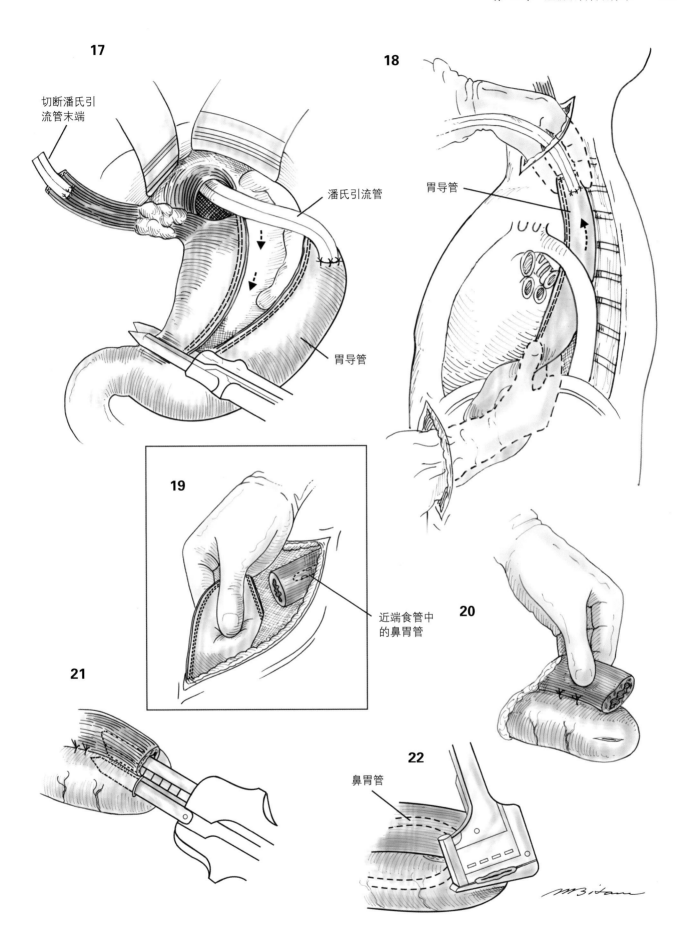

17

切断潘氏引流管末端

潘氏引流管

胃导管

18

胃导管

19

近端食管中的鼻胃管

20

21

22

鼻胃管

第41章 经胸食管切除术

适应证 经胸食管切除术适用于食管和胃食管连接处的可手术切除的癌症。腹部切口用于游离远端食管和胃食管连接处，包括肿瘤和周围淋巴结。构建胃管并游离，其血供是基于胃右动脉。然后通过右侧后外侧胸部切口处理胸部食管，切除标本并进行重建。此术式适用于不适合内镜下切除的早期非转移性肿瘤（T1）。对非转移性中期肿瘤（T2～T4，N1）也可进行此手术，但通常是在新辅助放化疗和再分期之后进行。经胸食管切除术也可以用于治疗良性疾病，如难治性食管狭窄、食管灼伤性损伤或治疗贲门失弛缓症后伴发吞咽困难的扩张性"灼伤食管"。

有关最佳的手术方式有一些争议。由于有并发症减少和根治等效性的证据支持，经膈肌裂孔手术和微创手术逐渐普及。因此，是否采用经胸食管切除术取决于患者因素、外科医师的偏好和经验。经胸食管切除术的潜在益处包括更彻底的淋巴结清扫和较低的吻合口漏发生率。

手术准备 对于有食管和胃食管接合处癌症的患者，术前检查应包括完整的病史采集和彻底的体格检查，应进行食管胃十二指肠镜、PET-CT成像和内镜超声检查以进行分期。对于鳞状细胞癌、病变侵及胸部食管近1/3以及有呼吸道症状如咳嗽或咯血的患者，应考虑进行支气管镜检查。在进行食管切除术之前，应通过细致的术前检查仔细评估患者的一般状况，有合并症的患者可能不能很好地耐受手术。对患者心血管和呼吸系统的评估尤其重要。对于存在风险的患者，应进行心脏负荷测试、超声心动和肺功能测试等客观功能检查。术前一晚应对患者进行机械性肠道准备，以备在少数情况下术中需要进行结肠代食管重建。术前静脉应用适当的预防性抗生素。用压迫装置和皮下肝素预防深静脉血栓形成。

麻醉 手术在全身麻醉下进行。要应用双腔支气管导管，以便在胸部操作期间可以进行单肺通气。在开始腹部操作时可以先放置单腔支气管导管，在重新定位后麻醉师在开胸手术前更换双腔支气管导管。鼻胃管应在手术开始时就置入，以进行胃减压和食管触诊。鼻胃管不要固定直到重建完成，因为它将在手术过程中要重新定位几次。胸外硬膜外麻醉可能有助于术后疼痛控制和减少相关心肺并发症。

体位 患者体位为仰卧位，双臂固定在两侧。将豆状支撑袋放置在患者的下面，不要放气直到腹部手术完成并重新摆放体位后。完成腹部手术后将患者体位重置为左侧卧位，右侧朝上。放置腋窝支撑，左臂包裹固定，右臂放置在悬挂臂板上并固定。

腹部手术过程 在诱导全身麻醉后，腹部常规准备并铺单。然后取剑突至脐上腹正中切口入腹。腹部的手术操作参见第40章。然后将14-F空肠营养管以Witzel方式放置在近端空肠中（第47章），应注意不要损伤肠管。不常规行可能引起胃排空延迟的幽门成形术因其发生率小于10%。然后以常规方式关腹，用U形钉钉合皮肤，切口覆盖无菌敷料。

胸部手术过程 将患者固定体位后行右侧胸廓切开术。选择右侧入路是为了确保充分暴露足够的近端食管。右胸部准备并常规铺单，固定无菌单以防止滑动。然后取标准右后外侧胸廓切口通过第六肋间隙进入胸腔（图1）。放置肋骨牵开器，并使用电凝离断下肺的韧带（图2）。分离食管周围的附着点并游离食管，同时清扫附属淋巴结。游离跨过胸部近端食管的奇静脉，用线性吻合离断并应用大血管夹夹闭（图3）。鼻胃管应在食管离断前撤回近端食管。近端食管用TA吻合装置闭合离断留下近端食管开口（图4）。将胃导管拉入胸部，并使用线性吻合器直视下自胃底分离至胃小弯（图4）。将标本送病理检查。胃管闭合口用3-0丝线做间断缝合。用3-0丝线做双层间断缝合完成胃食管胃吻合术（图5）。鼻胃管应在吻合完成前推进并通过吻合口，然后牢固地固定于鼻孔。用3-0丝线做间断缝合将胃管侧向固定在胸壁上以防止扭转。放置直角32-F胸部导管并使用0号单股不可吸收线将其固定到皮肤上。然后用环状的单股可吸收线沿肋周缝合闭合胸部。用1-0和2-0可吸收将软组织逐层缝合。用U形钉钉合皮缘，用无菌辅料覆盖。将胸管连接到压力为20 cmH$_2$O的负压吸引瓶。

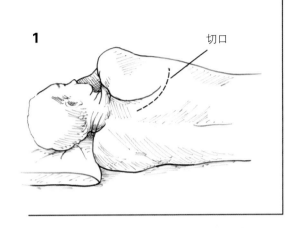

1

切口

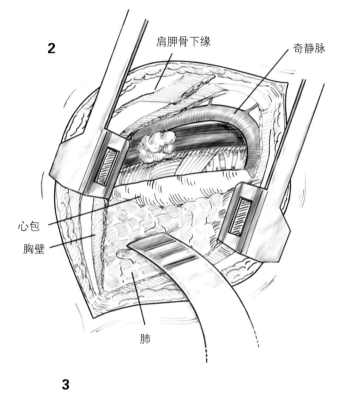

2

肩胛骨下缘

奇静脉

心包

胸壁

肺

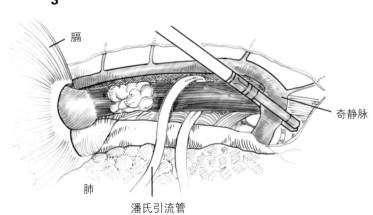

3

膈

奇静脉

肺

潘氏引流管

术后管理　术后将患者转移到重症监护室，尽快拔管。如果由于呼吸功能不全或其他临床问题而无法拔管，则用大口径单腔管替换双腔气管内导管。进行胸部 X 线检查，以确认生命支持装置的放置情况，并排除肺气肿或血胸。通常术后几天内患者应用静脉液体支持，直到可达到足够的口服或肠内营养。静脉内 β- 受体阻滞剂应作为室上性心律失常的预防性用药。通常在术后第 3 天去除鼻胃管；液体饮食在术后第 4 天开始，并在术后第 5 天开始进软食。当临床怀疑可能存在吻合漏时，应进行食管钡餐造影。对于不能耐受足够的经口进食的患者，应保留经空肠营养管给予营养支持，以防止存在血流动力学障碍和分解代谢应激的患者因管饲营养导致的小肠坏死。如无并发症，患者在能够保证足够的经口进食时出院。只要没有空气泄漏，将胸管置于水封处，并在经口饮食已经建立之后拔除。住院时间通常为 7 ~ 10 天。

（杨盈赤 译　张忠涛 审校）

4

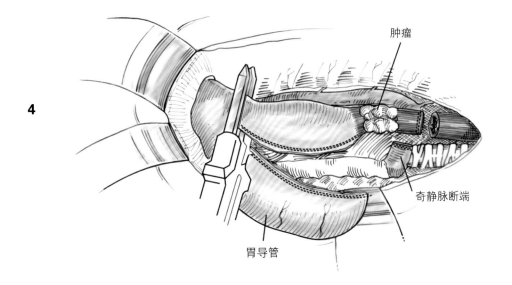

肿瘤

奇静脉断端

胃导管

5

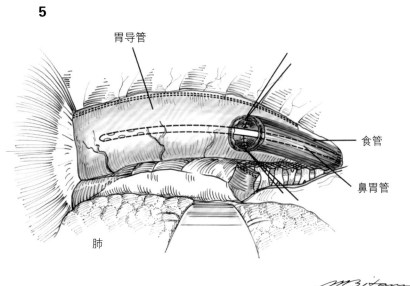

胃导管

食管

鼻胃管

肺

第 42 章

幽门环肌切开术

适应证 幽门切开术（Fredet-Ramstedt 手术）是在有先天性肥厚性幽门狭窄的婴儿中进行的。

术前护理 通过特征性的喷射状呕吐病史以及查体时发现幽门肿块或腹部检查发现"橄榄"形肿块可以明确诊断。后者也可以通过上消化道造影检查明确，但更多的是通过超声检查明确。通过充分的胃肠外液体支持治疗校正脱水和酸碱失衡在降低死亡率方面与外科手术一样重要。虽然应避免长期胃插管，但为了使婴儿恢复良好的生理状况，可能需要进行 6～12 小时的静脉内碳水化合物给予支持。一旦诊断，就立即停止经口喂食，并开始经头皮静脉给予静脉内输注，按 10 ml/kg 快速输注生理盐水加 5% 葡萄糖。然后在 24 小时内按 150 ml/kg 的速度输注一种溶液，包括一部分为 5% 葡萄糖盐溶液和一部分为 5% 葡萄糖溶液（一半生理盐水含有 5%D/W）的溶液。婴儿应每 8 小时重新评估一次水合状态、体重和水肿情况。通常该溶液要持续输 8～16 小时。尿量充足后应在静脉输注溶液中加入钾。在有中度或严重脱水的婴儿中，明智的做法是：在开始替代治疗之前确定血清电解质情况，并在 8～12 小时内复查。

麻醉 对婴儿最安全的麻醉方法是进行清醒气管内插管，其次是全身麻醉。

体位 将温控毯置于婴儿背部下面，防止体热损失，并略微抬高婴儿腹部以利于手术暴露。为了防止通过手臂和腿部的热量损失，应使用片状填料充分包裹，并小心保护静脉通路。

手术准备 皮肤以常规方式准备。

切口与暴露 开腹或腹腔镜入路均可。普外医师更熟悉的是开腹方式。在右侧肋缘下做一个弧形切口，长约 3 cm，并从腹直肌的外缘横向延伸。网膜或横结肠通常位于切口下方，很容易识别。轻轻牵开网膜，牵引提出横结肠，进而可以更容易地将胃大弯提至切口处。胃的前壁用湿纱布保护，将胃窦部分向上牵引，在切口下方暴露幽门。

手术过程 选择幽门前上表面没有血管的区域进行幽门切开术（图 2）。外科医师用拇指和示指夹持幽门，做一个 1～2 cm 长的纵向切口（图 3）。切口通过浆膜和肌层直到暴露黏膜层，但要保持黏膜层完整（图 4）。在切口对十二指肠端操作必须特别注意，因为这里与胃端不同，幽门端肌肉是突然中断的，所以容易引起十二指肠黏膜穿孔（参见危险点）（图 1）。用直线止血钳或半长止血钳从浆膜层直到黏膜层分开肌肉（图 4 和图 5）。通常用生理盐水海绵来控制出血，很少用缝合和结扎进行止血，同时外科医师必须确定无黏膜穿孔。

闭合 腹膜和横筋膜用 4-0 含铬缝合线连续封闭。剩余的筋膜层用细的缝线间断闭合。皮肤边缘用 6-0 尼龙线缝线或用皮肤粘合带闭合。

术后管理 手术后 6 小时停止抽吸并取出鼻胃管。此时给予婴儿 15 ml 的葡萄糖和水。之后每 2 小时 1 次给予婴儿 30 ml 复方奶，直到手术后清晨。此后每 3 小时根据时间表逐渐给婴儿喂养更多的配方奶粉。

（杨盈赤 译　张忠涛 审校）

1

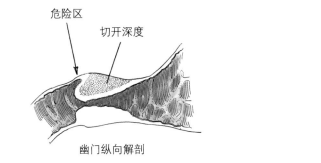

危险区
切开深度

幽门纵向解剖

2

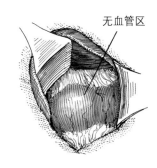

无血管区

3

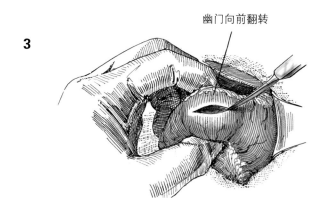

幽门向前翻转

紧贴十二指肠边
缘无血管区切开

4

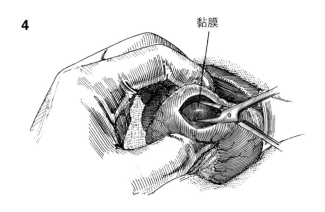

黏膜

分离肌层直至黏膜层
突出至浆膜层水平

5

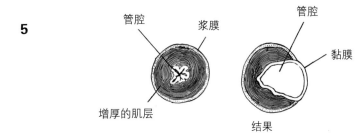

管腔　浆膜

增厚的肌层

管腔
黏膜

结果

幽门水平解剖示意图

第五部分

小肠、结肠和直肠

第43章 **肠套叠和梅克尔憩室切除术**

A. 肠套叠

适应证 肠套叠好发于数月至2岁之间婴幼儿，需要花费时间予以肠外营养支持纠正患儿的脱水或虚弱情况。通过留置胃管进行胃肠减压，减少发生误吸的风险。如肠套叠时间较长，存在出血证据，如幼儿排出特征性的红褐色粪便，需及时输注血液制品，准备手术室，建立良好的静脉通路。将幼儿送入X线室，尝试通过钡灌肠复位肠套叠，但压力不超过3 ft。只要还存在避免手术的可能性，该尝试的时间最长可达1小时，但应尽可能缩短持续透视的时间。如肠套叠复位有效（图1），则可延长治疗时间。如治疗无效，应立即进行手术治疗。对于老年患者，如怀疑肠道内存在团块状病灶或肿瘤，则应实施切除而非肠套叠复位。

麻醉 对年龄稍大婴儿或儿童使用适当剂量的哌替啶或吗啡。对清醒婴儿实施气管内插管是最安全的方式，在此基础上实施全身麻醉。

体位 将患儿置于胸膝仰卧位。手、足平放于手术台上，采用带子或包单予以固定。

手术准备 常规备皮。

切口与暴露 多数情况下，右下腹横切口可提供足够的暴露空间。该切口将腹直肌前筋膜侧1/3及腹外斜肌邻近腱膜横向切断。腹直肌侧缘内侧将回缩，内斜肌及腹横肌将按照其肌纤维方向分开。如需要更多暴露空间，可将腹直肌前筋膜切口适当延长，并将全部或部分右侧腹直肌横向切断。

手术过程 大部分复位在腹腔内施行，沿着降结肠、横结肠、升结肠方向将套叠肠管挤压回原位。复位成功后，其余工作可在腹腔外完成。通过挤压肠套叠远端结肠使套叠肠管沿着降结肠复位（图2）。实施肠管牵引时需避免肠管破裂。一些初次看来变色及水肿的肠管已无活力，但接触生理盐水后其颜色及外观可能会发生改变。除非肠管已坏死，宜持续尝试复位，不要过早行肠管切除。事实上，肠管切除病例不到5%。病因学因素，如反转梅克尔憩室或肠息肉，仅占儿童肠套叠病例的3%或4%。不需要固定回肠末段或固定肠系膜。肠套叠复发并不常见，以上预防措施仅使手术时间延长。肠套叠在成人中并不常见。该病可发生于任何节段的小肠或结肠。成人肠套叠复位后，术者还应对其起病原因进行进一步研究，如肿瘤（尤其是内源性）、粘连组织、梅克尔憩室等。如果肠管已经坏死，应积极予以手术切除。

关腹 常规关腹。用尼龙缝线或皮下可吸收缝线缝合皮肤，外敷辅料。

术后管理 鼻胃管持续吸引，直至闻及肠鸣音或排便为止。单纯性肠套叠不需要给予抗生素或进行胶体液置换，但对于需要实施肠管切除的病例来说，以上辅助治疗必不可少。对于进行坏死性肠套叠切除的、病情危重的患者，在治疗过程中，5 ml/kg胶体或5%白蛋白溶液可起到巨大的支持作用。成人病情复发提示存在着最初被忽略的原因，但很可能可以通过外科手术予以纠正，如切除息肉或粘连带。

B. 梅克尔憩室切除术

适应证 憩室所致的急腹症是梅克尔憩室切除术的手术指征。多数情况下，憩室切除术多是由于其他病因施行剖腹手术过程中额外的附加手术。大多数情况下，憩室不引起任何临床症状；但发病情况下的憩室所引起的症状酷似其他肠道疾病，在这种情况下需行剖腹探查术。

憩室内的胃黏膜可发生溃疡并引发肠道出血，患者可排出砖红色粪便、出现炎症表现或穿孔性腹膜炎，尤其是儿童常见。尽管类似并发症也出现在成人，但憩室尖端固定或与脐之间的粘连带所引发的肠梗阻并不少见。憩室可内翻成为肠套叠的起点。良性憩室可作为附加手术施行切除，除非因存在有腹腔其他部位的潜在合并症而禁忌。这些先天性畸形是发生于中肠的胚胎性卵黄管的遗迹，发生率为1%~3%，主要以男性为主，通常位于回盲瓣以上20~35 cm处。施行腹腔探查术时应常规进行回肠末端检查，以明确是否存在梅克尔憩室。

术前准备 术前准备主要包括控制血压、恢复血容量以及维持电解质平衡。如存在梗阻或腹膜炎，建议予以鼻胃管吸引，酌情给予血液、血浆和抗生素。

麻醉 最好施行全身吸入性麻醉；然而，特殊情况下也可采用腰麻或局部麻醉。

体位 将患者置于舒适的仰卧位。

手术准备 皮肤常规消毒、铺巾。

切口与暴露 首选正中切口，该切口对手术提供较大灵活性。但梅克尔憩室附加性切除术可通过所有能够显露憩室的切口实施。

肠套叠

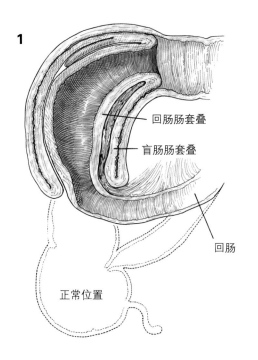

1

回肠肠套叠

盲肠肠套叠

回肠

正常位置

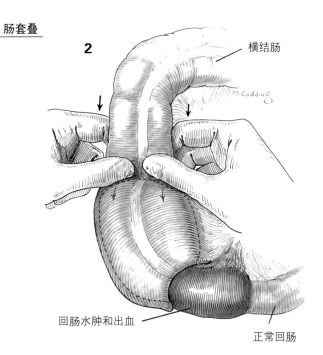

2

横结肠

回肠水肿和出血

正常回肠

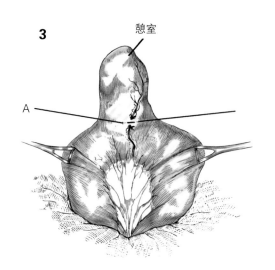

3

憩室

A

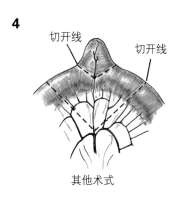

4

切开线

切开线

其他术式

手术过程　用阑尾钳钳夹梅克尔憩室两侧回肠末端进行固定，将其余部分塞入切口。多数情况下，梅克尔憩室位于回盲瓣20～35 cm处。如存在憩室系膜，需将其进行游离，并在两把止血钳之间予以切断，缝合处理同阑尾系膜（图3）。如憩室颈部宽广，则切除方法有如下几种：将基底部予以斜向钳夹或交叉钳夹后切除，或将基底部予以楔形或V形切除，也可将受累回肠节段切除后予以端端吻合（图4）。用两把无创Potts钳钳夹基底部，钳夹方向与肠管呈横向或斜向。切除憩室。用2-0丝线在憩室切除处两端回肠浆肌层缝合作为牵引线（图5）。打结后，A和B缝线可起到稳定肠壁作用。切口两侧用2-0丝线缝合，用一排4-0丝线穿过肠钳下方进行间断水平褥式内翻缝合（图6）。然后移除肠钳，结扎缝线，切除多余肠管。再用4-0丝线进行间断水平褥式内翻缝合（图6和图7）。术者用拇指和示指夹住肠管，对其通畅性进行检测。此外，一些术者喜欢用吻合器切除憩室，如图3所示切断憩室系膜，结扎系膜血管。在两侧进行牵引缝合，按照与肠管长轴平行方向将憩室张开。根据术者的个人爱好，可选用直线型吻合器。切除憩室后，用3-0丝线对横向吻合口实施内翻褥式缝合。术者再次对肠管的通畅性及缝合处的完整性进行检查。

关腹　同一般剖腹手术。

术后管理　术后护理与阑尾切除术或小肠吻合术相似。通过静脉通道维持液体及电解质平衡，直至肠功能恢复。拔除鼻胃管，逐步进食。对于逐步消退的炎症、腹膜炎或引流位置脓肿，均应用适当抗生素进行全身性治疗联合血液和血浆替换治疗。主要的术后并发症为肠梗阻、腹膜炎、切口感染，可能需要行二次手术治疗。

（杨盈赤　译　　张忠涛　审校）

5

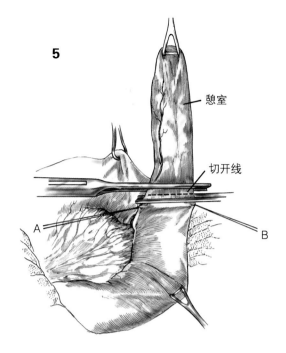

憩室

切开线

A

B

6

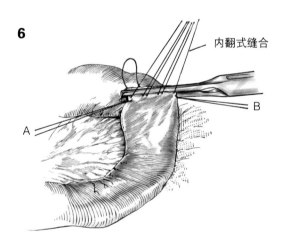

内翻式缝合

B

A

7

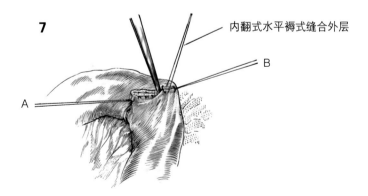

内翻式水平褥式缝合外层

B

A

第44章

小肠切除术

适应证 小肠切除术常是急诊手术，通常适用于急性肠梗阻，多见于绞窄性疝和肠扭转形成的肠坏死；少见于肠系膜血栓形成和肿瘤性肠梗阻。因为端端吻合术可以更加精确地恢复肠道自身的连续性，因此相比于侧侧吻合术更加适用。然而，外科医师也应熟悉侧侧吻合，因为当肠管两侧吻合端管径差异明显时，侧侧吻合术更加适用。

术前准备 因为小肠切除及吻合术通常是急诊手术，其术前准备必然是受到限制的。尽管如此，术前也要保证胃排空和持续胃肠减压。根据患者体液和电解质丢失的程度、年龄及心脏功能来恢复体液和电解质平衡，包括维持钠、氯、钾的正常水平。若怀疑肠坏死，则应给予抗生素治疗。术前应进行充分扩容。若脉率下降，尿量正常，则血容量足够。对于年龄较大和病情严重的患者，持续导尿，以便准确监测尿量。

麻醉 气管内插管全身麻醉。使用带球囊的气管导管插管，可以完全封闭气管，同时进行术前的胃肠减压，是预防吸入性肺炎的最好的方法。也可以使用单次或连续脊髓麻醉。然而，术中存在呕吐大量消化液（来自梗阻的上消化道）的危险，应准备好有效的吸引装置，即使应用了气管内插管，误吸的可能依旧存在。

体位 患者取舒适的仰卧位。

手术准备 皮肤常规准备。

切口与暴露 切口选在可疑病变处。如果小肠梗阻部位不明确，常选下腹正中切口，因病变多见于下段回肠。若原本存在手术瘢痕，则切口多选在瘢痕之上或之下，因为梗阻部位多位于瘢痕附近，尤其是在术前瘢痕处有压痛者。记录腹腔内积液的量、颜色和黏稠度，并做细菌培养。血性液体提示有血管堵塞。轻柔地将扩张的肠管牵开或移至腹壁外并用温生理盐水浸湿的纱布垫覆盖。若有肠绞窄，术者应根据以下情况来判断受累肠管的生机：①有尸臭味；②血性液体提示静脉血栓形成；③受累肠段不能蠕动；④浆膜层失去正常的颜色和光泽；⑤最重要的是动脉搏动的消失。早期看似无生机而需要切除的肠管，在去除梗阻病因，用温湿纱布包裹一段时间后，常可恢复生机。有生机的肠管在吸入纯氧后可迅速恢复颜色。当肠管的生机可疑时，用1%盐酸普鲁卡因浸润肠系膜，可能可以解除血管痉挛而使动脉搏动恢复。动脉（或全身静脉）内注射荧光素再用紫外线灯照射，可用于评估局部血流灌注的情况。用置于无菌套内的探头行多普勒超声检查，有助于判定动脉血供情况。若发现肿瘤，应暴露肠系膜并探查有无转移结节。梗阻部位不能确定时，术者应毫不迟疑地取出所有肠管，从 Treitz 韧带直至盲肠，逐段地从指间拉出检查，直到充分暴露病变肠管。术者应确认无继发病变存在，也无造成梗阻的远端病变。若存在显著异常的解剖结构，从回盲瓣开始暴露，逐渐至梗阻部位附近的低张力肠管。

手术过程 肠管的切除范围应包括肉眼观明显受累肠段两端以外 5～10 cm 的肠端，即使这将意味着切除更长的小肠（图 1）。切断肠管和肠系膜时，最好先切断系膜（图 2）。术者必须确保：①血管钳不可钳夹于离肠系膜根部太近的位置，否则有可能意外地离断一大段肠管的血供；②只有在恶性肿瘤时切除范围才扩大至肠系膜的根部；③肠管的切除线附近应保留一支较大的有搏动的血管。将拟切除线以外至少 1 cm 肠段上的系膜清除（图 2），以保证能安全地在系膜缘进行浆膜缝合。用两把窄而直的无创细齿钳夹住肠管，在肠管有生机的部分肠钳应斜向钳夹，如此不仅能保证肠管对系膜缘血供良好，而且能加大吻合口（图 3）。在病变的两侧切断肠管，保留的肠管用温湿纱布覆盖。再次观察肠管的色泽，以确定肠钳附近的肠管血供良好且系膜缘侧有足够的浆膜显露可供缝合。若肠管呈现浅蓝色或肠系膜血管无搏动，应切除更多的肠管，直至其血供良好。肠管的两断端做好吻合准备后，将近段和远段肠管充分游离，以防止吻合口出现张力。然后将肠钳旋转，以显露供缝合用的后壁浆膜面。在距离两把无创钳 5～8 cm 处再分别放置两把肠吻合钳，以防止在前者移除后肠内容物漏出。在系膜缘和对系膜缘处的浆膜层用丝线行褥式缝合。系膜缘应充分清理，以便只缝浆膜而不含系膜脂肪。用 3-0 丝线进行一层浆膜的间断 Halsted 缝合（图 4）。接着缝合后壁黏膜，用可吸收线进行连续锁边缝合，或用 4-0 丝线进行间断缝合（图 5）。对系膜缘的角部和前壁黏膜改用 Connell 内翻缝合（图 5 和图 6）。前壁浆膜层用 3-0 丝线进行间断 Halsted 缝合（图 7）。肠系膜孔用 4-0 丝线进行间断缝合以闭合，注意勿伤及血管。用拇指和示指检查吻合口以确认其是否通畅（图 8）。吻合处可放置数个银夹，以供日后放射检查

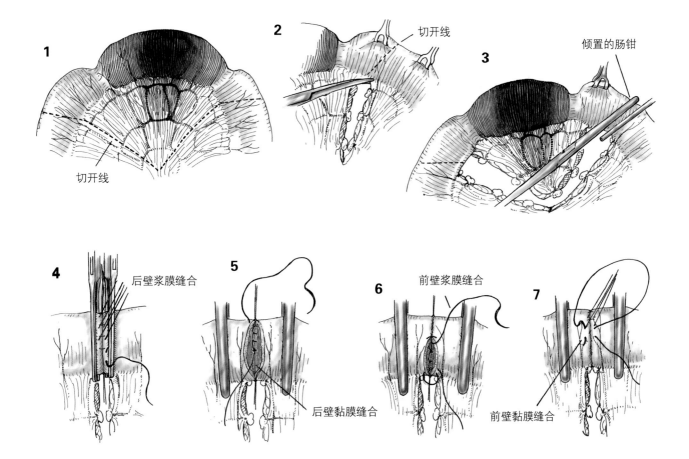

时定位用。

其他方法　也可以应用侧方吻合法。按上述步骤将肠管切除后，沿细齿钳用可吸收线连续内翻缝合断端（图 9），再一边抽出细齿钳，一边将肠壁内翻，使光滑的浆膜面对拢（图 10）。移除细齿钳，将缝线收紧至足以控制出血及关闭肠腔，于系膜缘处打结。也可用 3-0 丝线间断缝合关闭肠断端。再用 3-0 丝线进行一排浆膜的间断褥式缝合（不可包括系膜脂肪）（图 11）。为避免影响血供，最后一针可将肠系膜的边缘向上缝至肠断端的闭合处，但不可以使系膜内翻或缝住其他血管。

将直的无创肠钳放置于靠近关闭端肠管的近系膜缘处，以避免遗留吻合口以远的盲段。放置肠钳时，肠管用 Allis 钳、Babcock 钳或宽镊子固定位置（图 12）。将肠钳并在一起，在手术野覆盖干净的手术巾。在吻合口的两角缝置牵引线（图 13）。用 3-0 丝线进行一排浆肌层间断缝合，分别于两侧靠近缝合线。用手术刀切开肠壁（图 13）。切口用电刀延长，以保证吻合口 2～3 横指宽。后壁黏膜用可吸收线连续锁边缝合或用 4-0 丝线间断缝合（图 14）。前壁黏膜层用 Connell 内翻缝合，前壁浆膜层用 3-0 丝线间断褥式缝合（图 15）。两角部用几针 3-0 丝线间断缝合加强，并将已关闭的肠断端牢固地固定在相邻的肠管上（图 16）。肠系膜用 3-0 丝线间断缝合闭合，注意勿损伤较大血管（图 16）。

关腹　常规关腹。

术后管理　静脉用乳酸林格液维持体液平衡。常需输血至脉搏恢复正常，尤其是当血细胞比容≤30% 时。应用抗生素。经胃管或临时性胃造口管持续吸引减压，直至肠道恢复正常的排空功能。

（杨盈赤 译　张忠涛 审校）

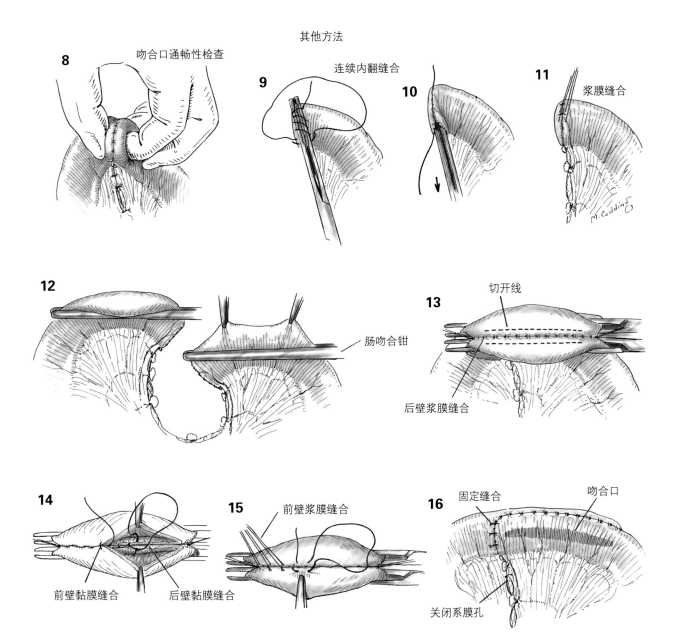

其他方法

8 吻合口通畅性检查

9 连续内翻缝合

10

11 浆膜缝合

M.Codding

12 肠吻合钳

13 切开线

后壁浆膜缝合

14 前壁黏膜缝合　　后壁黏膜缝合

15 前壁浆膜缝合

16 固定缝合　　吻合口

关闭系膜孔

第45章 应用吻合器的小肠切除术

适应证 根据不同的病因，小肠切除的范围也不相同。小肠切除术主要作为急症手术而用于各种原因所致的小肠血运障碍，如绞窄性疝、固定的粘连带引起的肠扭转、肠系膜血管血栓形成、腹部创伤、局部肿瘤和局限性肠炎。在少见的情况下，存在多处粘连或广泛的局限性肠炎而既往的广泛切除已使小肠所剩不多时，行肠-肠吻合可能是明智之举。

术前准备 根据手术所针对疾病的性质来决定补充液体、电解质和血液的时机（第44章）。持续胃肠减压，留置尿管以监测患者在治疗后是否有充足的尿量。当脉搏加快，怀疑有肠坏死时，可输注血浆制品或红细胞。静脉输注抗生素，并根据中心静脉压和尿量监测情况积极补液。

麻醉 持续、充分胃肠减压以避免胃内容物误吸。建议使用带气囊的气管导管，可以封闭气管，以避免可能发生的吸入性肺炎。

体位 置患者于舒适的仰卧位，将手术台上升并调至合适的角度，以便于手术医师的操作。采用轻度的反 Trendelenburg 体位，以便于手术暴露及扩张肠管的牵拉。

手术准备 备皮按常规准备。

切口与暴露 切口选在所怀疑病变的常见部位。对于腹外伤患者，采用腹正中长切口能确保充分暴露，方便大范围的探查。嵌顿性疝可能有肠坏死时，有些术者喜欢经腹股沟上方的斜切口进腹，以便在嵌顿部位以上切断有生机的肠管，降低疝囊切开后发生严重污染的可能性。对于原先已有瘢痕，尤其是瘢痕位于中线时，切口应超过瘢痕的一端或在其侧方做切口，这样可以降低瘢痕下可能紧密粘连的小肠受损伤的可能性。

手术过程 采集腹腔积液标本做细菌培养，根据积液的颜色和气味预测是否有肠坏死。首先松解周围粘连或疝囊所造成的压榨，以恢复肠管血供。如肠管的生机可疑，可将其置于温湿纱布中数分钟，也可小心地在肠系膜内注射普鲁卡因以促进动脉搏动恢复。明显坏死的肠管应立即用纱布隔离，以减少感染可能。在腹外伤患者，对小肠和结肠必须予以全面的探查以明确有无损伤，因为膨出的黏膜可能会暂时堵住污染物溢出的部位，肠系膜损伤伴有血肿形成时应谨慎地评估。发生多发性穿孔伴广泛的肠系膜损伤时，切除一段小肠较多进行处修补更为安全。检查远离套

叠或梗阻部位的小肠，以发现其他可能导致梗阻的腔内病变。

开放式小肠吻合 在拟切除肠段的近侧和远侧的正常肠管上，各放置一把无创 Scudder 钳，这样可以在控制血供的同时防止梗阻肠管引起的严重污染。在正常肠管系膜缘邻近浆膜处游离 1 cm 或更多，再在肠壁上斜向放置一把窄的直钳，切除标本（图1）。留出的这段已游离系膜的肠管用 4.8 mm 钉的 TL60 吻合器处理。

手术过程 用直线切割闭合器将小肠两断端的开口对拢（图2）。适当斜向切断小肠，保留距离肠切缘 1 cm 的游离肠系膜。在系膜和对系膜缘分别缝置牵引线，将两断端并拢（图3）。将两段肠管的对系膜缘靠拢，在肠腔内各插入直线切割闭合器的一个臂。在击发钉合切割器之前，臂叉上的肠管应平整地并拢（图3a）。击发时，肠管为吻合钉钉合，而直线切割闭合器内置的切刀将吻合口切开（图4）。如发现钉合线上有出血，可用间断缝合予以控制。

在两肠段的系膜缘各缝一针牵引线 A 和 A′，在另一缝线 B 中点处缝合两侧对系膜缘钉合线的末端，使之能牵引拉拢对系膜缘侧的钉合线的两端（图4）。再用非切割型线性闭合器关闭共同肠断端开口。切除闭合器外多余的肠管（图5）。移走闭合器后如有出血点，可用间断缝合控制。

随着应用时间及经验的增加，现已发现，将 A 点与 A′ 点对合，采用垂直的方式从 B 到 B′ 闭合更为可取。这样只有闭合线上两端（B 和 B′）存在两排吻合钉的交叉，然后应仔细检查，必要时可进行加强缝合。同样，如有出血点，应予以间断缝合止血。检查钉合线，将钉合线以外的多于肠管切除。检查钉合线是否可靠，需要时，可在离开吻合口适当的距离用几针间断缝合将两侧肠管的对系膜缘缝合对拢。

进行间断缝合将两侧肠系膜孔完全关闭（图6）。也可在肠吻合之前闭合肠系膜孔。肠系膜孔必须完全关闭，以防止肠管内疝。用拇指和示指进行对触检查，明确吻合口是否通畅。

其他方法 用线性切割吻合器切除小肠病变后，可采用与上述开放式吻合相似的另一方法吻合小肠（图7）。可关闭所有肠腔断端以防止发生严重污染。游离、结扎、切断肠系膜后，切除标本。剩余肠管的近端和远端各旋转 180°，使两段肠管的对系膜缘并

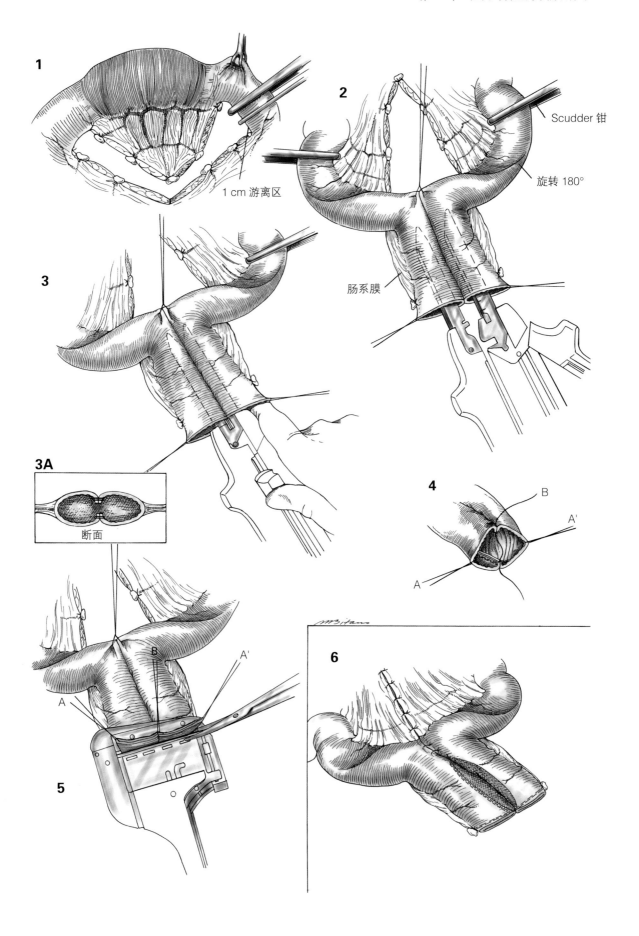

1 cm 游离区

Scudder 钳

旋转 180°

肠系膜

3A

断面

拢。分别在靠近两肠管断端的预期的吻合线上以及距离此处 6 ~ 8 cm 处缝置牵引线，后一根牵引线的位置应超出新吻合口的顶端。斜向切除对系膜缘侧钉合线的一部分，做一个开口，使之足够插入线性切割吻合器的臂叉（图 8）。将线性切割吻合器的两个臂完全插入肠管，以保证吻合口最大。放置好线性切割吻合器之后，拉住远端牵引线以对合两侧的对系膜缘，击发吻合器后退出（图 9）。若吻合口有出血，可用间断缝合止血。

在新的开口两端各缝置一根牵引线，在中间放置另一根，将两肠段沿对系膜缘新形成的两条钉合线拉拢在一起，将三根牵引线穿过吻合器的齿口，以闭合两肠段的共同开口（图 10）。切除切割缝合器上多余的组织。检查钉合线上有无出血。间断缝合对合肠系膜。触摸检测吻合口的通畅度（图 11）。

术后管理　术后管理同第 44 章。

（杨盈赤 译　张忠涛 审校）

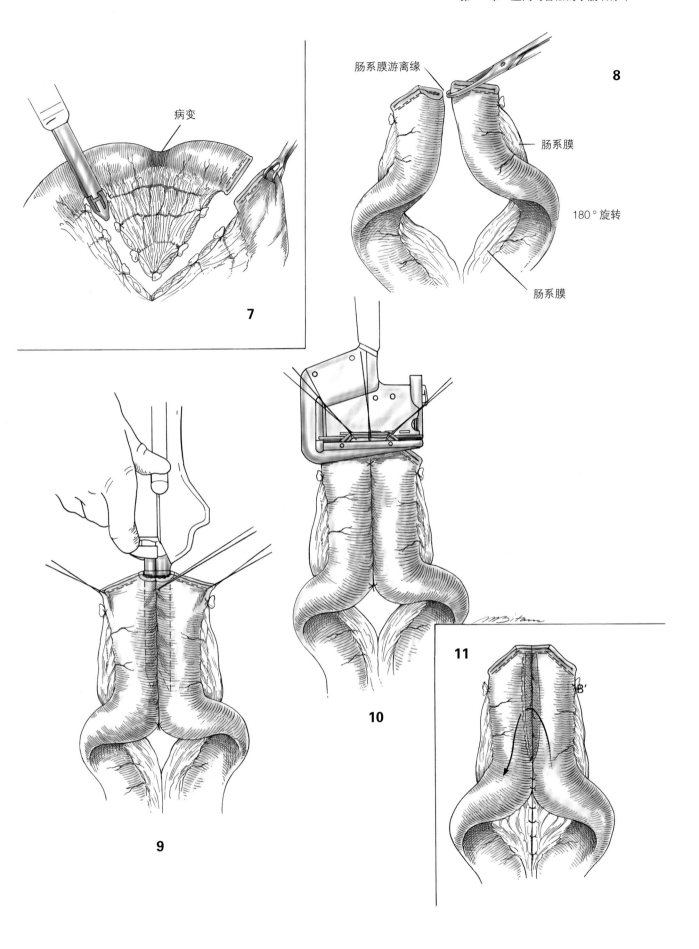

病变

肠系膜游离缘

肠系膜

180° 旋转

肠系膜

7

8

9

10

11

第46章　应用吻合器的小肠侧-侧吻合

适应证　一些情况下，可利用肠肠吻合术绕过区域回肠炎、肿瘤或广泛粘连处小肠梗阻节段。由于梗阻处肠管的进口和出口的直径存在着极大的差异，使端-端吻合难以实现。在一些患者中，侧-侧吻合可缓解梗阻，而潜在的风险又极小，同时不需要切断较多节段的小肠。对于已有小肠切除或区域性回肠炎既往史的患者来说，与将会导致进一步营养问题的根治性切除相比，这是更好的一种选择，尽管受累的区域性肠炎组织日后具有癌变的潜在风险。肠肠吻合术还被应用于多种 Roux-en-Y 手术后小肠通畅性重建。

手术过程　采用 Babcock 肠钳夹住两处被选作肠肠吻合的肠袢，可用非挤压性的 Scudder 钳止血，同时限制梗阻肠管内的污物流出（第 44 章，图 12）。

在计划吻合肠管两端以外的肠系膜对缘留置牵引线。可能还需要多缝几针并打结，这样可为两侧肠管提供更佳的稳定性，有利于插入吻合器（图 1）。

使用无菌湿纱布将术区围绕起来，使用 11 号手术刀在每侧肠系膜对缘处做一个刺穿切口。开口大小需确保直线切割吻合器分叉能够自由进出。分别插入两个分叉。启动前吻合器，需将肠壁对齐。吻合器中的刀片在前行途中分离肠壁隔膜，以确保有足够长度

的吻合口被纳入吻合器分叉之间（图 2）。

移去直线切割闭合器，检查吻合口有无出血。对于任何出血点都需要缝合结扎。吻合口两端留置牵引线，在外翻缝合切口的同时，吻合口是敞开的（图 3）。使用 Babcock 钳将黏膜边缘拉近，与成角留置的缝合一起确保将全部肠壁纳入闭合器。启动闭合器，将吻合器以外的全部多余肠管沿着吻合器外表面予以切除（图 4）。检查吻合缝合处有无出血现象。在此基础上，还需多缝几针，以确保吻合角度（图 5）。有些术者多缝几针的目的在于：使最外侧吻合线内翻。可用拇指和示指压迫肠管，以确定吻合口大小是否适当。

术后管理　术后持续胃吸引。根据手术适应证以及术中失血量确定输血量。抗生素的类型和疗程根据诊断及术中污染情况确定。每日准确核查体液、电解质水平、患者体重。每日记录患者的液体出入量。尽管允许患者饮水，但在患者肠蠕动恢复前，应限制其进食量。鼓励患者多下地活动，提醒患者需及时报告任何腹痛、恶心、呕吐症状。

（杨盈赤 译　张忠涛 审校）

180

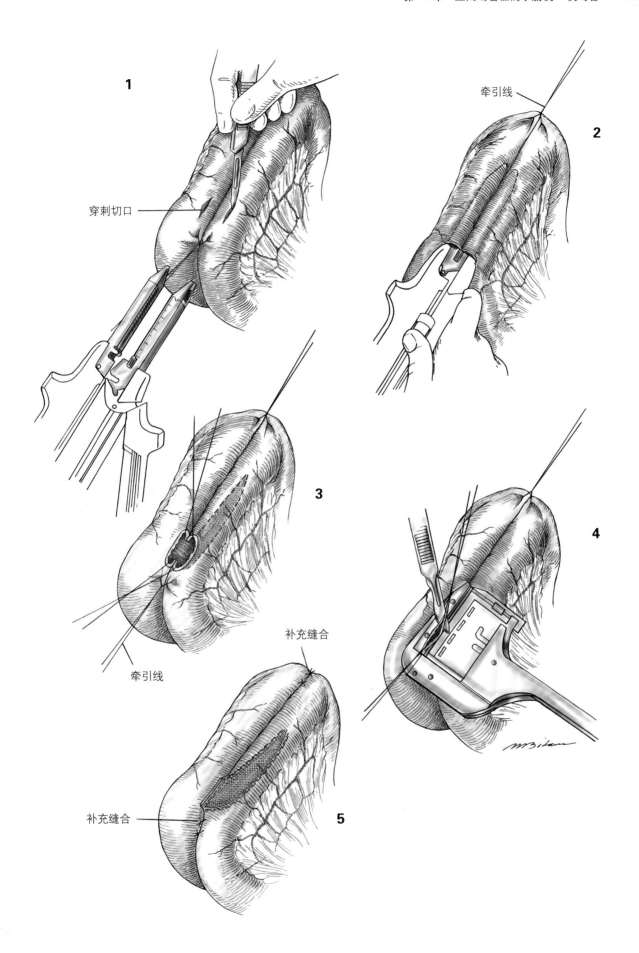

穿刺切口

牵引线

1

2

牵引线

3

4

补充缝合

补充缝合

5

第47章 小肠造口术

适应证　空肠上段造口术可用于营养不良患者大手术前后的营养摄入。回肠下端肠造口术可用于以下情况下的麻痹性肠梗阻的治疗：插管和其他肠道减压措施无法减轻梗阻，患者的一般状况不允许实施去除病因的治疗。肠造口术还可用于较大的切除吻合术后吻合点近端胃肠道的减压或胃部分切除术后胃肠道的减压，即将一根长导管逆行插入残胃内。插管或瘘管中流出的胆汁、胰液和胃液可通过此导管返送回肠道内。

术前准备　术前准备取决于术前患者的基础病情。肠造口术通常与一般胃肠道大手术同时进行。

体位　患者取自然仰卧位。

手术准备　常规备皮。

切口与暴露　通常取邻近脐部的正中切口。如果肠造口术在腹膜炎伴发麻痹性肠梗阻的情况下实施，则应尽量取小切口，以便数针即可缝合切口。如果小肠造口术为肠切除术的一部分或者为患者术后营养摄入考虑，则将肠造口导管另戳孔引出，戳孔最好离开手术切口一定距离。如果肠造口术主要用于患者术后的营养供给或者胃液引流，则戳孔应选择在左上象限Treitz韧带范围内。

A. Stamm 肠造口术

适应证　如用于营养供给目的，无论是作为大部切除手术的前期手术、配合手术或补充手术，均应在靠近空肠Treitz韧带区域内实施Stamm肠造口术。如用于减轻麻痹性肠梗阻造成的腹胀，可在首先出现的膨胀肠袢实施造口。

手术过程　在用于营养供给目的的肠造口术中，将紧靠Treitz韧带的空肠袢塞入切口，以识别肠管的近端和远端。可用肠钳将肠管的内容物排出。用2-0不可吸收缝线在肠对系膜缘黏膜下层预置两个荷包缝合（图1）。穿过荷包缝合中心的肠管壁切开一个小创口（图2），将导管经此创口送入肠管远端肠腔。移走肠造口钳。将围绕导管的内圈荷包缝合收紧打结。再将外围荷包适度收紧打结，以便将导管固定于肠管壁，同时将导管周围的小肠管翻转（图3）。

关腹　导管近端通过腹壁戳孔引出。用4根不可吸收缝线将导管附近肠管固定于覆盖在其上的腹膜上（图4）。不可吸收缝线将导管固定于皮肤（图5）。

B. Witzel 肠造口术

适应证　当需要长期使用小肠造口时，可选用Witzel肠造口术。该术式可以为空肠开口提供瓣膜样保护。

手术过程　将拟行小肠造口的肠袢内容物排出，可使用非挤压性肠钳。用2-0不可吸收缝线在计划插入点的肠对系膜缘预置荷包缝合（图6）。随后将带有数个开口的中号软导管穿过腹壁置于导管壁上，进行间断缝合，缝合间隔约为1 cm，在导管两侧各缝带上部分小肠壁（图7）。将缝线收紧打结后，导管即被包埋于小肠壁内6~8 cm。然后，在荷包缝合中点处做一个切口，将导管末端插入小场内（图8），继续往肠管中插入导管至所需长度，然后将荷包缝合打结。2-0不可吸收缝线将导管的剩余暴露部分和荷包缝合区域进行间断缝合（图9）。在腹壁做戳口，插入肠钳，以引导小肠与缝线旁腹膜之间的缝合（图10）。基底附着面宜宽阔，以避免小肠的扭曲和成角。第一层缝线收紧后，将导管穿过戳孔，将缝线前层缝合于腹膜与小肠之间，以完全封闭导管周围区域。最好将小肠与腹壁间的缝合距离维持在5~8 cm，以防止小肠围绕固定点扭转。应将小肠按照蠕动方向固定于腹膜上。

关腹　常规关腹。将导管缝合于皮肤上，再贴上胶布。

术后管理　如肠造口术是用于麻痹性肠梗阻，则将导管与引流瓶相连，2~4小时内注入30 ml无菌水或生理盐水，以确保从导管中流出足够量的肠液。如肠造口术用于营养摄入，则患者的液量和热量需求可通过使用均质乳和溶于水或生理盐水的葡萄糖或多种市售肠道营养液得到部分满足，可通过肠造口导管连续滴注，速度保持在每小时50 ml。热量摄入应缓慢增加，否则可导致常见的并发症，如腹泻和腹部不适。肠造口营养摄入不应在夜间进行，因为存在着发生抑郁和（或）腹泻的风险。导管通常于10~14天拔出，除非存在营养摄入方面的需要或梗阻仍未解除，在后者夹住导管后，腹胀症状即出现。

（杨盈赤　译　张忠涛　审校）

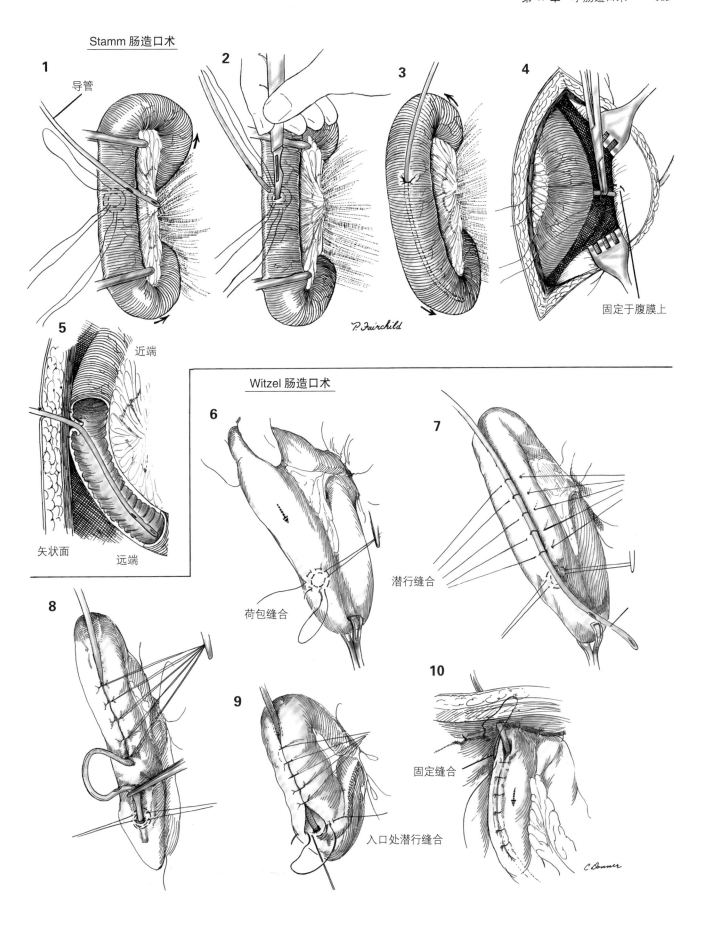

Stamm 肠造口术

1 导管

2

3 P. Fairchild

4 固定于腹膜上

5 近端
矢状面　远端

Witzel 肠造口术

6 荷包缝合

7 潜行缝合

8

9 入口处潜行缝合

10 固定缝合

C. Donner

第**48**章　阑尾切除术

适应证　急性阑尾炎是一种细菌性疾病，病情一般呈进行性发展；但阑尾的位置多变，使其症状酷似多种类型的盲肠后、腹腔或盆腔疾病。诊断急性阑尾炎后，应立即实施手术。对于有中毒性反应的患者、儿童、老人，宜推迟肠外营养补给并使用抗生素。

如初诊时发现患者右下腹出现包块，可能需要进行数小时的术前准备。尽管常存在蜂窝织炎，仍可实施阑尾切除术。如已形成脓肿，而阑尾易于切除，则应在对脓肿进行引流的同时实施阑尾切除术。否则，宜先进行脓肿引流，日后再行择期阑尾切除术。

对于慢性阑尾炎的诊断，应先排除其他疾病。

术前准备　术前准备主要是恢复患者的体液平衡，尤其是对于婴幼儿和老年患者。补足液体的指征为大量尿液排出。应留置鼻胃管，以降低胃内压力，最大限度降低麻醉期发生呕吐的可能性。高热患者需要给予解热药物和物理降温，因为高热可使全身麻醉的风险增高。如怀疑腹膜炎或脓肿形成，可考虑使用抗生素。

麻醉　首选吸入麻醉；但腰麻也可接受。重症患者可考虑局麻。

体位　将患者置于舒适的仰卧位。

手术准备　常规备皮。

切口与暴露　切口统一化对外科手术极为有害。任何一种切口均无法适用于全部的阑尾切除手术，因为阑尾可移动，可出现在右下腹的任何位置，也可出现于盆腔，上可达升结肠；罕见情况下，甚至可在腹膜左侧出现（图 2 和图 3）。术者主要依据体格检查时反跳痛最明显的位置确定阑尾的具体位置，并借此确定最佳暴露切口。多数阑尾可通过右下腹肌肉分离切口轻易找到，该切口系 McBurney 切口的变异（图 1，切口 A）。如患者是女性，且无法进行术前腹腔镜观察，则多数术者采用正中切口，以最大限度地暴露

盆腔。如术前肯定有脓肿形成，则切口宜选择在脓肿上方位置。

无论选择从何处进入，切口首先需深入至肌肉外层腱膜。就肌肉分离切口来说，首先将腹外斜肌腱膜从腹直肌鞘边缘处分离，然后进入腹肌，沿着肌肉纤维方向分离（图 4）。使用牵开器将内斜肌拉开，沿着肌纤维方向将内斜肌分离，抵达腹直肌鞘（图 5），然后横向朝向髂嵴方向分离（图 6）。有时，腹横筋膜和肌肉中间还有一层内斜肌，对此种结构修复的效果好于对腹横筋膜下方直接面对腹膜的结构。可将腹直肌鞘切开 1 cm 或 2 cm，以获得更好的暴露效果（图 7）。术者和助手交替用止血钳将腹膜钳夹起来（图 8）。术者先松开止血钳，然后再重新夹住，位置靠近第一助手的钳夹位置。然后使用手术刀柄压迫止血钳之间夹住的腹膜，以利于使腹膜下方的肠管游离。需强调防止伤及肠管的重要性，切开腹膜前切勿忘记该步骤。打开腹膜后（图 8），用纱布垫保护腹壁组织以降低任何潜在的污染可能。然后将其边缘夹在围绕切口的湿纱布上（图 9）。取出一些腹腔积液进行细菌培养。

手术过程　一般来说，如盲肠立即突出切口以外，则宜将其还纳入切口内，用湿纱布抓住它，即可轻松地搜寻阑尾而不需要在腹腔和盆腔内盲目探查（图 10）。可能需要分离盲肠与腹膜之间的附着，以便于移动阑尾。一旦找到阑尾，可将其位于头端的系膜夹住，并可将盲肠还纳入腹腔内。然后，将腹膜腔内肠管用湿纱布隔开（图 11）。用止血钳将阑尾系膜切断，仔细结扎血管（图 12）。止血钳之间的组织最好进行贯穿褥式缝合而非简单结扎，因为当组织处于张力状态时，血管常常从钳夹处回缩，而导致日后系膜内出血。处理完阑尾系膜血管后，用直角钳夹住阑尾残端（图 13）。

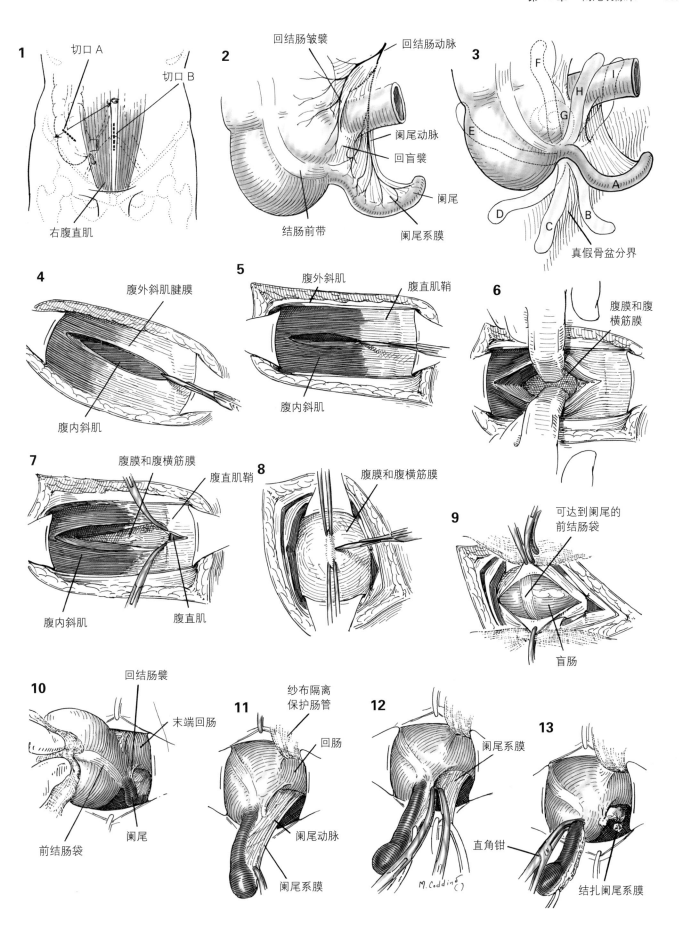

1 切口 A
切口 B
右腹直肌

2 回结肠皱襞
回结肠动脉
阑尾动脉
回盲襞
阑尾
阑尾系膜
结肠前带

3 F
I
H
G
E
A
D
C
B
真假骨盆分界

4 腹外斜肌腱膜
腹内斜肌

5 腹外斜肌
腹直肌鞘
腹内斜肌

6 腹膜和腹横筋膜

7 腹膜和腹横筋膜
腹直肌鞘
腹内斜肌
腹直肌

8 腹膜和腹横筋膜

9 可达到阑尾的前结肠袋
盲肠

10 回结肠襞
末端回肠
前结肠袋
阑尾

11 纱布隔离保护肠管
回肠
阑尾动脉
阑尾系膜

12 M.Codding

13 阑尾系膜
直角钳
结扎阑尾系膜

将直角钳向阑尾末端移动 1 cm。在正好位于钳夹位置近端结扎阑尾（图 14），另取一把直止血钳夹住结扎点。在阑尾基底部盲肠壁上进行荷包缝合，切勿伤及阑尾系膜血管（图 15）。将阑尾上提；使用湿纱布将盲肠隔开，防止肠内容物污染；在结扎线和直角钳之间切断阑尾（图 16）。剪断阑尾基底部结扎线，利用结扎线上的直止血钳将阑尾残端向内塞入盲肠壁内。松开止血钳，在移去止血钳的同时收紧荷包缝线并打结。可使用组织钳固定盲肠壁以协助阑尾残端的内翻（图 17）。此时盲肠的外观如图 18 所示。使用温生理盐水冲洗术区，将网膜重新覆盖于手术区域（图 19）。如因存在局部脓肿或基底部附近穿孔导致无法稳妥地关闭盲肠，或止血不佳，则术后应安置引流管。引流管应较柔软、表面光滑，最好使用硅胶引流管。绝对不要使用干纱布或厚胶引流管，因为这些材料可导致肠管损伤。一些外科医师即使在非局限性腹膜炎存在的情况下也不进行腹腔引流，而是依赖腹腔灌洗、肌注或静脉应用抗生素控制炎症。如术中阑尾并未出现急性炎症状况，则必须进行更为全面的探查。

如存在腹膜炎体征而探查结果显示炎症并未累及阑尾，则需排除消化性溃疡或乙状结肠憩室炎。急性胆囊炎、区域性回肠炎和盲肠肿瘤并非罕见。对于女性患者来说，注意有无卵泡破裂、异位妊娠导致的出血或盆腔感染。因此，不能忽略对盆腔内器官的探查。偶尔也可发现梅克尔憩室。关腹后要进行密切观察和必要检查，并随时准备肠道切除。

关腹　在各种肌层分开的情况下，首先用可吸收缝线连续或间断缝合腹膜（图 19）。宜将腹横筋膜与腹膜同时予以缝合。对内斜肌和腹直肌鞘外缘小开口处予以间断缝合（图 20）。对外斜肌腱膜的间断缝合不可太密（图 21）。皮下组织和皮肤分层缝合。如阑尾周围形成了脓肿，也可将皮肤敞开，留待二期延迟缝合。

其他术式　某些情况下，为了避免急性肿胀阑尾发生破裂，在将阑尾放回切口内之前，对阑尾基底部进行结扎和分离较为稳妥。例如，如阑尾与盲肠侧壁之间发生了粘连（图 22），可将弯止血钳穿过阑尾基底部下方，以便于同时进行钳夹和结扎操作，这种方法可能较为简单（图 23）。将阑尾基底部（通常情况下较硬）结扎后，用刀片切断阑尾（图 24）。然后采用荷包缝合包埋阑尾残端（图 25 和图 26）。用长弯止血钳分离阑尾粘连部分，直至可清晰识别血供情况（图 27）。然后用弯止血钳夹住阑尾系膜，用 2-0 丝线结扎阑尾系膜（图 28）。

如果阑尾不易找到，可沿着盲肠前带寻找，无论阑尾位置如何，按照此种方法寻找肯定可发现阑尾基底部。如果阑尾位于盲肠后，则需将与阑尾侧缘平行的壁腹膜切开（图 29）。然后，可将阑尾从盲肠后位和髂腰肌覆盖的腹膜表面游离出来（图 30）。

偶尔盲肠可能位于上腹部或左腹部（因肠腔发育期间旋转失败），则应大幅延长切口长度或干脆选择第二个切口。

术后管理　静脉输入乳酸林格液以维持体液平衡。患者可在手术后当天坐起来进食。术后第一天即可下床活动。恶心症状减轻后即可饮水，食量可逐渐增加。

如发生腹腔脓毒症，则应大量应用抗生素，持续胃肠减压，直至腹膜炎和腹胀症状逐渐消退。

在此期间，需对患者的液体出入量进行准确测量。嘱患者于半坐位休息，如此可促进脓肿局限于盆腔。患者的一般状况一旦好转，即可下地活动。应预防深静脉血栓形成。如败血症症状持续存在，应考虑到是否有切口感染、盆腔脓肿或膈下脓肿。如败血症迁延不愈，术后约第 7 天开始进行 CT 有助于找出病因。

（杨盈赤 译　张忠涛 审校）

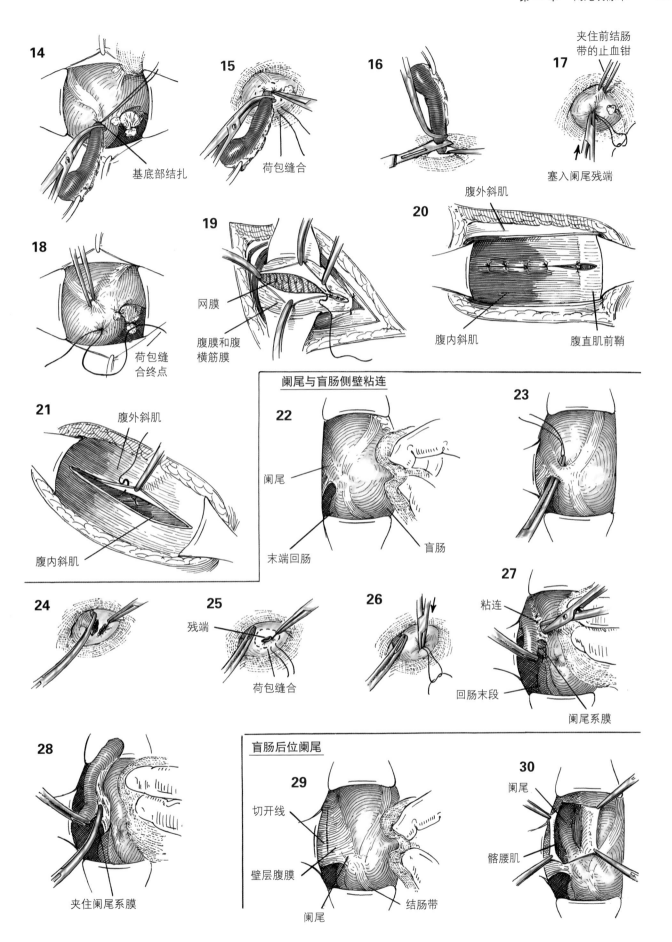

14 基底部结扎

15 荷包缝合

16

17 夹住前结肠带的止血钳
塞入阑尾残端

18 荷包缝合终点

19 网膜
腹膜和腹横筋膜

20 腹外斜肌
腹内斜肌
腹直肌前鞘

21 腹外斜肌
腹内斜肌

阑尾与盲肠侧壁粘连

22 阑尾
末端回肠
盲肠

23

24

25 残端
荷包缝合

26

27 粘连
回肠末段
阑尾系膜

28 夹住阑尾系膜

盲肠后位阑尾

29 切开线
壁层腹膜
阑尾
结肠带

30 阑尾
髂腰肌

适应证 阑尾炎是一种临床诊断，其诊断的精确性在采用包括腹部和盆腔 CT 扫描在内的现代诊断成像技术后得到改善，已达到 90% 以上。诊断需结合病史、体格检查、实验室化验、体温升高以及白细胞计数升高做出。阳性影像学检查结果对诊断有一定的帮助，是诊断正确的重要依据。对于模棱两可的病例，连续观察病情和影像学检查均可有助于提高诊断的准确性，但仍存在阑尾穿孔的日益增长的风险。

腹腔镜阑尾切除术几乎适合所有患者，对于肥胖患者更是首选术式，因为这部分患者行开放手术则切口更长，手术部位感染的风险更大。腹腔镜技术同样适用于女性患者，尤其适用于育龄期女性——其输卵管及卵巢病变症状与阑尾炎相似。腹腔镜不仅可以直接观察阑尾，还可以对全部腹腔内器官进行评估，尤其是对女性盆腔内的器官。腹腔镜阑尾切除术对于早期妊娠女性的安全性与开腹直视下阑尾切除相同，但任何麻醉和手术对于胚胎始终具有潜在风险。妊娠中晚期或其他可以导致肠管肿胀的生理或病理疾病均会使进入腹腔空间更加困难，器械操作更不安全。最后，腹腔镜阑尾切除术术后切口疼痛较轻，患者可更快恢复正常功能并较早回到工作岗位，且切口对患者腹部外观效果的影响更小。

术前准备 因为健康的青少年阑尾手术患者占绝大部分，对于这些患者，可以实施一般情况下的麻醉前及术前评估，术前静脉补液和术前抗生素应用。对于幼儿和老年人，纠正体液和电解质平衡可能需要更长的时间。高热需要使用退烧药，甚至考虑物理降温，以降低全身麻醉的风险。涉及术前准备的其他讨论内容见第 48 章。

麻醉 首选气管内插管全身麻醉。诱导后，可由麻醉师放置口胃管。手术结束前将口胃管拔出。如果需延长胃减压时间，可更换为鼻胃管。

体位 将患者置于仰卧位。右臂伸出供静脉输液及麻醉师放置血压袖带，左臂放置脉搏血氧仪，并放于患者体侧。这样更便于术者及其助手进行内镜操作。纤维光缆与通气管路通常置于手术台头侧；视频监视器放置于术者前方；电烙器及抽吸冲洗器放置于手术台脚侧，这里也是器械护士和器械所在位置。

手术准备 常规放置 Foley 导尿管并进行腹部备皮。

手术过程 套管入路的典型位置是脐部、左下腹和前正中线耻骨联合上方（图 1）。一些术者更喜欢用右上腹入路代替左下腹入路。多数腹腔镜手术采用某种形式的三角形，最长、最宽角度分配给操作套管和操作器械。首先置入视频腹腔镜套管。尽管一些术者采用 Veress 针制造最初的人工气腹（第 12 章），但大多数术者采用可视 Hasson 技术（第 11 章）。术者可在脐上缘或下缘通过纵向或横向半圆形切口置入套管。插入 Hasson 套管并吻合固定后，即向腹部充入 CO_2 气体。术者设定最大气腹压（≤15 mmHg）及气流流速，并对腹腔内实际气压及气体总体积进行监测。腹部随即膨大并最终成为气鼓状态。

将视频内镜与伸缩器相连，伸缩器可为直线型（0° 成角）或成角型。该仪器为自动白光平衡并具有自动聚焦功能。使用除雾剂对仪器的光学终端进行清洗后，即可插入 Hasson 套管。仔细观察腹腔内四个象限，并详细记录腹腔内全部正常和异常发现。

在视频内镜直视下，将两个 5 mm 套管置于腹内，其中一个位于左下腹，置于腹直肌及其腹壁浅静脉外侧。视频内镜光照用于腹壁照明，以防止套管针刺破内斜肌血管。术者采用局部麻醉浸润 5 mm 套管穿刺部位，穿刺针可以穿透腹壁，通过视频内镜可观察针头进入套管拟插入部位。做一个 5 mm 皮肤切口，用小止血钳向下分离皮下组织直至筋膜层。通过腹壁置入 5 mm 套管，术者直接监测套管针安全进入腹腔内。将第 3 个套管置于腹壁白线耻骨联合上方，以避免伤及膀胱，此前已应用 Foley 导管对后者进行减压。至此，可清晰地观察到套管之间相距较远（手掌宽度）的三角形，通过三个器械可以完全不受干扰地进行独立操作。

患者取头低脚高位，利用重力将手术台右侧位置放高，以便小肠从右下腹位置移开。如发现正常阑尾，需探查其他部位的炎症。输卵管 - 卵巢疾病、炎症性肠病和梅克尔憩室炎较为常见。一旦阑尾炎诊断明确，即行阑尾炎切除。阑尾及其系膜需清晰可见。阑尾位置多变，可能覆盖着腹膜，也可能位于盲肠后（图 2）。安全切开阑尾表面覆盖的腹膜或沿盲肠分布的 Toldt 线还需要置入另一个操作套管。如术者无法清晰的观察到阑尾、阑尾系膜以及安全地切断盲肠基底部，则手术需要改为切开直视下手术。

行腹腔镜阑尾切除术时，首先应用夹住肠系膜的夹钳将阑尾系膜张开（图 3）。不得钳夹发炎的阑尾末

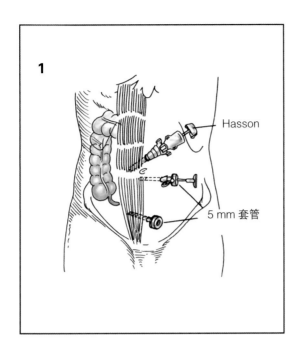

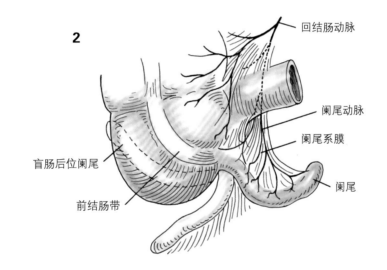

端，否则可导致阑尾穿孔。术者使用解剖器械对阑尾基底部肠系膜进行分离。如果使用夹钳对阑尾及其系膜分离较为困难，一些术者倾向于使用一个缝线圈套紧贴发炎的阑尾末端将其套住。可通过操作钳将此套圈收紧（图4）。使用通过 Hasson 大套管送入的血管吻合器对阑尾系膜进行一次或多次横向切割（图4）。但此操作需通过右下腹套管送入一个5 mm 的视频内镜。若无此条件，需将左下腹套管的直径扩大至10 mm，因为视频内镜与内镜血管吻合器均需要大直径套管方可送入。使用内镜切割直线吻合器（图5）对阑尾基底部进行切割。使用此吻合器的关键点是将其旋转180°，以便于观察到其全长及其钳夹的组织（图5A）。这种旋转也同样用于阑尾系膜吻合中。

可采用10 mm 套管柄部安全地将轻度发炎的小阑尾切除。大多数术者将切除后的肿胀或化脓阑尾放入一个塑料袋内并通过腹壁取出（图6）。这样可以降低手术部位感染的风险。观察阑尾残端和吻合后的阑尾系膜是否出血。采用抽吸冲洗器冲洗该区域，并对其进行观察，防止出现盲肠或小肠穿孔。

在视频内镜观察下将两个5 mm 套管移出，以确保腹壁血管无出血。

关腹 实施腹部减压后将 Hasson 套管移出。一般情况下，仅10 mm 套管部位需要关闭筋膜层。一些通过肉眼观察和手指触诊确认安全关腹条件的术者喜欢将留置的缝合线一起打结。而另一些术者则采用2-0 延迟吸收缝线对筋膜进行缝合。Scarpa 筋膜及其皮下脂肪不予缝合。皮肤则采用4-0 可吸收缝线进行缝合，切口皮肤表面使用胶布及干燥无菌辅料。

术后管理 患者从麻醉中清醒前将口胃管拔除。一旦患者清醒并可排尿后，立即将 Foley 管拔除。如果套管插入部位使用了长效局部麻醉剂，可口服镇痛药对术后切口疼痛予以控制。可能会有短暂的恶心的感觉，但大多数患者可以在一天内从静脉营养恢复至简单进食。围术期一般进行抗生素治疗，但根据术者在术中的观察，也可以将抗生素治疗适当延长数日。多数患者可于术后1~2天出院。

其他术式 上述技术存在着众多变化。变化内容涉及套管的置入以及阑尾和阑尾系膜的切除。

几乎全部的腹腔镜阑尾切除术均首先通过脐部插入视频内镜。使用 Veress 针注气法是一些术者的首选，尽管多数普外医师坚持采用可控性较高的开放式 Hasson 技术进入腹腔。是否置入更多的套管，取决于术者的偏好。一般而言，套管插入点之间应相距较远，以避免器械之间相互干扰。第二个套管的直径大小取决于以下因素：术者是否拥有5 mm 视频内镜，术者是否计划使用：①血管吻合器；②用于切割与止血的大型超声波、灼烧或激光器械。多数上述器械需要10 mm 套管配合应用。

另外，一些术者采用金属夹切除阑尾系膜，并利用一对可吸收缝线套圈结扎阑尾残端，然后对阑尾残端黏膜中心进行烧灼止血。但出于安全性考虑，为避免潜在的热损伤，多数术者首选血管闭合夹。

（杨盈赤 译   张忠涛 审校）

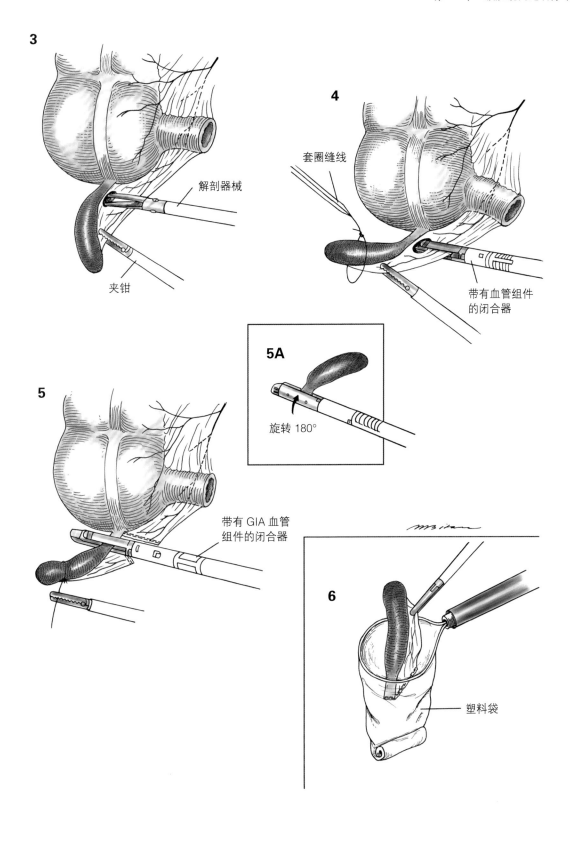

3

解剖器械

夹钳

4

套圈缝线

带有血管组件
的闭合器

5A

旋转 180°

5

带有 GIA 血管
组件的闭合器

6

塑料袋

第50章 大肠的外科解剖

大肠的几个关键解剖结构会影响外科手术的实施。由于胚胎发育的原因，大肠的血供来自两部分。盲肠、升结肠、结肠肝曲和横结肠近端的血供来自肠系膜上动脉；横结肠远端、结肠脾曲、降结肠、乙状结肠和直肠上段的血供则来自肠系膜下动脉的分支（图1）。

在实际手术操作中，切断肠系膜下动脉或中结肠动脉后，通过肠管边缘走行的交通丰富的血管网和Drummond边缘动脉的侧支循环供血，很长一段肠管仍可保持血供并维持生机。结肠侧方与腹膜的交界部位是无血管区，除非是在结肠肝曲或结肠脾曲、溃疡性结肠炎或门静脉高压的情况下，此处的手术分离并不会引起出血或影响肠管的血运。切开侧腹膜并将大网膜从横结肠游离后可以更大范围地进行结肠的游离，甚至可以将盲肠翻转到右上腹或左上腹。分离结肠脾曲时过度牵拉会导致粘连的脾被膜被撕裂而造成棘手的出血。当恶性肿瘤位于横结肠时，应将大网膜从邻近胃大弯血管弓的部位切除。

当将结肠从侧腹壁、肝曲、脾曲、大网膜附着部位游离后，可以将其牵拉至中线并置于切口外，游离程度取决于肠系膜的长度。结肠充分地游离后可以更清楚地了解肠管的血管分布，并且可以在腹腔外完成手术操作。乙状结肠的游离度在大肠中是最大的，因为它有较长的系膜；与之相对的是降结肠和右半结肠，它们被固定在侧腹壁上。

结肠淋巴组织的分布与血管分布保持一致。明确淋巴组织的分布对于外科手术操作十分重要，尤其是在恶性肿瘤的手术切除中，因为要清扫全部可能受累的淋巴结时，影响的血供范围可能远比术前预期的范围更大。结肠肿瘤的淋巴引流沿着主要血管分布，这构成了结肠癌根治手术的经典理论基础。如若患者已经发生转移或由于患者的一般基础条件较差，可以施行局部的"袖状"切除术。

当计划进行根治性肿瘤切除时，肿瘤和邻近的肠管必须充分解剖游离，从而可以清扫其引流区域淋巴结。

总的来讲，结肠肿瘤切除的淋巴引流范围应涵盖肠系膜上血管或肠系膜下血管区域。理想状态下，以往的手术经验向我们展示了四种常规的手术切除方式：右半结肠切除术、左半结肠切除术、直肠乙状结肠前切除术以及腹会阴联合切除术。多年来，对盲肠、升结肠以及结肠肝曲的肿瘤病灶需要进行右半结肠切除，同时结扎回结肠、右结肠以及全部或部分中结肠血管（A）。盲肠病灶需要切除回结肠血管引流区域的

淋巴结。这样，末端回肠常常连同右半结肠一并被切除。结肠脾曲肿瘤可行左半结肠"袖状"切除。要进行扩大切除时，应靠近边缘动脉的系膜中央区域进行结扎，以确保剩余肠管有良好的血供。需要补充说明的是，在触碰肿瘤前，应当高位结扎左结肠动脉和肠系膜下静脉，以避免肿瘤细胞通过静脉播散转移。游离右半结肠与侧腹壁的粘连后可以将盲肠反转回归其胚胎发生的左侧位置，并确保无张力的端-端吻合。此时，肠管的血供依赖于中结肠血管和乙状结肠血管。尽管多数静脉走行平行于动脉，但肠系膜下静脉是个例外。该血管先向左行，直至胰体后方汇入脾静脉（B）。

病灶位于降结肠下段、乙状结肠以及直乙交界处时，可采取前切除术。肠系膜下动脉应在其腹主动脉发出处被结扎（C）或在靠近左结肠动脉起始部的远端结扎。吻合口近端的结肠血供来自中结肠动脉的Drummond边缘动脉。如肠系膜下动脉被结扎，则远端直肠乙状结肠的肠管的血运难以保证。因此，远端的手术断端平面应足够低，以确保直肠肛管的中、下动脉而维持血供。在这种情况下，吻合操作须在盆腔骶前比较低的平面进行。为此，应按原则游离结肠脾曲、结肠肝曲甚至右半结肠从而确保无张力吻合。

当肿瘤位于直乙交界处的远端、直肠以及肛门时，手术切除的范围会很大。手术操作需要高位结扎肠系膜下血管和直肠肛管的中下血管，同时对直肠和肛管进行广泛的切除。因为下段直肠和肛管的淋巴引流甚至会汇入腹股沟区域，故应对低位直肠和肛管肿瘤施行广泛的侧方淋巴结清扫。

肠道必须在无张力的条件下进行吻合，因此，当实施扩大的左半结肠切术时，必须充分游离结肠，尤其是结肠脾曲，以确保肠管的无张力重建。肠管吻合前必须确保邻近肠系膜血管的搏动良好。有时在邻近的肠系内膜注射1%的普鲁卡因可以增强动脉的搏动。有时，动脉的搏动并不明显，这常常是由于小肠被置于塑料袋内放置于右侧或被提出腹腔外导致中结肠动脉受压所致。此时应用消毒的超声多普勒探头可以明确肠管的血供状态。

大肠与很多重要的器官关系密切。因此，在右半结肠手术操作中，会遇到结肠系膜后方的右侧输尿管和其伴行的血管。十二指肠位于结肠肝曲肠系膜的后方，在游离结肠肝曲后会显露十二指肠。在游离解剖结肠脾曲的过程中很容易损伤脾。在乙状结肠和降结肠的手术过程中，术者会遇到左侧输尿管和与之伴行

的精索血管或卵巢血管。在经腹会阴联合手术切除直肠的过程中，应避免损伤双侧输尿管。外科医师不仅仅要充分意识到这些重要脏器的存在，而且在处理结肠系膜血管之前，必须明确辨识这些解剖结构。

　　因为解剖结构的关系，结肠的下段可以被充分游离，这促使了一些外科医师为了片面追求重建消化道连续性而忽视引流区域淋巴结的根治性清扫。在手术操作过程中，肿瘤淋巴引流区域的广泛整块切除以及

联合切除肿瘤两侧部分正常的肠管组织是必须遵守的原则。结肠的一期吻合不仅要求肠管血运良好，也需保持吻合口（尤其在术后肠腔膨胀时）无张力，而且肠壁的质地应接近正常。近年来，尽管败血症的发生率已大大降低，但与普通外科的其他领域相比，结肠外科领域的问题仍较为复杂，需要更为老练的决策能力以及丰富的手术经验。

（莱智勇　沈　凯译　王　杉　叶颖江　审校）

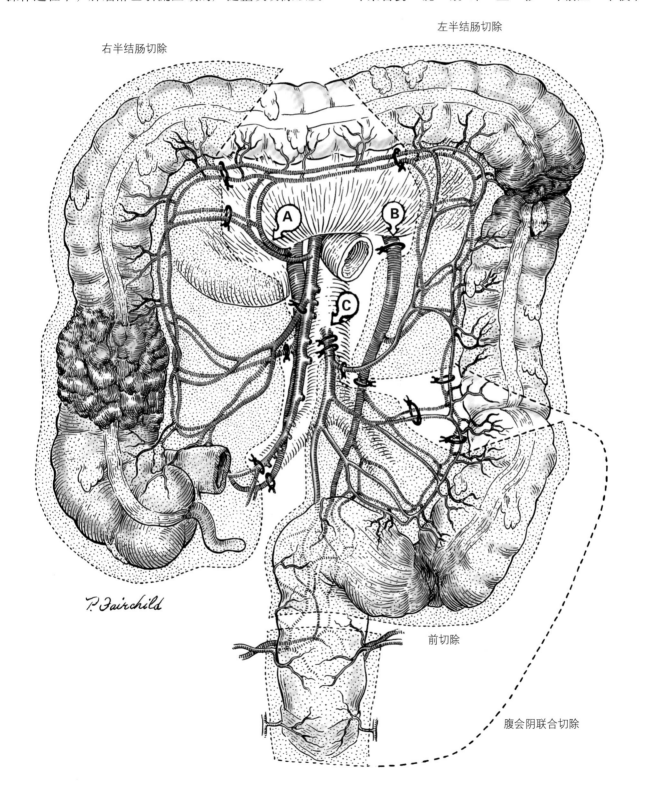

第51章 回肠袢式造口术

适应证 远端回肠袢式造口术主要用于临时性分流胃肠内容物以保护结肠吻合口。如将肠袢构建为近端优势形式，则可实现肠液几乎完全转向。因回肠袢式造口术操作简单、便于还纳，很多情况下已经取代了传统的右侧横结肠袢式造口术。此外，与近端结肠造口相比，回肠袢式造口并未增加患者护理的难度。但当回盲瓣功能正常时，回肠袢式造口无法进行结肠减压。对于那些急需结肠减压的患者，则需要行结肠袢式造口，因为后者既可以减压，又可以为二期手术进行肠道准备。

术前准备 对于大部分需要行急诊手术或复杂的结肠手术的患者，外科医师应告知患者有行肠造口的可能性。如果条件允许，造口治疗师应术前访视患者并使用不褪色的墨水对拟行肠造口的部位做好标记（图1）。最佳的造口部位为腹直肌鞘的外侧缘附近，脐上或脐下均可。造口位置的选择必须充分考虑到垫圈的跨度，皮肤表面宜平整、宽阔以便于粘贴造口袋。肋缘、凹陷的脐部、凹凸不平的瘢痕以及皮肤的褶皱处因无法牢靠固定而不宜选择。通常还应避开系腰带处。在标记过程中，应让患者预先佩戴造口袋并通过变换站立位和坐位来调整造口位置。造口治疗师应帮助患者打消造口的顾虑，并为其提供相关的说明书和示范。如果没有造口治疗师，手术医师应采用书面或图画的形式尽力让患者建立对造口的正确认识。

手术过程 根据实施结肠手术的要求确定麻醉方式、体位、腹部切口和暴露范围。术前应在造口部位做好标记，即备皮前，在皮肤上轻轻地画一个"X"形的划痕，否则，在长时间的复杂操作后，做好的标记可能已经消失。在结肠吻合接近完成和关腹前，再次确认造口位置。用Kocher钳钳夹两侧腹壁切缘（中线切口中的腹白线），向正中（即关闭后的位置）拉紧对合。对于腹壁较厚的患者，可另外使用Kocher钳钳拉真皮，以便能够更好地对合切口。在选定造口的部位，做一个直径为3 cm的圆形切口，向下切开皮下脂肪直达腹直肌前鞘。在此筋膜上做一个两指宽的切口。有的术者喜欢做单纯切开，有的则喜欢做"十"字形切开。钝性分离或拉钩牵开腹直肌，注意不要伤及肌肉中央深层的腹壁血管。然后在腹直肌后鞘和腹膜上再做一个两指宽的切口。

通常选择距回盲瓣约30 cm的一段末端回肠，这段小肠必须有足够的活动度，以便将其拉至腹壁外时没有张力；还应保证在造口还纳时有足够的肠管可以进行侧-侧吻合。使用钝头Kelly止血钳在紧靠回肠肠壁下方的肠系膜上戳一个开口并从中穿过一根牵引带或一条软Penrose引流条（图2），然后用可吸收线在浆肌层缝合一针以标记回肠袢近端。再次检查腹壁开口的大小是否与回肠袢及其系膜的厚度相匹配。通常两横指宽的切口可以满足要求。拉住牵引带将回肠袢从腹壁切口处拖出，拉出的动作应轻柔并同时左右摇晃（图3）。垂直拉出肠袢并使其功能性近端及其上的标志线定位于头端或12点位。拉出肠袢应高出皮肤约5 cm。用一塑料造口棒代替牵引带或软Penrose引流条，防止肠袢回缩。

为了避免回肠内容物污染腹腔，结肠造口应在关腹完成之后进行。

在肠袢的远端或非功能端的肠管上横向切开肠管，长度约为肠管直径的2/3，切开的位置为皮肤平面距牵引带或软Penrose引流条穿过肠系膜处高度的一半处。黏膜下的出血点用4-0丝线结扎或电凝止血。首先，使用4-0可吸收线将造口远侧断端（非功能端）肠壁做全层与周围皮肤、皮下组织缝合并固定（图4）。远端造瘘口完全外翻需要3~4针（图4a）。Brooke回肠造口需要将切口处肠壁黏膜和浆肌层缝合，并且越靠近浆膜边缘，肠管外翻越多。剪断并拆除标记线，然后使用手术刀柄圆形的钝头端将瘘口近端处肠壁外翻。具体操作方法是：用手术刀柄钝头抵住功能性肠袢外壁作为支撑，同时用镊子或抓钳将其黏膜的游离缘向下拉至皮肤（图5），然后用细的可吸收缝线将近端肠壁边缘与周围皮肤、皮下组织做间断缝合固定。末端为"T"形的塑料棒无需缝合固定，而其他类型造口棒则需要使用不可吸收缝线固定（图6）。为避免造口袋粘贴困难，一些外科医师并不将造口棒缝在皮肤上，而是在造口棒两端系线打结以防肠袢移回腹腔。

重新检查造瘘口血运以及腹腔内回肠袢。术后肠梗阻容易导致腹胀，因此，肠袢不能有成角和张力。最后，再次评估腹壁上开口的宽松度，开口大小应为在肠袢通过后尚能容纳一横指，以降低造瘘口缩窄和疝形成的可能性。

关腹 腹部切口关闭后，放置无菌造口袋。

术后管理 观察造瘘口处的血运情况，并记录造瘘口排出量。患者恢复经口进食后，造瘘口排出的粪液将增加。应密切监测水电解质并使其保持平衡，尤其是当排出量较大时（≥2 L/d）。在调整饮食的同时，可加用抑制肠蠕动的药物。造口治疗师应教会患者如何护理造口。许多患者会从护士或治疗师的家庭随访中获益，由此患者及其陪护人员可逐渐学会并熟练更换造口袋。术后 3～5 天时移除塑料棒，此时浆膜已

有充足的时间黏附到皮下脂肪层以及皮肤上。临时转流性回肠袢式造口术还纳的时间应依据结肠吻合口的愈合情况而定。

（刘大方　沈　凯 译　王　杉　叶颖江 审校）

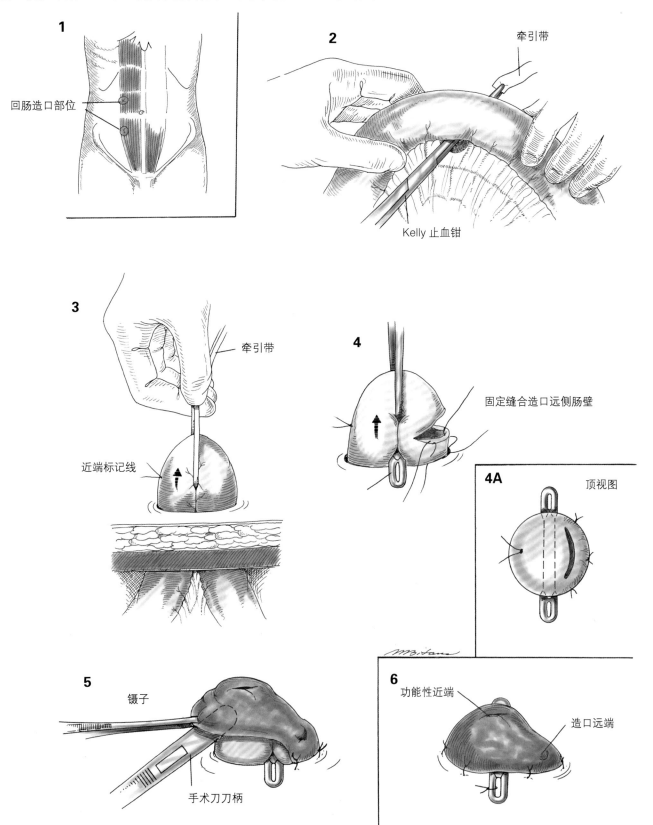

第52章 横结肠造口术

适应证 与盲肠造口相比，右侧横结肠造口更常用于解除左半结肠病变引起的梗阻。这个术式能使粪便完全转流，并且能有效地清洁和准备病变近端梗阻的结肠。当结肠的择期手术需附加造瘘时，如果仅单纯转流肠内容物，术者应考虑行近端袢式回肠造口术（见第51章）。

术前准备 因为这一术式通常用于缓解左半结肠急性梗阻，所以术前准备仅限于纠正水和电解质紊乱以及低血容量。行立卧位腹平片检查时在肚脐上放置一个标志物，如硬币。急诊水溶性造影剂灌肠有助于确定左半结肠梗阻的位置。术前可行乙状结肠镜或结肠镜检查。开皮前一小时内静脉给予预防性抗生素。

麻醉 通常使用气管内插管麻醉，其气囊可有效封闭气管，避免胃内容物反流引起误吸。

体位 通常采取舒适的平卧位以利于暴露切口。

切口与暴露 取右上腹切口。切口可根据腹平片结果选择，于结肠膨胀处行纵向或横向切口均可。目前认为造口开口位置应经过腹直肌并充分考虑造口袋垫圈的大小，同时应避开皮肤皱褶、骨性突起和肚脐凹陷处。造口部位的标记已在回肠袢式造口术讨论（第51章）。调整造口位置时应考虑患者站立位和坐位的体位变化，并特别注意避开患者腰带的位置。腹壁切口长度尽管有所限制，但仍应有足够的长度以便于寻找和游离高度扩张的横结肠。如果肠管过度扩张，可使用粗针头或套管针排气，因为肠道空虚后操作更方便和安全。

手术过程 将一段横结肠提至切口，同时将大网膜向头侧牵拉。如果肠管高度扩张，可使用连接注射器的大号针头斜刺进入肠管排出气体。也可以使用连接吸引器的小号套管针进行肠管减压，以便于安全地游离肠管。为了防止污染，可做荷包缝合关闭肠壁的小减压口。经过肠管减压后，通过较小的手术切口即可安全地游离大段的横结肠。游离拟造口肠管上的大网膜，注意此处的网膜血管更丰富（图1）。将大网膜还纳入腹腔前应确切结扎止血。手术原则与第27章的图1和图2类似。有些外科医师习惯用手指引导，将弯钳穿过大网膜和横结肠系膜的无血管区（图2）。分离切断附着在已显露的横结肠上的大网膜并将翻向两侧（图3）。必要时切断附着于结肠前带的大网膜上的几支小血管。用手指在横结肠下方反复进出以充分扩张开口，手指移出时同时带入一根无菌粗胶管（相当于32号）（图4）。剪去导管的尖端并将其头端插入其尾端，用不可吸收缝线缝合固定连接处（图5）。

选择乳胶管是因为其有弹性，可进入造口袋内，不使用硬玻璃管或塑料管。为了保证粪便完全转流，需将足够游离的横结肠提出腹腔外。

关腹 肠壁上的脂肪垂要仔细将其缝合固定于邻近腹膜上，必须注意缝线不可穿透肠腔（图6）。结肠与腹壁缝合固定有利于在造口还纳时依其寻找各个层次。在结肠过度扩张时，肠壁极其菲薄，更合适的方法是利用橡胶管和周围炎症来达到固定肠管的目的，而不是将肠管直接缝合固定在腹壁上，因为后者可能造成肠管穿孔而导致肠漏和腹膜炎。

如果为提出扩张的肠袢而采取了较大的切口，则需要应用间断缝合关闭部分腹膜（图7）。关闭腹膜不能使提出的肠袢受压，通常以示指沿肠管旁边进入腹腔为宜。然后使用2-0线间断缝合关闭筋膜（图7）。一般来说，筋膜关闭后应能允许一根手指和肠袢通过。同法关闭皮下组织和皮肤。用可吸收线做间断皮内缝合可以使切口牢固闭合，也能够减轻术后长期粪便污染的刺激。大多数情况下，在术中即开放造口。在腹壁切口关闭后，横向切开肠管（图8）。某些情况下需要进行肠减压管减压，减压管周围做荷包缝合保护并固定，如图9所示。首先，使用4-0可吸收线将造口远侧断端（非功能端）肠壁全层与周围皮肤、皮下组织缝合并固定（图10）。然后，同法缝合固定近侧断端（功能端）肠管。如果造瘘处肠管组织正常，造口开放时，越靠近肠袢远端开口，造口近端越突起，如第51章。某些情况下需要通过造口近端结肠置管引流，推迟开放造口更为合适。

术后管理 如果肠梗阻未能缓解，则其危害远大于伤口感染，所以与其为了避免伤口感染而推迟2~3天打开造瘘口，不如在第一次换药前即打开造瘘口。

对于急性肠梗阻患者，有必要留置胃肠减压管数日。拔除胃管后首日进流食，之后进软食数日，然后逐渐过渡到高维生素、高热量、高蛋白质、低渣饮食。可早期下床活动。经造瘘口对近端结肠进行肠道灌洗可以为二次手术做准备，如果是永久造口，可以通过灌洗建立规律排便的习惯。随着粪便的排出，肿瘤所致梗阻肠管的局部反应逐渐减轻，肠梗阻症状逐渐缓解。这时有可能行造口远端的清洁灌洗。根据患者的虚弱状况可给予输血、高能量液体或林格液。除非有持续感染存在，术后几天就可停用抗生素。

（刘　凡　沈　凯　译　王　杉　叶颖江　审校）

196

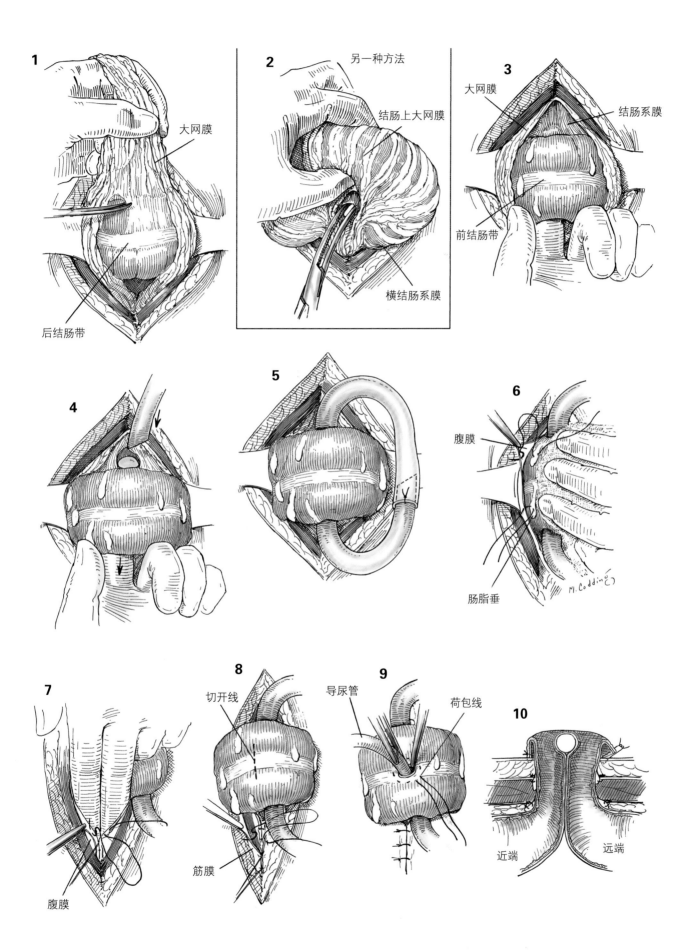

适应证　在任何情况下，结肠造口术和还纳术之间时间间隔应长达 10 周，以便在这段时间，患者的一般状况得到改善，造瘘口处肠管粘连逐渐松解，机体针对肠内容物所致感染的局部免疫能力形成，切口感染消退，造瘘口远端结肠手术创面愈合。如果造口的目的是单纯减压或外置外伤后的正常肠管，则造口还纳的时间间隔可以大幅缩短。少数患者的造瘘口在梗阻解除后可部分或完全自行闭合，这样其粪便可通过吻合口恢复正常通路。若患者的造瘘口周围肠管水肿、硬结未能消退，应推迟还纳时间，直至肠管恢复正常形态。应行 X 线造影检查明确造口远端结肠吻合口是否通畅。

应用吻合器也可以进行结肠造口关闭。参见第 54 章。

术前准备　术前给予患者少渣饮食和口服抗生素，尽可能排空肠道。术前 24 小时，通过结肠造瘘口向两个方向反复灌洗以排空肠道。其他术前准备与第 57 章要点相同。

麻醉　蛛网膜下腔麻醉或全身麻醉。

体位　患者取舒适的平卧位。

手术准备　除常规皮肤消毒外，可将无菌纱布条塞入造瘘口内。

切口与暴露　图 2 为结肠造口的剖面图。在肠腔内塞入一块纱布条，在造瘘口周围做一个卵圆形切口，切开皮肤和皮下组织（图 1）。切口可以经原手术切口，也可以做包括全部瘢痕和造口在内的椭圆形切口。

手术过程　钝性或锐性分离皮肤和皮下组织，此时术者用示指插入造瘘口引导，以防止切破肠壁或进入腹腔（图 3 和图 4）。

对于造口时间较长的患者，还纳前须切除皮肤与黏膜之间形成的环状瘢痕组织（图 5）。术者用示指插入肠腔引导，沿着黏膜返折的边缘锐性剪开（图 6）。剪开深度为从浆肌层直至黏膜下层，然后逐层缝合，最终关闭造口（图 6）。

关腹　按照与肠管长轴垂直的方向，用镊子提起黏膜边缘并拉紧对合，使用细可吸收线连续缝合关闭（图 7）。黏膜缝合完毕后，游离并去除浆肌层外脂肪，用细丝线间断水平褥式内翻缝合（Halsted 缝合）浆肌层（图 8）。反复冲洗伤口，周围铺无菌巾保护切口。更换手术器械和手套，使用清洁器械缝合切口。

将缝合好的肠管放到一侧，用弯剪刀剪开邻近的筋膜。显露上次造口时用于固定肠管的丝线，以便分离肠管和筋膜（图 9）。通过这种方法关闭造口无需进入腹腔。

术者用拇指和示指检查肠管是否通畅。如果腹膜被意外剪开了一个小口，应仔细进行间断缝合关闭。用温生理盐水反复冲洗伤口。用镊子压住肠管缝合线，同时用 2-0 可吸收线间断缝合上层筋膜（图 10）。逐层常规缝合皮下组织和皮肤（图 11）。对于可能感染的切口则暂不缝合，待延期缝合。

其他方法

切口与暴露　与切开肠管黏膜和浆膜交界处的瘢痕环相比，部分术者喜欢全层切除造口周围的部分肠管。将肠管从周围组织游离后，术者将示指插入造瘘口引导，在邻近黏膜缘处使用弯剪刀剪断肠管（图 12）。有时为了游离足够的肠管以满足造口还纳的需要，必要时可打开腹膜，进入腹腔游离肠管。

手术过程　完全切除造口周围肠管边缘的瘢痕，显露正常肠壁后再行关闭。沿垂直于肠管长轴的方向缝合肠管以防止狭窄。在新肠管切缘的上下角分别用一把 Allis 钳或 Babcock 钳对合肠壁。在肠腔内侧用细可吸收线做连续水平褥式内翻缝合（Connell 缝合）。许多术者习惯用 French 或直缝衣针、4-0 丝线做间断缝合（图 13）。用 2-0 丝线或可吸收线间断褥式缝合浆肌层，以使黏膜内翻（图 14）。

关腹　用温生理盐水冲洗伤口。如果必须打开肠管周围腹膜进入腹腔内关闭造瘘口，那么需要更换全部污染的手术器械、手套、敷料，使用清洁的器械与物品（图 15）。术者用拇指和示指触摸吻合口确认肠腔是否通畅。尽可能将大网膜覆盖于造瘘口表面。然后，用 2-0 可吸收线间断缝合腹膜，常规缝合腹壁各层组织（图 16 和图 17）。如存在肉眼可见的污染，一些医师仅缝合皮下组织而不缝合皮肤。用无菌敷料覆盖切口。

术后管理　术后给予肠外营养输液数日。然后给予流质饮食数日，之后给予少渣饮食，待肠道功能恢复后可给予正常饮食。少数情况下，造口闭合处会发生肠漏，但因肠漏常可自行愈合，所以不必立即修补瘘口（除非肠漏导致全身疾病或腹膜炎）。应鼓励患者早期下床活动。

（周宇石　林原培　译　王　杉　叶颖江　审校）

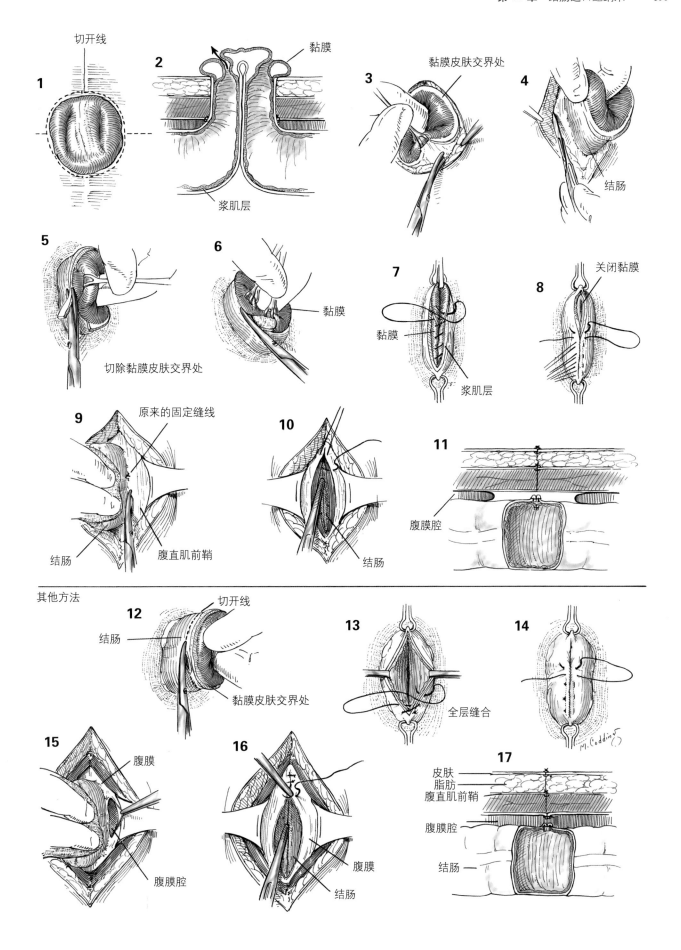

另一种吻合术——三角吻合术　另一种开放式结肠吻合的术式是用三个独立的钉合线的三角吻合术。因该术式不需要翻转肠系膜，故尤其适用于左半结肠的吻合。该术式也可作为一种缝合技术的可选术式用于关闭袢式结肠造口（第 53 章）。

手术过程　将拟切除的肠管两端用 Kocher 钳夹闭，再用两把直钳（如 Glassman 钳）在 Kocher 钳外侧夹闭肠管（图 1）。距离直钳外侧几厘米处用无创 Scudder 钳或套有橡胶管的钳子夹住肠管以防止肠内容物污染腹腔。在 Kocher 钳和直钳间切断肠管并移除。术野用纱垫隔开后打开直钳。用细线结扎所有的明显出血点。将两段开放的肠管对拢，系膜缘对系膜缘（图 2）。用细丝线间断缝合关闭系膜裂口（图 3）。在两段肠管系膜缘连接处前后各缝一根牵引线（A 和 B）。沿系膜缘全层贯穿缝合几针作为牵引线或钳夹几把 Allis 钳（图 4）。在 Allis 钳或牵引线下方放置直线型闭合器（TL60）（图 5）。这样能保证闭合器夹闭全层肠壁。激发闭合器，切除闭合器上方的多余组织，保留两端牵引线（图 6）。

在相当于两段肠壁对系膜缘中点的位置缝置第三根缝线作为牵引（C）（图 7）。打开直线型闭合器（TL60），提起牵引线 B，使钉合线位于闭合器的两壁间，使闭合器夹住三角形的第二边（图 8）。激发闭合器，切除闭合器上方的多余组织，保留顶端牵引线（C）。

用剩下的 2 根牵引线（A 和 C）重复上述操作。三角形的最后一边必须横切另外 2 根钉合线（图 9）。完成上述过程后切除多余的组织。检查肠管，用细丝线结扎所有出血点。间断缝合关闭所有可能的系膜缺损。检查肠管的通畅性（图 10），挤压两端肠管以确认没有肠漏。

（王　超　林原培　译　王　杉　叶颖江　审校）

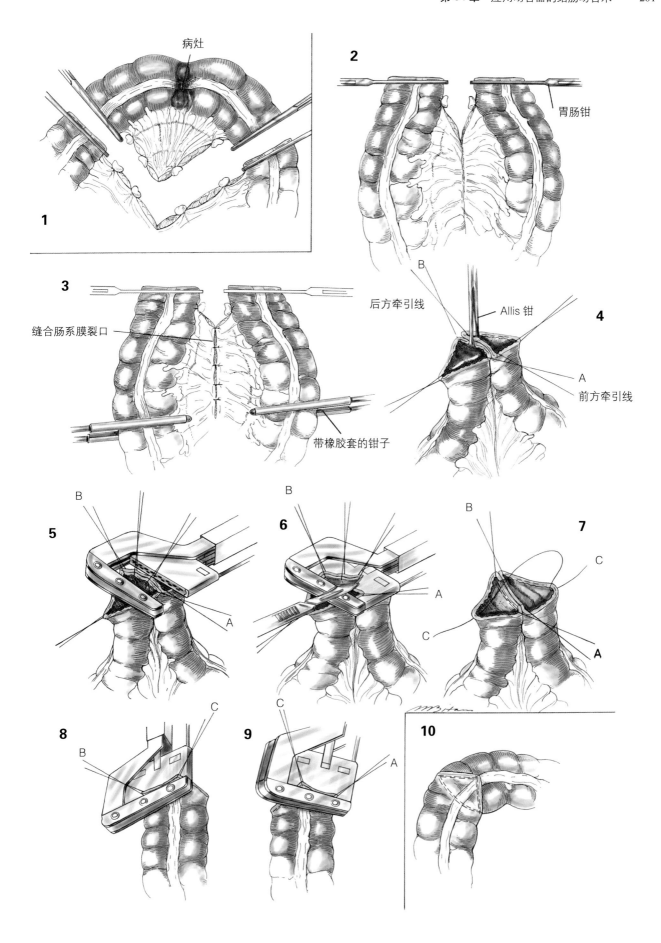

病灶

胃肠钳

缝合肠系膜裂口

带橡胶套的钳子

后方牵引线

Allis 钳

前方牵引线

第55章 右半结肠切除术

适应证 右半结肠切除术通常用于治疗恶性肿瘤和炎症性肠病，偶尔用于治疗盲肠、升结肠或结肠肝区肠结核或肠扭转。

术前准备 部分右半结肠肿瘤表现为梗阻，因回盲瓣的存在而表现为盲肠过度扩张（≥15 cm），需要急诊手术治疗。对于此类患者，首先需要纠正水和电解质失衡并进行胃肠减压，一旦患者全身状况好转，即可行急诊手术。因右半结肠切除术可在未经肠道准备的肠道施行，手术医师应谨慎确认有没有其他结直肠病变存在。择期的右半结肠切除术术前应行结肠镜或钡剂灌肠检查全结肠。无症状的右半结肠肿瘤可引起隐匿性的缺铁性贫血，特别是在患有心血管疾病的老年患者，此时患者需要输血。正在进行口服糖皮质激素治疗的患者需改为经静脉给药。围术期患者需接受全身抗生素治疗。

麻醉 常规吸入麻醉或脊髓麻醉都可获得满意效果。

体位 患者取舒适的仰卧位，术者立于患者右侧。

手术准备 常规备皮和消毒铺巾。

切口与暴露 以脐为中心做宽大的正中切口，在脐以上做水平的横切口也可获得良好暴露。探查位于右结肠的病灶以确定是否可以切除。对于恶性病变，须探查肝以确认是否存在转移灶。如果病变已无法手术切除，可行末段回肠与横结肠侧-侧吻合。如果决定手术切除，先用纱垫挡开小肠并暴露盲肠。

手术过程 沿盲肠端向上至结肠肝曲切开肠管旁腹膜反折（图1）。在肿瘤区域应保证有足够的切缘。有时因肿瘤已有局部浸润需切除邻近的全层腹壁。因右半结肠切除需要切除结肠肝曲，必须分离结扎肝结肠韧带，后者内含小血管。沿右结肠旁沟的腹膜内无重要血管。分离侧腹膜后可用左手从中部抬起升结肠，用包裹湿纱布的右手示指分离其下方的疏松网状组织（图2）。术者须将右半结肠向中线掀起并确认右侧输尿管未受损伤。在远端升结肠和肝曲附近须注意避免损伤位于结肠下方的十二指肠第三段（图3）。经游离并提出腹膜外的肠管表面须用温热的湿纱垫覆盖。辨别中结肠动脉及其向肝曲的右侧分支并确定结肠上拟切断的部位。钳夹离断结肠系膜至肝曲或拟切除结肠远侧。分离并双重结扎中结肠血管右支或全部中结肠血管后离断。去除拟离断部位肠管表面的全部系膜、网膜和脂肪组织。仔细结扎所有血管。在靠近胃大弯处分离右半部大网膜，与右半结肠一起切除。

准备切除距回盲瓣一定距离的末段回肠，其距离取决于右半结肠淋巴结清扫所牺牲的血供范围。在小肠系膜边缘准备好后，行右半结肠系膜的扇形切除，通常包括中结肠血管的右侧分支。对于恶性病变，应在不损伤中结肠血管和肠系膜上动脉情况下，沿右结肠和回结肠血管的走行，尽可能向下清扫淋巴结（图4）。肠系膜血管须行双线结扎。

用一把直血管钳或其他类型的直钳在系膜边缘1 cm处斜行钳夹小肠管，以保证后续在浆膜表面进行缝合吻合。再用Stone、Kocher或Pace-Potts钳横向钳夹结肠肠管，在两把钳之间离断肠管，从而切除病变肠管及其已经扇形分离的系膜和淋巴结。近侧小肠断端用湿生理盐水纱布覆盖，如果不准备行端-端或端-侧吻合，则关闭结肠残端。很多外科医师选用切割缝合器，此种情况下需用直线切割缝合器切除结肠和小肠。然后回肠和横结肠可用第45章中的方法行对侧系膜缘侧-侧吻合。因吻合器并未完全普及，手工缝合吻合方法将在本章接下来部分阐述。

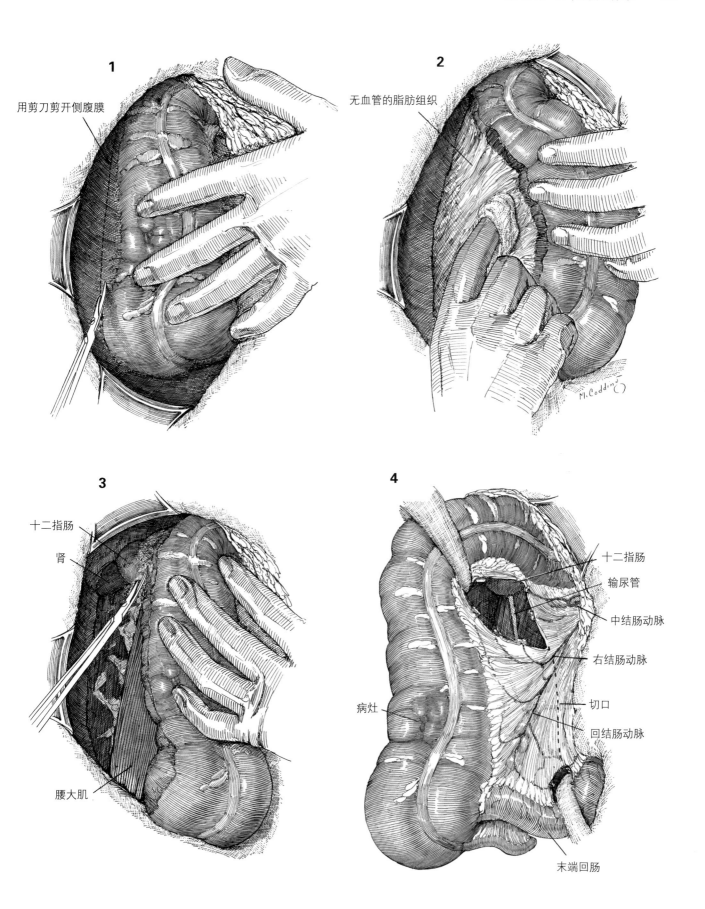

1

用剪刀剪开侧腹膜

2

无血管的脂肪组织

M. Codding

3

十二指肠

肾

腰大肌

4

十二指肠

输尿管

中结肠动脉

右结肠动脉

切口

回结肠动脉

病灶

末端回肠

结肠残端用无创针和可吸收线做连续缝合，将缝线松弛地缠绕于一把 Pace-Potts 钳或类似的无创钳上（图5）。也可在钳下用 3-0 丝线行间断缝合。然后去除钳夹。若行连续缝合，则需收紧缝线。在距离此缝合线 2～3 cm 处，用 3-0 丝线做单层 Halsted 褥式缝合，注意勿缝入脂肪。当褥式缝合线收紧后，之前的缝合线会被包埋其中，达到浆膜对浆膜的效果（图6）。手术医师必须在关闭结肠残端前决定是行端-端吻合还是行侧-侧吻合（图14、图16至图18）。

端-侧吻合法接近自然解剖生理，操作安全简便。将被钳夹的小肠残端迁至前结肠带附近（图7）。吻合前须确认小肠血供充足，色泽良好。如果小肠色泽提示小肠血供不足，则手术医师应果断切除足够长度的小肠直至其生机确认无碍。向上移开未切除的大网膜，用 Babcock 钳提起拟吻合部位横前结肠带（图7）。此后将小肠和结肠的系膜边缘缝合，以防止小肠经吻合口下疝入右结肠旁沟（图14）。因偶尔在关闭系膜裂孔时会伤及系膜血供，影响吻合口生机，故应在吻合前关闭此系膜裂孔。用一把小直钳横向钳夹前结肠带，并夹入一小部分肠壁（图8）。将钳夹于回肠末端和横前结肠带的钳子适当放置，即可用 3-0 丝线或不可吸收缝线行浆膜层褥式缝合，使回肠末端固定于横结肠上（图9）。不剪断位于两角处的缝线，以作为牵引线（图9）。切除在前袋上的血管钳上的突出的部分肠壁，在结肠上造一个开口（图10）。在两把血管钳的外侧各放置一把肠吻合钳，移出血管钳，开放回肠末端，同样切除横结肠上钳夹过的组织。由于因之前在血管钳处做的切口可能不满足吻合需要，有时需要扩大结肠黏膜的开口。用无创缝针和不可吸收缝线自后壁正中开始锁边缝合黏膜层。用 A 和 B 缝线在角部至前壁处行 Connell 内翻缝合以确保黏膜内翻（图11 和图12）。用 3-0 丝线间断缝合关闭黏膜层，再行

一排前壁褥式缝合完成吻合。在角部可能需要加缝几针褥式缝合以加固（图13）。检查吻合口，其通畅性应允许示指通过。如果张力不大，可缝合结肠系膜与侧腹膜以覆盖髂腰肌粗糙面。

第二种方式是直接端-端吻合（图15 和图16）。末端回肠和横结肠口径的差距可通过技术细节予以弥补。加大回肠末端斜行切割的角度可增加肠管周径。在吻合过程中，稍稍加大结肠侧的针距可弥补两侧肠管间的口径差距。吻合结束后须缝合肠系膜间残留裂隙，用手指检查肠管通畅性。

如果选择结肠与小肠端-侧吻合，则需按前述结肠残端处理法先关闭小肠残端，然后将小肠提至开放的结肠残端处（图17），先做后壁浆膜层缝合，再切开小肠壁，行连续黏膜缝合或黏膜内翻缝合，然后用 3-0 丝线或不可吸收缝线同样方法缝合前壁浆膜层。进行此种吻合时，应避免吻合口远端保留小肠肠管过长，因小肠肠管盲端将在蠕动波方向形成潴留袋而引起肠蠕动增强，会增加吻合口破裂的可能性。

在第四种方式中，结肠和小肠的末端均予以关闭并行侧-侧吻合。吻合口远端仅可留小部分小肠。用丝线或不可吸收缝线间断缝合将小肠固定在结肠上，包括吻合口两角部和已关闭的小肠残端（图18）。各种方式的吻合法在之前介绍使用各种吻合器行小肠吻合的章节已阐述。

关腹 除非已有严重感染，否则不必留置引流管。吻合口部位以大网膜覆盖。腹壁用常规方法关闭，覆盖无菌辅料。

术后管理 患者取舒适体位，如有腹泻或肠蠕动增强，可通过药物或饮食调节控制。术后应立即继续术前的类固醇治疗，特别是在局限性回肠炎患者。

（张浩然　郭　鹏 译　王　杉　叶颖江 审校）

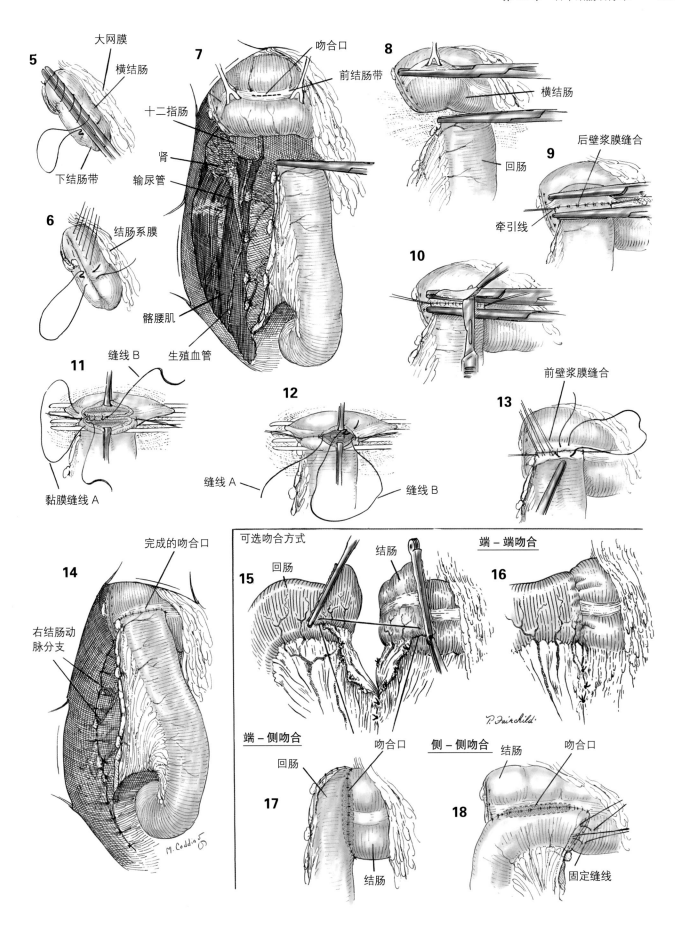

5 大网膜 横结肠 下结肠带

6 结肠系膜

7 吻合口 前结肠带 十二指肠 肾 输尿管 髂腰肌 生殖血管

8 横结肠 回肠

9 后壁浆膜缝合 牵引线

10

11 缝线 B 黏膜缝线 A

12 缝线 A 缝线 B

13 前壁浆膜缝合

14 完成的吻合口 右结肠动脉分支

可选吻合方式

15 回肠 结肠

16 端 – 端吻合

17 端 – 侧吻合 回肠 吻合口 结肠

18 侧 – 侧吻合 结肠 吻合口 固定缝线

第56章 腹腔镜右半结肠切除术

适应证 只要是由有资质的医师操作并在适当的条件下进行，腹腔镜结肠切除术可用于治疗良性和恶性疾病。总的来说，这类手术不推荐用于急性患者，如梗阻、穿孔或大出血患者。

术前准备 对于拟行手术治疗的息肉和大多数肿瘤，术前需要行肠镜或钡灌肠检查以明确病变部位。通过腹腔镜鉴定肿瘤位置通常是比较困难的。在腹腔镜操作过程中使用术中肠镜也是较困难的；因此，术前精确定位是非常必要的。如果需要行术中结肠镜检查，应用 CO_2 而不是空气进行充气将加速结肠扩张而极大地妨碍腹腔镜的分辨率。患者应接受规范的机械性肠道准备，并且术前 1 小时内预防性应用抗生素，术后 24 小时停药。皮下注射肝素并应用持续加压装置以防止静脉血栓的形成。

麻醉 需要全身麻醉。放置经口鼻管或鼻胃管。

体位 患者取改良截石位，腿支撑在蹬形物上。在受压部位放置软垫。左臂内收。由于手术过程中需要调整体位以暴露视野，应将患者用绷带固定在手术台上。手术室布局见图 1A。手术医师和扶镜医生站在患者的左侧。助手站在患者的两腿之间。如图设置两台显示器。

手术准备 常规备皮，铺无菌巾单。

切口与暴露 通过开放或 Hasson 技术逐步进入腹腔。经脐做切口并插入 10 ~ 12 mm 的 Hasson 穿刺套管。腹腔充气使负压达 15 mmHg。经套管置入 30°腹腔镜。在置入 Hasson 套管后，有三种常用的套管放置方式（图 1B）。图 1b 所示的第一种放置方式是在左下腹区域中线的左侧放置一个 10 ~ 12 mm 的套管，在左上腹和右下腹分别放置一个 5 mm 的套管。采用这种方法时，取切除肠管切口采用脐水平或耻骨联合上方正中纵向切口。第二种放置方式是在左下腹放置一个 10 ~ 12 mm 的套管，在耻骨上正中线和右上腹锁骨中线肋缘下分别放置一个 5 mm 的套管。右侧上方的 5 mm 套管在某些患者可能更有利于游离肝曲。在这种方式中，取标本切口可以采用如上所述的中线，也可以在右上腹 5 mm 套管位置做横切口或右下腹横切口。第三种放置方式是在中线位置使用一个手助通道，在左下腹放置一个 10 ~ 12 mm 的管，在剑突下正中线和右肋缘下分别放置一个 5 mm 的套管。通过手助通道取出标本。

手术过程 行右半结肠手术可以从由外侧向中间游离，也可以从中线向外侧游离，但本书在此不做阐述。从外侧向中间游离时从盲肠开始。患者被置于 Trendelenburg 体位并向左倾斜 30°。用无创器械抓住盲肠并向内和向前牵拉（图 2）。使用单极电凝剪或其他能量设备在盲肠顶端处的腹膜折返处打开切口（图 2）。然后，助手抓住升结肠并向中线和头侧牵拉，利用牵引反向牵引技术使切口向上扩大达肝曲（图 3）。当分离开始时，应十分小心以避免损伤输尿管。进入结肠肝曲后，十二指肠会暴露于视野，应予以保护（图 3）。当游离结肠肝曲时，患者需要采取反 Trendelenburg 位。如果在右下腹放置有一个 10 ~ 12 mm 套管，则将腹腔镜换到此处可以获得更好的手术视野。然后向内向下牵拉结肠肝曲。应用超声刀分离腹膜粘连（图 3）。小心游离结肠肝曲，以避免损伤其下方的十二指肠。接下来，沿图 2 所示的分离线来切开大网膜以游离近段横结肠。助手抓住大网膜并将其向上提起。手术医师抓住横结肠的肠系膜侧以在大网膜附着处造成张力。用超声刀或电凝器械小心点的分离大网膜附着处以免损伤结肠。通常需要分离胃结肠韧带，从而使结肠肝曲从肝上完全分离下来。大网膜的分离范围通常因病变的部位和所需要的切除范围而不同。

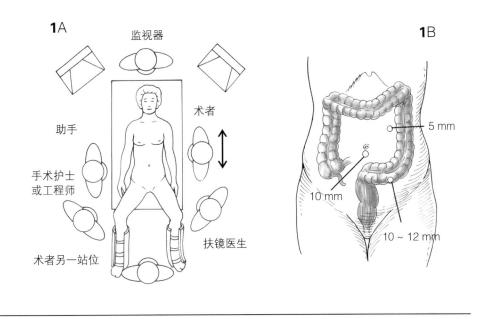

1A

监视器

术者

助手

手术护士
或工程师

术者另一站位

扶镜医生

1B

5 mm

10 mm

10 ~ 12 mm

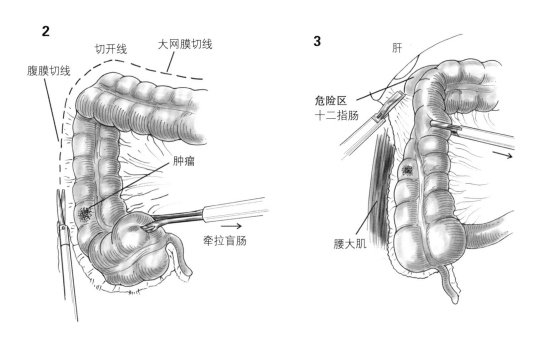

2

切开线

大网膜切线

腹膜切线

肿瘤

牵拉盲肠

3

肝

危险区
十二指肠

腰大肌

下一步将分离肠系膜。抓住回结肠血管并向前腹壁牵拉。用腹腔镜电凝剪在回结肠血管下方的一个点切开肠系膜表面的腹膜，建立一个小窗口。对于恶性疾病，小窗口应在肠系膜根部。抓住盲肠并向侧方牵拉以提起回结肠血管。将血管骨骼化，然后用 2.5 mm 的腹腔镜直线切割缝合器或血管夹离断血管（图 4A 和图 4B）。同法逐渐向结肠肝曲分离肠系膜，直至全部离断，包括中结肠动脉右支。

图 4A 所示为正在离断右结肠动脉。图 4B 所示为已结扎的回结肠动脉、右结肠动脉和中结肠动脉右支。图 5 所示为分离线。在完全离断完成后，延伸右下腹套管口或脐切口至 6 ~ 10 cm，取出肠管。此步需要塑料切口保护器。将末段回肠和结肠从此切口取出。标本的远端和近端用直线切割缝合器离断（ 3.5 mm 钉）。根据肠壁的厚度，有时需要用较大规格的钉。为保证肠管侧侧吻合，在回肠和结肠的对系膜缘通过手工或吻合器缝合固定。为了实现侧侧吻合器吻合，在回肠和结肠的对系膜缘进行缝合固定。置入吻合器的一种肠切除术是用弯 Mayo 剪刀沿着回肠

和横结肠的缝合线剪开一个小口进行的（图 6a）。置入线性吻合器后闭合（图 6a）。检查肠管后方以确认肠系膜组织未被夹入吻合器中。一旦完成确认，激发缝合器完成吻合。通过肠切开术检查吻合钉线是否出血。小出血点用 3-0 丝线做 "8" 字缝合止血。肠管切口用闭合器关闭（图 6b）。最后的外观如图 6b 所示。肠系膜缺损不需要闭合，将肠管放回腹腔。

关腹　用间断或连续缝合关闭提出肠管的切口和体外吻合的切口。大于 5 mm 的套管口也需要缝合关闭。

术后管理　在手术室取出口胃管或鼻胃管。给予静脉输液，每隔 4 小时监测一次尿量和生命体征。术后 24 小时内停用预防性抗生素。术后 1 ~ 2 天拔除尿管。如果没有腹胀或其他并发症的迹象，则应立即或在术后第 1 天进食包含清液体的初始术后饮食，并在可耐受情况下逐渐增加。

（李延森　郭　鹏 译　王　杉　叶颖江 审校）

4A

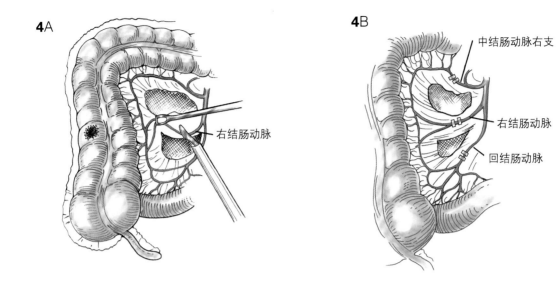

右结肠动脉

4B

中结肠动脉右支

右结肠动脉

回结肠动脉

5

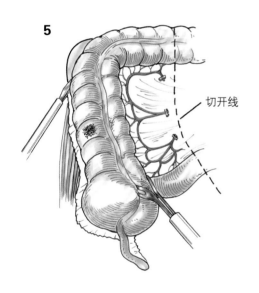

切开线

6A

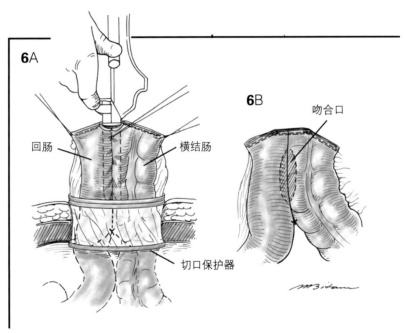

回肠

横结肠

切口保护器

6B

吻合口

第57章 端-端吻合法左半结肠切除术

适应证 端 - 端吻合法左半结肠切除术主要用于治疗左半结肠肿瘤或憩室炎引起的并发症。

术前准备 左半结肠肿瘤常为狭窄型。患者常因不完全性肠梗阻症状而到外科就诊。

当肠道未完全梗阻时，可通过口服导泻剂数日获得满意准备，并于术前48小时进全流质饮食。给予导泻剂和肠道清洁药物的频率因梗阻程度而不同。梗阻的部位和类型可通过钡灌肠检查确定，而结肠镜检查可同时实施病理活检并发现和处理其他共存病变，如息肉，并可对近端结肠进行检查和评估。在完全梗阻的情况下，需插鼻胃管减压并通过灌肠排空梗阻以下的结肠。通过结肠镜评估远端结肠情况很有意义。尽管CT虚拟结肠镜技术需要肠道准备和肠管充气，已经或几乎完全肠梗阻的患者一般不适用，但其在必要情况下也可用于评估梗阻近端结肠。需行血液癌胚抗原（carcinoembryonic antigen，CEA）基线检查。若CEA和肝功能酶学指标升高，需行腹部和肝CT或其他影像学检查以评估肿瘤转移情况。围术期给予抗生素治疗。麻醉诱导后需插Foley导尿管。

麻醉 推荐全身麻醉。

体位 患者取舒适的仰卧位并稍转向术者方向。也可以采用轻度的Trendelenburg体位，虽然这种体位偶尔会导致下肢筋膜室综合征。如果结肠肿瘤或手术操作部位在低位左半结肠或乙状结肠区域，多数术者会将患者置于改良截石位，用Allen架支撑其膝部和踝部。这种体位便于准备直肠区域以置入可能需使用的管型吻合器。患者双腿需充分分开，膝部充分抬高以留出进入直肠的通道，但勿过度抬高和分开以至于影响腹部手术。若对病变部位尚不确定，建议采用截石位。

手术准备 常规方法准备手术区域皮肤。

切口与暴露 术者立于患者左侧。行绕脐中下腹正中切口。探查肝和其他可能的转移部位。用温热的湿纱布垫向内侧推开小肠。一块纱布垫放置于盆腔，另一块放置于侧腹壁直至脾。

手术过程 警惕可能的肿瘤播散的措施包括：尽量减少触摸和挤压，以最快的速度用纱布包裹肿瘤并夹闭其主要血供。

用左手握住病变所在肠管，除肿瘤区域外，靠近肠管壁切开结肠系膜的侧方腹膜折返，范围至足够肠管充分游离（图1）。然后将肠管向中线牵拉，使用纱布钝性分离将肠系膜从后腹壁游离。如果左侧精索

静脉或卵巢静脉被撕裂且未妥善结扎，则可能导致较严重的出血。必须确认左侧输尿管未与肠系膜一同被提起和意外切断。需行足够范围的扇形切开，以自根部切断左结肠动脉和静脉，以使区域淋巴结清扫最大化（图2）。一些术者选择先行此步分离以尽量减少因操作和挤压肿瘤导致的血行和淋巴播散。这种技术最初被称为"无接触"，其中至关重要的是：术者必须已识别左侧输尿管、肠系膜下血管和乙状结肠血管（见第7章：大肠解剖，血管8和9）。两侧切缘需至少距离大体病变10 cm。钳夹并结扎肠系膜，在拟切断肠管处清除系膜脂肪组织以便于吻合（图3）。

在多数患者，需游离结肠脾曲以避免吻合口张力。将正中线手术切口向上延长至剑突下，可使此操作更容易和安全。此技术见图15至图17。可沿大网膜附着于左半结肠的相对无血管区进行切除，直至脾结肠区域。然后沿Toldt线侧方向上游离降结肠。通过从切除肠管两端向中间进行游离的方式，可使有时处理起来比较困难的脾结肠大网膜粘连在直视下安全分离，从而可显著降低脾损伤的风险。

目前多数术者会选择使用吻合器进行或乙状结肠切除，见第62章。在所有病例均应向远端分离至直乙交界处以下，这样既可以避免遗留乙状结肠憩室，也有利于更充分地游离直肠和使用管型吻合器。在无法使用吻合器的病例，可使用下述手工缝合方法。预先处理肠管系膜，用一对Stone压榨钳或同类的钳在病变上方距离裸化系膜肠管1 cm以内斜行夹闭肠管（图4）。用纱布包围隔开，切断肠管。用一对无创钳夹闭病变以下已做好切除准备的肠管并用同法将其切断。将两结肠断端对合以检查是否可进行无张力吻合。靠拢并旋转两把钳，以露出肠管后壁浆膜面，用3-0丝线间断褥式缝合后壁（图5）。应清除吻合口处肠系膜边缘的脂肪组织以使浆膜层精确对合。两角处的缝线不用剪断以留作牵引线（图6）。

在距离压榨钳几厘米处用肠造口钳钳夹肠管后取下压榨钳（图6）。钳夹处以外的多余肠管可予以切除。用湿无菌纱垫将此区域完全隔开，再行直接开放吻合。黏膜层用无创缝针从后壁中点开始行连续锁边缝合（图7）。在转角处由锁边缝合变为Connell缝合以保证转角处和前壁黏膜内翻（图8和图9）。从邻近前述缝合的一端处用同法开始进行第二段连续缝合（图10）。黏膜层确切对合后，将两段连续缝合线A

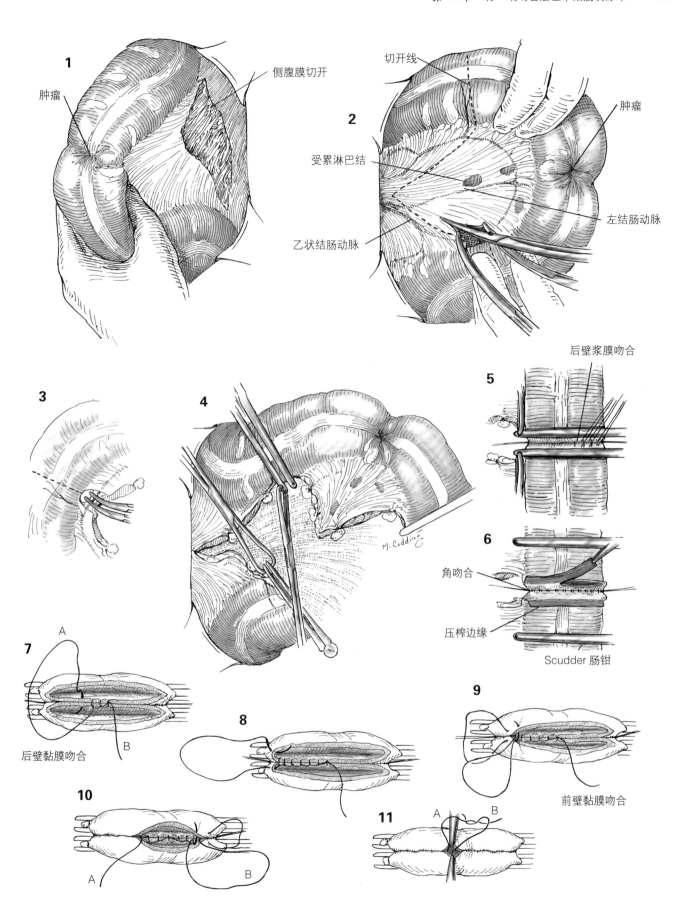

肿瘤

侧腹膜切开

切开线

肿瘤

受累淋巴结

左结肠动脉

乙状结肠动脉

后壁浆膜吻合

角吻合

压榨边缘

Scudder 肠钳

后壁黏膜吻合

前壁黏膜吻合

M. Coddino

和 B 在肠管内打结（图 11）。再用 3-0 丝线或不可吸收线行一层间断缝合关闭前壁浆膜面。注意两转角处的缝合应精确和牢固。

其他结肠吻合技术包括用单层可吸收缝线间断缝合并在肠腔内打结，以及使用吻合器的方法。后者见第 54 章应用吻合器的结肠吻合术。

缝合黏膜层后即撤换所有被污染的器械。用新的湿纱垫和纱布覆盖该区域。推荐手术组医师更换手套。再用 3-0 丝线进行一层前壁浆膜层间断缝合以加固吻合口（图 12）。有时可进行 1～2 针褥式缝合加固肠系膜缘的角部。用丝线间断缝合关闭所有系膜裂孔。若系膜脂肪过多覆盖血管，不要盲目深入进针以免在肠系膜两叶间形成血肿。用小尖钳钳夹系膜边缘并在缝合后单纯结扎则更为安全。最后，需检查吻合口血供是否充足。应在吻合口两侧观察到搏动良好的血管（图 13）。如果血供有被影响的迹象且肠管颜色发生变化，切除吻合口重新吻合比冒吻合口漏引起严重腹膜炎的风险更为明智。用拇指和示指触压吻合口检查其畅通性（图 14）。畅通吻合口口径可达两指大小。

为使两结肠断端易于吻合，特别是当病变靠近脾曲时，需将结肠从邻近结构上游离。因暴露脾曲结肠的最上部分较困难，腹壁切口可能需要向上延长至肋缘水平。分离降结肠相应的无血管腹膜附着区，然后需将脾曲自膈、脾和胃游离。脾结肠韧带用弯钳钳夹离断后结扎，以避免损伤脾引起难以处理的出血（图 15）。然后用一对弯钳钳夹离断胃结肠韧带，直至可

以游离足够肠管或切除足够肠管。对位于此区域的肿瘤，有时需要靠近胃大弯进行分离。因胃有丰富的双侧血供，如果需要的话，术者可切除部分胃网膜左动脉。在部分病例可见确切的膈结肠韧带，需离断以游离结肠脾曲（图 16）

若需游离部分横结肠，则沿大网膜附着于横结肠的无血管区分离（图 15 至图 17，以及第 27 章）。在部分病例，大网膜若已被肿瘤侵犯，则需切除其部分或全部。松解其周围附着后将脾曲结肠向中线翻起，注意其下方的肾和输尿管。通常需分离部分横结肠系膜（图 18）。此时需特别注意，避免损伤结肠下方 Treitz 韧带区域的空肠。肠系膜下静脉主干在胰腺下缘汇入脾静脉，也应予以切断并双重结扎。吻合口处肠管周围附着的脂肪组织应清除干净。钳夹无创钳后离断肠管（图 19）。应确认吻合口两侧的系膜内有搏动的动脉。如前述方法进行吻合。如需结扎中结肠动脉，应切除包括肝曲和脾曲的全部横结肠，以保证吻合口处有足够的血供。在这种情况下，剩余结肠依靠两侧的右结肠动脉和左结肠动脉供血。

关腹 常规方法关腹。

术后管理 鼓励患者咳痰，站立并尽早下床活动。鼻胃管减压维持至肠道功能恢复，通常在术后第 1 天或第 2 天。在可耐受情况下开始经口摄入全流质饮食并逐渐增加，此时可停止静脉补充液体和电解质。

（叶春祥　高志冬　译　王　杉　叶颖江　审校）

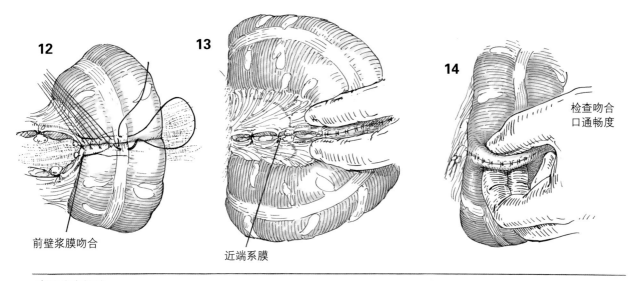

12 前壁浆膜吻合

13 近端系膜

14 检查吻合口通畅度

高位病变切除

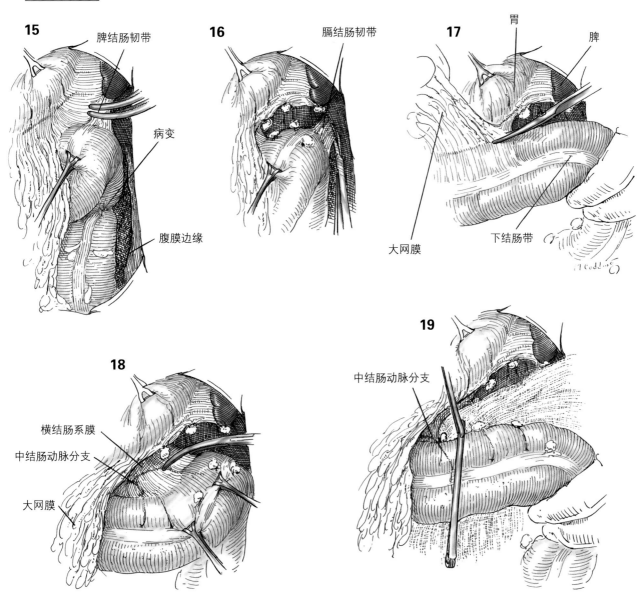

15 脾结肠韧带　病变　腹膜边缘

16 膈结肠韧带

17 胃　脾　大网膜　下结肠带

18 横结肠系膜　中结肠动脉分支　大网膜

19 中结肠动脉分支

第58章 腹腔镜左半结肠切除术

适应证 对具有腹腔镜手术资质的专业医师来说，腹腔镜结肠切除术可用于治疗良性或恶性结肠疾病。通常不推荐在急诊情况下应用腹腔镜手术，如梗阻、穿孔或严重出血情况下。

术前准备 对于拟行手术治疗息肉和隐匿肿瘤的患者，术前行结肠镜检查标记定位或行钡灌肠检查定位是必需的。在腹腔镜下确定肿瘤部位通常较为困难，在腹腔镜手术中应用结肠镜检查同样较困难，所以精确的术前定位非常必要。患者需接受规范的机械性肠道准备，预防性抗生素于切皮前1小时内使用，并于术后24小时内停止。皮下注射肝素并使用梯度加压装置以预防静脉血栓形成。

切口与显露 手术布局与腹腔镜下右半结肠切除术类似。然而，术者和扶镜手立于患者右侧，第一助手立于患者左侧（图1）。术者和扶镜手可在术中调换位置以利于暴露和手术操作。在部分操作过程中，术者需移动至患者双腿之间，特别是行结直肠吻合操作时。除上腹部5 mm套管需放置于右上腹锁骨中线处外，其余套管的放置位置同腹腔镜下右半结肠切除术（图2A和图2B）。右上腹套管有利于游离结肠脾曲（图3）。图2B所示为另一种套管放置方式。

手术过程 首先游离乙状结肠，患者需向右倾斜。用无创钳向内侧牵拉乙状结肠。使用超声刀和钝性分离方法分离侧腹膜附着处（图3）。注意辨别输尿管以将其避免损伤。沿侧腹膜附着线向上分离至结肠脾曲。第一助手或术者牵拉结肠营造张力有利于此步操作。在脾曲附近分离时，推荐在大网膜下方进行，并在大网膜和脾之间分离创造手术平面（图4）。在大网膜和脾之间分离有导致脾损伤的风险。沿横结肠分离大网膜的范围存在变异，取决于需要切除肠管的范围和保证无张力吻合需要游离的肠管范围。反Trendelenburg体位有利于游离脾曲和横结肠。游离近端直肠（图5）。在图5中，操作解剖方向是翻转的，患者头端在读者的左侧，足端在读者的右侧。肠系膜切开线如图所示。术者需要熟知左右输尿管的位置。

214

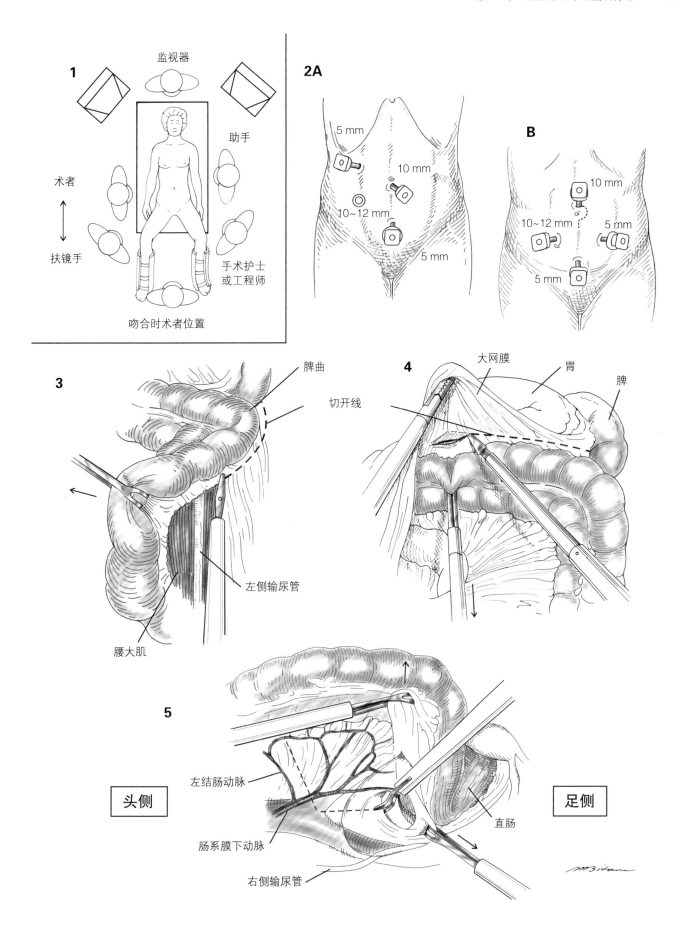

1

监视器

助手

术者

扶镜手

手术护士
或工程师

吻合时术者位置

2A

5 mm

10 mm

10~12 mm

5 mm

B

10 mm

10~12 mm

5 mm

5 mm

3

脾曲

切开线

左侧输尿管

腰大肌

4

大网膜

胃

脾

5

头侧

足侧

左结肠动脉

肠系膜下动脉

右侧输尿管

直肠

　　然后是控制和分离肠系膜血管的步骤。切开肠系膜。此时需要再次确认输尿管走行。在肠系膜下血管邻近的腹膜切开一个小窗。肠系膜血管可用直线血管切割闭合吻合器切断，在有些病例也可以使用双重血管夹或血管凝闭装置离断（图 6）。图 6 所示为肠系膜切开线。应用闭合吻合器是最有效的方法，但成本也最高。也可从中间向侧方分离，先结扎离断结肠系膜，然后再游离侧腹膜附着部和脾曲。肠系膜离断后，向盆腔牵拉横结肠以明确游离程度是否可行无张力吻合。远端结肠或直肠用网状线性切割闭合器横断（图 7），从而形成图中 B 标注的远端闭合线。近端结肠可用腔镜闭合器在腹腔内离断，或扩大正中线或利用左下腹套管切口将肠管暴露至腹腔外用线性闭合器离断，从而形成近端闭合线 A。将脐部切口向下扩大以取出拟切除的肠管，在腹腔外行肠管离断，并进行近端结肠吻合的准备工作。也可采用左下腹套管切口横向延长或 Pfannenstiel 切口作为替代。取出结肠前需放置切口保护器以防止污染皮下组织和皮肤。用双吻合法吻合 A 和 B 闭合线。修整暴露在腹腔外的近端结肠并切除闭合线。使用扩张器扩张近端结肠（A）开口。在结肠近端做荷包缝合（图 8）。将圆形吻合器砧头放入肠管内（图 9）。拉紧荷包线打结后将结肠肠

管放回腹腔。将圆形吻合器经肛门插入，在直视下从远侧闭合线中间或其后方肠壁穿出吻合器尖端（B）。使用腔镜钳移除吻合器尖端。将砧头末端插入圆形吻合器。闭合吻合器并激发（图 10）。移除吻合装置，检查切除肠管环形部分的完整性。如环形切除不完整，则提示闭合线不完整，需加固缝合。向腹腔内注入生理盐水，行硬质直肠镜检查并向直肠行充气试验以检查吻合口和空气泄露情况。如果出现气泡，吻合口需使用 3-0 不可吸收缝线加固缝合，并重复充气试验以证实吻合口的完整性。做单纯间断缝合关闭系膜裂孔。观察腹腔有无活动性出血。

　　关腹　用可吸收线连续或间断缝合切口。无需留置引流管。大于 5 mm 的套管孔需缝合关闭筋膜。钉合皮肤。

　　术后管理　经口或经鼻胃管可在术后恢复室内拔除。给予静脉补液，监测尿量和生命体征，每 4 小时 1 次。术后 24 小时内停用预防性抗生素。术后第 1 天或第 2 天拔除尿管。按照惯例术，后当天至术后第 2 天内开始全流质饮食，并在患者可耐受情况下逐步增加。

（王　畅　高志冬　译　王　杉　叶颖江　审校）

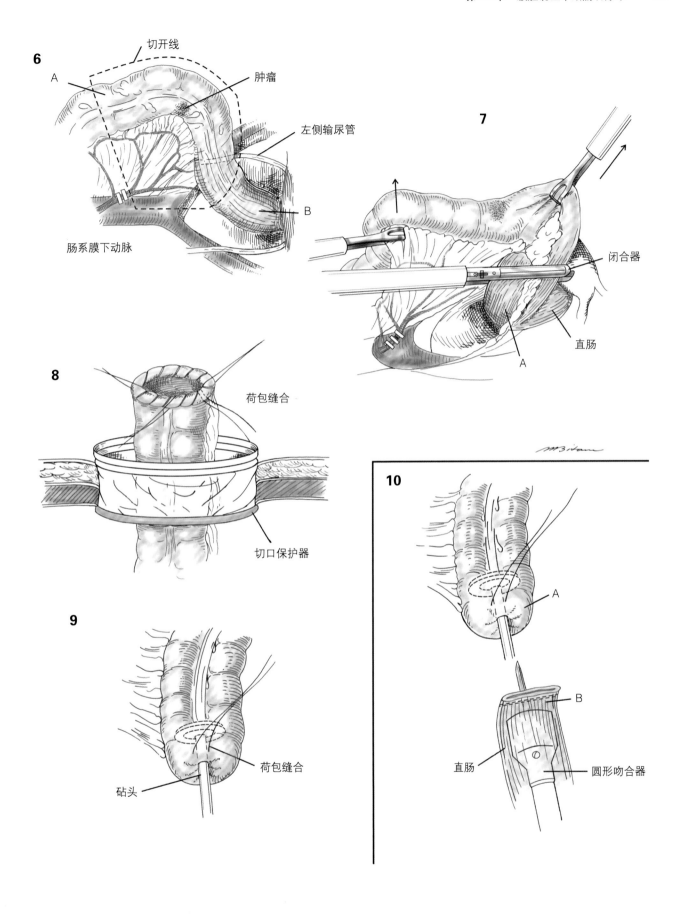

6

切开线

A

肿瘤

左侧输尿管

B

肠系膜下动脉

7

闭合器

直肠

A

8

荷包缝合

切口保护器

9

荷包缝合

砧头

10

A

B

直肠

圆形吻合器

第59章 腹会阴联合切除术

适应证 腹会阴联合切除术是直肠最下段恶性肿瘤的首选手术，包括已经侵犯括约肌或远端切缘仅有 2 cm 而不能根治的肿瘤。特殊情况下，在年轻患者可以选择行结肠肛门吻合术。然而，对其他恶性程度较低、病变表浅的患者也可行局部扩大切除加辅助治疗。术者必须熟悉所有的方法，包括在骶前间隙行肿瘤切除和肠吻合。

术前准备 因手术很大，必须仔细检查评估患者的全身状况并尽可能地予以改善。若无明显的急性或亚急性肠梗阻，术前 1 天可进流质饮食。多数患者自手术前 1 天的下午或晚上开始做肠道准备，口服缓泻剂或泻药使结肠完全排空，然后给予适当的肠道不吸收抗生素。手术前几天即开始经胃肠外预防性应用抗生素。对于低位肿瘤，应行膀胱镜检查以明确膀胱或泌尿生殖道的其他部分是否受到侵犯。肿瘤切除前和切除后测定癌胚抗原的基础值。结合应用直肠内超声或 MRI 再加以 CT 扫描可帮助评估肿瘤肠壁外浸润或其与邻近器官固定的程度。

男性患者应于手术当日早晨留置尿管，以保证整个手术过程中排空膀胱和有助于识别尿道膜部。女性患者同样需要留置尿管。

近来，对 Douglas 陷凹腹膜返折以下的直肠癌通常在术前联合应用放疗和化疗。

麻醉 气管插管全身麻醉并结合应用肌松剂是首选的麻醉方法。

腹部切除

体位 术者站在患者的左侧。大多数有些术者喜欢用 Allen 架将患者摆成半截石位，以便于医师分成两组进行手术。这样可使会阴部手术和腹部手术同时进行，或在腹部手术后可直接进行会阴部操作而不需要重新铺手术单等准备。放置一张折叠好的手术单在患者下背部使其臀部抬离手术台面，以更好地暴露会阴部的解剖，用溶有聚维酮碘液的灌肠剂灌洗后，用 0 号丝线连续缝合关闭肛门外缘（不要距离太远）。先将患者置于中度的 Trendelenburg 位，在手术开始前，术者必须确认患者的全身状况能耐受此体位。

手术准备 下腹部、会阴和直肠区以常规方法准备。

切口与暴露 取耻骨上旁正中切口，由左侧延伸至脐上。置入自动拉钩。

手术过程 术者用左手自上而下全面探查腹部，先触摸肝以明确其有无转移，然后检查腹主动脉、髂总动脉和直肠上血管周围是否有淋巴结侵犯。最后，通过触摸和观察明确肿瘤本身的范围及其切除的可能性（图 1）。辨认清楚输尿管走行后，在游离肿瘤前，可将肠系膜下动脉和静脉于左结肠动脉的起始部以远处或其于腹主动脉的起始部结扎。

将小肠置入塑料袋隔离后，下一步游离乙状结肠。后者常固定在左髂窝。用无齿镊提起乙状结肠并翻向内侧，使术者能清楚地看到固定乙状结肠于左盆壁腹膜返折的纤维束带（图 2）。对附近的粘连带用长弯剪刀剪断，用镊子将腹膜返折牵向外侧。完成这些操作后就可容易地将乙状结肠向中线游离。结扎左侧的腹膜用镊子夹起，用长弯钝头 Metzenbaum 剪刀剪开，剪刀慢慢进入腹膜后方，将其下面的结构与腹膜分开，如左精索、卵巢的血管或输尿管，以避免其被意外损伤。向下切开腹膜直至后穹隆的左侧（图 3）。

手术的下一个重要步骤是看清自骨盆缘至膀胱段的输尿管走行。这一点非常重要，因为在左侧，输尿管靠近直肠、乙状结肠系膜的根部，若不将其小心地牵向盆腔的左侧，在处理系膜时有可能将其一并切断（图 4）。用镊子夹住时，可见到输尿管延续全长的蠕动反应。

其后剪开直肠、乙状结肠右侧的腹膜。可用与上述处理左侧相同的方法或从左侧在骨盆缘用手指钝性游离直肠和乙状结肠。在肠管后面术者用左手手指可以完全通到右侧，用手指行钝性分离时，应将右侧腹膜返折向上提起，使其与下面的结构分离开来，包括输尿管，如此可使术者很容易并安全地用剪刀或电刀切开腹膜（图 5）。

全直肠系膜切除 近百年来，针对直肠癌低位前切除或腹会阴联合切除所需的盆腔分离都是要求用钝性操作完成。同英国外科医师 Miles 描述的一样，是用医师的双手和手指游离这部分直肠，除了剪断两侧的悬韧带以外，很少用到锐性分离，这种操作在本书的前几版中也可以见到。已知的因钝性分离所致的并发症包括骶前静脉撕裂引起的出血、直肠穿孔以及盆腔自主神经损伤。一种改进的解剖方法——全直肠系膜切除术（total mesorectal excision，TME）——已显示出能减少这些并发症，更能保证周边切缘无瘤。TME 要求在直视下锐性或用电刀仔细分离，虽然手

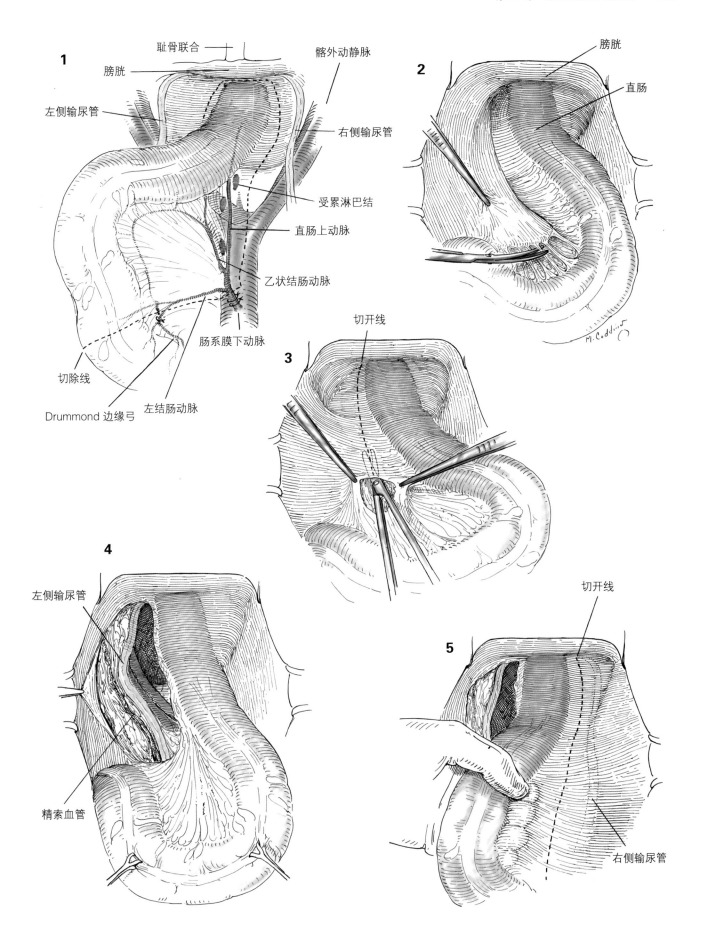

1
耻骨联合
膀胱
髂外动静脉
左侧输尿管
右侧输尿管
受累淋巴结
直肠上动脉
乙状结肠动脉
肠系膜下动脉
切除线
Drummond 边缘弓
左结肠动脉

2
膀胱
直肠

3
切开线

4
左侧输尿管
精索血管

5
切开线
右侧输尿管

术时间要长很多，但直肠癌的局部复发率却可因此而降低。同时可结合极低位吻合保留括约肌。TME 技术现已广泛应用。

沿直肠和乙状结肠交界部的右侧，在肠系膜下静脉和直肠上血管旁剪开腹膜（图 6）。将切口向下延至 Douglas 陷凹。在残留的腹膜下面找出右输尿管，用纱布钝性分离以将其在髂血管前方走行的一段暴露出来。向前外侧牵开近侧段结肠。或者，切断近端的肠管和血管带，从而将近端的标本移开，以帮助显露（图 13，第 63 章）。如果肿瘤非常大，则应避免如此操作，否则还需要为标本安排人力，直至完整切除。同时，分离并移除近端肠管和血管分支，以便更好地暴露术野（图 11）。在髂血管和输尿管的下方可以看到上腹下神经丛。在直肠上血管后面，向骶骨岬下的骶前间隙的入口处继续分离。用剪刀或带绝缘保护套的长柄电刀，在中线上紧靠 S2 水平处的骶曲下部，将直肠骶骨筋膜或韧带锐性切断（图 7）。用带有纤维光源的盆腔深拉钩将直肠向前拉，用直拉钩或弯拉钩均可。直视下，继续向下行后方的分离直至尾骨平面。骶静脉在骶前筋膜下清晰可见，注意勿损伤以减少出血。

在 Douglas 陷凹的腹膜返折上切开大约 1 cm，在男性患者需向上切开至膀胱上的腹膜前返折（如图所示），而在女性患者则需切至子宫的后面。膀胱或子宫用带有纤维光源的盆腔深拉钩拉向前方。继续向前锐性分离 Denonvilliers 筋膜，直至显露出前列腺和精囊（图 8）或阴道直肠隔。如图所示前方和后方的解剖路径（图 9）可以看到，后路与骶前筋膜关系密切，而前路则与裸露的前列腺和精囊关系密切。

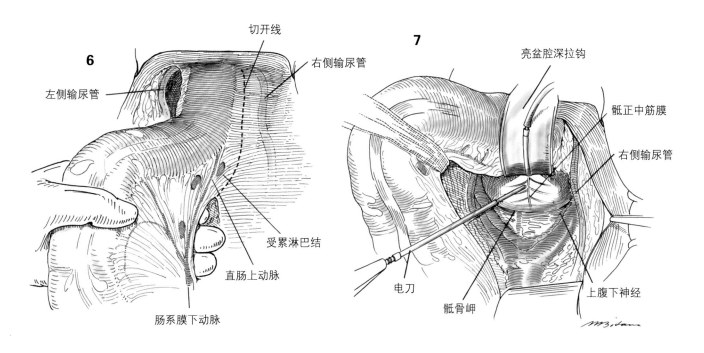

6

左侧输尿管

切开线

右侧输尿管

受累淋巴结

直肠上动脉

肠系膜下动脉

7

亮盆腔深拉钩

骶正中筋膜

右侧输尿管

电刀

骶骨岬

上腹下神经

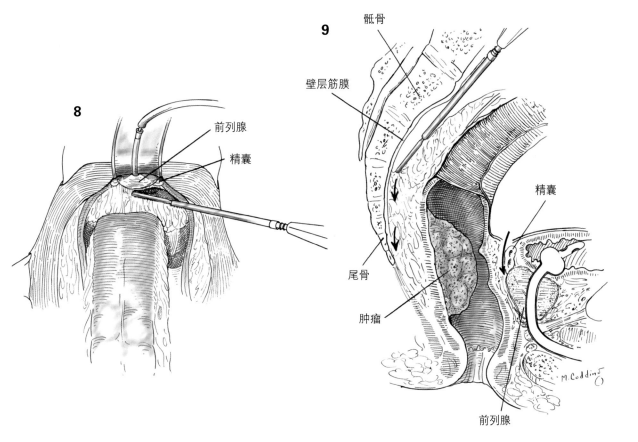

8

前列腺

精囊

9

骶骨

壁层筋膜

尾骨

肿瘤

精囊

前列腺

因术者需仔细地操作以显露骨盆侧壁上的壁层筋膜，TME 手术的两侧方的分离很费时间。将直肠牵向侧方，而将膀胱或子宫、阴道向前提起，此过程必须使用带纤维光源的拉钩，以获得清晰的视野。可以使用头灯以获得更好的照明。保护好盆腔自主神经丛以及 S2、S3 和 S4 的骶神经前根，这对于维持肛门的自控能力和性功能是必需的。此神经丛看起来像神经组织的一个致密斑块，其位置靠近直肠，在相当于前列腺或阴道上部的平面上。在向自主神经丛方向分离时，TME 不会遇到"外侧悬韧带"，而是遇到外侧直肠系膜与可能包含直肠下动脉的组织的融合部。用电刀切断这些组织，直肠下动脉可能需要结扎。向下分离到肛提肌时可以看到两侧的输尿管和自主神经的走行（图 10）。

横断直肠后，在标本上可以看到，直肠的中部和上部周围带有宽厚的、表面较为光滑的脂肪组织。在瘦弱的患者，透过盆壁筋膜可以看到盆腔神经和自主神经，但前列腺和精囊应予以显露。

在确认能够将直肠肿瘤与附近的组织完全分离后，离断直肠和乙状结肠的血供。应尽早结扎其回流静脉，以使肿瘤细胞的血行播散减低到最低限度。尽管在腹主动脉分叉前方的肠系膜淋巴结不一定有转移，但最好将肠系膜下动脉在左结肠动脉起始部远端结扎（图 11）。将近端钳夹住的组织结扎，再以贯穿缝合加固。有些术者喜欢将肠系膜下动脉在尽量靠近其腹主动脉的起始部结扎，这个水平通常已非常靠近 Treitz 韧带。即将用作结肠造口的乙状结肠的血供，现在经由 Drummond 边缘动脉来自中结肠动脉。

然后，在腹腔与盆腔之间用纱布垫完全隔开，为用钉合器横断结肠做准备，在两排钉合线之间用钉合器将结肠切断（图 12）。

将游离的乙状结肠拖至切口外，仔细检查后确定用作永久性造口的最佳位置（图 11）。在此处切除多余的肠管。乙状结肠切断处的血运应良好，断端须超出皮肤表面 5 ~ 8 cm 且无过高的张力。皮肤以外保留的结肠应宁多勿少。在测试用作永久性造口的游离结肠的长度时，应考虑到皮下组织的厚度以及手术后腹胀因素的影响。标本近端则在此部位用钉合器切断（图 13）。结肠断端附近如有过多的脂肪垂或过厚的肠系膜，则应在将黏膜向下翻转并预期固定于附近的皮肤之前将其切除。现在术者可以开始会阴部的手术步骤。如果条件允许，另一队医师可以在腹部团队游离完直肠后开始会阴部手术。

会阴切除 在施行直肠和乙状结肠的会阴部切除前，术者应确认患者的全身状况尚好。在腹部手术时估计的失血量常少于实际的出血量，应由巡回护士准确地测量后输血予以补充，以维持稳定的脉搏和血压。有些术者习惯腹部和会阴部分两组同时进行。

体位 历史上，Miles 曾将患者置于左侧卧的改良 Sim 位。有些术者更愿采用截石位，并调整架板位置托住双腿。有些术者采用患者折刀位（prone-jackknife）以完成会阴部切除。改变体位应轻柔、小心，突然的体位变动可能会引起低血压和休克。改变体位后，必须当血压、脉搏稳定后再开始进行会阴部切除。现在，多数术者倾向于采用患者截石位以完成整个手术，避免体位变化。

手术准备 用常规的皮肤消毒液准备肛门和周围的皮肤。腿部和臀部用灭菌的手术巾覆盖。对于不变化体位的手术，会阴部在手术开始前一同行术野准备和铺巾。

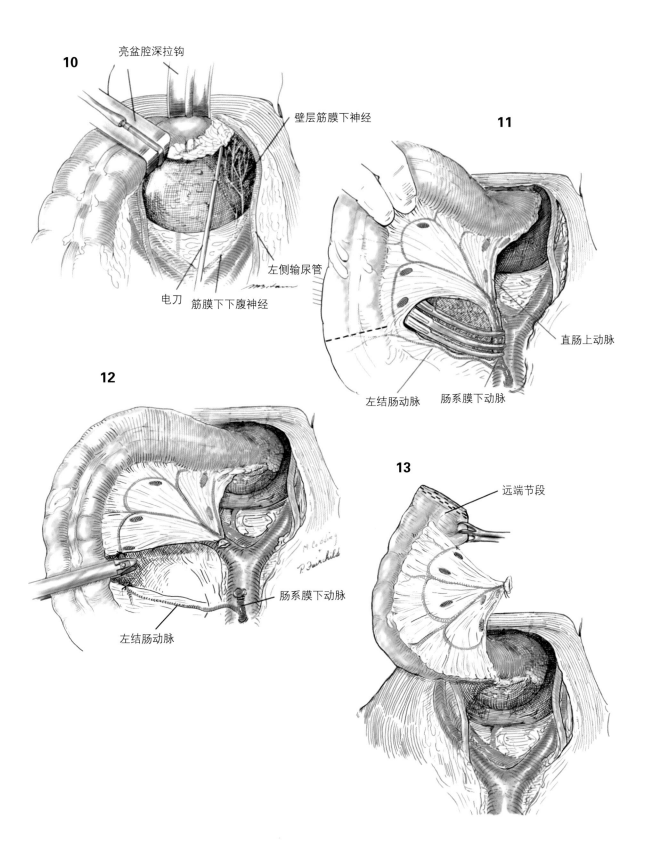

10

亮盆腔深拉钩

壁层筋膜下神经

左侧输尿管

电刀　筋膜下下腹神经

11

直肠上动脉

左结肠动脉　肠系膜下动脉

12

肠系膜下动脉

左结肠动脉

13

远端节段

切口与暴露　直肠于腹部切断后尽可能长地拉入盆腔，这里必须达到系膜的广泛足够切除。从腹腔开始分离直肠，并尽可能向盆腔远端分离（图 14 ）。此过程必然包括系膜的广泛切除。会阴部切口的范围如图 14 所示。如病变位置低至接近肛门，宜做更彻底的切除。肛管癌的手术需要更大的切除范围以保证切缘阴性。如果术前评估认为手术范围较大，可于手术前请整形外科医师会诊，讨论肌肉皮瓣重建的必要性。如果在上方向下所做的分离已足够低，直肠和肛门的会阴部切除就易于完成，且失血也不会太多（图 14 ）。为防止污染，肛门用粗丝线间断缝合或荷包缝合以严密关闭（图 15 和图 16 ）。围绕肛门做切口，并向前和向后延长，止于中线上（图 16 ）。用数把 Allis 钳夹住肛门口处皮肤，皮肤和皮下组织切口距关闭的肛门口至少 2 cm （图 17 ）。所有的血管均应钳夹和结扎，以防止其在术中继续出血（图 18 ）。整个游离可以用电刀和血管钳完成，大血管可用结扎术处理。将切口的边缘向两侧牵开以利于暴露。

手术过程　将切口的后部向后延长至尾骨前方，向上提起肛门，如此可方便地切断肛门和尾骨间的韧带附着。切断肛尾韧带后进入骶前间隙，吸净来自上面的积血。然后术者将示指伸入低前间隙（图 19 ）。术者用手指向两侧推移，辨认出肛提肌和两侧的其他肌肉。先暴露一侧的肛提肌，并用手指在其后面钩住，尽量远离直肠，在两把血管钳之间切断肛提肌（图 20 ）。游离时要避免过于贴近直肠，否则会出现"外科腰"，增加切缘阳性率。会阴部的游离与肛提肌上近端游离会完成会师。必须用弯血管钳夹住肛提肌，以防止其于切断后回缩出血。结扎一侧的出血点后，用同法将对侧的肛提肌切断。也可以用电刀切断肛提肌，其止血效果同样满意。若遇到难以用电凝处理的血管，则宜用可吸收线进行褥式或"8"字缝合予以单独缝扎。

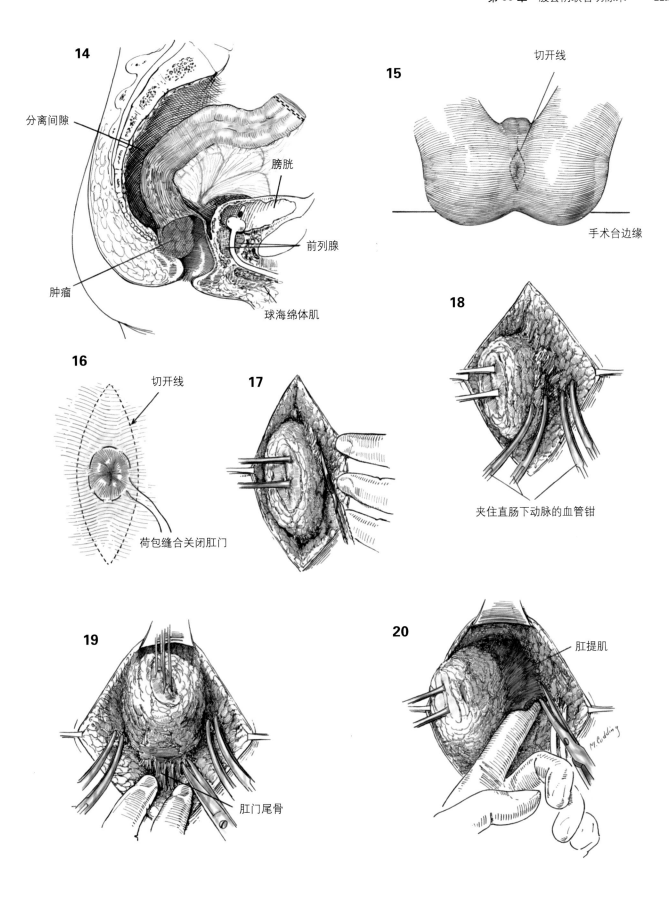

14

分离间隙

膀胱

前列腺

肿瘤

球海绵体肌

15

切开线

手术台边缘

16

切开线

荷包缝合关闭肛门

17

18

夹住直肠下动脉的血管钳

19

肛门尾骨

20

肛提肌

男性患者的手术用图演示是因为：对男性在直肠、尿道膜部以及前列腺间进行分离比对女性更为复杂。触摸到尿道内的导尿管有助于确定尿道的位置，并可防止对上述结构的意外损伤（图 21）。将会阴部的皮肤和皮下组织向上牵开，同时将肛门拉向后下方有助于帮助暴露。向下牵拉直肠，切断残留的肛提肌和会阴横肌，结扎所有出血点。在女性患者，若术者用手指抵住阴道后壁，则很容易将直肠与阴道分开。当肿瘤浸润广泛时，可能需要切除会阴中心腱和一部分阴道后壁。

夹住已经用纱布包住的肠段的上端，将其自后方经尾骨前拉出（图 22）。在前面放置一个拉钩帮助暴露，切断直肠前残留的附着组织（图 23）。在直接照明下全面检查盆腔，钳夹并结扎所有活动性出血点。用干纱布充填盆腔直到手术野无渗血（图 24）。当两组术者分开手术时，此时可采用冲洗替代上述方法。

关闭 通常可以将两侧肛提肌在中线处缝合对拢（图 25）。在骶前间隙放置两根闭式负压硅胶引流管，从切口旁的皮肤引出，并与皮肤缝合固定。皮下组织和皮肤用 1 号尼龙线行大针幅、宽针距的间断垂直褥式缝合，打结不要太紧（图 26）。

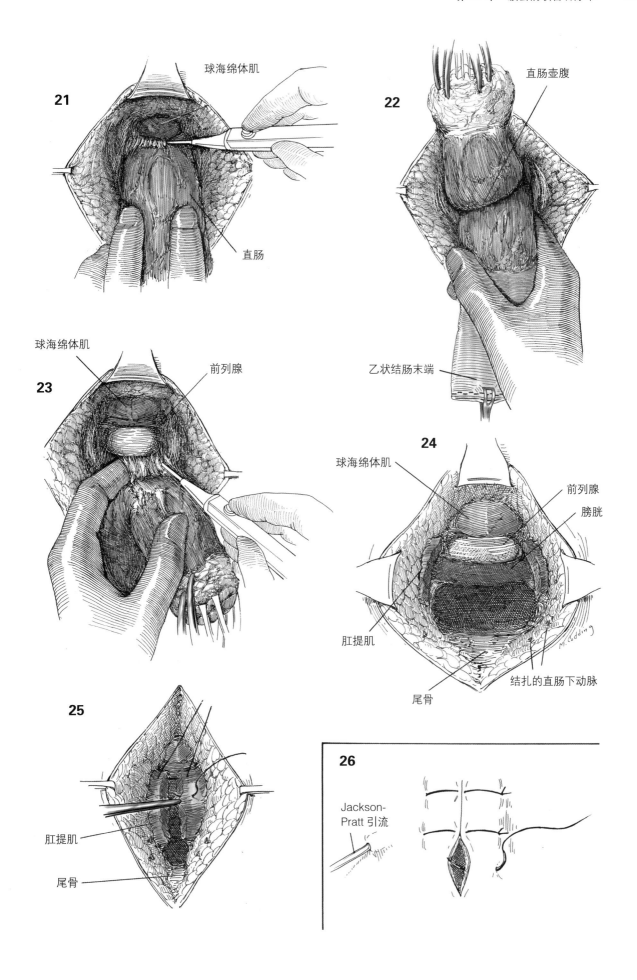

术后管理　术中和术后必须补充丢失的血容量。静脉给予乳酸林格液，监测每小时尿量。随着改进的术后护理途径的应用，常在手术后第1天拔除导尿管。但仍需密切注意如下所述的传统方法的膀胱排空。

持续导尿5~7天。在男性患者，膀胱麻痹可能是最苦恼的术后并发症之一。必须经常和全面地检查患者的膀胱排空能力，直至其正常功能得以恢复。夹住导尿管几个小时，以确认患者膀胱充盈的感觉是否已经真正恢复。许多情况下，尤其是在男性，拔除导尿管前应考虑行膀胱动力学检查。导尿管应在早晨拔除，这样可对患者的膀胱排空能力进行全天的观察。应严格避免膀胱的过度膨胀，根据患者的液体摄入量，每隔4~6个小时插尿管排出残留尿。晚餐忌饮利尿性的饮料，如咖啡和茶，以避免夜间膀胱过度膨胀。尿频且每次尿量少提示尿潴留，应考虑重插导尿管并保留几天。在泌尿科医师协助下密切关注对膀胱的监护，对患者的术后恢复颇为有利。

若引流量已明显减少，几天后即可拔除引流管。出院前应就结肠造口的护理对患者加以指导。

造瘘和关腹

手术过程　会阴部切除结束后，仔细检查盆腔有无出血并给予谨慎止血。经腹部或经会阴留置1根引流管。盆腔可以不给予封闭处理，但也有人提倡关闭腹膜。游离出腹膜的边缘，以便牢固地关闭盆底。术者用有齿钳镊夹腹膜，用手指或纱布行钝性分离（图27）。Douglas陷凹的腹膜游离应尽可能宽些，以利于盆底的关闭。应不时地检查确认输尿管的位置，以避免将其意外地结扎或损伤。在女性，必要时可利用子宫和附件重建新的盆底。虽然有时盆底可能可以进行直线形缝合关闭，但多数情况下为了避免缝合处的张力过高，需要进行行放射状关闭（图28）。所有的粗糙面应尽可能予以覆盖，将大网膜覆盖于腹膜缝合处（图29）。有些术者不缝合腹膜，而是靠缝合肌肉来关闭腹膜。

当患者的解剖结构允许时，可将起自网膜左动脉或右动脉的带蒂的网膜放置于盆底以重建盆底。当有足够的网膜可用时，这种办法可同时填补盆腔和覆盖解剖的粗糙面。有些术者喜欢将乙状结肠固定于侧腹膜上，以封闭左结肠旁沟，从而预防可能发生的内疝。可能时应尽量将结肠的脂肪垂或系膜与腹膜缝合，以避免肠管可能的穿孔。

关腹　将大网膜拉至新建的盆底区并贴敷于盆底面上。在术前已选择好并标记的部位另做一个3 cm长的开口。此开口通常位于脐与左髂前上棘连线的中点处（图30）。因为这种造口是永久性的，明智的做法是：与行肠造口的临床医师共同协商，以选择造瘘口的位置。所选肛袋的粘贴环必须与拟行造口处腹壁的表面轮廓相适应，且当患者站立、弯腰或坐位时都必须保持牢固不动。环形切除皮肤后，做一个贯穿腹壁的两横指宽的切口。结肠用Babcock钳夹住并将其由此开口拉出，肠系膜不能过度扭转以免影响血供。缝合时不要穿透肠管以免引起穿孔。修整腹壁上的开口，其大小应为在结肠侧另插入1指后感觉稍紧，如此可将后期造口周围疝形成的可能性降低到最低。

腹壁用2-0丝线或2-0不可吸收合成缝线间断缝合关闭。如切口位于容易被造口反复污染的区域，应考虑采用皮内缝合以确保切口严密闭合。对于明显肥胖或消瘦的患者，可行减张缝合。查看外露的肠管，以确认其血供良好、有明显搏动。突出在皮肤以外的有生机的肠管应足够长，至少为5~6 cm（图31）。

将伤口妥善保护后即开放造口，这样比用钳子夹闭暴露的肠管几天造成完全性肠梗阻的方法好。切除钉合线，用一把或两把Babcock钳夹住肠腔内的黏膜并将其外翻固定（图31）。尤其是在肥胖的患者，必要时可切除几个大的脂肪垂以及过于增厚的肠系膜，以有助于将黏膜外翻。用弯三角针穿3-0可吸收合成缝线将黏膜与皮缘做间断缝合（图32）。此处应多缝合几针，以充分止血并同时封闭造口周围的皮下组织（图33）。黏膜的颜色应为粉红色，表示其有生机。术者用戴手套的手指插入造口内，以确认腹壁切口内的肠管通畅、松紧适度而无过度受压。手术完成后，套上造口肛袋。

（安勇博　高志冬　译　王　杉　叶颖江　审校）

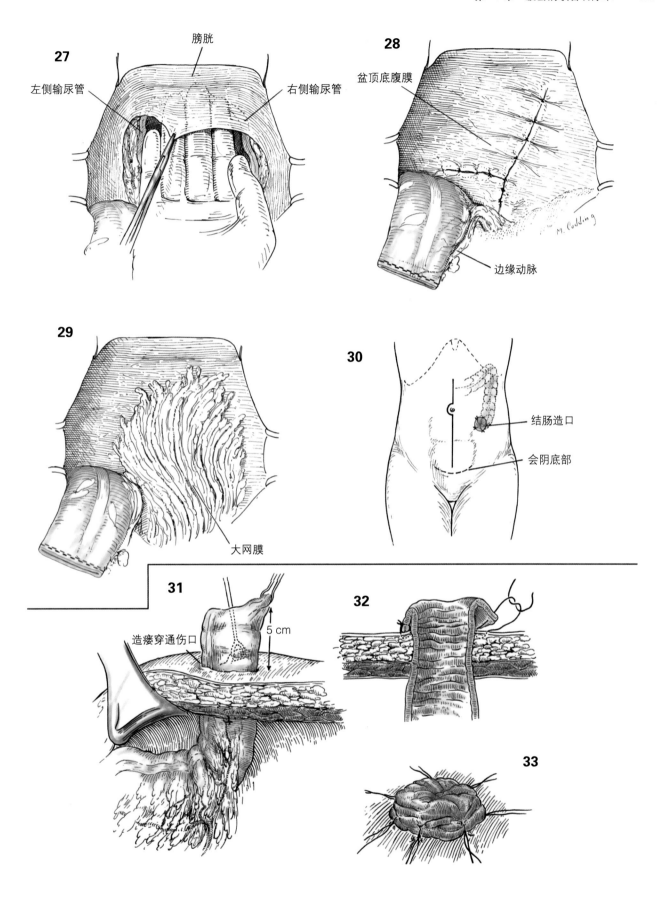

27

膀胱

左侧输尿管　　右侧输尿管

28

盆顶底腹膜

边缘动脉

M. Codding

29

大网膜

30

结肠造口

会阴底部

31

造瘘穿通伤口

5 cm

32

33

第 60 章

全结肠切除术和全直肠结肠切除术

适应证 全结肠切除术最多用的适应证为溃疡性结肠炎和家族性息肉病。然而，对于低风险的患者，可考虑施行保留肛门括约肌的回肠肛管吻合术（第64章）。对高危险的溃疡性结肠炎患者，特别是伴有诸如游离穿孔等并发症的患者，手术分两期进行是明智的。直肠切除手术等待患者的状况好转后再进行。对于发病多年的溃疡性结肠炎患者，应考虑恶变的可能。治疗先天性息肉病时，可以考虑施行保留肛门和下段直肠的回肠直肠吻合术。即使保留的直肠内息肉不能自然消失，也可反复使用电灼法将其损毁。对其他病因所致的严重结肠炎也可施行全结肠切除术治疗，特别是假膜性结肠炎。

术前准备 除了作为急症手术施行全结肠切除术以外，应尽力用高蛋白质和高热量的饮食来改善患者的营养状况，也可用全肠外营养。应恢复血容量和补充维生素。外科医师应仔细评估类固醇治疗的状况。患者对回肠造口术必须要有特别的心理准备。肠造口师对患者进行探访，并示范术后成功康复的过程；应向患者展示永久性回肠造口的用具，并鼓励其阅读回肠造口团体提供的资料，以使其为术后造口的管理做好准备。此外，回肠造口的部位应远离骨性突起或既往的手术瘢痕，如第51章所述。应将永久性造口用具粘在患者皮肤上1~2天，让患者带着造口用具自由活动，以便对最终的造口定位做出最后的调整。用不褪色墨水标记此部位，以保证在准确的位置上造口。术前肠道准备包括：术前流食1~2天，手术前1天的下午和晚上服用缓泻剂清洁肠道。对于男性患者，要告知其术后有可能出现阳痿、逆行射精和排尿困难。对于育龄期女性，应告知在盆腔手术后有生育能力下降的风险。

麻醉 采用气管插管全身麻醉。

体位 取适度的 Trendelenburg 体位。行全直肠结肠切除术的会阴部手术时，可重置患者于截石位，双腿外展。另一种方法是采用改良的截石位，用 Allen 脚蹬支持足和膝部，这样可一次性完成摆放体位和铺巾，但有可能影响到会阴部的暴露。将比较粗的直肠管放置于直肠乙状结肠交界处并用聚维酮碘溶液冲洗，留置冲洗管并使其下垂以利引流，直至会阴部切除开始。也可以在灌肠后，进行皮肤准备前将肛门缝闭。

手术准备 按常规准备皮肤，在右髂前上棘与脐连线中点的稍下方，再次标记回肠造口部位，通常在皮肤准备前，用皮下注射针头的斜面在皮肤上划线。

切口与暴露 术者站在患者的左侧。将切口充分地向上腹部延伸，使结肠的肝曲和脾曲能清晰地暴露，否则过度牵拉脆弱的肠管可导致穿孔和严重的污染（图1）。

探查全腹后，将小肠置于塑料袋中。从盲肠的顶端开始分离（图2）。将右侧结肠向中线方向牵拉，用弯剪剪开右结肠旁沟的腹膜（图2）。随着血管增多，可能需要结扎右结肠旁沟腹膜游离缘的一些血管。

分离末端回肠的腹膜附着，使盲肠和末段回肠充分游离，直至可被提出切口外（图3）。在切开腹膜前，要将腹膜上提，维持一定的张力，以避免损伤其下方的右精索血管和输尿管。用纱布钝性分离，将精索血管和输尿管自邻近的肠系膜上推开。应确认右输尿管的走行全程——从右肾向下直至骨盆的边缘。分开胆囊、肝和结肠肝曲间的粘连。在游离升结肠和肝曲时，要注意十二指肠的腹膜后部分，后者常会意外地显露出来。用纱布将十二指肠从结肠系膜上钝性推开。大网膜常增厚、挛缩且血管丰富，宜用弯血管钳将其钳夹、切断并结扎（图4）。将大网膜向上方牵拉，由右侧进入小网膜囊。

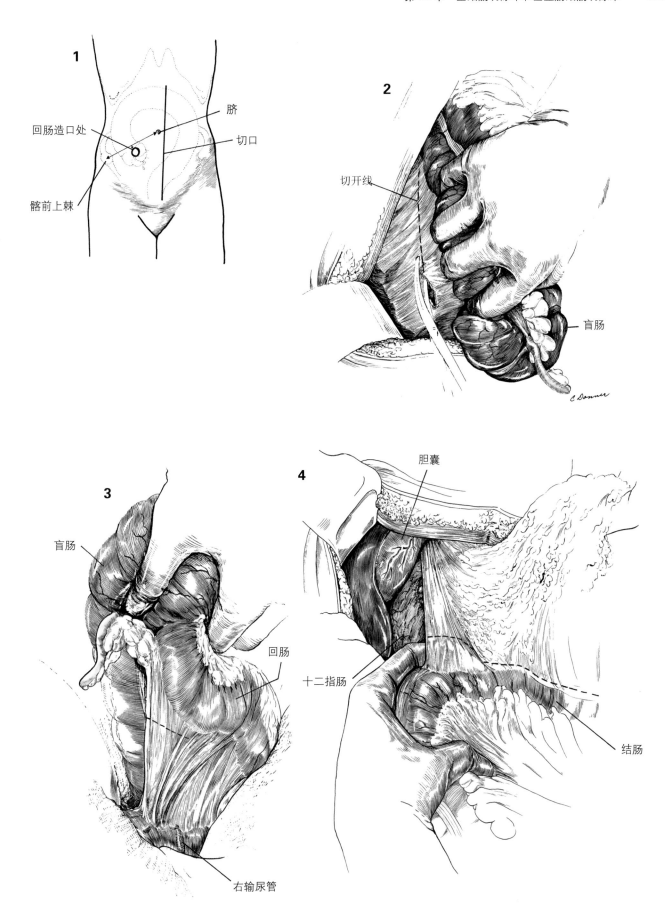

将增厚且血管丰富的大网膜向上方提起，准备将其自横结肠上分离。沿结肠前壁表面将大网膜返折处切开（图 5）。因大网膜可能与结肠紧密粘连，故靠近胃切断胃结肠韧带较靠近横结肠更为容易。若术者将左手手掌朝上放在小网膜囊内，可更好地显示胃结肠韧带，使操作更容易进行。绝大部分的分离可用电刀完成，特别是在网膜附着于横结肠处的相对无血管的层面上。如遇到大的血管，可用两把弯钳钳夹并在其间切断、结扎。

在分离增厚的脾结肠韧带时要特别注意，避免用力过度而撕裂脾被膜（图 6）。脾结肠韧带应尽可能在离开脾下极一段距离处切断（图 7）。当脾曲和降结肠已向下部分游离至乙状结肠处时，术者可转向处理右侧结肠的血供并切除结肠，以使暴露盆腔和探查直肠的操作能更容易地进行。将已游离的右侧结肠提出腹腔外，肠系膜上的血管即清晰可辨（图 8）。在肠系膜缘的血管弓处常有肿大的淋巴结。除非发现有恶变，可以可靠近肠壁结扎血管，如图 8 所示。在结扎血管前，用温热的湿纱布保护好后方的输尿管。

5

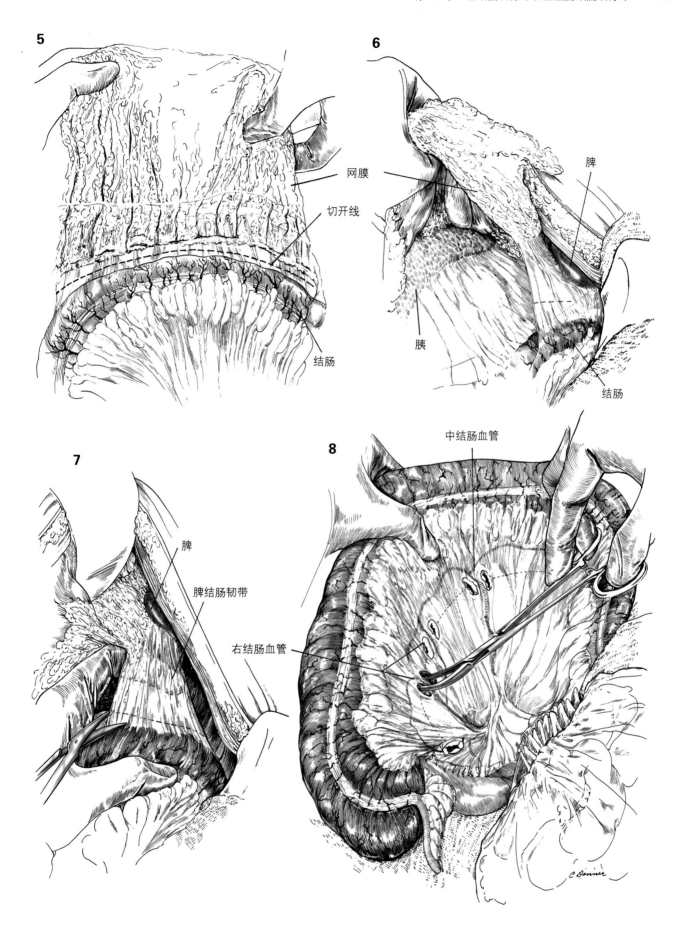

网膜

切开线

结肠

6

脾

胰

结肠

中结肠血管

7

脾

脾结肠韧带

右结肠血管

8

C. Bonner

在切断阑尾和右侧结肠的血供后，可进一步游离末段回肠。处理末段回肠的系膜血管时要始终看清输尿管的走行以防损伤。因可能受炎症累及，常需要切除一段末段回肠（图 9）。

在切断回肠之前，常常需要花些时间来处理近端保留的回肠血管。准备行回肠造口时，需要清除数厘米长的回肠段的血管（图 9）。切断此处回肠的每一根血管时都要十分小心，要注意保留距离肠系膜缘一定距离的较大的血管弓。置无创血管钳于回肠侧、直 Kocher 钳于盲肠侧，准备切断肠管（图 10）。更为常见的是用切割缝合器切断回肠。用粗丝线或可吸收缝线结扎 Kocher 钳钳夹的肠管断端，以利于牵拉右侧结肠（图 11）。

将结肠向内侧牵拉，向上切断其系膜至中结肠血管处（图 12）。因血管较粗，同时因溃疡性结肠炎时其系膜的血管增多，所以应在中结肠血管的近端放置两把中弯钳。然后在钳夹的血管钳间比较容易地切断横结肠系膜，然后仔细进行结扎。横结肠系膜的离断可在距离胰腺下缘一段距离处进行。游离出一定长度的结肠后，可以将其包裹在湿纱布垫中加以保护，以防止撕裂肠壁和可能的严重污染。

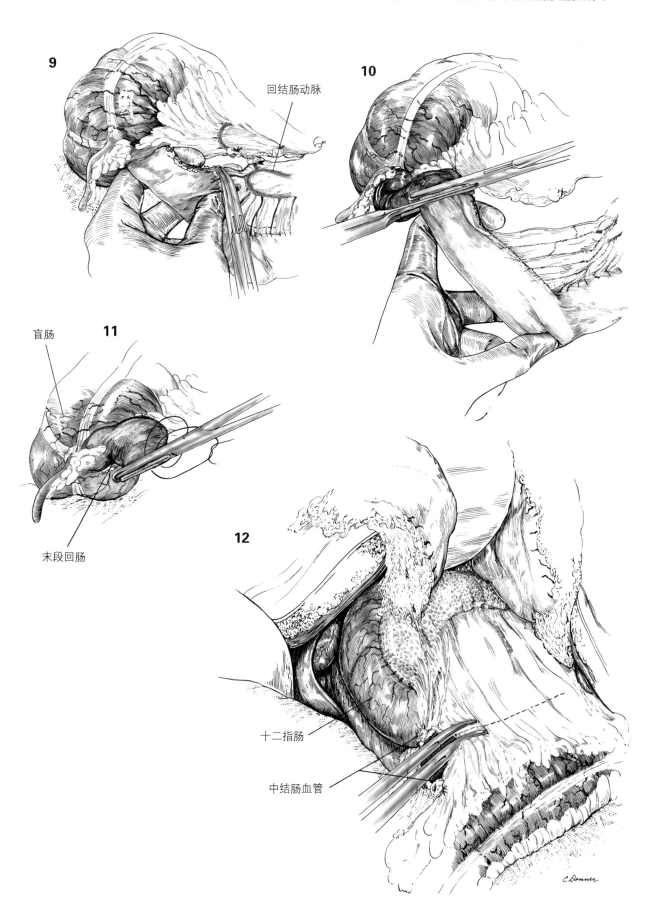

9

回结肠动脉

10

盲肠　**11**

末段回肠

12

十二指肠

中结肠血管

切开左结肠旁沟的腹膜，因增厚且血管丰富的腹膜易于回缩，应仔细结扎所有出血点（图 13）。提起腹膜，直至其下方的左侧生殖腺血管和输尿管清晰可见。应全程辨认这两个结构的走行，直至远端骨盆的边缘（图 14）。

在施行经腹全结肠切除术时，如果没有计划行直肠切除术，应在直肠乙状结肠连接处切断。可靠近肠壁离断剩余的血管。不要分离解剖直肠上的血管和骶前间隙。如果预期要施行后续手术（如回肠直肠吻合术或直肠切除术＋回肠储袋肛管重建术），则保留这些手术层面不被破坏，以便后续手术操作。

全直肠结肠切除术　下面的叙述用于完成一期全直肠结肠切除术。如图 15 所示，在靠近直肠乙状结肠交界水平切断肠系膜，而不必像处理恶性肿瘤时那样在高达髂动脉分叉处切断肠系膜。在确认两侧输尿管的走行后，切开邻近肠管的腹膜，同时切开 Douglas 陷凹内直肠和膀胱或子宫颈间的腹膜。小心地提起已游离的直肠。分离骶前间隙时，可使用带光源的深部骨盆拉钩，术者戴头灯和使用加长的有绝缘保护的电刀头，以方便操作。同全直肠系膜切除术的操作一样，继续分离骶前间隙，但在前方和侧方稍微靠近直肠侧分离，因该手术不要求如恶性肿瘤一样切除过宽的系膜。至此，可使用直线切割吻合器或腔镜用直线切割吻合器或直接在两钳间横断直肠（图 16）。缝合远侧的直肠残端（图 17）。此时应锐性向远端游离直肠，部位越低越好，以减少之后的会阴部切除时的出血。

处理多发息肉病时，可保留 Douglas 陷凹上方 5～8 cm 长的一段直肠，或保留的直肠长度可保证以后乙状结肠镜容易抵达该处而进行息肉的电灼。完成此操作后，接着行末端回肠与直肠壶腹部的侧端吻合。

用可吸收缝线闭合盆底。在重建盆底时，要时刻注意明确输尿管的位置，以防止损伤。在经腹会阴切除术中，经常用修剪的游离网膜瓣来填充直肠切除后的盆腔。

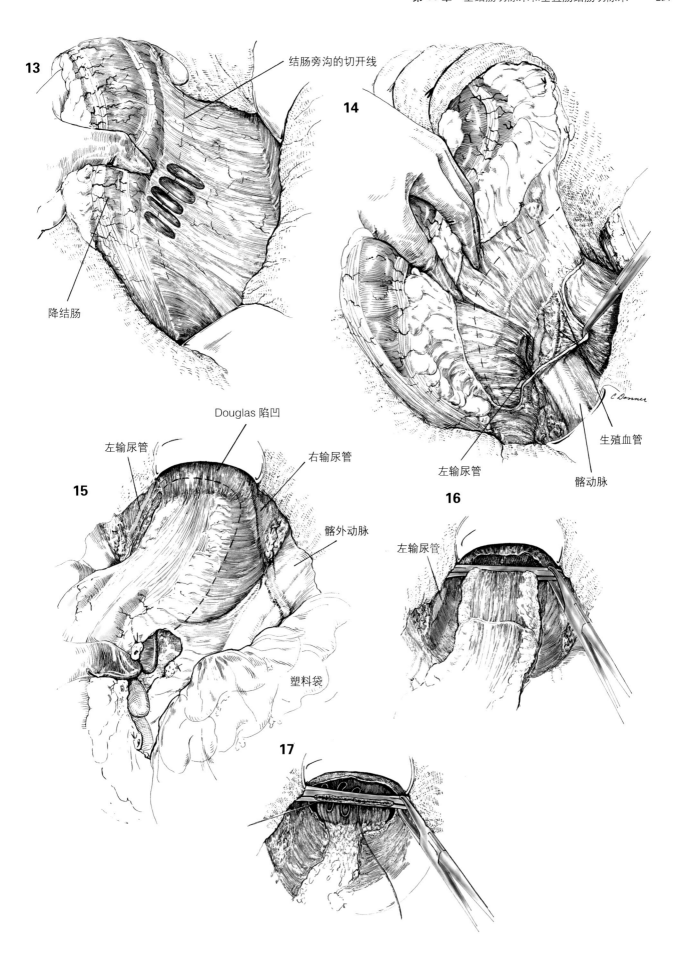

13

结肠旁沟的切开线

降结肠

14

生殖血管

左输尿管

髂动脉

Douglas 陷凹

左输尿管

右输尿管

15

髂外动脉

塑料袋

16

左输尿管

17

全直肠结肠切除术　在盆腔再腹膜化之后，若腹膜足够松弛，也可将左结肠旁沟的粗糙面覆盖（图18）。需再次强调的是，缝合时要注意避免损伤其后方的输尿管和生殖腺血管。为完成全结肠直肠切除术，可按腹会阴联合直肠切除术中会阴部切除部分（59 章）的描述切除肛门。唯一不同的是，不需要过多地切除肛提肌，仅需进行单纯的括约肌和肠壁的切除。肛门切除的切口如图 19 所示。可一期关闭切口，置负压引流管。

回肠造口术　回肠造口极为重要。将小肠从塑料袋中取出，显露选定的回肠造口处。再次评估已标记的造口部位。用消毒的标尺再次测定脐至髂前上棘的中点，造口做在中点的稍下方（第 60 章，图 1）。移开自动拉钩后，用 Kocher 钳夹住切口的筋膜缘，圆形切除直径 3 cm 的皮肤。切除纽扣状的皮肤及其下的脂肪组织后，彻底止血。然后，术者用左手在下方抵住腹壁，呈"十"字形切开腹壁全层。遇到出血时，特别是腹直肌处的出血，应予以钳夹、结扎。开口能宽松地容纳两指通过即已足够。

用无创血管钳穿过造口部位的腹壁开口，夹住末段回肠上所置类似钳子近侧的肠壁（图 20）。移开原先放置的钳子后，将回肠拖出腹壁外，其系膜朝向头侧。为保证进行回肠造口重建，皮肤外至少要有 5~6 cm 长的已清除肠系膜的回肠。有时，特别是在肥胖的患者，可能需要在末端回肠的血管弓的基底部切断，以获得足够的长度。将回肠拖出腹壁外之后，要重新评估肠管的生机。可将系膜固定于腹壁或拖至皮下（图 21）。最好在建造回肠造口前就将回肠系膜固定于外侧腹壁，因为有可能影响末段回肠的血供。为防止术后可能发生的内疝，应关闭右结肠旁沟的腹膜。但有时难以将右侧结肠系膜和回肠系膜拉至右结肠旁沟并关闭（图 21 和图 22）。术者需反复触摸右结肠旁沟，以决定是否有必要加以各种缝合使其完全关闭，或任其完全开放。完成后的回肠造口应至少超出皮肤水平 2.5~3 cm，用细的合成可吸收缝线间断将黏膜和皮肤附近的肠管浆膜缝一针，然后再与皮肤缝合（图 22）。同样，可将肠系膜固定于腹膜，但没有必要再将回肠的浆肌层与腹膜缝合。当使用直线切割缝合器切断末段回肠时，要在腹部切口关闭后再行造口，切除钉合线，造口如前描述的方法进行。

关腹　用双股环形（0 号或 1 号）延迟可吸收缝线连续缝合腹白线上的切口。对体型较大的患者，可用两条缝线分别从切口的上端和下端开始缝合。用细的可吸收线间断缝合 Scarpa 筋膜。以钉合器闭合皮肤切口，也有术者喜欢用可吸收缝线缝合皮下组织，再用黏性皮肤胶带闭合皮肤切口。关腹后，用干燥无菌敷料覆盖切口，在造口处放置造口袋。对于明显消瘦和长期使用类固醇治疗者，可考虑进行减张缝合。

术后管理　应补充术中的失血。在手术当日的下午和术后早期，常需要补充额外的全血或胶体。持续导尿需维持 4~5 天。现在，有些外科医师在术后第一天就拔除尿管。若患者之前正在接受类固醇治疗，应在术后继续给予。在将患者转移到复苏室之前，应在回肠造口处放置透明的临时性回肠造口袋，由此可经常观察造口处是否呈粉红、有生机的颜色。回肠造口后应严格记录出入量。同样，因有大量的富含电解质的体液丢失，必须每日检测电解质。有时会有非常多的体液丢失，需经静脉补给大量的液体、电解质和胶体以维持体液平衡。情况允许后，可尽早拔除鼻胃管并开始进流食。如在腹会阴联合直肠切除术（第 59 章）中所讨论的那样，应在经过一系列的观察后，再拔除引流管。这些患者通常需要延长住院观察时间，因为可能出现从脓肿形成到肠梗阻等各种并发症。患者应与造口治疗师保持联系，复诊时最好有造口治疗师在场。

（李永柏　曹　键　译　王　杉　叶颖江　审校）

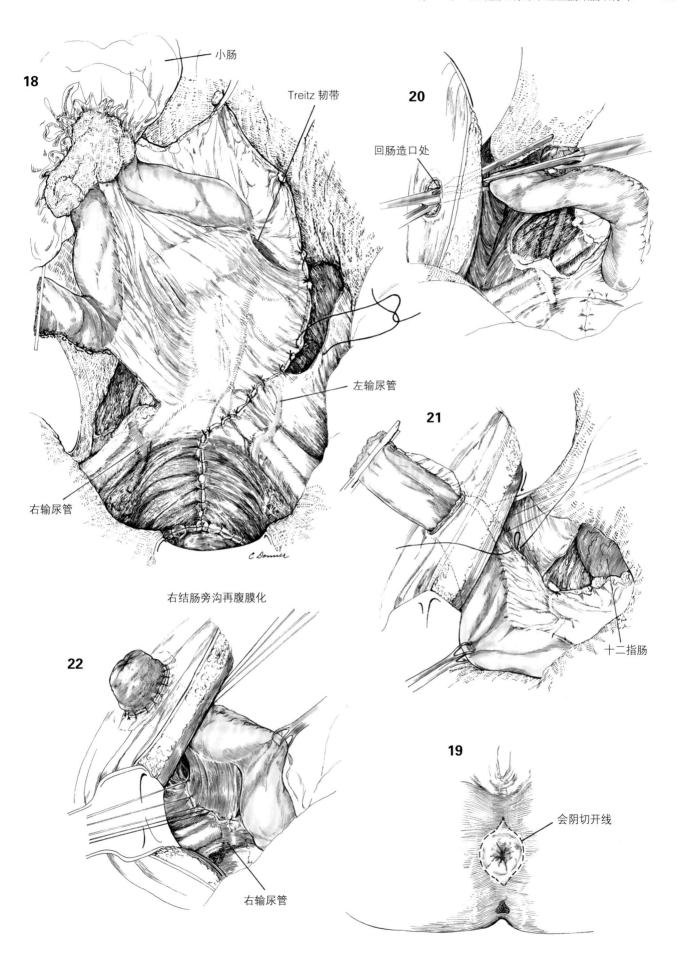

18

小肠

Treitz 韧带

左输尿管

右输尿管

C Donner

20

回肠造口处

21

十二指肠

右结肠旁沟再腹膜化

22

右输尿管

19

会阴切开线

适应证　为重建肠道的连续性，对于一些经过选择的直肠乙状结肠交界处或低位乙状结肠的恶性肿瘤患者，可行直肠乙状结肠前切除术。行此手术的前提是：①下段直肠的生机可由直肠下和肛管血管维持；②此处肿瘤通常向头侧转移，仅在极少数情况下转移至肿瘤以下 3～4 cm。目前对齿线上 8 cm 以内的肿瘤是否可行直肠乙状结肠前切除术尚有疑问。与永久性结肠造口术相比，大多数患者更愿意选择重建肠道的连续性，但有术后发生肠道功能紊乱的明显风险，在术前有功能障碍的患者，如在有尿失禁的患者，术后发生肠道功能紊乱（低 - 前 - 后综合征）的风险最高。腹会阴联合切除术的绝对适应证在第 59 章讨论。理想的适应证是直肠乙状结肠交界处的小肿瘤。然而，在多数情况下，肿瘤可比预计的得到更充分的游离，特别是当将肠管向下分离至肛提肌时。术野的暴露程度是影响术者决定是否行低位吻合的另一个因素。低位吻合在女性患者比在男性更易操作且安全得多，特别是在已做过盆腔器官切除的女性患者。有时需行袢式回肠造口（第 51 章）或横结肠造口，以使粪便暂时转流而不通过端 - 端吻合口，或确保未充分排空的结肠得以减压。当两端肠管的口径不相称或脂肪过多有可能过度挤占端 - 端吻合口的内腔时，应考虑行侧 - 端吻合（Baker）。有些术者喜欢用吻合器完成吻合（第 62 章）。

术前准备　见第 62 章。

麻醉　见第 62 章。

体位　患者取 Trendelenburg 位，游离脾曲时可采用相反的体位。

手术准备　常规备皮，留置 Foley 尿管。

切口与暴露　自耻骨联合向上做正中切口，经左侧绕脐至脐上水平。仔细触摸肝和上腹部，以检查有无转移，特别注意检查与肿瘤本身有关的情况，诸如肿瘤的大小、近侧肠管的扩张程度和是否容易暴露等。在多数情况下，将下段肠管游离后才能决定用何种方法切除。

手术过程　将小肠用纱布垫挡开，用自动撑开器撑开切口。从乙状结肠两侧向下游离盆腔结肠的腹膜（图 3）。此时重要的是辨认并分离出两侧的输尿管和精索或卵巢血管。切开直肠前的腹膜至膀胱底或宫颈水平。若术者用右手向后插入患者骶前间隙的下方或切开直肠系膜（第 59 章，图 8），则可进一步游离肿瘤。切断全部腹膜附着后，直肠可以从前方和后方游离，有可能将肿瘤提出切口外，因为直肠被游离且拉直后可获得相当长的一段距离（图 1 和图 2）。即使为进一步游离而结扎了中直肠动脉，直肠下动脉对直肠远端的血供还是足够的。将肠系膜下动脉在其腹主动脉的起始处结扎（图 3），同时结扎肠系膜下静脉。如此可最大限度地清除淋巴结，并进一步增加降结肠的游离度。至此，这段结肠的血供只能来自通过 Drummond 边缘动脉的中结肠动脉（图 3）。

准备在肿瘤下缘至少 5 cm 处切断肠管，以保证清除所有邻近的淋巴结。在预定切断肠管处放置 Stone 或 Pace-Potts 吻合钳，近侧再放置一把长直角钳（图 4）。在两把钳子之间切断肠管。将肿瘤段肠管提出切口处，在病灶上方的预定切断肠管处放置肠钳（图 5）。此时，术者必须确认上段肠管是否有足够的游离度，以允许下拉后无张力地吻合。为达此目的，可能需要将左侧结肠（包括脾曲）的侧腹膜向上游离。除非乙状结肠非常长，否则横结肠的左半部分连同脾曲必须一并予以游离。此时可向上延长正中切口以保证良好的暴露，因为过度牵拉结肠可能会撕破脾被膜。如第 57 章所述游离结肠脾曲。在切断脾结肠韧带后可进入小网膜囊。如第 27 章图 1 所示，切断横结肠上的大网膜。继续游离以延长此段结肠，直至经反复试验后确认其近段肠管已有足够的长度、可轻松达到吻合处。在吻合前必须确认伸展至盆腔的肠管的血运是否充足。

清除上段肠管 Pace-Potts 吻合钳近侧至少 1 cm 范围的系膜缘侧浆膜上的脂肪组织（图 5）。同样，清除下段肠管 Pace-Potts 吻合钳附近的肠管边缘的脂肪组织，特别是后壁的脂肪组织（图 5）。为得到安全的吻合，要反复使用小血管钳分离，清理出吻合钳附近 1 cm 宽的浆膜。然后，将两断端上的钳子靠拢并加以调整，使后壁浆膜层的 3-0 丝线缝合容易进行（图 6）。保留两端的缝线用作牵引，剪除其余缝线。在移开钳子之前，用纱布隔开术野，在上段肠管放置一把肠钳以防粪便污染（图 6）。然后切除被钳子压榨过的部分。同样，移除下面的钳子，切除肠管的压榨部分，使其放开（图 7）。使用吸引器以防止术野的过多的污染。在下端肠管开口处的两角和中间用细丝线缝合用作牵引。这些牵引线将有助于吻合的顺利进行（见第 63 章，图 16 和图 17）。用数把 Babcock 钳将

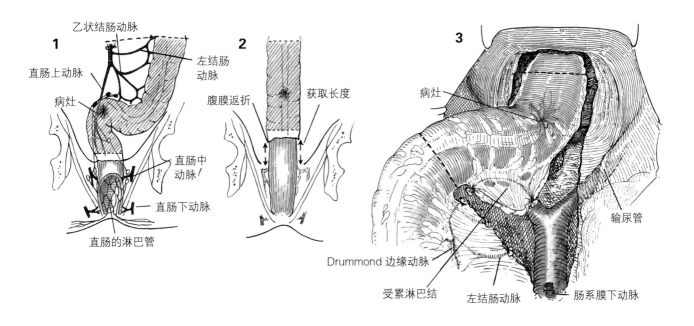

1

乙状结肠动脉

左结肠动脉

直肠上动脉

病灶

直肠中动脉

直肠下动脉

直肠的淋巴管

2

腹膜返折

获取长度

3

病灶

输尿管

Drummond 边缘动脉

受累淋巴结

左结肠动脉

肠系膜下动脉

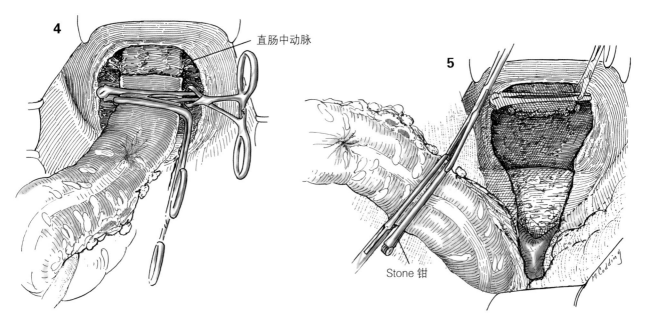

4

直肠中动脉

5

Stone 钳

后壁黏膜层靠拢、对合，并用 3-0 丝线间断缝合。按 Connell 法用 3-0 丝线间断缝合前壁黏膜层，将线结打在外边。用 3-0 合成可吸收缝线连续缝合黏膜，而不是用丝线间断缝合（图 8）。然后，按 Halsted 法用 3-0 细丝线仔细缝合前壁浆膜层（图 9）。将腹膜固定于吻合口附近。检查吻合口是否通畅和有无张力。用可吸收线间断缝合、关闭盆底（图 10）。将乙状结肠的系膜与右侧腹膜缘缝合（以关闭粗糙面）（图 10）。将脂肪垂而不是肠壁与左侧腹膜缘缝合，使乙状结肠可松弛地附着于左侧盆壁，这样不仅可以降低吻合口的张力，也可以覆盖粗糙面。若考虑吻合不佳，应考虑行横结肠造口（第 51 章）或回肠袢式造口。在盆腔的左侧放置引流管，自切口下端引出。有些术者喜欢留置直肠管，并将其引至吻合口以上，以利于术后早期减压。将直肠管用丝线固定于肛缘。有些术者喜欢采用吻合器完成吻合。参阅第 62 章。

关腹　按常规方法关腹。

术后管理　留置直肠管数天，避免灌肠。患者逐渐过渡到正常饮食。可服用矿物油。对已行近端回肠袢式造口转流的患者，在手术后数周关闭造口前，应行钡灌肠以检查吻合口是否通畅。一般的术后处理参见第 82 章的相应部分。

（李永柏　曹　键 译　王　杉　叶颖江 审校）

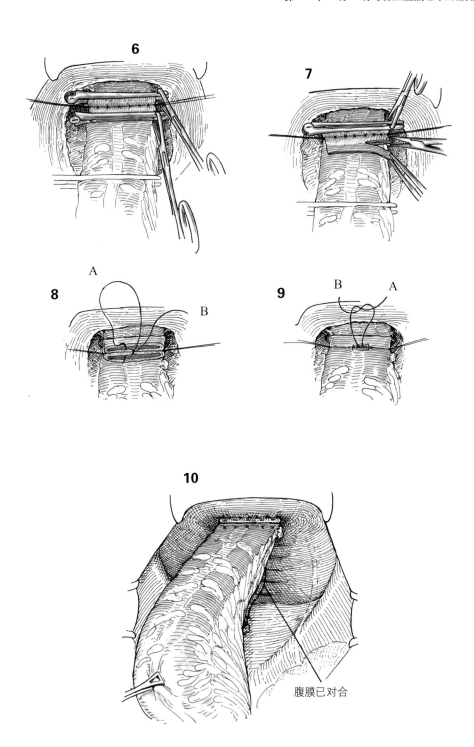

腹膜已对合

第 62 章

应用吻合器的前切除术

适应证 如果术者能够熟练地掌握吻合器技术，则在低位前切除术中使用吻合器有巨大优势。赞成此方法的术者都表示，使用吻合器可使乙状结肠和直肠残端的吻合变得更加容易，特别是对于盆腔狭窄的男性患者。因为术中使用吻合器可使手术的时间缩短，同时可降低临时性横结肠造口的可能性。对于距离肛门 8 cm 以上或 8 cm 以内的肿瘤，其处理原则的不同并不会因为使用了吻合器而改变，这是因为肿瘤切缘不少于 2 ~ 3 cm 可以降低局部吻合口处的复发率，并且吻合口距离肛门少于 3 cm 会导致肛门失禁。吻合的成功需要残存肠管有充足的血供，同时吻合口无张力。对于位于 Douglas 陷凹腹膜折返以下的肿瘤，应使用直肠腔内超声检查来评估其分期和扩散情况。对此类肿瘤应考虑行术前放疗和化疗。

术前准备 给予患者 1 天流食即可以排空结肠。术前 1 天给予患者常规肠道准备，同时给予患者静脉抗生素直至术前。因为吻合器需要经患者肛门到达吻合部位，所以术前下段结肠和直肠需要进行严格的排空和清洁。可以将大号的蕈状导管插入直肠，用生理盐水冲洗至清洁。然后手术开始时缓慢滴入少量的消毒液，如 10% 聚维酮碘。留置尿管有助于视野的良好暴露。

麻醉 采用气管插管全身麻醉。

体位 通过使用 Allen 脚蹬，患者处于膀胱截石位和适度的 Trendelenburg 位，从而更好地暴露骨盆深部，有利于吻合器从肛门置入。

手术准备 术前消毒时不仅要消毒从剑突至耻骨的腹部皮肤，同时也要消毒会阴区、腹股沟以及肛门区的皮肤，因为吻合器是从肛门置入的。

切口与暴露 从耻骨联合开始做腹部正中长切口，经左侧绕脐以有利于暴露结肠脾曲。进腹后需要常规触诊肝以明确有无肝转移，同时通过触诊以了解肿物的位置和活动度，最后需明确有无淋巴结转移。在 Lahey 袋中加入生理盐水，将暴露的小肠放置其中。横结肠和降结肠的活动度与结肠脾曲的暴露程度密切相关。过度牵拉脾曲的网膜或结肠容易造成脾被膜牵拉撕裂，从而导致难以控制的出血，因此大部分术者还是采用常规方法游离结肠脾曲。

手术过程 再次确认患者是前切除的适应证，然后按照第 61 章的方法（图 2 和图 3）游离暴露乙状结肠和横结肠。在暴露和辨认清楚左侧生殖腺静脉和输尿管后，高位结扎肠系膜下动脉和淋巴管根部。在靠近肠系膜下动脉处结扎乙状结肠动脉，但要保留左结肠动脉升支和降支间的动脉弓。在乙状结肠和降结肠的结合处切断左结肠的系膜。

下面讲述两种使用吻合器吻合的方法。

方法 1——直肠吻合法 在游离好的乙状结肠上选取一个切断部位，然后小心游离出至少 2 cm 的系膜缘（图 3）。要保证肠系膜血管有明显搏动，而且系膜清除区没有憩室。然后在距离肿瘤下方至少 2 cm 处、最好 5 cm 处行全直肠系膜的切除（第 59 章）。在此水平使用直线吻合器切断直肠（图 4）并切断直肠系膜。有些吻合器是在闭合两端后在两条闭合线之间切断肠管；有些吻合器则只是闭合一端，需要在近端钳夹（"标本"）。然后将直肠乙状结肠标本牵出盆腔外。

开放乙状结肠末端。如果对所需要使用的吻合器口径不确定的话，可缝几针牵引线牵拉乙状结肠末

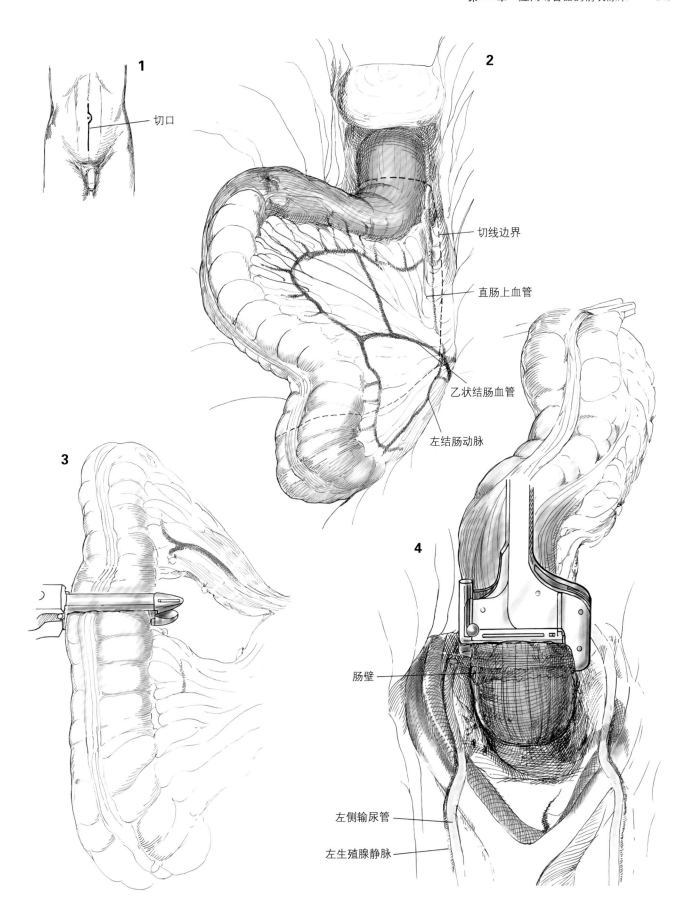

切口

切线边界

直肠上血管

乙状结肠血管

左结肠动脉

肠壁

左侧输尿管

左生殖腺静脉

端，然后将圆形吻合器大小测量器插入乙状结肠残端，以此来决定吻合器的最大口径（图 5）。用 2-0 聚丙烯缝线进行全周荷包缝合（图 6）。将钉砧头轻柔地插入乙状结肠，然后收紧荷包缝合线（图 7）。接着助手轻柔地扩肛并插入适当口径的弧形吻合器（图 8）。术者在上方引导吻合器钉砧穿过直肠，通常将吻合器钉砧在直肠残端下方穿出，以避免残端闭合线重叠（图 9）。其实吻合器钉砧既可以在闭合线上方穿出，也可以在其下方穿出。在大多数情况下，直肠残端闭合线会被包括在环形切除线内。

吻合前需仔细检查先前的荷包缝合是否适当。再次核实黏膜之间是否完全闭合，荷包缝合与中心杆之间不应有空隙。应避免吻合口之间有多余的组织的过多折叠，以免不能充分压缩肠壁造成吻合失败。当助手从下面开始旋紧吻合器时（图 8），术者在上面需要注意防止脂肪组织或阴道后壁被夹入吻合口中。通过吻合器手柄上的颜色指示标，助手需要检查证实吻合器已经旋紧至按肠壁厚度所要求的金属钉的正确闭合高度。然后按压扳机，击发吻合器，完成吻合。

吻合结束后，按照厂商的指示常规退出吻合器，避免撕裂吻合环（图 10）。可以在吻合口周围再行数针间断缝合以加固。盆腔的粗糙面应尽可能用腹膜覆盖。

在关腹前，需要仔细检查吻合器切下的类似“面包圈”样组织，以明确其全周是否完整（图 11）。若发现有缺损，则意味着可能存在吻合口漏，此时需要加做间断缝合。可以通过在盆腔内注满生理盐水后，再由直肠导管或直肠镜经直肠注入空气，来检验是否存在吻合口漏。如果出现气泡，则证实存在吻合口漏，需要加做间断缝合以修补吻合口漏。如果对吻合口的可靠性仍有疑虑，应考虑做临时性的近端回肠袢式造口（第 51 章）。

大多数术者喜欢在骶前间隙放置硅胶管行负压吸引。引流管需留置数天直至引流液呈浆液性且量较少。如果发现引流出大量的清亮液体，需要留置部分引流液标本做尿素或肌酐的测定，同时需要评估检查膀胱和输尿管的情况。

方法 2——直肠荷包缝合法　在游离好的乙状结肠上选取一个切断部位，然后小心清理出至少 2 cm 的系膜缘。要保证肠系膜血管有明显搏动，而且系膜清除区没有憩室。然后用荷包缝合钳斜行钳夹住肠管，尽可能留出清除过系膜的 2 cm 范围的肠管，因为这 2 cm 的肠管将嵌入钉砧头内，形成“面包圈”的上部。如果未能完全清除肠壁的脂肪或肠壁太厚，又

或者手工缝入的荷包缝合卷入过多，则难以使肠壁的全周完全进入吻合器内，其结果也将导致吻合不完全或吻合口漏。因此，最重要的是，进行完美的荷包缝合并检查“面包圈”的上方和下方，然后使肠壁的全层和全周都嵌入吻合器内。用带有 2-0 聚丙烯线的长 Keith 直针穿过荷包缝合钳的特制开口，然后完成荷包缝合。在靠近结肠远端的荷包缝合钳部位放置一把直 Kocher 钳，然后切断肠管。切开腹膜后，将直肠乙状结肠交界处向耻骨联合方向牵拉，分离直肠系膜使直肠能从骶前间隙游离出来。在距离肿瘤下缘 5 cm 或更远处，完全清除距离断端至少 2 cm 范围内的直肠后壁脂肪。在男性或极度肥胖的患者，有时难以放置荷包缝合，更难以用 Keith 针完成荷包缝合。在这种情况下，可在清理过的预吻合处放置一把无创钳，类似于第 61 章的图 4 和图 5 所示。同时放置一把 Kocher 钳，以确保近端标本和肠管被切断。然后将乙状结肠的断端向下牵拉至直肠断端处，再次核实游离是否充分，以避免吻合口存在张力。在胰腺的下缘结扎肠系膜下静脉可以使结肠进一步游离。对于低位的吻合，术者需要决定是采用如第 61 章的图 8 和 9 所示的开放式缝合吻合，还是采用经直肠的环形吻合器吻合。对于一些非常短的直肠断端，有些术者喜欢用肛门镜从下面行直肠荷包缝合。更常用、也更简便的方法是：用一把直角血管钳钳夹直肠壁，使直肠黏膜突出，然后在突出的黏膜上行荷包缝合。用可吸收缝线缝合可起到牵引固定的作用，而用于荷包缝合的 2-0 聚丙烯缝线必须穿透肌层和黏膜层，并且尽量靠近切缘，以保证在打结后肠壁的全周和吻合器能够紧密贴紧。用钝头的口径测量器测量近端的肠腔和直肠腔，以确定可以使用的吻合器的最大直径。然后助手轻柔地扩肛并从其下方插入圆形吻合器，剩下的操作步骤同方法 1 所述。

关腹　按照常规方法关腹。

术后管理　术后可能会出现少量的直肠出血，但通常都会自行停止。患者在排气后也应逐步恢复饮食。有些医师习惯在吻合口上方留置一根肛管以利于排气，但应使用丝线将肛管固定于肛门缘的皮肤上。经过仔细地观察尿液的量和性状，可在术后 5 天拔除 Foley 尿管，也可以根据机构指南予以早拔除。有些患者可能会出现便意频繁和急促且持续数月。如果发生了术后吻合口狭窄，则需要轻柔地扩肛予以解决。

（赵雪松　崔艳成　译　王　杉　叶颖江　审校）

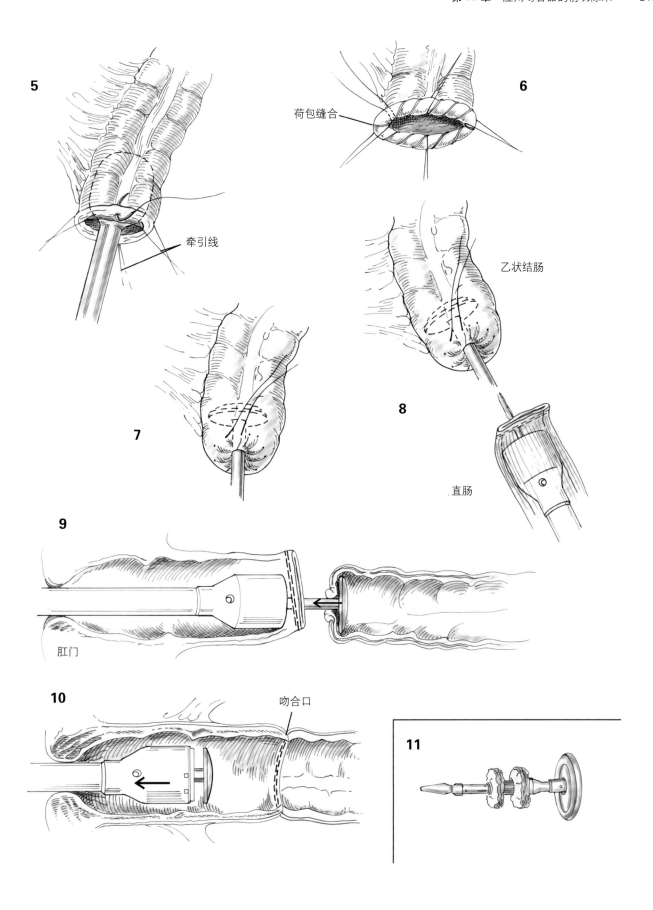

5

牵引线

6

荷包缝合

7

8

乙状结肠

直肠

9

肛门

10

吻合口

11

第63章 端侧吻合直肠乙状结肠前切除术（Baker法）

适应证 直肠和直肠乙状结肠低位病变切除后，有很多种方法可以在骶前重建消化道连续性。虽然可采用端端吻合术（第61章），但在直肠与近侧断端管腔口径相差很大时，尤其是对于肥胖的患者来说，端侧吻合法具有一定的优势。当病变的位置极低时，通常需要行整个直肠切除的腹会阴联合直肠切除术，但如患者已有远处转移或患者拒绝接受永久性结肠造瘘，则可采用极低位的端侧吻合法重建肠道的连续性。这种方法偶尔也用于结肠造瘘术（Hartmann）的闭合，类似的回直肠吻合术也可用于闭合回肠造瘘术（如假膜性结肠炎的结肠全切除后）。

必须遵循肿瘤外科原则，即整块切除淋巴引流区和早期结扎肠系膜下动脉的根部（图1和2）。乙状结肠的血液供应可由来自于肠系膜上动脉的中结肠动脉通过Drummond的边缘动脉获取。为保证彻底清除所有恶性肿瘤邻近的淋巴结，应切除距肿瘤边缘2~5 cm的肠管。将降结肠、结肠脾曲和横结肠的左半部分充分游离后，可重建消化道的连续性（图3）。

若需进一步的游离，可将整个右结肠与侧腹膜分离，并旋转至腹膜左侧（胚胎期的位置）。

与端端吻合法相比，端侧吻合法具有吻合口更大、更安全可靠的优势。

术前准备 经病理证实病变为恶性，并通过结肠镜检查和钡剂灌肠造影除外息肉或继发病变。术前一天患者纯流食进食。初步的增强CT检查可显示远处的播散，并定位输尿管的走行。对于腹膜返折以下部位的肿瘤，经直肠腔内超声检查对肿瘤严重程度的分期有一定的帮助。术前应评估肿瘤是否适合放疗和化疗。用生理盐水或聚维酮碘溶液冲洗直肠，保留直肠肛管用以直肠减压。留置导尿管使膀胱空虚，以确保深部盆腔暴露良好。同时全身应用抗生素。

麻醉方式 一般使用气管插管全身麻醉，也可用脊髓麻醉。

手术体位 将患者置于手术台的左侧并固定，这样方便最后吻合时采用Trendelenburg体位。

手术准备 皮肤准备范围为耻骨联合至上腹部，如计划使用钉合器吻合伤口，需使用Allen架将患者置于改良的截石位，以方便后面的经直肠操作的准备和铺巾，以及同时行会阴部和直肠的准备和铺巾。

切口与暴露 正中切口，由耻骨联合开始经左侧绕过脐部向上延伸切口。因为手术中需要分离脾曲，所以切口上缘的高度取决于结肠脾曲的位置，必须保证良好的暴露。过分牵拉左结肠和脾曲可能撕破脾被膜而造成出血和脾切除的风险。

开腹后，置入自动牵开器，并进行肝触诊，检查有无肝转移。应触诊肝两叶的膈面和脏面。同时检查沿肠系膜下动脉走行分布的淋巴结和腹主动脉分叉处的淋巴结有无转移。通过触诊可以确定肿瘤的位置和活动度。若有远处转移或有腹腔内播散转移，可行袖套型节段切除。当行姑息性切除时，不要求在Treitz韧带处肠系膜下动脉的起始部开始行广泛的切除。

手术过程 在确认肿瘤可用前切除术切除且肿瘤远端有足够的肠管后，将小肠隔开，游离横结肠和结肠脾曲（图4）。

向上提起大网膜，锐性分离大网膜与横结肠之间的附着，在这个分离过程中可能需要结扎少量的血管。打开进入横结肠上方的小网膜囊，可以比较安全容易地将大网膜与结肠脾曲分离，尤其是在肥胖患者中，这种方法有更突出的优势。再次需要注意的是，在切断脾结肠韧带时要十分小心仔细，避免脾被膜的撕破。此处应置放血管钳，仔细地分离和结扎脾结肠韧带（图5）。

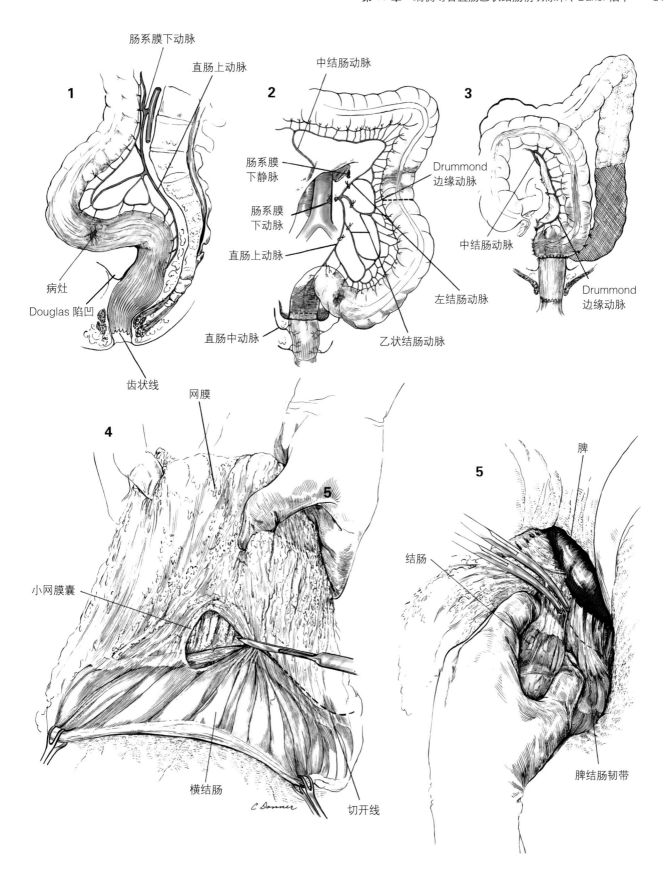

1

肠系膜下动脉

直肠上动脉

病灶

Douglas 陷凹

齿状线

2

中结肠动脉

肠系膜下静脉

肠系膜下动脉

直肠上动脉

直肠中动脉

Drummond 边缘动脉

左结肠动脉

乙状结肠动脉

3

中结肠动脉

Drummond 边缘动脉

4

网膜

小网膜囊

横结肠

切开线

C Donner

5

5

脾

结肠

脾结肠韧带

　　轻柔地向下、向内持续牵引结肠脾曲，切开左肾区前方的腹膜。有些术者习惯用手指环绕结肠而将其完全抓在手中，这样做可能会捅破已经变薄的肠系膜。若用纱布轻柔地将结肠脾曲向内下方推离则可避免穿破肠系膜（图 6）。一般情况下，此操作中不需要分离和结扎血管。切开左结肠旁沟的腹膜，将整个降结肠推向内侧。

　　如第 59 章所讲，将直肠乙状结肠由骶骨前间隙游离，首先分离乙状结肠与左髂窝的附着组织，在此操作中，要始终辨清左侧生殖血管和输尿管的走行（图 7）。对于低位的病变（尤其是在女性），通常在充分游离后也可上提至切口内。

　　在将结肠与骶前间隙分离之后，用左手指将右侧输尿管自其上的腹膜钝性分离（图 8）。切开肿瘤下端一段距离的腹膜后，采用直肠系膜切除的操作，进一步向下游离直肠至肛提肌处（第 59 章）。为确保肿瘤下方所需切除肠管的长度，可能要切断中部的直肠下动脉和悬韧带。术者应果断地切开 Douglas 陷凹的腹膜，将直肠与男性的前列腺或与女性的阴道后壁游离。将肠系膜下动脉游离至其腹主动脉上的起始处（图 9），用 3 把弯血管钳钳夹肠系膜下动脉，切断并用 2-0 丝线结扎。肠系膜下静脉应在进行触摸、挤压肿瘤等操作之前结扎。

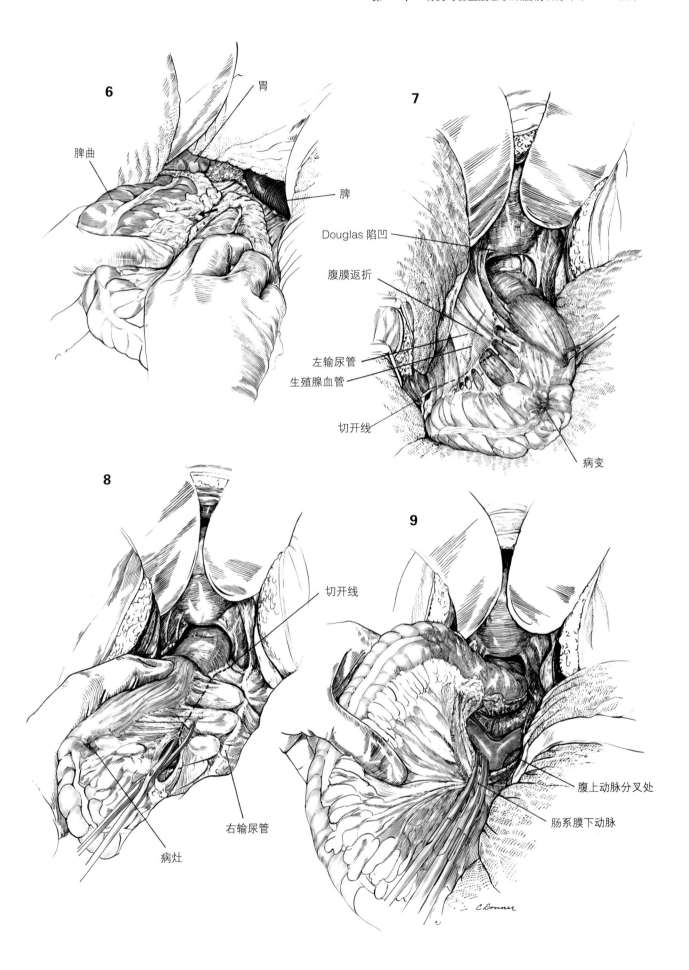

6

脾曲

胃

脾

7

Douglas 陷凹

腹膜返折

左输尿管

生殖腺血管

切开线

病变

8

切开线

右输尿管

病灶

9

腹上动脉分叉处

肠系膜下动脉

结扎肠系膜血管和充分游离直肠后，在距离肿瘤下缘至少 5～10 cm 处用 Pace-Potts 钳夹住肠管（图10A）。放置钳子时应再次确认两侧输尿管的位置。在无创钳的近侧 1 cm 处放置一把直钳，然后切断肠管（图10B）。尽快用大纱布包裹标本并环扎固定（图 11）。

如果术者能够看到预期吻合处明显的血管搏动，对吻合口血供的忧虑即可消除，尤其是在肥胖的患者。为此，术者应不时地放松已游离的结肠，以减少施加于中结肠血管上的张力。对于老年人或肠系膜内有大量脂肪堆积者，可在肠系膜内注射 1% 普鲁卡因以增强血管的搏动（图 11）。可用多普勒超声仪核查血供是否充足。因小肠系膜的根部可压迫中结肠血管，特别是当小肠被置于脐右上方的腹壁外时，因此，应将小肠从塑料袋内放回腹腔（图 12）。越接近中结肠血管，结肠切除断端的血供就越丰富，因为此时降结肠依靠来自中结肠血管的 Drummond 边缘动脉供血（图 12）。如虚线所示，在分离网膜和腹膜的附着组织后，可将整个横结肠和右半结肠游离（图 12）。

向上切断肠系膜，直至确定有明显的血管搏动处的肠壁处（图 13）。进一步游离并切断乙状结肠的系膜，使病变近侧有足够长度的肠管得以游离。

剩余的结肠必须有足够的游离度，并可松弛、无张力地抵达直肠的残端。充足的游离度是必不可少的，因为必须预见到手术后肠管的膨胀及其造成的张力对吻合口的影响。

此时，术者需要决定是否使用钉合器行端端吻合或端侧吻合。暴露充分与否、大网膜的脂肪量和上下肠管的口径的差异等因素都会影响最后的术式选择。

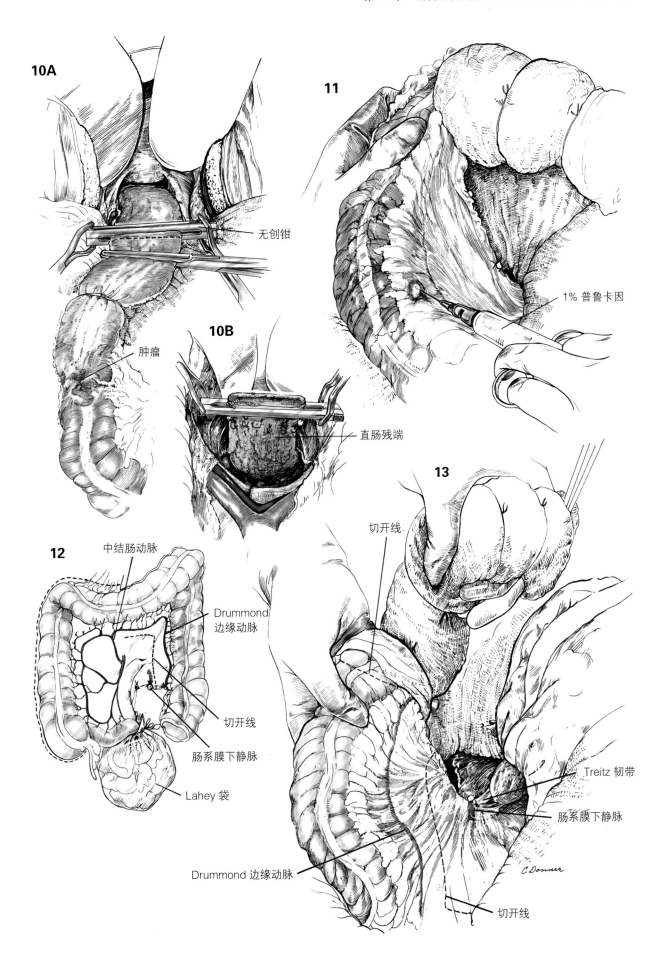

10A

无创钳

肿瘤

10B

直肠残端

11

1% 普鲁卡因

12

中结肠动脉

Drummond
边缘动脉

切开线

肠系膜下静脉

Lahey 袋

13

切开线

Treitz 韧带

肠系膜下静脉

Drummond 边缘动脉

切开线

CDonner

游离距离约 1 cm 范围的肠系膜后，斜向切断肠管（图 14）。将此段肠管向下拖移至直肠残端处，以测试其游离度，要绝对保证能无张力地完成侧端吻合。如果起始的肠管张力过大，可进一步游离横结肠，同时游离结肠肝曲和右侧结肠。分离任何限制降结肠系膜活动度的粘连。在将封闭的结肠断端送回骨盆深部时，应确保其有明显的动脉搏动。关闭结肠的断端时，可先用可吸收线进行连续缝合，然后用 3-0 丝线行间断 Halsted 褥式缝合。另一种方法是使用吻合器完成切割和关闭。多数术者会选择用 3-0 丝线间断缝合钉合线以确保吻合口的更安全和更好的内翻。

用 Babcock 钳夹住游离结肠下方的靠近肠系膜的结肠带，在准备做吻合口的两端缝置牵引线（A 和 B）（图 15）。这些牵引线在随后用 2-0 丝线间断缝合肠管后壁浆膜层时可起到牵引下方结肠带的作用（图 16）。因在吻合口的盲端不宜留有过长的肠管，牵引线 B 应在距离结肠的关闭端 2 cm 以内。然后松开 Pace-Potts 钳，用纱布垫保护直肠残端周围，以防止肠内容物溢出和污染。若肠壁因钳夹而损伤，宜切除直肠残端的边缘。再次检查其黏膜的颜色和生机。直肠残端边缘的任何出血点都应钳夹并用 4-0 可吸收缝线结扎。在直肠前壁的中部加一根牵引线（C）可更好地暴露（图 17）。它可使肠壁维持适度的张力，并有助于随后的黏膜层的缝合。可用无创钳夹住结肠，以避免严重污染。在牵引线（A 和 B）之间，沿结肠带切开肠管，开放近端肠管的肠腔（图 15）。清除开口两端内的肠内容物。在乙状结肠肠壁的中部同样缝置牵引线（C）。用 3-0 丝线全层间断缝合降结肠和直肠的后壁（图 16），在肠腔内打结，剪断线尾。这一层一定要确保后壁全层缝合。用带双针的 2-0 可吸收线在吻合口的后壁的中央行一针缝合并打结，然后由此分别向两侧做连续锁边缝合至两角处，然后开始由两角转向前壁的中央行 Connell 全层内翻缝合。完成后，为确保吻合口前壁内翻并加强其安全性，前壁再用 2-0 不可吸收线进行一层达黏膜下层的褥式缝合（图 18）。

这样可获得一个较大的吻合口。可通过触诊来检查吻合口的通畅性。通过在盆腔内注满生理盐水，用 Asepto 注射器将空气注入直肠，以检查吻合口的完整性。若出现气泡，意味着要重新评估吻合线甚至整个吻合口的情况。

完成吻合后，术者应再次检查远端肠管的血供是否充足，并确认近端结肠无张力。用生理盐水灌洗骶

前间隙，再次可选择性地留置硅胶管行负压吸引。

为减轻术后早期由于肠管膨胀而引起的吻合口张力，可将部分肠脂肪垂固定于髂窝的腹膜返折处。这样操作同时也封闭了盆腔的入口。同样，应将肠系膜游离缘与右侧腹膜缘缝合，以覆盖粗糙面。在关闭此层腹膜时，要反复辨认两侧输尿管的走行和位置，避免将输尿管缝合。

使用钉合器技术　当术者须施行手工缝合的前切除或低位前切除时，Baker 侧端吻合法是十分安全的操作。然而，多数的外科医师有资格并能熟练地应用钉合器。在这种情况下，用切割吻合器横断近端降结肠，而用非切割吻合器将直肠在两对钉合线之间切断（图 19），移去标本。切开部分近端结肠系膜缘对侧的钉合线，使其开口可容纳圆形吻合器钉砧进入肠腔，在距离此开口约 5 cm 处，将对合杆自结肠带穿出，沿钉砧周围行荷包缝合并扎紧（图 20）。用钉合器闭合结肠的开口。插入锥形穿刺器已缩回的圆形吻合器，直至直肠残端的钉合线。在直视下，术者指引锥形穿刺器在钉合线下方约 0.5 cm 处穿出直肠后壁。围绕锥形穿刺器小心地做荷包缝合。移除锥形穿刺器，经钉砧插入位于直肠内的圆形钉合器内。扎紧直肠残端上的荷包缝线，并检查两个荷包缝合是否完好。仔细地将两端肠管并拢并击发。应严格按照制造商的操作说明去完成钉合器的击发和退出，在击发前要确保组织有适度的紧张度和压缩度，而在小心地退出圆形钉合器前，应适度旋松以使钉砧帽翘起。术者要确认荷包缝合的远端、近端肠壁在内的两个组织环（炸面圈）的完整性。在检查吻合口之后，再进行前述的至关重要的气泡试验，因为术者很难观察到吻合口的全周。在直肠残端钉合线的后方将钉合器的锥形穿刺器穿出的优点在于：它可使两条钉合线的交汇部（两角部）靠前，在此处可较容易地用 3-0 不可吸收缝线行褥式缝合予以加强。

关腹　常规方法关腹。

术后管理　依据膀胱和骶前的切除情况，可在 1～5 天拔除 Foley 导管。通过仔细观察排尿情况、尿量以及残余尿量，来判断恢复情况是否顺利。根据耐受情况的逐渐恢复，饮食从流食开始逐渐恢复正常饮食。并观察骶前引流量和出血情况。如果没有出现含高浓度尿素的大量澄清引流液引出而怀疑有尿漏的情况，引流管通常数天后拔除。

（李　杨　崔艳成译　王　杉　叶颖江审校）

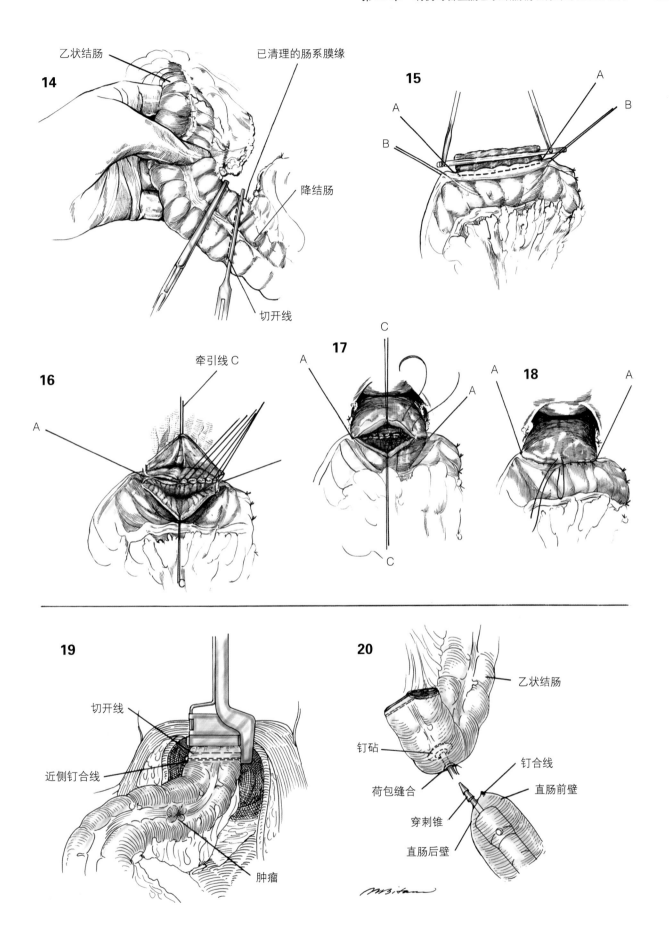

14　乙状结肠　已清理的肠系膜缘　降结肠　切开线

15

16　牵引线 C　A

17

18

19　切开线　近侧钉合线　肿瘤

20　乙状结肠　钉砧　荷包缝合　穿刺锥　直肠后壁　钉合线　直肠前壁

适应证　为避免结肠切除术后的永久性回肠造瘘，在一些合适的患者中，可将病变的结肠切除至 Morgagni 柱的上端或齿状线，然后建立一个回肠储袋并将其与肛管吻合（图 1）。此手术适用于溃疡性结肠炎或息肉病的患者，但不适用于 Crohn 病患者，因为其有潜在的小肠受累的可能性。行回肠肛门吻合术要求患者的肛门括约肌功能必须良好，可通过直肠指诊或用更好的肛管测压方法来判断肛门括约肌的功能。还应排除直肠的溃疡、脓肿、狭窄、肛裂和肛瘘，这些在溃疡性结肠炎的患者中尤其重要。该手术也可用于强烈反对回肠造瘘但能获得长期严密随访的患者。患者必须完全了解手术后肛门控制功能状态的不确定性，以及在术后的前几个月内需要耐心的可能。年轻女性和老年人以及排便失禁的患者不宜施行此手术。肥胖可能会导致肛门吻合口吻合困难。对于有家族性腺瘤息肉病病史的患者，累及小肠系膜的硬纤维瘤在手术时很难保证有足够长度的肠管能到达直肠吻合处。所有患者都需要明白，由于术中存在一些不可预知的因素，必要时手术会行永久的回肠造瘘术。

为了进一步改善肛门括约肌的长期功能，人们采用了多种外科手术方法。但目前应用的任何一种手术方法均不能保证完全成功，因此，应明确告知患者手术结果的不确定性。不断积累的经验提示，与末端回肠造瘘或腹部回肠贮袋相比，一些与肛门吻合的手术可使患者更为舒适和接受。

分期手术可避免长期的手术前高营养支持或营养代谢的负平衡，特别是在中毒性巨结肠、全身状况不佳或有直肠疾病的患者。应先施行次全结肠切除和永久回肠造瘘，并保留原位肛门和直肠上静脉。这样也提供了一个使用病理学方法进一步核查结肠有无 Crohn 病的机会。几个月之后，可考虑行回肠肛管吻合和临时的回肠造瘘，适当恢复后可关闭临时的回肠造瘘，这样做使这个手术分成了三个部分。多种贮袋一直提倡使用，包括 J 型袋（图 2A），三祥 S 型袋（图 2B），侧方顺蠕动回肠袋（图 2C），以及四祥 W 型袋（图 2D）。

术前准备　为获得有关病理进展的资料，可行肛管、直肠或结肠的活检。行胃十二指肠镜检查胃和十二指肠。应告知伴有高级别癌前病变的息肉病和溃疡性结肠炎患者具有潜在的恶变风险。对于全结肠切除术是最符合患者的长期利益这一点，内外科医师达成一致的意见至关重要。患者也需要一段时间来接受

这个手术建议。让患者与接受过此手术的患者交谈对患者也会有很大益处。应注意患者的用药情况，包括对溃疡性结肠炎的类固醇治疗，应继续使用类固醇类药物。术前静脉应用抗生素。纠正血容量不足。患者提前 1～2 天进清流食。手术当日早晨行肠道准备。

对于严重的病例，有些术者喜欢进行 6 个星期的强化治疗，以保持患者结肠静息和使炎症消退。对于有溃疡性结肠炎的患者来说，可应用全胃肠外营养、全身类固醇治疗以及类固醇灌肠和全身抗生素应用。在手术前即刻通过乙状结肠镜观察患者的直肠黏膜，留置粗大的直肠管，并用生理盐水和聚维酮碘溶液灌洗。

术前进行有关肠造口术的咨询可以帮助患者理解为了获得合适的造口而更改造口位置或行永久造瘘的可能。一些可以指导患者的很好的杂志也可用来从专业和耐心的角度去支持患者。这样可以帮助患者更好地理解手术过程以及可能发生的各种术后并发症。

应告知男性患者，此手术由于需要将骨盆切开，有导致阳痿以及逆行射精的风险。而对于女性患者，应告知此手术有导致其生育能力下降的风险。

麻醉方式　气管插管全身麻醉。

体位　使用 Allen 架，置患者于改良的截石位。这样可同时进行腹部和会阴的操作，而不需要中间变更体位。

手术准备　直肠行低压灌洗，肛门周围的皮肤以及臀部皮肤行常规皮肤准备。予以留置导尿和鼻胃管。耻骨以及腹部的皮肤行常规准备，铺无菌手术巾。

切开与暴露　低位正中切开，绕脐左侧上延。探查腹腔。应特别小心整个小肠有无 Crohn 病，因患者是手术的禁忌证。评估结肠受炎症或息肉病的侵犯程度。若为息肉病，则有可能存在的其他不知道部位的恶性肿瘤或肝的转移。若怀疑有 Crohn 病，将切除的结肠送病理科进行标本的大体和显微镜检查。

手术过程　因为结肠可能挛缩、脆弱、血管丰富和与大网膜紧密附着，所以牵拉肠管的动作一定要轻柔，防止撕破肠管而造成严重的污染。可靠近肠管切断肠系膜并结扎血管，但在弥漫性息肉病者除外，因为其存在区域淋巴结转移的可能性，及早让病理科检查整个标本是明智的做法。

在切除下段肠管的黏膜和制作回肠贮袋之前，必须充分游离回肠，制作回肠贮袋约需要 50 cm 长的末段回肠。切断回结肠血管及其系膜直到最末端回肠血

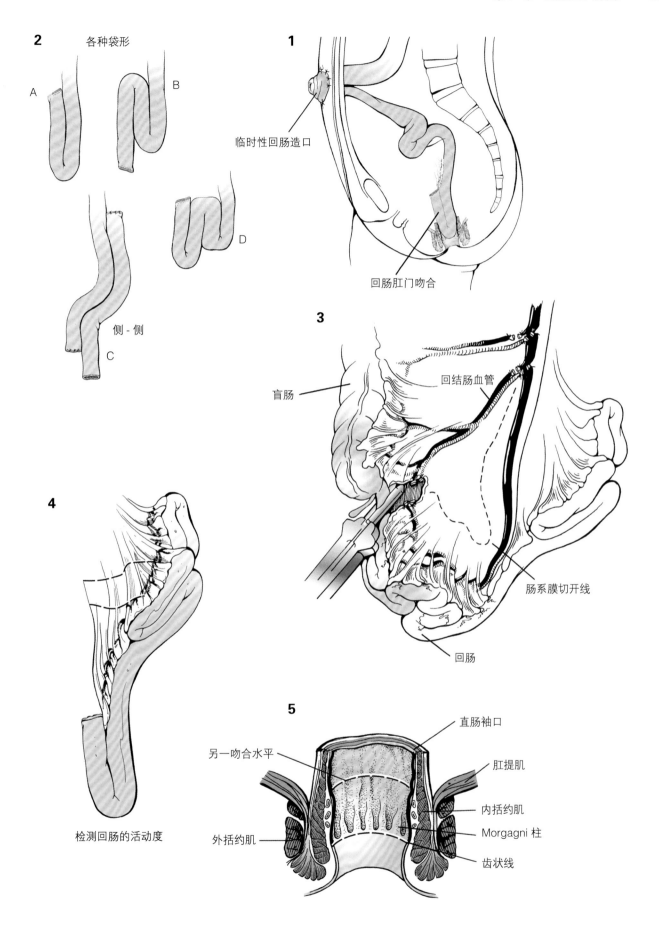

2　各种袋形

A

B

C　侧 - 侧

D

1

临时性回肠造口

回肠肛门吻合

3

盲肠

回结肠血管

肠系膜切开线

回肠

4

检测回肠的活动度

5

直肠袖口

另一吻合水平

肛提肌

内括约肌

Morgagni 柱

外括约肌

齿状线

管弓处，以完成游离，但末端回肠的任何血管弓都不能结扎（图 3）。为了增加小肠的游动度，可能需要切断所有限制小肠活动的束带，直至 Treitz 韧带处（图 4）。为获得足够的游离度，有时需要切开后腹膜。有些术者也会选择切除最后一个回肠血管弓（图 4）。要反复评估血供情况，保证已游离的末段回肠有丰富的血供。贮袋的末端应达到耻骨水平，最好能达到 Bookwalter 环的边缘以用于收缩。

在分离直肠乙状结肠交界处时应靠近肠壁进行，以避免损伤骶前神经和副交感神经。用聚维酮碘清洗直肠的残端，在肛管直肠交界处切断肠管，应保留 3～4 cm 长的残端（图 5）。有些术者喜欢保留较长的直肠肛门残端，如此就需要从上面切除直肠的黏膜而不能经肛门切除。也有术者使用钉合器闭合直肠的残端。

许多术者提倡保留肛柱以上约 2 cm 的黏膜，严格随访肠管炎症的复发和恶变的可能很重要。一般来说，避免直肠的扩张或残端高水平的外翻吻合会保留较好的控制排便功能。对于有直肠高级别癌前病变的患者来说，传统的黏膜切除术是更好的选择，因其可以切除所有的黏膜组织。如果这种技术可以实现，则回肠肛门吻合术需要进行手工缝合。顺时针旋转回肠创建一个长约 15 cm 长的 J 形贮袋（从前方）。前末端用半圆形的 3-0 缝合线牵拉（图 6）。检查游离肠管的长度并保证其能达到骨盆。用电刀切开贮袋末端的对侧系膜缘。插入一个线性缝合器并烧结，从两侧创建一个贮袋（图 7）。贮袋的整个长度需要通过多次的烧结来完成（用钉合器将上末端与远末端钉合）。用

2-0 的缝线在贮袋开口的末端创建一个"锁边"的荷包缝合。插入环形钉合器的铁砧并围绕它结扎荷包缝合（图 8）。必须放置铁砧，以使回肠的对系膜缘覆盖在其周围。助手轻柔地将环形钉合器插入直肠。钉合直肠残端的水平决定了这个操作的进度。然后将锐利的长钉穿过残端仅到达钉合线的后方并接近铁砧的位置（图 9）。然后夹闭钉合器并烧结。在此过程中一定要注意附近的结构（如阴道）不在钉合器之间。在插入环形钉合器的过程中如果没有重视或过于用力，会刺穿非常短的直肠残端而更增加手术的难度。图 10 展示了回肠直肠残端吻合术的完整的 J 形贮袋。

如果直肠黏膜严重受累，则可能需要行切除全部直肠黏膜的直肠切除术。沿齿状线向上切除 3～4 cm 长的直肠残端黏膜。有些术者用电凝勾画出齿状线，然后用 1∶300 000 的肾上腺素溶液行黏膜下注射（图 11）。这样做可以抬高黏膜、减少术野的出血而有利于操作。所有的黏膜都应切除，这个过程是手术中最耗时的操作，应十分仔细地进行（图 12）。不要损伤黏膜下的肌肉和神经，并保持术野的干燥。

有些术者喜欢将 Babcock 钳放入肛门，夹住直肠残端将其翻出肛门外（图 13）。这样可在直视下切除黏膜，但有可能导致肛门失禁（图 14）。

有些术者喜欢在 Morgagni 柱的顶端切除黏膜（图 5），这样可防止直肠残端的折叠并降低神经损伤的可能性，否则术后患者将丧失辨别肠内气体和排便的能力。

如果需要做切除全黏膜的直肠切除术，则必须手工完成回肠肛管吻合术。参见下文。

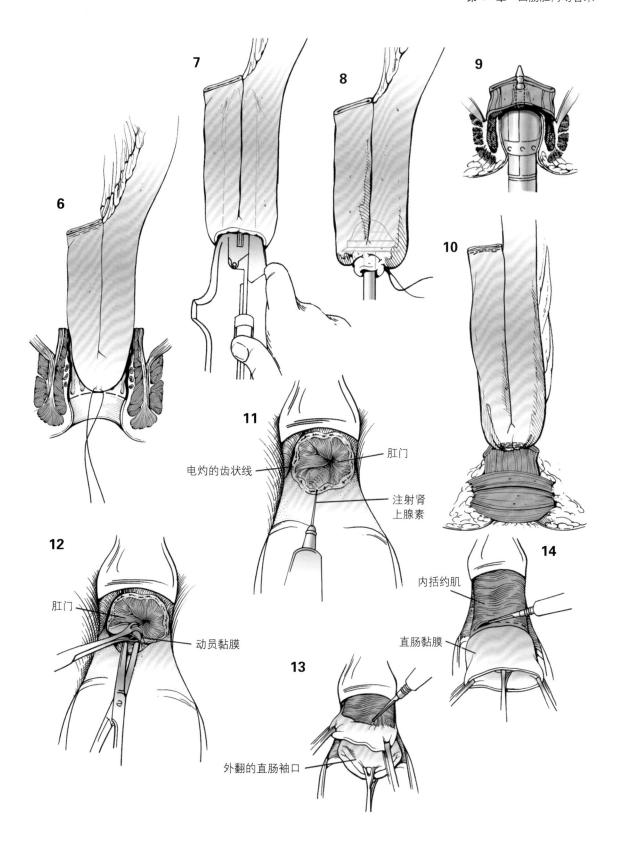

11
电灼的齿状线
肛门
注射肾上腺素

12
肛门
动员黏膜

13
外翻的直肠袖口

14
内括约肌
直肠黏膜

　　再次核查贮袋的血供是否充足。在贮袋的两指宽的开口两边各间断缝合 2 针固定（图 15）。术者将这些线穿出肛门，从上面将贮袋放置于合适的位置。

　　将两边的 2 根缝线固定在齿状线水平开口的两侧（图 16）。在前后的中点处加 1 针缝合，为保证确实有效的吻合，通常需要缝合 8～10 针。这些缝合包括回肠壁的全层缝合和一部分内括约肌的缝合（图 17）。肠系膜上的任何裂口都应予以间断缝合关闭，以防止肠疝的发生。在贮袋处关闭盆腔的腹膜，以防止肠扭转和移位。分别缝合 1 针将贮袋固定于直肠肌袖的两侧，以确保贮袋位于合适的位置并减轻齿状线吻合口处可能存在的张力。有些术者喜欢在贮袋壁与直肠袖之间留置胶片引流，并由前方引出。

　　虽然不做回肠造瘘确实有很大的吸引力，但若行回肠造瘘使粪便完全转流，则术后的并发症会大大减少。这样的造瘘可以通过左下腹的小切口进行，距离贮袋约 40 cm（图 18）。可通过套叠近端肠管或在造口的下方放置塑料支持棒的方法来达到完全转流的目的。

　　术后管理　逐渐减少类固醇的用量，直至停药。尿管在数天后行感觉试验后拔除。缓慢增加饮食量，但需要根据腹泻的程度加以调整或限制。

　　术后偶尔发生的并发症有肠梗阻、盆腔脓肿和造口周围的局部问题。关腹前需进行水溶性造影剂 X 线检查，以评估贮袋和吻合口的完整性。同时也有必要对吻合口的通畅性进行评估。经常会发生吻合口狭窄或形成膜状结构，需要在胃肠检查室镇静条件下进行检查。此时可能会用到内镜技术。如果没有发现问题，可在 4 个月内关闭回肠造口。

　　术后主要应予以关注肛门自制的程度。在第一年内要有足够的耐心。因为贮袋的容量和括约肌的功能是逐渐改善的。控制日间的腹泻和夜间的粪污是最为关注的问题，需要调整食物的量和类型并服用专门的药物。患者每日排便频率不一，平均为日间 6 次，夜间 1～2 次。息肉病患者的排便次数往往比溃疡性结肠炎患者的排便次数少。

　　贮袋炎是一个定义不太明确的综合征，是术后的一个棘手的并发症。患者排便频率增加，伴有全身不适、发热、血便和腹部痉挛痛。溃疡性结肠炎患者较多发性息肉病患者更易发生此并发症。需要服用专门的药物和调整饮食来控制。此手术被认为可引起慢性残余性肠淤滞，10% 以上的患者会发生肠梗阻。

　　接受此手术的患者需要频繁的和长期的随访评估。

（李　杨　崔艳成　译　王　杉　叶颖江　审校）

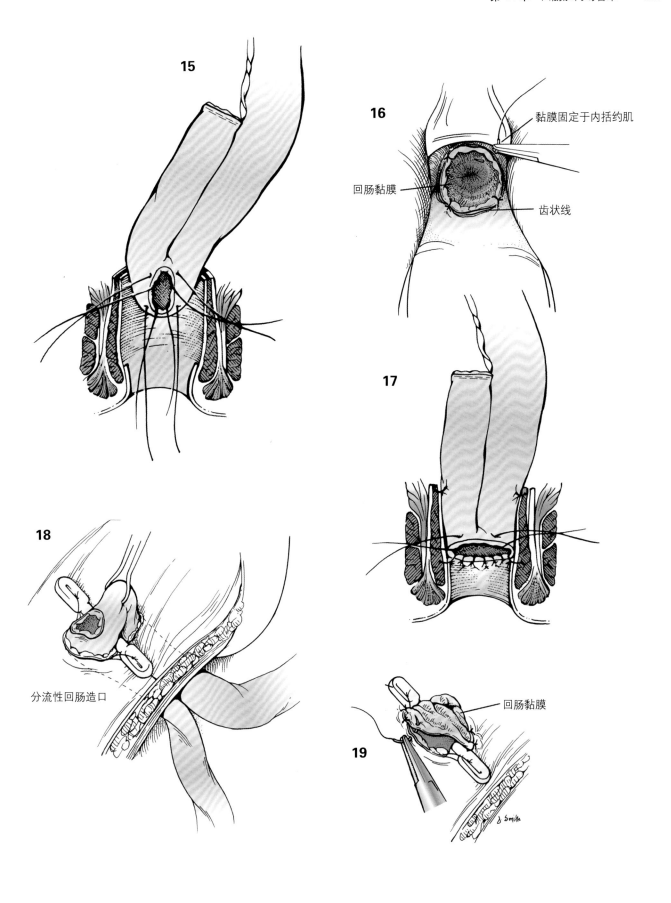

15

16

黏膜固定于内括约肌

回肠黏膜

齿状线

17

18

分流性回肠造口

19

回肠黏膜

第65章 经会阴直肠脱垂修复术

适应证 发生于儿童的完全性直肠脱垂很少需要手术纠正。然而，对于成年人（特别是高龄组）的直肠脱垂，有必要行有效的手术修复。直肠脱垂相对来讲常与神经性、精神性疾病和退行性动脉硬化性疾病伴发或相关。真性直肠脱垂源于 Douglas 陷凹通过扩张的和功能不全的括约肌疝出而形成。为纠正该缺陷，需要消除疝囊和加强薄弱的盆底。闭合 Douglas 陷凹和固定直肠可通过经会阴、经腹腔或联合入路来完成。

真性直肠脱垂始于肛提肌水平前方的直肠内套叠。直肠通过薄弱处滑脱进入肛管。真性脱垂可通过直肠全层呈环形脱出加以确认。Ⅰ度直肠脱垂为肠黏膜层脱垂，呈三处放射状的皱襞隆起，而不是全层。直肠脱垂如果任由其发展，可导致肛门括约肌的扩张和功能不全。直肠脱垂常见于会阴下降和盆底肌薄弱的老年女性。会阴下降可同时伴有直肠前突和膀胱脱垂。这类患者常有多次生产和盆腔手术史，如子宫切除术。经会阴途径的直肠脱垂修复手术常用于老年人和不能耐受乙状结肠切除、直肠固定手术的患者，这是一种理想的修复方式。

术前准备 必须行结肠镜或钡灌肠和乙状结肠镜检查。为获得清洁且空虚的大肠肠道准备，需给予低渣饮食、泻药和灌肠。将脱垂的直肠还纳并用 T 形带维持复位，以减轻水肿并促进浅表溃疡的愈合。完整的肠道准备流程包括：机械清洁灌肠、口服泻药和术前经静脉应用抗生素。

麻醉 全身麻醉或脊髓麻醉均可，但更推荐全身麻醉。

体位 将患者置于截石位，双腿分开。将手术台摇至轻度的 Trendelenburg 位，以减轻患者静脉渗出并方便解剖层次分辨。

手术准备 将脱垂复位并用无菌生理盐水冲洗直肠。按常规方法清洁周围皮肤，必要时可擦干并铺上塑料单。膀胱内留置导尿管。

切口与暴露 显露脱垂的直肠并不难（图1），用 Babcock 钳或 Allis 钳牵拉以确认脱垂的范围。脱垂与 Douglas 陷凹和肛门括约肌的关系见图2。触诊突出的包块，以确认在疝囊的前方没有小肠进入。在肛缘中线（图3）的前方、后方和两侧的中点处（图3，B 和 B₁）分别缝置 3-0 可吸收线，既可用作牵引线，又可用作为手术完成的标志。识别齿状线非常重要，因为要在齿状线近端 3 mm 处切开直肠黏膜。如此短的黏膜既适于最后吻合用，又足够短以预防术后复发。可用锋利的手术刀或电刀操作。该区域血管丰富，应仔细电凝或结扎止血（图4）。切开套袖，必须全层切开，包括黏膜层和肌层。不要进入 Douglas 陷凹。如术者将手指插入已分离开的两层脱垂肠壁之间进行操作，则可方便切开（图5）。

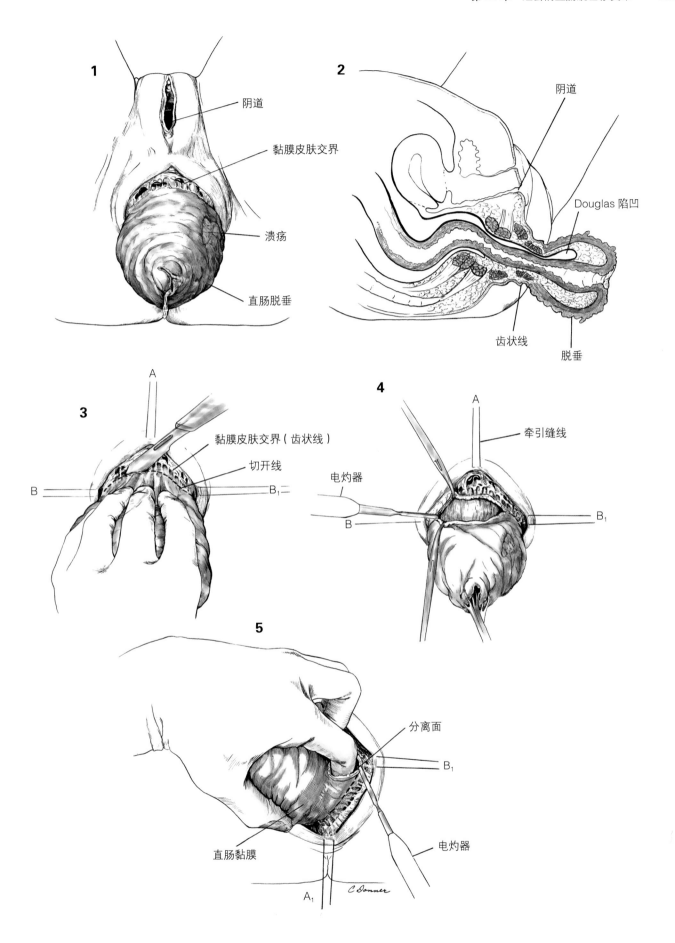

1

阴道

黏膜皮肤交界

溃疡

直肠脱垂

2

阴道

Douglas 陷凹

齿状线

脱垂

3

A

黏膜皮肤交界（齿状线）

切开线

B

B₁

4

A

牵引缝线

电灼器

B

B₁

5

分离面

B₁

直肠黏膜

电灼器

A₁

C Donner

手术过程　完全切开突出肠段的黏膜和肌层之后，持续向下牵引切开黏膜和肌层形成的袖口结构（图6）。用电凝或锋利的手术刀切开肠管和下面部分的任何连接，完全止血。袖口部分轻松脱出，形成原突出部两倍长的肠段结构（图7）。这次不完全切断肠壁，但持续向下牵引以尝试分辨脱垂的 Douglas 陷凹（图7）。从前方中线部分开始切除，向上穿过脂肪直到显露有光泽的腹膜层。轻柔操作打开腹膜（图8），用手指探查 Douglas 陷凹。分离小肠或女性附件间的结构，以确保尽可能游离 Douglas 陷凹，并允许将冗长的直肠和乙状结肠拖入手术刀口。

打开腹膜后，用钳子夹住滑动疝后方出现的肠管，以决定需要切除多少长度肠段才能避免脱垂的复发。从两侧旁边继续扩大腹膜切口。通常从显露肠管的右后方找到被厚脂肪组织包裹的供血血管（图9）。应用中弯钳和术者的示指做钝性分离，在不损伤肠管的前提下分离肠系膜和肠段。至少应使用3把中弯钳来确保 1-0 可吸收线双重结扎的安全（图10）。因为存在张力，最邻近的结扎方式为缝扎，只有安全结扎被钳夹的组织才不至于发生出血。没有必要从肠系膜上剥离肠管，但需要从两侧和后方做反复钳夹操作，直到能把所有冗长的肠管从刀口全部轻松拖出。

结扎阻断血管以及将所需肠管拖出切口之后，有多种方式来封闭 Douglas 陷凹。如果腹膜切口较大且脱垂在 Douglas 陷凹基底部上方包含一段大肠肠段，可用倒 T 形方式来封闭腹膜（图11）。在前方中线处用 2-0 可吸收线间断或连续缝合腹膜。

缝合腹膜至肠管周围时，将连续缝合线打结。从该处开始向右连续缝合腹膜和肠管，直到肠系膜血管结扎处（图11）。采用同样的缝合方式关闭左侧的腹膜。这就是所谓的倒 T 形腹膜缝合。

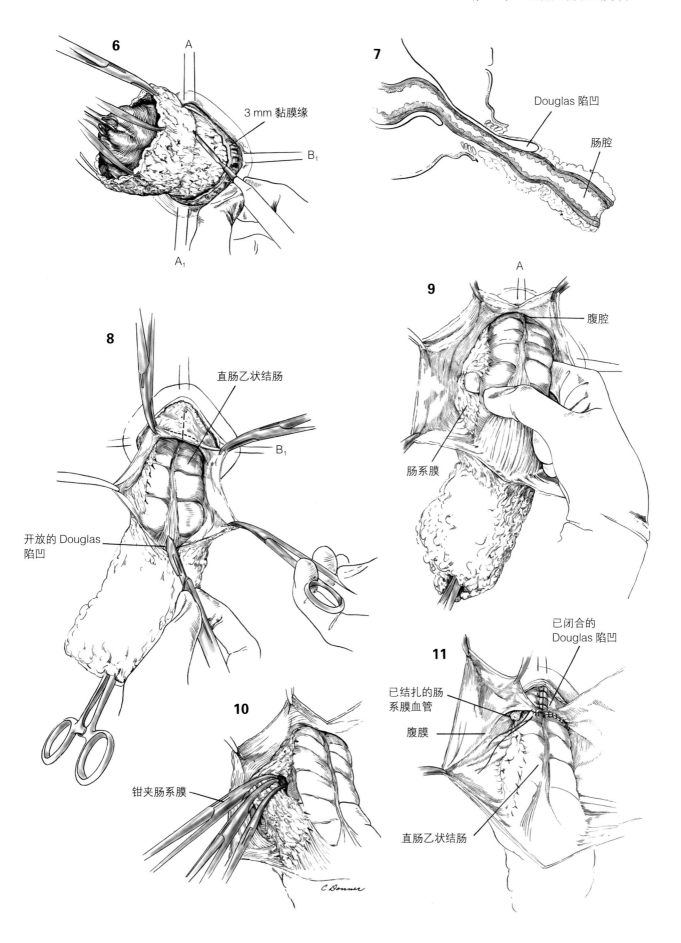

6

A

3 mm 黏膜缘

B₁

A₁

7

Douglas 陷凹

肠腔

8

直肠乙状结肠

B₁

开放的 Douglas
陷凹

9

腹腔

肠系膜

10

钳夹肠系膜

11

已闭合的
Douglas 陷凹

已结扎的肠
系膜血管

腹膜

直肠乙状结肠

C Donner

在有些病例中，特别是在脱垂不太明显的病例，Douglas 陷凹会像直疝疝囊一样从直肠壁前方突出（图 12）。小心切开腹膜，用 2 ~ 3 把血管钳夹持前部边缘（图 13）。术者用示指插入探查以确认 Douglas 陷凹内没有与小肠或女性附件粘连。如果需要的话，可以扩大切口或插入小牵开器以获得好的暴露视野。用 2-0 可吸收线在尽可能高的位置进行荷包缝合封闭 Douglas 陷凹（图 14）。要确保 Douglas 陷凹在尽可能高的位置封闭可能需要不少时间。如果封闭效果不满意，明智的做法是：应用传统的经腹方式作为手术的第二步骤，也可以作为二期手术处理方案。腹膜被封闭后，切除多余的腹膜，剩余的操作为止血和加固封闭 Douglas 陷凹（图 15）。

因为加固盆底是预防复发的必要步骤，所以下一步的工作包含识别肛提肌。肛提肌的缝合与会阴缝合术中的操作差不多。在前方用小牵开器拉开，术者用左手示指和中指插入，以更好地分辨左侧的肛提肌。用 Allis 钳或 Babcock 钳牵拉肛提肌以确认其边缘，在其深部用 2-0 可吸收线缝合（图 16）。可根据操作更简单的原则在缝合目标部位的顶部或底部进行第一针缝合。如图 17 所示，第一针在底部缝合，用直角钳压住肠壁，使肛提肌聚拢而方便缝合。在中线的位置可加缝 3 ~ 4 针以进一步收紧肛提肌（图 18）。

只有肛提肌被收紧缝合后才能准备切除脱垂的肠管。保留肠管的正常解剖位置是必需的。正因为如此，从前方和后方打开脱垂的肠管直到接近切除边界是明智的做法。需仔细操作，一方面使剩余的肠管足够与齿状线吻合，另一方面又要切除足够的肠管以预防复发（图 18）。剖开肠管后，术者应将手指插入肠腔内来感受肛提肌的松紧度。应有足够的空间轻松容纳示指和中指。如果肛提肌收得过紧且肠管血运受影响，应去除一针缝线，或如果收得太松，应考虑对肛提肌进行额外的缝合。

在按最终位置切除肠管之前，应在前面中线处对剩余肠管做一下长度测量。在中线缝一根牵引线，剩余肠管与齿状线吻合处的黏膜不应存在张力（图 19）。切开 1/4 圈的黏膜，与齿状线缝合，即用 2-0 可吸收线连续锁边缝合或间断缝合。如果像图 19 和图 20 那样有计划地分象限进行解剖固定，则缝合会更为精确。在进行黏膜和齿状线的缝合中，中线位置和两侧中点处的持续牵引十分重要。对于黏膜和齿状线的吻合，有个简单的评估方法，即吻合后外观应呈粉红色。缝线过紧会导致黏膜苍白。完成操作后，术者应用充分润滑的手指小心地穿过吻合口来确认通过和完整性（图 21）。不用放置引流管。

术后管理　通过静脉给予足够的水、葡萄糖、电解质来保证体液平衡。由流质饮食逐渐过渡至低渣饮食。每日口服 2 次矿物油，每次 1 盎司（约为 28 g）。除非手术部位极度不适，否则推迟行肛门指诊。直肠周围脓肿是随时存在的威胁，如果发生，则需要切开引流。

（王　铸　申占龙　译　王　杉　叶颖江　审校）

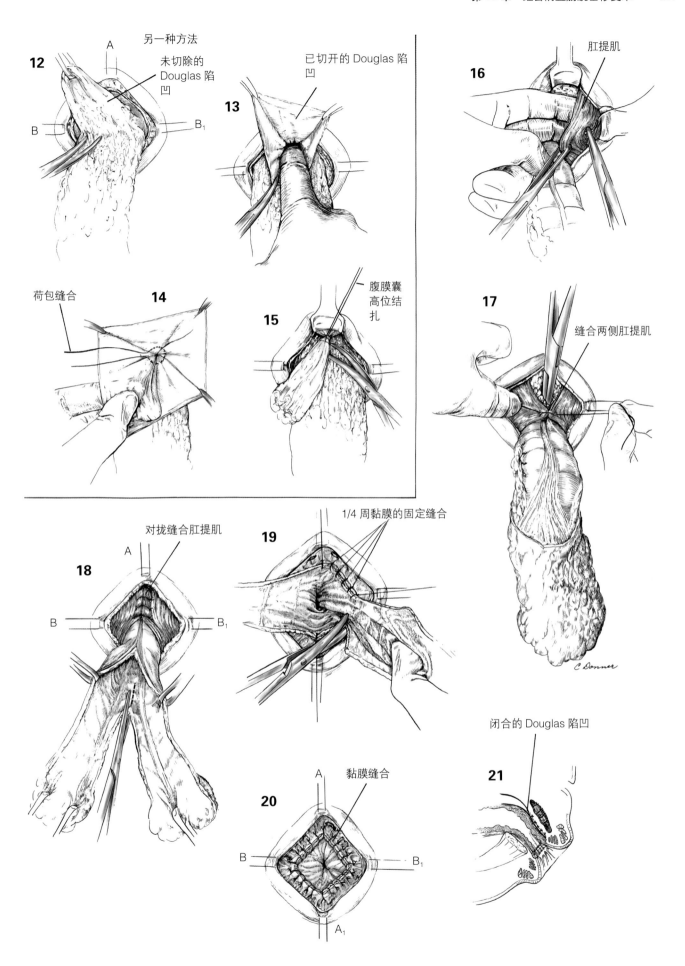

12

另一种方法

A

未切除的
Douglas 陷
凹

B

B₁

13

已切开的 Douglas 陷
凹

16

肛提肌

荷包缝合

14

15

腹膜囊
高位结
扎

17

缝合两侧肛提肌

C Donner

18

对拢缝合肛提肌

A

B

B₁

19

1/4 周黏膜的固定缝合

20

A

黏膜缝合

B

B₁

A₁

21

闭合的 Douglas 陷凹

第 66 章

痔橡皮圈套扎术和切除术

A. 痔胶圈套扎术

适应证 这种门诊手术方法一般适用于症状较轻的 I 度痔或 II 度痔。内痔和外痔的解剖如图 1 所示。

术前准备 磷酸钠盐溶液灌肠，不需要麻醉。

体位 患者通常取标准的胸膝位并被置于 Ritter 床上，也可取左侧卧位。

手术过程 先在痔套结扎器上装入两个橡胶带。经过肛门指诊之后，将赫氏曼肛门镜插入肛管，退出肛门镜内芯，评估肛门内痔的情况。评估的内容包括：观察内痔常见的位置（右前位、右后位以及侧位），然后确定哪个部位的痔最适合进行套扎。将赫氏曼肛门镜置于目标的痔上，一般是最大的痔疮。之后将赫氏曼肛门镜痔核拖入镜下视野。必须注意的是，准备结扎的部位（所有组织都要包含在环内）需要在齿状线上。首先用 Allis 钳通过赫氏曼肛门镜试夹（图 2a）。将准备套扎的病变痔用 Allis 钳夹住。如果患者明显感觉不适，说明所夹的部位太靠近痔体的远端，需要将 Allis 钳移向痔体的根部。一旦确定了正确的夹钳部位，将套扎器置入赫氏曼肛门镜，用 Allis 钳将痔垂部拖入套扎器内（图 2b）。反之如果患者没有感受到不适，则套扎器也已经上膛，便使胶圈套牢在痔体上。最后便可以退出所有的器械。

若患者在套扎置入后出现了明显尖锐的疼痛，应将其迅速移出。而这个步骤应使用 11 号刀片手术刀的尖端或拆线剪进行。

一般来说，在任何一次操作中套扎超过一个以上的痔核或在同一个痔核上套两个胶圈都是不安全的。如果需要套扎两个以上的痔核，则必须在接下来的几个月内通过两次或以上的门诊观察随访进行处置。通常经过一次套扎之后不少患者的症状都能获得改善。有时套扎完最大的痔体后能够相当程度地缓解患者一段时间的症状。

术后管理 痔体一般会在 4~7 天内腐烂脱落，期间患者大多会主诉有少量便血，这完全正常。但必须告知患者如果他 / 她出现尿潴留或发热，则可能是盆腔脓肿的表现。若这个症状没有完全处理好的话，这个过程可能会在 6 周内反复出现。

B. 痔胶圈套扎和切除术

适应证 痔切除术通常是择期手术，适用于一般状况好，但保守治疗效果不佳而症状反复发作的患者。当保守治疗失败时，痔出血、突出、疼痛、瘙痒以及感染是常见的痔切除术的手术适应证。局部瘙痒的症状通常需要切除巨大的外痔皮赘来治疗。对于女性患者，需要进行盆腔检查，评估肿瘤或妊娠等病理因素。对于男性患者，则应详细评估前列腺的状况。对于年龄较大的患者，则必须仔细进行结肠镜、乙状结肠镜以及钡剂灌肠检查。如果患者患有严重的系统性疾病，如肝硬化，或存在因高龄或其他原因造成的预期寿命不长，一般就认为是手术的禁忌证，除非肛周的症状已经无法忽视。

简单的内痔脱垂可以采用图 2A、B 和 C 所示的方法通过胶圈套扎进行处理。若是巨大的痔体或套扎失败，可能就需要先进行切除的手术。

准备 在手术前夜或当天早上进行彻底的清洁灌肠，最好是在术前几个小时前就进行，因为残留的灌肠液体比少量的干燥粪便更干扰手术。

麻醉 脊髓、硬膜外麻醉或局部麻醉均可。如果采用吸入性麻醉，必须记住，肛门的扩张会刺激呼吸中枢。采用脊髓麻醉时必须小心，因为它能完全松弛肛门括约肌而给触诊带来困难。

体位 患者所采取的体位取决于所使用的麻醉类型。采用脊髓麻醉时，患者采用折刀俯卧位能够给医师带来最佳的视野。如果采用的是全身麻醉，建议患者取深度背部截石位，患者的臀部超过手术台边缘，将两腿至于手术台腿架上。

手术准备 进行痔切除术以前不要过度扩张肛门，因会扭曲其解剖结构，造成潜在的术后肛门狭窄，以至于无法在一次手术中切除所有的痔核。如果一次手术中切除的痣不超过三个，可以进行适当扩肛。

手术过程 术前进行肛门镜以及相关的病理检查，以便将过度增生肥大的肛乳头或深陷的肛窦一并切除。

将肛管适度扩张至两指宽使相关的部位充分暴露。将合适的自动撑开器插入肛内，再进行进一步的检查。将纱布塞入直肠后再将自动撑开器取出（图 3）。

术者轻轻地来回拉动纱布以模仿排便的过程，抽出纱布后便可确定脱垂的痔核，然后用痔钳将痔核夹住（图 4）。用痔钳逐一夹住所有下垂的痔核，留在远处作为手术的标志。在痔核对侧的肛缘处夹一把直的止血钳，作为肛管的外界，同时提起痔核钳和直的血管钳做牵引，使痔核处于一定的张力下（图 5）。

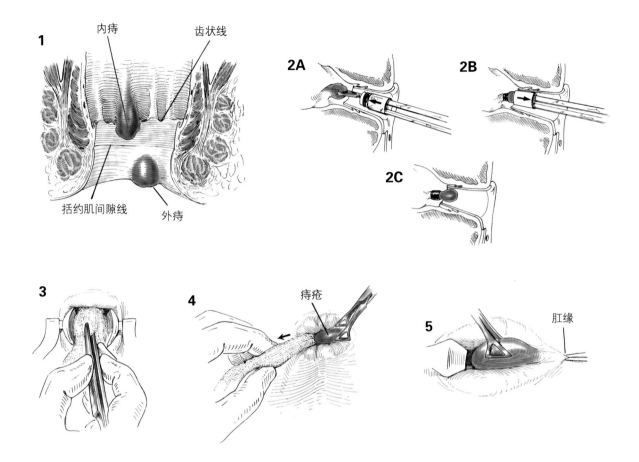

接着从肛缘到齿状线处切开一个三角形切口（图 6）。借着拉紧两把钳子，用手术刀小心翼翼地进行锐性和钝性剥离，可将一块三角形的皮肤以及痔组织从外括约肌的外缘切割下来，此时可以看到许多小的沿着痔核走行的纵向纤维束，它们是直肠纵肌的向下延续，可予以切断（图 7）。向外继续分离痔块，至外括约肌外缘即可。肛门的皮肤向上应分离到稍微超过齿状线，至此仅保留进入痔块的黏膜组织以及深静脉。用直血管钳夹住痔块根部，贯穿缝合痔块根部（图 8）。将钳上的痔组织用手术刀切除，进行连续黏膜缝合（图 9）。松开血管钳，继续缝合包括齿状线两侧的黏膜，继续向外缝合时，应稍微带上少许外侧括约肌（图 10）。缝合皮肤切口深层组织（图 11）。皮肤切缘不缝合，以便引流以预防术后水肿（图 12）。

以类似的方法移除各痔块。尽可能保留黏膜组织，以防出现术后狭窄。但在三角形切口区域内切除大块皮肤是安全的。

如果是巨大的痔块，按照这种处理方法可能需要切除整个肛管的一半的黏膜组织。三角形切口可能自肛缘从前后两个方向延伸至齿状线部分，黏膜组织被横向切开，用一排止血钳夹住少许切缘组织（图 13）。将该黏膜瓣水平缝在外括约肌上，以防止肛门狭窄（图 14）。尽可能切除多余的切口边缘的皮肤，以防止形成肛周皮赘。

术后管理　以无菌敷料包裹肛门。可局部涂抹凡士林。术后 2~3 天应限制饮食，第三天起可以允许患者正常饮食。给予患者口服矿物油（30 ml）。鼓励患者排便，患者通常会是在术后第三天排便。局部热疗对于缓解不适感非常有效。患者可适当进行坐浴。术后可能需要少量的每周进行一次的扩肛，直到伤口愈合。

C. 血栓痔的治疗

适应证　血栓痔的形成往往是由于直肠肛管痉挛性紧张或直肠肛管承受过度的压力所致。经常进行重体力劳动增加腹压者或妊娠晚期女性可能会患上血栓痔。这些患者经常主诉患处剧烈疼痛，视诊即可确诊，血栓痔通常好发于右侧位或左侧位，根据痔的大小，有的可在门诊完成切除。如果血栓已经形成数周，则症状也许不需要采取任何措施就会逐渐消失。有时血栓痔会破溃流出凝血块，可并发感染，此时应进行切除。

手术过程　一旦决定进行门诊切除血栓痔，在 Ritter 检查床上，患者应取标准膝胸卧位。通过助手帮助，将患者的臀部分开，以暴露其肛管和血栓痔的位置。首先于患处涂聚维酮碘，然后注射 2~3 ml 1.0% 利多卡因和肾上腺素。这种做法既可以提供良好的止痛效果又可以让患者在回家途中不会有不适感。痔体用小止血钳夹住，然后用解剖剪剪开一个椭圆形切口（图 15）。重要的是，要尽可能多次对痔核进行剪切，而不只是简单地切开，以防止凝血块再次积聚。最简便的方法是：用小刮匙（图 16）开放创口，用硝酸银处理创面并加压包裹。告知患者将敷料保留至第二天早晨或排便时为止，第二天就可以开始坐浴了。

（尤钧誉　申占龙 译　王　杉　叶颖江 审校）

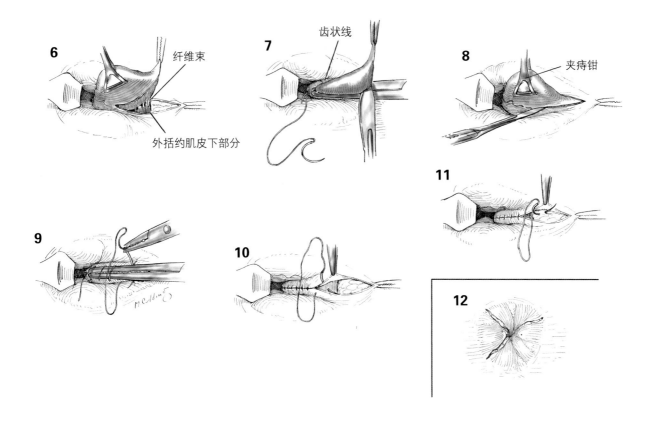

纤维束

外括约肌皮下部分

齿状线

夹痔钳

巨大痔块的治疗

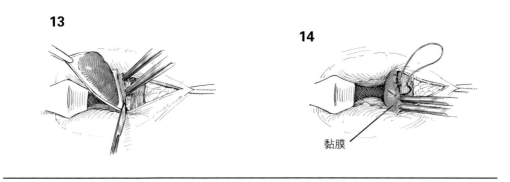

黏膜

血栓性外痔的治疗

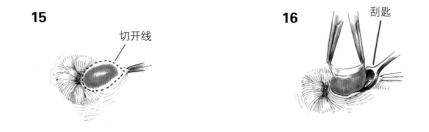

切开线

刮匙

第**67**章　直肠周围脓肿、肛瘘和肛裂

适应证　肛门区域的解剖结构如图 1 所示。肛门周围的脓肿是由肛窦（隐窝）（图 2）的感染所致，可能是的浅表的肛周脓肿（80%），也可能是深处的坐骨肛门窝脓肿（占 20%）（图 3）。肛周脓肿见于肛管邻近处，可发生于左侧或右侧，前部或后部均可发生。患者通常主诉局部疼痛，但不一定伴随发热。通过视诊肛周区域即可确诊，局部可见红肿，且脓肿常可扪及波动感。由于指诊会导致剧烈疼痛，所以一般不做。图 3 显示了肛周以及直肠周围脓肿的部位。脓肿可根据其侵犯的部位进行分类。大部分浅表肛周脓肿可以在门诊进行安全引流，而不需要（住院）手术引流。治疗最困难的是接近或环绕于内括约肌平面、坐骨肛门窝、直肠肛门后间隙等区域的脓肿，需要在麻醉状态下进行再检查以确定脓肿的部位和范围。通常坐骨直肠间隙脓肿较大，可累及右侧或左侧坐骨直肠间隙，或较深的直肠肛管后间隙，需要进行手术引流。

术前准备　在门诊进行引流的患者可在 Ritter 床上取标准膝胸位。如果进行手术引流，则采取折刀俯卧式体位为最佳。如果在手术室进行引流，多需要进行全身麻醉或脊髓麻醉。

门诊手术　对于浅表肛周脓肿而言，可用氯化乙烯对脓肿处的皮肤进行麻醉。局部注射利多卡因感强烈，没有必要。一旦脓肿区域麻醉充分，即可在脓肿处用尖刀做一个切口排出脓液。切门应足够大，以便进行充分引流。没有必要过度使用探针对脓腔进行探查。切口应尽可能靠近肛管，这样一旦肛瘘形成，可使瘘管尽可能短。

A. 坐骨肛门窝脓肿的手术引流

适应证　坐骨肛门窝应立即引流。虽然肛周组织外观正常，但通过仔细的触诊可以扪及脓肿的波动感。不需要等到脓肿波动感非常明显就应立即手术，因为坐骨肛门窝脓肿会穿过肛提肌向上直达腹膜后组织。

术前准备　不需要进行特殊的术前准备。但应给予抗生素治疗。

麻醉　可以使用气管插管的全身麻醉。也可使用区域麻醉，包括脊髓麻醉或硬膜外麻醉效果均令人满意。

体位　引流术多喜欢采用俯卧或折刀体位。

切口与暴露　坐骨肛门窝脓肿常见的部位如（图 3）所示。脓肿可发生在腹膜外肛提肌以上部位，患者被麻醉后，应仔细进行直肠及乙状结肠镜检查，以明确是否存在伴随病变。在脓肿最薄弱处做与肛门平行或放射状切口（图 3）。如果脓肿位于肛提肌以上，应注意伤口的引流。前肛提肌脓肿通常为腹部来源的，应治疗腹部的疾病而不是透过肛周引流将治疗转向肛门括约肌。

手术过程　切开引流后，应使用示指对脓肿进行探查，以确保彻底引流和坐骨肛门窝（间隙）没有其他异物。保留引流脓液标本进行细菌学检查。通常脓腔不会与直肠相通。如果脓肿较小，且明确有窦道与直肠相通，应对窦道进行处理。外部引流的切口应足够大，最容易犯的错误就是通过一个较小的切口来引流大的脓腔，其结果是导致慢性脓腔形成。

关闭　用纱布条疏松地填塞脓腔。

术后管理　湿润的敷料以及坐浴有助于抑制炎症和加快痊愈。术后换药对于确保创口从基底部痊愈与手术本身同样重要。坐骨肛门窝脓肿很容易导致肛瘘的形成，但如果术后护理得当，大约一半的病例能够达到一期愈合。术前告知患者有瘘管形成的可能性是有帮助的，以免患者认为瘘管的形成是引流过程失误造成的。

B. 肛瘘切开术

适应证　大部分肛周瘘管的形成是因为肛腺隐窝感染扩展至肛周肌肉组织，并最终侵入坐骨肛门窝或直肠周围浅表组织而引起的。如果患者的一般状况良好，多采用手术封闭瘘管法。

解剖学要点　对肛周瘘管的治疗是以肛门解剖学为基础的，特别是括约肌及括约肌与肛窦的关系。仔细研究图 1 就可以看出几个重要之处。如图 1 所示，外括约肌可以分为三个部分：皮下部、浅部和深部。皮下部分紧贴表皮，位于内括约肌下缘（图 1）。外括约肌浅部和深部环绕着内括约肌的深部一直向上并与肛提肌相连（图 1）。肛提肌从侧面和后面环绕着肛管，但在前部没有环绕肛管（图 1）。肛门的纵行肌是结肠纵行肌的向下延伸（图 1）。内括约肌是结肠环肌在直肠处的球茎样增厚。外括约肌浅部触诊肝崛起似乎紧贴于皮肤之下且环绕着肛管的松紧带（图 1）。在外括约肌浅部上方可以触摸到有一个轻微凹陷，即

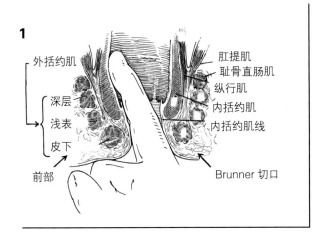

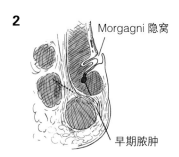

坐骨直肠窝脓肿的类型

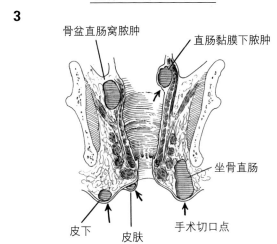

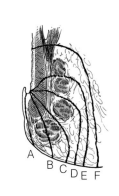

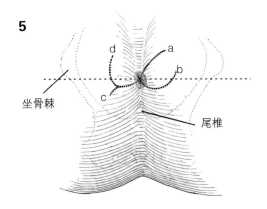

括约肌间沟，在此稍上方微微隆起的是内括约肌的下缘（图 1）。如果将手指插入肛门，围绕整个肛门环前部转动，就能接触到外括约肌的深层部分，但此处没有肛提肌（图 1），将手指向后部转动，在肛管侧方中线处，可以感觉到明显增厚，因为肛提肌在此处连接于肛管之上（图 1），肛管的后部在触觉上比前部要厚。如果外括约肌或肛提肌的任何部分都未受到损害，就不会发生失禁。

绝大部分肛瘘是由 Morgagni 隐窝底端的肛门腺体感染所致，所以脓肿通常位于内括约肌内（图 2）。脓液是从肌肉中渗出、沿着纵行肌肌纤维隔膜的组织平面流动。在极少数情况下，瘘管也会因为异物穿透肛管而形成。内口可能会在齿状线以上，也可能贯通整个括约肌或肛提肌的某些部分（图 4）。这种情况下需要进行分期手术，或使用挂线技术（第 68 章）以防止失禁。

肛门瘘管的治疗通常遵循 Salmon-Goodsall 法则。如果瘘管位于前部，多为放射状直管（图 5a）；如果位于后部，则多为弯曲的管道（图 5b 至 d）。单纯肛瘘（图 5a）管道直行进入肛管内。复杂肛瘘（图 5b 和 c）则为弯曲前行进入肛管，常呈马蹄形并可有多个外口。绝大多数复杂肛瘘瘘管的内口位于肛门后半部。如果肛瘘有多条分支，其主瘘管的内口通常都位于肛门后半部，即使有一个外口位于虚线的前方（图 5）；位于虚线前方有一个单一外口的肛瘘，其瘘管通常直行进入肛门的前半部的（图 5a）（Goodsall 法则）。

术前准备　如局部有脓肿形成或蜂窝织炎，可以进行引流。如果没有严重的局部炎症，可在术前晚清洁灌肠，但不需要使用泻药。

麻醉　复杂肛瘘（手术）可选择吸入性麻醉。单纯肛瘘（手术）甚至更复杂一些的肛瘘手术均可采用脊髓麻醉。但脊髓麻醉会导致括约肌组织完全松弛，以至于无法进行触诊及通过触诊分辨外括约肌和肛提肌。

体位　参照第 66 章。

1.单纯肛瘘的治疗

手术过程　将肛管扩张至可容纳自动牵开器。可直接观察齿状线、检查肛门隐窝以找出瘘管的内口。小心探查可疑的肛窦可发现异常深度的隐窝，再配合肛瘘外口的探查则可确诊为瘘管的原发内口（图 6）。如果观察到齿状线无异常，隐窝较浅或根本没有隐窝，则很有可能是还没有与肛管贯通的局部肛周脓肿。

有些医师习惯从外口注入过氧化氢溶液寻找瘘管的内口。一旦找到单纯肛瘘的内扣，用探针通过外口进行探查，轻柔地通过瘘管直达内口（图 7）。需要小心避免造成假道。沿探条将瘘管剪开（图 8）。没有必要对瘘管进行切除。瘘管应如图 9 所示切开。对浅表单纯肛瘘可用探针固定整个瘘管，然后用剪刀切除并进行电凝止血。

2.并发瘘管的治疗

手术过程　对于复杂肛瘘，例如，马蹄形瘘管且外开口在肛门中位线以上或内口在肛门中位线以下，应避免广泛切开。用探针寻找确定位于后部的主瘘管（图 10）。在瘘管的后部做一个小开口，将所涉及的隐窝切除（图 11）。将前部的瘘管用刮匙清除干净，然后将软的橡胶引流管（潘氏管）通过沿瘘管切开的第二个切口进行引流（图 12）。后部的瘘管进行袋形缝合（图 13）。

A 型单纯瘘的治疗

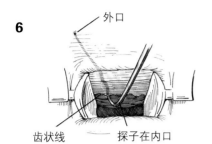

6　外口　齿状线　探子在内口

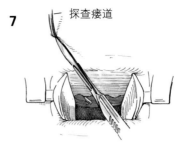

7　探查瘘道

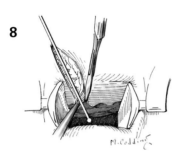

8

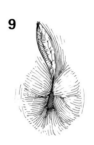

9

复杂瘘的治疗

10
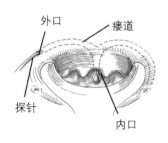

外口　瘘道　探针　内口

11
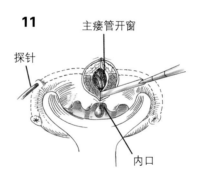

主瘘管开窗　探针　内口

12
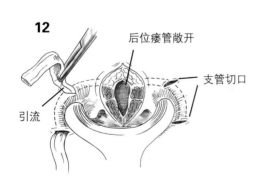

后位瘘管敞开　支管切口　引流

13
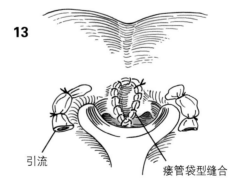

引流　瘘管袋型缝合

A．挂线切开引流

手术过程 如果瘘管走行穿过大部分外括约肌，则直接切开瘘管会对括约肌的功能造成严重影响，应采取挂线切开引流。将探针先从外口探至内口，再用0号丝线绑在探针的凹槽处（图14）。将系有缝线的探针通过瘘管回抽，使0号丝线紧紧绑在括约肌上。切除瘘管表面所有皮肤和脂肪，使挂线只勒紧括约肌。随着时间推移，利用丝线本身的刺激作用，丝线能逐渐从一侧到另一侧切断括约肌。所以在瘘管被逐渐切开的同时，被切断的括约肌也会有足够的时间愈合。由于瘘管是慢慢地被丝线切开的，这就确保了不会出现在瘘管切开术中可能发生的因括约肌直接切断而导致的失禁。非切割性挂线可用血管阻断带，多用于肛周慢性疾病。

术后管理 患者在麻醉过后即可下床。患者可以食用清淡饮食，且不用控制排便。可服用大便软化剂。患者在手术后第二天可进行坐浴。患者也可在手术当天出院并在一周内进行随访。

B．直肠内黏膜肌瓣转移

对于复杂的肛瘘，另一种替代性疗法就是直肠内黏膜肌瓣转移（图15）。用带有黏膜和黏膜下层组织的组织瓣来关闭瘘管内口（图16）。要对黏膜瓣进行最大限度地分离，以使黏膜瓣可以完全没有张力地向远端推移。切除内口，然后将黏膜瓣准确缝合到括约肌间沟（图17）。这是一种对括约肌损伤最小同时又能有效治疗复杂肛瘘的方法。

C．肛裂

适应证 肛裂是一种常见的、伴有强烈疼痛症状、在成人和儿童都易发生的一种疾患。儿童肛裂患者的创口通常会自然愈合，但在成人则需要通过手术才能治愈。肛裂通常是由于便秘或剧烈排便运动导致严重外伤而引起的，几乎都发生于肛门后部。肛裂一般位于齿状线与肛缘之间，在裂口很深的肛裂，可见内括约肌外露，在后者会引起局部的强烈痉挛和极度疼痛。慢性肛裂还伴有肛乳头增生肥大和肛门皮赘。随着疾病长期发展，内括约肌会出现病理性肥大和肛裂伤口外露，以至于无法自然愈合。局部软膏外敷以及增加纤维饮食治疗在病变早起通常有效。一旦肛裂病灶变成慢性，则常常需要进行手术治疗。

术前准备 不需要进行术前准备。清洁灌肠准备会对患者造成巨大的痛苦，因此不应进行。

麻醉 脊髓麻醉、硬膜外麻醉或局部麻醉都可获得满意的效果。

手术准备 手术区域先进行抗菌溶液消毒。不要试图进行扩肛和灌肠。

手术过程 将患者按照图示姿势摆好位置，按常规准备和铺手术巾。患者也可采取俯卧折刀位。先将Hill-Ferguson牵开器置入肛管，然后进行观察。肛裂病灶常位于肛门后部，并可伴有右后方痔（图18）。如有必要（图19），可将肛裂病灶和痔组织一并切除，肛管黏膜和肛门皮肤用铬制缝线缝合（图20）。然后进行内括约肌切术以解除括约肌痉挛。在肛管左侧位做一个单独切口，必要时一并切除该部位的痔组织，以显露增生肥厚的内括约肌。在此位置进行部分内括约肌侧切术。切口用2-0铬制缝线连续缝合。

内括约肌侧切也可用闭合式式式，方法是：将手指置入肛管内，再将11号刀片插入齿状线以下的内外括约肌间隙平面的位置（图21）。平稳刀片移动，最多切开1/3～1/2的内括约肌组织（图22）。

内括约肌切断术还可采用开放式，方法是：首先切开皮肤（图23），将增生肥厚的内括约肌纤维环暴露并挑起（图24）。然后进行内括约肌部分切断（图25）。切口不缝合。在侧面进行内括约肌切断术是为了防止产生锁眼样畸形，这是相当具有挑战性的、需要进行矫正的并发症之一。这种手术可切除慢性肛裂病灶，充分解除肛管压力，从而使肛裂病灶得到愈合。

术后管理 患者手术后可以下床，并鼓励其尽早排便。每天进行坐浴和直肠检查，以确保肉芽组织没有过度增生和突入肛管。患者从出院后到痊愈之前应每周进行一次随访检查。

（郑智元　申占龙 译　王　杉　叶颖江 审校）

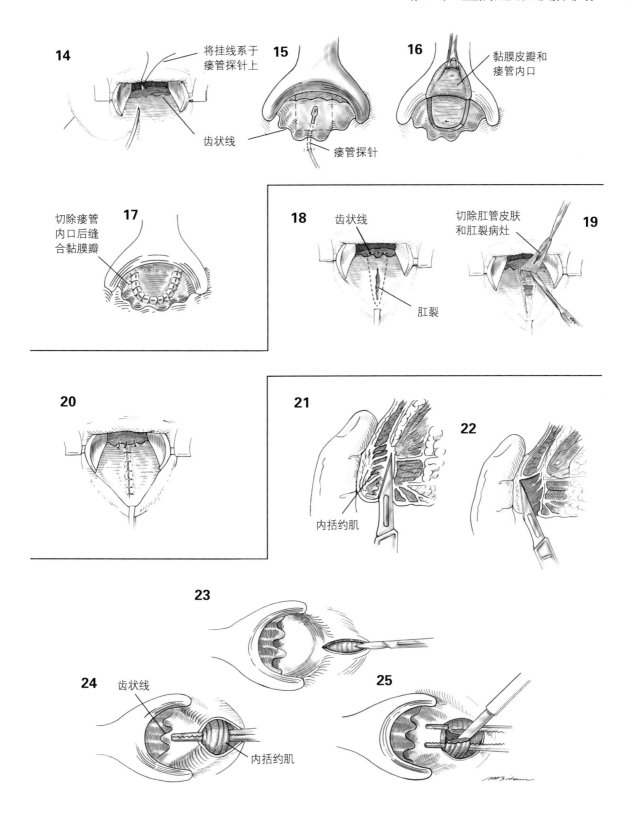

14 将挂线系于瘘管探针上

齿状线

15 瘘管探针

16 黏膜皮瓣和瘘管内口

17 切除瘘管内口后缝合黏膜瓣

18 齿状线 肛裂

19 切除肛管皮肤和肛裂病灶

20

21 内括约肌

22

23

24 齿状线 内括约肌

25

适应证 藏毛囊肿和藏毛窦应分离完全、完整移除（图 1A 和 1B）。感染严重的藏毛窦应切开引流，在急性感染得到控制后再完整切除。窦道明确时，进行切开旷置术即可（图 1B）。但无论采用哪种外科方法，均有可能出现复发。

术前准备 对于多窦道的复杂窦，尽管沿无血部位游离能找出各窦道，但应用亚甲蓝等染料有助于更好地识别窦道。术前几日使用染料尤其重要，可避免手术区域过多染色。

麻醉 浅全身麻醉即可达到满意的麻醉效果。需特别注意患者的体位，以保持气道通畅。椎管麻醉时不应在感染部位周围行腰椎穿刺。

体位 患者取俯卧位，臀部抬高，手术台于中间向下折叠（图 2）。

手术准备 将两条胶带对称地粘贴在藏毛窦水平，间距约 10 cm，并向下拉、固定于手术台下（图 3）。这样有助于扩展臀沟而更好地显露手术区域。备皮后行常规皮肤准备。

手术过程 在两侧距中线约 1 cm 围绕窦道开口行卵圆形切口（图 4）。向外侧牵拉绷紧皮肤并控制出血。

将 Allis 镊置于要去除皮肤的上角，整块切除藏毛窦（图 5）。向下、横向切除皮下组织至下方筋膜。注意勿切到筋膜，因为后者是提供防御更深感染传播的唯一屏障（图 6）。使用小的尖止血钳夹紧出血血管，以减少组织反应。电凝可用于控制出血并减少缝线的使用。有的术者更喜欢使用压迫或电凝方式止血而避免使用缝线。解剖切口下方时应十分仔细，因为许多麻烦的小血管在断开时经常收缩。仔细检查伤口以确保去除所有窦道，适当游离筋膜接合处的皮下脂肪（图 7），从而使切口无张力（图 8）。

切口缝合 彻底止血，用生理盐水清洗切口。如切口绝对清洁，则一期愈合的可能性大大增高。如有感染，则应敞开伤口。对于非复杂的窦，彻底止血后，切口的关闭方式不是包埋缝合，而应偏离中线，通过间断垂直褥式缝合闭合皮肤并消除死腔（图 9）。第一针距离切口边缘 1 cm 或稍靠近边缘进针，进针深度应包括皮肤和皮下组织。第二针进针深度应至同侧筋膜下方（图 9）。然后将缝线在筋膜下延伸至对侧出针。再将缝线由该侧穿过皮肤边缘进入皮下并返回到最初的进针侧（图 10）。打结能够消除死腔并完整对合切口边缘（图 11）。缝线间隔最大 1 cm。须精确对合皮肤，即使小的重叠也可能会使愈合异常缓慢。小心施压放置敷料，10～14 天拆线。

外置术 当藏毛窦较小且存在复发时，可先将探针插入窦内，分离皮肤和皮下组织（图 1A）。敞开窦的所有分支，用无菌纱布或刮匙反复擦拭或刮除尽肉芽组织。窦的厚壁组织构成了创口的底部。楔形切除皮下组织，以利于将伤口皮肤边缘缝至伤口底部的窦的厚壁上。这样可以确保在引流最少的前提下更易修整残腔，同时减轻患者的不适。切口边缘用纱布隔离开，直至愈合（图 1B）。此法具有切除较完全和损伤更小的优点，同时可以缩短住院时间和康复期，且复发率下降。

术后管理 切实固定和防止污染尤为重要。鼓励患者早期活动，但不鼓励将切口压在硬的椅子上。鼓励患者坐坐垫或臀部可相互替换的侧坐位。术后前几日给予清淡、流质饮食，然给予少渣饮食，以降低肠道污染的可能性。当窦敞开或外置时，不应限制患者活动。无论何种方式更换敷料，勤换敷料都能避免皮肤过早愈合引起的复发以及长时间的不适和残疾。不应过分强调持续清除臀沟毛发直至愈合的重要性。可每月使用几次脱毛剂，前提是患者对脱毛剂不过敏。

（蒋洪朋　申占龙　译　王　杉　叶颖江　审校）

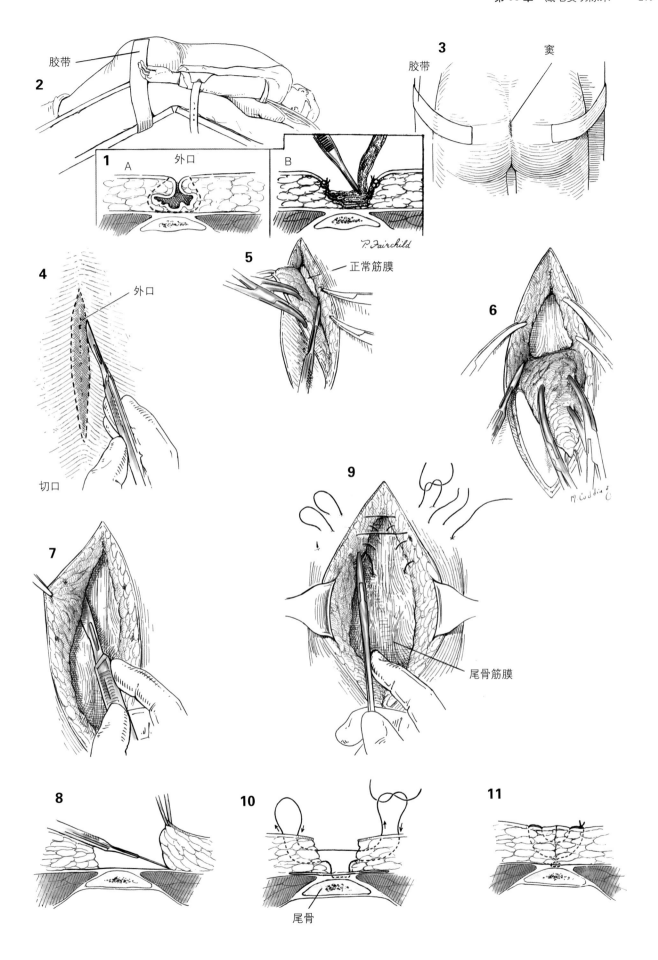

胶带

2

3 胶带 窦

1 A 外口 B

P. Fairchild

4 外口

切口

5 正常筋膜

6

7

9 尾骨筋膜

8

10 尾骨

11

第六部分

胆囊、胆管和肝

第 69 章

腹腔镜胆囊切除术

适应证 胆囊切除术适用于有明确胆囊疾病的患者，而腹腔镜胆囊切除术的适应证基本与开腹胆囊切除术相同，它们包括但不限于：胆石症、急性结石性和非结石性胆囊炎、胆源性胰腺炎、胆囊运动障碍以及考虑为恶性的胆囊肿物和息肉。因慢性胆源性胰腺炎需行胆囊切除术时，应在首次胰腺炎发作入院治疗时进行，对于严重的胰腺炎患者，手术应推迟数周进行。它们的禁忌证包括：继发于胆石症的小肠梗阻、凝血功能障碍，以及有其他手术禁忌证的患者。随着术者腔镜手术技术经验的增长，腹腔镜胆囊切除术的相对禁忌证越来越少。增加手术风险的因素包括：门脉高压性肝硬化，有经腹部手术导致的严重腹腔粘连，以及急性坏疽性胆囊炎。

术前准备 在询问患者的病史并进行体格检查后，可通过超声检查明确患者的胆道疾病的诊断。其他胃肠道症状则需进一步检查以明确。常规行胸部 X 线、心电图检查以及实验室血液学检查，应包括肝功能检查。如果考虑存在肝功能障碍或其他可引起凝血功能障碍的病因，须行凝血功能检查。腹腔镜胆囊切除术的风险包括：出血、感染、戳孔导致的脏器或血管损伤以及胆道损伤。应当将上述风险以及中转为开腹手术的可能性告知患者。对于存在胆囊结石并疑有胆总管结石的患者，应基于风险评估给予治疗。对于影像学检查提示胆道扩张和（或）肝功能指标升高的黄疸患者，术前可行内镜逆行胰胆管造影（ERCP），如是由于结石引起的，必要时行括约肌切开取出结石。

麻醉 建议气管插管全身麻醉。尽管有证据表明术前预防性应用抗生素在术后感染风险较低的患者受益有限，但仍应在术前预防性应用覆盖胆道病原体的足够组织浓度的抗生素。

体位 腹腔镜胆囊切除术中为了使手术组中的每一位成员都能看清术野，设备的摆放非常重要，应充分利用辅助设备（图 1）。

术者必须能清楚地看到监视器和高流量 CO_2 气腹机，以便监测腹内压力和气流速度。手术组所有成员通常都应面对手术台对侧的监视器，因此，在所有参与成员进入最终手术位置后，应调整监视器的位置。患者取仰卧位，将其双臂固定于两侧或呈直角外展，以使手术台头侧的麻醉医师能最大限度地接近监护仪器。在患者麻醉后，经其口腔插入胃管。为了预防深静脉血栓（DVT），需要放置气压序贯加压袜套。将

电凝的负极（接地板）置于患者臀部附近，并避开可能有金属内固定物或电子设备植入的部位。在摆放手术台和患者体位时应考虑到术中有可能需要进行胆管造影检查。将患者的上肢和下肢以及胸部均用毯子覆盖以减少热量散失。

手术准备 按常规方法准备整个腹部和前胸壁下部的皮肤。

切口与暴露 患者取轻度头低脚高位（Trendelenburg position）并选择合适的套管位置，第一个造口首选开放式或 Hasson 技术。另外也可以选择使用 Veress 穿刺针。这些技术在第 11 章和第 12 章介绍。

手术过程 使用斜角（30°）镜或平面（0°）镜，镜头的物镜端涂以防雾液（图 2）。将 CO_2 充气管连接于此套管上，调节白平衡和对焦后，将镜头插入套管内。先进行腹腔内脏器的全面检查，特别应注意腹腔器官有无病变或粘连。如发现有任何与套管放置有关的腹腔内脏器或血管损伤，应立即在腹腔镜下给予进一步处理或采取开腹手术进行修补。

直视下观察腹腔内面的穿刺部位，放置另外三个套管。第二个 10 mm 的套管放置于上腹部剑突下 1~2 cm 处，使其腹腔内部入口的位置刚好位于镰状韧带右侧（图 3）。部分术者在这个位置使用 5 mm 的套管。将另外两个较小的 5 mm 套管分别放置于右上腹锁骨中线肋缘下几厘米处和右外侧腹壁平脐处。根据患者的解剖情况和术者的经验，这些位置也可以有所变动。为了获取胆囊所在区域的最佳视野，通常患者采取上体轻微抬高 10°~15° 的反 Trendelenburg 体位，并向左侧略倾斜（右侧抬高）。

经外侧腹壁的套管伸入一把有齿抓钳（A），夹住胆囊底的顶部，然后将胆囊和肝向上提起（图 4），这样可以充分地暴露胆囊和肝的脏面。术者将附着在胆囊的大网膜或其他疏松的粘连轻轻分离（图 5）。

经锁骨中线的套管伸入一把抓钳（B）夹住胆囊壶腹部，向外侧牵引以暴露胆囊管和胆囊动脉区域。术者经剑突下的套管伸入分离钳或电钩（C），以打开胆囊和胆囊管交界处表面的腹膜（图 6）。采用轻柔的分离动作显露胆囊管和胆囊动脉（图 6），并将这两个结构的全周充分暴露。在分离切断之前，应尽可能地完全解剖并清楚地辨认这两个结构。"关键视野"这一概念对尽可能降低胆管的损伤很有帮助。在这项技

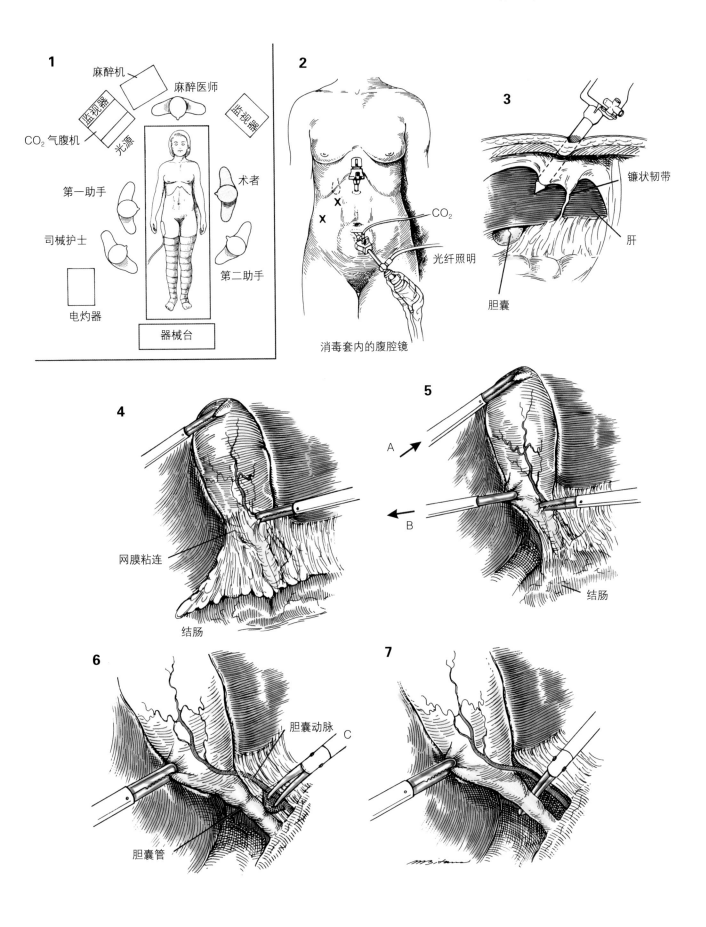

术中，必须将胆囊颈从肝床上游离出来（例如，未折叠的胆囊三角），以明确胆囊管和胆囊动脉这两个解剖结构。通常认为胆囊三角在肝前方（图 7）。对于初步的解剖，将腹膜分离至胆囊壶腹和胆囊管的右侧有所帮助，同时也最大限度地减少了对胆总管邻近区域的盲目解剖。

在已清理出来的空间内插入一把器械并来回推移，以确认并扩展该空间（图 7）。如因炎性水肿和瘢痕而使解剖困难，术者应考虑中转开腹手术。一旦出现解剖不明确的情况，应考虑行术中胆管造影检查或中转开腹手术。

分离出大约 1 cm 长的胆囊动脉，并确认其通往胆囊表面，然后在此段游离的胆囊动脉的近、远端分别夹置一个钛夹（图 8），然后用内镜剪离断胆囊动脉。同样分离出大约 2 cm 长的胆囊管，以使术者能清晰地确认其与胆囊相连续，并获得安全的清晰视野。在尽可能高的位置用一个钛夹夹闭胆囊管，此处的胆囊管已开始膨大并延续为胆囊（图 9）。若不进行胆管造影检查，则用两个钛夹夹闭近端胆囊管并离断胆囊管。若进行胆管造影，则术者应首先确认所有器材已准备妥当，包括一根选好的导管、两支注射器（一支注射生理盐水，一支注射对照液体）以及一个有开关的注射器。在造影之前须排空管内空气。在准备胆管探查时，打开胆囊管可见胆汁流出（图 10）。必要时可用剪刀尖适当扩大此切口。经锁骨中线上的套管置入一个选好的胆管造影管；也可在锁骨中线与腋前线套管之间的腹壁穿入一 14 号穿刺针，并经此置入胆管造影管。将导管插入胆囊管并妥善固定导管（图 10）。有些导管需要翼状钳固定，而另一些导

管可以依靠自身携带的类似 Fogarty 管的管腔内膨胀球囊来固定。如果使用的是普通的直头塑料导管，如 4 F 导尿管，则可以在造影管置入胆囊管后用一个钛夹轻轻地夹持固定。固定的压力应足够以免造影剂外溢，但也应避免过紧压扁导管而使造影剂无法注入。然后，退出镜头和金属器械，准备胆管造影。透 X 线的套管须摆放于垂直位，以将其自身在 X 线下暴露的面积最小。术野覆盖无菌巾，调整好 X 线机的位置，在 X 线透视下注射造影剂。造影完成后观察主要的胆管，以确认其解剖结构是否完整、无胆管结石存在和造影剂能顺利进入十二指肠。得到满意的胆管造影结果后，双重夹闭胆囊管下段并用内镜剪离断胆囊管（图 11）。如胆管造影结果为存在异常或模糊不清，术者应考虑中转开腹以全面明确其解剖状况。如发现胆总管结石，术者可以选择腹腔镜下胆总管探查或先完成胆囊切除，术后再行内镜逆行胰胆管造影（ERCP）。

经锁骨中线上的套管进钳抓住胆囊管与胆囊的交界处，将胆囊从胆囊窝处提起，从下方开始剥离将胆囊从胆囊床上切除。多数术者喜欢先在胆囊侧面的腹膜上用电凝器切开 1 cm 左右（图 12），然后再将胆囊自胆囊床上提起。通常需要向外侧适度牵拉胆囊，以使胆囊与胆囊床之间获得充分暴露，以便使用电凝器进行分离（图 13）。用钳子过度牵拉或意外切穿胆囊壁可造成胆囊破裂，导致胆汁和结石外溢；此时可以用夹持钳或钛夹闭合裂口，也可使用套圈线闭合，方法是将胶圈套在夹持钳上，用钳子将裂口及其邻近的胆囊壁一并拉起，然后像使用套索一样将其收紧关闭。

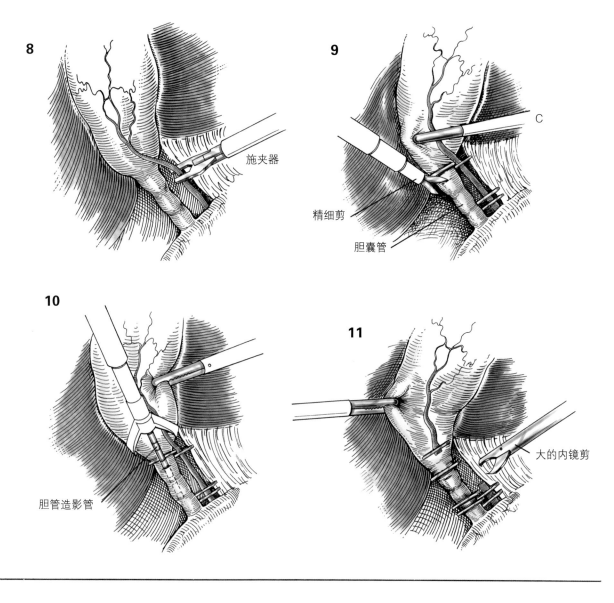

8 施夹器

9 C

精细剪

胆囊管

10 胆管造影管

11 大的内镜剪

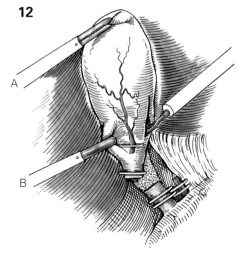

12 A

B

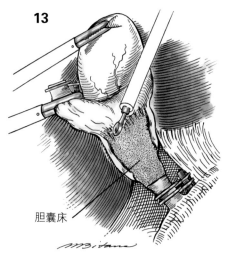

13 胆囊床

当分离顺利抵达胆囊床的位置时，第一助手必须主动地、不断地调整夹在胆囊上的两把夹持钳的位置，而为术者提供良好的暴露。当分离接近完成时，通过牵拉胆囊使肝向上掀起，以清楚地暴露胆囊床和术野。术者应再次检查胆囊管和胆囊动脉上的夹子是否牢固以及胆囊床有无出血等。无异常后用生理盐水冲洗术野（图 14 ），并越过肝缘将外侧旁沟内残存的胆汁和血液吸净。切断胆囊与肝之间最后的腹膜附着，将胆囊放置于肝的上面，此时肝会下降至正常位置。

将腹腔镜光源从脐部的套管撤出并从上腹部的套管插入。如果剑突下用的是 5 mm 套管，用一 5 mm 镜头替代 10 mm 镜头以降低切口疝的发生率。在取出胆囊之前，特别是当怀疑恶性、感染或胆囊已破裂时，应先将胆囊装入取物袋中。经脐部套管伸入抓钳抓住胆囊管的末端或取物袋（图 15 ）。由于镜头位置的转换，可能会给术者和第一助手造成某种程度的方向感错乱，因为此时监视器上的图像在左、右方向上以镜像方式上发生了反转。如胆囊结石较小，通常可以将胆囊、抓钳和脐部套管一并撤出至皮肤平面，并用 Kelly 钳夹住胆囊（图 16 ）。在经上腹部套管插入的腹腔镜直视下，很容易吸净胆囊内的胆汁和细小的结石，顺利地将胆囊经脐部穿刺孔完整地取出。对于大的结石或许多中等大小的结石，需要将结石夹碎后取出（图 17 ），或需要扩大白线上的切口取出。取出胆囊后，助手立即用戴手套的手指临时堵住脐部穿刺孔，以维持气腹。当然，也可以通过 10 mm 的剑突下套管取出胆囊。

取出胆囊并对腹腔进行最后的检查后，撤出所有套管，仔细检查所有穿刺孔有无出血。撤出腹腔镜，排空气腹以减轻术后不适。如果炎症较重，出血较多，胆囊管较宽或术中胆管造影证实存在胆总管结石，则可以考虑放置腹腔内引流管。

关腹　用长效局部麻醉药（丁哌卡因）浸润手术部位（图 18 ），10 mm 套管穿刺孔处的筋膜用 1 ~ 2 针 0 号可吸收线缝合（图 19 ）。用可吸收线行皮下缝合对合皮肤。切口以创口拉合胶带加强并覆盖无菌敷料。

术后管理　在手术室内患者全身麻醉清醒前应将口胃管拔除。通常患者口服用药即可很好地控制其手术部位的疼痛。尽管部分患者有短暂的恶心，大多数患者术后很快即可经口进食流食，可能手术当天即可出院。由于胆管损伤常常隐匿且延迟表现，术者对患者的随访十分重要。对于有长时间的或新近发生的、不明原因的疼痛，应通过体格检查、实验室检查和适当的影像学检查进行评估。

（项一恩 译　张学文 审校）

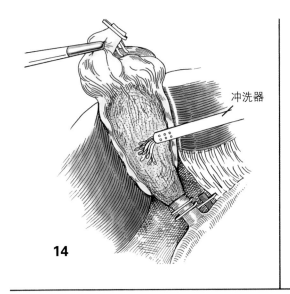

冲洗器

14

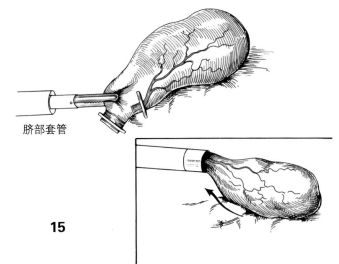

脐部套管

15

16

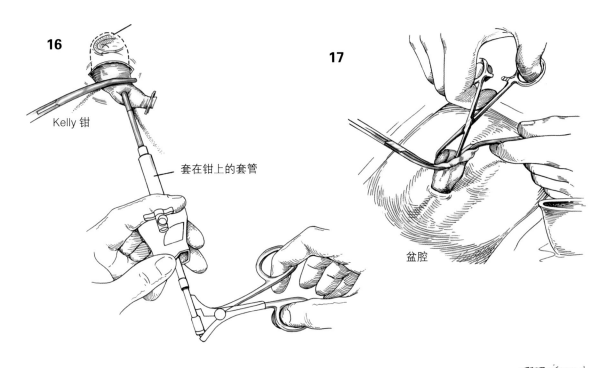

Kelly 钳

套在钳上的套管

17

盆腔

18

局部麻醉

19

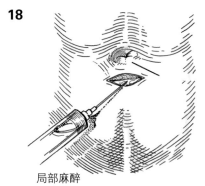

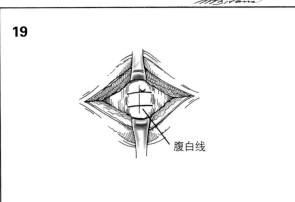

腹白线

第70章 开腹逆行胆囊切除术

适应证 胆囊切除术适用于已确诊的、有症状的胆囊疾病患者。影像学检查意外发现的胆囊结石或伴有不明确的消化不良不能作为手术的依据，尤其是对于老年患者。现在大多数患者是通过腹腔镜切除胆囊的。这里所描述的手术被称为"开放"手术，最常用于腹腔镜手术遭遇复杂的技术性问题（如胆囊肿胀、坏疽、解剖不清、胆道造影异常等）而需中转为开腹手术时，或出现当重大的并发症（胆管、血管或肠管的损伤）最好行开腹手术时。尽管开腹胆囊切除术已不再是首选的方法，但对于外科医师而言，在掌握腹腔镜胆囊切除术的同时，也应掌握开腹胆囊切除术。一名成熟的外科医师应掌握中转开腹的合适时机，而不冒危及患者安全的风险而完成腹腔镜手术。

术前准备 结合患者病史和体格检查，通过进行超声检查以明确患者的胆道疾病的诊断，而患者的消化道的其他器官也应进行必要的检查。常规检查还应包括胸部 X 线片、心电图、肝功能系列检查等实验室检查。如果怀疑有肝功能不全或其他原因导致的凝血功能障碍，应进行凝血功能常规检查。胆囊切除术的手术风险包括出血、感染、内脏损伤、胆管损伤。

麻醉 建议气管插管全身麻醉。使用适当的肌松剂以避免麻醉过深。对于有严重肝损害的患者，应避免应用巴比妥类或其他怀疑有肝毒性的麻醉剂。对于年纪大或体弱的患者，局部浸润麻醉也有令人满意的效果，必要时在手术的某些特定阶段需要使用一些镇痛剂作为补充。

体位 在手术台上患者的合适体位对于确保手术野的充分暴露十分必要（图 1）。同时应考虑到术中胆道造影对体位的要求。应有足够的空间安置透视用 C 形臂机，使之位于患者下方的中央，以确保造影时 X 线可以覆盖患者的肝、十二指肠和胰头区域。倾斜手术台使患者身体处于半直立位，以改善暴露效果。此时在肝重力作用下，胆囊被拉至肋缘下，肠管也会随之从术野下移，有助于胆囊回缩。

手术准备 按常规准备皮肤。术前预防性应用抗生素。与腹腔镜手术相比，预防性抗生素在开腹胆囊切除术前应用更为有效，尤其是对于低风险手术患者效果更好。

切口与暴露 常用的切口有两种：高位正中直切口和肋缘下斜切口（图 2）。若合并有其他疾病，如裂孔疝或十二指肠溃疡，可能需要行同期手术时，应选用正中直切口。肋缘下斜切口的优势在于：切口暴露良好，术后早期伤口不适感轻微，术后远期切口疝发生风险低。切口的选择是基于外科医师的习惯和经验的。无论选择哪种切口，进腹后的手术步骤都是相同的。

手术过程 打开腹腔之后，除非胆囊出现急性化脓性炎症，否则应使用温生理盐水浸湿术者手套后探查腹腔。对胃和十二指肠进行探查。术者用右手向上深入肝膈面的穹窿部，使空气进入膈肌和肝之间有助于使肝下移（图 3）。

可使用一个固定式可伸缩牵开器（例如，Bookwalter 型牵开器）帮助显露。也可用一把中弯钳夹住镰状韧带，用另一把中弯钳夹住胆囊底部（图 4）。大多数术者更喜欢用两把中弯钳夹持镰状韧带并将其切断，并将两断端结扎；否则会导致活动性动脉出血。将夹在胆囊底部和圆韧带的中弯钳保持向下牵引。当每次吸气使肝下移时，牵引力度也随之增加（图 4）。在允许的范围内尽量将肝向下牵引，然后将中弯钳拉向肋缘以暴露肝的脏面和胆囊（图 5）。当术者准备将术野与周围脏器隔开时，由助手拉住这两把止血钳。如果胆囊出现急性炎症，肿胀明显，应在中弯钳夹持胆囊底部之前通过套管针吸出部分胆囊内容物；否则，一些小的结石会被挤入胆囊管和胆总管。胆囊与邻近组织器官之间常有粘连，甚至可以将十二指肠或横结肠牵连至胆囊壶腹部。助手通过用温湿纱布向下牵引周围组织器官充分暴露该处。可用弯剪或电刀离断粘连组织，直到在胆囊壁附近分离出一个无血管的分离层面（图 6）。在进腹后，通常可以用镊子夹持纱布块推开粘连组织（图 7）。将胆囊与这些粘连组织分开后，就可以向上提胆囊以获得更充分的显露。术者可用左手探入创口，掌心向下，并在其引导下用无齿长镊向下方填入湿纱垫，使胆囊与周围组织器官隔开。将十二指肠和胃隔开后，在 Winslow 孔区域再填入最后一块纱垫（图 8）。通过 S 拉钩或第一助手用左手手指向下外方分开并轻微弯曲按压纱布，更好地暴露肝胃韧带区。

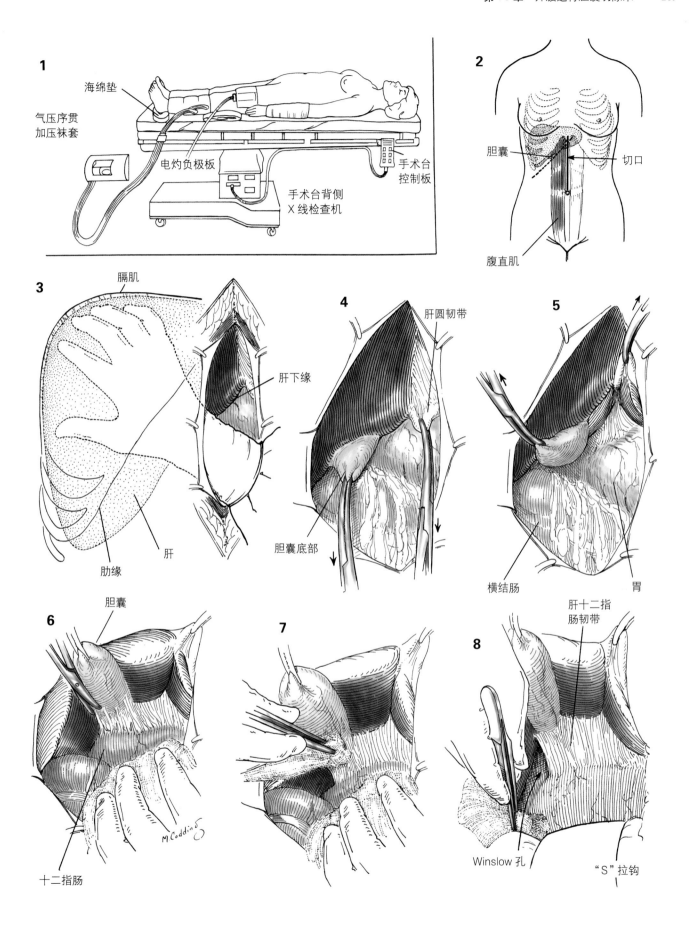

1

气压序贯
加压袜套

海绵垫

电灼负极板

手术台
控制板

手术台背侧
X 线检查机

2

胆囊

切口

腹直肌

3

膈肌

肝下缘

肝

肋缘

4

肝圆韧带

胆囊底部

5

横结肠

胃

6

胆囊

十二指肠

M Codding

7

8

肝十二指
肠韧带

Winslow 孔

"S" 拉钩

在将术野与周围组织器官充分隔开后，术者将左手示指插入 Winslow 孔，通过示指与拇指之间的对触，探查是否有胆总管结石以及胰头有无增大。用一把中弯钳，凹面向上夹住胆囊体脏面并向术者方向牵拉（图 9）。在胆囊颈过早应用止血钳进行操作是导致胆总管意外损伤的常见原因之一，当胆囊处于急性期水肿时尤其易发生这种情况，因为胆囊颈与胆总管可能并行走行相当一段距离。如果用止血钳在胆囊颈与胆总管交接处盲目钳夹，则可能导致部分甚至整个胆总管被钳夹损伤（图 10）。因此，在试图充分游离胆囊颈之前，只在远离胆囊颈的胆囊脏面使用中弯钳分离是更为明智的。胆囊切除一般是从胆囊体下部表面的腹膜开始游离，然后向下游离至胆囊颈部。对此处的腹膜通常使用电刀或长的 Metzenbaum 分离剪分离。将切口小心地向下延伸至肝十二指肠韧带（图 11 和图 12）。用纱布从胆囊颈部向下钝性分离直至胆囊管（图 13）。待胆囊颈部完全辨清后，将夹在胆囊腹腔面的血管钳下移至壶腹部或胆囊颈部。

保持对胆囊壶腹部的牵引，通过钝性分离暴露胆囊管（图 13）。此时用一把长直角钳从胆囊管后方穿过，术者用示指置于胆囊下部的上面作为对抗，小心开合钳尖。将胆囊管与胆总管慢慢分开（图 14）。用同样的方法将胆囊动脉分离出来。如果过度向上牵拉

胆囊且胆总管伸缩性良好，则易于使胆总管被牵拉成角，从而造成一个较长的胆囊管的假象。在这种情况下，若将胆囊当作胆囊管用直角钳夹住，则可能会导致胆总管损伤甚至离断（图 15 及其插图）；特别是在无明显粘连的瘦弱患者，由于其胆总管游离度较大，更易发生这种意外。

胆囊管游离后，全面探查明确是否有因使用血管钳而将结石挤入胆囊管或胆总管的情况，并确认胆囊管残端无结石残留。在使用直角钳之前，应仔细观察胆囊管的大小。在胆囊管离断后，根据情况选择是否行术中胆道造影。由于在两把距离较近的直角钳之间剪断胆囊管较为困难，可在紧邻先前的直角钳处放置一把中弯钳夹闭胆囊管。因中弯钳存在弯度，更适宜引导剪刀剪断胆囊管（图 16）。除非炎症严重而无法将胆囊管与胆囊动脉分开，否则应尽可能地将两者单独游离并分别结扎。在任何情况下都不应在主观推测的胆囊管位置使用直角钳，以期能将胆囊管与胆囊动脉一起夹住并整块结扎。令人意外的是，通过保持对胆囊管的牵引并用纱布钝性分离，往往会额外再分离出很长的一段胆囊管。在胆道造影后，将胆囊管残端贯穿缝扎或结扎（图 17），确保其不会伤及胆总管。通常，线结以远保留的残端长度应大致与胆囊管或胆囊血管的直径相当。再使用钛夹夹闭线结可能有助于使其更牢固。

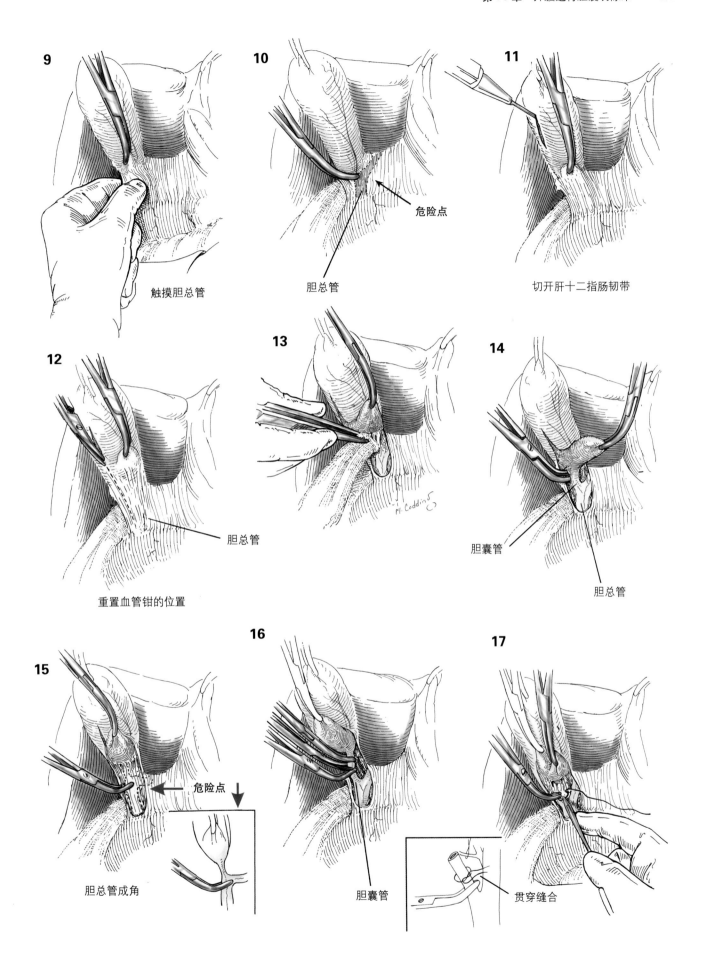

9 触摸胆总管

10 危险点 胆总管

11 切开肝十二指肠韧带

12 胆总管
重置血管钳的位置

13

14 胆囊管 胆总管

15 危险点
胆总管成角

16 胆囊管

17 贯穿缝合

如果胆囊动脉在胆囊管离断之前尚未离断，可以按类似游离胆囊管的方法用直角钳小心游离胆囊动脉（图18）。应尽可能远离肝管游离胆囊动脉。绝不能盲目使用止血钳在该区域钳夹，以免使该区域可能存在的异位肝动脉被钳夹切断（图19）。由于胆囊三角区血管走行的变异极为多见，因此对每例患者都应考虑到此种可能。用与切断胆囊管相似的方法在两把血管钳之间切断胆囊动脉（图20）。胆囊动脉切断后应立即结扎，以免在切除胆囊时造成困难（图21）。此外，在胆囊动脉结扎时也可以使用钛夹。必要时可在胆囊动脉结扎后再结扎胆囊管。有些术者喜欢先常规结扎胆囊动脉，而直到胆囊完全从胆囊床上剥离后再处理胆囊管，由于在胆囊管切断前胆囊已经完全游离，这种方法可以最大限度地降低胆管损伤的可能性。如果夹闭胆囊动脉的止血钳或线结滑脱，则可能导致剧烈的出血，此时术者可用左手拇指和示指捏住肝十二指肠韧带内的肝动脉（Pringle 手法）来暂时控制出血（图22），然后助手用吸引器吸净积血，术者随之松开肝动脉并用止血钳安全、准确地夹住出血点。全面检查胆囊管和胆囊动脉的残端，在下一步手术操作前，再次检查确认胆总管没有成角或损伤。在浸血的手术视野内盲目钳夹止血是胆管损伤的最常见原因，可以导致胆管狭窄的并发症。决不可理所当然地信赖此处解剖关系的经典描述，因为此危险区的正常解剖变异比身体的任何其他部位都更常见。

胆囊管和胆囊动脉结扎后，开始切除胆囊。先在距离肝缘约 1 cm 的胆囊下表面做一个切口，然后向上延伸绕过胆囊底（图23）。术者用左手将夹闭胆囊的止血钳提起，用电钩离断胆囊与肝之间的疏松组织。这样可以在不离断任何较大的血管的情况下将胆囊从胆囊床剥离。如有必要，可以进行术中胆道造影（图24），以明确有无胆总管结石和胆道解剖结构异常。将充满生理盐水稀释的造影剂的两个注射器与三通接头连接于造影管，形成密闭系统以避免空气进入胆道。然后将造影管插入胆囊管内一小段距离。通过缝线打结或夹子将导管固定于胆囊管内。移除所有的纱布垫、止血钳和牵引拉钩，麻醉医师将手术台调整至水平位置。在透视视野下注入 5 ml 稀释的造影剂。先注入少量稀释的造影剂可以防止胆管内的小结石被掩盖。再注射 15～20 ml 造影剂，使整个胆道系统显影，以确认 Vater 壶腹的通畅情况。将导管推向外侧，并将十二指肠轻轻推向右侧，可避免骨骼系统和充满造影剂的导管的干扰而获得清晰的图像。如果不再需要进一步的检查，则拔除造影管，（在靠近胆总管处）结扎胆囊管。如果胆囊管不能被用来进行胆道造影，可以用一个细的静脉注射针，如蝶形头皮针（butterfly），来穿刺胆总管进行造影（图25）。如侧视图所示，事先将金属针头向前折弯以方便插入。胆总管上的穿刺点用 4-0 可吸收线缝合，一些术者喜欢在 Morrison 腔内放置一根闭式引流的硅胶引流管（Jackson-Pratt）。当行开腹胆囊切除术时，对于所有术中胆道造影发现胆总管结石的患者，都应进行胆总管探查。

再次检查门静脉区和胆囊床有无出血。胆汁常规送细菌培养。

关腹　对于右侧肋缘下斜切口，应使用可吸收的单股缝线来缝合两层之间的筋膜。皮肤可以用缝线或金属钉来关闭。在术野干燥且没有副肝管胆汁漏的情况下，大多数术者不放置引流管。

术后管理　如果术前留置有鼻胃管，在有明显感染、肠梗阻或身体虚弱的患者，将胃管留置 1～2 天可能更为有益。围术期抗生素应在术后 24 小时内停止应用，有明显感染者可酌情给予抗生素治疗。及早鼓励患者咳嗽和下床活动。尽早经口进食，在患者可以耐受足量口服进食后，停止静脉补液。

（刘　水　译　张学文　审校）

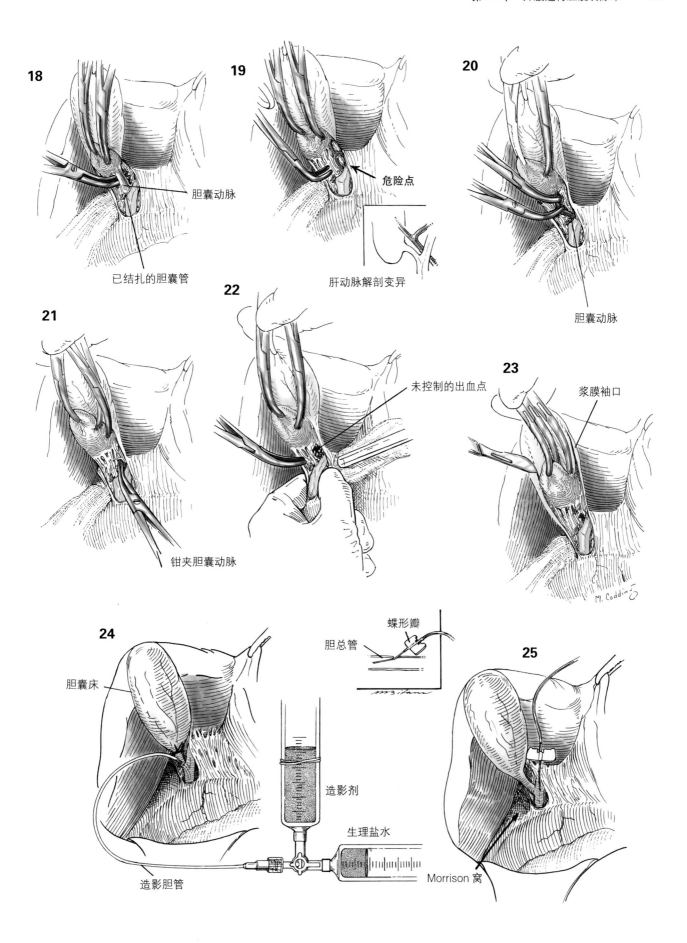

18

胆囊动脉

已结扎的胆囊管

19

危险点

肝动脉解剖变异

20

胆囊动脉

21

22

未控制的出血点

钳夹胆囊动脉

23

浆膜袖口

M. Codding

24

胆囊床

蝶形瓣

胆总管

造影剂

生理盐水

造影胆管

Morrison 窝

25

适应证 当胆总管结石患者行内镜治疗失败或不适于行内镜治疗时，如无外科禁忌，应实施胆总管探查术。其他替代胆总管探查的疗法，如体外冲击波碎石术和溶石疗法，疗效并不令人满意，临床使用的并不广泛。对于一小部分不适于进行外科手术和内镜治疗的患者，经皮经肝胆管造影术（PTHC）、液电碎石术以及激光碎石术可能有一定的疗效。对于在术中行胆道造影时被确诊为胆总管结石的患者，应综合考虑患者的个体情况、外科医师的手术经验以及是否适于内镜治疗，并最后决定是实施腹腔镜胆管探查、开腹胆管探查还是术后行内镜逆行性胰胆管造影取石。

开腹胆总管探查目前依然是一项常规的手术技术，应是每一名消化外科医师治疗肝胆疾病的必备技能。开腹胆总管探查适用于以下情况：行开腹胆囊切除术的患者、行腹腔镜胆管探查失败或有腹腔镜胆管探查术相关并发症的患者或医疗单位在必要的设备、手术经验、医疗资源受限时。图 1 为胆道内结石常见位置简图。

术前准备 既往普遍认为对于黄疸患者，麻醉和手术打击是十分危险的，因此在术前用很长的时间来改善黄疸患者的肝功能。对于伴有凝血功能障碍的患者，应使用维生素 K 以及血液制品予以纠正，对于继发脓毒症或胆管炎的患者，应及时应用抗生素。经内镜逆行性胰胆管造影（ERCP）联合十二指肠乳头括约肌切开术已经基本取代了经皮经肝胆管造影术（PTHC），因为行内镜逆行性胰胆管造影可以完成取石或放置支架来解除梗阻。在术前应进行适当的检查，如相关的实验室、胸部 X 线平片以及心电图检查。还应注意纠正患者的水和电解质失衡。

麻醉 推荐使用气管插管全身麻醉。避免使用有肝毒性的麻醉药物。术中发生出血应及时输血，防止低血压的发生。

手术准备 常规皮肤准备，在开刀前可预防性应用抗生素。

切口与暴露 常采用右侧肋缘下斜切口，也可以使用正中切口。使用自动牵开器能显著扩大手术视野。结扎近端的胆囊管以防止术中胆囊内的结石进入胆囊管和胆总管。将肝牵拉至上方，将十二指肠牵拉至下方，将胃牵拉至左侧。

手术过程 在胆囊管远端切开肝十二指肠韧带内覆盖在胆总管表面的腹膜（图 2）。通过穿刺吸引胆总管中的胆汁来明确解剖，以避免周围血管损伤（图 3）。用 4-0 可吸收丝线缝合牵引在十二指肠上方的胆总管，用手术刀在胆管前壁纵向切开，注意保留侧方血液供给（图 4）。提拉牵引线能够更好地显露胆道内部，并为胆道探查提供更好的视野（图 5）。行胆总管探查术可以用 Potts 剪刀将切口延长至约 1.5 cm 长。可以先将取石匙或镊子轻柔地插入胆总管取石。如果这种方法不可行，可以尝试用 Fogarty 球囊导管将结石脱出。在取出远端胆管结石前，应先将近端胆管结石取净。相比于金属镊子，这种球囊导管对胆道损伤更小，可以首选使用。使用生理盐水冲洗可以去除残余的结石碎片和残渣（图 6 和图 7）。当用 Fogarty 球囊导管取石失败时，可以使用胆道镜金属网篮取石。取净结石后，可以在胆总管内置入 14-F 或更大号的 T 管并用 4-0 可吸收线缝合胆管（图 8 和图 9）。通过 T 管注射生理盐水来检查缝合效果（图 10）。在关腹前，一般应行经 T 管的胆道造影以确认结石是否取净并排除胆瘘发生的可能。如果发现远端结石嵌顿或开腹胆总管探查（CBDE）失败，则可行经十二指肠括约肌成形术或胆总管十二指肠吻合术。术后一段时间之后，一些残留的结石可以用胆道镜通过 T 管窦道经皮取出。

关腹 术者可以按照图 11 的方法关闭胆囊床，但通常没有这种必要。将一根硅胶引流管经 Winslow 孔放入 Morison 陷凹（图 11）。T 管和引流管均经戳孔牵出，避免引流管和 T 管锐角弯曲（第 72 章，图 9）。导管用缝线和胶布固定于腹部皮肤。使用常规方法进行关腹。

术后管理 如果术后胆汁丢失过多，应使用乳酸钠或碳酸氢钠来补充过度损失的钠。每天给予患者 2 000～3 000 ml 的乳酸林格液来维持其体液平衡。将 T 管接引流袋，记录 24 小时收集的液体量。当出现黄疸并伴有出血倾向时，应给予血液制品和维生素 K。在患者可以耐受的前提下，应让患者尽早下床活动和经口进食。如不伴有胆管炎，应在 24 小时内停止使用抗生素。如果患者没有黄疸和胆瘘等症状，应在出院前夹闭 T 管。指导患者每天用 10 ml 无菌生理盐水冲洗导管 2 次。如果没有大量的胆汁引出，应在 2～5 天内拔除引流管。经 T 管胆道造影无异常且无结石残留时，可在 28 天后拔除 T 管。

（刘 水 译 张学文 审校）

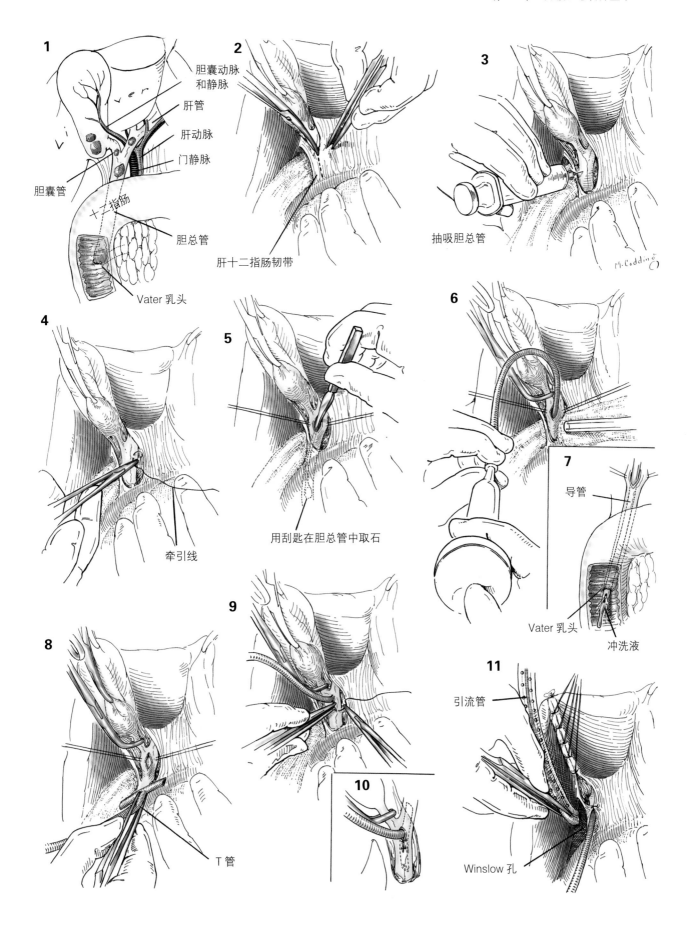

1
胆囊动脉和静脉
肝管
肝动脉
门静脉
胆囊管
十二指肠
胆总管
Vater 乳头

2
肝十二指肠韧带

3
抽吸胆总管

4
牵引线

5
用刮匙在胆总管中取石

6

7
导管
Vater 乳头
冲洗液

8
T 管

9

10

11
引流管
Winslow 孔

第 72 章

经十二指肠胆总管探查术

手术过程 有时，当经过仔细反复的操作后仍无法取出 Vater 壶腹部嵌顿的结石时，有必要采取一种更为有效的方法。在这种情况下，用 Kocher 法游离十二指肠，显露胆总管直至十二指肠肠壁，即切开十二指肠外侧的腹膜，游离十二指肠第二段（图 1）。当腹膜附着被切开后，使用纱布进行钝性分离，将十二指肠推向内侧。有时这样做甚至可以显露十二指肠后段的胆总管，使术者可以直接进行触诊（图 2）。用钝性金属探条向下可以探查到梗阻位置，而触诊能够更准确地定位结石。术者用左手示指和拇指仔细引导刮匙至胆总管壶腹部（图 3）。左手拇指和示指紧紧固定住结石，用刮匙弄碎嵌顿的结石。如果上述办法未成功，则需切开十二指肠前壁，暴露 Vater 乳头（图 4）。

由于切开十二指肠可能增加并发症发生的风险，应在尝试其他间接方法经均无效后才考虑使用此方法。事实上，许多外科医师更倾向于直接实施胆总管十二指肠吻合术（第 73 章），尤其是对于有胆总管扩张的病例。

将子宫探条或胆道球囊导管插入胆总管后，术者可以通过触摸十二指肠前壁来确认十二指肠乳头的准确位置。用 Babcock 钳或丝线缝合固定十二指肠肠壁，在此区域做一个 3～4 cm 长的与肠管长轴平行的切口。如果能够充分确定壶腹部的位置，也可以实施横向十二指肠切开术——横向缝合十二指肠可能会减轻术后十二指肠的狭窄和畸形。为了防止胆汁和胰液污染，术野必须用纱布完全隔离并用吸引器进行持续地吸引。在十二指肠腔内的上端和下端放置小纱布以避免进一步的污染，同时将长丝线缝在这些小纱布上作为标记以确保操作后将其取出（图 5）。此时直接触摸嵌顿结石可使其松动。如果仍未成功，应再次插入探条并固定乳头区域；在确定胆总管的走行后，将乳头切开做一个与其平行的小切口（图 5）。由于切口扩大了乳头口径，此时通过挤压或网状取石钳可以将结石取出（图 6）。结石取出后经胆总管开口处插入一根细软的橡胶导管（8 号）并向下穿过乳头，以明确胆总管是否通畅（图 7）。对于乳头切开处的任何出血点，

均可使用 4-0 可吸收线进行缝合止血（图 8）。同时必须避免这些缝合影响胰管畅通。不必尝试重建乳头使其复原，可保持这种敞开的状态。通过这个切口还可以进行括约肌切开术或括约肌成形术。这些操作涉及胰管和胆总管。

将填塞十二指肠的小纱布取出，封闭肠管。肠管关闭采取纵切横缝的方法，这样能够避免肠腔狭窄（图 9）。十二指肠肠壁缝合从邻近的 Babcock 钳的角开始，使用 3-0 的丝线进行间断缝合。浆膜层用 2-0 的丝线进行 Halsted 间断褥式缝合以使其加固（图 10）。十二指肠吻合必须要严密（经 T 管注水不漏水），以避免十二指肠瘘。将一根 14 号的 T 管经胆总管最初的切口置入胆总管，这一步的技术要点详见第 71 章的图 9 至图 11。经 T 管注入生理盐水使十二指肠充盈，以确认其有无渗漏。接着将一根硅胶引流管经 Winslow 孔放置于 Morrison 凹陷，每位患者均应留置此引流管，直至没有十二指肠瘘的发生再拔除。T 管和引流管宜从切口旁的戳孔引出（图 11）。术中应尽量避免夹闭 T 管，可先将其引流至无菌纱布上，术毕再将其接到塑料引流袋中。将胆汁送检细菌培养和抗生素敏感性试验。

关腹 常规方式进行关腹（第 10 章）。

术后管理 术后如果胆汁丢失过多，应使用乳酸钠或碳酸氢钠来补充过度损失的钠。每天给予患者 2 000～3 000 ml 的乳酸林格液来维持其体液平衡。记录 T 管接引流袋 24 小时收集的液体量。当出现黄疸并伴有出血倾向时，须给予血液制品和维生素 K。只要患者可以耐受，应尽早下床活动和经口进食，并在 24 小时内停用抗生素。如果患者没有出现黄疸和胆瘘，T 管要在拔除前进行夹闭。指导患者每天用 10 ml 无菌生理盐水冲洗导管 2 次。如果没有过多的胆汁排出，在 2～5 天后拔除引流管。10～14 天后经 T 管胆道造影无异常后 T 管可予以拔除，但我们推荐将 T 管留置 4 周。

（盛基尧 译　张学文 审校）

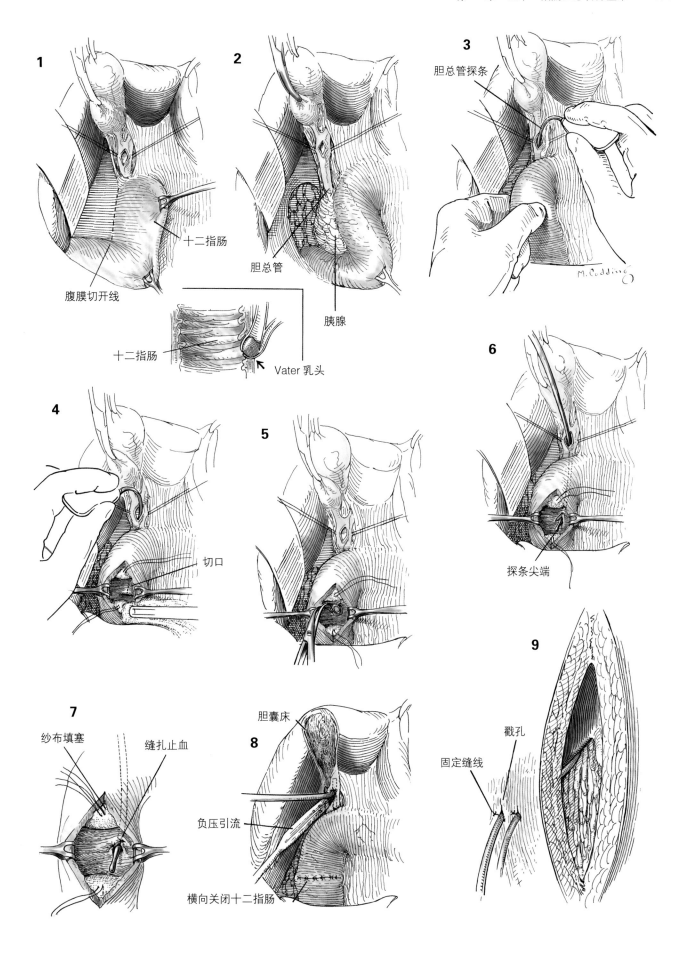

1

十二指肠

腹膜切开线

2

胆总管

胰腺

十二指肠

Vater 乳头

3

胆总管探条

M.Codding

4

切口

5

6

探条尖端

7

纱布填塞　　缝扎止血

8

胆囊床

负压引流

横向关闭十二指肠

9

戳孔

固定缝线

第73章

胆总管十二指肠吻合术

适应证 对于经十二指肠路径解除壶腹部结石导致的梗阻，胆总管十二指肠吻合术颇为受到一些外科医师的青睐。该术式还可用于治疗合并胆总管扩张的原发胆总管结石以及远端胆管的良性狭窄，但不适于无胆总管扩张、复发性胰腺炎、硬化性胆管炎或胆总管结石可以用内镜取出的患者。对于有合适适应证的患者，胆总管十二指肠吻合术比更复杂的憩室切除术更安全，远期效果也更令人满意。

术前准备 评估肝功能，并与内镜医师会诊。术前给予抗生素。

麻醉 宜选用全身麻醉。麻醉医师选择麻醉方案时需综合考虑患者的肝功能、年龄以及一般状态。

体位 患者取平卧位，足低于头部。患者向术者侧轻微的倾斜有利于术野的暴露。

手术准备 常规皮肤准备。

切口与暴露 可行右肋弓下切口或上腹正中切口。小心分离腹腔和肝周围的粘连以便暴露胆总管。

手术过程 常规腹部探查，需注意胆总管的直径以及十二指肠第一段是否存在溃疡所致畸形或急性炎症改变。可行肝组织活检。穿刺抽取胆总管内胆汁用于细菌培养和指导抗生素治疗。胆总管直径应在 2~2.5 cm 之间。若既往未行胆囊切除，本次应予以切除，特别是对于合并胆囊结石的患者。仔细触摸胆囊管和胆总管以检查可能存在的结石。所有结石，特别是在胆总管末端的结石，应在吻合前取出。任何累及十二指肠的炎症均为该术式的禁忌证。

游离十二指肠和胰头。打开 Winslow 孔附近至十二指肠第三段的腹膜（图 1）。采用 Kocher 手法游离全部十二指肠，并将手放在胰头后方进一步游离。

尽可能向下游离胆总管壁，而不应行简单的胆总管十二指肠侧-侧吻合，因为后者常因吻合口过小导致手术失败。手术成功的关键在于：对十二指肠进行充分的游离、足够宽的吻合口以及基于 Gliedman 技术的三角吻合法。后者可降低食物颗粒在胆总管下段盲端中存积和产生结石的可能性。

切开胆总管前，应将游离的十二指肠移至胆总管旁以确认吻合口没有张力（图 2）。

于胆囊管汇入处下方胆总管前壁正中做一个 2.5 cm 长的切口。吻合口的位置根据解剖结构决定。

在相邻的十二指肠上沿长轴做一个较胆总管切口略小的切口。

需要记住，该手术的早期成功取决于胆总管的垂直切口与十二指肠横切口之间以准确的 90° 角对拢。

通常放置 3 根牵引线（A、B 和 C），以确保胆总管上的垂直切口在长度上与十二指肠上的横向切口相似。必须特别注意第 1 针缝线（中点 A）的位置，应缝在十二指肠切口的中点和胆总管切口的下端。胆总管两角（B，C）穿过十二指肠切口的两端做类似缝合（图 3），即自十二指肠切口两端肠外进针、腔内出针，而于胆总管切口中点处内进、外出。

牵引这些角缝合线（B，C）以保证胆总管上切口的三角化。使用可吸收线或不可吸收线均可。避免使用丝线，因其可导致感染或结石再生。这些关键缝合点的正确缝合可确保随后吻合的准确性。间断 2~3 mm 缝合后壁，后壁的线结应在吻合口内，最好是术者从远离自己的一侧向靠近自己的一侧缝合。缝线先使用无损伤夹固定，直至后壁缝合完成后再一起结扎、剪线，但保留两角缝合线（B，C）（图 4）。

缝合前壁之前，于十二指肠切口前壁中点外进、内出，胆总管切口顶端内进、外出缝置 1 根牵引线（中点 D）。牵引此缝线可确保间断缝合前壁的准确性（图 5）。同样以 2~3 mm 的间距缝合，使用无损伤夹固定缝线，术者从远离自己的一侧缝向靠近自己的一侧。缝合完毕后，一起结扎、剪线。在前壁的外侧打结（图 6）。

于两侧角处各缝 1 针将十二指肠缝合固定至肝包膜（X）或肝十二指肠韧带的中间（X'）（图 7）。

用手指挤压十二指肠肠壁检查吻合口的通畅性（图 8）。吻合口应无张力、不成角。在吻合口旁放置一根硅胶闭式引流管并向下放入 Morison 囊中。

关腹 常规闭合腹腔。

术后管理 常规给予抗生素。如果术后腹腔引流无明显引流物，几天后可拔除引流管。胃肠减压可能需要留置 1 天或更长。应尽早进流质饮食，术后恢复期应定期复查肝功能。

（ 林　超 译　张学文 审校 ）

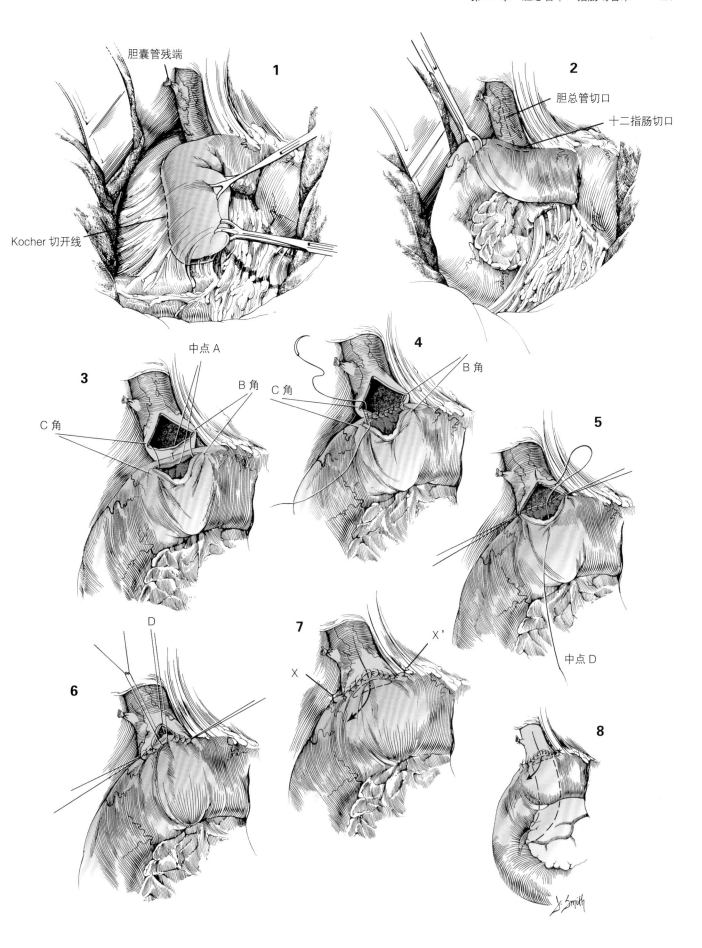

胆囊管残端

Kocher 切开线

1

2

胆总管切口

十二指肠切口

3

中点 A

C 角

B 角

C 角

4

B 角

5

中点 D

6

D

7

X

X'

8

J. Smith

第74章　胆囊切除术、部分胆囊切除术

A. 从底部向下进行的胆囊切除术（"Dome-down 法"）

适应证　在很多情况下，对于暴露胆囊管困难或风险高的急性或坏疽性胆囊炎来说，从胆囊底部向下进行的胆囊切除术是较为理想的术式。对于存在广泛粘连、胆囊壁明显增厚的急性炎症性胆囊或有较大的颈部结石嵌顿的胆囊，采取该术式是安全且明智的选择，因为可以更为清晰地分辨胆囊管和胆囊动脉，使胆总管损伤的概率大幅度降低。某些地区将这种胆囊切除术作为一种常规的术式来使用。

术前准备　在发生急性胆囊炎时，术前治疗取决于发病的严重程度和持续时间。早期手术是指患者发病后 48 小时、在尽快恢复体液平衡并达到抗生素覆盖的基础上进行的手术。患者需要每 24 小时反复进行临床与实验室指标评估。常规应用抗生素治疗。在不考虑急性临床表现持续时间的情况下，进行外科干预的指征包括：疼痛再发作、白细胞计数水平持续升高或提示穿孔的症状和体征持续加重。虽然有时体温、白细胞计数水平维持在正常范围或无阳性体征，但胆囊的急性炎症可能仍会持续进展。通常建议患者在症状发生后 72 小时之内进行手术，原因是超过这段时间后会增加胆总管损伤的风险。对于未及时就诊的患者或全身状态较差、不能耐受手术的患者，可以考虑行经皮胆囊造瘘术；这些患者可以于 6 周内再行胆囊切除术。

麻醉　详见第 70 章。

体位　患者取胆囊手术的常用体位。如果应用局部麻醉，为了让患者更舒适，可以适当调整体位。

手术准备　按照常规方法进行皮肤准备。

切口与暴露　切开和显露的方法详见第 70 章。必须仔细地通过锐性或钝性分离的方式将网膜从胆囊基底部游离，并仔细结扎止血。建议采取肋缘下斜行切口，尤其是在肿大的胆囊明显偏向右侧的情况下。

手术过程　从胆囊壁游离网膜等结构时只能采取钝性分离。此时吸尽胆囊液体内容物更安全，因为可以使胆囊体积减小并充分显露术野。从胆囊底部置入套管针，用吸引器吸净液体内容物。取样进行微生物培养。用卵圆钳探查胆囊深部并将壶腹部的结石取出，荷包缝合切口，可防止进一步污染腹腔，并可作为支持线使用。

用手术刀或电刀沿距离肝实质约 1 cm 处将胆囊浆膜从两侧切开（图 1）；注意过度的牵拉可能导致胆囊从肝床撕脱。通过钝性分离或锐性分离方式完成胆囊游离，这种方法尤其适用于当浆膜下疏松结缔组织因急性炎症而发生水肿时（图 2）。将胆囊底部浆膜的切口用钳子夹闭，用剪刀进一步游离胆囊（图 3）。

还有另外一种处理方法，即由于胆囊内容物已经被吸出且通常是无菌的，可以将胆囊底的切口扩大，并将示指伸入或放入纱布填充，以便于在进一步游离时提供支撑。

从两侧切开浆膜向下游离至胆囊壶腹。因为胆囊动脉是完整的，所以很难避免血液渗出，因此由于所有的出血点均应小心翼翼地结扎或灼烧。在向下游离胆囊至壶腹的过程中，将胆囊与肝的切面通过间断缝合方式闭合，再用半长弯钳将肝边缘处的切面提起而得到一个相对比较干净的术野（图 4）。然而，大多数外科医师选择术中保持其游离状态。在解剖胆囊壶腹部和胆囊颈时务必十分小心。交替使用锐性和钝性分离，直至分开大多数粘连。将胆囊向内侧和外侧牵拉以识别胆囊管和胆囊动脉。从侧面伸入直角钳以分离胆囊管，以避免胆总管和右肝动脉的损伤（图 4）。剥离任何与胆囊动脉粘连的硬化组织。胆囊动脉可能

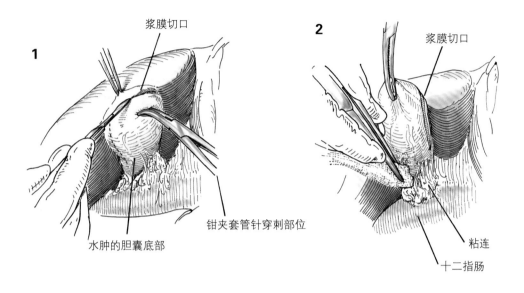

1

浆膜切口

钳夹套管针穿刺部位

水肿的胆囊底部

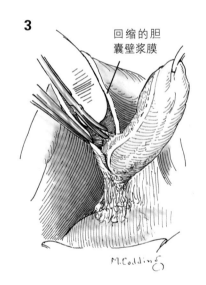

2

浆膜切口

粘连

十二指肠

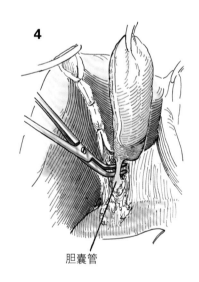

3

回缩的胆囊壁浆膜

M.Codding

4

胆囊管

比正常的要粗大，而且右肝动脉可能会出现在异常位置。在距离胆囊壁尽可能近的地方分离胆囊动脉较为安全。在胆囊动脉及其毗邻的组织之间用半长弯钳和直角钳进行分离、夹闭（图 5）和结扎。

需要认真触诊检查胆囊管，尤其是有急性胆囊炎时，以确定胆囊管内没有残余的结石。胆总管也需要认真触诊检查，但一般不需要探查，除非胆道造影有表明有胆总管结石的明确的征象。如果没有进行胆总管探查的指征，也不计划行经胆囊管胆道造影，则将胆囊管在直角钳和半长弯钳之间进行分离、夹闭和结扎（图 6）。在仔细探查并处理术野渗出后，将肝边缘的固定钳撤去。由于炎症和术中遭遇的各种技术困难，应考虑留置引流管，尤其是在术中暴露了肝实质的情况下。

B. 部分胆囊切除术

如果由于炎症明显而无法进行传统的开腹胆囊切除术、胆囊部分包埋于肝内或胆囊管区段内的结构不能通过安全有效的手段进行探查，可以将胆囊壁全层保留于肝床。患者合并肝硬化和门脉高压是行此术式的明确指征，因为尝试剥离胆囊后壁有可能导致难以控制的出血。具体操作方法为：将胆囊内容物吸尽并牵拉胆囊底，小心分离胆囊下壁至壶腹部，后者有时可能与周围粘连紧密（图 7）。将嵌顿于胆囊颈或胆囊管处的结石用卵圆钳取出（图 8）。切除肝边缘以外的胆囊壁，并采用电刀烧灼或间断缝合的方式对出血点进行止血。残留的胆囊黏膜用电凝破坏。如果细导管能伸入胆囊管（图 9），则可行胆道造影。坏疽的胆囊管经常无法找到，可以将闭式引流管放置于胆囊管的常见位置处。残留胆囊管的螺旋瓣多以瘢痕愈合的方式自行关闭。如果能够清楚地辨别胆囊管和胆囊动脉，则应将其结扎。

关腹 按照常规步骤关腹。腹腔引流管应另外戳孔引出。

术后管理 很少需要留置胃肠减压管。患者需进行 5～7 天的广谱抗生素治疗，术中胆汁培养能对治疗起到指导作用。需对肝功能指标进行观察。饮食根据耐受情况而定，在能够耐受足量的经口进食之前，需要给予静脉营养。当引流管几乎无液体流出时可以拔除。虽然大多数胆汁瘘无需干预即能愈合，但对于引流管持续流出胆汁或肝功能指标持续升高的患者，可以考虑行 MRCP 或 ERCP 以进行胆管显影。

（曲仙智 译   张学文 审校）

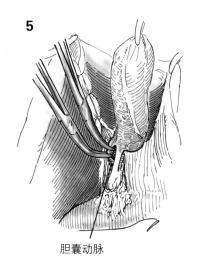

5

胆囊动脉

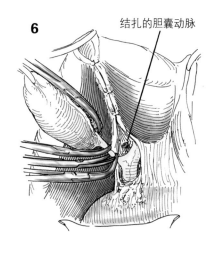

6

结扎的胆囊动脉

部分胆囊切除术

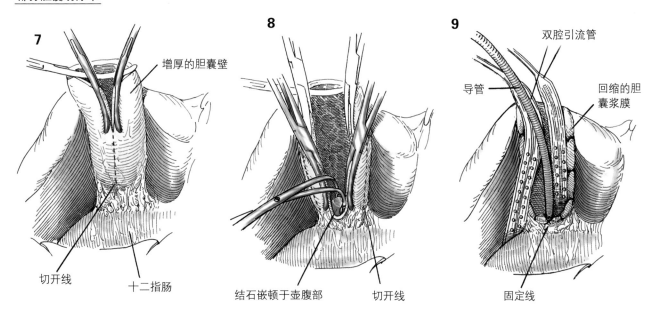

7

增厚的胆囊壁

切开线

十二指肠

8

结石嵌顿于壶腹部

切开线

9

双腔引流管

导管

回缩的胆囊浆膜

固定线

第75章 胆囊造口术

适应证 胆囊造口术尽管不是胆石症的常规术式，但也可能是挽救部分患者生命的术式。目前，胆囊造口术多在影像学引导下的经皮穿刺术完成，但某些情况下还需要行外科胆囊造口术。对于患有急性胆囊炎的老年患者、有明确肿块的高手术风险患者、希望行微创手术的重病患者或实施胆囊切除术较为困难的患者，可选择胆囊造口术。若有胆总管梗阻并伴有出血倾向，且经皮肝穿刺胆道引流或补充维生素 K 和输血后仍不能纠正，可考虑先行胆囊造口术减压。

切口与暴露 在右上腹做一个小切口，中点对应压痛最显著的部位。若碰到无法预知的操作困难或炎症严重程度超出预期，也可行右上腹经腹直肌或肋缘下切口。除非有实施胆囊切除术的可能，对胆囊下方的粘连一般不做处理（图 1）。

手术过程 在抽出内容物之前，用纱布围住胆囊底。在水肿的胆囊底浆膜层做一个切口（图 2）。置入套管针吸除液体内容物（图 3）。拔出套管针时，将吸引器放在胆囊底切口附近持续吸引。对胆囊内容物常规进行细菌培养。用 Babcock 钳夹住水肿的胆囊壁并扩大切口（图 4）。然后在胆囊底切口周围用可吸收线做一个荷包缝合，这样既可控制渗出，又可封闭引流管周围的胆囊壁。尽可能吸除胆囊内所有的液体或碎片。胆囊颈部常常嵌顿结石，应尽可能取出以保证胆囊的引流。可以将刮匙伸入胆囊颈并进行搔刮（图 5）。若使用刮匙不能取出结石，可尝试使用取石钳。用生理盐水反复冲洗胆囊腔。插入一个小的橡胶导管或蕈头导管并用丝线间断缝合固定（图 6 和图 7），也可使用 Foley 导管。收紧预置的荷包缝线，结扎固定引流管（图 7）。若炎症严重，或存在脓肿，或胆囊周围已污染，则沿胆囊壁放置闭式引流管。若怀疑合并化脓性胆管炎，则必须行胆总管引流。

关腹 将胆囊底缝合固定于其上方的腹膜，以防止此处腹膜腔在粘连封闭前感染（图 8）。常规关腹。用无菌纱布覆盖后，将引流管用丝线或胶布固定在皮肤上并连接引流瓶。

术后管理 见第 74 章。术后给予抗生素 5～7 天。在确定引流管位置的前提下，注入造影剂行胆管造影以了解是否有结石残留。若患者一般状态良好且术后恢复顺利，可于术后 6 周经原切口行二期胆囊切除术。对高危患者不推荐行二期胆囊切除术。对于经治疗胆囊炎急性发作缓解的高危患者，拔除引流管的指征为：经引流管胆管造影提示造影剂可顺利经胆道流入十二指肠。

（陈　阳 译　张学文 审校）

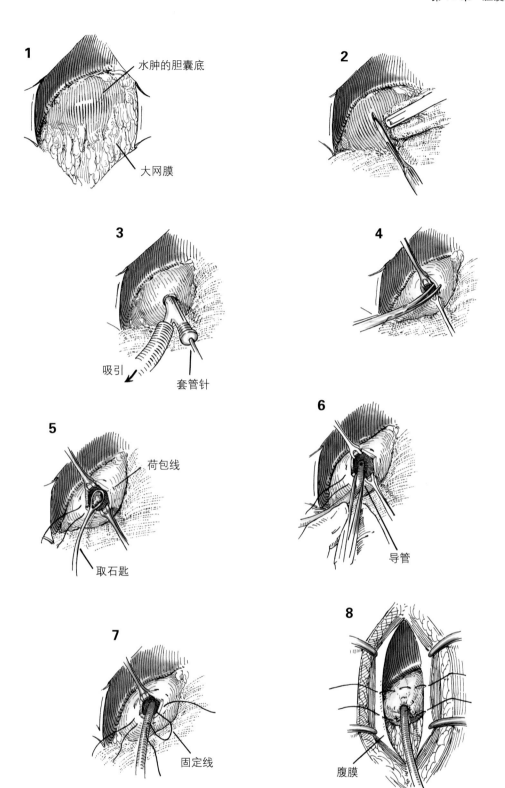

第76章 胆总管空肠吻合术

简介 本章介绍两种 Roux-en-Y 胆总管空肠吻合术。一种是直接黏膜对黏膜吻合，是首选术式。另一种可供选择的术式是由 Rodney Smith 提出的黏膜移植，适用于位置较高或病变影响判定近端胆管结构的情况。

手术过程 术者偶尔会遇到难以寻找到肝管狭窄段或盲端的难题。通过锐性和钝性分离小心分开十二指肠与肝门之间的粘连（图 1）。操作必须小心仔细，以避免不必要的出血和下方结构的损伤。通常来说，从外侧较远处起分离肝右叶与十二指肠、结肠肝曲和大网膜的粘连比较容易，沿肝缘锐性分离以避免撕裂肝被膜，造成较难处理的渗血。分开肝缘的粘连后，钝性分离肝下疏松组织会更安全和有效。分离显露 Winslow 孔。根据情况决定是否需要将胃从肝上分离下来。十二指肠可能已粘连并固定至胆囊床。沿十二指肠第二段外侧缘切开侧腹膜，将十二指肠向内侧游离（Kocher 法）（图 2）。将十二指肠向下牵拉，将肝面向上牵拉。肝门周围的瘢痕组织可能会覆盖胆管系统。从侧面入路处理胆管是最好的选择。明辨胆囊管残端有助于认清胆管分叉和进一步分离。通过 25 号针穿刺抽出胆汁可确认上端扩张的胆管（图 3）。也可行胆管造影。锐性分离以显露胆管。尽可能游离胆管全周以便于行胆管空肠端侧吻合。常规使用线性闭合器离断小肠，以准备结肠后 Roux-en-Y 吻合的空肠臂。

如果使用传统方法，则将游离的远端空肠用两层丝线间断缝合关闭。在远端肠管距离断端 5~10 cm 的空肠系膜对侧，用电刀做一个略小于胆管开口的切口。应保证肠管可与肝管无张力对接。

直接黏膜对黏膜胆总管空肠吻合术 找出胆管并显露胆管全周以便于直接吻合。若胆管开口狭窄，可解剖左肝管，纵向切开以扩大胆管开口，但勿切至左肝管分叉处。在肠管对系膜缘做一个略小于胆管开口的切口，由于小肠有伸缩性，该切口可以进一步扩大。胆管末端与空肠侧壁单层吻合。使用双针可吸收线缝合。根据组织厚度和胆管口径使用 4-0 或 6-0 缝线。留置固定线。轻轻牵拉胆管后壁可充分显露空肠。间断全层缝合胆管与空肠，完成肝管与空肠间后壁吻合。将线结留置于吻合口内侧（图 4）。缝线可用小止血钳夹住，可整体按顺序依次打结（首选），也可按术者习惯打结。若术前已留置用于胆管减压的猪尾导管，则后壁吻合完成后可将其下拉至小肠内。然后完成前壁吻合（图 5）。用可吸收线穿过肠浆肌层缝合数针，将 Roux-en-Y 环固定在肝下。

在一些存在肝管向后移位的疑难病例中，最好先缝合肝管的前壁。缝线暂不打结，分别用小止血钳夹住并以中等张力向上牵拉。前壁缝合完成后，提起全部胆管前壁缝线以使胆管后壁充分暴露，依次缝合后壁，后壁打结完成后再将前壁缝线依次打结完成吻合。

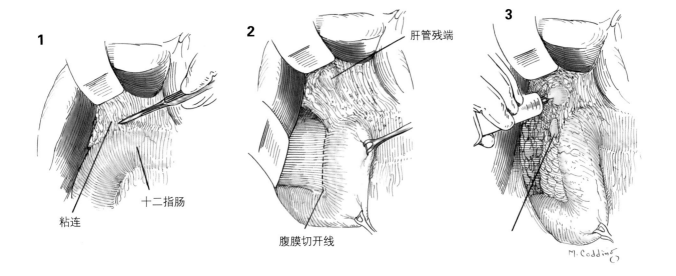

1

粘连

十二指肠

2

肝管残端

腹膜切开线

3

M. Codding

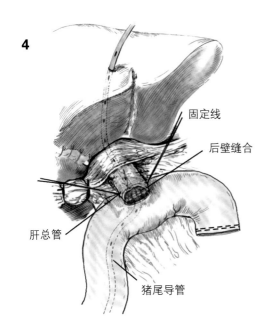

4

固定线

后壁缝合

肝总管

猪尾导管

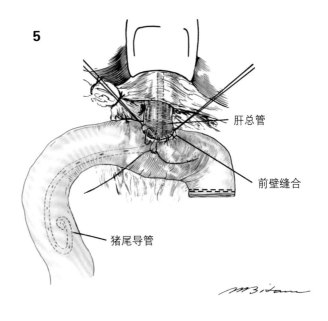

5

肝总管

前壁缝合

猪尾导管

MBitam

黏膜移植胆总管空肠吻合术、Rodney Smith 技术 在有些情况下，并不能将胆管分离出来，这时可应用 Rodney Smith 黏膜移植术（图 6- 图 8）。在这种情况下，将穿刺针留置于胆管内作为引导，沿针切开直至胆汁流出。将钝头弯钳向上伸入扩张的胆管并逐渐扩大开口，也可用手术刀切开扩大开口。在黏膜移植术中，黏膜是被套入胆管而不是直接行端端吻合（图 7 和图 8）。在大多数由高位胆管狭窄或损伤的患者会留置肝穿刺胆道导管，这样有利于对邻近胆管的定位和下文将要提到的硅胶导管的放置。

制作移植的黏膜要用到以下操作。切开扩张的胆管后，将一把长弯钳伸入扩张肝管的开口，通常向左侧再向上穿过肝实质。将一个橡胶管或更适合的硅胶管（14 号或 16 号）通过肝实质拉进胆管并由胆管开口引出少许（图 6）。术前留置肝穿刺胆道引流有助于放置硅胶导管。将导管于吻合口上下开数个侧孔。然后按前文叙述准备 Roux-en-Y 空肠臂。在空肠系膜对侧距封闭端大约 5 cm 处的浆肌层切开约 5 cm（图 6）。除顶端袋状突出的黏膜外，谨慎操作以避免切开其他黏膜层。将经肝穿入胆管的导管经黏膜外翻缝合的顶端的小开口伸入空肠臂，不少于 10 cm。周围导管用的可吸收线在黏膜上做荷包缝合并收紧打结。待导管伸入 Roux-en-Y 臂达到预期距离时，用 2-0 可吸收线绕导管行空肠全层缝合以固定导管，在黏膜外翻缝合的远端收紧打结。在距离此 1~2 cm 远端用可吸收线再行类似缝合以加强固定。用这些缝线将导管固定于空肠壁上（图 8），可保证空肠黏膜在导管上提时不会与导管分离。于移植黏膜上方的导管周围开数个侧孔以保证左右肝管的引流。牵引从肝顶部穿出的导管，使移植黏膜能准确牢固地进入总肝管内。这样可使空肠黏膜套入扩张的肝总管并保证黏膜对黏膜的直接靠拢（图 8）。若为患者为极高位胆管狭窄，应在左右肝管根部同时置管。使用可吸收线穿过浆肌层和胆管切口周围的瘢痕缝合数针将 Roux-en-Y 环固定在肝下（图 7）。将导管从腹部切口任一侧戳孔牵出，用不可吸收线固定并连接负压吸引。

极少数情况下可行端端吻合或胆总管一期修补。但这会使狭窄率比 Roux-en-Y 消化道重建还高，因此并不常用。

关腹 肝下放置多孔塑料导管引流，逐层关腹。

术后管理 通过吻合口的导管负压吸引分流胆汁直至吻合口愈合。确认无胆漏后可停止吸引。根据胆汁培养和药敏试验结果选用适当的抗生素治疗。间歇使用生理盐水冲洗导管，排出残渣或小结石。此外，可经导管多次行术后经肝胆管造影来评估吻合口的安全性和之前梗阻的胆管有无回缩。导管通常至少留置 4 个月。拔管前要做全面评估，包括肝功能检查、数次胆汁培养和胆管造影。

（陈　阳 译　张学文 审校）

Rodney Smith 技术

6

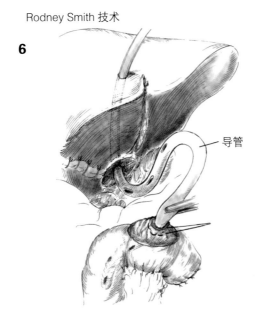

导管

7

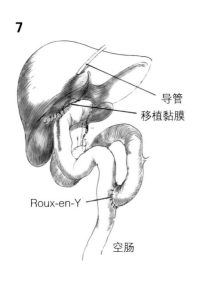

导管

移植黏膜

Roux-en-Y

空肠

8

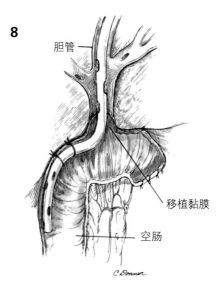

胆管

移植黏膜

空肠

C Donner

适应证 胆管细胞癌源于左右肝胆管汇合处或其附近，通常是指 Klatskin 瘤，其发现较早并能更及时地通过姑息性或根治性手术来治疗，它们又可分为肝管分叉部肿瘤或肝门部肿瘤。大部分患者表现为进行性加重的黄疸，其中很多有近期的胆道探查史，而疾病的诊断却是由术中胆道造影作出的。该肿瘤的发病年龄范围广，有些患者有既往溃疡性结肠炎或硬化性胆管炎病史。虽然这些肿瘤的治愈率较低，但采取姑息性措施的治疗方案对许多患者的病情能起到一定的改善作用。

术前准备 病变的严重程度、判断侵犯范围困难以及梗阻性黄疸患者由术前检查导致感染的预防均需进行迅速的术前评估。胆总管的早期内镜检查以及介入放射医师的会诊意见对于判断是否必须进入胆道系统至关重要。只有在治疗目的明确之后才能决定是否需要进行阻塞性胆道系统的相关检查。对于需要进行胆道减压的黄疸患者，应进行经皮肝穿刺胆道造影并给予适当的预防性抗生素。这些操作需由经验丰富的介入放射科医师完成。在胆管造影术后，需双侧放置猪尾导管（虽然一般单侧就已足够），如果可以，最好穿过梗阻病变处进入十二指肠以减轻黄疸（图 1）。如果有胆道造影的证据证明肿瘤侵犯了左右肝管，则需要采取措施解除患者受侵犯侧胆道的梗阻。然而，在姑息性治疗中，常常用猪尾导管将胆汁引流入十二指肠。这些导管在剖腹手术中也可作为外科医师不可或缺的技术手段。

在进行肿瘤切除前，高分辨率横断面成像是评估肝门部脉管系统所必需的。具有对比增强和延迟成像功能的 MRI / MRCP（即胆管癌方案）对于鉴别肝动脉是否闭塞或门静脉主干有无包绕有很大帮助，其中任何一种情况都会造成肿瘤切除复杂化甚至无法切除。绝大多数患者会表现为肿瘤侵犯的阶段而使外科手术切除无法进行。

给予适当的抗菌药物、静脉营养以及维生素 K，纠正血容量不足。

麻醉 重度黄疸患者应被视为一个高手术风险而引起麻醉医师的足够重视。

体位 患者在手术台上应取略为头高脚低位。两侧手臂都应置入静脉导管。术中导尿管和鼻胃管最好都插。

手术准备 下胸部和上腹部以及右侧腹部的皮肤均需消毒以备术中手术。

切口与暴露 手术切口选择双侧肋下切口或从剑突到脐下的正中切口。

手术过程 用双手触诊法检查肝和腹膜表面是否存在转移灶。由于肠系膜根部的淋巴结肿大会阻碍术中重建，因此需及早评估。尽管既往有重度黄疸病史，但胆囊和胆总管的结构显示正常。任何肝门外增大的淋巴结都需要立即切除并做术中冰冻切片病理检查。肿瘤的位置一般比较隐蔽，先前放置的猪尾导管需要仔细触摸以确保其进入肝门部直到肿瘤所在的位置。猪尾导管的扭曲变形有利于对肿瘤范围的定位。

在进行肿瘤切除前，有些医师喜欢将肝镰状韧带切开，用缝线结扎断端。这个小操作可以增加手术区域的暴露（图 2）。如果有肝桥或肝板，应予以切除。肿瘤区域可以通过胆囊管的分离和结扎以及胆囊床上胆囊的摘除得到进一步暴露。

用一把 Kelly 止血钳夹住胆囊底部以利于更方便地进行胆总管牵拉。十二指肠通过 Kocher 方法游离，胆总管尽可能地向下解剖分离。

将胆总管下端前方打开并使猪尾导管的末端从中穿出（图 3）。将胆总管切断，将远端在胰头水平处缝合。

将胆囊和胆总管的断端向上翻转以暴露肿瘤区域的背面（图 4）。这是整个手术过程中最精妙的地方。肿瘤背面区域与周围邻近结构的粘连部分（如肝动脉分支）应轻柔地分离。同样，肝的门静脉非常靠近肝的尾状叶。肿瘤侵犯肝尾状叶较常见，如果这里被忽略了，则肿瘤进展将会非常迅速。肝尾状叶的切除应被视为标准的手术方案。

所有的术中出血用金属夹或结扎止血。肝静脉下面进入肝尾状叶的分支也需要结扎。

左肝管周围组织需要仔细分离，以提供足够的暴露空间，以便将直角夹小心地插入肝管下方，用于放置血管的牵引环做必要的牵引用（图 5）。要仔细触摸左肝管是否有肿瘤侵犯。这个操作要相当仔细，因为异常的胆道解剖结构比较常见。

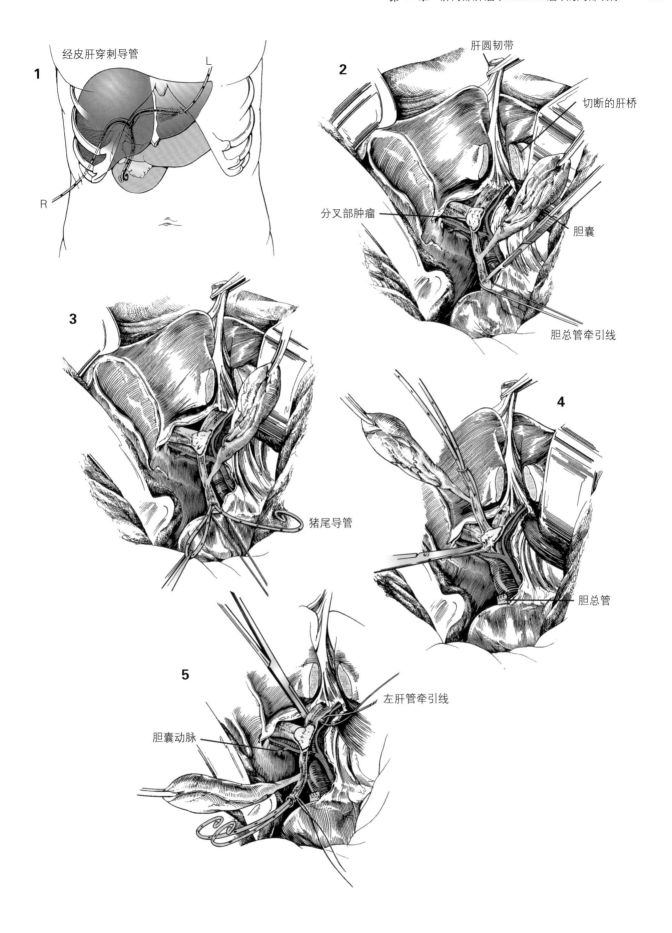

1　经皮肝穿刺导管　L　R

2　肝圆韧带　切断的肝桥　分叉部肿瘤　胆囊　胆总管牵引线

3　猪尾导管

4　胆总管

5　左肝管牵引线　胆囊动脉

将右侧肝管游离一小段距离，将一根血管牵引线穿过它做牵拉用（图 6）。如果肿瘤侵犯了任何一个延伸至肝的胆管壁，则应做相应的肝叶切除。有时我们在右肝会发现第三条大的胆管，甚至更多条，这些大的胆管在术中应保留做胆汁引流用。将牵引用的缝线缝在每根主要胆管的分离处的断端（图 7）。

两处胆管标本应当用不同颜色的缝线做特殊标记，以便于病理医师对胆管分叉处的肿瘤的浸润性做特异性鉴定。如果术中冰冻切片病理检查判断有胆管浸润，则需要切除更多的胆管。

使用 Coudé 导管作为向前扩张的扩张器来定位硅橡胶经肝胆管支架，Coudé 导管本身则由猪尾导管引导并穿过肝。首先，将具备内部引导导丝的猪尾导管引出左右肝管开口。切下每个猪尾导管的卷曲末端，

将剩余的直的猪尾导管部分置入 16 号 Coudé 导管的切割前端内。然后，用缝线将每个猪尾导管与相应的 Coudé 导管固定。牵拉猪尾导管位于肝表面的部分，以使两根导管同时被拉入胆管内。Coudé 导管可能需要来回拉动，以扩张胆管系统。

将一根 14 号的硅橡胶经肝胆管支架置入 16 号 Coudé 导管的开口端，并用通过 Coudé 导管壁的丝线做缝合和固定。通过牵拉 Coudé 导管使具有多个孔的硅橡胶支架拉入肝，而在支架塑料管出口外没有孔露出（图 9）。因此，在肝中以及通过 Roux-en-Y 手术方式突出到空肠中的那部分支架是有孔的。在肝表面的支架出口处用可吸收线进行较短的水平褥式缝合，将导管周围的肝组织拉紧而不使其结构破坏。

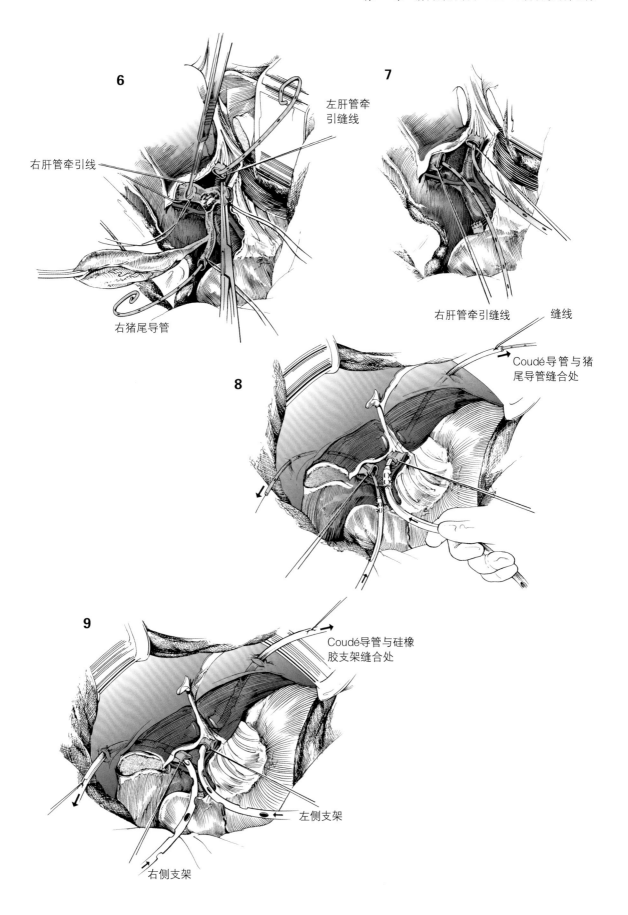

6

左肝管牵引缝线

右肝管牵引线

右猪尾导管

7

右肝管牵引缝线　　缝线

Coudé 导管与猪尾导管缝合处

8

9

Coudé 导管与硅橡胶支架缝合处

左侧支架

右侧支架

将上段空肠的 Roux-en-Y 环通过结肠系膜的无血管区域和十二指肠的第二段和三段前面拉至右上腹。在确定 Roux-en-Y 的端部延伸并稍微超出肝管开口之后，围绕空肠及其肠系膜封闭结肠系膜开口。上提的空肠断端可以用切割吻合器闭合，也可以用连续或间断缝合闭合。吻合区域中空肠的后壁应固定到肝或邻近的组织上。

将每个开放胆管的外侧角间断缝合于空肠壁上，用以确定空肠吻合口的位置及其准确的口径大小（图 10）。每个胆管的后壁均用可吸收线全层间断缝合。待每个胆管上所有的后壁缝合都完成后再一起打结。后壁缝线处的中间根可以围绕胆管支架打结，以防止支架移动。

胆管后壁的缝线结应打在内侧。除了角上的缝线，其他所有的缝线都应在靠近线结处剪断。平行于后壁缝合处在空肠上开一个小切口（图 11）。

将硅橡胶胆道支架的末端轻柔地放入空肠内（图 12）。在胆管与空肠吻合处进行前壁全层缝合（图 13 和图 14）。最后，将空肠固定到相邻的肝上。放置硅橡胶引流管做区域闭式引流，用 5-0 尼龙线将硅橡胶经肝支架管双重固定在皮肤上（图 15）。常规关腹，并将支架管连接到无菌塑料袋，通过重力引流。

术后管理   术后胆道造影如果没有明显的胆汁外溢或胆漏，应早期拔除硅橡胶闭式引流管。如果肝表面或吻合处没有发现胆漏，则可以在导管末端接一个三通活栓。患者可以每日 3 次自行注射无菌生理盐水到支架管中。支架可以在手术后 4~6 周去门诊拔除。后续的指导治疗建议咨询放射科和肿瘤内科。

（孙　强　译　王伟林　审校）

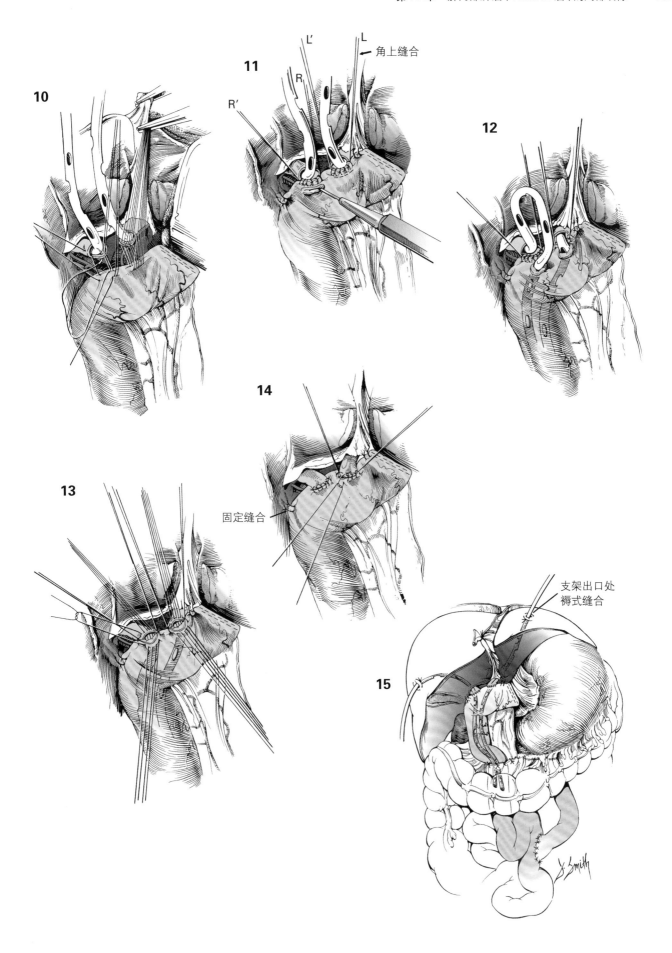

11　L'　L　角上缝合
　　R'　R

10

12

14　固定缝合

13

15　支架出口处褥式缝合

第78章 肝活检术，开放性

适应证 在剖腹探查手术过程中常需切除一小块肝组织进行组织学检查。有脾、肝病史或肝转移结节的大多数患者均需行肝活检。肝活检切取肝标本时不应太靠近胆囊，因为肝和胆囊之间的血管和淋巴管相互联系，会使胆囊的病理变化延续至邻近的肝组织而使活检病理结果不能真实反映出肝整体情况。

详细手术过程 使用无创伤针和 2-0 可吸收缝线在距离肝边缘约 2 cm 处分别进行 2 针深部缝合 a 和 b（图 1A）。将缝线穿过肝缘，然后回到距离原缝合针距离肝缘 1/2 处再度穿过肝组织（图 1B）。这样可防止缝线在活检切口处松脱而造成出血。用外科结结扎缝线，以防在第一个和第二个结间松脱（图 1B）。缝

线结扎应尽可能紧但不能割裂肝，这些结扎的张力大小是确保手术成功的重要因素。这些缝线控制着缝扎住的肝组织的血供。两根缝线的距离不超过 2 cm，且深至肝实质；然而，当它们被结扎时，至少肝游离缘 2 cm 的肝组织处于其三角形的活检范围内。在三角形切口的顶部可再进行 1 针褥式缝合 c（图 2）。用手术刀切除肝组织后（图 3），将 a 和 b 两根缝线打结，或在最初缝合的范围之外再进行 1 褥式缝合 d（图 4 和图 5）以闭合切口。活检处用止血材料和大网膜片覆盖。

（胡振华 译　王伟林 审校）

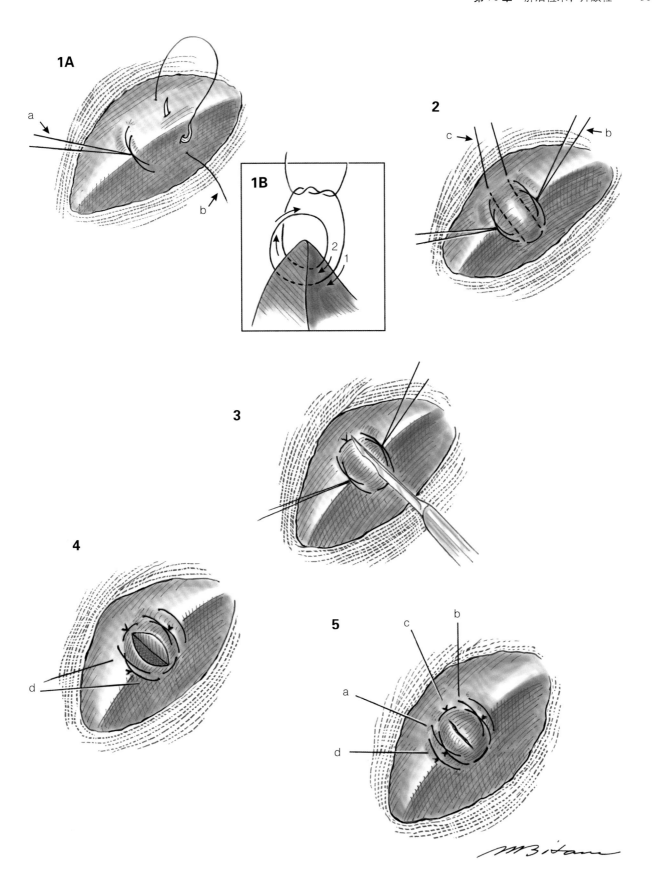

肝的外科解剖　肝被分为八个主要的区或段（包括尾状叶），Cantlie 线，即胆囊窝终点和左右肝静脉之间下腔静脉中心的连线——左肝和右肝的主要分界线——从胆囊窝中部斜向头侧至左肝静脉和右肝静脉之间的下腔静脉的中央（图 1，A A′）。解剖上，实际的肝左叶可沿着镰状韧带或圆韧带分为内叶（Ⅳ段）和外叶（Ⅱ段和Ⅲ段），每叶又分为上段（头部，Ⅱ段）和下段（尾部，Ⅲ段）（图 2）。相反，肝右叶（Ⅴ ~ Ⅷ段）则由一个从肝前下缘向上、向后延伸的平面分成前叶和后叶。这个裂与肺右下叶上的斜裂相似，两者大致是平行的。与肝左叶类似的是，右肝叶的段也可再分为上段（Ⅶ和Ⅷ段）和下段（Ⅴ和Ⅵ段）（图 2）。

虽然肝的分段看似并不复杂，但成功的肝段切除或肝叶切除有赖于对门静脉、胆管和肝动脉分布与肝静脉回流两个系统之间的差别的透彻理解。一般而言，门脉系统三位一体结构是相继分叉，最终进入八个段中的一段。而门静脉左支的脐部作为特殊的例外，骑跨走行于左内下叶（Ⅳ段）和左外下叶（Ⅲ段）之间。因此，它大致位于圆韧带之下（图 1，#7）。肝左外叶的上段和下段的门静脉血供由其脐部的两端供应（图 1，#9 和 #10）；然而，应特别注意左内叶上、下段的成对门静脉血供（图 1，#8 和 #12）。在此检查该区域的胆管和动脉血供也同样重要（图 6）。左肝管和动脉的主干按左肝外叶的上下分段分布走行；然而，左肝内叶的胆管和动脉（图 6，#13）并不发出大的分支进入上下段，而是在两段的接合面向上方和下方发出成对的较长的分支（图 6，#12 和 #13）。

相比之下，肝右叶的门静脉管道系统的分布则为简单的树枝样结构，先由较大的分支进入前叶后叶，然后由下一级的分支进入上段和下段。（图 1，#2 至 #5）。有趣的是，尾状叶横跨左右两叶的分界面，其脉管系统接受发自于左右门静脉、肝动脉和胆管主干的直接分支。而其静脉回流则常为单一的肝尾状叶静脉，其于下腔静脉左侧紧靠肝静脉主干的远端进入下腔静脉（图 1，#11）。

一般来说，肝静脉以与肺静脉相似的方式在肝段之间走行。肝右静脉位于右肝前、后两叶之间的裂隙内（图 1，#14）。肝左静脉（图 1，#15）主要引流左外叶，而肝中静脉（图 1，#16）位于左内叶和右叶之间。必须知道肝中静脉的解剖变异，它可与肝左静脉汇合数厘米后再汇入下腔静脉，而且肝中静脉有两个主要分支分别来自右前下段和左内下段（图 1，#17）。在特定的肝段切除中，合理保留这些静脉尤为重要，因为肝静脉的阻断会导致回流区域淤血。肝中静脉的终末支有两种常见变异，其一如本章所示与肝左静脉汇合后汇入下腔静脉（图 1）。其二如第 83 章（图 8）中所述，它与肝左静脉分别单独汇入下腔静脉。

其余的图显示了四种最常见的肝切除术，将分别在手术部分（第 80 章至第 83 章）具体描述。特别值得注意的是，门静脉左支脐部的"危险点"（图 3 至图 5）。在这些区域中，术者在切断任何较大静脉前必须明确肝静脉的回流通畅。此外，图中也展示了在进行部分或全左外叶切除时用作止血的全层褥式交锁缝合，与指捏法断肝一样，这是一个常用的技术（图 3）。

（谢敏杰 译　王伟林 审校）

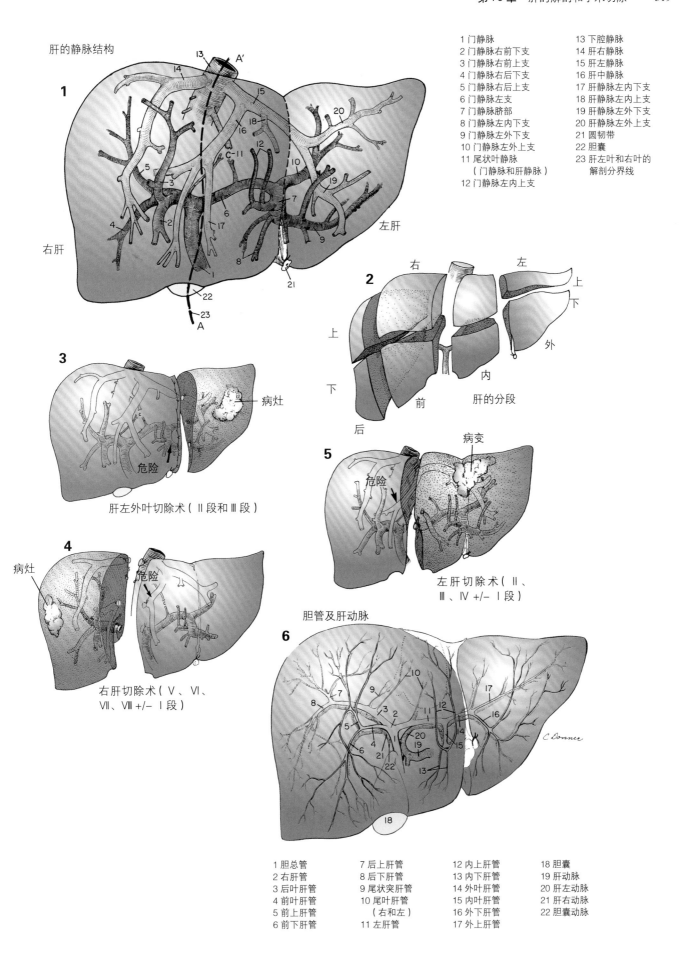

肝的静脉结构

1 门静脉
2 门静脉右前下支
3 门静脉右前上支
4 门静脉右后下支
5 门静脉右后上支
6 门静脉左支
7 门静脉脐部
8 门静脉左内下支
9 门静脉左外下支
10 门静脉左外上支
11 尾状叶静脉
（门静脉和肝静脉）
12 门静脉左内上支

13 下腔静脉
14 肝右静脉
15 肝左静脉
16 肝中静脉
17 肝静脉左内下支
18 肝静脉左内上支
19 肝静脉左外下支
20 肝静脉左外上支
21 圆韧带
22 胆囊
23 肝左叶和右叶的
解剖分界线

右肝　　　　　左肝

肝的分段

肝左外叶切除术（Ⅱ段和Ⅲ段）

右肝切除术（Ⅴ、Ⅵ、Ⅶ、Ⅷ +/- Ⅰ段）

左肝切除术（Ⅱ、Ⅲ、Ⅳ +/- Ⅰ段）

胆管及肝动脉

1 胆总管	7 后上肝管	12 内上肝管	18 胆囊
2 右肝管	8 后下肝管	13 内下肝管	19 肝动脉
3 后叶肝管	9 尾状突肝管	14 外叶肝管	20 肝左动脉
4 前叶肝管	10 尾叶肝管	15 内叶肝管	21 肝右动脉
5 前上肝管	（右和左）	16 外下肝管	22 胆囊动脉
6 前下肝管	11 左肝管	17 外上肝管	

第80章 肝肿瘤的局部切除（非解剖性）

适应证 结直肠癌切除术后，应每2~3月检查一次癌胚抗原，如后者持续性升高，则提示可能有肿瘤复发，需进行全面检查。回顾最初的手术记录和病理报告可能为查找肿瘤复发部位提供线索。应对结直肠进行系统的检查，而肝作为肿瘤转移的主要器官，也需通过影像学检查（CT、MRI、PET）和肝功能检查等方法进行全面检查。有肺转移、骨转移以及腹腔内广泛肿瘤侵犯通常是手术禁忌证，但对于癌胚抗原水平持续升高而一般情况尚可的患者，可考虑进行肝的局部切除。甚至，当肝转移灶过大而无法局部切除时，可考虑行肝叶切除。肝转移癌切除术后的5年生存率的是令人鼓舞的。但术前应使患者充分了解，肝切除并不能保证恶性肿瘤不复发。

术前准备 术前检查期间，给予患者多种维生素和适当的热量是必要的。同时应给予适当的抗生素。

麻醉 采用气管内插管全身麻醉。经两上臂建立静脉通道以备液体和血制品输入之需。

体位 患者于手术台上取仰卧位，取轻度的反Trendelenburg体位。

手术准备 准备胸部和下至耻骨的腹部皮肤。

切口与暴露 延长的右肋缘下切口或双侧肋缘下切口可提供良好的暴露。也可选用起自剑突的正中切口。

手术过程 检查腹膜、大肠和小肠、隐窝、肠系膜和大网膜有无转移灶。重点检查肝，尤其是在术前有提示肝受累者。如果在易于操作的部位发现1~2个很小的转移灶，则可行局部切除或以烧灼法将其破坏。如肝有弥漫多发的转移灶，不应行多个复发部位的广泛切除，而应考虑行规则的肝叶切除。

仔细观察肝表面并用双手触诊。此外，术中使用手持式超声探头进行检查对寻找深部的转移灶很有帮助，而且还能了解肝内部的解剖结构。建议充分游离肝以暴露其穹窿部和后部。切断镰状韧带和三角韧带以保证所有肝面直接暴露。由于肿瘤侵犯后方膈肌所致肝游离困难会增加手术的复杂性，即便是经验丰富的术者也应加倍小心。

进行肝的局部切除抑或肝叶的切除主要取决于转移灶的大小和位置以及患者的年龄和全身一般情况等因素。转移灶通常近似于球形，且相对于其大小而言，位置多较为表浅。肝活检术详见第78章。

在手术不损伤重要的肝内血管和胆道结构的前提下，如预期可对肿瘤行切缘阴性的完整切除，则一般采用肝局部切除。

当转移结节毗邻肝左叶的边缘时，可容易地对其施行楔形切除（图1）。在距离转移结节至少1 cm（最好2 cm）处，用电刀围绕其烧灼出一个安全区的轮廓，因为至少需要将1 cm的正常肝组织连同病灶一并切除。

沿电凝线以外并与之平行，用一个带有肠线的弧度较小、针身细长的大圆针进行一列较深的间断褥式缝合，以达到止血的目的（图2）。肠线小心打结，以能压紧肝组织而又不撕裂肝包膜的力度为宜。

在肿瘤与这些止血缝线之间的安全区内缝置1根或多根牵引线（A）。牵引线不可穿过肿瘤，否则有可能发生种植。在切除过程中这些缝线可用于提起肿瘤（图3）。牵引这些缝线将肿瘤向上提起，以使切面离开转移灶一段距离。小心操作，以保证分离是在肿瘤以外的正常肝组织进行的，尤其是在切面的最深部位。可用电刀来切除肝组织和止血。一些外科医师使用无痛穿孔锥超声波手术吸引器（cavitron ultrasonic surgical aspirator，CUSA）来分离肝组织，而另外有人认为氩气刀对止血非常有用。除此之外，可选取的现代能量设备多种多样，选用哪种应取决于术者自身的判断。

任何可见的血管或胆管都可用金属夹钳夹（图4）。然而，多数肝外科医师倾向于将血管和胆管分别结扎。在关腹前，必须让病理科医师检查切除标本，以便对肿瘤切除的完整性做出评估。

有时，可对几个不同大小的转移灶采用类似的切除方式。有些人喜欢将切除后留下的肝创面用止血材料填塞数分钟。除非病灶位置特别深且靠近特殊位置的大血管，肝转移灶切除时很少遇到麻烦的出血。对特殊位置的病灶，术前应仔细权衡手术切除的风险和切除后可能的获益。在这种情况下，肝门阻断的规则肝段切除不失为一种更安全的选择。

关腹 如果术野干净，则不必置引流（图5），否则，在此区域置放置硅胶闭式引流管。如果肝组织有胆汁浸润，应尽可能对漏出区域进行结扎或缝扎处理，并于邻近处放置引流管。

当转移灶的切缘可疑时，应切除更多的肝组织送病理检查。

术后管理 对于已证实有转移的患者，应考虑化疗。术后每2~3个月检测一次癌胚抗原，同时应监测其他有关复发的证据。如果在术后多年的监测过程中，患者癌胚抗原、CT等其他检查均无异常，则可适当延长复查的间期，但应终生进行监测。

（黄鹏飞 译 王伟林 审校）

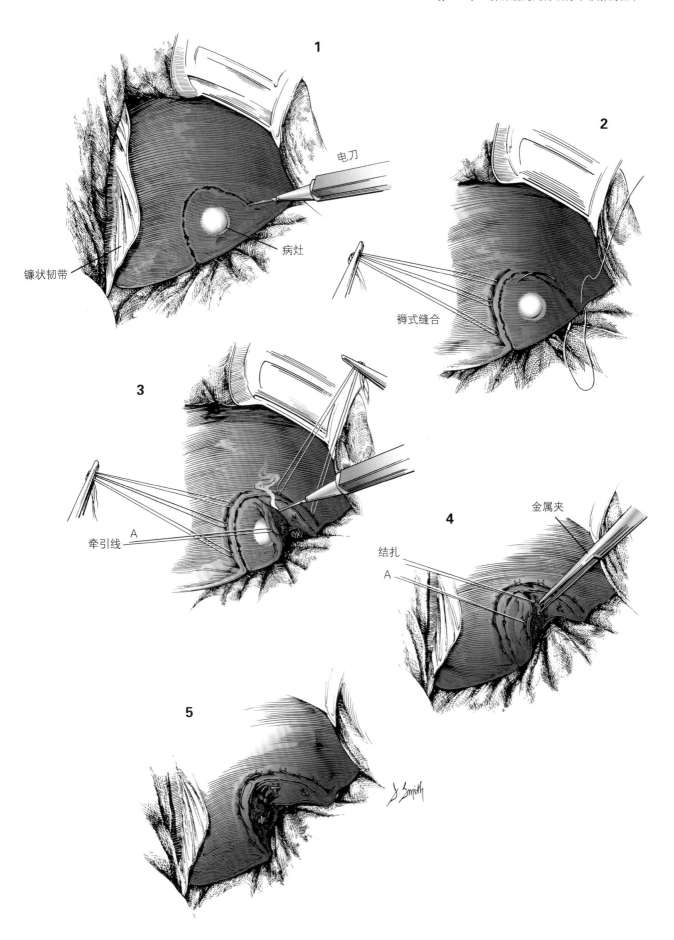

第81章 右半肝切除术（Ⅴ、Ⅵ、Ⅶ、Ⅷ段±Ⅰ段）

适应证 得益于肝良性肿瘤局部切除的成功应用，现在对结直肠恶性肿瘤肝转移的治疗也已变得更为积极。在结直肠肿瘤术后的前两年，应每3个月复查一次癌胚抗原（carcinoembryonic antigen, CEA）。当CEA水平开始上升时，应考虑肿瘤复发。在无直肠、结肠、肺或腹腔复发转移证据的情况下，应注意寻找肝转移。可使用CT、MRI或PET扫描成像。肝血管造影通常不是必需的，已被CT或MRI所代替，可通过冠状面重建明确局部解剖。对任何肝转移均应对其数目、大小和位置进行评估。对外科医师来说，转移瘤的数目最好不要超过2个且处于容易被切除的位置。在决定行根治性切除之前，患者的一般状况、年龄以及转移瘤的大小、数目和位置均应进行评估。鉴于现代影像学检查的敏感性，不鼓励在没有影像学异常时对CEA升高的患者进行盲目的腹腔探查。患者应清楚地意识到手术治疗可能需要切除大块肝组织。残余的正常肝组织不低于20%是人体生存所必需的，而行术前化疗的患者其残余肝体积需大于30%。

术前准备 围术期给予抗生素，改善血容量不足。术前检查需尽可能排除肺和腹腔转移。

麻醉 需要采用对肝影响最小的全身麻醉。

体位 患者平躺在手术台上，双臂伸展，以利于麻醉医师的工作。

手术准备 由于切口可能需要从胸骨下端延长至脐下，需准备胸腹部皮肤。必须建立两条静脉通道以应对大出血。在大部分肝手术时，中心静脉留置管应被视作标准程序，且术中监测中心静脉压是有益的。不采取大容量液体复苏，以便CVP维持在<6 cmH2O，从而可显著减少术中出血。一旦完成实质切除，处理好大出血点，应采取积极的液体复苏。持续的动脉监测是必需的。

切口与暴露 采取右肋下跨腹中线长切口或双侧肋下切口可提供充分的暴露。另外，可采用从剑突上方到脐下的宽大中间切口，但会使游离大块肝叶更加困难，尤其在体型较大的患者上。

手术过程 通过视诊和触诊确定肿瘤侵犯右叶的程度（图1）。在手术室进行影像学评估以确认占位位置。对于结直肠癌转移患者，需要触诊和观察Douglas窝与整个结肠、小肠、系膜、网膜和腹膜内的转移。如果对腹膜播撒有怀疑，许多外科医师会首先用腹腔镜进行腹膜空间诊断性探查。发现多发播种可能会导致手术取消，尽管有的人倾向于切除偶发小转移瘤并进行肝切除。所有肝转移瘤的范围和位置可通过超声检查直接在肝表面标示。了解占位与主要血管结构的关系对减少失血很重要。

通过切断镰状韧带和右三角韧带并将肝后方从膈肌上游离（图2）。一些外科医师倾向于不切除三角韧带，因为它可以提供稳定和支持左叶。结扎胆囊动脉和胆囊管，切除胆囊，因为胆囊窝是肝左右叶的分界线。在切除胆囊后，更容易看到右肝管。右肝管的充分暴露是避免损伤左肝管汇合处的最安全的方法。

在清楚的视野下切断右肝管，用一根或多根贯穿缝线进行双重缝合（图3）。血管钳绕过右肝管后方时需额外小心，因为左肝管的变异汇入处可能会无意中被损伤。在右肝管切断后，暴露位置多变的动脉血供。外科医师应在此时进行影像学评估，警惕肝右动脉从肠系膜上动脉分离的可能性。结扎和切断肝右动脉（图4）。肝左动脉必须可见并确保其没有以任何方式被堵塞或受损。外科医师在解剖这个区域时需牢记肝左右叶间复杂多变的动脉血供。

清楚地暴露门静脉的左右分支后，用两把直Cooley血管钳夹闭门静脉右支。用不可吸收的4-0线连续缝合门静脉的两断端。为了更安全起见，近端门静脉可进行水平褥式缝合予以双重关闭（图5a）。右侧门静脉也可使用血管吻合器（图5b）。

应特别小心地切开肝门板，然后从覆盖的肝下面分离左肝管、肝左动脉和门静脉左支。这些细血管在镰状韧带附近进入肝。在把血管和其他结构轻轻地从肝分离出来之后，暴露肝右叶和左内侧叶之间的适当区域。

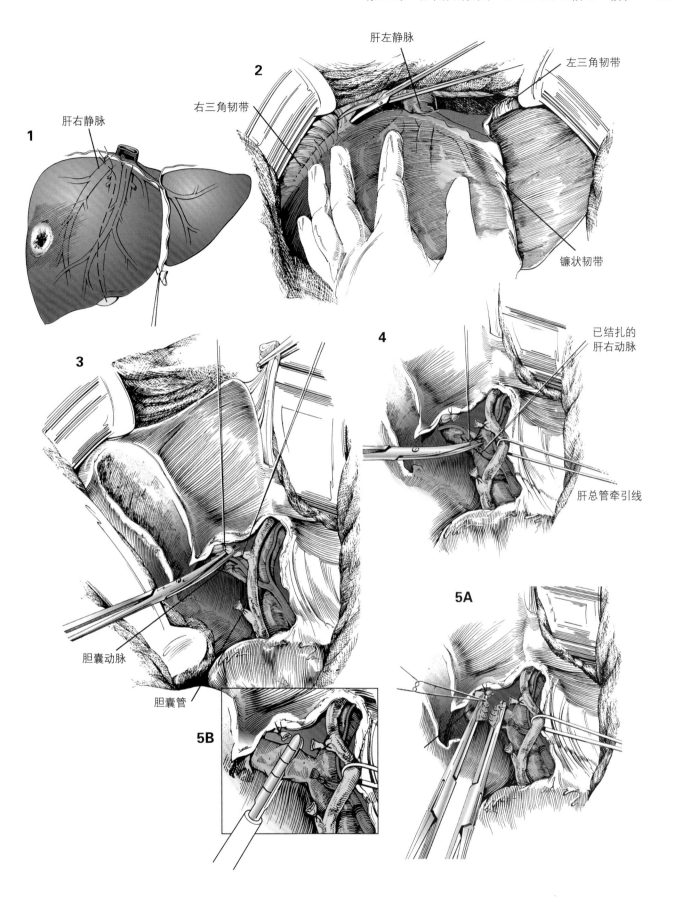

1 肝右静脉

2 肝左静脉 左三角韧带 右三角韧带 镰状韧带

4 已结扎的肝右动脉 肝总管牵引线

3 胆囊动脉 胆囊管

5A **5B**

将肝右叶从膈肌上分离，并向内翻转以远离膈肌，暴露与下腔静脉（inferior vena cava, IVC）相连的肝短静脉。小心、牢固地结扎这些小血管（图 6A）。切断静脉韧带以暴露肝右静脉下缘。须警惕副肝右静脉可能横跨这一韧带而注入下腔静脉（图 6B）。暴露肝右静脉主干。

用一个血管阻断带环绕肝右静脉主干，将肝组织轻轻推开，用两把弯 Cooley 血管钳夹闭此静脉。两血管钳间必须留有足够的静脉，以确保断端能够缝合。在切断静脉后，使用不可吸收血管缝线做两排缝合，以保护肝右静脉断端（图 7A）。也可使用血管吻合器（图 7B）。

沿着血供结扎后颜色改变的肝组织用电刀在肝表面划出一条分界线。从分界线下缘开始进行深处的褥式缝合以控制出血。褥式缝合线应压紧肝实质，但不可将其压碎，以免引起更多的出血。在分界区下端任意一侧进行 3~4 次褥式缝合后，用超声刀、电刀或其他能量设备分离肝组织（图 8）。大血管和肝中静脉的分支需要进行双重结扎。用氩气束电凝器对肝表面进行凝固止血。也可在多功能内镜下用直线切割缝合器横断肝实质，并处理血管。用这种方法需要用超声探头清楚地探测内部血管解剖。在所有的出血和胆漏都控制后（图 9），上提大网膜并将其覆盖在左叶创面上。妥善缝合大网膜以确保其位置。

如果在解剖和实质横断时保持低 CVP，在关闭腹腔前应留下容量复苏（通常约 2 L）的时间，并恢复正常肝体积以使新出血点变得明显。

由病理医师检查样本以确认切缘干净。检查进入肝左叶的血管、胆管，以确保没有结构因夹角而阻塞。

重新并拢镰状韧带以确保肝左叶的稳定。考虑到胆漏的风险，可选择使用闭式硅胶负压吸引管。

关腹　常规分层关腹。

术后管理　每日进行血液和肝功能检查。如明显的失血，则需要输血。需要细致地关注以降低感染的风险。对切口渗液不应忽视，要积极处理。如果每天有超过 100 ml 的胆汁漏出，应考虑在内镜下放置胆道支架。如切口有腹水渗漏，应重新缝合切口。长时间随访应包括常规定期肝功能检查和对结肠癌患者的 CEA 监测。如有异常值不断升高，则提示需要做彻底的复查，详见适应证所述。

（周东锴 译　王伟林 审校）

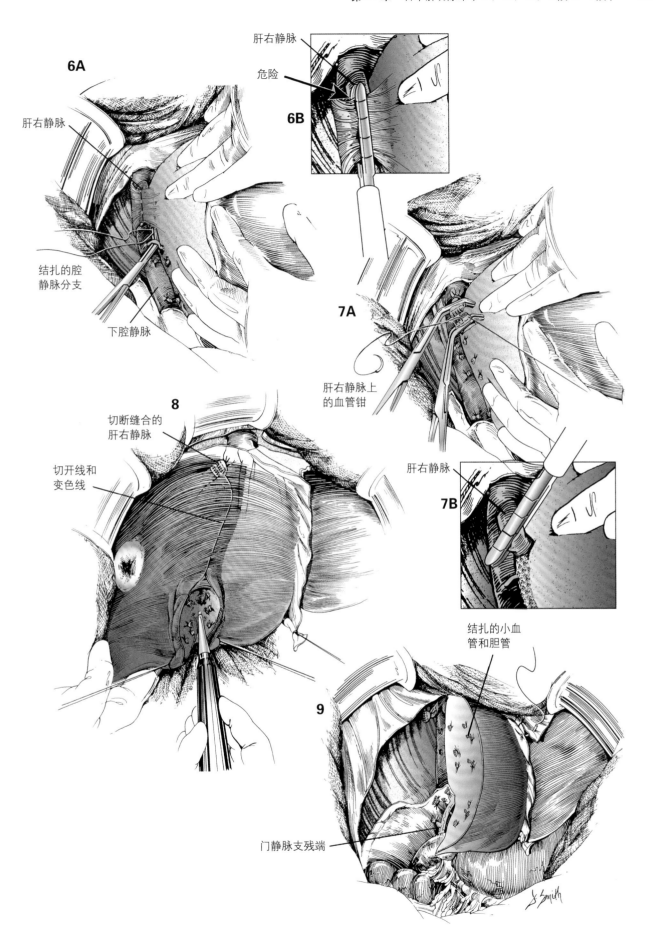

6A

肝右静脉

结扎的腔
静脉分支

下腔静脉

肝右静脉

危险

6B

7A

肝右静脉上
的血管钳

肝右静脉

7B

8

切断缝合的
肝右静脉

切开线和
变色线

结扎的小血
管和胆管

9

门静脉支残端

第 82 章　肝左叶切除术（Ⅱ、Ⅲ、Ⅳ±Ⅰ段）

适应证　肝左叶全切除或部分切除的适应证有很多，最常见的是结直肠肿瘤切除术后的单发或多发肝转移灶。术后 CEA 水平持续升高即支持该诊断。应检查和评估肝功能状况。影像学检查可以明确转移灶的位置、大小以及数量。应仔细研究原始手术记录和病理报告以查明转移是否在第一次手术时就已经发生。进行结肠镜检查等，以评估腹部和肺部是否有其他转移灶。若为老年患者，手术可延迟一段时间，以对 CEA 的走势、CT 扫描结果和二次手术探查的风险做出再次评估。可以应用 PET/CT 来查找肝内和肝外的隐匿性病灶。

术前准备　术前准备应包括与患者及其家属进行一次知情讨论。患者术前应给予抗生素并进行交叉配血。

麻醉　应用对肝潜在伤害最小的全身麻醉。

手术准备　手术要准备整个胸部和腹部的皮肤。用大口径针头在两上肢建立静脉通道以应对可能出现的大出血。进行较大的肝手术时应常规放置中心静脉导管，并在术中监测中心静脉压。应避免输入大量的液体，以将中心静脉压（CVP）维持在 $<6\ cmH_2O$，从而减少术中出血；大量的液体复苏应当在完全离断肝实质并处理完大的出血点后马上进行。术中应常规动态监测动脉血压。

切口与暴露　有多种切口可供选择，其中双肋缘下切口可提供极好的暴露。如果没有自动牵开器牵开左肋缘，可能就需要增加额外的助手。另外，也可以使用可延长的正中切口。

手术过程　应仔细检查腹腔内 Douglas 窝、结肠、肠系膜、小肠、网膜和腹膜以寻找是否有微小的或大的转移灶。任何可疑的部位都应送冰冻切片病理检查。首先应检查肝表面，然后通过双手触诊法来核实肝左叶内的转移灶。对于肝左叶位置较深的病灶，最好通过术中手控超声探头来检查。对于位于肝左叶表面的转移灶，可行距肿瘤边缘 1 cm 以上的局部切除，而对于位于肝下缘的转移灶，可予以楔形切除。

用电刀划出延伸至胆囊床的肝组织切除线。肝左静脉是肝左叶穹隆部的主要血管（图 1）。当肿瘤位于肝左叶深部时，可切断镰状韧带和冠状韧带而将肝左叶游离出来（图 2）。

由于肝左叶的内侧缘延伸至胆囊床，故应在结扎并切断胆囊动脉和胆囊管后行胆囊切除术。切除胆囊可为处理需要切断和结扎的主要进肝的血管和肝管提供更好的暴露（图 3）。

若有肝门板或肝桥，应予以切断，以改善对进入肝左叶的结构的暴露。左肝管应充分游离，以留出足够的距离够一把直角钳通过，然后将左肝管进行双重结扎并切断（图 4）。该步骤应仔细操作，以免损伤从肝右叶发出的变异的脉管。左肝管切断后即可暴露其下方的肝左动脉，后者一般发自肝固有动脉。术者应仔细探查是否存在动脉变异。肝左动脉最常见的解剖变异是其起源于胃左动脉并走行于小网膜的肝胃韧带上部。

自肝左动脉起始部仔细游离出一段，并于近端用 2-0 不可吸收线进行双重结扎（图 5）。检查肝总动脉的分叉处以确保肝右叶的血供完好，然后在两结扎线之间离断肝左动脉。

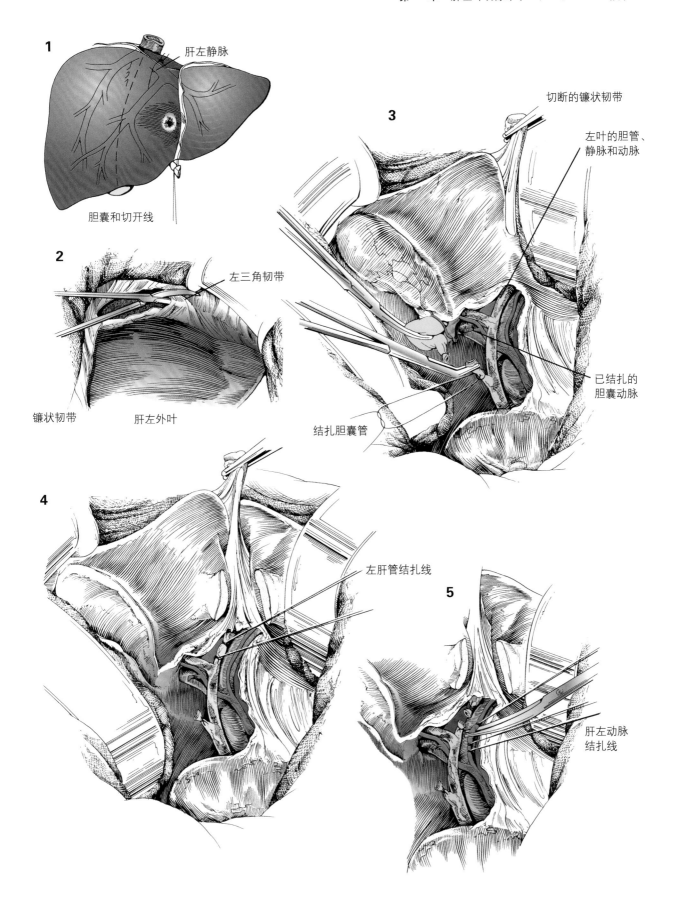

1

肝左静脉

胆囊和切开线

2

左三角韧带

镰状韧带　　　　肝左外叶

3

切断的镰状韧带

左叶的胆管、静脉和动脉

已结扎的胆囊动脉

结扎胆囊管

4

左肝管结扎线

5

肝左动脉结扎线

暴露门静脉左支。仔细游离门静脉分叉处，将门静脉左支游离出足够长的一段距离，以确保其上可夹置两把Cooley血管钳而不伤及门静脉分叉。离断门静脉左支时其残端应留出足够的距离，其近端用4-0不可吸收缝线进行连续平行褥式缝合一层后，返回进行等缘缝合再缝一层（图6）。如果要保留尾状叶（Ⅰ段），术者应小心分离位于肝圆韧带底部的发自门静脉左支向远端延伸的尾状叶支。离断门静脉时可选用血管切割器。最后需确认右肝血供正常。

在切除肝组织之前结扎肝左静脉可减少术中出血。将肝左静脉自肝组织中游离出足够的长度，以便在其上夹置两把长弯Cooley血管钳。翻起肝左外叶（Ⅱ和Ⅲ段）可显露肝静脉韧带。向上缘离断肝静脉韧带后，可显露肝左静脉的下缘和肝中静脉。肝中静脉的走行必须清晰可辨。对血管钳远端的静脉断端先行连续褥式缝合，并返回进行等缘缝合再缝一层（图7）。移去血管钳，最后检查切断的肝左静脉的腔静脉端是否缝闭妥当。肝左静脉的离断可用血管切割器。

切断肝左静脉后，即可显现出肝左叶和肝右叶的分界线。此分界线呈弧形，凹向左侧直至肝穹隆部。可以用超声刀来分离和吸除肝组织，这样可以为结扎大血管和胆管提供更好的暴露（图8），尤其是对肝中静脉的分支。此外，电刀或其他能量设备也可以用于分离肝实质；内镜下应用的胃肠道切割吻合器也可用来离断明确的肝实质内的血管。

有人用可吸收缝线从肝前下缘开始沿肝左叶和肝右叶的分界线上行，进行深在的褥式缝合。缝线结扎时应压紧肝组织但不可撕裂肝包膜。肝的离断途径多种多样，但当遇到肝右叶离断面有较大血管或胆管时，必须予以结扎或用钛夹夹闭。对于待切除的肝左叶离断面，用钛夹处理已足够。在肝组织穹隆附近进行的深在间断缝合不可完全穿透穹隆部的肝组织。

在肝右叶创面仔细查找出血点和胆漏并对其进行缝扎（图9）。用氩气刀凝固肝创面，以减少各种止血材料的使用。可游离大网膜并将其覆盖于肝右叶创面上加以固定。若担心出现胆漏，可放置闭式硅胶引流管。

关腹前，麻醉医师开始进行液体复苏直到肝恢复正常灌注，再次确认手术创面无明显出血点。

关腹 常规分层关腹

术后管理 给予抗生素，并每日记录出血量或胆汁引流量。

（周小虎 译　王伟林 审校）

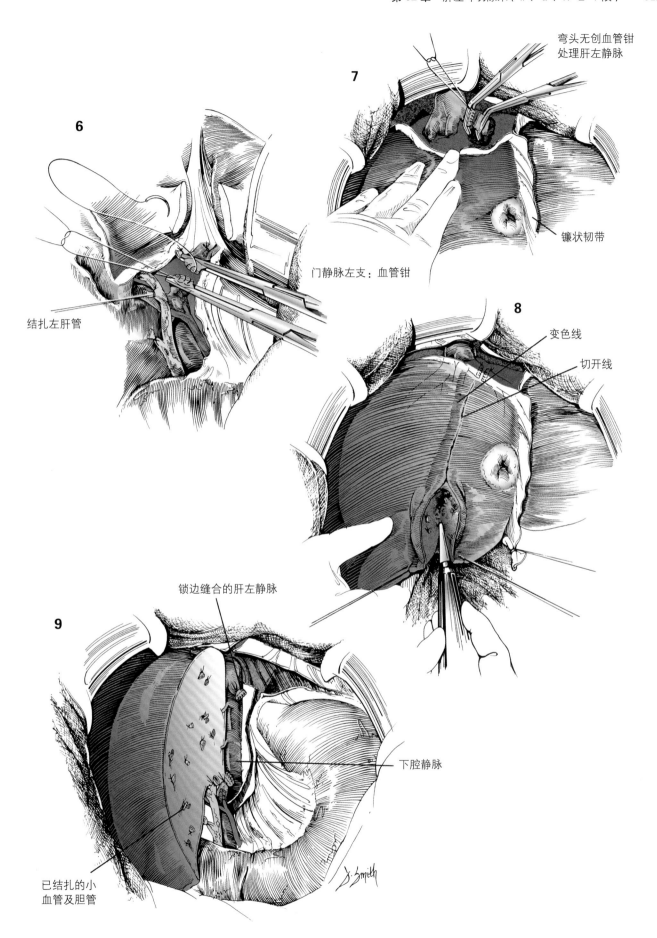

弯头无创血管钳
处理肝左静脉

镰状韧带

结扎左肝管

门静脉左支：血管钳

变色线

切开线

锁边缝合的肝左静脉

下腔静脉

已结扎的小
血管及胆管

第83章 扩大的右半肝切除术（Ⅳ、Ⅴ、Ⅵ、Ⅶ、Ⅷ段±Ⅰ段）

适应证 扩大的右半肝切除术（右三叶切除术）常用于治疗占据肝右叶大部分并已累及左肝内侧叶肝组织的肝恶性肿瘤，也用于治疗肿瘤从肝中部横跨左右肝叶的部分情况。扩大的右半肝切除术是肝胆外科难度较高的手术，要求非常熟练的外科技巧和团队配合。

术前准备 术前水电解质紊乱、营养不良和其他血液检查缺陷应予以纠正，同时预防性使用抗生素。应用 CT、MRI 和 PET-CT 等对肝肿瘤和转移病灶进行影像学检查评估。肝动脉造影成像并非常规的必要检查。肺部必须确认无转移病灶，且影像学检查无提示腹部和结直肠的明显肿瘤性病变。应使患者意识到大部分的肝组织将被手术切除并对此有所理解。如果左肝剩余的正常肝组织达到 20% 以上，则患者术后存活的机会较大。如果三维重建提示剩余的肝组织量小于 20%，则应先行右侧门静脉栓塞使左肝体积代偿增大后再行手术。如果术前经历了 6 次辅助化疗，则预评估术后肝剩余组织量应至少在 30% 以上。

麻醉 手术必须在全身麻醉下进行，必须预先进行双侧大静脉穿刺置管以应对大出血时及时补液之需。中心静脉置管应作为肝的大手术的标准流程，并应进行术中的中心静脉压的监测。避免进行大量的液体复苏，将中心静脉压保持在 <6 cmH$_2$O 水平有利于减少术中出血。待肝实质离断完成且主要出血点得到控制后，再进行大剂量的液体扩容和复苏才是合理的。同时术中必须进行持续的动脉压力监测，以掌握外周血循环和组织灌注情况。

体位 手术台上患者应取仰卧位，同时双臂外展以便麻醉医师进行补液和监测。

手术准备 由于该手术的切口是由胸骨下直至脐下，因此需对胸腹部皮肤进行常规备皮。

切口与暴露 采用延左右肋缘下的屋顶状切口可为手术提供良好的暴露。此外，也可选用由剑突至脐下的正中长直切口进行手术。无论选用何种切口，都必须能为手术提供宽大良好的视野和暴露。

手术过程 进腹后进行视诊、双手触摸和超声成像等再次确认肿瘤的范围为累及右半肝以及肝左内叶，以避免不必要的肝叶切除（图 1）。

首先需探查确认肿瘤的确切部位以及肝的供血血管。对于伴有结直肠转移的患者，必须进行包括 Douglas 陷凹以及全部结肠、小肠、肠系膜、大网膜和腹膜在内的全面探查以明确病情进展。原则上，如果发现肿瘤在腹腔内的多发种植，应取消手术，但也有少数情况下有人选择切除种植灶小且易于切除者并继续进行和肝切除术。

通过切断肝的镰状韧带和两侧的三角韧带将肝由后方的膈肌上游离开来（图 2）。

离断右侧冠状韧带并将肝完全游离后，便可以进行右半肝切除的步骤。首先结扎离断胆囊动脉和胆囊管，切除胆囊，从而使肝门部深处的结构更易于显露。必须清楚地显露右侧肝管，以避免对左侧肝管引流区域肝组织造成干扰（图 3）。

离断右肝管后，肝动脉往往可以得到良好的显露。肝动脉是存在变异较多的血管。在操作中应警惕右肝动脉直接由肠系膜上动脉发出的情况，以免误伤。在结扎离断右肝动脉之前，左肝动脉必须得到全程的显露并确定不会发生任何可能的血流阻断。外科医师在做该区域的分离和切除时必须时刻警惕左右肝动脉变异的可能。在清楚的显露下，将右肝动脉进行双道缝扎后离断（图 4）。

在清楚地显露左右门静脉分支后，用两把 Cooley 直血管钳钳夹门静脉右支并离断，并将其两侧断端均用 4-0 不可吸收缝线进行连续缝合封闭。将近门静脉主干侧断端进行水平褥式缝合，将入肝侧断端进行双重结扎或连续缝合（图 5）。除手工缝合之外，右侧门静脉也可用血管切割缝合器进行离断。

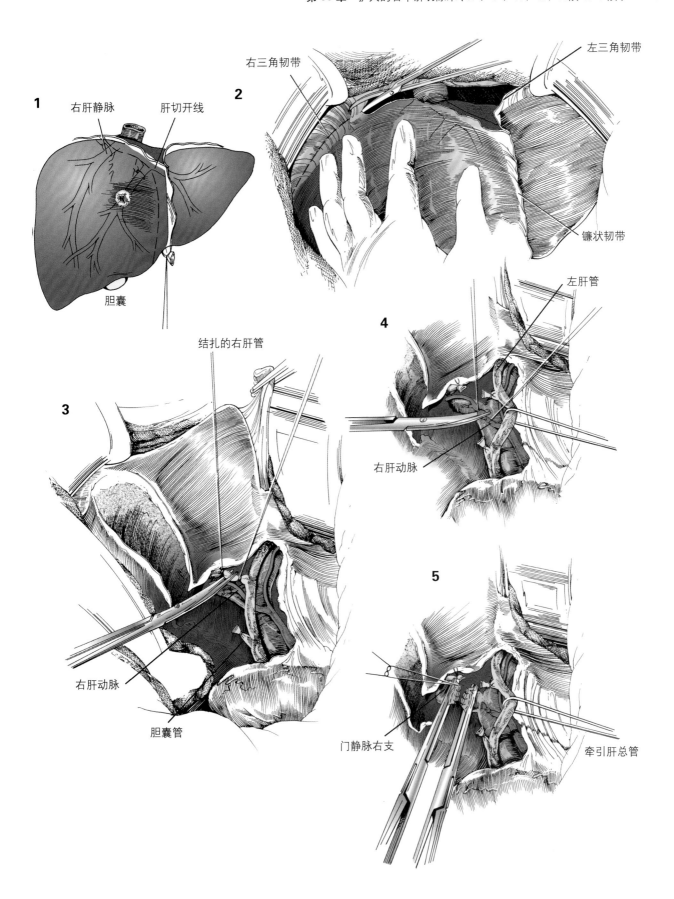

1
右肝静脉　肝切开线
胆囊

2
右三角韧带　　左三角韧带
镰状韧带

3
结扎的右肝管
右肝动脉
胆囊管

4
左肝管
右肝动脉

5
门静脉右支　　牵引肝总管

下移肝门板并仔细将左肝管、左肝动脉和门静脉左支从肝门部肝组织后方游离出来。这些管道通过脐裂处进入肝。在将这些管道从肝组织中解剖游离后，左内叶和左外叶之间的离断区域便可以显露出来（图6）。连接脐裂两侧肝实质的肝桥组织一般无大血管结构，可以用电刀直接离断。门静脉左支往Ⅳ段发出的分支可在肝圆韧带经过脐裂部分的右侧进行解剖性分离切断以减少出血。

将右肝向左侧翻起，暴露连接肝后方与下腔静脉之间的肝短静脉。小心结扎并离断这些小血管，直至向上方显露出右肝静脉主支（图7）。在右半肝切除术时，需将下腔静脉韧带进行小心离断和结扎以暴露右肝静脉。

用血管牵引带提拉右肝静脉，并尽可能将肝组织从肝静脉周围推离，直至该游离段静脉的长度可以用两把弯 Cooley 血管钳钳夹。在离断右肝静脉的腔静脉侧游离血管壁的长度需要超出血管钳一定的距离，以便对其断端进行锁边缝合。缝闭右肝静脉断端一般采用不可吸收线进行双道缝合。对中肝静脉的处理可以同对右肝静脉一样，或在左肝内外叶分离时将其供应左内叶分支分别离断（图8）。离断的方法也可采用血管钳钳夹离断后缝闭断端。

在镰状韧带的右侧做肝叶离断的切割线而不是直接沿缺血分界线进行肝组织的分离。在切割线的两侧进行平行于镰状韧带的深部缝合并打结，以便控制断面出血和肝叶牵引。注意打结的力度，避免将肝组织撕裂出血。用超声刀或电刀在肝中静脉和肝左静脉之间分离肝实质，遇有出血或胆汁流出的管腔结构，应予以缝扎或钛夹夹闭（图9）。此外，也可使用腔镜下直线切割缝合器（GIA）配合适用于血管闭合的钉仓进行肝实质的离断。在处理ⅣB段肝下缘时尤为谨慎，避免损伤左肝管的血供。

在切除右半肝和部分左内叶后，将镰状韧带缝合固定于原位，使左肝外叶固定于膈下（图10）。小心操作，以避免损伤暴露在外的剩余肝左外侧叶进入肝胆道和血管。

术中进行快速病理检查以确认切缘阴性并与肿瘤间有适当的距离。

最后在肝切缘可放置适当的止血材料，同样也可将大网膜覆于肝断面以达到止血的目的。邻近断面处放置引流管。

液体复苏应在关腹之前，以使肝达到正常的充盈状态，以便及时发现新的出血点并进行止血。

关腹　常规分层关腹，并固定引流管。

术后管理　24小时内停用抗生素。每日监测血常规和肝功能。及时更换引流袋以便观察出血。尽管进行了大量的肝组织切除，患者也可顺利恢复。但必须小心避免感染风险。（切口渗液应引起足够的重视，并找到原因积极处理。）

（叶　松　译　王伟林　审校）

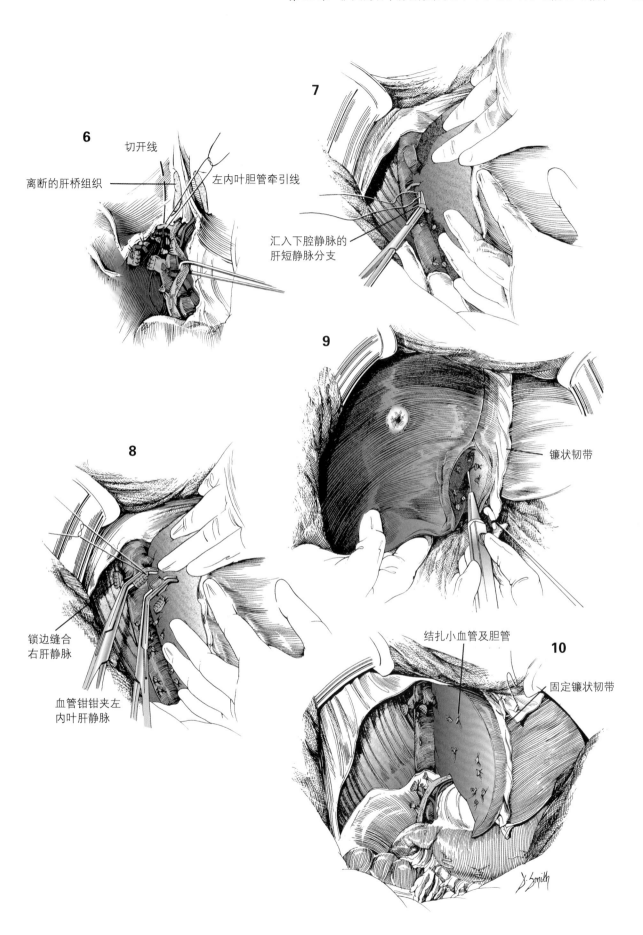

6

离断的肝桥组织

切开线

左内叶胆管牵引线

7

汇入下腔静脉的
肝短静脉分支

8

锁边缝合
右肝静脉

血管钳钳夹左
内叶肝静脉

9

镰状韧带

结扎小血管及胆管

10

固定镰状韧带

第七部分

脾 和 胰

适应证 胰腺假性囊肿是急性和慢性胰腺炎和腹部钝性损伤致外伤性胰腺炎后并不少见的并发症。在胰腺炎急性发作期当治疗效果满意但血清淀粉酶水平仍持续升高时，应怀疑是否有胰腺假性囊肿形成。然而，血清淀粉酶也可能正常，可以通过定量尿淀粉酶水平帮助做出诊断。重症患者应复查血钙水平。可触及的肿块通常在上腹部，特别是在中上腹或左上腹被扪及。与真性囊肿不同，胰腺假性囊肿没有上皮细胞衬层。胰腺假性囊肿最多见于胰腺的体部和尾部，也可见于胰头和胰颈。超声、CT 和逆行胰管插管造影（内镜下逆行胰胆管造影）检查均可发现假性囊肿。胸部和腹部 X 线片可见左侧膈肌抬高，伴有或不伴有肺不张或胸腔积液。对于不能自行吸收的假性囊肿，最常用的治疗方法是通过胃和十二指肠或空肠行内引流术，较少采用方法是有瘘管形成风险的外引流术。另外，一些放射科医师在 CT 引导下引流紧贴胃后壁的成熟的假性囊肿。通常应用经皮内镜胃造口术行胃穿刺置管。

胰腺假性囊肿引流的理想时间是假性囊肿形成后 6~8 周，此时假性囊肿与周围组织紧密粘连，而且周围炎症反应消失，此时囊肿壁足够坚韧可用进行吻合操作。如果囊壁脆弱、合并感染或假性囊肿迅速增大，则有必要采用外引流术。在所有病例中，对囊肿的内腔都应进行仔细检查，并应送病理活检。囊肿外引流通常会自行闭合，但也有可能发生胰瘘。囊肿可能会慢慢自行吸收，特别是在伴有胆总管结石和急性胰腺炎的患者。通常在实施任何手术前都应先进行内镜下逆行胰胆管造影检查，以确保壶腹部和近端胰管通畅。

术前准备 术前最重要的是，患者应保持理想的代谢状况。因此，电解质紊乱、红细胞丢失、血清蛋白质水平低和凝血时间延长等都应在术前被纠正，可考虑使用全胃肠外营养。术前一天给予清淡流质饮食，口服泻药行肠道准备。

麻醉 气管内插管全身麻醉可达到令人满意的手术麻醉效果。

体位 患者取仰卧位，尽可能靠近术者一侧。膝下垫枕使之屈曲。适度抬高手术床头部以便于暴露。准备术中进行胰腺囊肿造影和胰管造影检查。

手术准备 常规下胸部和腹部皮肤消毒。

切口与暴露 可使用上腹部正中切口。必要时，切除剑突可增加 5~7.5 cm 的暴露空间。

手术过程 入腹后，行常规探查，尤其要注意检查胆囊和胆总管。通常可发现大网膜或横结肠系膜有脂肪坏死灶。最好将胰腺囊肿引流到与其紧密附着的上段胃肠道，如图 1A 所示。只要易于操作，囊肿胃吻合术和囊肿十二指肠吻合术的效果都是令人满意的。也可以使用囊肿空肠吻合或 Roux-en-Y 囊肿十二指肠吻合术（图 1B）。除非囊肿十分靠近胃后壁，Roux-en-Y 囊肿空肠吻合术是首选的引流术。它还有防止肠内容物反流到囊腔和较少发生吻合口漏的优点。

用纱布垫隔开术野后，打开覆盖于囊肿表面的大网膜并结扎所有出血点（图 2）。通过对可疑部位进行穿刺针吸活检以明确囊肿的诊断。吸出部分囊肿内容物，以让术者确定囊壁的厚度和明确诊断（图 3）。吸出的标本送细菌培养和药敏试验，并检测淀粉酶和电解质。同时可行术中囊肿造影。由于囊液可稀释造影剂，可向囊内注入 5~10 ml 未稀释的造影剂。

在囊壁上分别缝入牵引线 A 和牵引线 B，在适宜引流的水平切开 2~3 cm 的开口（图 4）。用吸引器吸净囊肿内容物。必须对囊肿壁全层进行活检，以除外恶性肿瘤（图 4）。

术者应用示指探查囊腔，仔细检查是否存在合并的肿瘤和囊腔内的袋状突出（图 5）。可采用 Kocher 法游离十二指肠，以防止囊肿十二指肠吻合口张力过高。

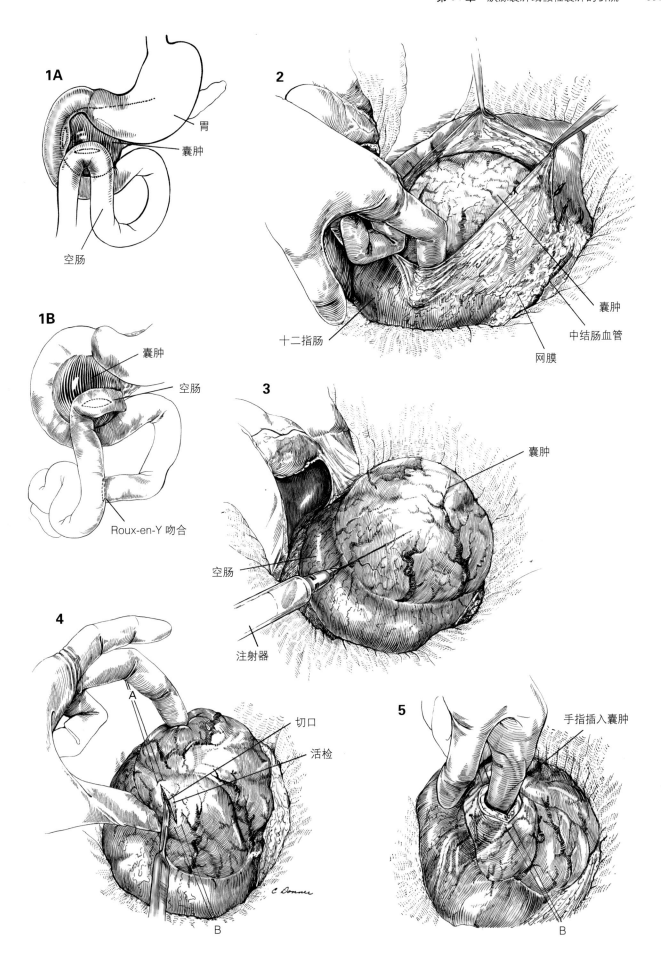

1A

胃

囊肿

空肠

1B

囊肿

空肠

Roux-en-Y 吻合

2

十二指肠

囊肿

中结肠血管

网膜

3

囊肿

空肠

注射器

4

切口

活检

B

5

手指插入囊肿

B

C. Donner

用无损伤钳钳夹十二指肠并轻轻牵拉，用 2-0 丝线行后壁的间断水平褥式缝合（图 6）。

在拟行十二指肠切口的两角缝置两针角部牵引线。十二指肠的切口要略小于囊肿壁的切口。用 4-0 丝线仔细结扎所有出血点（图 6）。用 4-0 丝线间断缝合并拢囊壁全层和十二指肠全层（图 7）。通过十二指肠切口可充分显露 Vater 壶腹。若拟行括约肌切开术，则用细探针或 French 编制锥头导管（10 号或 12 号）通过 Vater 乳头插入胆总管（图 8）。明确胆总管和胰管的通畅程度。注射造影剂可以查找结石和狭窄区，同时显示胆、胰管的粗细。用直蚊式钳夹住壶腹上缘，应在壶腹的偏前外侧位置放置两把蚊式钳，以避免损伤自内侧进入的胰管（图 9）。切除两把蚊式钳之间的全层组织送活检。钳夹的组织用细的无损伤线贯穿缝合。

再次放置两把蚊式钳，每次夹住胆总管和十二指肠仅几毫米，重复此操作，直至其开口大小接近于胆总管直径。因胆总管壁内段的长度变化较大，所以切开的长度为 6～10 mm。用导管或 Bakes 扩张器检查开口以避免狭窄。在切口的顶端行一针或数针 8 字缝合，以有效避免发生十二指肠漏。

在将细导管插入胰管后，切开胰管下端与胆总管之间的无血管间隔。对于近期患过复发性胰腺炎的患者，此间隔应予以切开（图 10）。止血后压迫胆囊并观察胆汁流出是否顺畅，用类似的方法探查胰管。如果存在狭窄，胆总管和胰管之间的间隔也应切开。行乳头括约肌成形术时，取壶腹部和导管壁组织送病理活检。在确认胆管和胰管通畅后，用 4-0 延迟缝线以间断内翻缝合的方式将囊肿壁全层和十二指肠全层缝合并拢（图 11）。将十二指肠浆肌层与囊肿壁缝合，作为两层吻合的外层（图 12）。此层缝合应距离内层吻合边缘足够远，以免吻合口出现张力。

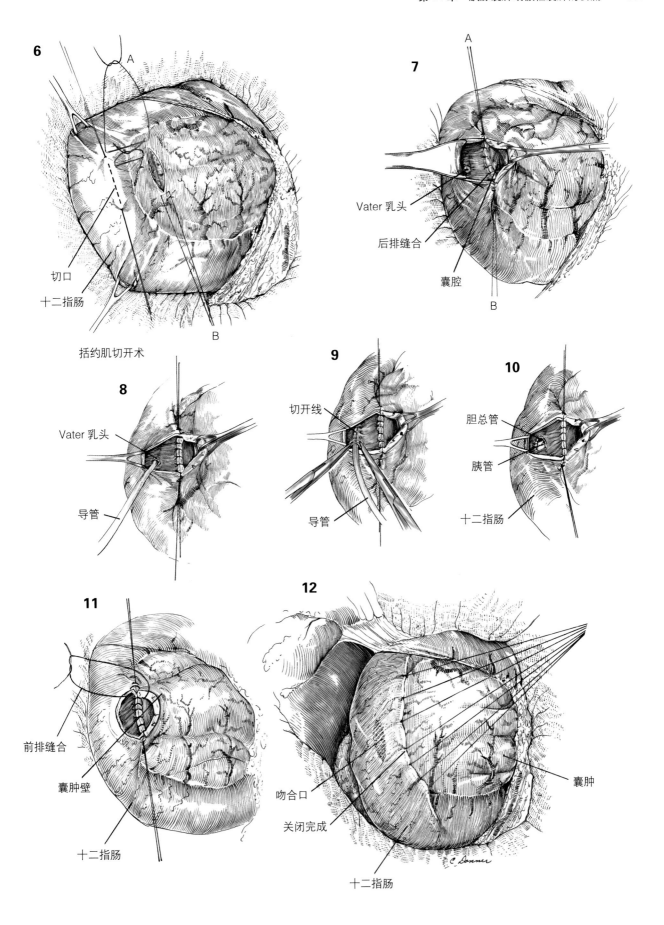

6

A

切口

十二指肠

B

7

A

Vater 乳头

后排缝合

囊腔

B

括约肌切开术

8

Vater 乳头

导管

9

切开线

导管

10

胆总管

胰管

十二指肠

11

前排缝合

囊肿壁

十二指肠

12

吻合口

关闭完成

十二指肠

囊肿

C. Donner

胰腺体部和尾部的假性囊肿通常最容易通过经胃的囊肿胃吻合得到引流（图 13）。通过仔细检查小网膜囊，可找到胃后壁与囊肿粘连最紧密的部分。这可通过胃小弯上方或通过自横结肠中段分离一小段大网膜来完成。如图 14 所示，术野用纱布垫隔开，于可扪及的囊肿最隆起处的胃前壁放置牵引线，此处是囊肿与胃后壁粘连最紧密的位置。在与胃壁血供平行方向切开胃前壁，造口的边缘用无损伤钳夹住，这样有利于暴露，也有利于止血。

经囊肿紧密粘连处的胃后壁穿刺抽取部分囊液以确定囊肿的位置。穿刺抽吸囊液可明确诊断并提供囊液标本进行细菌培养以及淀粉酶和电解质测定（图 15）。此时可行术中造影以了解囊肿大小和范围。术者和助手用细齿镊轻轻夹持胃后壁黏膜，然后切开胃后壁全层和囊壁全层（图 16），楔形切除的部分组织用作活检标本。用吸引器吸净囊肿内容物。囊腔用示指探查，并行囊壁活检。所有出血点均用 4-0 丝线或可吸收线结扎。囊壁和胃之间存在牢固的粘连是必不可少的前提条件，而不是依赖于两者间的缝合靠拢。所有出血点都应缝扎。用 2-0 缝线做一层间断缝合，或用 2-0 不可吸收缝线做连续缝合（图 17A）。吻合的每一针都应缝到胃壁的全层和囊肿壁的全层（图 17B）。

囊肿胃吻合术完成后，胃切开处进行两层缝合，内层用可吸收缝线缝合，用 2-0 缝线做间断水平褥式缝合（图 18）。对情况良好的胆囊结石患者，可行胆囊切除术，也可行术中胆道造影。

关腹　常规方法关闭切口。

术后管理　胃肠引流至胃肠道功能恢复。反复检测血清淀粉酶。如可耐受，早期即从进食流质开始恢复饮食对于胃肠道功能恢复是有帮助的。然而，为了使胰腺获得休息，建议食用非刺激性的清淡食物，少食多餐。

（沈柏用 译）

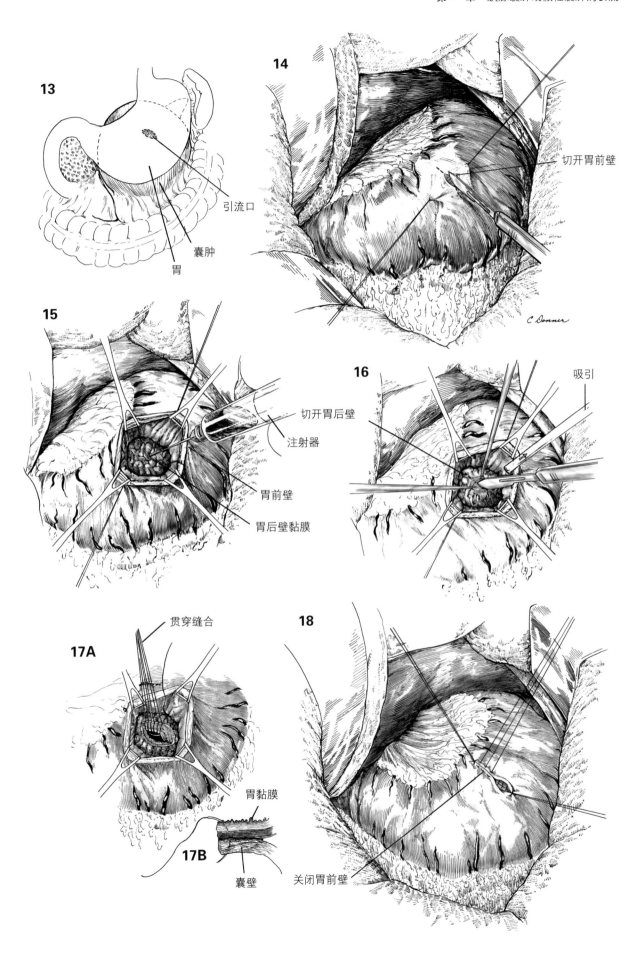

13

引流口

囊肿

胃

14

切开胃前壁

C Donner

15

切开胃后壁

注射器

胃前壁

胃后壁黏膜

16

吸引

17A

贯穿缝合

胃黏膜

17B

囊壁

18

关闭胃前壁

第85章

胰腺空肠吻合（**Puestow-Gillesby法**）

适应证 将胰管吻合至空肠以引流胰液是治疗有症状的慢性复发性钙化性胰腺炎的一种方法。在施行这种吻合术之前，应通过胆囊切除术和胆总管探查术取出胆管内所有的结石，以使胆汁能够顺畅地通过Vater乳头进入十二指肠。若有反复且持续的腹痛或渐进性的胰腺损伤，需要考虑对梗阻的胰管进行减压。

术前准备 这些患者大多数都会因为持续的疼痛而依赖酒精和/或麻醉药品。胰腺疾病进展的证据通常表现为：糖尿病、脂肪泻和营养不良。应通过钡餐或内镜检查对整个消化道进行检查。胰腺和胆道系统可通过内镜逆行胰胆管造影进行评估。需要排除胆囊结石或胆总管结石的可能，而十二指肠溃疡也非少见。胃酸是否分泌过多应通过分泌试验来确认或排除。粪检有助于对胰腺功能不全的判断，同时也能了解油脂的排泄情况。应特别注意恢复血容量和控制现有的糖尿病。应确定血钙和血磷水平，以排除甲状旁腺腺瘤。

麻醉 通常采用全身麻醉。

体位 患者取平卧位适合于进行胆道或胰管造影检查。

手术准备 上腹部手术常规肠道准备。

切口与暴露 可采用屋顶切口、可向下延伸的左侧绕脐长正中切口或中上腹正中切口。

手术过程 应对胃和十二指肠进行仔细的评估以寻找溃疡的证据。同样，胆囊结石可通过仔细的触诊来排除。同时应探明胆总管的粗细。若存在胆囊结石且胆囊已切除，可通过胆囊管进行胆道造影检查。首先注射少量造影剂（5 ml）以避免浓聚而影响胆总管内小结石的显影。造影剂充分注入后，由十二指肠显影可判断Vater乳头的通畅性。建议采用Korcher手法探查胰腺头部，尤其是当影像学表现提示患者有一个增大的"C环"时。在这种情况下，可以进行针吸，以寻找胰腺囊肿的证据。打开大网膜，通常有较多血管，自横结肠分离至脾曲。可以打开小网膜囊。由于慢性胰腺炎，胃和胰腺之间的粘连可能需要锐性分离。应充分游离胃，以使纤维化分叶状的胰腺全长得以充分显露（图1）。将横结肠送回腹腔，同时用大S拉钩将胃向上牵拉。将胃窦部后壁与胰腺游离，使胰管可触及，尽可能地向右侧打开，以去除可能影响十二指肠端的结石（图2）。当充分显露分叶状纤维化的胰腺后，通过针刺定位可确认胰管的位置（图1）。理想情况下，有时可以从扩张的胰管中抽吸到胰液，然后注入一定量的造影剂，以确保X线造影下胰管显影。Vater乳头是否梗阻或胰管内是否存在结石都能通过造影查明。

如果有证据表明胰管粗大和梗阻，可以将其吻合到空肠以达到减压的目的。可用小圆刀片或电刀直接沿着针头将胰腺切开（图3）。有些人更喜欢用电刀，因为其同时可以达到止血的目的。否则，需要用小血管钳夹持并结扎出血点。

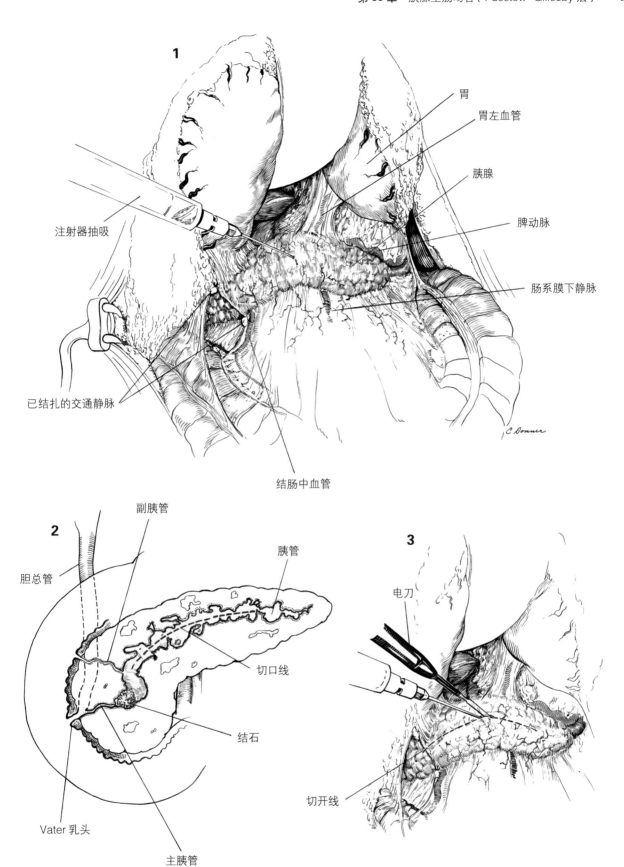

1

胃

胃左血管

胰腺

脾动脉

肠系膜下静脉

注射器抽吸

已结扎的交通静脉

结肠中血管

C Donner

2

副胰管

胆总管

胰管

切口线

结石

Vater 乳头

主胰管

3

电刀

切开线

应沿胰管方向将打开的切口向右侧延伸，而不是向上靠近十二指肠后壁的对侧缘延伸，以免发生胰十二指肠血管损伤和大出血。胰管扩张较常见的，间或也可看到连续的囊性扩张或节段性扩张（图4）。由于胰管已打开，可用Allis钳夹住纤维化的边缘并控制所有血点（图4）。在留存在胰头内的胰管和通过Vater乳头的十二指肠肠腔之间建立通道。通常可能有单个或多个结石需要使用胆道取石钳取出，或使用经常用于取出输尿管结石的窗型钳取出（图4）。考虑到清除主胰管结石可能需要耗费大量时间，可将一个法国编织导管直接导入胰管以探明Vater乳头的通畅性（图5）。也可通过注射生理盐水扩张经十二指肠探明胰管的通畅性。在有疑问的情况下，可以注入造影剂，造影观察剩余段胰管内的显影情况。

通常，将胰管开口做至6~8cm长，然后必须决定将要采用的吻合口类型：Roux-en-Y式的"鱼嘴"型的侧侧吻合、等宽侧侧吻合或将膨大的胰腺置入空肠肠腔内。如准备行Roux-en-Y吻合（第31章图16至

图21），则在Treitz韧带以下离断10~15cm空肠。查明上段空肠肠系膜血管，离断数支肠系膜边缘血管弓。这样可以得到足够长度的空肠以使其能够靠近上方胰腺的区域。在结肠中血管左侧靠近结肠系膜根部的区域做一个开口。将远端空肠上提，向右侧或左侧引导，测试长度，以确定放置在哪个方向对血供的影响最小。进行胰肠吻合的步骤有很多种。

技术1：鱼嘴侧侧吻合　Roux端的对系膜缘可以通过一个直线切割缝合器来打开，所需的距离比胰管开口要长（图6）。这通常需要激发两个直线切割缝合器。切割边缘的活动性出血点可行细丝线缝合止血（图7）。

用2-0丝线或不可吸收缝线做单层间断缝合将胰腺与空肠开口吻合（图8）。缝线穿过空肠全层但只缝合胰腺囊壁。胰腺增厚的纤维化外壁全层到敞开的胰管不宜缝合是因为其内有无数壁内小管道，缝合后会阻塞而导致胰液分泌到胰周组织而不是分泌到肠腔。

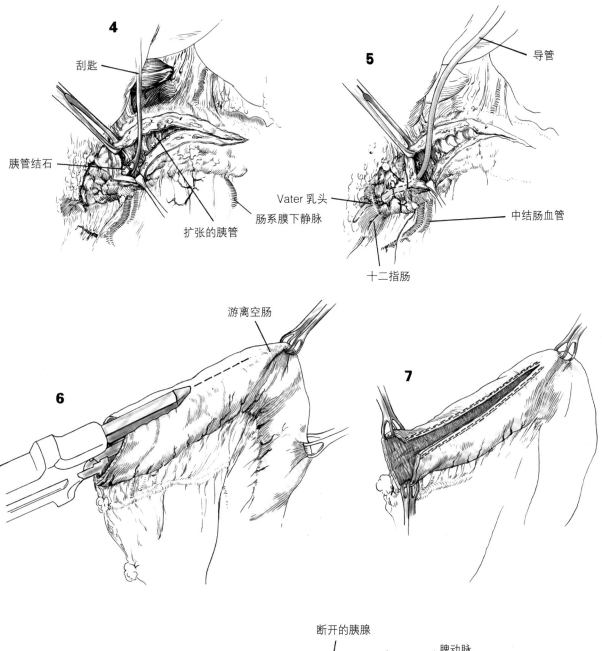

4

刮匙

胰管结石

扩张的胰管

肠系膜下静脉

5

导管

Vater 乳头

中结肠血管

十二指肠

6

游离空肠

7

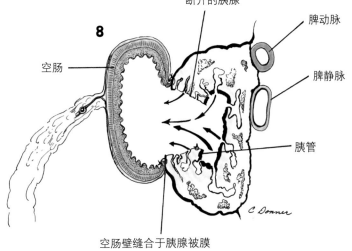

8

断开的胰腺

脾动脉

脾静脉

空肠

胰管

空肠壁缝合于胰腺被膜

C Donner

对空肠臂的开口端的缝合要超过打开的胰管之上（图9）。空肠从胰腺纤维外壁的尾端开始吻合，将空肠全层与胰腺切缘吻合直到打开的胰管的全长。空肠的开口（鱼嘴）可能需要随时调整，如图9虚线所示，以确保导管周围的吻合紧密。再次强调一下，缝合仅限于囊壁，留下胰腺纤维化壁以促进细导管引流，其中许多充满了小结石。空肠前壁也采用间断缝合，空肠游离端与囊壁需额外吻合3~4针直到胰腺尾部（图10）。当胰腺较短和增厚时，脾切除可能是必要的，以充分游离胰腺来完成吻合。

技术2：等宽侧侧吻合 有些人喜欢用丝线行两层间断缝合关闭空肠 Roux-en-Y 臂的远端（第31章图18和图19），胰腺与空肠的吻合类似于小肠侧侧吻合（图11和图12）。使用单层缝合，但针距必须精准且紧密，以防止潜在的吻合口瘘。

应用 Roux-en-Y 法吻合时，Treitz 韧带下方近端空肠与胰肠吻合口下方的远端空肠的吻合采用端侧吻合（图13）。肠系膜的游离缘应与上提的远端空肠间断缝合（A），以避免腹内疝产生的可能（图13）。同时关闭环绕空肠袢的横结肠系膜开口。

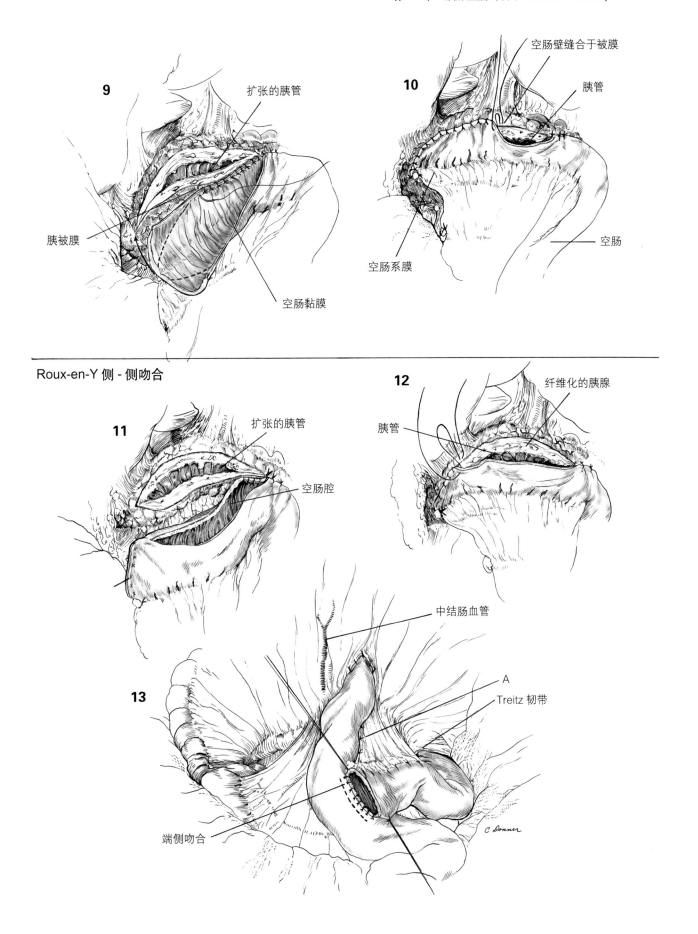

9
扩张的胰管
胰被膜
空肠黏膜

10
空肠壁缝合于被膜
胰管
空肠系膜
空肠

Roux-en-Y 侧 - 侧吻合

11
扩张的胰管
空肠腔

12
纤维化的胰腺
胰管

13
中结肠血管
A
Treitz 韧带
端侧吻合

C Donner

技术 3：胰腺套入式吻合 除了前面描述的步骤，胰体尾部的引流可通过将其左侧与远端空肠开口以 Roux-en-Y 法进行吻合来完成。

当胰腺炎症严重、细小或萎缩时，建议尽可能多地游离胰腺体尾部并切除脾，以使胰腺可以植入到空肠内。可通过穿刺和触诊判断胰腺导管是否扩张（图 14），然后便可打开胰体尾前后的腹膜，注意不要损伤肠系膜下静脉（图 14）。后腹膜打开后，术者可以方便地将其示指深入到胰腺背侧，通过前后运动，游离胰体尾后壁与周围相邻组织。胰腺背侧需要完全打通，包括沿胰腺上缘行走的脾动脉和脾静脉（图 15）。可将橡皮带穿过胰腺后间隙并将其提起以提供适当的牵引力，同时在游离和切除胰腺体尾和脾的过程中提供有效的暴露（图 16）。离断胃脾韧带，用 2-0 丝线间断缝合胃大弯，阻断其血供。另外，可以用超声刀来凝固并离断胃短血管，并继续分离脾上极和膈肌之间的任何附着组织，然后将脾向切口方向托出。同法游离脾结肠韧带和脾肾韧带（第 90 章）。脾的血供需要进行分道结扎，血管用 2-0 丝线行双道结扎（图 17）。对于年轻患者，应尽一切努力和可能保留脾，以降低术后脓毒血症的风险。处理有慢性炎症性表现的胰体和胰尾时，需对大量汇入脾血管主干的小分支进行结扎。

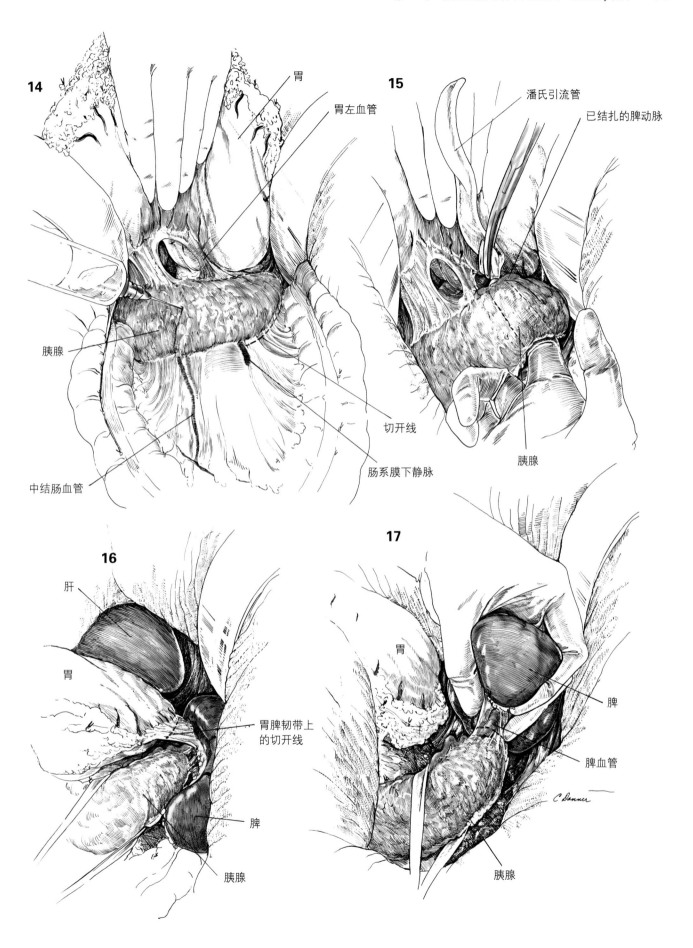

14

胃

胃左血管

胰腺

切开线

肠系膜下静脉

中结肠血管

15

潘氏引流管

已结扎的脾动脉

胰腺

16

肝

胃

胃脾韧带上
的切开线

脾

胰腺

17

胃

脾

脾血管

胰腺

C Danner

　　充分游离胰腺体尾部后，可将其向中线旋转以显露后方的脾动静脉。脾动脉结扎应在根部行双道结扎并离断。最好是将结扎后的脾动脉自胰腺上剥离开。同样，脾静脉也应仔细地从胰腺组织上分离开，并在接近肠系膜下静脉汇合处行双道结扎（图 18 ）。将脾动脉和脾静脉从胰腺远端切除后，可用缝线或 Allis 钳固定胰腺体尾部，离断过程中仔细确认胰管的位置（图 19 ）。少量的出血可简单地通过拇指和示指轻轻挤压胰腺来控制，个别出血点要进行钳夹，然后用 4-0 丝线结扎（图 19 ）。一旦确认胰管位置后，可将探条置入导管中（图 20 ）。胰管通常更靠近胰腺的上缘。然后术者可以用拇指和示指抓住胰腺，向下切开胰腺至探条表面，完全敞开主胰管（图 21 ）。切开

线应尽量靠近胰腺正中，胰管很快会扩大。胰管中节段性的狭窄和扩张可形成一个个呈链状的膨大。可能会见到一些多发性结石，小钙化多位于纤维化的胰腺小导管壁内。从胰尾部开始做切口，向下尽可能靠近十二指肠的内侧缘（图 22 ）。用左手固定胰腺，用剪刀沿胰管方向沿中线解剖（图 22 ）。将手指伸入近端扩张的胰管，并除去所有结石。可用小探条伸入这个区域来判断胰管和十二指肠壶腹之间是否自由交通，但这不是绝对必要的（图 23 ）。在打开胰管的过程中，可用多把 Allis 钳钳夹胰腺的纤维化壁，通常可直接夹住活动性出血点。当释放这些钳子之后，对于个别出血点可用可吸收缝线进行仔细的间断缝扎。缝合不要靠近导管壁和纤维囊，以便小胰管能够引流。

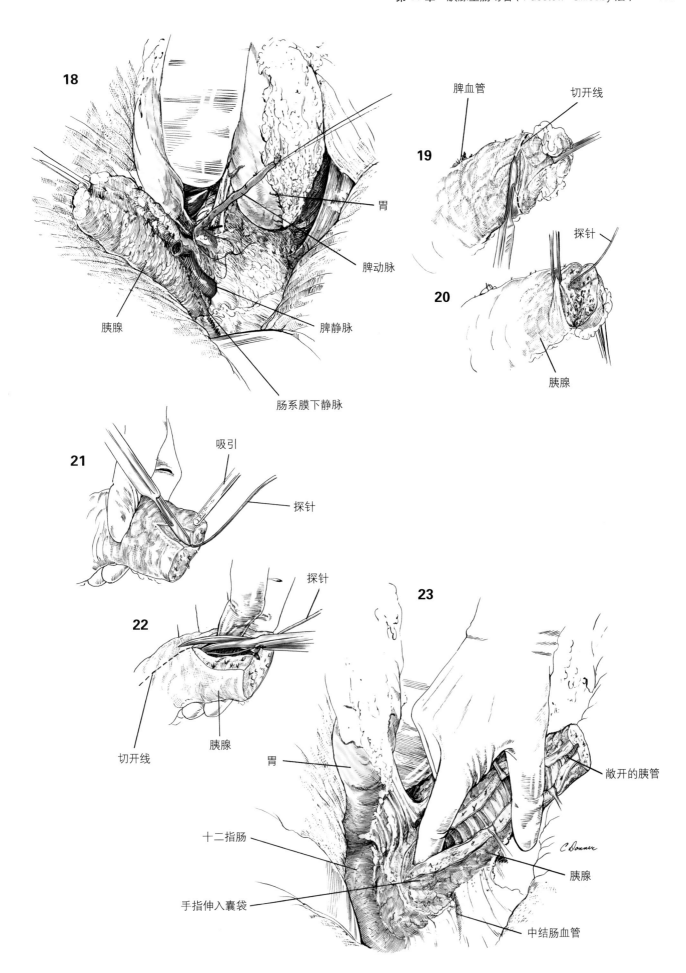

18

胃

脾动脉

脾静脉

胰腺

肠系膜下静脉

19　脾血管　切开线

20　探针

胰腺

21　吸引　探针

22　探针

切开线　胰腺

23　敞开的胰管

胃

胰腺

十二指肠

手指伸入囊袋

中结肠血管

C. Donner

　　将空肠拉至切口外，术者可以通过光线透视检查血管弓，更准确地选择离断血管的位置，以使远端空肠更易拉近上方胰腺的位置（第31章）。通常在 Treitz 韧带下方 10～15 cm 处离断空肠。在 Treitz 韧带上方的结肠系膜结肠中血管的左侧做一个开口。通过这个开口上提空肠并沿着胰腺全长测量（图 24）。标记长度是从胰腺导管开口处到胰尾末端，见图 X 点，用 Babcock 钳夹持空肠的对系膜缘（图 24）。将胰腺的尾部置入肠腔接近 X 点的位置。在这里术者必须确保有足够长的空肠，并且肠系膜血管松弛没有成角。在胰腺囊壁的上下边缘分别放置 2-0 丝线做牵引（A 和 B）（图 25）来帮助将胰尾牵拉至 X 点。在远端空肠的开口用 Babcock 钳在对系膜缘替换下 Potts 钳。用两把 Babcock 钳轻轻牵拉空肠，将 A 和 B 穿入肠腔内缝合。在穿入肠管时持针器应与肠管长轴保持平行，针尖朝后以防止穿破肠壁（图 26A）。在 X 点，将缝针穿出肠壁外（图 26B）。保持适当的牵引力，用这些牵引线来帮助将胰腺置入空肠内。当胰腺完全被包裹在空肠内之后，将缝线 A 和 B 在尾部的 X 点打结（图 27）。随后用 2-0 不可吸收线将空肠的开口与胰腺囊壁做间断缝合一周。先固定后壁，从肠系膜缘开始，然后到对系膜缘的表面。前壁也是从空肠系膜缘开始。如果空肠周径太小，可纵向切开肠管以容纳胰腺（图 27）。

　　需要反复确认空肠血供是否通畅。在 Treitz 韧带下方，以 Roux-en-Y 方式行空肠吻合，用不可吸收细丝线进行双层缝合（图 28）。所有肠系膜的游离缘用 4-0 丝线缝合关闭，注意肠系膜边缘的血液供应不受影响。关腹前，应再次检查空肠血供。肠系膜血管边缘应固定数针以防止邻近结构的旋转导致腹内疝形成。结肠系膜孔应与 Roux-en-Y 的胰腺臂缝合固定。

　　关腹　如果胆道手术同步进行，需将一个由硅橡胶制成的密闭引流管置入 Winslow 孔。如果已放置胆总管 T 管引流，则需在右上腹单独穿刺引出引流管。胰肠吻合的引流并不是必要的。切口以常规方式缝合即可。若存在营养不良的情况，可能需要酌情增加缝合线或延长拆线时间。

　　术后管理　尽管通过以上方法处理后患者都会有不同程度的胰腺炎，术后的情况还是令人意外的稳定。需检测血淀粉酶和血糖水平，并需关注麻醉药品的需要。患者往往会因麻醉药品依赖或因为慢性酒精中毒而难以镇静。应注意补充胰酶，并控制血糖。如果可能的话，在患者出院前应纠正任何以往的麻醉药品依赖。初期应限制饮食，然后逐步恢复到开放饮食。

（沈柏用 译）

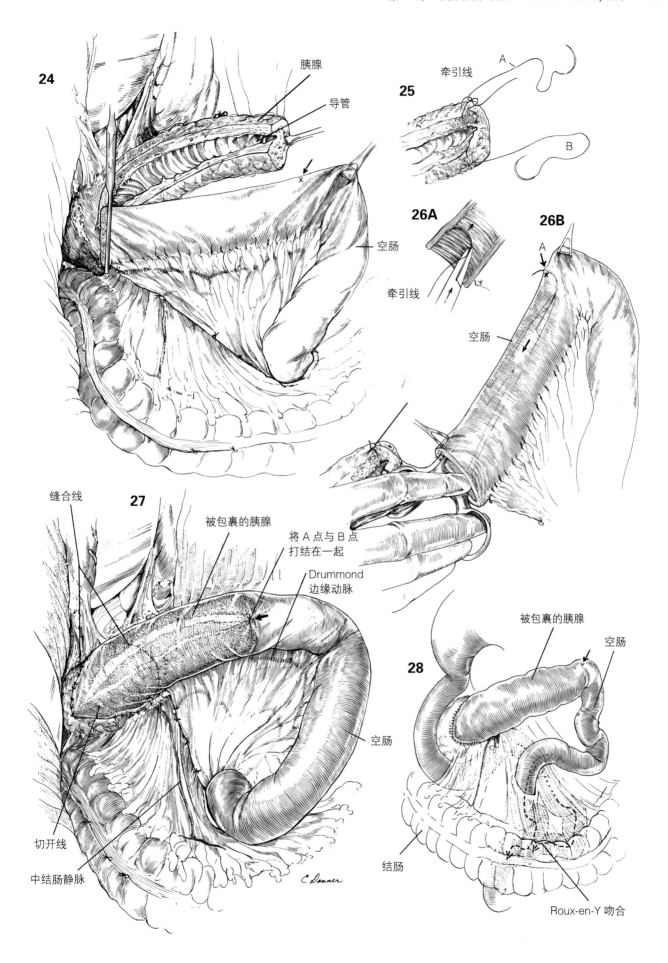

24

胰腺

导管

空肠

25 牵引线

A

B

26A

牵引线

26B

A

空肠

将 A 点与 B 点
打结在一起

27

缝合线

被包裹的胰腺

Drummond
边缘动脉

空肠

切开线

中结肠静脉

C Donner

28

被包裹的胰腺

空肠

结肠

Roux-en-Y 吻合

适应证 胰腺体和胰腺尾切除手术的较常见适应证包括：局限于该部位的腺癌、胰岛细胞瘤、囊肿和慢性钙化性胰腺炎。此手术可以作为胰腺癌行全胰切除术的首选方法。

术前准备 手术准备与术前诊断有关，如果考虑行脾切除术，术前需预防应用抗肺炎球菌、流感嗜血杆菌、脑膜炎球菌感染的疫苗。

对于胰岛素瘤患者，建议多次空腹血糖水平低于50 mg/dl，术前24小时需要定时规律经口或静脉补充葡萄糖，并在术中静脉补充葡萄糖。

对于怀疑有溃疡性肿瘤的患者，特别是在有大量胃液丢失或因肠炎导致失水的情况下，应迅速纠正水和电解质紊乱。血清促胃液素水平有助于明确诊断，患者以后可能需要行全胃切除。应通过CT、MRI、生长激素抑素闪烁扫描术、选择性动脉造影或应用肠促胰液素（胃泌素瘤）或钙（胰岛素瘤）的选择性动脉刺激等方法，尽量准确地定位单发或多发的内分泌肿瘤。

麻醉 气管内插管全身麻醉。

体位 仰卧位，头高脚低位。

手术准备 对乳头水平以下的胸部和腹部（包括侧面）皮肤进行备皮，常规消毒皮肤。

切口与暴露 可采用长的腹部正中直切口或平行于两侧肋缘的大弧形切口，详见胰十二指肠切除术（第88章）。

手术过程 若为治疗胰体和胰尾的炎症病变而行手术，可直接探查此区域。若为肿瘤而行手术，则应进行全面的腹腔探查，尤其注意肝和腹腔神经丛区域的肝胃韧带，以明确有无转移。在经左侧入路行全胰腺切除术前，应行活检以力求获得腺癌的显微镜下诊断证据。由于腺瘤可分布于胰腺各处，在确定施行左半胰腺手术后，必须通过视诊和触诊全面探查胰头。胃壁增厚和血管增加以及同时存在的十二指肠充血、肥大和十二指肠或 Treitz 韧带以下的肠溃疡，均可作为胃酸分泌过多的依据而进一步支持胰腺胃泌素瘤的诊断。同样，应仔细触诊十二指肠的内侧壁，以寻找由胰腺侧凸向十二指肠腔的小的腺瘤。最后，多数术者主张用无菌的超声探头对不能触及的病灶进行术中探查。

在腹腔探查和胰头区检查完成后，将大网膜翻向上方，向下牵引横结肠，锐性分离大网膜，进入小网膜囊（图 1）。通常将胃与胰腺分离并不困难，但将胃与胰腺被膜分离可能需要进行锐性分离，尤其是在有胰腺多次炎症发作的患者。联合应用锐性和钝性分离，将胃后壁从胰腺上推开。特别是在胃窦部，应确认结肠中血管没有向上成角或黏附于胃后壁。必须清楚地显露整个胰腺和十二指肠起始部，直至脾门（图1）。为了减少不必要的出血，常需切断胃网膜右静脉与结肠中静脉幽门支之间的交通静脉，这样可以使胃窦部得以更好地暴露。可用大 S 拉钩将胃向上牵引，同时将横结肠向下牵引至切口外或放回腹腔用纱垫隔开。全面探查并核实胰腺病理改变情况。相对于试图沿胰腺体和胰尾上缘走行的脾动静脉分离的方法，游离并切除脾更为安全和容易。

对恶性肿瘤准备行根治性切除前，必须明确瘤的活动度和有无区域性转移。累及胰腺体或胰腺尾的恶性肿瘤大多已经失去切除机会。胰岛素瘤常为单发，可能可以剜除而不必切除大段的胰腺，这取决于腺瘤的部位及其与主胰管和大血管的关系。对于单发的、体积大的胃泌素瘤，可仅行局部切除，继以迷走神经切断术和幽门成形术，术后予以质子泵抑制剂治疗。对于胰腺周围所有肿大的淋巴结，都应予以切除并进行冰冻切片活检以证实有无转移。对于胃泌素瘤，必须切开十二指肠以查找十二指肠原发病变。

当从胰腺前面未能肉眼发现或未能通过手指触诊病变时，有必要游离胰腺的体部和尾部，直接用拇指与示指对合以触摸并探查胰腺的下面，这需要沿胰腺下缘切开腹膜来完成（图 2）。在此过程中可能会遇到一些小血管，切开时必须仔细辨认肠系膜下静脉以免损伤，同时应注意勿伤及结肠中血管。切开胰腺下缘的腹膜后，可用手指轻松地深入胰腺后面，在拇指和示指之间很容易触及胰腺组织（图 3）。事实上，在切开脾动脉和脾静脉上方的腹膜后，可将手指插入并完全包绕胰腺。最后，术中应用手控超声探头对于发现胰腺内不能扪及的病灶非常有益。

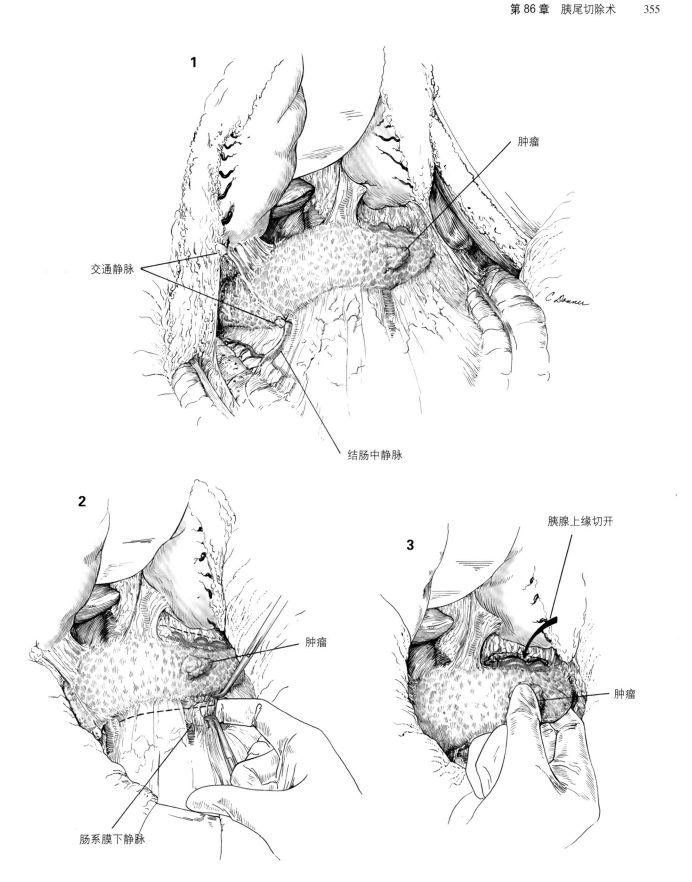

1

肿瘤

交通静脉

结肠中静脉

2

肿瘤

肠系膜下静脉

3

胰腺上缘切开

肿瘤

因肿瘤而需行左半胰腺或全胰腺切除时，应游离并切除脾。在脾动脉近起始部用 2-0 丝线进行两道缝合将其结扎，精细的操作可以减少游离脾时的出血，并且在随后的脾切除过程中可使脾血流流至体循环。对胃网膜左血管进行双重钳夹并结扎，向上离断所有胃短血管直至膈肌。对大弯侧血管需行包括部分胃壁的贯穿缝扎，以防止胃膨胀时线结从胃壁滑脱而造成出血（图 4）。也可用超声刀电凝并切断胃短动脉。术者用左手将脾推向内侧以切断脾肾韧带（图 5）。可以锐性和钝性游离胰尾，但如在将胰尾向内侧翻转的同时，用手指分离会更容易完成（图 6）。此时可清晰地看到左肾、左肾上腺和部分左肾静脉。在胰腺下缘结扎并离断肠系膜下静脉（图 6）。分离脾动脉起始部予以结扎，远端再用 2-0 丝线进行双重贯穿结扎。清理脾静脉并将其自胰腺的背面进行游离，直至其与肠系膜上静脉汇合形成门静脉的位置（图 7）。用钝头直角钳细心地将脾静脉从胰腺上游离（图 7）。结扎脾静脉并于此结扎处的近侧进行贯穿缝扎，以避免可能的迟发性出血。这样脾和胰体即可得到充分游离，进而被移出腹腔外。

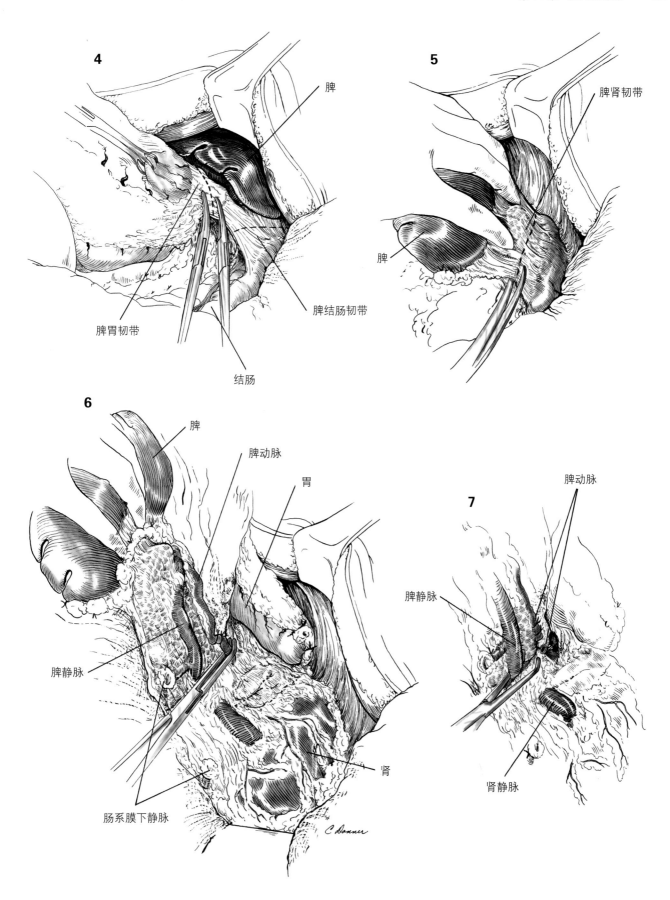

4

脾

脾胃韧带

结肠

脾结肠韧带

5

脾肾韧带

脾

6

脾

脾动脉

胃

脾静脉

肠系膜下静脉

肾

7

脾动脉

脾静脉

肾静脉

C.Donner

由于此操作路径可为辨认从门静脉内侧分出的血管支提供良好的暴露，因此对施行全胰腺切除术非常有用。门静脉上表面无静脉分支。然而，若胰腺癌已经累及门静脉，则不宜行此手术。

将脾和胰尾游离至腹腔外后，再一次触诊整个胰腺有无肿瘤侵犯。可在门静脉左侧用电刀切除胰腺，如有必要，只要能用手指伸入胰腺和门静脉之间而使门静脉前缘游离，甚至可以在门静脉右侧切断胰腺（图8）。

为了探查其他并存的腺瘤和确认切缘无残存瘤，在胰腺的多个部位取材行连续切片检查通常被认为是一种可取的方法。但在这些情况下对胰腺组织的评估颇为困难，术中可行冰冻切片检查，而最终的诊断可能要等石蜡切片结果才能做出。

检查胰腺的残端并辨认出胰管。用4-0单股不可吸收线缝合胰管（图9A）。用3-0丝线行间断重叠褥式缝合并结扎胰腺断端（图9B）。将钳移除后，在持续出血部位——尤其常见于较大胰管附近，需要加缝几针（图10）。也可选用直线切割器将胰腺钉合切断。

关腹　在胰腺断端处放置硅胶闭式引流管。引流管可直接在中腹部切口引出，或通过另外戳口在腹部的任何一侧引出。按常规方式关腹。

术后管理　除了需要反复监测血糖和血清淀粉酶外，术后处理按常规进行。术后可能会发生轻度的胰腺炎，适量补给胶体和其他液体。也可能有发生短暂糖尿病倾向。另一方面，很难在术后立即明确手术对整个胰腺功能将产生的影响。可能需要口服补充胰酶。在拔除引流管前有必要监测引流液的淀粉酶浓度。通常在引流液淀粉酶低于血清淀粉酶浓度时，可以考虑拔除闭式引流管。

如准备行全胰切除，不是切断胰腺而是用做牵引，以便按 Whipple 手术方式切断胰头和十二指肠。胃泌素瘤，一种分泌激素的胰岛细胞肿瘤，其全身症状在单发肿瘤切除后的数年内可以得到部分控制，但只有在极少数患者能够完全控制。对于其他相关的肿瘤（如肠肽瘤、高血糖素瘤、胰岛细胞瘤等），如非恶性且无转移，局部切除的效果更好。

（沈柏用　译）

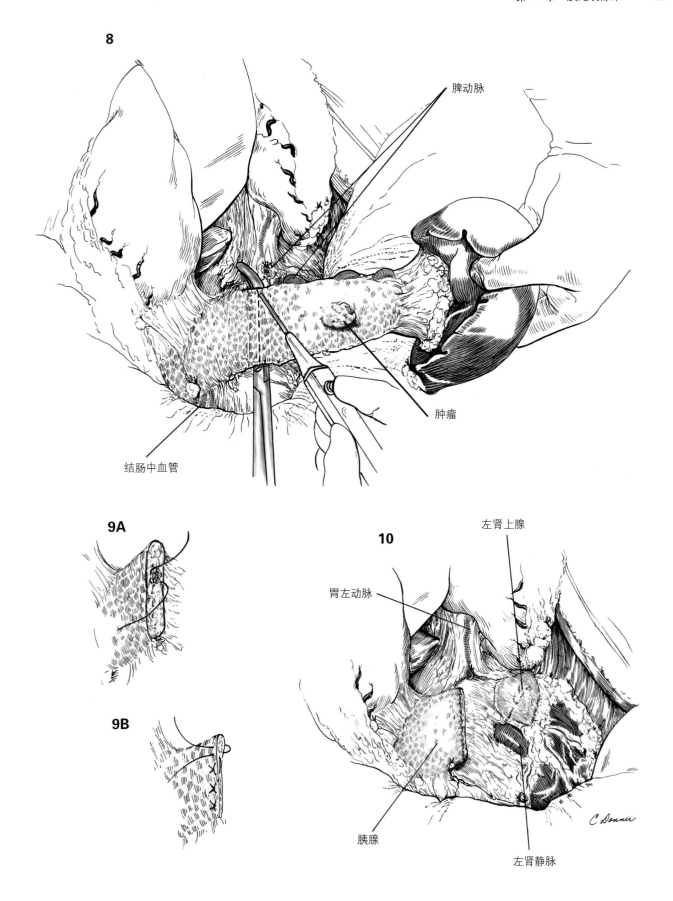

8

脾动脉

肿瘤

结肠中血管

9A

9B

10

左肾上腺

胃左动脉

胰腺

左肾静脉

C Donner

第 **87** 章　腹腔镜保脾胰体尾切除术

适应证　腹腔镜保脾胰体尾切除术的适应证限定于胰腺神经内分泌肿瘤（如胰岛素瘤）、胰腺囊性肿瘤和假乳头状瘤。对于慢性钙化性胰腺炎，不推荐使用此式式。对于胰体尾癌，则应同时行脾切除术。在无恶性肿瘤依据的情况下，推荐采用保脾术式，并且在胰体尾切除术中应尽量争取保留脾。

术前准备　根据术前诊断进行相应准备。因为保脾不一定都能成功，所以推荐在术前 2 周针对有荚膜的病原微生物（如肺炎球菌、嗜血流感杆菌和脑膜炎球菌）进行预防接种。

麻醉　手术需行气管内插管全身麻醉。

体位　手术床上应铺可塑形软垫。患者留置导尿，45° 右侧卧位。左上肢置于胸前，用手托板或软垫支撑（图 1a）。右上肢置于手托上，右腋窝放置腋窝卷。两上肢间及其周围填塞松软衬垫。显露腹部和肋腹区。左膝关节屈曲，两腿间以软枕或布垫相隔。患者也可采用改良的截石位，注意身体下方也应铺可塑形软垫，同时大腿不得过度屈曲，以免妨碍手术操作。

手术准备　常规备皮，皮肤剃毛范围为乳头线以下的胸部和整个腹部，包括双侧肋腹区。

切口与暴露　术者位于患者右侧，与腹腔镜左肾上腺切除术相同（图 1A）。持镜者位于术者右侧，助手位于患者左侧。如采用改良截石位，术者位于患者两腿间，持镜者位于患者右侧，助手位于患者左侧。套管的布局见图 1B。应用第 11 章描述的 Hasson 法于脐上方置入一个 10 mm 的 30° 镜。建立气腹，腹内压为 15 mmHg，然后探查腹腔内各部位是否有转移灶。置入两个套管：一个在中线，一个在脐与剑突之间的左锁骨中线上。套管间头尾方向应相距 5～8 cm，以使器械互不妨碍，便于术者双手操作。在左腋中线平脐水平置入一个 10～12 mm 或 15 mm 套管。有时需将另一个 5 mm 套管置入于右肋缘下锁骨中线处。在切割较厚的胰腺组织时，如需要 4.8 mm 切割吻合器，则应使用 15 mm 套管，而 12 mm 套管只适于用 3.8 mm 以下切割吻合器。

手术过程　用无损伤抓钳将胃向上牵拉，用超声刀沿胃大弯切开胃结肠韧带，显露小网膜囊（图 2）。大网膜开口应足够大，以便充分显露整个胰体和胰尾部。向左分离至胃短血管处，但如计划保脾，先不要分离胃短血管。内侧需要充分暴露，因此需向右分离至胃网膜右血管。采用锐性分离和钝性分离相结合的方法将胃后壁与胰腺分离开，术者需注意确认结肠中血管没有与胃后壁组织粘连在一起而被向上牵拉成角，尤其在分离胃窦部。术者必须明确显露胰腺和十二指肠球部直至脾门区（图 2）。为避免较麻烦的出血，方便胃窦部的游离，常常需要离断幽门下方的胃网膜右血管与结肠中血管之间的交通静脉支。仔细观察胰腺的病理改变，术中超声检查可能有助于探查病变。

术者需要采用由中线向左侧的方向分离胰腺，这与第 86 章中开放胰腺胰体尾切除术的分离顺序是不一样的。沿胰体尾下方切开后腹膜（图 2）。仔细轻柔地分离胰颈后方，显露肠系膜上静脉和门静脉（图 3）。确认脾静脉，在胃十二指肠动脉左侧、肝动脉下方沿胰腺上缘切开后腹膜。自下而上用钝头钳钝性分离肠系膜上静脉和胰颈之间的间隙（图 4）。完成分离后，可以从胰颈上缘看到突出的分离钳头部，将一根长 12 cm 宽半英寸（1 英寸≈2.54 cm）的烟卷引流条送入腹腔，将其向下拉过胰颈后方，并在其末端用套圈做结扎（图 5）。这样操作便于向前牵引胰腺，更好地游离胰颈与肠系膜上静脉之间的间隙，从而进一步分离胰颈与脾静脉的夹角。此步由助手抓持引流条

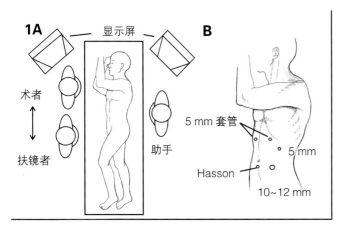

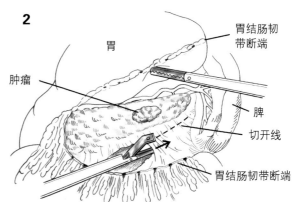

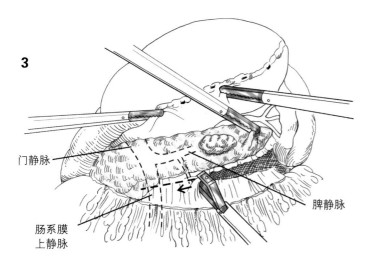

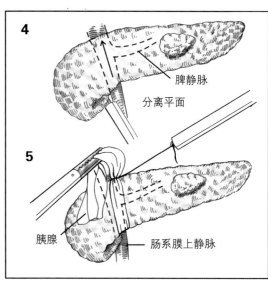

向前上方牵引胰腺。术者仔细地将肠系膜上静脉和门静脉从胰颈分开。这样就能显露脾静脉，在离断胰颈前，用超声刀离断胰腺汇入脾静脉的小穿支静脉，夹闭并离断大的穿支静脉。由中线向左解剖 2 ~ 3 cm，可以环绕脾静脉留置一根血管牵引带，以便于对抗牵引和血管近端控制。一旦游离出 2 ~ 3 cm 的脾静脉，胰颈可以充分游离。用内镜切割闭合器离断胰颈，需用 3.8 mm 或 4.8 mm 网形钉。钉合线可用市售材料进行加强（图 6）。远端和近端断端都需仔细检查是否出血，如发现出血，使用电凝或超声刀止血。此时可取出牵引胰腺用的烟卷引流条，因为此时可通过抓取胰腺远端切割线代替牵引暴露。胰腺离断后，可将胰体向上牵引（图 7）。这样便于分离脾静脉。脾动脉位于脾静脉上方，其小的分支可用超声刀离断，其大的分支可夹闭后离断（图 7）。绕脾动脉可再留置一根血管牵引带，以便于对张牵引和血管近端控制。一旦将脾动脉近端分离出来，离断剩余的脾静脉进入胰腺的分支。将近端胰腺向下牵引，进一步显露和分离脾动脉（图 8）。脾动脉和脾静脉的分支很脆，有时难免撕裂出血。对于一些细小的分支出血，可予以压迫止血。对于大的分支出血，可用马里兰分离器钳夹控制出血；如果残端够长，可用钛夹夹闭止血；如果残端不够长，用 4-0 或 5-0 单股线缝扎止血。继续向左切开胰腺下方腹膜，紧邻脾动静脉游离胰腺后壁。近端空肠有时会挡住视野，应将其向下牵开。结肠系膜

缺损应缝闭，以免形成内疝。用超声刀切开胰腺上缘腹膜，继续分向胰尾部时，可见脾静脉由脾门分出，随后可见脾动脉进入脾。胰尾和脾之间的间隙宽窄不一。用超声刀分离其间最后的连接组织。切下胰体尾部后，将标本装入标本袋或类似装置（图 9），经脐孔从腹腔取出。然后重新建立气腹，显露小网膜囊，仔细检查脾动静脉是否有出血。如果术中留置了血管牵引带，将它们取出。

关腹　检查标本，确认病变组织已经切除。对于胰腺囊性包块和导管内黏液性肿瘤，应取切缘组织送快速冰冻切片行病理检查。自 12 mm 或 15 mm 套管将硅胶引流管送入腹腔，再经 5 mm 套管拉出，在腹内端将其拉至腹腔内并放置到手术区，进行密闭式负压吸引。12 mm 或 15 mm 套管切口和脐套管切口用 1# 可吸收线缝合关闭。

术后管理　留置鼻胃管并非必须。输注足量晶体液。术后需静脉给予麻醉镇痛剂 1 ~ 2 天。术后 24 小时内间断使用抗生素。鉴于有时可出现术后短暂的糖尿病状态，有必要进行血糖测定。术后第一天进行血红蛋白和血清电解质测定，必要时复查。引流管拔除前应检测引流液淀粉酶，如引流液淀粉酶超过血清淀粉酶正常值的 2 倍，则不能拔除引流管。不需常规应用口服药补充胰酶。患者可进食后即可出院。

（沈柏用　译）

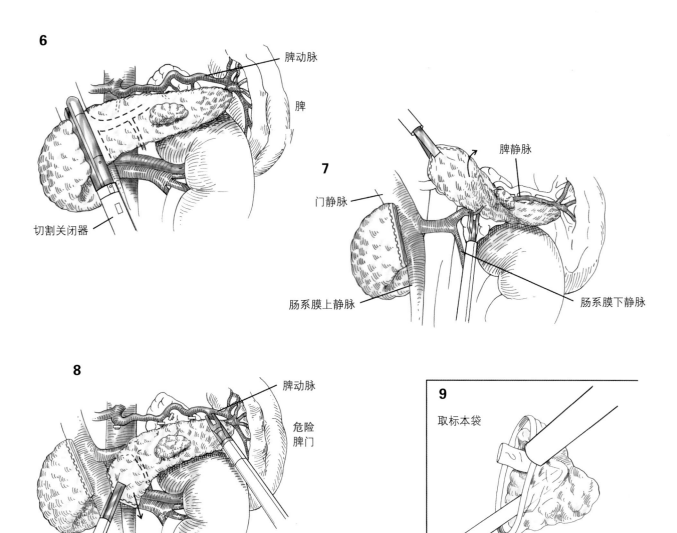

6

脾动脉

脾

切割关闭器

7

脾静脉

门静脉

肠系膜上静脉

肠系膜下静脉

8

脾动脉

危险
脾门

9

取标本袋

第88章

胰十二指肠切除术（Whilpple术）

适应证 胰头切除常用于累及 Vater 壶腹、胆总管下端、胰头或十二指肠的恶性肿瘤。随着发病率的上升，Whipple 术常被用于具有不良特征、存在恶变风险的胰腺囊性肿瘤。极少数情况下，此手术也可用于治疗慢性钙化性胰腺炎所致的顽固性疼痛，或治疗无法修复的胰头、胰胆管结构和十二指肠的"爆裂性"创伤。对于恶性肿瘤来说，若确认无转移，同时肿瘤局限且术者有能力对受累的门静脉进行安全的血管切除和重建，则具备切除的指证。如果恶性肿瘤有中心性发展的趋势或主胰管被导管内乳头状瘤广泛侵犯，可考虑权益切除。全胰切除可避免吻合口胰漏，从而降低术后并发症的发生率，但随后的内分泌功能不全将会持续较长时间。必须清楚地告知患者术后有糖尿病问题，以及每天必须进行胰酶替代治疗。

术前准备 患者术前需行影像学检查，包括 CT 和 MRI 检查，如可能，术前行超声内镜检查。部分患者可能已经内镜或经皮肝穿留置了胆道内支架。血清电解质水平应恢复至正常水平。尤其需要注意的是，应检查凝血酶原国际标准化比率（INR）以证实其凝血功能正常，并应检查肌酐和血尿素氮以证实其肾功能无损害。黄疸患者可能存在隐匿的维生素 K 缺乏，且可能直至失血发生前也不明显。术前备血，最好留置中心静脉导管以便快速补充血容量。宜留置导尿管监测术后每小时尿量。术前应开始应用抗生素。这对术前已放置胆道内支架的患者尤为重要，因为他们易发生切口感染。

麻醉 留置鼻胃管。建议采用气管插管全身麻醉。

体位 患者取仰卧位，轻度头高脚低。应准备进行胆管和胰管造影的设备。

手术准备 皮肤剃毛范围为乳头线以下的胸部和整个腹部，包括双侧胁腹区。

切口与暴露 对于胰腺或壶腹周围腺癌，先行诊断性腹腔镜探查，以明确是否有术前影像学漏诊的转移灶。如果已有肝或腹膜转移，则不应行胰十二指肠切除术。所选择的切口应确保上腹部尤其是右上腹的充分显露。可采用上腹部正中切口（图 1a），必要时绕脐向下延伸。不少术者喜欢平行于肋缘的斜向或弧形切口（图 1b）。当剑突过长和肋弓角狭窄时，切除剑突可获得更好地显露。另一方面，斜向或弧形切口常能很好地显露术野。开腹从右上腹开始，越过中线，再向左延伸，直到术者感觉术野已充分显露为止。所有的出血点应仔细钳夹、结扎，尽量减少出血，特别是在有黄疸的患者。不管使用何种切口，都要切断肝圆韧带（图 2）。弯钳所夹的组织必须予以牢固结扎，以避免肝圆韧带内的血管出血。将镰状韧带向上切断至肝顶部，以使肝获得更好地游离，但通常并不需要（图 2）。镰状韧带切断后，可插入自动拉钩。

手术过程 全面探查以明确病变的类型、部位和范围。全面探查，确认有无肝、腹腔动脉周围淋巴结、胰上区和肝十二指肠韧带内的转移灶。

开始切除前应首先通过 Kocher 切口来游离胰头以及十二指肠（图 3）。用一把或多把 Babcock 钳钳夹十二指肠并向内侧牵引，切开十二指肠外侧的腹膜。通常这一区域的血管不必结扎；但存在黄疸时应仔细止血。用手指或纱布将胰腺后壁从其下方的下腔静脉和右肾推开，很容易得到一个无血管的分离界面（图 4）。残存的柱状腹膜形成 Winslow 孔的下缘（图 5）。术者可将示指和中指分别从腹膜柱的两侧插入将其拉紧，并应十分小心地将其切开，以避免损伤其下方的下腔静脉。在十二指肠第二段有复发性溃疡时，此区域可能有严重的瘢痕和粘连固定。术中应避免损伤变异的肝右动脉。如果变异血管存在，一般从肠系膜上动脉发出，穿过肝后十二指肠韧带。

在仔细检查十二指肠和胰头的后壁有无肿瘤浸润或转移灶后，进一步游离十二指肠第二和第三段，以判定病变能否切除。在将结肠中血管推离十二指肠时应小心操作，值得注意的是，结肠中血管经常在很高的位置跨越十二指肠第二段进入结肠肝区（图 6）。

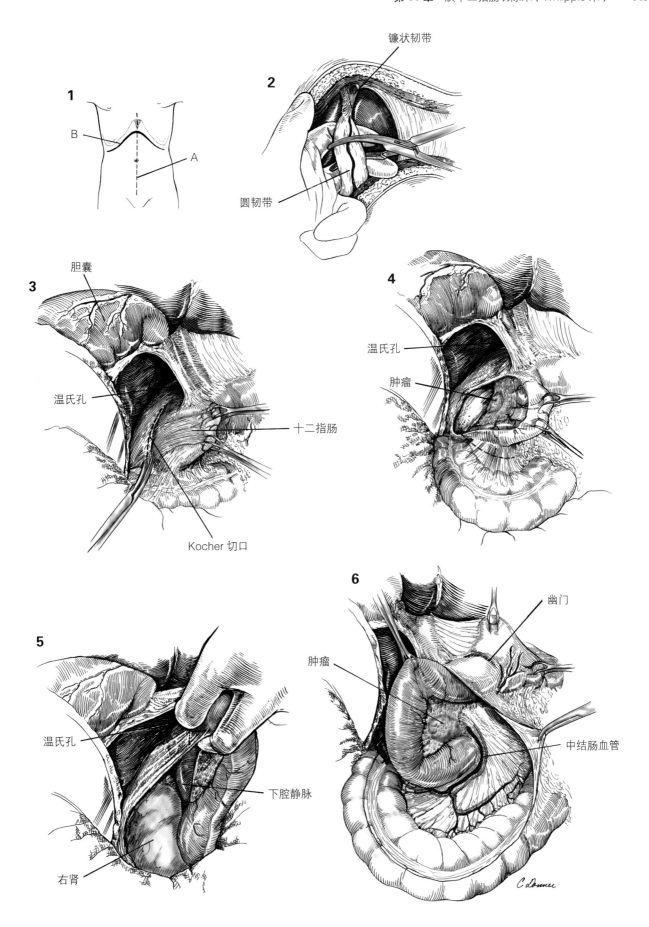

游离胆囊、胃窦和十二指肠，注意它们之间的相互关系，包括术中必须结扎的血管。将这些结构予以标记，以利于辨认。胆囊被认为是无功能的，因此常规予以切除。为保证肝十二指肠韧带内的淋巴结的完整清扫，应将胆总管在左右肝管汇合处以下、胆囊管汇合处以上切断。仔细辨认肝总动脉及其分支，无论是否保留幽门，均应结扎胃右动脉。在尝试压迫以明确远端肝动脉并非依靠肠系膜上动脉发出的侧支供血后，游离并结扎胃十二指肠动脉。一旦切断胃十二指肠动脉，门静脉即可在胰颈上方显露。由于门静脉前壁没有血管进入，此处是将胰头从胰体尾切断的理想位置。一些胰腺静脉支在脾静脉与肠系膜上静脉汇合成门静脉处的对侧汇入门静脉的外侧壁。结肠中动静脉应当保留，但在大多数病例，为了暴露肠系膜上静脉，如果需要，结肠中静脉能被安全地游离。

在胰头血管离断之前，按半胃切除术的方法标记切胃线（第24章）。如果计划保留幽门，则在幽门与十二指肠第一段之间切断。否则，在胃窦与胃体交界处横断。两种切除方式均可为门静脉区的胰腺解剖提供直接的入路。

结石或肿瘤可造成长期的梗阻，而胰管的粗细则取决于其梗阻的程度。如果胰管过于细小，在其内插管几乎不可能，则可直接将胰尾套入空肠腔内或被拖出的胃后壁。通常在胰管上方的胰腺实质内只有一条血管需要结扎，而下方有两条。

因长期生存患者可发生吻合口溃疡，应行迷走神经干切断并切除整个胃窦部，以控制胃的泌酸能力。可选择半胃切除，切除水平为胃小弯的第三根静脉处至胃大弯网膜血管最接近胃壁处（第24章）。另外，患者必须终身服用制酸药物。

由于十二指肠的第三段处的肠系膜很短，其游离是术中最困难的步骤之一。部分上段空肠需要与十二指肠一并切除，以确保上段空肠襻能充分游离，可将后者穿过肠系膜切口上提至结肠中血管的右侧。

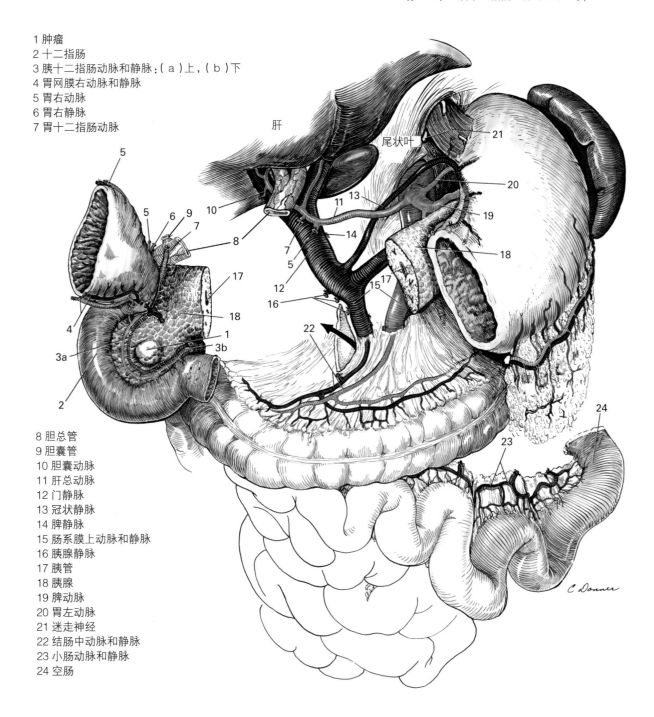

1 肿瘤
2 十二指肠
3 胰十二指肠动脉和静脉：（a）上，（b）下
4 胃网膜右动脉和静脉
5 胃右动脉
6 胃右静脉
7 胃十二指肠动脉

肝

尾状叶

8 胆总管
9 胆囊管
10 胆囊动脉
11 肝总动脉
12 门静脉
13 冠状静脉
14 脾静脉
15 肠系膜上动脉和静脉
16 胰腺静脉
17 胰管
18 胰腺
19 脾动脉
20 胃左动脉
21 迷走神经
22 结肠中动脉和静脉
23 小肠动脉和静脉
24 空肠

当十二指肠第二段和第三段充分游离后，术者可能或仍不能判断肿瘤的位置及其范围。此时可通过用拇指和示指对触胰头，以了解更多情况（图 7）。应记住，胰腺腺瘤偶尔可从内侧突入十二指肠肠壁内。累及胆总管下端的肿瘤，尤其是累及 Vater 壶腹区的溃疡性肿瘤，可以通过触诊予以证实。当触摸到或看到肿瘤时，主要的问题是判断其良恶性，以及门静脉是否受累。除非术者有足够的能力行门静脉的切除和修补，否则，在决定行胰头根治切除之前，应充分证明肿瘤未侵及门静脉或未侵及门静脉周围。

对于引起梗阻性黄疸的胰头部深在的恶性肿瘤，要证明肿瘤存在与否是相当困难的，这种情况并不少见。由于出血、胰漏等并发症，或担心冰冻切片难以鉴别胰腺腺癌和慢性胰腺炎，术者常常不愿意充分游离胰头来取活检。因此，有些术者应用经十二指肠针刺活检来获得冰冻病理切片。即便如此，术者在进行胰十二指肠切除之前仍可能找不到恶性肿瘤的证据，因此，术者必须根据术中大体所见来建立合理的诊断。如果肿块不能切除或术前无法得出确切诊断，那么根据显微镜下证据进行诊断是必需的。胰头部的肿瘤针刺活检必须使用 True-Cut 针经十二指肠来完成（图 8）。小心地将肿瘤控制于手中可以避免意外戳破胰后组织。十二指肠中的穿刺部位可以用"8"字或荷包缝合来缝扎。

接着，术者需在小网膜囊内进行进一步游离胰腺（图 9）。向上牵拉大网膜，切开并进入小网膜囊，以进一步全面评估胰腺上方和腹腔干周围是否有转移灶。鉴于一些胰腺肿瘤为多发肿瘤，对整个胰腺进行诊视和触诊非常重要，尤其怀疑为胃泌素瘤时。通常需游离整个横结肠至结肠脾曲的大网膜，以将小网膜完全敞开（图 10）。应谨记，结肠的血管可向上成角并附着于结肠系膜的下表面达数厘米。因此，切口应离离可见的肠壁边缘几厘米，如图 10 所示。可能需要游离脾，尤其是在探查胰岛细胞瘤时。接着再探查十二指肠第一段上方的组织（图 11）。如果肿大的胆囊影响暴露，可将其内容物吸除。切开十二指肠上缘的腹膜，这是将胆总管从邻近的血管组织中游离开来的第一步。

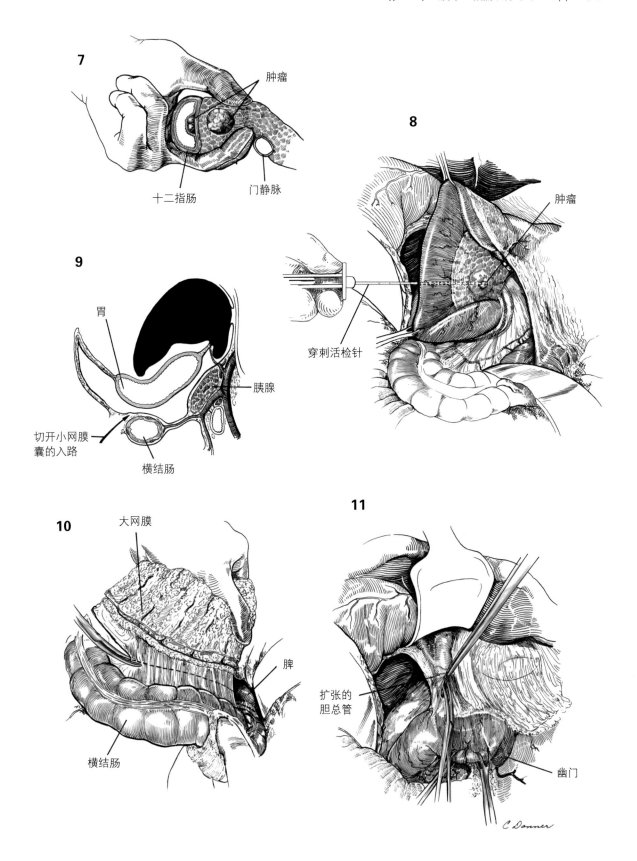

7 肿瘤

十二指肠 门静脉

8 肿瘤

穿刺活检针

9 胃

胰腺

切开小网膜
囊的入路

横结肠

10 大网膜

脾

横结肠

11

扩张的
胆总管

幽门

C Donner

继续在十二指肠上方游离，在扩张的胆总管周围用直角钳轻柔地分离，尽可能地游离出一段较长的胆总管，同时仔细予以止血（图 12）。

应尽量使这段胆总管完全游离，用一根血管带做牵引。随后术者可将示指伸入十二指肠后方，设法在十二指肠和门静脉之间做出一个分离层面，同时可以更准确地判定肿瘤是否侵犯或粘连固定于门静脉。一旦术者确信可以安全地切除胰腺而不会伤及门静脉，则可开始行胃窦切除术。胃网膜右血管应予以切断和结扎（图 13）。然后，用纱带在胃窦绕一圈，将胃向内下方轻轻牵拉，即可看到胃右血管（图 14）。在此步骤可以选择保留胃窦和幽门的术式。在幽门下几厘米横断十二指肠，待后期吻合，如图 15 和图 16A 所示。

在十二指肠上方插入一把直钳，以平行于胃右小血管的方向进行分离，以更清晰地分离出血管蒂（图 14）。在标准 Whipple 术中，胃窦应予以切除。因此如图 15 所示胃被充分游离。建议在切除十二指肠和胰头之前切除胃（图 16）。也可将胃与十二指肠和胰头同时切除（图 15）。如果对可切除性还存在疑问，则应在门静脉和胰腺之间的层面完全分离后再切断胃。由于消化系统溃疡是胰头十二指肠根治性切除术后的远期并发症之一，控制残胃的泌酸能力至关重要。这可通过术后应用质子泵抑制剂或其他药物来抑制胃酸的产生或行完整切除胃窦的半胃切除加迷走神经切断术来完成，即自小弯侧第三支静脉至大弯侧胃网膜血管最靠近胃壁处做一连线，切除范围为连线远侧的胃。有些术者喜欢半胃切除加迷走神经切断。另一些术者喜欢保留全胃，包括幽门和十二指肠的一小段，且不行迷走神经切断。保留幽门的 Whipple 术常用的重建方式如图 16A 所示。在血供双重结扎后，分别在大、小弯侧清理出一示指宽的胃壁，以备吻合（图 16）。紧贴牵引线可以使用直线切割器离断胃，牵引线可以留在那里以确定吻合区域（图 16）。胃窦的切除对于随后的更难切除的部位的暴露可提供极大帮助。多数术者现在使用线形钉合器，或使用配置更长胃钉的线形切割吻合器。有时还加行迷走神经干切除术（第 23 章）。

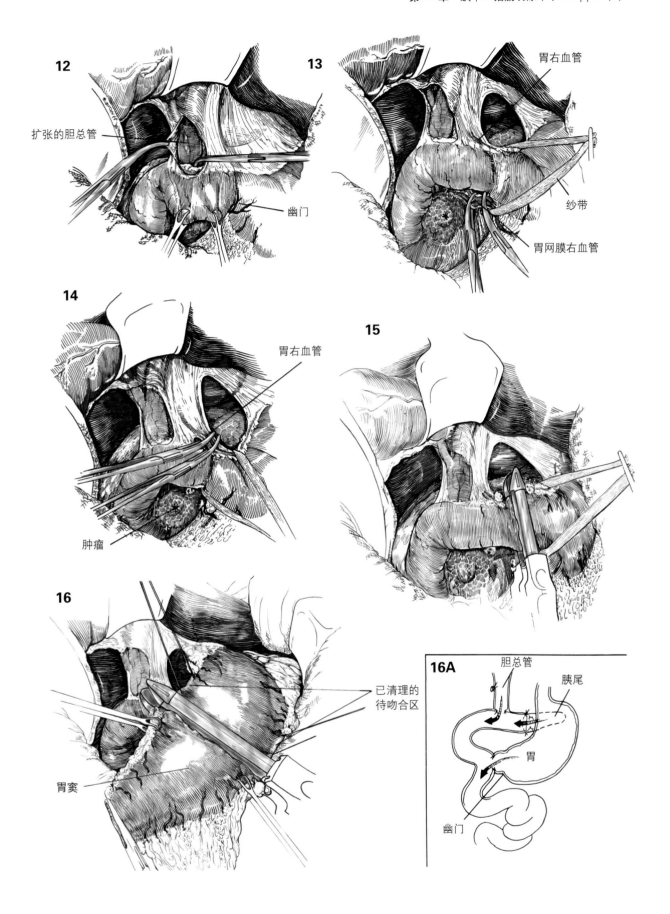

如果吻合钉之间有渗血，用 4-0 丝线间断缝合止血。近胃出口的上半部用一层 2-0 丝线行间断褥式内翻缝合（图 17）。在近胃大弯侧保留足够长的胃出口，以使吻合口能够达到 2～3 横指宽。尽管为了控制渗血可能需要沿钉合线缝合几针，但在胃肠吻合前，此部分胃壁应不予切开。

现在一个非常关键的点是辨明肝总动脉和胃十二指肠动脉，后者在十二指肠后面、胰腺前方向下走行（图 18A）。在胰腺上缘通过触诊找到肝总动脉，小心切开其浅面的腹膜，清晰显现此粗大动脉，以避免损伤。钝性分离其周围组织，显露出胃十二指肠动脉起始部。确认此血管为胃十二指肠动脉无误后，予以钳夹离断，断端予以双重结扎（图 18B）。在分离离断胃十二指肠动脉起始部时，一定不要损伤肝总动脉内腔。胃右动脉周围的组织也必须轻柔地游离，并将其向上分开，如图 18B 中虚线所示。在这两条血管结扎后，用长直角钳钝性解剖，进一步游离胆总管和门静脉区（图 19）。由于这些患者通常很瘦，门静脉前方几乎很少有覆盖组织，因此要非常小心地、轻柔地在门静脉前方开辟一个分离层面。经此层面，术者可小心地自胰腺后面插入一把钝头血管钳，如直角钳，撑开胰腺与门静脉之间的组织。由于门静脉的前壁没有血管汇入，术者也可直接将示指伸到胰腺后面、门静脉的前方进行分离，可能更安全和更简单可行。将胰腺与门静脉分离要花费相当长的时间。胰腺下缘处的组织可能需要切开，以便手指能完全伸入胰腺后面并向下于结肠中动脉旁伸出（图 20）。

将胰体和胰尾先行游离并用作牵引，可为门静脉周围的精细解剖提供更好地暴露。否则，应先在此处切断胰腺，以方便随后的操作。在胰腺颈部与门静脉前壁之间插入一把钝头直角钳，电凝切断胰腺（图 21）。胰管上方往往有一处较大的出血点（图 22），而在胰管下方则至少有两处出血点。用细丝线缝扎或电凝止血，注意不要阻塞胰管。虽然对切缘显微镜下肿瘤阴性的价值存在争议，一些术者仍然要求行切缘组织冰冻切片检查。在这种情况下，可用刀从胰腺近端切取一片约 2 mm 厚的组织送快速冰冻切片检查，以确证切缘阴性。如果切缘肿瘤阳性，应切除更多的胰腺组织。先用左手握住待切除的胰头和十二指肠，同时轻柔地牵引以辨认出从门静脉右侧进入胰头的脆弱血管。

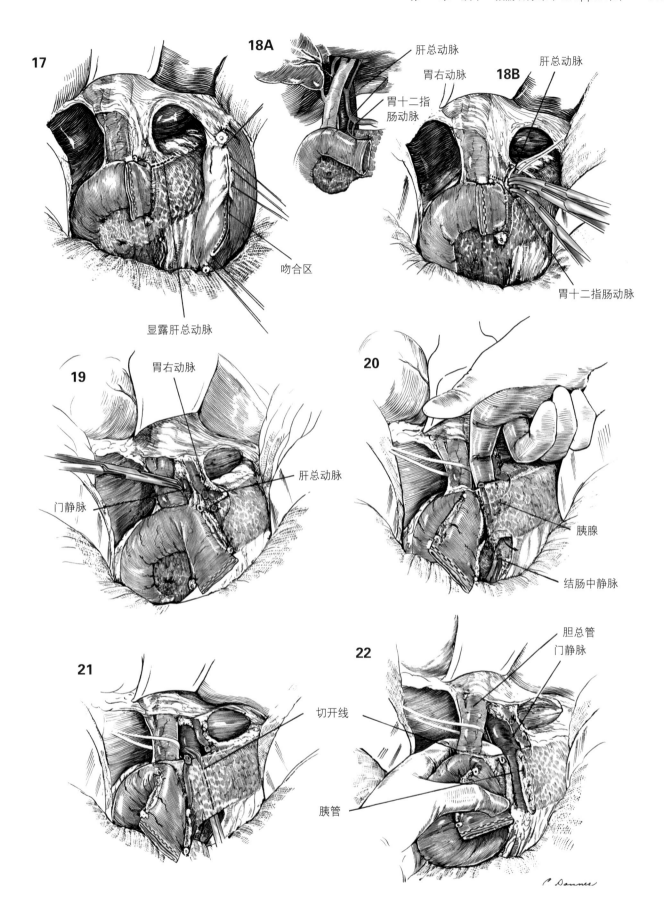

17

18A

肝总动脉
胃右动脉
胃十二指
肠动脉

肝总动脉
18B

胃十二指肠动脉

吻合区

显露肝总动脉

19 胃右动脉

肝总动脉

门静脉

20

胰腺

结肠中静脉

21

22

胆总管
门静脉

切开线

胰管

术者左手示指在上、拇指在下捏住待切除的标本，用右手将门静脉至胰腺的组织束用直角钳双重钳夹，在其间切断（图 23 ）。这些组织束内有许多小静脉，必须予以小心结扎，以免发生麻烦的出血。待切除标本上的所有出血点都应予以结扎，以尽可能多地移除血管钳。再将十二指肠第三段从 Treitz 韧带和肠系膜上动静脉区游离（图 24 ），这可能是术中最困难的步骤之一。切开十二指肠第三段周围的腹膜，形成一个直接与大腹腔相通的开口，最后上段空肠需通过此开口向上提出以进行吻合（图 24 ）。十二指肠第三段及其相连的空肠系膜内的血管很短，

游离 Treitz 韧带区域时要做到出血极少常常是困难的。靠近十二指肠壁，用两把小弯钳每次钳夹少许系膜，在其间切断并结扎，使此段十二指肠逐渐游离（图 25 ）。如果将部分上段空肠从 Treitz 韧带区的横结肠系膜开口处拖出，则更易分辨并钳夹肠系膜下静脉下方附着的十二指肠系膜（图 26 ）。残留的短小的系膜束（包括肠系膜下动脉分出的小动脉支）即可用弯钳小心钳夹离断（图 27 ）。此外，术者也可选择先离断上端空肠和 Treitz 韧带，再从肠系膜左侧开始游离，这种方法尤其适用于肥胖患者，因为该处的显露更为困难。

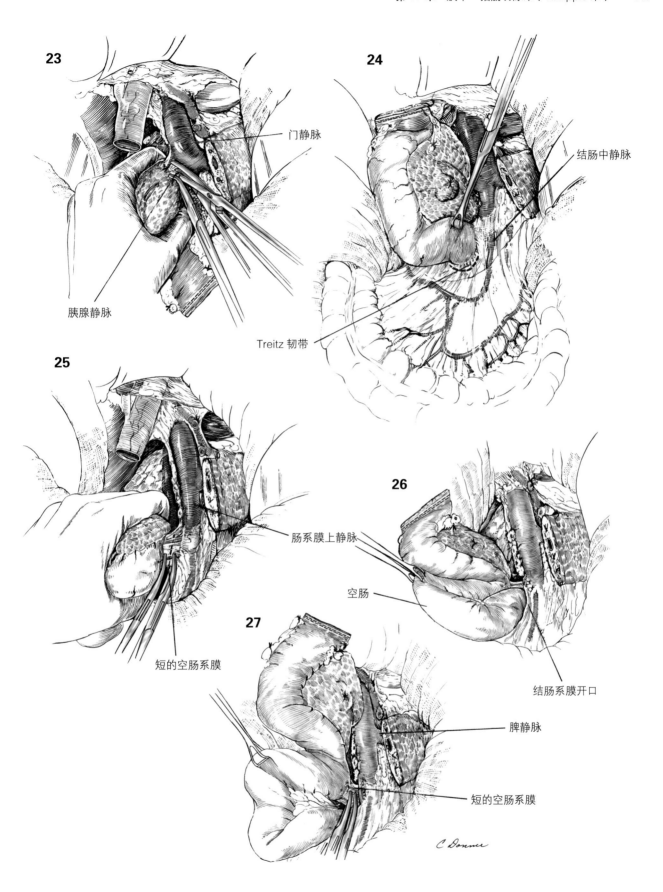

23

门静脉

胰腺静脉

24

结肠中静脉

Treitz 韧带

25

肠系膜上静脉

空肠

短的空肠系膜

26

结肠系膜开口

脾静脉

短的空肠系膜

27

C Donner

　　由于胆囊通常膨胀得很大，应予以切除，以提供更好的操作空间并可防止术后远期并发症胆囊结石形成（图 28）。很多术者选择在解剖肝门和胆总管以前切除胆囊。在 Treitz 韧带区对上段空肠行进一步游离（图 29）。通常从结肠上方切开腹膜，如图中虚线所示位置。用 Babcock 钳夹住上段空肠并将其提起，以便更好地看清血供丰富的空肠血管弓。切开血管弓之间的无血管区，于 2～3 个血管弓的根部切断并行双重结扎，以增加上段空肠的游离度（图 30）。最后结果如图 30 所示；游离近段空肠血管弓下方的系膜的详细步骤见第 89 章图 12。切断血管

弓之前必须仔细辨认清楚，靠近肠管系膜缘的系膜血管不能结扎，否则，此段肠管的血供可能会受影响。将此段空肠系膜分离后，空肠即可通过肠系膜下静脉下方的横结肠系膜开口向上提起（图 30）。在系膜血供良好的空肠处选择一个切断空肠的位点（图 30）。离断并清理此处 1 cm 系膜边缘血管，用线形切割吻合器（GIA）离断空肠。移除切除的标本，空肠襻必须有足够的长度，使其可经结肠系膜开口提至胆囊窝而无明显张力，否则其血供将受到影响。如肠襻上牵有张力，应将之退回结肠下方，再进一步游离系膜。

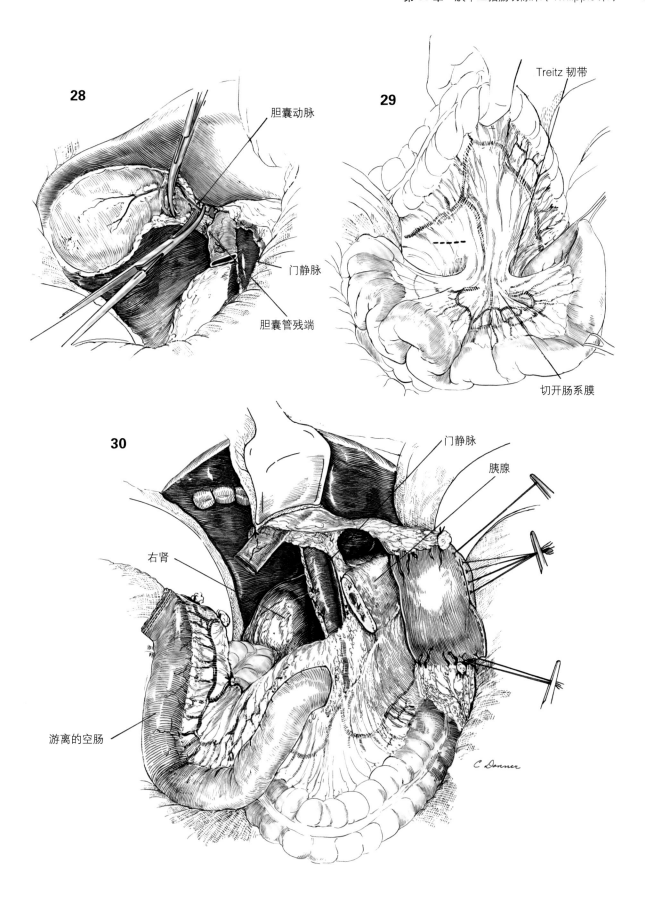

28
胆囊动脉

门静脉

胆囊管残端

29
Treitz 韧带

切开肠系膜

30
门静脉

胰腺

右肾

游离的空肠

C Donner

图 31 和图 32 描述了在十二指肠和胰头切除后现有的多种重建方式中的两种。如已将全胰切除，则仅需将胆总管、胃断端或十二指肠第一段（如保留全胃）与空肠襻吻合。作为防止消化性溃疡的一种措施，应使碱性的胆汁和胰液先于酸性的胃液排入空肠。游离的空肠襻可安全地用于所需的各种形式的多处吻合。或者是，空肠末端在穿过横结肠管中血管之后，在右上腹部无张力地固定结肠中血管的右侧。或者是，该肠段可以由肠系膜血管后方十二指肠移除后产生的腹膜后空间中通过。空肠段摆放必须使断端靠近胰腺切缘。然后，将肠段缓缓地逆时针弯曲，以靠近胰肠吻合下方的胆总管。然后将空肠与部分关闭的胃残端吻合（图 31）。有些术者喜欢将开放的胰腺断端直接套入空肠断端（图 32）。在胰管较细的情况下，胰胃吻合也是选择之一，即在空肠襻上找一方便且邻近胃的位点与胆总管吻合。图 33 和图 34 展示了图 32A 所示术式的详细操作。空肠襻是被无张力地固定于胰腺和胆总管断端附近。将胰腺后被膜用 3-0 线间断缝合

固定于空肠浆膜上（图 34）。此处应无张力，且其间的空肠襻最好稍微宽松一些。插入一根软胶管作为支架，并明确胰管的通畅性和粗细。将胰管边缘游离出一小段，以利于与空肠黏膜准确吻合（图 35）。

有些术者喜欢将开放的胰腺断端套入空肠的断端，尤其是当胰管非常细小时（图 36）。图 32 介绍了这种术式。图 36A 和 B 显示了将胰腺断端套入空肠断端的操作。胰腺断端附近应游离出几个厘米，以备套入空肠断端内，所有出血点均应仔细结扎。空肠端的内腔通常足以容纳胰腺断端，否则需沿空肠对系膜缘将空肠壁全层切开，切开的长度应与胰腺断端的大小相适应。确切止血后，以近似端 - 端吻合的方式将空肠黏膜缝合在胰腺被膜上。将一根小的软胶管插入胰管腔内，以保证吻合过程中胰管通畅。此管在胃肠吻合结束前拔除。将空肠壁在胰腺被膜外再向前套入约 1 cm，用不可吸收缝线加行一层或两层间断缝合（图 36B）。接下胆肠吻合如图 37 所示，如下文所述。

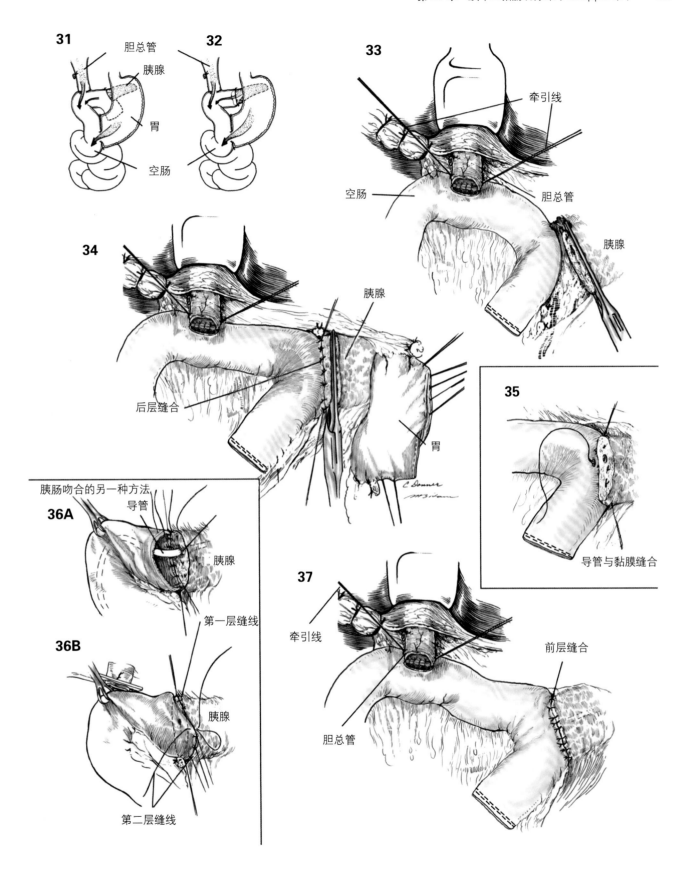

31

胆总管

胰腺

胃

空肠

32

33

牵引线

空肠

胆总管

胰腺

34

胰腺

后层缝合

胃

35

导管与黏膜缝合

36A

胰肠吻合的另一种方法

导管

胰腺

第一层缝线

36B

胰腺

第二层缝线

37

牵引线

胆总管

前层缝合

胆肠吻合是单层吻合。将空肠末端固定于胆总管内侧组织，或更高一些的已关闭的胆囊床下部。此处的缝合应非常小心，切不可缝到肝右动脉，因为肝右动脉可能向上弯转至此区域。在对应的空肠壁上做一个切口，其长度略小于胆总管内径。应先在胆总管断端的两侧用 4-0 线缝合固定牵引，并在轻微的张力下展开。胆肠吻合的后壁已经完成（图 38）。用一排 4-0 或 5-0 可吸收线做间断缝合，将空肠黏膜和胆总管壁准确地对合在一起（图 38）。保留两角部的固定缝线用作牵引（图 38）。然后再行前壁缝合（图 39）。然后从吻合口的两角开始，沿吻合口前方将增厚的胆总管浅面的腹膜与空肠浆膜层间断缝合固定（图 40），此处腹膜也维系固定着胰腺断端。

胃空肠吻合可用全口吻合，也可部分缝合其开口以限制吻合口的大小。将残胃断端的胃壁全层（包括闭合钉）切除，使胃开口达 3～4 横指（图 41）。洗净胃内容物，止住胃壁黏膜的所有出血点。在胃大小弯之间由一侧至另一侧，将近系膜缘的空肠浆膜用 3-0 丝线缝合固定于胃后壁上。不要将空肠拉紧，以使胰肠吻合口与小弯侧胃壁之间有一定的松弛度。在空肠上做一个约 2 指宽的开口，用 4-0 可吸收线将胃、空肠黏膜对拢间断缝合（图 42）。再用 4-0 不可吸收线间断全层缝合后壁，线结位于腔内。吻合口前壁用 3-0 线间断缝合完成。中结肠系膜的开口应缝合至空肠壁上（图 43），以防止其上方小肠坠至开口以下。Treitz 韧带附近的开口用 3-0 线关闭。对于营养不良患者，可行胃造口和空肠营养管造口。在胆肠吻合口和胰肠吻合口附近留置引流管，行密闭负压吸引。

关腹　常规关腹，必须意识到，瘦弱患者有可能出现切口愈合不良。

术后管理　确保充足的血容量在任何时候都是非常重要的，对黄疸患者尤其如此。应用 5% 乳酸林格液以维持液体平衡。血糖水平必须严格控制，通常在术后早期就开始使用胰岛素。仔细观察每小时尿量，使其维持在 30～40 ml/h。静脉补液应在 24 小时内均匀输注。需根据尿量和胃引流量来调整补液量。

必须仔细测定患者体重，以保证其每日摄入足够的热量和维生素。如果留置了空肠营养造瘘管，术后 24～48 小时即可进行持续管饲。最初时速度要慢，随后速度逐渐增加。需观察密闭式引流的量，如果引流液不含胆汁且其淀粉酶水平与血清相仿，即可拔除引流管。

（沈柏用 译）

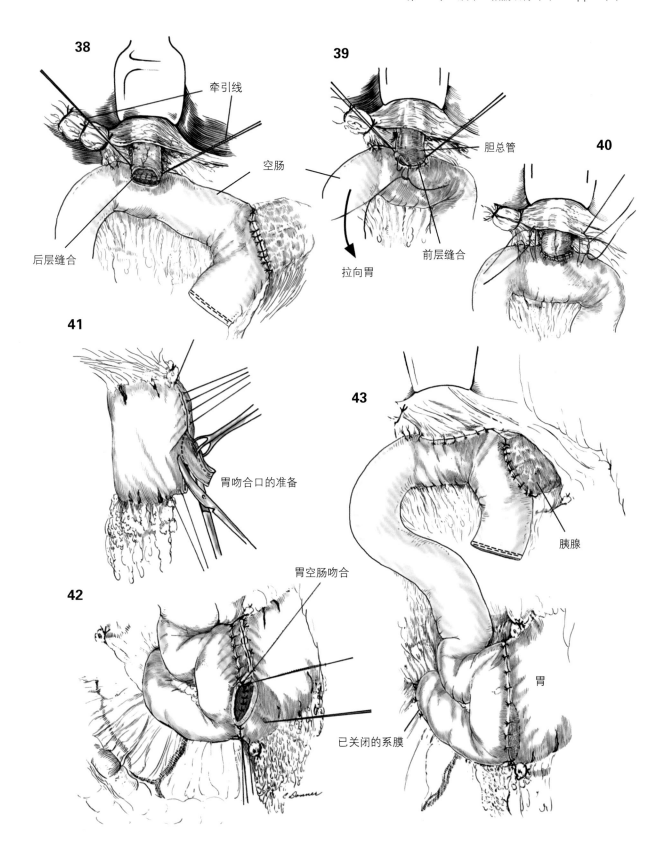

38

牵引线

空肠

后层缝合

39

胆总管

前层缝合

拉向胃

40

41

胃吻合口的准备

43

胰腺

42

胃空肠吻合

已关闭的系膜

胃

适应证　全胰切除术主要适用于胰腺肿瘤以及反复发作且胰腺已无功能的慢性胰腺炎。此术式可以保证更彻底的肿瘤切除，但并不能明显延长患者的平均生存期。在全胰切除术中，多发性肿瘤、肿瘤细胞和受累的淋巴结可被完整切除。由于胰腺被完全切除，故此术式不存在复杂的上消化道重建，很大程度上减少了传统的胰腺手术并发症，如胰瘘、围术期胰腺炎、出血、感染和脓毒血症。

全胰切除术后的糖尿病的控制较为困难，控制血糖时极易发生低血糖，故需要经常性地对胰岛素用量进行调整。全胰切除术的决定很多时候是术者根据术中情况结合术前检查最终做出的。

术前准备　一般此类患者的术前一般情况较差，存在体重减轻、糖尿病等。术前需严密监测血糖，必要时纠正贫血、补充血容量。患者存在梗阻性黄疸时，应积极行 PTCD 或内镜下逆行胰胆管造影放置胆道支架以减黄。患者存在腹泻等胰腺外分泌功能不全症状时，应补充胰酶制剂和维生素。手术需备血。术前需预防性使用抗生素。手术常规置胃管。

体位　常规仰卧位。

手术准备　常规全腹部消毒，上至乳头平面。

切口与暴露　上腹部绕脐正中切口，上至剑突下（图 1）。也有术者偏好双侧肋缘下倒 U 形切口。皮下严密止血。探查过程包括明确诊断、探查有无转移、胰腺活动度以及肿瘤与门静脉的关系。若存在任何远处转移的迹象，包括大网膜、横结肠系膜根部、肝或邻近淋巴结，则只能做姑息性手术。如无远处转移且胰腺活动度好，则可以进一步探查。全胰切除确实可以通过各种方法使胃肠道重建更加简便（图 2 和图 3）。只需要行胆肠和胃肠吻合。

手术过程　分离大网膜和横结肠，切断胃网膜右血管后探查小网膜囊。用 Kocher 法游离十二指肠和胰头（图 4）。

如同 Whipple 术将十二指肠和胰头游离（第 88 章），当术者决定同时切除胰头、胰体和胰尾时，应沿胰腺下缘切开后腹膜，从而可以用手指钝性分离胰腺后方（图 5）。于起始处结扎脾动脉。切开门静脉前方腹膜，用手指钝性分离胰腺和门静脉间的间隙（图 6）。正常情况下门静脉前方无交通支。根据术者偏好，可以用电刀在门静脉前方离断胰腺，从而可以分别切除胰头部和胰腺体尾部。

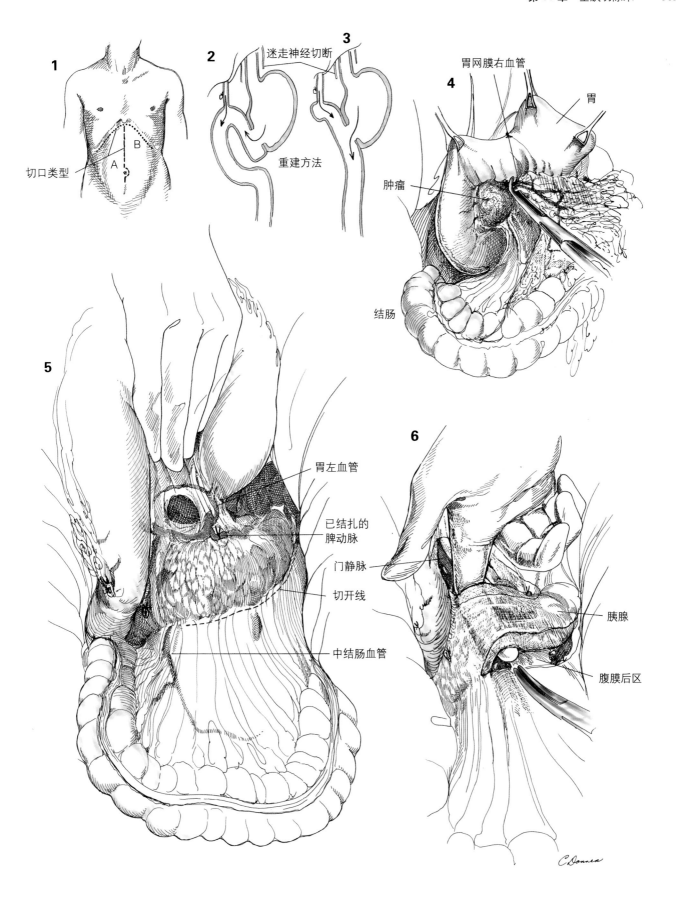

1

切口类型

A B

2 迷走神经切断

重建方法

3

4 胃网膜右血管

胃

肿瘤

结肠

5

胃左血管

已结扎的
脾动脉

门静脉

切开线

中结肠血管

6

胰腺

腹膜后区

尽管行幽门切除后胃-空肠吻合是最常规的重建方式，也有术者会保留全胃、幽门以及十几厘米长的十二指肠球部，按照 Longmire 法行十二指肠-空肠端侧吻合。相反，在行常规重建时，在切断胃体的同时完整地切除了胃幽门部，则在随后的手术中可以获得更好的暴露（图7）。同时可以行迷走神经干切断术（第23章）来降低术后远期胃-空肠吻合口溃疡的发生率，否则患者需终身服用质子泵抑制剂或其他胃酸抑制药物。

游离脾，分离结扎所有胃短血管，将脾和胰腺体尾部一起翻向右方，从而提供良好的暴露，可以在最大程度上从起始部分离结扎脾动静脉（图8）。仔细分离结扎肠系膜上动脉到胰十二指肠的所有分支（图9）。手术最困难的部分在于分离结扎从胰腺汇入门静脉的静脉小分支（图10）。图10显示了结扎后的胃右动脉和胰十二指肠动脉。

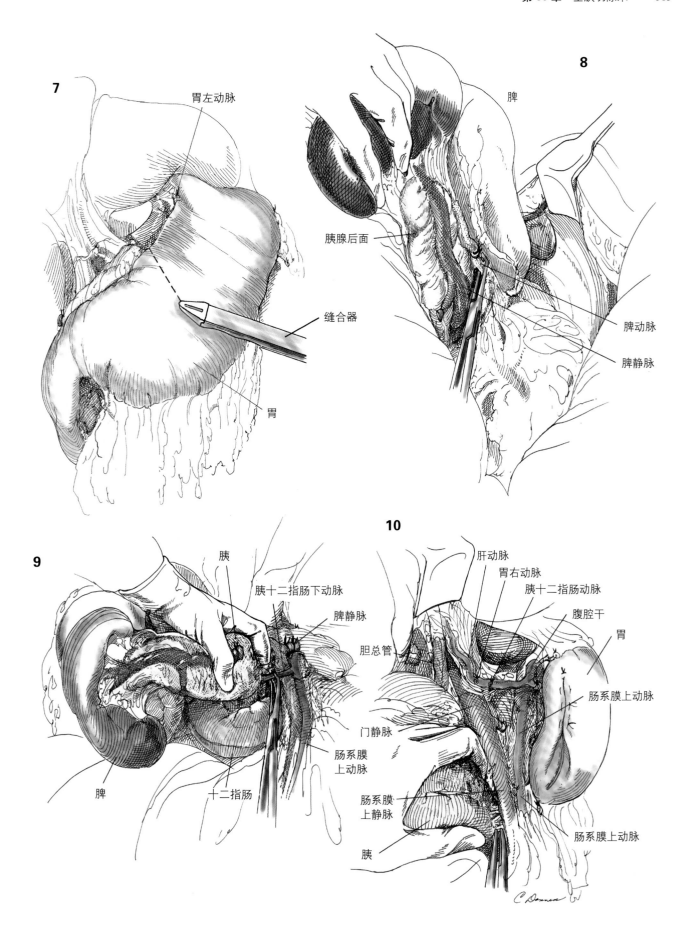

7
胃左动脉

缝合器

胃

8
脾

胰腺后面

脾动脉

脾静脉

9
胰

胰十二指肠下动脉

脾静脉

胆总管

门静脉

肠系膜上动脉

脾

十二指肠

10
肝动脉

胃右动脉

胰十二指肠动脉

腹腔干

胃

肠系膜上动脉

肠系膜上静脉

胰

肠系膜上动脉

常规行胆囊切除术，断胆总管（图 11 ）。向远端继续游离并切除余下的十二指肠，一直到 Treitz 韧带稍远端（第 88 章，图 27 和图 28 ）。

切断数支空肠血管弓（图 12 ）。准备一段较长的空肠臂后，将游离的空肠祥于横结肠系膜开孔处向上拖出（图 12 ）。此横结肠系膜开孔应位于横结肠血管的左侧或右侧，这取决于是否能无张力地将空肠祥拖到胆总管切断处。用 2-0 可吸收线连续缝合或用直线切割器关闭空肠残端，并用 2-0 丝线行褥式交锁缝合或间断缝合浆肌层包埋残端。胃 - 空肠吻合后行空肠祥与胆总管的无张力吻合（图 2 ）。相反，也有人偏好先行胆总管 - 空肠吻合，再行胃 - 空肠吻合（图 3 ）。胃 - 空肠吻合没必要行胃全口吻合，于胃大弯处吻合 3 ~ 5 cm 即可（图 13 ）。无论吻合口多长，空肠都要固定于整个胃断端。胃肠和胆肠吻合口之间的空肠祥应当足够松弛，做到完全没有张力（图 14 ）。间断缝合肠系膜开孔处，以防止空肠臂成角和内疝形成。术后应常规放置密闭式引流管。

关腹　常规缝合关闭切口。缝合皮肤可行皮内缝合，也可行间断缝合或订合皮肤。

术后管理　应持续胃肠减压，但术后的早期阶段可以仅间断减压。严密监测血糖，部分患者的每日胰岛素用量不应超过 25 ~ 30 U，术后早期的胰岛素使用可以通过静滴的方式给予。应补充丢失的血容量。一旦患者可以耐受，就应尽早地开始口服胰酶代替治疗。经常性的营养评估在术后也是非常关键的。

（沈柏用　译）

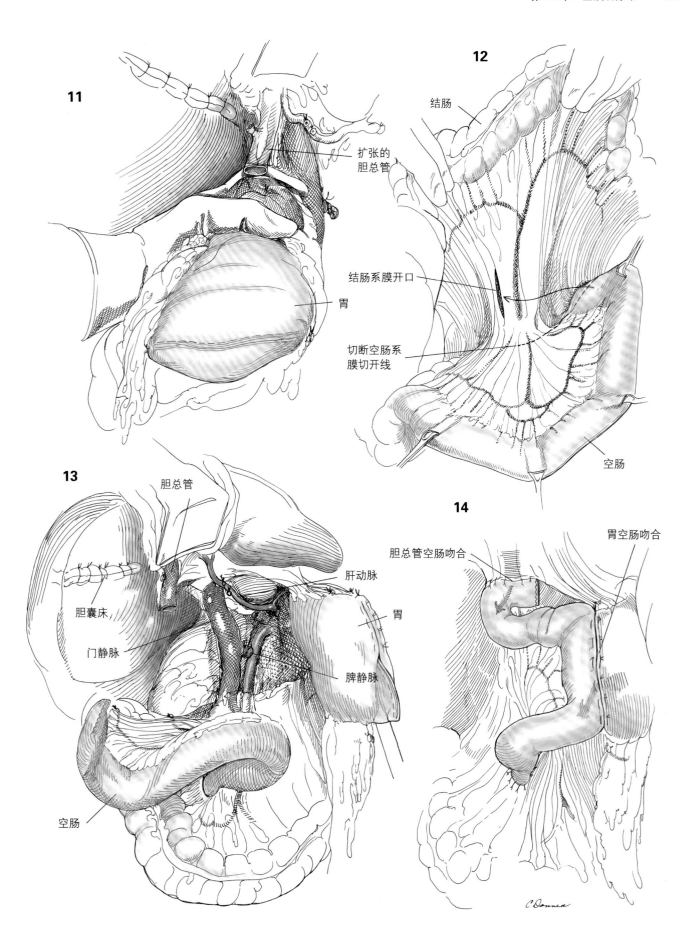

11 扩张的胆总管 胃

12 结肠 结肠系膜开口 切断空肠系膜切开线 空肠

13 胆总管 胆囊床 门静脉 空肠 肝动脉 胃 脾静脉

14 胆总管空肠吻合 胃空肠吻合

第90章 脾切除术

适应证 脾切除术常见的适应证包括不可修复的外伤性脾破裂和血液疾病。脾损伤时，虽然非手术治疗可以使保脾的儿童和成人有明显的好转，但在严重的脾损伤，特别是在严重的多系统外伤，脾切除术仍然是首选的治疗方法。最常见的需要脾切除治疗的血液疾病包括：免疫性（先天性）血小板减少性紫癜、血栓性血小板减少性紫癜和遗传性球形红细胞症。在行脾切除术之前，需要血液学科医师对患者进行临床评估，并进行骨髓活检，以排除脾切除治疗无效的骨髓疾病。过去对严重的血小板减少导致的出血性疾病偶尔行紧急脾切除治疗，目前几乎是不需要的，因为几乎所有患者通过使用类固醇激素、静脉注射免疫球蛋白或 Rho D 免疫球蛋白（winrho）后，血小板计数会得到改善。脾囊肿或肿瘤也是脾切除的适应证。在某些情况下，脾切除后相应的症状将得到改善，例如，继发性脾功能亢进、Felty 综合征、Banti 综合征、Boeck 结节病和 Gaucher 病。以往全部或部分脾切除可作为 Hodgkin 病分期的一部分，以明确其病变扩散的程度。传统意义上，对于初级放射治疗的 I 期和 II 期 Hodgkin 病（病理分期）将施行分阶段的剖腹手术，以排除难以发现的膈下病变。随着剖腹手术风险的升高和对化疗有效性的认识，对于初级放疗治疗失败的患者，允许使用临床分期作为治疗的基础。

在技术可行时，腹腔镜脾切除术显然是一种脾切除的选择。其相对禁忌证为脾大和有手术史。凝血性疾病不是其禁忌证，且实际上使用腹腔镜手术效果会更好。

术前准备 应根据脾切除所针对的原发病性质施行合理的术前准备。对于先天性溶血性黄疸患者，因术前输血可能会造成突发的溶血危象，即使患者严重贫血，术前输血也是禁忌证。对于血小板减少性紫癜患者，如有血小板输注指征，可于术前当日清晨给予输注。对于原发性脾性中性粒细胞减少症、脾性各型血细胞减少症或其他类型的脾功能亢进症，应根据患者的一般情况和临床检查结果，必要时给予输血。当中性粒细胞减少时，应给予抗生素治疗。当怀疑创伤性脾破裂时，应大量输血，并在条件允许情况下尽快手术治疗。对于某些血液病患者，特别是原发性血小板减少性紫癜，急诊脾切除可能是挽救患者的重要措施。先前使用类固醇激素治疗的患者在术前和术后早期阶段应持续使用。

麻醉 全身麻醉常能达到要求，且可辅以肌松剂。严重贫血患者术前用药应减量，麻醉时应充分给氧。血小板较低的患者应充分保护其口腔和上呼吸道，避免出血的发生。

体位 患者取仰卧位，手术台应呈头高脚低位，以便脾可以充分暴露。

手术准备 常规备皮。在门静脉高压和血小板计数较低的患者，如血小板减少性紫癜，应避免插入胃管，以免出血。但在其他情况下可选择插入胃管，以减轻胃部的膨胀，改善术野暴露。

切口与暴露 常用两种切口：一种是剑突下至脐水平的正中切口（图 1A），另一种是左肋下斜切口（图 1B）。正中切口是常用的切开方式，因在凝血障碍时，其可以避免切开肌肉。

对于有血液病存在出血倾向的患者，必须严密止血。对于病情严重且贫血的患者，其广泛渗出应使用湿热纱布压迫加以控制，以便迅速开腹、尽快结扎脾动脉。脾动脉夹紧后，出血趋势会显著降低。若无急性腹腔出血或急性溶血性黄疸时，应行腹部探查。对于溶血性黄疸行脾切除的患者，应仔细进行胆囊触诊，因为此类患者多发生胆囊结石，如果患者情况允许，可一并处理。对于女性患者，应进行盆腔脏器的触诊，了解有无其他病变导致的生殖系统出血。肿大的淋巴结应取活检并切除所有的副脾。

将结肠用湿热纱布向下推至术野之外，第一助手用一把大 S 拉钩将结肠持续向下牵拉。用 Babcock 钳夹住胃壁，在左肋缘下放置牵拉器，以便暴露脾。

手术过程 具体的步骤取决于多种因素：脾的大小和活动性、脾与壁层腹膜是否广泛粘连、脾蒂的长度、破裂的脾有无活动性出血以及血液疾病导致的全身情况不良。对于脾周围粘连的游离和控制脾的血供，必须根据患者的具体情况予以针对性处理。全面了解患者脾周围的粘连情况和脾血供极其重要（图2）。一般而言，最好在游离粘连之前阻断脾的血管，以将脾包膜的损伤最小化。

当因血液疾病需行脾切除术时，切脾前和切脾后均应仔细寻找副脾，同时彻底止血。常规搜寻顺序如下：脾门区、脾肾韧带、大网膜、胰尾周围腹膜后区、脾结肠韧带、大肠和小肠系膜。如果在脾肾韧带处或更多处搜寻到副脾，通常有一个在脾门区。某些血液疾病在切脾后其临床表现复发常是由于有副脾的残

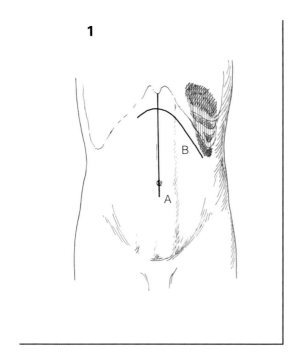

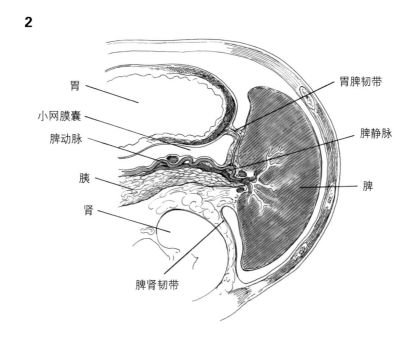

留。在这种情况下，不仅需要搜寻上述部位，还需要检查盆腔附件。术中避免撕裂脾，也不能有残留的脾组织在腹腔内，否则会有腹腔脾种植导致脾功能亢进症的风险。

图2阐明了脾周围的解剖结构。将胃向内侧牵拉后切开胃脾韧带无血管区，可直接进入小网膜囊。分离和结扎胃脾韧带中的数条血管，充分暴露脾动脉。沿胰腺上缘可扪及弯曲走行的脾动脉。小心切开脾动脉上覆盖的腹膜，用长直角钳经脾动脉下游离血管，以便结扎。脾静脉紧靠脾动脉下方。用一根或多根2-0丝线从脾动脉下穿过并小心结扎（图3）。预先结扎脾动脉有以下优点：允许血液回流入脾，提供自体输血。脾倾向于缩小，可使其便于操作并减少失血。最后，对于溶血性贫血患者，可立即给予输血。这个预处理步骤非但不会延长手术时间，反而可确保手术安全和失血最小化。

牢固结扎脾动脉后，在两把小弯止血钳间切断残余的胃脾韧带（图4）。必须谨慎操作，特别是向上分离至脾上缘时，避免在使用止血钳的过程中损伤胃壁，因为在此区域胃脾韧带有时很短。在脾大或门静脉高压时应更加注意。如胃脾韧带最上方的静脉未结扎牢固，则可能会导致严重的失血。为避免术后胃扩张引起的失血，胃大弯侧的血管应结扎牢固，并缝针

穿过部分胃壁组织。另外，此区域的大部分血管通常从脾门部向上延伸至胃大弯侧胃底的后壁。在脾下缘的脾胃韧带处通常会发现数条相当粗大的血管，即胃网膜左动脉及其静脉。在脾胃韧带胃侧和脾侧分别钳夹、切断和结扎其间的脾胃韧带，会形成一个直接进入小网膜囊的巨大开口。

早期结扎脾动脉，可使脾的游离变得简单和安全。术者用左手将脾尽力推向切口。脾和壁腹膜和左侧膈下可能存在严重的粘连。然而，在切断无血管的粘连和胃脾韧带后，脾通常可成功游离。

在脾游离后，术者用手指托住脾边缘，暴露脾肾韧带并小心切开（图6）。此区域的腹膜反折通常极少有血管，但在门静脉高压时需要结扎很多出血点。通常术者可将左手示指伸入腹膜开口处，沿脾表面进行钝性分离，脾边缘便会轻松游离出来（图7）。此过程必须轻柔，因为脾包膜若被撕破会导致棘手的失血和脾组织的播散。

在脾的后缘游离后，可将脾拿出腹腔。如果在脾和壁腹膜间存在严重的粘连，在腹膜下将其切开很容易，但会遗留一个巨大的粗糙面。这样会比锐性分离游离脾更安全。用湿热纱布覆盖在脾床上，以控制出血。活动性出血点可用电凝止血。

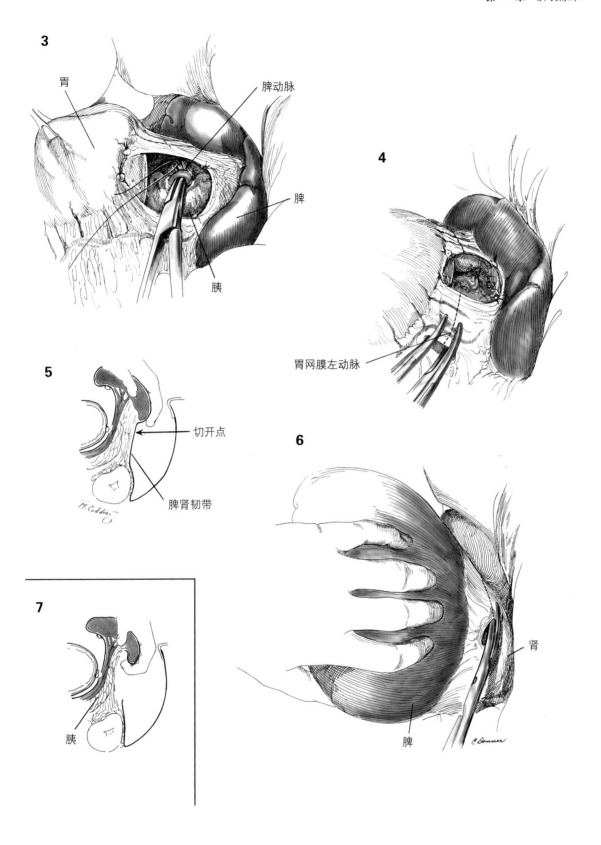

3

胃

脾动脉

脾

胰

4

胃网膜左动脉

5

切开点

脾肾韧带

M.Coddin

6

肾

脾

C Donner

7

胰

当脾被游离出切口后，用两把弯钳切断脾结肠韧带（图 8）。此过程需要操作轻柔，以避免损伤到结肠。血管钳夹持的部分需要用 2-0 号缝合线或可吸收线贯穿缝合结扎。在门静脉高压时，许多大静脉出现在此处。术者用左手将脾收回内侧，若胰尾延伸至脾门，可将胰尾和脾血管钝性分离，以避免结扎脾蒂时损伤胰尾（图 9 和图 10）。术者需要留意此区域出现副脾的可能性。助手将脾向外上抬，钝性分离脾内的大血管和邻近组织，并在每个血管上放置数把血管钳（图 11）。在脾蒂根部接近脾血管的分叉处的近侧结扎血管。虽然脾动脉已经预先结扎，但仍需在近侧结扎并在远侧缝扎（图 12）。用同样的方法双侧结扎脾静脉。在此情况下也可应用血管切割缝合器。在术前输血有禁忌证的病例，在脾动脉切断后即可输血。检查术野有无持续渗出，小出血点可用湿热纱布或促凝剂控制。最后寻找并切除可能存在的副脾。

其他术式 在长期脾大的病例，脾的活动性可能很大且脾蒂很长，可先切开脾肾韧带而暂不切开脾胃韧带（图 13）。将脾轻轻向内上方拉，从外侧暴露脾蒂的血管（图 14）。可能先切断脾结肠韧带可更好地暴露脾蒂的内容。在紧急的外伤性脾破裂时，可能需要用大量的血管钳夹持脾蒂，但单独结扎主要的血管更安全和理想。可通过触诊来寻找脾动脉的位置，钝性分离出脾动脉（图 14）。当脾动脉切断后，可挤压脾来确保通过完整的脾静脉来实现自体输血。由于脾胃韧带尚未切断，钳夹脾蒂时可一起夹住，小网膜囊因此可被封闭（图 15）。如果需要钳夹脾胃韧带，应谨慎操作，避免夹住部分胃大弯，特别在脾胃韧带非常短的情况下。这种情况很可能发生在胃底的较高位置。除非脾蒂很长和结构容易清晰可辨，否则不能将脾胃韧带和脾蒂一起夹持（图 16）。钳夹后的脾蒂应行双重结扎，结扎的远侧给予贯穿缝合。不能缝合过深，以免引起难以控制的出血，特别是脾静脉。

在情况良好的患者，特别是先天性溶血性贫血患者，如果发现结石，可行胆囊切除术。常规行胆管造影。对于原发性脾功能亢进症的年轻患者，如果盲肠活动度较大，可同时一并切除阑尾。

保脾 目前已认识到脾切除后会增加荚膜细菌对机体的感染，因此，对脾外伤的处理有必要采用保守的方法。努力保护脾组织及其血供，特别是在十分年轻的患者。对儿童应避免脾切除，而应采用常规的保守治疗方法：严密观察、胃肠减压、定时检测脉搏和血压、复查血常规和行放射性核素显像或 CT 平扫。如果 CT 平扫显示的是单一的线性裂伤，应行非手术治疗。如果 CT 平扫显示的是粉碎性脾破裂或有血管缺如，应行手术修复。

在上腹部手术中，应避免过度牵拉大网膜或左侧横结肠或切断附着在脾被膜上的腹膜粘连带，以尽量减低脾包膜撕裂的可能性。游离脾时，暂时控制脾的主要血供有助于评估能否行脾包膜修补，或可以像处理小的肝内血管一样，在脾门结扎脾段血管行脾段切除，同时使用大剂量止血药并将大网膜固定于修补处。局部应用止血剂，用无创针行加压褥式缝合脾组织，或在脾门结扎一根或数根血管都有可能控制出血而避免脾切除。

关腹 将手术台恢复至之前的水平位，以促进体内脏器恢复至其正常的解剖位置，使切口更容易靠拢。常规关腹，无需放置引流管。偶尔由于胰尾部解剖复杂，在此区域放置闭式硅胶管引流。

术后管理 处理方法多种多样，主要取决于是否需要输入全血。对于有出血倾向的血液病患者，行脾切除后在短时间内血小板计数通常会急速上升，一般无需输血。术后检测血小板计数是必要的手段，即使在择期手术后，偶尔也可发生血小板显著升高。在血小板计数显著性升高或血小板功能异常的患者，可以使用抗凝药物治疗，如阿司匹林和双嘧达莫。抗凝药极少在常规脾切除后使用。脾切除后会出现白细胞显著升高，不应将其作为感染的征象。胃减压宜持续 1 天左右。术后 1 天患者可下床活动。根据患者的一般状况谨慎地维持体液平衡。术前应用的任何一种类固醇激素在术后均需继续使用。进一步的类固醇激素治疗应由血液病科医师根据脾切除后患者的血常规反应做出调整。对于继发性脾功能亢进症患者，尽管手术切除了功能亢进的脾而挽救或延长了患者的生命，但原发病并没有改变。在骨髓增生性疾病或淋巴瘤患者，脾切除后静脉血栓形成的风险增高，对此类患者应预防性使用抗凝药。左下叶肺不张是脾切除术后常见的并发症之一。全脾切除术后，应告知并力劝患者，一旦发生感染的初期表现，要立即急诊就医。建议使用肺炎球菌、流感嗜血杆菌和脑膜炎奈瑟菌多价疫苗，孕妇除外。

（周 蕊 江 维译 李宗芳 审校）

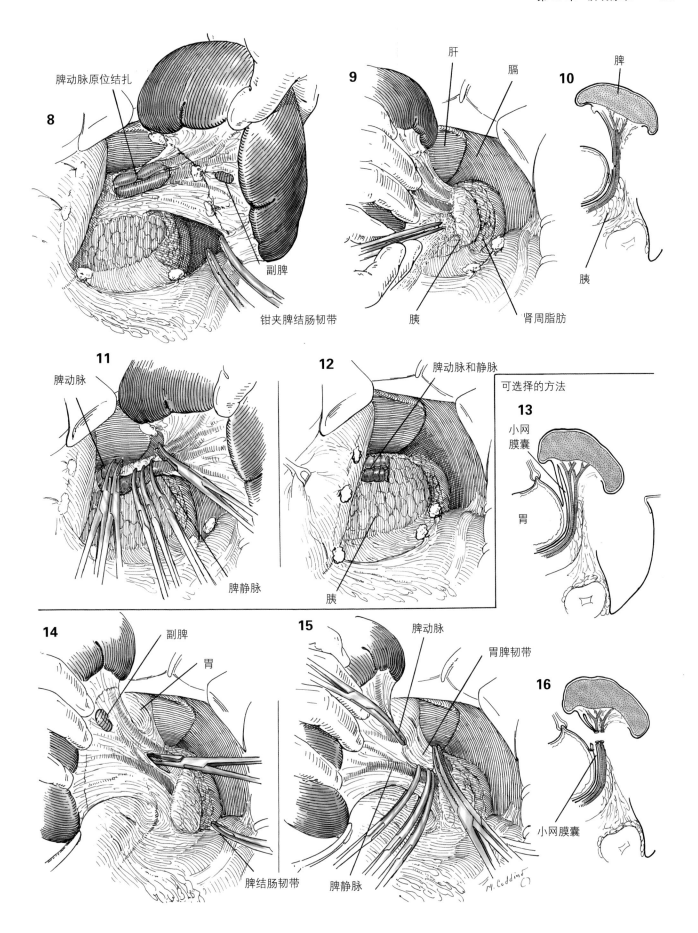

8 脾动脉原位结扎

副脾

钳夹脾结肠韧带

9 肝　膈

胰　　肾周脂肪

10 脾

胰

11 脾动脉

脾静脉

12 脾动脉和静脉

胰

可选择的方法

13 小网膜囊

胃

14 副脾

胃

脾结肠韧带

15 脾动脉

胃脾韧带

脾静脉

16

小网膜囊

第 **91** 章　腹腔镜脾切除术

适应证　腹腔镜脾切除术最常用于特发性血小板减少性紫癜（ITP）和由于脾所导致的贫血或中性粒细胞减少的患者。严重脾创伤和巨大脾最好选择开腹手术。然而，第 90 章中所列出的脾切除术适应证均适用于腹腔镜脾切除术。做一个包括骨髓检测在内的完整的血液系统评估是至关重要的。必须告知患者终生有对细菌感染易感性增高的风险。理想情况下，患者应在术前接种多价肺炎球菌、流感嗜血杆菌、脑膜炎奈瑟菌疫苗。

术前准备　由于血液制品、激素、单采血浆术、丙种球蛋白或化疗已经无法有效治疗原发疾病，患者通常是由血液科或肿瘤科医师推荐给外科医师行脾切除术的。因此，患者可能需要输血液制品以提高血细胞比容、血小板计数以达到手术期间全身麻醉和复苏的安全标准。浓缩红细胞可于术前较早输注，但由于血小板寿命短，只能术前立即或术中输注。对于血小板输血禁忌患者，术前用皮质类固醇、免疫球蛋白、Rho D 球蛋白（winrho）治疗，可以使内生血小板数量暂时升高几天。如果使用了类固醇，必须在术中和术后再继续使用。术前应检测患者血型并备血。查体或影像学检查评估脾大小，巨脾行开腹手术更安全。

麻醉　全身麻醉必须行气管插管。留置两个较粗且保证通畅的静脉留置针以便于麻醉师使用。静脉注射和手指脉搏血氧仪检测部位不能位于手臂血压袖带远侧。术前留置胃管和尿管，小腿使用间歇充气弹力袜。血小板减少的患者必须注意气管插管、胃管和尿管的位置，以免发生出血。

体位　患者取右侧卧位，左臂交叉于胸前，右臂位于身下。双臂之间和周围使用垫料衬垫。左臀部和胸部用枕头垫高，使侧面区域暴露。左膝弯曲，双腿之间用毯子衬垫。胸部和臀部用宽橡胶带横向固定，以保证手术台倾斜时患者的安全。

术前准备　胸部以下至耻骨位置常规备皮。

切口与暴露　一个 5 mm 光纤视镜入口位于脐或侧腹肋缘下位置，开口方法选择如第 11 章所述的 Hasson 技术，其介绍了光纤视镜和所有四个象限的腹部检查方法。注意脾的大小和位置和附脾是否存在。第二个 10 mm 套管开口位于左外侧肋下，还有一个 12 mm 套管开口位于中线左侧。对于脾大小正常的患者，这些开口大约沿肋缘下两横指区域排列。额外开口则可以根据术者的偏好、脾的大小和患者的体型进行。一般来说，脾越大需要越低（越接近骶尾部）和越靠近内侧位置的开口。患者先右侧卧位，然后头低脚高位。

手术过程　脾、胃、结肠、网膜的解剖如图 1 所示，补充了第 90 章所示的这个部位的横断面解剖。可以看到脾结肠韧带和大网膜一起附着于横结肠。牵拉抬高脾结肠韧带韧带（图 2），用能量装置游离结肠脾曲上方区域。使用解剖器械轻柔但有力地将它们牵拉至这一高度。逐步游离脾周围，包含胃短血管的脾胃韧带需要特别留意。钝性分离进入小网膜囊，逐步游离胃短血管在距胃壁约 1 cm 处离断（图 3）。这样胃壁热损伤的风险很小。在向胃食管连接部游离的过程中，在使用能量装置离断前要仔细显露胃短血管的每一支。部分横断胃短血管会导致难以控制的出血。使用解剖器械向前抬起胃大弯，可以充分暴露脾胃韧带。脾动脉和静脉走行于胰腺上缘、小网膜囊底部。胃短血管几乎被离断至胃食管连接部（图 4）。

用解剖器械轻柔地将脾翻向内侧，显露脾肾韧带（图 5）。这层很薄的腹膜很容易在脾左侧旁沟找到。韧带内几乎没有血管，但必须向脾上极逐步完全将其离断。从各个方向探查脾，确保无韧带残留。除脾蒂外，脾应完全游离（图 6）。

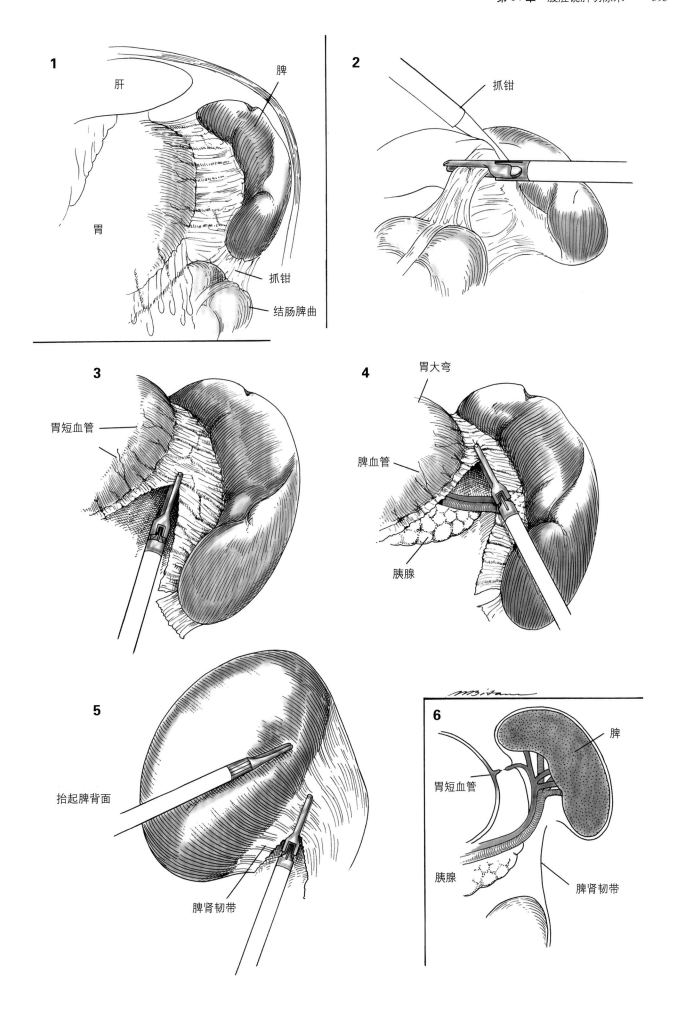

1

肝

脾

胃

抓钳

结肠脾曲

2

抓钳

3

胃短血管

4

胃大弯

脾血管

胰腺

5

抬起脾背面

脾肾韧带

6

脾

胃短血管

胰腺

脾肾韧带

选择胰尾远侧，接近脾血管分叉处的区域。游离血管直到其可以安全地完全被内镜下血管切割缝合器夹闭。该器械目前需要一个 12 mm 的套管。常见的做法是：使用一个血管切割缝合器将整个脾蒂完全闭合并离断。在某些情况下，最好使用血管切割缝合器单独结扎脾动脉和静脉。用这种方法应首先离断动脉。紧急控制出血时，使用解剖器械同时钳夹脾动脉和静脉（图 7）。因为脾所有侧支血管均已被离断，只会出现暂时性回流静脉出血。这种方法可以让外科医生再做一个腹壁刺口，以便向近端进一步解剖和结扎脾动静，或在中转开腹时控制出血。

在胰尾组织延伸至脾门的情况下，横断脾血管的空间很短。血管可能出现分支，解剖分离有一定难度。在这种情况下，脾蒂可以被分束结扎，而不要将脾蒂整块钉合（图 8）。实际情况下，脾动脉和静脉都很少能够游离得像图片所示的那样干净，但总的原则是：要横断的组织必须被切割缝合器完全包绕。一个有效方法是 180° 旋转切割缝合器并进行观察，以确保没有组织或血管被遗漏。

大号加厚标本袋需要由较大的开口置入腹腔。通常需要将 10 mm 开口扩张至约 12 mm 大。光纤视镜直视下将标本袋穿过腹壁进入腹腔。打开标本袋，注意边缘的箭头方向。将脾装入标本袋内（图 9），然后收紧。将标本袋向腹腔外拉，直到开口边缘已经穿过腹壁位于腹腔外。标本袋外缘有细绳便于牵拉。用环钳将脾夹碎，然后取出脾（图 10）。必须注意环钳不要将标本袋撕破。

将剩余的脾和标本袋一起取出，在右上腹置入吸引器冲洗腹腔，仔细检查创面和血管。检查胰尾是否有损伤，可放置闭式负压硅胶引流管。最后探查是否有副脾，如有，可使用超声刀将其切除。

缝合　在光纤视镜直视下探查每个开口，对被扩大的 Hasson 开口和 10 mm 开口使用 2-0 可吸收线间断缝合。对靠近皮肤用 5-0 可吸收线行皮内缝合。胶带粘合皮肤，用干燥无菌敷料包扎完成。

术后管理　在患者麻醉复苏前拔除胃管，在患者清醒后能自主排尿时再拔除尿管。患者术后第一天可以开始试饮水，并根据患者耐受情况逐步增加饮食。皮质类固醇逐渐减量至术前基础水平，监测血细胞计数。复杂病例可能需要血液科或肿瘤科医师会诊协助治疗。反复左上腹和肩部疼痛伴左侧胸腔积液，可能意味着胰漏，如果有感染迹象，则提示脓肿形成。可能还需要在影像学引导下放置膈下闭式引流。还有必要通过血液科或肿瘤科医师进行长期随访。

（李　宇　周　蕊译　李宗芳 审校）

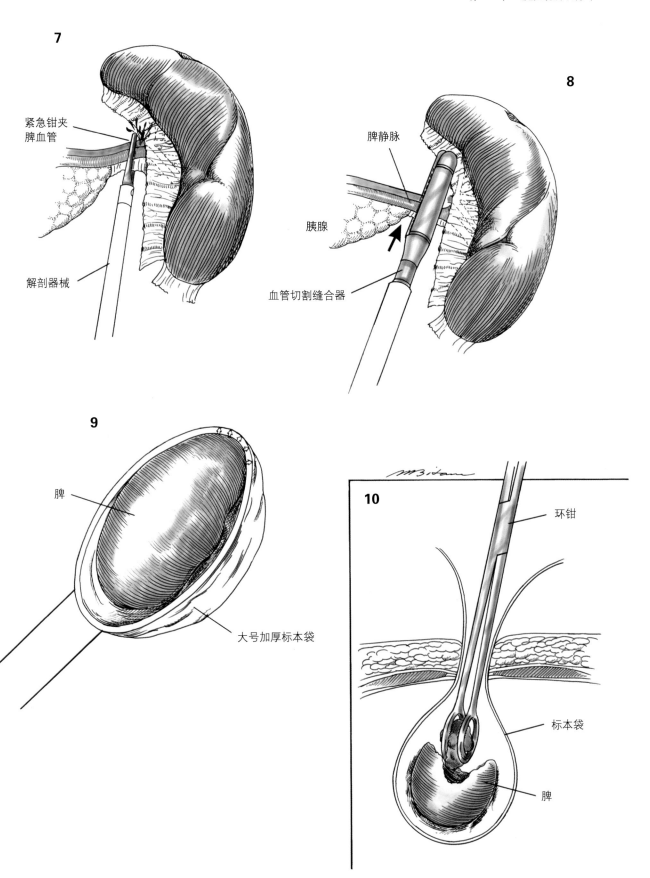

7

紧急钳夹
脾血管

解剖器械

8

脾静脉

胰腺

血管切割缝合器

9

脾

大号加厚标本袋

10

环钳

标本袋

脾

第92章 保脾手术

适应证 脾损伤是一种较严重的创伤之一，可能导致大出血而需紧急处理。然而，患者特别是年幼的患者在脾切除后有可能发生灾难性的荚膜球菌（如肺炎球菌）感染。这促使临床医师试图通过手术或非手术方法保留患者的脾。儿童患者在住院监护下，行非手术治疗常能成功，直至痊愈出院。此外，为了尽可能多地挽救受损的脾，对成年人和儿童行脾修补术常常是令人满意的方法。尚不能确定至少需要保留多少脾才能为患者提供脾正常的保护功能，但很多人推荐应尽量保留一半或一半以上的脾。外科医师应牢记，控制大出血是首要任务，如果脾破裂严重或有不易控制的活动性大出血，应行全脾切除术。

肋骨骨折（特别是左下部和背部的肋骨骨折）和胸部X线片显示左膈抬高均提示脾损伤。腹部CT扫描对于诊断脾损伤具有重要价值，CT扫描的结果可作为决定是否需要立即行脾切除术的依据。当CT扫描显示脾破裂延伸到脾门时应考虑早期行手术治疗。对于保守观察的脾损伤患者，必须反复评估病情，因为隐匿的出血可能造成突然的低血压和休克。决定是否采取非手术治疗主要依据临床判断而不是单纯地根据影像学检测结果。如果诊断不明确，腹腔穿刺或灌洗抽出明显的血液有助于诊断为开放的或真性脾破裂，从而支持行外科手术治疗。

如果想要成功保留部分脾，就必须熟悉脾的主要血供（图1）。主要的脾动脉和脾静脉沿胰腺上缘走行于腹膜后。沿胃结肠韧带的切口最容易找到这些血管（第90章）。当术者在处理严重损伤的脾时，可以用动脉夹暂时夹闭脾动脉以减少大出血，此动脉夹应放置于脾动脉的近侧，因为脾动脉在脾门内分出3支终末动脉，每支供应大约1/3的脾血供。必须牢记，脾的血供是双重的，也就是说，脾的血供由脾胃韧带内来自胃大弯的胃短动脉和胃网膜动脉、脾静脉组成。

术前准备 有休克的证据且伴有血细胞比容或血红蛋白下降时，应高度警惕并尽早给予外科治疗。对于可能有脾损伤的患者，应查血型、交叉配血并随时准备几个单位的浓缩红细胞或全血。对于非手术治疗

的患者，需要强调24小时持续监护的重要性，因为随时都有可能决定给予患者外科治疗。

治疗低血压和休克必须补充足够的液体和血液。对于在液体复苏后又出现低血压倾向的患者，应给予高度警惕并及早采取外科手术治疗。对于病情稳定的患者，行脾CT扫描对确定损伤的部位、程度和进展有很大帮助。

麻醉 需要全身麻醉。双臂各置一个大口径的静脉导管以便快速输血、输液和给药。

体位 因为存在合并损伤，常需要对仰卧位做一些变动。患者通常平卧在手术台上，如果发生休克，此体位可迅速调整为Trendelenburg体位（头低脚高位）。

手术准备 留置胃肠减压管可减轻胃扩张，有助于扩大术野暴露。给予抗生素，常规行上腹部和左侧下胸部备皮。

切口与暴露 从正中线或左肋缘下做切口，当脾损伤严重时，后者可提供更好的术野暴露，而前者在怀疑合并腹腔其他脏器损伤时更为有用。

探查上腹部时，一种常见的脾小损伤是由于撕裂附着于脾表面的邻近结构所致，它可撕裂脾被膜造成慢性失血（图2）。这样的浅表损伤应及早识别，并用纱布海绵压迫被撕裂的部位数分钟，凝血时间通常是6～8分钟。如果持续出血，微纤维胶原可直接应用于脾并用纱布继续压迫。

当脾有大的裂伤时，可用一块大纱布或治疗巾覆盖在脾上面，使手术医师能够用左手向内侧推移脾（图3），同时压迫脾止血。吸尽左侧脾窝的血液，并在距离脾被膜数厘米处切开脾肾韧带（图4）。将切口向上扩大，直到将脾从膈肌底部游离出来。将游离后的脾和胰尾提向前内侧，如第90章所述。如果试图保脾而不是脾切除，可用哈巴狗（bulldog）钳或血管钳暂时夹闭脾动脉。可以先用手指捏住脾蒂止血，再从前路或后路游离脾蒂（第90章）放置血管夹。在控制动脉血流入和出血减缓后，才有机会对脾及其血管蒂进行全面的评估，使看起来严重损伤的脾可能得以保留。

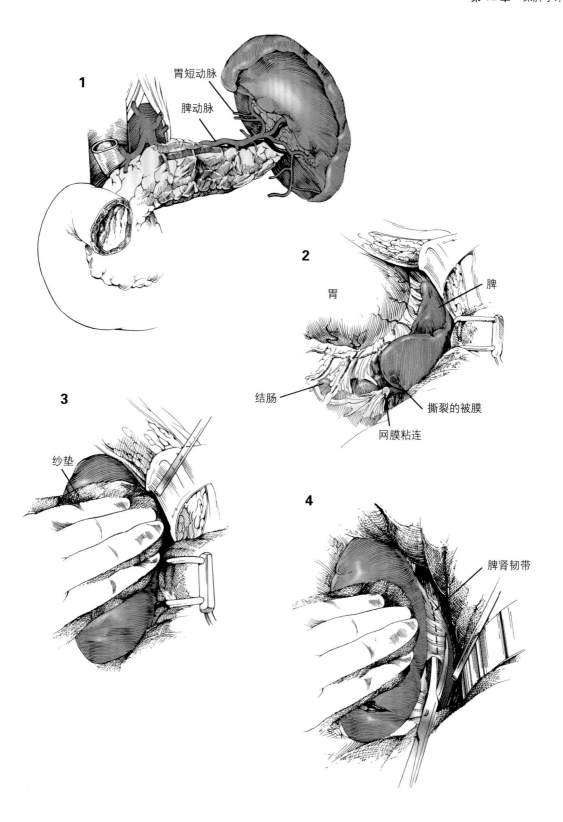

保脾的成功与否首先取决于创伤对脾造成的损伤的严重程度，其次取决于间断缝合压迫止血是否有效。脾组织是非常脆的，一些术者喜欢在脾损伤裂隙内填充止血材料，如微纤维胶原，然后小心地用一系列间断缝合将填充材料固定在原位，轻轻地压迫脾（图5）。或者，将邻近的大网膜带血管蒂游离，填入裂口的腔隙内，接着用褥式缝合将填入的大网膜固定在原位，以使脾裂口边缘对齐并进一步减少出血。

脾中部的裂伤累及脾门通常认为是保脾术的禁忌证。然而，裂伤在脾的两极时，可以在脾门游离相应的供应脾两极血供的动静脉来控制出血。在切断胃脾韧带，确切结扎胃短脉后，游离出一段脾动脉用哈巴狗夹夹住，可以进一步控制出血。进而游离、结扎、剪断进入脾两极的大动静脉（图6）。

无血液供应的脾下极部分可以根据其颜色改变来区分，缺血损伤的部分应用电刀切除（图7）。当脾大血管在脾两极的分支动静脉游离和结扎后，脾动脉上的哈巴狗夹即可松开。用细的可吸收线或丝线结扎活动性出血点，有时可能需要在明胶海绵纱布上行褥式缝合进行止血（图8）。其他止血方法包括氩气刀电凝法。在应用微纤维胶原前使脾损伤面尽量保持干燥可获得令人满意的止血效果。

创面用干纱布垫压迫，如果5~10分钟后无活动性出血，在检查脾肾韧带的切面无出血后，可将脾放回左上腹。

关腹　如果有任何不明原因的持续性缓慢的出血，就要推迟关腹。副脾不需要切除，但游离的脾组织应全部清除，以防止随后发生的脾种植。检查胰尾以确定胰腺是否有损伤。如果发现胰尾有损伤，找到胰管将其结扎，褥式缝合胰腺的前后被膜以压迫损伤的断端，或用闭合器切除部分胰腺。尽管通常情况下脾切除术后一般不放置闭式硅胶引流管，因为其可能增加形成膈下脓肿的风险，但合并胰尾损伤时有必要在胰尾部放置引流管。

检查可能同时受损的肝和其他腹腔内脏器非常重要。在最后一次检查脾确定其具有活力且止血完善后，可按照常规程序结扎所有的出血点，关闭腹壁切口。可用缝合钉或皮下缝合关闭皮肤切口。

术后管理　术后几天需要严密观察，也可能需再次输血。因胃扩张可导致沿胃大弯的胃短动脉上的结扎线脱落，许多外科医师会维持胃肠减压数日直到胃肠功能恢复，这样可以降低胃扩张的风险。为了避免肺不张和肺炎，用力咳痰是必要的，特别是在合并肋骨骨折的患者。应观察患者有无膈下脓肿或隐匿胰漏的症状和体征。如果受损的脾已切除，应给予患者多价的肺炎球菌、流感嗜血杆菌和脑膜炎奈瑟菌疫苗，但孕妇和2岁以下的儿童除外。对于低龄脾切除术后的患者，应预防性使用抗生素。不论是儿童还是成年患者均需告知，在术后的生活中无论什么时候出现感染的迹象应毫不犹豫地去就诊。

（江　维　李　宇　译　李宗芳　审校）

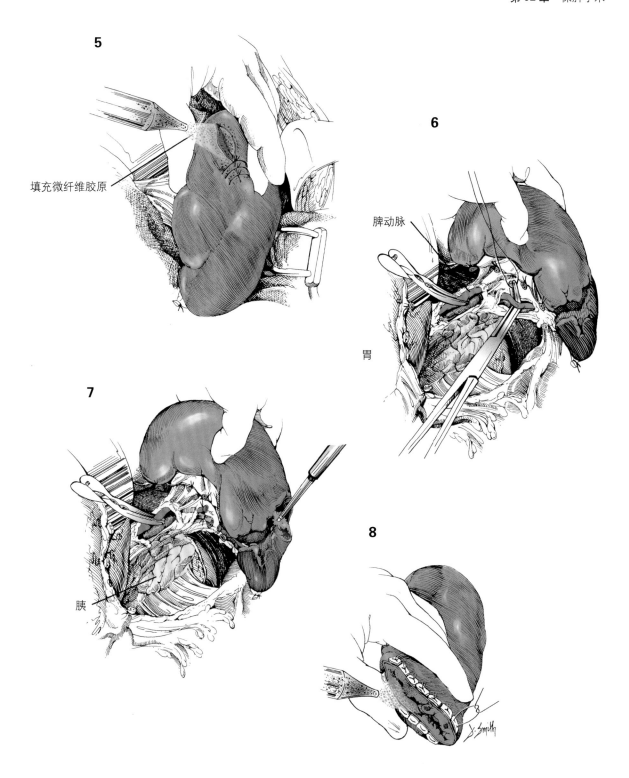

5

填充微纤维胶原

6

脾动脉

胃

7

胰

8

第八部分
泌尿生殖器

妇科开腹手术常规　与其他腹部外科手术相比，妇科手术对消化道影响小，病人一般状况好，因此风险相对较小。但是手术原则同外科，病人术前须经仔细评估。

术前准备　如病人肥胖，择期手术前需要调整饮食，减重至相对正常。继发性贫血需要在术前纠正。如有泌尿系统不适，行导尿常规、内镜检查及影像学检查评估。肠道准备（如灌肠）可以根据手术情况因人而异。可疑败血症时应用抗生素。清洁灌肠后最好加做阴道消毒。较复杂的经阴道和经腹手术可以预防性应用抗生素。

麻醉　可以采用全身麻醉。根据手术情况，也可采用腰麻或持续椎管内麻醉。

切口与暴露　目前，许多妇科手术都可通过微创技术完成，包括腹腔镜及机器人手术。但开腹手术仍然是妇科手术的基础。选择下腹正中切口，皮钩牵拉切口下角，分离筋膜，直至中线完全暴露。

有些术者倾向选择横切口（Pfannenstiel），即选择耻骨上沿自然皮纹的弧形切口。切开皮肤及皮下组织后，可以选择正中切口切开肌肉及腹膜等。如要求暴露更大术野，建议选择 Mallard 切口将腹直肌切开，或 Cherney 切口，但与正中切口相比，需要结扎更多血管，尤其是腹壁下血管。

切开前鞘筋膜至耻骨联合。用刀柄钝性游离腹直肌内侧缘，一般出血不多，如有出血，须钳夹结扎或电凝止血。进腹前用纱垫保护切口。切开腹膜前，术者及第一助手应交替提起腹膜，尽量避开脐尿管。脐尿管为一增厚条索状结构，如不慎损伤，不仅可能出血，还可能伤及膀胱。

使用开腹器来替代浅部拉钩，术中如需要暴露更大术野，则换深部拉钩。开腹器应光滑面置入，再调整整个装置，注意不要损伤肠管。

除盆腔感染禁忌外，手术均应行全面探查。用生理盐水洗手，系统探查腹部及盆腔。手术记录应包含腹腔探查的描述，尤其是有无胆结石。如子宫显著增大，建议使用开腹器前将子宫娩出腹壁。巨大卵巢囊肿如为良性且粘连不重，可先使用套管针吸出内容物以减小体积，但需要小心操作，避免内容物外漏。如可疑卵巢恶性肿瘤，则应完整切除并做冰冻病理切片。此外，应留取腹腔冲洗液，盆腔、侧腹膜及膈腹膜做活检。卵巢癌全面分期手术还包括盆腔髂血管区、腹主动脉旁淋巴结切除。用弯钳提拉宫底，湿纱垫排垫肠管，左手将肠道向上归拢，长平镊将湿纱布垫自内而上包裹肠管，保持道格拉斯窝内除乙状结肠外无其他肠管，乙状结肠处亦置湿纱布垫保护。为保持纱垫的位置，常在伤口脐侧端置一拉钩（第三叶拉钩）。

关腹　关腹前，手术部位须最终确认有无出血，（需要切除阑尾的手术）确认阑尾切除，清点针、器械、纱布如数。乙状结肠及大网膜归位。关闭腹膜后，患者体位可由头低位逐渐恢复至水平位，以减少创面张力，观察患者生命体征。常规关腹（第 10 章）。术者应检查筋膜缝合线，确保关腹可靠。

术后管理　病人清醒后，保持其体位舒适。注意液体平衡，术日及术后可予 2 L 含葡萄糖的乳酸钠林格液，直至可进食、进水。如持续胃肠减压，首日需要根据胃肠减压量补充钠、钾。如术中出血超过 700 ml 或患者血流动力学不稳定，需要补充丢失的血容量。对于较严重的贫血，如果病人一般状况好，可以予氧气吸入、扩容（羟乙基淀粉）及充分休息。除预防手术部位感染外，不常规应用抗生素。患者应尽早下地活动，下地活动要优于床边端坐。尿管可依据手术范围及患者的一般情况于术后 24～72 h 拔除。如重复留置尿管，需要测定并记录残余尿量，并查导尿常规以除外感染。如发现感染证据，予适当抗感染治疗。给予无菌会阴护理。术后可穿弹力袜，尤其是患有严重静脉曲张或静脉炎的患者。

（李晓伟　译　　王建六　审校）

第94章 经腹全子宫切除术

适应证 经腹全子宫切除术通常应用于子宫良性疾病，包括子宫平滑肌瘤、子宫腺肌症、子宫内膜异位症、盆腔炎性疾病以及功能失调性子宫出血。此外，该术式还适用于宫颈、子宫及卵巢的恶性疾病。

体位 参见第93章。

术前准备 常规行阴道准备及腹部备皮。术前导尿并留置Foley尿管，通常为16-18号，将尿管插入尿道，充盈气囊，并将尿管固定于大腿内侧。如术中需要阴道操作或肛门操作，病人则应摆截石位。

切口与暴露 参见第93章。

手术过程 手术过程应尽量向脐部提拉子宫，以暴露子宫前壁，继而可打开膀胱反折腹膜（图1）。术者应熟悉输尿管走行。结扎或用电刀（ESU）切断圆韧带，从而更清楚地暴露腹膜后组织结构。用平镊牵拉起疏松的反折腹膜，剪刀或电刀将其切开至宫旁（图2）。如需要同时切除输卵管或卵巢，则用弯抠钳或弯钳夹切卵巢悬韧带，用2-0延迟可吸收线双重结扎，从而将卵巢从侧盆壁上切除。输尿管位于阔韧带内侧叶，操作前应确保避开输尿管（图3）。如不需要切除附件，则夹切卵巢固有韧带（图3）。锐性打开膀胱反折腹膜，然后钝性分离膀胱后壁与子宫下段之间的疏松组织。

结扎卵巢血管后，术者可以用两指触诊宫颈部位，确定宫颈长度及膀胱位置。充分将膀胱与子宫下段及宫颈分离（图4）。锐性分离该间隙，暴露出一个无血管的光滑面。钝性分离仅沿子宫下段及宫颈进行，勿向两侧分离，以免两侧阔韧带血管撕裂出血。向前、下方分离膀胱，直至术者拇指和示指可触及宫颈下方的阴道壁（图5）。

次全子宫切除术

手术过程 次全子宫切除术操作步骤与经腹全子宫切除类似，不同之处是次全切时子宫动脉结扎位置更高。就技术上而言，该操作更远离输尿管，更为简单、安全。步骤参见图6。子宫次全切保留了宫颈，因此，要求患者终身行宫颈筛查，包括宫颈细胞学涂片。在子宫下段水平剪开阔韧带后叶，夹切子宫动脉。Teale钳或类似器械钳夹宫颈侧缘并固定其位置，在内口水平或子宫下段水平将宫体切除（图6）。用0号可吸收线贯穿"8"字缝合宫颈残端，两侧各一针，中间可数针。缝合深度要足够，以确保完全止血。

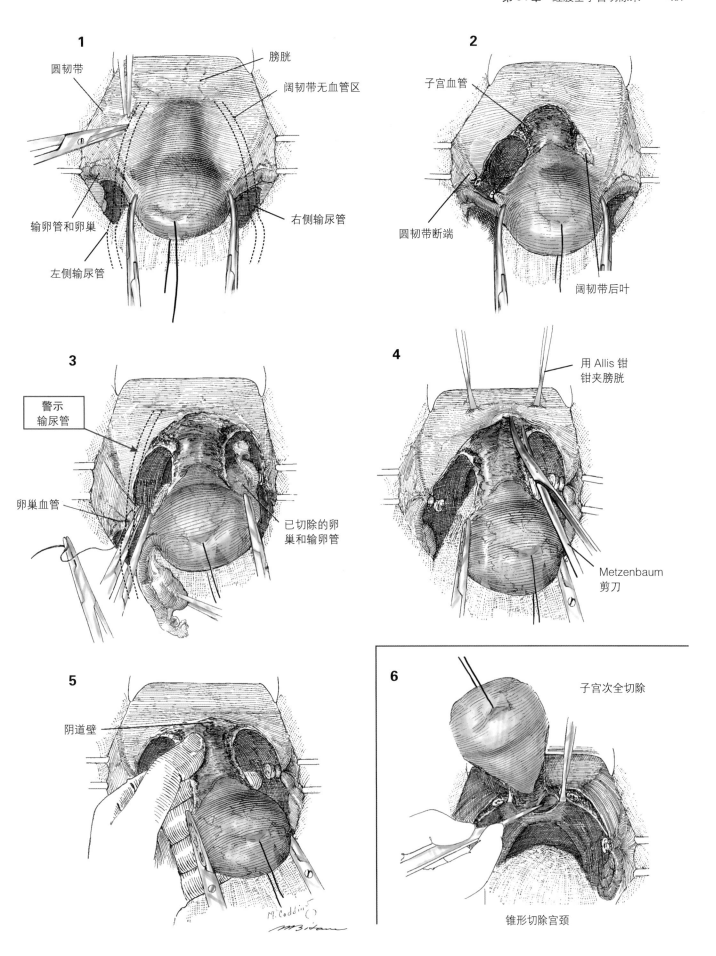

1

圆韧带

膀胱

阔韧带无血管区

输卵管和卵巢

左侧输尿管

右侧输尿管

2

子宫血管

圆韧带断端

阔韧带后叶

3

警示输尿管

卵巢血管

已切除的卵巢和输卵管

4

用 Allis 钳钳夹膀胱

Metzenbaum 剪刀

5

阴道壁

M. Coddin

6

子宫次全切除

锥形切除宫颈

　　术者向前牵拉子宫，确认直肠与阴道上段间无粘连，如果存在粘连，锐性分离。湿纱垫或压肠板松置于道格拉斯窝，以排垫肠管、显露术野。将子宫轻度向右旋转（图7），下推膀胱，充分暴露子宫下段及宫颈，Heaney或Zeppelin钳夹子宫动脉，必要时也要钳夹膀胱宫颈韧带。确定输尿管的相对位置，微弯钳从侧面以90°角钳夹宫旁组织（图7A）。注意尽量不要钳夹宫颈。弯剪剪开子宫血管（图7）。如子宫较大，可用弯钳对夹血管断端，以防出血。锐性分离宫旁组织，充分游离血管断端旁组织，确保能够完整结扎血管，以防出血（图8）。用2-0延迟可吸收线贯穿缝合，缓慢松开弯钳（图8）。其中，充分游离子宫血管旁组织是子宫切除的重要步骤。

　　同法处理对侧。接下来，直钳钳夹宫旁组织和子宫主、骶韧带（图9）。注意钳夹的深度，确保钳夹至宫颈阴道部。紧贴宫颈水平，弯钳钳夹阴道两侧，剪刀环形剪开阴道穹窿部（图10）。子宫离体，Teale钳钳夹阴道前后壁，包括阴道壁全层及前后腹膜（图11）。首先用2-0可吸收线贯穿缝合阴道两个侧角（图12），随后一针或多针缝合中间部位，完全关闭阴道断端，以保止血。最易出血部位为近子宫血管结扎处的阴道外侧角，因此此处要严密缝合（图12）。撤除钳子，查看有无活动性出血。

　　关腹　将乙状结肠及网膜归位于道格拉斯窝内。关闭腹膜是非必要步骤。缝合筋膜及皮肤时，患者恢复平卧位。少数情况下，须经阴道或腹壁留置引流。

　　术后管理　参见第93章。

（李晓伟　译　　王建六　审校）

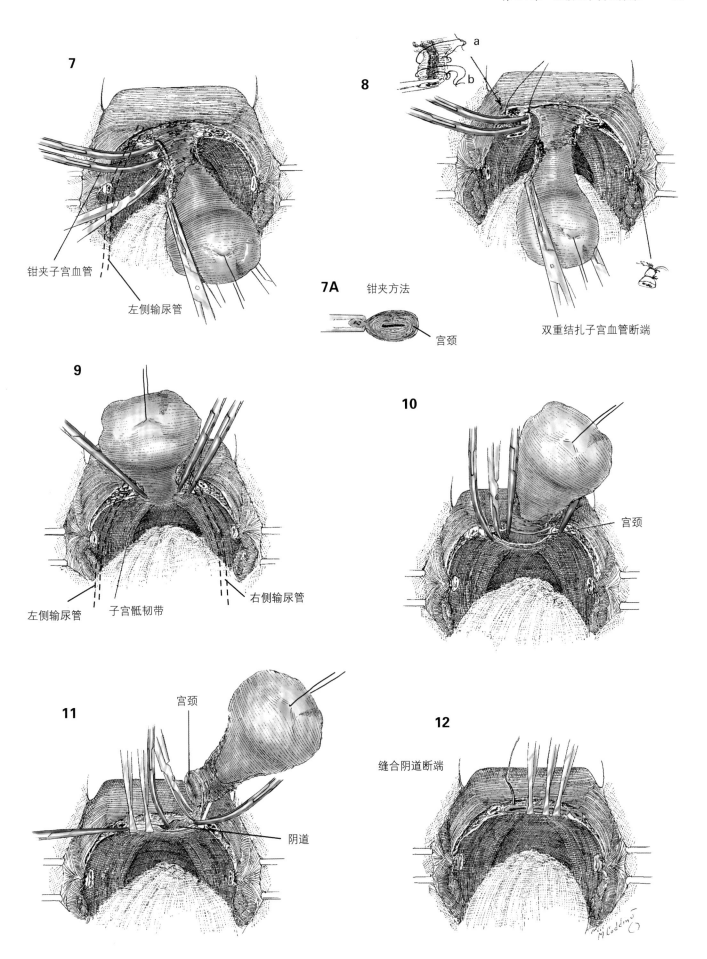

7

钳夹子宫血管

左侧输尿管

7A　钳夹方法

宫颈

8

a

b

双重结扎子宫血管断端

9

左侧输尿管　子宫骶韧带　右侧输尿管

10

宫颈

11

宫颈

阴道

12

缝合阴道断端

第95章 输卵管和（或）卵巢切除术

手术适应证 输卵管和（或）卵巢切除手术的适应证包括：应用抗生素等保守治疗无效的附件炎，卵巢囊肿、附件肿瘤、异位妊娠、子宫内膜异位症。对于胃肠道肿瘤建议进行双侧卵巢切除术，因为胃肠道肿瘤容易转移到卵巢。对于卵巢良性肿瘤，特别是年轻患者，需要尽一切努力尽量保留残存卵巢组织及功能，但最近对于绝经后的女性，如无其他切除卵巢适应证时，也建议保留卵巢。

术前准备 见第93章。

手术准备 按照常规方法备皮。

切口与暴露 见第93章。在广泛的盆腔炎症存在时，小肠经常与附件粘连，需要术中锐性分离粘连。为了避免肠损伤的发生，细致的分离和小心地处理组织是非常重要的。在分离切除粘连时需要保持粘连组织的张力，有经验的外科医生可以找到病变的附件和其他周围组织之间的界限。在微创手术中，患者头低脚高位时，肠管（除外盆腔内的乙状结肠）通常在盆腔之外，但小肠可能需要用钝性器械小心地挡在上腹部。在开腹手术时，这些肠子需要小心地用温、湿纱垫包裹排垫，或者置于塑料袋中，用温盐水湿润。游离的附件随后用钳子钳夹向上提拉（图1）

A. 输卵管切除术

手术过程 用Kelly钳钳夹子宫圆韧带附着处向上牵拉（图1），长弯钳夹切输卵管系膜，包括输卵管全长（图1，图2）。避免损失供应卵巢的血管，切口保持贴近输卵管侧（图1），之后2-0可吸收线贯穿缝合断端，或者用双极电凝凝切至子宫角部（图3），贴近子宫角部切除输卵管（图4），然后贯穿缝合（图5），或双极电凝凝切。

B. 输卵管卵巢切除术

手术过程 当输卵管和卵巢均需要切除时，沿输卵管卵巢供应血管平行的方向切开腹膜（图6），先确认输尿管走行在切除范围之外，然后用Heaney弯钳夹切卵巢血管走行其中的骨盆漏斗韧带，2-0延迟吸收线双重结扎。在子宫血管和输尿管走行水平的上方用剪刀或双极电凝钳打开输卵管下方的阔韧带。依据图5所示结扎输卵管间质部，可以关闭周围邻近腹膜（如图7）的一部分，但不是必须的（图8）。在患者有保护生育适应证时，也可以应用防粘连产品。

关腹 见第93章。

术后管理 见第93章。

（赵　旸　译　王建六　审校）

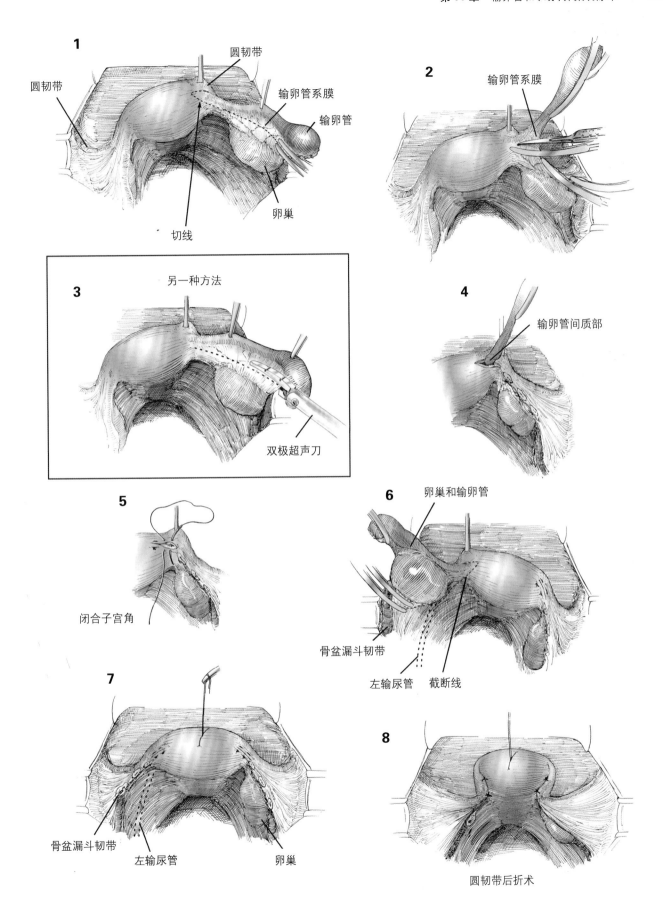

1 圆韧带　圆韧带　输卵管系膜　输卵管　卵巢　切线

2 输卵管系膜

3 另一种方法　双极超声刀

4 输卵管间质部

5 闭合子宫角

6 卵巢和输卵管　骨盆漏斗韧带　左输尿管　截断线

7 骨盆漏斗韧带　左输尿管　卵巢

8 圆韧带后折术

第 96 章

妇科经外阴阴道手术

术前准备 在大多数情况下，不需要术前冲洗阴道，不需要对耻骨联合、会阴以及相邻的皮肤用剃须刀进行备皮，但可以术前进行仔细修剪。术前清洁灌肠是可选的，可以进行术前预防性使用抗生素。

麻醉 全麻或者局部麻醉是可以达到满意效果的。

体位 经阴道的手术多选择膀胱截石位。麻醉诱导后，将患者的臀部放置在手术台的边缘处，双腿自然上举，避免骶髂关节过度牵拉，把腿固定在脚蹬上，保持膝盖弯曲。在可能的情况下，双腿尽量向上、向外展，以便助手能更接近手术台进行操作。应该避免患者过度的髋关节屈曲、外展和外旋。臀部放置在手术台的边缘处，调整手术台的位置，以便光源可以聚焦在阴道口的位置。

手术准备 戴无菌手套，用浸满水与具有杀菌作用的洗涤剂溶液（如聚维酮碘溶液）纱布对外阴及邻近皮肤区域从上至下进行消毒。纱布在消毒肛门后丢弃。阴道穹隆用长海绵钳夹 6 块浸透上述液体的纱布清洗。用干的纱布擦掉阴道穹隆和会阴皮肤部位多余的消毒溶液，用无菌敷料擦干。喷黏合剂并用无菌的透明塑料薄膜遮盖肛门，把肛门遮挡在手术区域之外。手术台可以升高到方便外科医生操作的水平。展开会阴部的皮肤皱褶，进行无菌消毒处理。术前用导尿管导尿。

暴露 根据手术类型和手术部位，用阴道窥器，手持拉钩或自动牵开器充分暴露术野。在手术开始前，要做彻底全面的盆腔检查。

术后管理 完成手术操作后，用沾满生理盐水或者温和消毒清洗剂的纱布对阴道和会阴部进行清洁。用一个 T 型的绷带将无菌敷料固定在会阴部。如果希望膀胱持续保持空虚状态，插入 Foley 尿管，并用胶带固定在大腿内侧。去除无菌巾单，把腿缓慢且自然地从脚蹬内拿出，以避免血压紊乱和骶髂关节的过度牵拉。

围术期处理与经腹部的手术类似。应增加一些特定的术后会阴部的护理，不一定非要留置导尿管。根据患者的入液量，可以每 4~6 小时导尿一次，直到可以自主排空膀胱，排尿后可检查残余尿量。残余尿量 <50 ml 代表患者排空满意。这些患者应该给予额外的口服补液，以确保患者自主排尿。如果发生泌尿系统感染，需要应用抗生素。在住院期间，记录每日出入量。

用外阴周围护垫保持会阴干燥，便后用清水清洁外阴。会阴部疼痛可用湿热敷或干热辐照治疗缓解疼痛。坐浴可以使患者更舒适，也能刺激恢复排尿。在手术当晚和术后第一天给予软化大便的处理。如果手术进行了范围较广的组织切除，排便一般延迟 3~5 d，并早期下床活动。

（赵　旸　译　王建六　审校）

手术适应证 宫颈锥切术在可疑宫颈病变时用于确认或排除宫颈癌。对于宫颈癌前病变，这是一个治疗性手术。对可疑宫颈病变和（或）巴氏涂片异常的患者来说，是特定的门诊操作，如阴道镜。如果在宫颈上发现肉眼可见的非常明显的病变，无论巴氏涂片结果如何，都应该进行活组织检查。这种情况下，可以应用活检钳进行取样（图 1）。暴露宫颈后，用活检钳钳取宫颈组织，包括一部分病变周围的正常组织，另外，还有许多医生用醋酸染色并在阴道镜引导下进行活检。

巴氏涂片阳性或可疑的患者，和（或）活检阳性的患者需要进行宫颈冷刀锥切手术，以对宫颈恶性病变做出诊断，另外，可以购置宫颈环形电切术设备，放置在诊室，对可疑或阳性巴氏涂片和（或）阳性活检可能需要手术的宫颈病变进行诊断和治疗。

术前准备 见第 96 章。

麻醉 采用全麻或椎管内麻醉。

体位 采用膀胱截石位。

手术准备 进行会阴及阴道的常规准备。麻醉下行妇科检查后，将阴道扩张器插入阴道，宫颈钳钳夹宫颈前唇。在宫颈锥切术前不要进行宫腔内刮宫术，因为会影响宫颈鳞柱交界处的组织，使病理诊断困难。

手术过程 可以用 7% 的碘酊涂抹宫颈，碘染范围作为可疑病变区域的指引。宫颈可以注射稀释的垂体后叶素或者含有肾上腺素的利多卡因以收缩血管，减少出血。手术医生保持阴道拉钩的牵拉状态，用 11 号三角形刀片向宫颈管方向做 45 度切口，切除部分子宫颈（图 3A），同时切除 1.5~2.5 cm 的宫颈管。切除宫颈组织呈锥形，将切除组织立即放入固定液中，避免因接触纱布敷料等导致需要诊断的上皮组织损失。宫颈锥切术过程中，切除宫颈的高度和宽度可以根据病变的大小、位置以及患者的年龄进行选择。另外，二氧化碳激光或者 LEEP 刀可以用于冷刀锥切后的止血（图 2、图 3）。

在切除部分宫颈后，创面可以应用电刀止血。必要时可以电凝出血点（图 4），用扩宫棒探查宫颈管和宫颈内口（图 5），在宫颈的两侧面进行"8"字缝合止血（图 6）。有时，需要在宫颈的前唇或者后唇进行"8"字缝合。

宫颈管是否通畅及其方向取决于扩宫棒能否顺利通过。将 Hefar 扩宫棒沾润滑液，轻柔地依次扩张宫颈，然后进行系统性刮宫（图 7、图 8）。对于诊断性刮宫操作，用 Hegar 扩张棒扩张到 8 号或 10 号是足够的。保证最大号的刮匙可以进入被扩张的宫颈，轻柔地进入宫腔，探及宫底。在刮宫时，始终维持宫颈钳与刮匙反向的牵拉子宫是非常重要的。先搔刮前壁内膜，然后搔刮子宫后壁内膜，然后遍刮子宫左侧壁和右侧壁、宫底，最后搔刮两侧宫角。在遍刮子宫内膜后，如果锥切部位有持续出血，可以进行"8"字缝合。

术后管理 宫颈锥切术后的护理较为重要。宽而深的宫颈锥切术可能导致宫颈管狭窄，锥切术后的宫颈管狭窄可能导致痛经、不育、妊娠早期流产或者早产。宫颈锥切术后的患者在术后 6 周应该到门诊复查，必要时进行宫颈扩张。在锥切术后，不要在阴道内留置子宫托，因为当异物存在时可以并发感染。偶然的情况下，患者术后并发子宫周围炎症，一般应用抗生素治疗有效。

（赵　旸　译　王建六　审校）

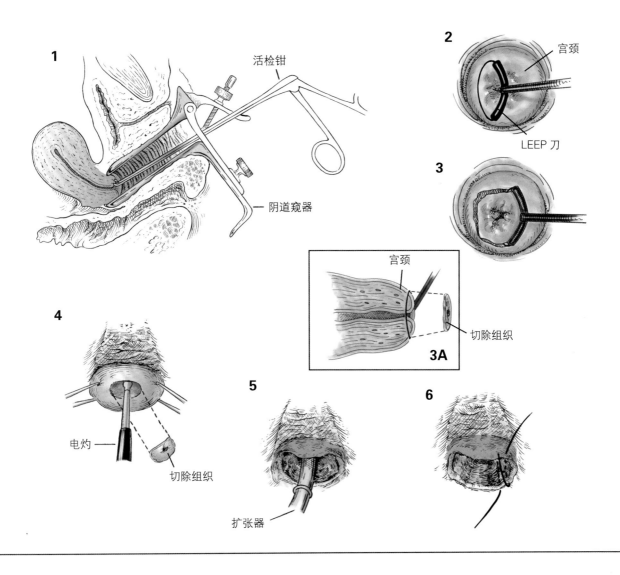

1
活检钳
阴道窥器

2
宫颈
LEEP 刀

3

3A
宫颈
切除组织

4
电灼
切除组织

5
扩张器

6

宫颈扩张及刮宫术

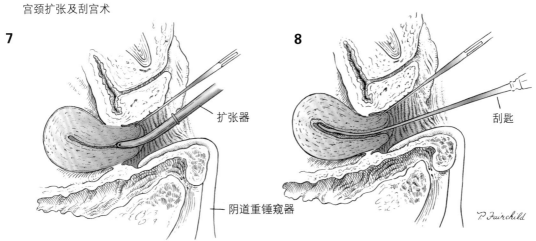

7
扩张器
阴道重锤窥器

8
刮匙

P. Fairchild

适应证 在一些手术中，如子宫切除术、半结肠切除术以及其他盆腔手术，有可能会损伤左输尿管。及时发现损伤并进行修复有助于减少术后并发症、降低病死率。针对这类损伤的修复方法众多，核心在于良好的水密封性以及黏膜对黏膜的吻合。至于具体利用哪一种修补方法则由损伤的部位决定。

损伤部位最常见于盆腔以外的部分。这种情况下，可以通过输尿管尿道吻合术重建尿路的完整性。至于盆腔内的损伤可以通过单纯输尿管膀胱再植术进行修复。在输尿管膀胱再植术中，首先需要将输尿管断端展开，并在膀胱的相应位置建立新的开口。断端和开口通过 4-0 或 5-0 可吸收线进行吻合。术中腰大肌悬吊可以减轻潜在的吻合口张力。

手术过程 输尿管近端 1/3 到中点的损伤通常使用输尿管尿道吻合术进行修复（图 1）。首先游离一小段靠近损伤部位的近端输尿管，此过程通常可以通过钝性分离保留输尿管周围血管；之后游离远端输尿管。分离完成后，近端和远端剔除损伤部分后应无张力接合。此后，两段未受损伤的输尿管部分进行吻合，损伤的部分可被移除。当两端可以无张力接合时，纵向展开输尿管以扩大吻合面积（图 2A 和 2B）。这样的好处在于可以在减少张力的同时避免吻合口狭窄。双侧断端可使用固定缝线减少术中钳夹，应避免使用镊子对黏膜进行操作。使用 4-0 或 5-0 可吸收缝线将一端尽头与另一端展开部分进行吻合（图 2C）。全层缝合后在黏膜对侧的腔外打结。此后每 2～3 mm 进行间断缝合，以保证水密性。在吻合过程中，可置入输尿管支架协助愈合期的引流。如此，输尿管吻合就完成了。为避免增加尿瘘和瘘管形成的风险，术后不应在吻合部进行闭合引流。术中留置的输尿管支架应在术后 4～6 周拔除（图 3）。

下三分之一输尿管损伤则可通过输尿管再植合并或不合并腰大肌悬吊进行修复。术中可以使用血管阻断带钝性分离近端输尿管并游离内侧腹膜。首先输尿管断端以 90 度角穿入，并紧接大约为 5 mm 的纵向展开部分（图 4）。输尿管末端行悬吊线进行固定，此后通过尿管使用生理盐水膨胀膀胱，使其完全膨胀，再次评估膀胱容量和输尿管能否无张力与膀胱吻合。若存在张力可

能，可使用腰大肌悬吊延长近端输尿管（图 4）。

腰大肌悬吊通过将膀胱固定在腰大肌上减少膀胱到输尿管的距离进而避免张力，在此同时膀胱顶的腹膜会反折。此后，输精管（男性）或子宫圆韧带（女性）可能需要术中切断。在膀胱前壁中央水平切开膀胱（图 5）。此过程可使用电凝和固定线以保证术野清晰。此切口可延长至膀胱腰线的 1/2 长度，最终在手术中纵行缝合。此后膀胱顶部向腰大肌提升，通常可以高于髂血管水平，输尿管和膀胱顶可重叠表明可完成无张力吻合。若长度仍然不能满足无张力吻合，可离断对侧膀胱上动静脉并用缝线或血管闭合器闭合。此外，切除对侧盆腔内筋膜可以提供几个厘米的游离长度。当确定长度已足够，使用 2-0 不可吸收线或双 0 号线将逼尿肌与暴露完全的腰大肌和肌腱进行缝合（图 4）。此过程中注意要纵行缝合腰大肌肌腱以避免股生殖神经受压。至此，吻合的准备工作已经完成。使用电刀电切膀胱，在膀胱壁上开一小口，使其直接入口与膀胱腔成 90 度角（图 6A）。使用止血钳在切口下建立黏膜下通道（图 6B）。使用先前留置的固定线自膀胱隧道外口（A）穿入（图 6A），经黏膜下隧道自膀胱隧道内口（B）穿出进入膀胱腔内（图 6C）。在膀胱内的输尿管部分通过事先的膀胱造瘘开口和膀胱黏膜缝合，此过程应使用 4-0 或 5-0 合成可吸收线进行全层间断缝合，直至输尿管吻合完成（图 6D）。如图 6E 所示，这样可以建立一个活瓣以防止反流。通常建议在闭合膀胱壁前置入输尿管支架。膀胱隧道外口 A 应用可吸收线进行缝合，膀胱前壁切口则使用铬制羊肠线先将黏膜层缝合，再使用 3-0 可吸收线进行浆肌层缝合（图 7）。另若有可能，可用 3-0 缝线将浆膜层进行缝合，将反折的腹膜复位。在吻合口处可放置引流管，但是不可放置闭合引流装置。应置入尿管协助引流。

术后管理 术后尿管应保留 1 周，拔除尿管前应进行膀胱造影排除尿瘘。若存在尿瘘则应继续留置尿管两周。此后可进行第二次膀胱造影，尿管可在 4～6 周后拔除。

（ 王 强 金铖钺 译 徐 涛 审校 ）

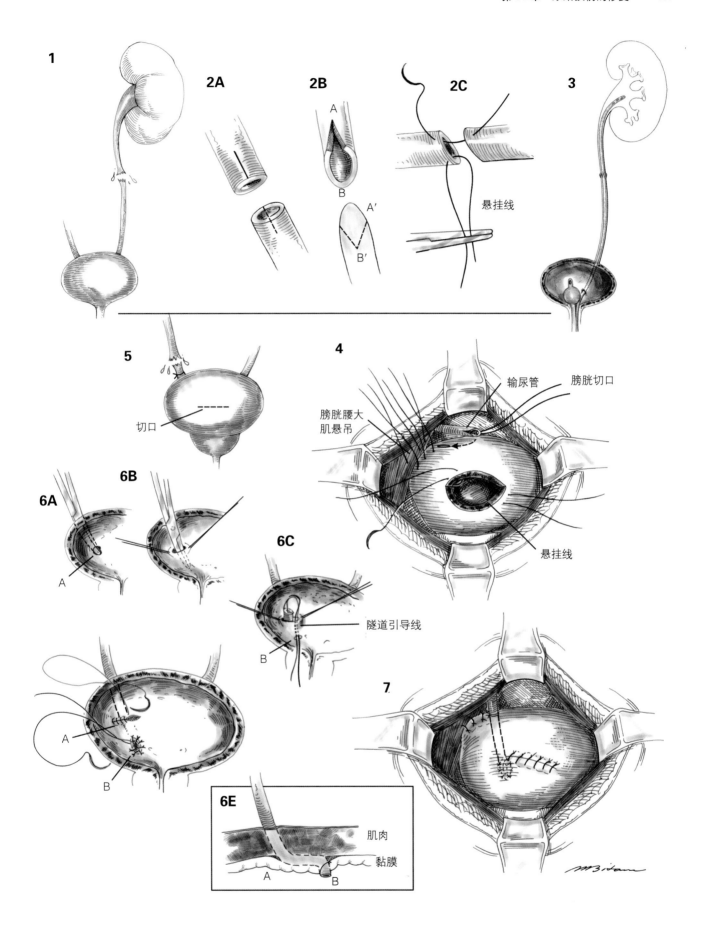

适应证　此类手术仅适用于自愿成为肾供体的患者。供体须接受医学和心理评估其资质，一般而言，供体需要满足以下条件：精神正常、身体健康、无糖尿病、无高血压、不肥胖、肾功能良好。

术前准备　被选定的供体术前需要进行腹部 CT 血管造影、核磁血管造影、更少的人会做双侧肾动脉造影。影像学需要确认供体有两个肾。对于有多重肾动脉的供体，需要供体、受体和手术医师共同决定供体肾是否适用。

全身麻醉气管插管前须建立静脉通路。术前 1 小时输注抗生素。切开皮肤前须用晶体液（25 ~ 50 ml/kg）进行扩容，以减少气腹对于肾灌注的影响，避免再灌注导致急性肾小管坏死。术前须置入尿管减压膀胱，并持续监测尿量，置入胃管行胃肠减压，同时进行深静脉血栓的预防。

麻醉　需要全身气管插管麻醉。

体位　若患者行左肾切除采用右侧卧位，右肾切除则取左侧卧位。肾定位于腰部和腋垫之间，可以使用沙袋帮助固定体位。上臂可以置于臂板之上，下臂则可用沙垫或可升高臂架上。处于下方的腿处于屈曲位，上腿伸直，两腿之间使用沙垫减压，上身保持与台面垂直，胸部与手术台固定，避免术中移位。手术台取头低脚高位，约 20 度。头部须固定以避免颈椎侧弯（图 1A）。

手术准备　摆体位前去除手术部位毛发，下腹中线划线（尤其对于肥胖患者）。消毒范围在剑突到耻骨，侧面到腋中线下。术者与助手立于患者腹侧，显示器位于患者背侧，面向术者。

切口与暴露　切除肾同侧腋前线肋下置入 10 mm 操作鞘（图 1B）。使用 Veress 针建立气腹，气压保持在 15 cm 水柱。撤去 Veress 针，替换为 10 mm 腹腔镜操作鞘用于置入镜头，观察腹腔内有无粘连，这点对于有既往手术史的病人尤其重要。另于中线略偏外置入另一 10 mm、腹腔镜镜头鞘。对于手掌协助的手术，可行脐下中线切口或横行 Pfannenstiel 切口，长约 8 cm（图 2）。对于全腹腔镜手术，取物口可于手术结束后在腹直肌外侧或者上述手掌辅助切口处。扶镜手面向患者头端，术者面对患者足端。另可根据需要增加操作孔。

手术过程　游离结肠脾区以及降结肠到乙状结肠交界处（左肾切除术），或游离结肠肝曲以及升结肠至空肠（右肾切除术）。术者或者助手在左侧用手轻轻牵引并用超声刀或其他电外科器械分离直肠与后腹膜之间的联结。以此，腹膜表面联结已经分离，肾外侧的联结暂时保留，以防止肾向内侧旋转。重力作用会让直肠保留在盆腔和手术野的内侧，暴露其后的 Gerota 筋膜以及头端的腰大肌（图 3）。

在这之后辨别出输尿管，输尿管位于肾下极下 8 ~ 10 cm 处、腰大肌前方、主动脉旁（左侧）或下腔静脉旁（右侧）、生殖血管后方（图 4）。生殖血管是指示输尿管位置良好的解剖标志。将输尿管与生殖静脉分离，并保留周围足够的软组织以避免损伤其血供，避免因输尿管缺血导致受体术后尿外漏。另一种方法可以一并移除输尿管和生殖静脉以保证足够血供。分离生殖静脉时应从远端向头端分离，直至肾静脉（左）或下腔静脉（右）。

在左侧手术时，将生殖静脉和肾静脉的断端用钛夹夹闭并锐性分离（图 6）。分离过程中，可使用双极电刀。若生殖静脉与输尿管一同游离，则需要在更远端的、与输尿管游离水平相同的部位使用相同的方法进行夹闭。在右侧手术时，若生殖血管不与输尿管一起移除，则须保留生殖静脉。若一同移除，在分离过程中与下腔静脉的终端锐性分离，使用血管夹夹闭，并用同样的方法处理输尿管断端一侧的生殖静脉。

在此之后游离肾。游离从肾下极开始（如图所示）或上极，在肾下极前方打开 Gerota 筋膜（图 4），此后分离肾上极（图 5），并向内侧牵引肾上腺，使用双极与肾上极分离（图 7，第 118 章）。在分离过程中应保留自肾动脉来源的血管；在肾上极游离后，可分离肾外侧和后方的联结，此后向内侧旋转肾以暴露并辨别后方的肾动脉和肾静脉。

完全游离肾前推荐分离出左肾静脉的所有分支以减少手术难度。在左侧手术时，使用血管夹或双极将肾上腺静脉在肾静脉连接处离断。在肾静脉深面找寻左腰肾静脉，其在肾静脉的后下方、肾动脉的前方与肾静脉汇合，走行于主动脉的后外侧、肾动脉下方、生殖静脉的后方（图 6）。夹闭并锐性离断腰肾静脉，暴露其后的肾动脉（图 6）。一些病人的腰肾静脉缺如，还有少量病人肾静脉回流主要自主动脉后方的腰静脉汇入下腔静脉（主动脉后肾静脉）。需要注意的是，右侧肾静脉没有腰支。起了保证吻合足够长度，肾静脉需要与血管旁组织一同在肾上腺静脉内水平离断。

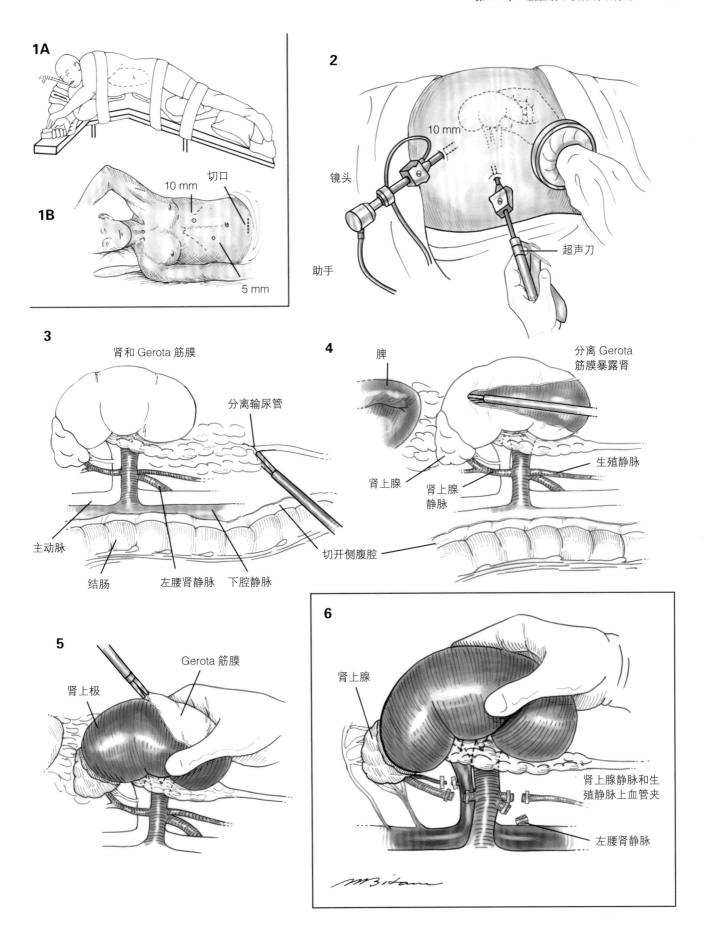

1A

1B

10 mm

切口

5 mm

2

10 mm

镜头

助手

超声刀

3

肾和 Gerota 筋膜

分离输尿管

主动脉

结肠　　左腰肾静脉　　下腔静脉

4

脾

分离 Gerota 筋膜暴露肾

肾上腺

肾上腺静脉

生殖静脉

切开侧腹腔

5

肾上极

Gerota 筋膜

6

肾上腺

肾上腺静脉和生殖静脉上血管夹

左腰肾静脉

在肾静脉后方找到肾动脉，并使用超声刀与周围组织钝性分离以减少出血。在左侧手术时，可见肾上腺动脉在肾动脉的头侧发出，该动脉需要使用血管夹夹闭并离断或使用双极离断（图6）。从主动脉上（左侧）或下腔静脉后方（右侧）分离肾动脉；自肾上腺静脉近端2 cm处（左侧）或腔静脉处离断肾静脉以保证足够的吻合长度。注意要一并离断周围软组织以保证输尿管的血供。在离断肾血管后，肾门部仅有肾血管断端。

在右侧手术时，将肾向内侧翻起，直接分离下腔静脉后的肾动脉可以降低手术难度，右肾静脉无须分离的支脉。当分离完成后，移除肾门部除肾血管外的其他组织。移植时肾血管是唯一保存完整的肾门结构。

肾游离后，给予患者静脉输注呋塞米和甘露醇。值得注意的是，完全游离肾前应避免输注上述利尿药，以减轻手术难度。

最后，向尾端分离带或不带生殖血管的输尿管直至髂总血管深面。其后可以移除肾。在输尿管断端用血管夹夹闭后将病人全身肝素化，残端输尿管不夹闭，这可以保证足够的输尿管长度（图7A和7B）。在主动脉旁（左侧）或下腔静脉后（右侧）切断缝合肾动脉（图8）。在肾上腺静脉近端2 cm处（左侧，图9）或下腔静脉旁切割缝合肾静脉。自手掌辅助切口取出肾后，用鱼精蛋白拮抗肝素。

环视手术野充分止血（图10）。复位术中游离的结肠，缝合腹腔镜操作孔，覆盖敷料。

术后管理　麻醉师术后移除胃管，手术当天若可耐受，可进食液体以及食物。鼓励患者尽早进行咳嗽与深呼吸。术后当天患者可下地，第二天换药。

（王　强　金铖钺 译　徐　涛 审校）

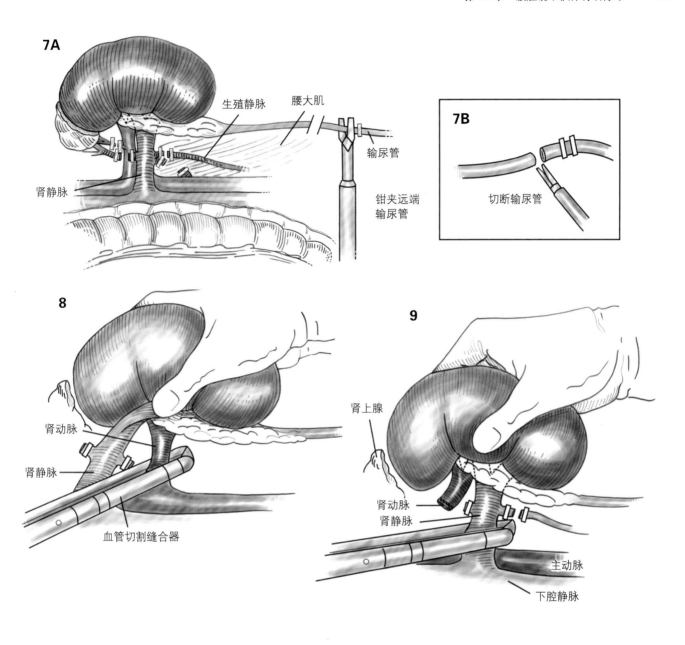

7A

生殖静脉

腰大肌

肾静脉

输尿管

钳夹远端输尿管

7B

切断输尿管

8

肾动脉

肾静脉

血管切割缝合器

9

肾上腺

肾动脉

肾静脉

主动脉

下腔静脉

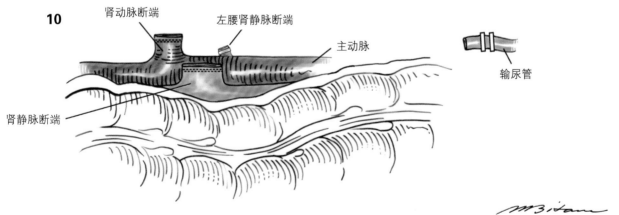

10

肾动脉断端

左腰肾静脉断端

主动脉

输尿管

肾静脉断端

适应证 适用于终末期慢性肾疾病肌酐清除率≤20 ml/min 且心肺功能足以耐受手术的病人；且患者不能有现症感染和恶性肿瘤，以避免术后免疫抑制造成疾病进展。

术前准备 潜在受体术前根据适应证以及心理精神因素确定可耐受性。有基础疾病的患者须进行相应的评估以确定其是否合适。当确定患者适于进行肾移植后，可以进行活体肾移植（若存在供体）或登记在册等待合适的死者肾源。

全身麻醉气管插管前需要经建立静脉通路。推荐留置中心静脉插管协助术中评估血容量。术前 1 小时输注抗生素。插管后置入尿管，使用抗生素盐水灌注膀胱。若患者无尿或少尿，留置抗生素盐水以膨胀膀胱，便于术中辨认。夹闭尿管保持膀胱膨胀，直至新的输尿管膀胱植入后。置入胃管行胃肠减压，同时预防深静脉血栓。

麻醉 需要全身气管插管麻醉。

体位 患者取平卧位。腿部用固定带固定在台面上，下肢充分暴露以便术中需要腹股沟下股血管进行血管重建（较少见）。若患者带有腹腔透析管，应尽量移出手术野，同侧股动脉需要进行触诊，验证髂动脉通畅。

手术准备 摆体位前去除手术部位毛发，下腹中线划线（尤其对于肥胖患者）。腹部消毒范围在脐上 5 cm 到耻骨，侧面到双侧腋中线下或对侧的中线，腹部以下会阴消毒包括手术侧大腿。

切口与暴露 在下腹部左侧或右侧自耻骨联合中点向头侧外侧行直切口和弯切口，充分暴露髂外动脉以便术中吻合血管（图 1）。在腹直肌外侧打开腹外斜肌腱膜和腹内斜肌腱膜，暴露腹壁下浅动静脉并离断。将髂窝的腹膜向内侧翻起可见子宫圆韧带（女性）或精索，离断圆韧带，用血管套包裹精索并向内侧牵拉，充分暴露髂窝。使用 Balfour 自动拉钩暴露手术野。

手术过程 将髂外动静脉与腹股沟韧带周围组织分离，自远端向近端分离，使用血管套固定（图 2）。在其外侧识别生殖股神经，并保留之。淋巴管使用 2-0 不可吸收线结扎，避免淋巴漏。在另一手术台上预备供体肾。

将供体肾置于冰水中，脑死亡供体肾准备方法见图 3A 和图 3B，活体供肾准备方法见图 3C 和图 3D。脑死亡供体肾包含主动脉套和右侧下腔静脉段。

将肾动静脉旁的组织进行剥除，注意不要距离肾门过近。若供体肾为左肾，需要用 2-0 不可吸收线结扎生殖静脉、肾上腺静脉、腰静脉。对于右肾则需要切割缝合下腔静脉（或使用 4-0 不可吸收单纤维缝线缝扎），并保持肾静脉两端和下腔静脉左下边缘畅通，以保证静脉长度，遗弃过长的腔静脉。脑死亡供体肾包含主动脉套（图 3A 和 3B），而活体供肾没有。若存在多条动脉，可在另一手术台上将其相互吻合以减少手术中需要的吻合数量或根据术者需要在术中分别吻合。去除肾包膜外组织以及输尿管旁腹膜后组织，但保留肾下极与输尿管之间的三角形组织以保证输尿管的血供。此后将肾置入手术野。

在此图示活体供肾。使用血管钳钳夹髂外动静脉需要吻合部位的近端和远端。若患者未进行透析治疗，在钳夹血管钳后肝素化血液。打开髂外静脉，开口约为肾静脉开口大小（左）或下腔静脉的大小（右侧）。使用 4 根 5-0 不可吸收单纤维线在内侧、外侧和两侧的中点悬吊髂外静脉的近端和远端，并与相应合适的肾静脉部位相对合（图 4）。近端和远端的选管线打结，使用无创钳钳夹内侧和外侧缝线并使髂外静脉的血管壁相互分离。将悬挂线两端置于吻合端的一侧，自外侧向内侧缝合肾静脉（下腔静脉）和髂外静脉，并与对侧的悬挂线打结，在吻合血管的另一侧重复这一过程以完成吻合。使用黏膜剪或 11 号手术刀在合适大小的动脉孔圈帮助下打开髂外动脉并造口，寻找动脉造口位置时，应避免导致肾动脉过长带来打结的风险或粥样硬化或钙化过于严重的部位。使用 4 根 5-0 不可吸收单纤维线处理静脉，用相同的方法处理动脉（图 5）。给予内侧和外侧的固定线张力，自外侧向内侧缝合肾动脉和髂外动脉，如同处理静脉的方式。若有其他分支动脉存在且需要吻合，重复相同的方法。

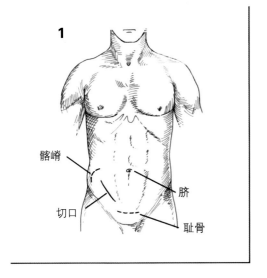

1

髂嵴
脐
切口
耻骨

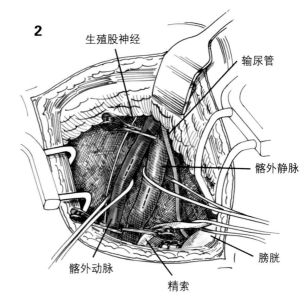

2

生殖股神经
输尿管
髂外静脉
髂外动脉
精索
膀胱

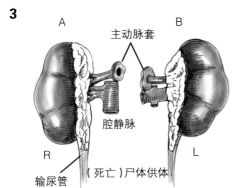

3

A　　主动脉套　　B

腔静脉

R　　（死亡）尸体供体　　L
输尿管

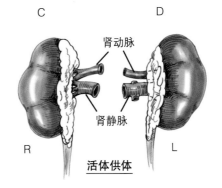

C　　肾动脉　　D

肾静脉

R　　活体供体　　L

活体供左肾

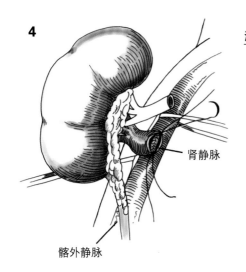

4

肾静脉

髂外静脉

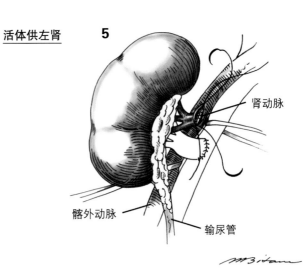

5

肾动脉

髂外动脉

输尿管

使用弯头哈巴狗无创止血钳钳夹肾动静脉，其后移除髂血管、近端髂静脉、远端静脉、远端动脉和近端动脉的血管钳，仔细检查吻合部位，并在再灌注前进行必要的修补。将海绵置于吻合口旁协助血小板凝块形成封闭吻合口，去除无创血管钳，再灌注肾。在输尿管末端使用无创血管钳夹闭，使尿液膨胀输尿管。此时肾应为粉红色，质中，可扪及搏动。使用血管夹和电凝肾表面止血，将肾置于髂窝内，表面的纱布去除，仔细观察血管避免扭结。

移除 Balfour 自动拉钩，替换为 Adson–Beckman 自动拉钩，暴露膀胱。使用电刀打开膀胱，切口长度为 1.5 ~ 2 cm，与输尿管长轴平行（图 6a）。使用三根 4-0 可吸收线全层缝入膀胱作为固定线，钳夹线结加压缝合。将输尿管自精索下穿过，避免纠结。输尿管内置入 8-Fr 红尿管支撑并导流手术野。输尿管过长会引起输尿管冗余，过短则会影响肾在髂窝内的位置。输尿管 - 膀胱吻合用双 5-0 可吸收单纤维缝线，其中一根在近肾端，另一端在输尿管展开部的近端（图 6b），缝合时自外向内缝合膀胱、自内向外缝合输尿管。吻合结束前移除红尿管，使用黏膜剪剪除冗长的输尿管。将两端打结完成吻合过程（图 6c）。术后根据术者喜好，置入 6-Fr，12 cm 双 J 管（图中未显示），

若置入双 J 管，则吻合完成前须将弯曲部先置入膀胱再拔除红尿管，然后将另一端置入输尿管。吻合完成后拆除悬挂线。将膀胱基层使用 4-0 可吸收缝线环形缝合，避免输尿管反流（图 6d），注意不能过紧导致输尿管狭窄。

仔细观察肾、肾血管、髂血管以排除栓塞的可能，确保血运充足（图 7）。询问麻醉师尿量，若肾灌注满意且尿量充分，可取出纱布，撤去拉钩。使用抗生素 - 生理盐水冲洗髂窝，缝合筋膜和皮肤。触诊同侧股动脉确保有脉搏。

术后管理　术后 24 小时内应每小时记录尿量，任何突然或计划外减量需要仔细调查，须确认同侧股动脉搏动的存在；若消失则意味着动脉栓塞或夹层，此时需要急诊手术进行复通。使用尿管轻柔地冲洗膀胱协助血块排出。术后须评估受体的血容量和失血情况。可使用 B 超评估移植肾的血供情况。如持续怀疑有问题，须及时再次手术直视下确认移植肾情况。每六小时化验确认出血情况和肾功能。及时复查血电解质并及时纠正由于大量利尿或肾功能不全造成的异常。

（王　强　金铖钺 译　徐　涛 审校）

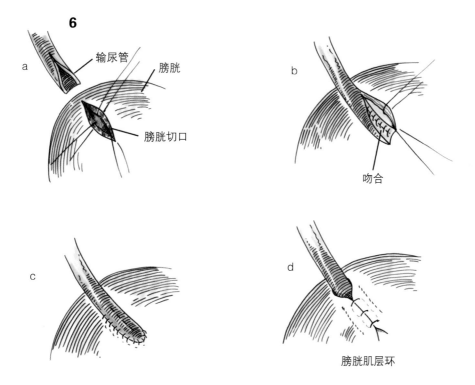

6

a　输尿管　膀胱　膀胱切口

b　吻合

c

d　膀胱肌层环

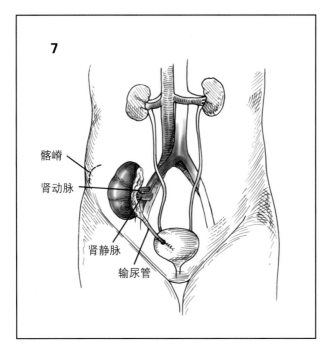

7

髂嵴

肾动脉

肾静脉

输尿管

第九部分

疝

适应证 腹前壁的腹壁疝包括自发疝或原发疝（如脐疝、白线疝和半月线疝）以及最常见的腹部手术后切口疝。直径小于 2.5 cm 的小原发性腹壁疝通常可用单纯组织缝合修补方法成功修补。但是，较大的腹壁疝行单纯缝合修补的复发率高达 30% 或 40%。据估计，2%~10% 的腹部手术会导致切口疝，这就解释了这种疝在数量上的优势。幸运的是，补片的应用使腹壁疝修补发生了革命性的变化。使用腹壁肌肉前放置法（onlay 法）放置聚丙烯补片进行一期修补非常有效，而使用腹直肌后补片修补法或者能达到更好的效果。然而，双层补片的发展进一步改善了补片的放置位置，即补片位于腹壁和疝缺损的后方。这些补片具有一个腹腔内防粘连面，可以与肠管接触，还有一个开放的合成网格或网筛面，用于粘附和融入腹膜和腹壁后筋膜组织。几乎所有的腹壁疝都能通过腹腔镜放置双层补片，但是合并腹壁功能不全（loss of abdominal domain）的巨大腹壁疝或者涉及广泛、致密腹腔内粘连（如腹膜透析，既往腹膜炎病史）的腹壁疝是相对禁忌证。这类补片非常昂贵，但是能够缩短手术时间和住院时间。腹腔镜手术较少引起疼痛，可以更快地恢复正常活动或工作。最后，腹腔镜修补能够探查并修补多重腹壁缺损，而这在正中线切口疝中是普遍存在的。

术前准备 患者不能有感染，尤其是皮肤感染。应停止吸烟，改善呼吸功能，并进行适当的肺功能评估。如果疝内容物包含肠管，那么可行内镜检查、对比剂造影或影像学检查，且术前 1~2 d 可以给予患者流食和泻药进行肠道准备。应当弄清楚这次疝发生的主要原因，并回顾既往的手术记录。

麻醉 需要气管插管全身麻醉。

体位 患者取仰卧位，垫枕使髋部和膝部轻度屈曲，以助于放松腹壁。对于非正中线的腹壁疝，可垫枕使胸部、腰部和臀部侧面抬高。

术前准备 患者围术期给予抗生素。置入胃管用于胃肠减压，留置 Foley 导尿管，并应用充气分段加压袜。按常规方法备皮。

切口与暴露 10 mm 镜头孔（O）和 5 mm 操作孔（X）随疝缺损的位置和术者的偏好而变化（图 1A）。大体原则是呈三角形。孔的间距约为一只手的宽度或更远，两个操作孔应尽可能分开放置。典型的疝和套管孔的位置如图所示（图 1B 至 E）。如果没有 5 mm

镜头，那么其中一个操作孔应为 10 mm 大小。

首先放置镜头孔，可采用开放式 Hasson 技术（第 11 章），或在气腹针从侧面进入腹腔建立气腹前使用可视套管。当安全进入腹腔并加强缝合固定镜头孔后，将二氧化碳注入腹腔。由术者指定气体的流速和最大压力（≤15 mmHg）。通过腹部和疝的膨隆程度来观察上升的腹内压和注入的气体总量。调节镜头白平衡并对焦。镜头通常为 30 度角，涂有防雾溶液，要在直视下将镜头向下通过套管送入腹腔。视野内探查腹腔的全部 4 个象限。评估疝和疝内容物，可能会额外发现此前未发现的切口疝缺损，尤其是在长的正中线切口位置。显示疝缺损附近腹腔、前腹壁的网膜粘连及其他粘连。疝缺损边缘附近 4~6 cm 的区域须分离干净，以使补片能够超过疝缺损的实际边缘而平整地附着。

放置操作孔时，首先使用长效局麻药浸润皮肤。局部穿刺针垂直穿过腹壁全层，进针位置要通过镜头确定。切开皮肤，用小止血钳扩张皮下组织。用镜头透照腹壁以显示该区域的腹壁肌层内血管。在镜头监视下，清楚地将 5 mm 操作孔置入腹腔。

手术过程 在典型的腹壁疝或切口疝中，网膜会与疝囊形成粘连。用抓钳或分离器械在靠近腹壁一侧钳夹网膜并轻柔牵拉。术者用腔镜剪锐性分离网膜和腹壁腹膜的粘连处（图 2）。每次锐性切剪后，用分离剪做一下推扫的动作就能分离开下一区域。可能会有少量出血。为了减少肠管热损伤发生，应谨慎地并在完全可视的情况下使用电刀或其他产热凝固系统。广泛致密的粘连、不能从疝囊回纳疝内容物或者肠损伤不易修补的，这些情况都需要中转开腹再进行修补。解决腹壁粘连后，从疝囊移出网膜并保持疝囊完整。一个有用的技巧是用几个手指从外面将疝囊按压翻转到腹腔内（图 3）。这使得锐性分离可以在网膜与腹膜囊连接的最佳视野下继续操作。同样，术者在展开、剪切和推扫动作的过程中要轻柔地牵拉网膜。在整个分离过程中，术者都务必警惕可能出现隐藏在粘连中的肠袢。小肠和大肠也可以从腹壁和疝囊中小心地分离下来，但尽量不要推扫和牵拉，以免发生意外肠损伤。出现胆汁或黏液时需要积极寻找来源，可以在腹腔镜下进行修补或中转开腹后修补。一些外科医生认为这种并发症是补片置入的禁忌证（这种多孔补片可能会引起慢性感染，最终需要去除补片）。

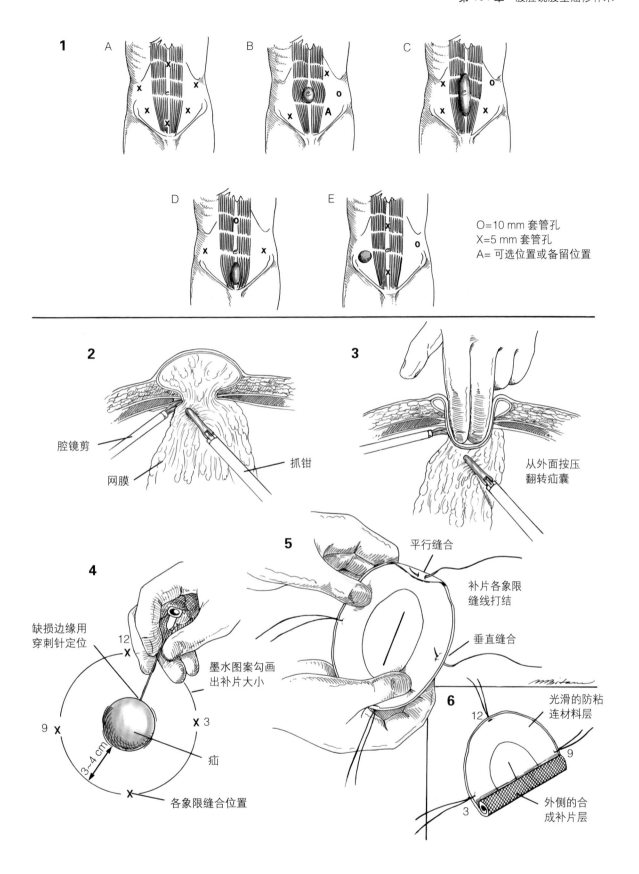

1

A B C

D E

O=10 mm 套管孔
X=5 mm 套管孔
A= 可选位置或备留位置

2

腔镜剪

网膜 抓钳

3

从外面按压
翻转疝囊

4

缺损边缘用
穿刺针定位

墨水图案勾画
出补片大小

12 X

9 X X 3

3~4 cm

疝

各象限缝合位置

5

平行缝合

补片各象限
缝线打结

垂直缝合

6

12

9

3

光滑的防粘
连材料层

外侧的合
成补片层

在仔细检查从腹壁移除的网膜和其他粘连成分之后，术者要目测缺损的周界，以确保有足够的宽敞空间用来贴附补片并进行缝合固定。通常需要 4~6 cm 的宽度。下一个重要步骤就是降低腹腔内 CO_2 气压至 6 mmHg 或 8 mmHg，将腹壁和疝囊的拉伸张力降到最低。如果在 15 mmHg 下腹腔完全充气时测量缺损，可能会使补片过大。当手术结束排净 CO_2 后补片会变得非常皱褶和松弛。测量缺损大小时，一些外科医生使用内部测量，张开的分离钳其"尖至尖"的距离为 2 cm。大多数医生进行外部测量并标记（图 4）。分别在四个象限用一根长针垂直穿过筋膜缺损的边缘。通过镜头确认疝缺损内部边界的入口，外部的位置用不可擦掉的墨水标记。勾画出缺损的外形轮廓以确定补片的大小和形状，从缺损向外延伸出 3~4 cm 宽的边缘。标记并测量缺损是为了选择补片的大小和形状（图 4）。放置双面补片要缝合四针，每个象限分别缝合一针（图 5）。缝合使用 2-0 不可吸收线，平行或垂直于补片边缘。一个有用的小技巧就是在一个轴向上（12 点和 6 点方向）用一对平行缝线，在另一个轴向上（3 点和 9 点方向）用垂直缝线。当补片不是圆形时，可以用这种方式确定补片内部固定的轴向。每一针缝线都要在中点打结并保留线尾。紧密卷起补片，将防粘连面卷入内侧，合成补片面在外侧，从而避免两层材料可能发生的剥离（图 6）。

在疝的图解中，镜头的 10 mm Hasson 孔放置在左侧腹位置。这个大的戳孔可以用来将卷起的补片通过腹壁放入腹腔。一个技巧是将抓钳从操作孔穿过并从 Hasson 孔穿出（图 7），拔出穿刺套管，用钳子抓起卷起的补片（图 8）拉回腹腔。展开补片并定位，使光滑的防粘连面朝下面向肠管。将补片放入腹腔并以正确的方向展开可能相当麻烦。可以先用其中一个之前在四个象限缝扎的缝线固定补片。大部分外科医生先从 12 点或 6 点方向的缝线开始。用 11 号手术刀片在先前标记的 4 个位置切开皮肤，开口 3 mm（图

9）。用一根特定的缝合针垂直穿过腹壁。打开缝合针针尖，套抓一根线尾后夹闭。通过腹壁拉出未固定的线尾，并用止血钳固定。再次使用这种特殊的缝合针穿透腹壁切口，但这次要在距离第一次穿刺位置 1 cm 远处进入腹腔。抓住另一根线尾并拉出。通过皮肤切口缝线打结并将线结深埋。以上过程就能将补片固定在腹壁筋膜上（图 10）。然后经腹缝合两侧的缝线，最后缝合对侧缝线（6 点方向）。应至少进行 4 次穿筋膜缝合将补片固定在腹前壁。更大的补片可能需要 8 次穿筋膜缝合将补片适当固定在腹前壁。一般情况下，补片不要特别紧，而是稍松弛但不起皱褶。现在可以用腔镜下固定器固定暴露的补片边缘，首选螺旋钉或平头钉。

固定钉间距 1 cm。补片边缘用固定钉紧密固定至关重要，可避免肠管或网膜钻入补片边缘下方。用钉枪由内向外放射状地展开补片时，术者用手从外面按压腹壁给予反向压力会使固定更容易一些（图 11）。这两个动作使补片边缘产生一些小的唇边，因此需要更精确地放置每个固定钉。紧接着用冲洗吸引器冲洗腹腔。仔细观察是否有任何出血点、胆汁或黏液。直视下拔出每个操作套管以确保腹壁无出血。在放出腹腔内气体时，要最后观察一下松弛的补片（图 12）。用 2-0 长效可吸收缝线关闭 10 mm 套管孔的筋膜。皮肤可以进行皮下缝合。最后覆盖皮肤粘贴条和干燥无菌敷料。

术后管理 患者苏醒前拔除胃管，对排尿功能恢复后可拔除 Foley 尿管。患者术后可能会有 1 天左右的中等程度疼痛。第一天可进清流食，依耐受程度逐渐恢复饮食。一些外科医生建议术后使用腹带 1 个月。血肿和手术部位感染是可能发生的并发症。如果后者进展为慢性感染，则最终需要取出补片。病程长的疝囊经常发生术后血清肿并需要抽吸积液。最后，一些患者可能诉有穿筋膜缝合固定部位的慢性疼痛。

（邹振玉　陈富强 译　申英末　陈　杰 审校）

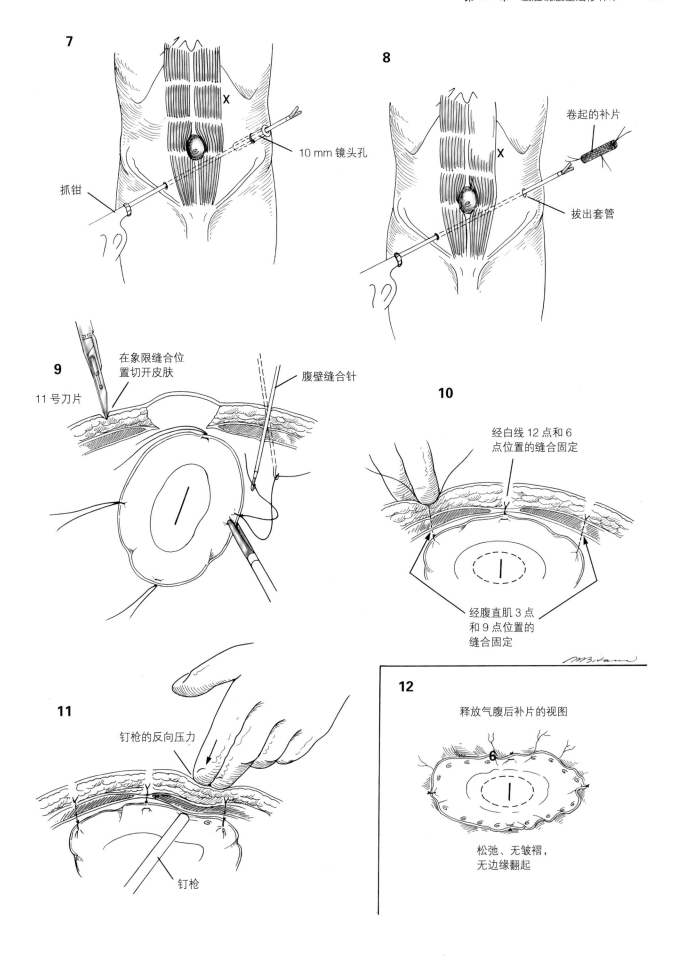

7

10 mm 镜头孔

抓钳

8

卷起的补片

拔出套管

9

11 号刀片

在象限缝合位置切开皮肤

腹壁缝合针

10

经白线 12 点和 6 点位置的缝合固定

经腹直肌 3 点和 9 点位置的缝合固定

11

钉枪的反向压力

钉枪

12

释放气腹后补片的视图

松弛、无皱褶，无边缘翻起

第102章 腹壁疝修补术和开放组织结构分离技术

引言 腹前壁的腹壁疝包括自发疝或原发疝（如脐疝、白线疝和半月线疝）以及最常见的腹部手术后切口疝。据估计，2%~13%的腹部手术会导致切口疝。发生切口疝的危险因素包括肥胖、多次腹部手术、糖尿病、切口感染和使用免疫抑制药物。小的原发性腹壁疝通常可用单纯缝合修补术成功修补。通常使用合成或生物补片修补腹壁疝以降低复发率。而在某些情况下，使用补片是有禁忌的或者患者本身不希望使用补片，而疝缺损又过大或过宽以至无法使用适当的单纯缝合技术关闭。如果发生感染或有潜在感染，使用合成补片可能是禁忌的。此外，患者可能会要求或需要更加美观地修复腹壁，并作为腹壁肌肉组织修复的一部分，因为此前由于腹壁疝/切口疝造成了腹壁肌肉组织的移位。不能使用合成补片的患者，必须使用自身的腹壁筋膜和肌肉组织将疝缺损关闭，重新使腹壁组织结构靠拢，同时尽可能地减少疝复发的可能性。在无法使用合成或生物补片的时候，无论是单个缺损还是多个缺损，开放组织结构分离技术几乎是修补中线腹壁疝缺损特定的选择。多重缺损在中线切口疝中非常常见，而采用组织结构分离技术可以发现并修补多发缺损。

术前准备 患者必须没有活动性感染，尤其是皮肤感染。应停止吸烟，改善呼吸功能，并进行适当的肺功能评估。如果疝内容物包含肠管，那么可行术前内镜检查、对比剂造影或影像学检查，且术前1~2天可以给予患者流食和泻药进行肠道准备。应该弄清楚这次疝发生的主要原因，并回顾既往的手术记录。

麻醉 需要气管插管全身麻醉。

体位 患者取仰卧位，垫枕使髋和膝部轻度屈曲，以助于放松腹壁，并在行任何修补术时降低一定张力。

手术准备 患者围术期给予抗生素。放置经口胃管用于胃肠减压。如果预期分离范围大，可以放置经鼻胃管以便于术后发生肠梗阻的情况下进行术后胃肠减压。留置 Foley 导尿管，并应用充气逐级加压袜。常规方法备皮，并注意对患者的侧腹壁进行备皮，因为手术操作可能会接近此区域。

切口与暴露 当合成或生物补片无法使用或禁忌使用时，如果希望进行腹中线的缝合关闭，但由于筋膜缺损在中线产生的分离空间而无法实现时，组织结构分离技术就是修补中线腹壁疝最有效的方法了。这项技术也可以与腹壁肌肉后放置合成补片或生物补片的方法结合，来"加固"修补。因此，典型的腹部正中切口要超过疝的大小（图1）。切口可上延至剑突，下至耻骨，或者略短一些，可根据需要修补的缺损大小进行调整。充足的切口长度是必要的，以确保位于疝上方和下方的腹壁肌肉组织适当暴露。切开皮下组织层逐渐向下至中线疝囊和单纯筋膜层的上方。牵开覆盖外侧腹壁肌肉组织的皮下皮瓣利于手术区域的暴露。这些皮瓣可延伸到腋前线，外至腹外斜肌筋膜移行位置，而更多的是位于腹直肌鞘正上方（图2）。

手术过程 一旦切口和皮下皮瓣在腹直肌鞘上方完全暴露出腹外斜肌的移行位置，就在腹外斜肌筋膜移行至腹直肌鞘的外侧，沿筋膜的前缘切开其插入腹直肌鞘的部位（图3）。切口长度可根据疝缺损调整，但可以延至腹壁全长。一旦切开腹外斜肌，可在腹外斜肌腱膜和腹内斜肌腱膜之间建立一个侧向走行的平面，能够有效地从腹内斜肌腱膜上剥离腹外斜肌的肌肉组织，使腹直肌鞘向中线推进或"中位化"，以完成主要的闭合修复。从剑突到耻骨联合，沿腹外斜肌走行完整松解腹外斜肌后，可使小到中等大小的腹壁缺损完成筋膜缝合修补。完成双侧分离操作后，术者要评估修补的张力。如果张力太高，要考虑进一步游离。沿腹直肌后鞘走行将其切开（图4），分离腹直肌后鞘，将其与腹直肌后缘分离，进一步使腹壁肌肉组织松解，以完成中线的修补。充分游离腹外斜肌腱膜和腹直肌后鞘后，上、下腹壁将获得3~5 cm的松解空间，腰腹部可获得8~10 cm的松解空间（图5）。除腹中线位置的单层腹肌之外，该技术确保了腹腔内器官至少由两层腹肌包裹。正中切口通常用不可吸收线行单纯间断缝合法关闭（图6）。

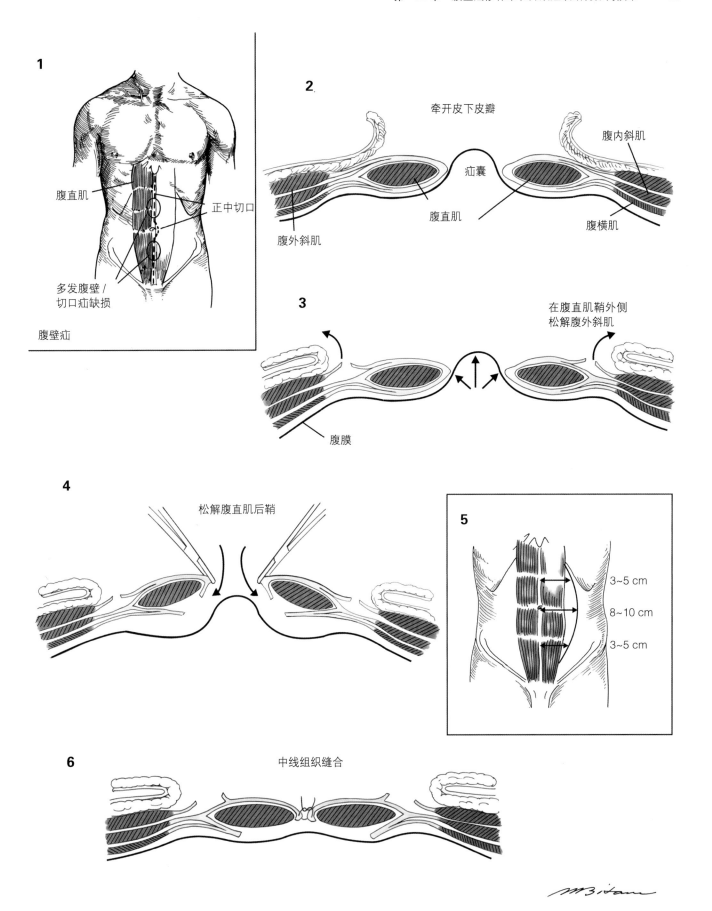

1 腹壁疝

腹直肌

正中切口

多发腹壁 / 切口疝缺损

2 牵开皮下皮瓣

腹内斜肌

疝囊

腹直肌

腹横肌

腹外斜肌

3 在腹直肌鞘外侧松解腹外斜肌

腹膜

4 松解腹直肌后鞘

5 3~5 cm 8~10 cm 3~5 cm

6 中线组织缝合

为了有效防止正中线处的复发，很多外科医生用腹壁肌肉后放置法（underlay）置入合成补片或生物补片，以防止在缝线处复发（图 7）。补片应与筋膜边缘重叠 4～5 cm。用 0 号或 1 号不可吸收缝线在两侧距离筋膜边缘 2～4 cm 的位置缝合，线结位于上方（图 7）。如果在腹直肌后鞘缺失区域（在耻骨上区的半月线水平以下），就要穿过其与斜肌筋膜的交汇处进行缝合。如果补片可能与腹腔内脏器接触，应采用具有防粘连层的补片，以防止补片和腹腔内器官 / 肠管形成粘连。筋膜关闭后，为了消除"无效腔"，应尝试将从腹壁肌肉组织上牵开的皮下组织重新与其聚拢靠近，用 2-0 可吸收线行间断缝合。通常，皮瓣会产生血液和（或）液体积聚的条件，应在皮瓣内放置两根闭式引流管来引流液体 / 血液，预防术后发生血清肿或血肿（图 8）。这些引流管不能接触且必须远离位于肌肉层后方的补片，这样就不会造成感染"播散"和补片感染的额外风险。可以用皮钉或可吸收线连续缝合关闭皮肤，并覆盖无菌敷料。在敷料外，许多外科医生会使用腹带，以便于术后恢复期间为腹壁提供额外的支撑。

如果根据患者因素术者认为不应该使用补片，那么可以用扩大的分离技术完成关腹，如图 9 所示。切断腹直肌前鞘的 A 点到 C 点（图 9A），将腹内斜肌和腹横肌筋膜的融合处连同剩余的腹直肌后鞘（图 9B）与腹直肌前鞘两侧边缘前方的 C 点进行缝合（图 9C）。腹外斜肌和筋膜的切断点（C 点）可以向两侧回缩，从而可以在腹直肌前方为关闭 B 点和 C 点提供所需的松弛度。

术后管理　如果预期患者没有明显的肠梗阻，患者苏醒前可拔除胃管。如果术中肠管由于操作或者组织分离范围大，预期存在肠梗阻可能，那么鼻胃管需要保留至肠功能恢复。患者恢复排尿功能后可拔除 Foley 尿管。患者术后可能会有数天中等程度的疼痛。术后第一天可以给予清流食，依耐受程度逐渐恢复饮食。一些外科医生建议术后使用腹带最少 6 周。血肿和手术部位感染是可能的并发症。病程长的疝囊经常会发生血清肿并需要穿刺抽吸。如果在皮瓣下放置引流管，当引流液清亮并且引流量减少时可以拔除引流管，以预防该间隙的液体积聚。嘱患者术后 6 周避免剧烈活动和提重物，以利于筋膜组织修复，直到切口强度恢复至可以剧烈运动而不再影响组织修复时。出院后继续使用腹带数周，并嘱患者尽可能使用腹带。一些患者必要时可在睡眠中解开腹带。

（邹振玉　陈富强　译　申英末　陈　杰　审校）

7

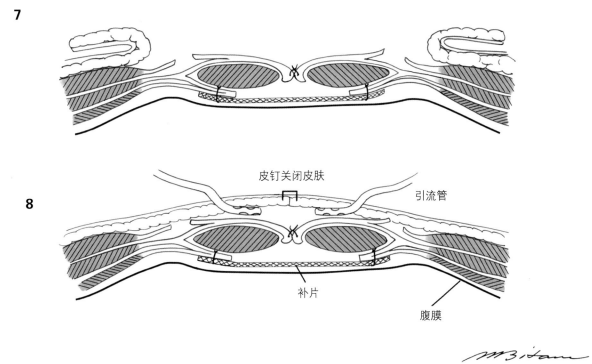

8

皮钉关闭皮肤

引流管

补片

腹膜

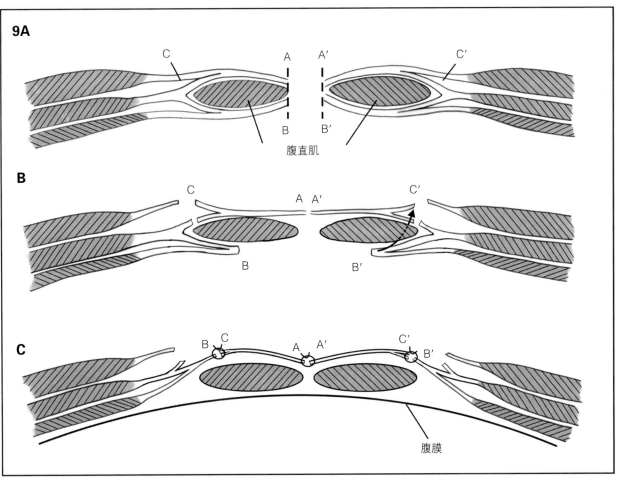

9A

C　　　A　　A'　　　C'

B　　B'

腹直肌

B

C　　　A　A'　　　C'

B　　　B'

C

B C　　　A　A'　　　C' B'

腹膜

第103章 脐疝修补术

引言 虽然脐部手术（切口或放置腹腔镜套管）后可能出现脐疝，但脐疝通常还是先天缺损多见。成人脐疝发生绞窄的可能性会逐渐增加，因此在患者情况允许下，成人脐疝还是需要进行手术修补。

幼儿很少需要进行脐疝的修补，因为80%患儿的筋膜缺损可在2岁前关闭。而且，这个年龄段脐疝嵌顿和绞窄的发生率都极低。但是，如果在婴儿期使用疝气带辅助治疗失败了，而且筋膜缺损足以纳入一示指，那么还是需要在学龄前进行脐疝的修补。

术前准备 这种缺损常见于儿童或肥胖的成年人，术前准备应根据患者的一般情况和年龄而定。肥胖患者需要减肥。需要进行全面的医疗评估。可以给予患者1 d或2 d的少渣饮食，使用轻泻药排空肠道。在急性呼吸道感染、慢性咳嗽或脐部感染的情况下，修补手术应该推迟。还应特别注意脐部的清洁。

麻醉 较大的疝首选椎管内麻醉，因为这种麻醉方法可以使腹部充分放松；但在无麻醉禁忌时还可选择吸入麻醉。吸入麻醉是儿童脐疝手术首选的方法。

体位 患者可取舒适的仰卧位。

手术准备 仔细清洗脐部后按常规方法备皮。可能需要用蘸满消毒液的棉签清洗脐缝深部。

切口与暴露 常采用脐上或脐下的弧形切口（图1）。非常大的脐疝有时需要行环脐的垂直切口。脐部主体应保留在皮瓣上。切开后直至疝囊。除了肚脐皮肤背侧附着疝囊的部分以外，其余疝囊很容易游离。应仔细分离，避免分破、造成感染。钝性分离和锐性分离相结合，自邻近组织上分离出疝囊颈，并继续向下分离至白线和腹直肌前鞘水平。

成人

手术过程 疝内容物最常见的是网膜，有时也可包含小肠和大肠。网膜经常会与疝囊的多个区域形成粘连，从而使疝不易回纳。锐性分离将疝内容物从疝囊离断；疝囊颈与腹膜相连，分离范围亦包括疝囊颈周围的腹膜。当高度怀疑疝囊内肠管坏死时，应延长脐上或脐下正中线切口并进入腹腔。为了完整游离嵌顿的肠管，切口要扩大到筋膜缺损处至疝囊边缘。根据指征复位或切除肠管。在大多数病例中，网膜会嵌顿于疝囊中。

在这些病例中要打开疝囊（图2）。如果网膜不易松解和（或）回纳，则需要将其切除，一般采用连续钳夹和缝合结扎法。当疝内容物已经回纳，而且疝囊颈明确时，就可以决定如何修补筋膜缺损了。

一般而言，缺损直径小于2 cm时，可以直接关闭腹膜并切除多余的疝囊。清除筋膜缺损边缘前后的脂肪，用2-0长效可吸收线或不可吸收缝线间断缝合，进行脐疝的单纯缝合修补（图3）。这种单纯缝合修补方法只能用于直径2.5 cm或更小的缺损。

如果发现2～4 cm的中等大小缺损，许多外科医生更愿意采用双层"套状重叠缝合法"（我们形容它为背心套裤子的方法）（Mayo法）进行修补（图4、图5、图6）。上层筋膜叠套在下层筋膜上，用一排2-0缝

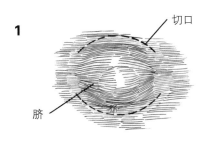

1

切口

脐

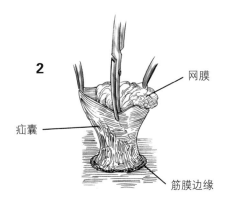

2

网膜

疝囊

筋膜边缘

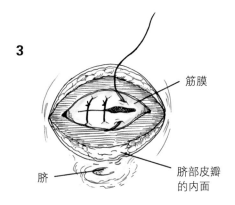

3

筋膜

脐

脐部皮瓣
的内面

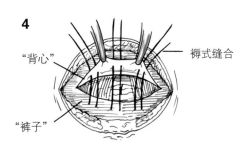

4

"背心"

"裤子"

褥式缝合

线行间断缝合。缝合起止于上层筋膜（背心）处，以水平褥式缝合的方式在"腰带"水平固定下层筋膜（裤子）（图 4）。当这些缝线收紧打结固定时，游离的上筋膜缘（背心）就可以遮盖住下筋膜（裤子），再用 2-0 缝线间断缝合第二层，以收紧固定游离的上筋膜边缘（图 5 和图 5A）。该技术的横断面视图如图 6 所示。

许多外科医生认为中等程度以上的缺损需要补片修补，因为缝合修补巨大疝会明显增加复发率。补片放置的位置首选是缺损和腹直肌后鞘后方。如果腹膜和腹直肌后鞘之间的区域能够完全分离，并能确定关闭脐疝疝囊后网膜位于上述区域的正后方，一些外科医生就会采用合成补片进行修补。如果无法建立该平面，补片就必须放在腹膜内，那么就应采用双层补片，光滑的防粘连层朝下对着网膜和肠管，而无保护层的网格样合成补片朝上对着腹膜和后筋膜（图 6）。补片要比关闭缺损后预期的边缘宽 3～5 cm。补片采用 2-0 不可吸收线做褥式缝合固定，在 12 点和 6 点位置穿白线行全层缝合，在 3 点和 9 点位置穿过腹直肌鞘和肌肉缝合（图 6A）。缝合时只能固定合成补片的无保护层面，不应行全层缝合，因为这样可能会无意中损伤到肠管。固定缝线打结，可采用 2-0 缝线垂直或横向间断缝合关闭缺损。

关腹　仔细止血后，脐中央深面皮下组织顶端用 2-0 可吸收线缝合到白线上。这样能形成一个理想的有内陷的脐窝。进一步用可吸收线缝合消除无效腔。用三股的缝线将 Scarpa 筋膜，固定在深筋膜上，然后缝合切口另一侧的 Scarpa 筋膜以缩小血清肿或血肿

积聚的潜在腔隙。疝非常大时，在邻近位置置入封闭的硅胶吸引管，但要使其不直接与补片相交通或接触。

术后管理　应特别注意避免腹胀。可选用 3 英寸（1 英寸＝2.54 cm）宽度的自黏带包扎腹部，患者要使用腹带 1 个月左右。嘱患者至少 6 周内避免提重物和过度用力。

儿童

手术过程　在脐窝的上半部做一弧形切口，向下游离疝囊至白线。两侧分离至腹直肌鞘。用皮钩反向牵引，从脐部皮肤背侧游离出疝囊。在筋膜周围的各个方向分别游离出几厘米空间。大部分患者不用打开疝囊就可将其回纳。用 Kocher 钳钳夹筋膜环的边缘，向筋膜后方游离 1 cm 或 2 cm。由于大多数筋膜缺损较小，因此可根据缺损的形状，用 2-0 缝线行水平或垂直的间断缝合，完成组织缝合修补。

关腹　皮缘用 5-0 可吸收线皮内间断缝合。使用皮肤黏合剂，脐窝内置一小纱布团，并用干燥无菌辅料覆盖压迫。

术后管理　进行常规术后护理。大多数患者能在数小时内进食液体，在一天内进软食并出院。如进行了广泛分离，则应观察脐部皮肤的活性。在大多数患者中，弧形的脐周切口会随着愈合时间越来越不明显。

（邹振玉　陈富强　译　申英末　陈　杰　审校）

5

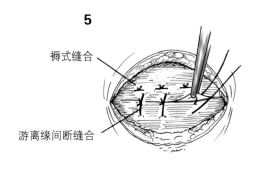

褥式缝合

游离缘间断缝合

5A 褥式缝合

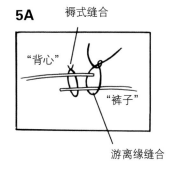

"背心"

"裤子"

游离缘缝合

6

白线

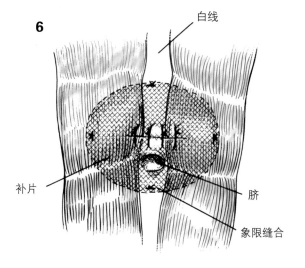

补片

脐

象限缝合

白线

6A

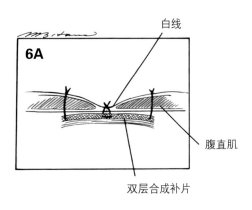

腹直肌

双层合成补片

引言 如果没有巨大疝、患者年龄过大或一般情况欠佳等禁忌证，任何腹股沟斜疝都应择期进行修补。中老年患者出现腹股沟斜疝时，需要进行全面的医学检查。在考虑行修补术前，要排除非腹股沟斜疝因素造成患者当前主诉的任何其他病理原因。伴有胃肠道梗阻症状、慢性肺疾病或前列腺疾病的患者需要进行适当的诊治。

婴儿或儿童的腹股沟疝一经诊断应尽快实施疝修补手术。存在隐睾时，包括睾丸固定术在内的疝修补术应推迟到 3~5 岁，以最大限度地允许睾丸自然下降。如果出现嵌顿疝（疝修补的有力指征），则睾丸固定术可在任何年龄进行。

术前准备 对于肥胖患者，须减重基本达到理想体重范围时才允许行修补手术，以降低复发率。对于存在急性上呼吸道感染或慢性咳嗽的患者，应该推迟疝修补手术，直至其状况得以纠正。术前几天开始减少或停止吸烟，做频繁的间歇性正压呼吸，辅以适当的药物治疗。

如发生绞窄疝，要迅速建立静脉通道，给予乳酸林格液，达到水电解质平衡后才能进行手术。同时给予系统的抗生素治疗。有时需要输注胶体液或血液制品，尤其在怀疑有肠坏死时。留置小的鼻胃管，并在术前、术中和术后几天内持续胃肠减压。必须留有足够时间，来确保满意的尿量（至少 30~50 ml/h）、脉搏小于 100 次/分，维持适当的血压以及正常的中心静脉压。复查电解质值应接近正常。对于发生肠道梗阻数天的患者，充分的复苏可能需要输注大量的液体和电解质，尤其是钾和血液，这需要花费数小时甚至更长的时间。在情况稳定前就进行手术干预可能会造成灾难性的后果。

2 岁或以上儿童要提前做好住院的心理准备。在手术前可以给儿童阅读一些描述各种住院和手术细节的小册子（简单叙事风格）。这样的准备无疑有助于降低心理创伤作为择期手术并发症的发生率。

任何年龄段单纯性腹股沟疝的修补都可以作为门诊手术开展，可采用局部、区域或全身麻醉。

麻醉 适合行门诊手术的低风险患者，应该考虑行静脉镇静辅助局部浸润麻醉。局部麻醉可使组织在更正常的张力下拉近，也可允许患者通过咳嗽增加腹压，这有助于术中识别疝囊，并可判断修补是否充分。局部麻醉时要注意神经的分布（图 1）。如果存在肠梗阻，推荐全身麻醉，行带套囊的气管插管，以避免误吸风险。

吸入麻醉是儿童和焦虑成人患者的首选方法。

体位 患者取仰卧位，膝下垫枕，使腹股沟部略松弛。手术台轻度倾斜呈头低位，有助于回纳疝内容物，并在重力作用下拉回肥厚的腹壁。

手术准备 剃除毛发，常规备皮。

传统暴露

切开暴露 皮肤切口位于在腹股沟韧带上 2~3 cm，平行于腹股沟韧带，自髂前上棘内下方延至耻骨嵴（图 1A）。如果沿皮纹切开，切口会更加舒适美观（图 1B）。可以轻轻向下牵拉腹壁来确定，这样可以界定划出塑料贴膜下方皮肤的自然皱褶。无论哪种切口都要向下切至腹外斜肌筋膜。通常会在切口下方的皮下组织内遇到一些血管，尤其是腹壁浅静脉和阴部外静脉。这些血管必须钳夹、结扎（图 2）。

手术过程 沿着整个切口，通过锐性分离仔细清除腹外斜肌外的脂肪，暴露外环口（图 2）。切缘用蘸有等渗盐水的纱布覆盖，沿腹外斜肌腱膜的纤维方向做一小切口，延伸到腹股沟疝外环口内侧（图 2）。由于该切口一直穿过外环口的内侧，因此剪开时要提起腹外斜肌腱膜的切缘，远离腹内斜肌，以避免损伤下面的神经（图 3）。神经损伤最常发生在外环处。向下钝性分离游离腹外斜肌下缘直至腹股沟韧带。按同样的方法向上游离上缘一段距离。从邻近结构中分离出髂腹股沟神经时，通常在穿过腹内斜肌处遇到一出血点（图 4）。如果遇到这个出血的血管，务必要仔细结扎，否则会在切口内形成血肿。小心游离出髂腹股沟神经后，将其拉到一侧，并置于切口边缘的止血钳上方（图 5）。用有齿镊抓住提睾肌纤维并劈开，以显露疝囊（图 6）。疝囊本身看起来像一层明确的白色薄膜，位于精索的前内侧，通常很容易与周围组织相鉴别。如果疝很小，则疝囊位于腹股沟管高位。通过触诊可以辨别输精管，因为输精管比精索的其他结构更硬。轻轻提起疝囊壁，小心切开，避免损伤疝内容物（图 7）。用止血钳夹住切开的疝囊边缘，将内容物还纳腹腔。术者的左手示指伸入疝囊中提供对抗力，右手钝性或锐性分离疝囊（图 8）。如果紧贴疝囊分离，则会发现一个无血管的解剖层面。建议锐性解剖将输精管及邻近血管从疝囊分离（图 9）。如果用

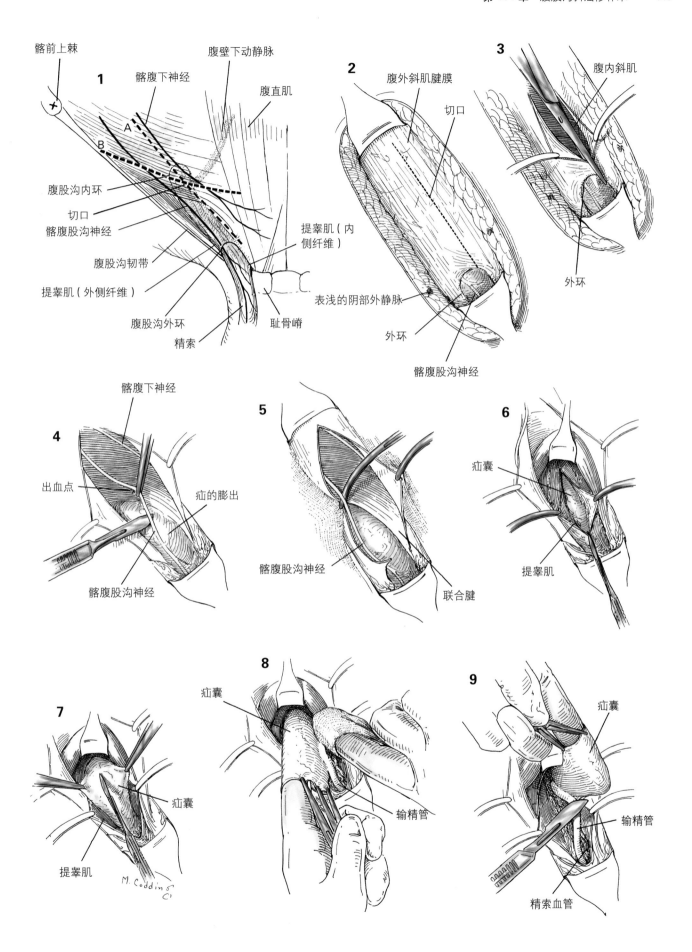

1
髂前上棘
髂腹下神经
腹壁下动静脉
腹直肌
腹股沟内环
切口
髂腹股沟神经
腹股沟韧带
提睾肌 (外侧纤维)
腹股沟外环
精索
耻骨嵴
提睾肌 (内侧纤维)

2
腹外斜肌腱膜
切口
表浅的阴部外静脉
外环
髂腹股沟神经

3
腹内斜肌
外环

4
髂腹下神经
出血点
疝的膨出
髂腹股沟神经

5
髂腹股沟神经
联合腱

6
疝囊
提睾肌

7
疝囊
提睾肌
M. Codding Cl

8
疝囊
输精管

9
疝囊
输精管
精索血管

这种方法小心操作，出血比用纱布钝性分离要少。继续解剖，直至腹膜外脂肪，可越过狭窄的疝囊颈看到腹膜。在疝囊颈部打开疝囊 2～3 cm，用示指探查除外"马鞍疝"、直疝或股疝（图 10）。为确保清除疝囊，要在疝囊颈内侧行荷包缝合（图 11），或者可以选择行贯穿缝合。缝合或打结时必须直视疝囊的内腔以免损伤网膜或肠管。缝合腹膜时应带上腹横筋膜。疝囊颈有时可被识别为一圈略增厚的白环。应在该环的近端收紧结扎疝囊。完成荷包缝合并打结后，用剪刀切除多余的疝囊（图 12）。

如果需要的话，结扎的疝囊可固定在所覆肌肉的深面。这种情况下，结扎疝囊颈的长线尾需要重新进行纫线，并在腹横筋膜下方进针，腹内斜肌边缘出针，两根线尾都要单独穿过并打结（图 13）。注意避免损伤腹壁下血管。

处理疝囊的其他技巧　尽管传统的腹股沟疝手术采用高位结扎切除疝囊，但另外两种可选方案也已经得到普及，并用于补片修补手术。对于中小型斜疝，从精索后方结构中分离疝囊时可予以完整保留。轻轻牵拉疝囊，并使用电刀在其边缘进行分离。这样可以减少术后出血和积血。任何进入疝囊的操作，都要用手指进行探查，并可帮助指导进一步解剖至内环。疝囊的任何开口，都要用 2-0 可吸收线进行关闭，并将整个疝囊和所有的精索脂肪瘤结构，回纳至腹壁肌层后方的腹膜前间隙内。

对于非常大的腹股沟阴囊疝，要横断斜疝疝囊，并在靠近内环处缝合结扎。只将近端疝囊游离回纳内环。不处理远端非常大的疝囊，因为从精索血管广泛游离，或将睾丸拽出阴囊，可能会导致静脉血栓形成或缺血性睾丸炎。而残端鞘膜积液是很少发生的。

关腹　切除多余疝囊后有多种修补方法。老年患者的巨大疝或复发疝，或者重体力劳动者的腹股沟疝，可以通过精索部分或完全移位或者缩小内环口的方法来修补。

精索原位修补法（Ferguson 修补术）　无论是发育良好还是不好的提睾肌纤维，都用 2-0 丝线行间断缝合（图 14）。这样可以覆盖切除疝囊后的切口表面，恢复精索结构的正常外观。将提睾肌牵拉到联合腱下方以降低缝合下一层的张力，并增强修补效果（图 15）。然后将联合腱和腹内斜肌缝合到腹股沟韧带上，在精索前方打结（图 16）。从下至上缝合腹股沟韧带，去除韧带不规则的部分以避免磨损。缝合的第一针打结要松弛一点，以避免精索受挤压，要留有足够的空间允许器械尖端通过。此外，要注意缝合时避免损伤髂腹股沟神经或将其缝扎。间断缝合腹外斜肌腱膜（图 17）。这里再次强调，外环不要缝合过紧而挤压精索（图 18）。用 4-0 可吸收线小心间断缝合皮下组织（图 19）。也可以选择可吸收线连续缝合皮下组织，然后使用皮肤黏合剂和干燥无菌敷料覆盖伤口。

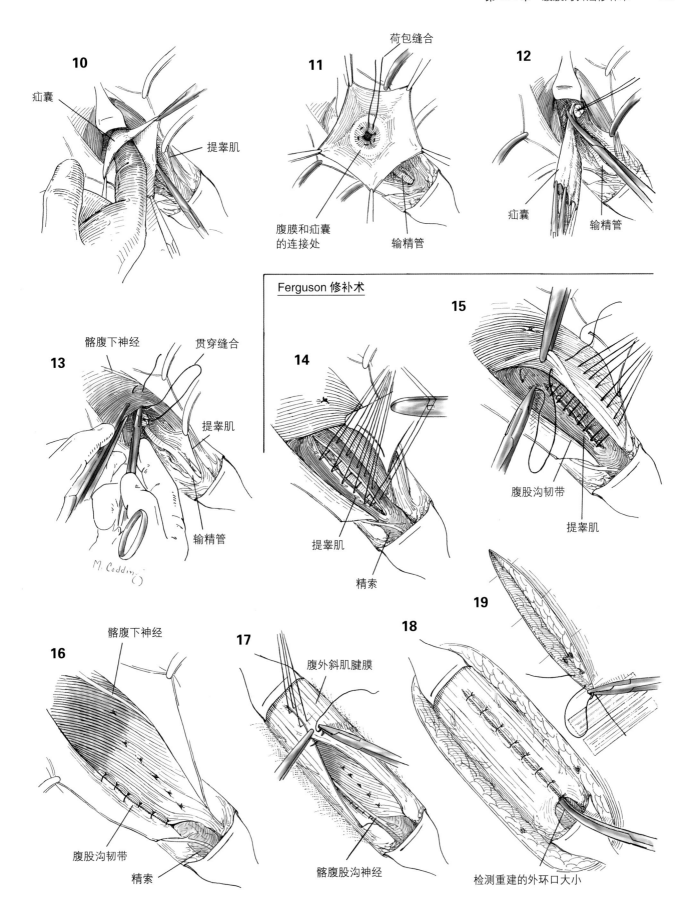

10

疝囊

提睾肌

11

荷包缝合

腹膜和疝囊
的连接处

输精管

12

疝囊

输精管

13

髂腹下神经

贯穿缝合

提睾肌

输精管

M. Codding

Ferguson 修补术

14

提睾肌

精索

15

腹股沟韧带

提睾肌

16

髂腹下神经

腹股沟韧带

精索

17

腹外斜肌腱膜

髂腹股沟神经

18

19

检测重建的外环口大小

儿童疝修补术 在腹股沟韧带上方的耻骨上皮褶处，以腹股沟内环为中心做一短（3 cm）皮肤切口。

切开皮肤后，用小弯蚊式钳牵拉切口两侧中部的皮下组织。暴露并分离 Scarpa 筋膜。向下分离下方的腹外斜肌腱膜至腹股沟外环。自外环向上打开腹外斜肌腱膜。如果不伴有睾丸鞘膜积液，穿过腹外斜肌腱膜的切口正好位于外环之上，而不穿过外环。用手术刀柄掀开腹外斜肌腱膜的上下瓣，小直角拉钩置于上瓣下方，以暴露腹股沟管。钝性分离提睾肌纤维。在精索结构的前内侧辨认并提起疝囊，在腹股沟管中部轻轻地从输精管和血管上将其分离。不要在腹股沟管内游离精索结构。用两把直蚊式钳在腹股沟管中部分离疝囊，近端游离至内环水平以上。然后用细丝线缝合结扎疝囊颈并切断疝囊。通常，在此过程中无须打开疝囊。但是，如果疝囊中有网膜或肠袢，则需要打开疝囊，并在关闭疝囊颈之前将这些结构送回腹腔。疝囊远端游离至外环水平下方并切断。

如果睾丸和精索结构的正常解剖被打乱，则要将其复位，并完成解剖关闭。用细丝线间断缝合关闭腹外斜肌腱膜和 Scarpa 筋膜。儿童要用细的可吸收线关闭皮下组织层。在临床上，婴儿腹股沟疝的病例存在对侧鞘状突未闭的发生率较高，因此常需要行对侧腹股沟区探查，但不建议在大一点的儿童中进行。

女童的切口和开始的手术步骤同上所述。但是，女童先天性斜疝中有很大一部分是滑疝，输卵管及其系膜组成疝囊的一部分。在这样的病例中，要用细丝线在输卵管系膜的远端结扎疝囊和圆韧带。其余步骤与男童相同。

成年女性疝修补术 通常圆韧带与疝囊关系紧密，必要时采用锐性分离。除了在联合腱缝合到腹股沟韧带上时可能会带上圆韧带以外，游离并结扎疝囊颈后，女性疝修补操作与男性手术相同。如果切断圆韧带，那么必须进行结扎，因为其内部包含有一个小动脉。圆韧带近端必须固定，以支撑子宫。

术后护理

成人 患者术后平卧在床，膝下垫枕或使用可调节床使大腿稍屈曲，使床的下部抬高以防止切口缝线张力过大。可以通过悬吊抬高阴囊。阴囊可使用冰袋冰敷。咳嗽的患者必须通过镇静药镇咳。给予足量轻泻药以防止排便过度用力。患者应尽早下地活动和排便。依耐受程度恢复正常活动。但是，通常几周后才能允许患者进行重体力活动。无须特殊的腹部支撑物加压包扎。

儿童 术后 4～6 h 可喂食婴儿或儿童，手术当晚应正常进食。

改良 BASSINI 修补术

手术过程 采用本章前述的方法暴露精索。因为要将精索结构移位，所以在辨识和打开疝囊前，从周围结构中分离精索要更容易些。在耻骨结节的正上方，精索的内侧，示指伸入其后方进行钝性分离，并从腹股沟韧带上游离出精索（图20）。中弯钳经腹股沟韧带上方，向着耻骨结节的方向，在示指的引导下，从精索下方穿过（图21）。从精索下方穿过一根软橡胶管（或烟卷引流管）用于牵拉（图22）。很多时候，从精索下方穿行的血管必须结扎，以保证术野干燥。劈开提睾肌，在打开疝囊前用有齿镊夹持疝囊（图23）。一些医生更喜欢在腹内斜肌附近完全切断提睾肌，暴露输精管及其伴行血管。在该水平切断提睾肌，可使内环的关闭更加精确。打开疝囊后，用弯钳或直钳夹持疝囊边缘持续牵引。术者的示指伸入疝囊内，采用锐性分离和钝性分离相结合的方式，游离输精管及其伴行血管（图24）。术者手指放入疝囊颈以确保所有腹腔内容物已完全回纳，在疝囊颈近端行内荷包缝合，或者行数针贯穿褥式缝合（图25）。务必注意不要损伤邻近的腹壁下血管。

关腹（精索移位修补法，BASSINI 修补术） 关腹的第一步就是要充分地牵引精索和腹内斜肌，以便辨认深层的腹横肌腱膜和腹横筋膜（图26）。将腹横肌腱膜的边缘缝合固定于腹股沟韧带游离缘下方增厚的筋膜，后者即所谓的髂耻束，这对于加强位于结扎后的疝囊上方的薄弱区域至关重要（图26，缝线 X）。间断缝合关闭余下劈开的提睾肌，除非提睾肌在邻近腹内斜肌的位置已被完全切断。靠近腹股沟韧带的腹横筋膜可能非常纤薄，但是形成腹横肌下缘的腱膜是一层坚韧的白膜，可以通过用力向上牵拉腹内斜肌将其暴露（图26）。努力将上述的坚韧结构固定于腹股沟韧带下方的髂耻束上，即可加强疝修补。向上牵拉联合腱，以便充分缝合腹横肌腱膜（图27）和髂耻束。在精索外侧亦缝合数针，以关闭冗余的内环（图28）。

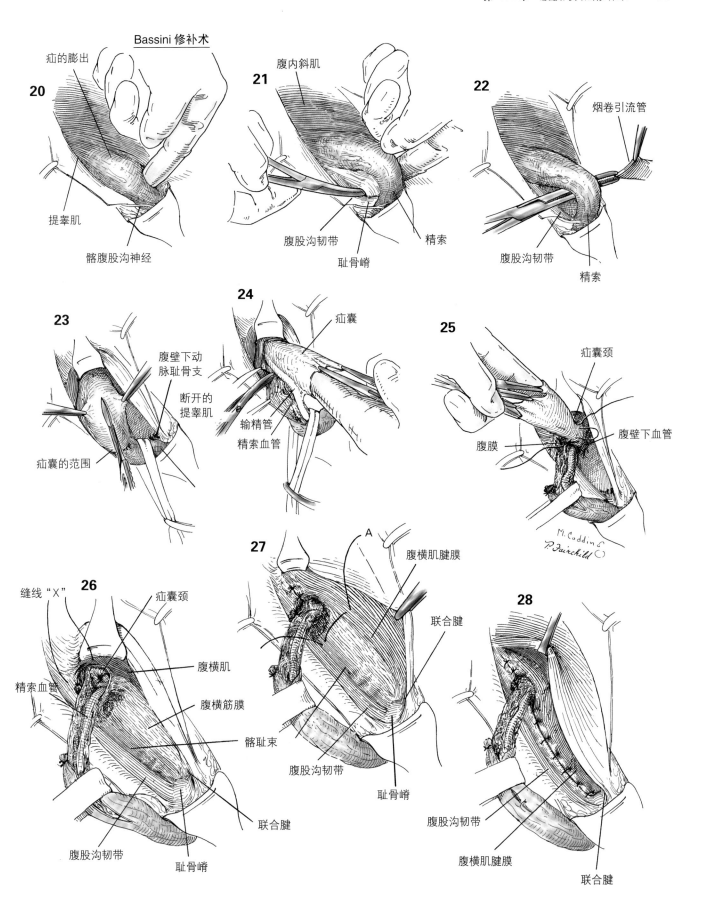

Bassini 修补术

20 疝的膨出　提睾肌　髂腹股沟神经

21 腹内斜肌　腹股沟韧带　耻骨嵴　精索

22 烟卷引流管　腹股沟韧带　精索

23 腹壁下动脉耻骨支　断开的提睾肌　疝囊的范围

24 疝囊　输精管　精索血管

25 疝囊颈　腹壁下血管　腹膜

M. Coddin
P. Fairchild

26 缝线 "X"　疝囊颈　精索血管　腹横肌　腹横筋膜　髂耻束　联合腱　腹股沟韧带　耻骨嵴

27 A　腹横肌腱膜　联合腱　腹股沟韧带　耻骨嵴

28 腹股沟韧带　腹横肌腱膜　联合腱

用 2-0 不可吸收线缝合第二层，缝合腹股沟韧带边缘不整齐的部分和联合腱。缝合线从耻骨结节向外延伸，越过腹壁下血管直到精索侧面成角。缝合前应该明确联合腱的活动度和组成结构。在很多情况中，联合腱无法下拉与腹股沟韧带缝合，除非施加非常大的张力。应该预先尝试将联合腱拉至腹股沟韧带所计划缝合的位置，以确定张力大小（图 29）。向内侧牵拉腹外斜肌筋膜的内侧叶，并钝性分离暴露在下方的腹直肌鞘（图 30）。如果张力过高，可以在腹直肌鞘上做多处切口使筋膜松弛，同时保持对下面腹直肌的支撑张力（图 31）。释放张力的切口可长约 1 cm，间隔 1 cm。要达到理想的松弛程度，需要 8~10 处切口甚至更多（图 31 和图 32）。所需的切口数量可以根据做切口后持续牵拉筋膜时组织的延展程度来判断。将联合腱缝合至腹股沟韧带的下缘，靠近腹横肌腱膜与髂耻束的缝合线处。最初的一针要缝合耻骨嵴骨膜和联合腱的内侧部分。在精索出口上方对肌肉和腹股沟韧带做数针缝合，但不能缩窄精索，尤其要注意

扩张的静脉和提睾肌切除后而精索体积明显缩小的情况（图 33）。复位髂腹股沟神经，在精索上方关闭腹外斜肌腱膜，可以将腹外斜肌腱膜的上叶瓣与下叶瓣边缘重叠成瓦状，行两排褥式缝合（图 34 和图 35），也可以简单地用 2-0 缝线进行连续缝合。应检查重建的外环口，确保精索未过度缩窄。

精索移位修补法（Halsted 修补术） 一些外科医生更喜欢将精索移位至皮下脂肪层（图 36）。这里要把精索经腹外斜肌筋膜的上 1/3 切口拉出（图 36），并在精索下方关闭筋膜，将其完全留在皮下脂肪组织层中（图 37）。由于切除了精索静脉和提睾肌，精索的体积通常会缩小，但是必须保证睾丸充分的血供。务必不要缩窄精索，否则可能会出现睾丸萎缩。用弯钳检查外环的大小，必要时在边缘做一小切口来松解被缩窄的精索（图 36）。

术后管理 如第 105 章所述，给予常规术后护理。

（邹振玉　陈富强　译　申英末　陈　杰　审校）

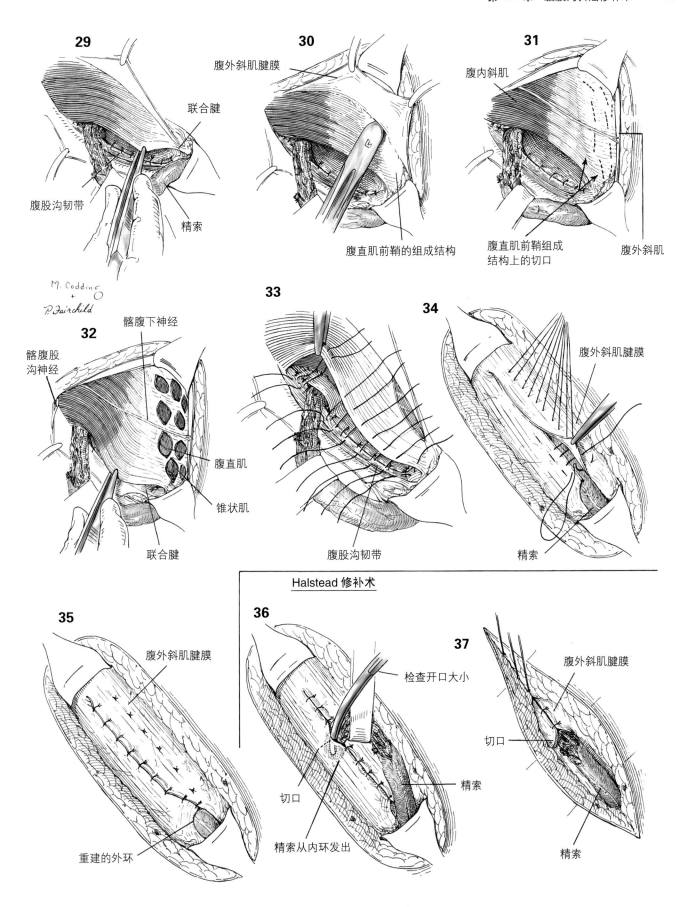

腹股沟斜疝修补术（Shouldice手术）

引言 无论患者年龄大小，疝修补术都已经成为一种门诊手术。Shouldice修补术作为成人腹股沟疝的首选治疗方法，已经提倡应用了多年。

术前准备 肥胖患者应该减肥，最好减掉理想体重的10%左右，这可能会将手术日期推迟相当长时间。任何皮肤感染都需要在术前处理。排痰性咳嗽或上呼吸道感染患者应推迟手术。应鼓励慢性吸烟者减少吸烟。应检查老年男性患者有无前列腺梗阻的情况。应指导所有患者如何下床活动，把术后不适感减到最低程度，并建议其进行训练。确认患者对药品有无过敏，包括局麻药物。术前1天给予轻泻药以排空结肠。可给予温和的泻药或石蜡油以预防术后排便困难。老年患者有必要进行全面的医疗评估。疝本身相对无症状，除非是发生了嵌顿。任何其他的症状都应进行评估，因为这些症状有可能是其他因素而不是由疝本身所引起的。

麻醉 通常采用局部麻醉辅以深度镇静。镇静药物有很多种，可以包括咪达唑仑、芬太尼、哌替啶以及丙泊酚。局部麻醉药可用不含肾上腺素的1%利多卡因，剂量不超过30 ml（利多卡因总量小于300 mg）。老年患者的用量应适当减少。

备皮 仔细检查皮肤以发现任何可能存在的局部感染。用电推刀剃除所有下腹部和耻骨区的毛发。在阴囊疝患者中，常规备皮的区域还应包括阴囊的皮肤，并局部外用防腐剂。

体位 患者稍屈双腿，膝下垫枕，取改良头低脚高（Trendelenburg）位，以回纳疝囊。铺单后，注射局麻药物。谨记髂腹股沟神经和髂腹下神经的位置，先用细针头（25号）在髂前上棘内侧注入几毫升麻醉药。在腹股沟韧带上方并与之平行的位置，用25号针头皮下注射约10 ml（利多卡因）麻醉药。在髂前上棘内侧深入腹外斜肌腱膜处，注射约5 ml麻醉药，以麻醉髂腹股沟神经。另取5 ml麻醉药注射至内环，以减轻来自腹膜和生殖股神经生殖支的疼痛刺激。老年患者要减少麻醉药用量。在老年患者或有心血管疾病的患者中，禁止使用肾上腺素。

切口与暴露 平行于腹股沟韧带做一长10 cm的切口（一些外科医生倾向于采用更横向的切口或沿皮肤皱褶的切口）。为了减轻术后水肿，注意勿损伤阴部外血管，尤其在修补双侧疝时。

手术过程 沿纤维方向切开腹外斜肌腱膜，特别注意避免损伤其下的髂腹股沟神经。自内环水平向下直至外环，切开腹外斜肌腱膜，游离腹外斜肌腱膜的上下两瓣（图1）。游离下瓣时需要切断部分股部浅筋膜，以探查股区是否存在股疝。小心纵行劈开提睾肌，多保留一些外叶的提睾肌，因其中包含提睾肌血管和其基底部的生殖股神经生殖支。

游离出内环并寻找疝囊。如未发现斜疝疝囊，在近端可以看到腹膜的新月形突起（鞘状突）。当发现明显的疝囊时，则进行钝性和锐性分离疝囊。当疝囊较大时，可以塞入纱布海绵提供反向压力，能更简单地推离其他组织。打开疝囊，将示指插入疝囊中，在腹壁下血管内侧探查是否存在直疝缺损。自周围组织中游离出疝囊颈，然后结扎疝囊（图2）。一些人认为没必要行疝囊高位结扎。如果发现精索脂肪瘤则小心将其切除，但不要剥除精索间质脂肪。即使是大的滑疝也无须打开疝囊就可以进行游离和还纳。

切除部分提睾肌，双重结扎提睾肌残端，完全显露腹股沟管后壁。触诊腹股沟管后壁的薄弱或大体的膨出区域。自内环口内侧开始切开腹横筋膜，避开腹壁下血管，直至耻骨结节（图2）。检查股环处是否存在股疝。

如果腹横筋膜被广泛膨出的直疝过度拉伸，则需要修剪两瓣多余的部分。上瓣叶（A）通常比下瓣叶（B）狭窄。如果想要获得修补最大程度的成功，保留充足的下瓣叶至关重要。下瓣叶一般修剪至1~2 cm宽，这在一定程度上会更为结实。小心地完整游离下瓣叶。在Shouldice修补术接下来的步骤中，腹横筋膜瓣占有非常重要的作用（图2）。后续的修补步骤包括组织的4层重叠缝合，可选择34号单股不锈钢金属丝或不可吸收缝合材料进行连续缝合。禁止使用可吸收缝线或补片。首选连续缝合方式，以均匀分布缝合张力。

采取小的、甚至没有张力的缝合方式，小心修补腹股沟管后壁，而不需要使用固定缝合。第1层将腹横筋膜下瓣叶（B）的游离缘缝合固定在腹直肌外侧缘的后面靠近进针点的地方（图2A）。进针务必准确，打结必须牢靠，不要在此处留下孔隙。从腹直肌鞘的边缘开始，只进行一小段距离的缝合，继续向外侧缝合后，可将下瓣叶缝合至腹横肌上瓣叶（A）与腹内斜肌的深面（图3）。缝合延续到上外侧的提睾肌残端时，要小心避开腹壁下血管。至腹股沟管内环处，

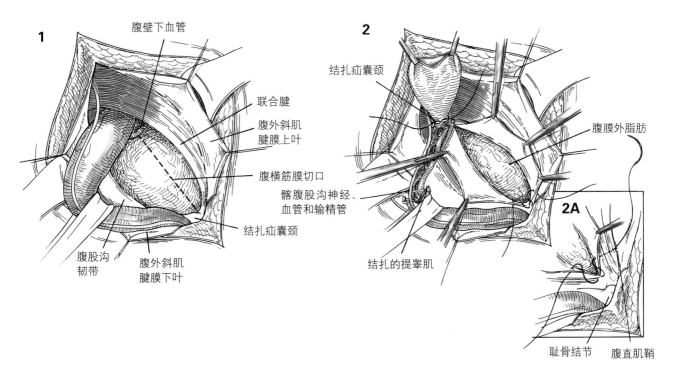

1

腹壁下血管

联合腱

腹外斜肌
腱膜上叶

腹横筋膜切口

髂腹股沟神经、
血管和输精管

结扎疝囊颈

腹外斜肌
腱膜下叶

腹股沟
韧带

2

结扎疝囊颈

腹膜外脂肪

2A

结扎的提睾肌

耻骨结节　腹直肌鞘

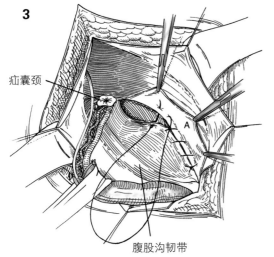

3

疝囊颈

腹股沟韧带

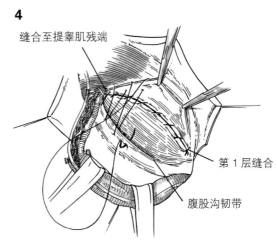

4

缝合至提睾肌残端

第 1 层缝合

腹股沟韧带

缝合开始折返（图 4），转向内侧方向进行连续缝合，将腹横筋膜上瓣叶（A）游离缘缝至腹股沟韧带边缘。继续向下缝合至耻骨并打结。必要时可通过缝合腔隙（陷窝）韧带，以闭合股静脉内侧的空间。

用另一根缝合线进行连续缝合来加强刚才完成的第 2 层缝合线。第 3 层缝合从内环开始，将腹内斜肌和腹横肌缝合至腹股沟韧带的深面，并继续向内延续至耻骨（图 5）。自耻骨处折返开始第 4 层缝合，在稍浅一点的平面将上述结构再次缝合，向上直至内环，并在此处打结（图 6）。

检查精索，确认其能够自由移动，且静脉不发生迂曲扩张。将精索复位，缝合腹外斜肌腱膜，勿使静脉在腹股沟外环处受压（图 7）。

仔细间断缝合皮下组织。皮肤选择可吸收缝线行间断缝合或连续皮内缝合，并使用"蝴蝶"样外科皮肤胶带加固。有些医生更喜欢使用金属皮钉。最后用小号敷料覆盖切口。

术后管理　患者术后几小时即可出院。交给患者一份书面材料，写明有关的注意事项，包括如何活动、出血或感染的征象、其他任何不寻常的反应等。提供口服镇痛药，可局部使用冰袋数小时。手术当天除了去卫生间排便之外，患者均应卧床休息。男性患者可以选择托高阴囊。最初几天体力活动要有所限制。3 天后可恢复一些活动，7～10 天后一些患者可以开车或从事轻体力活动。4 周内限制剧烈活动，如体育运动。应避免过度劳累。参见第 104 章。

（邹振玉　陈富强 译　申英末　陈　杰 审校）

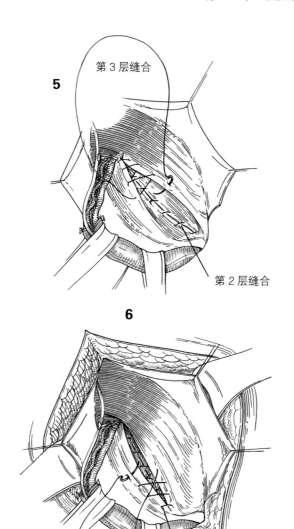

5

第 3 层缝合

第 2 层缝合

6

第 4 层缝合

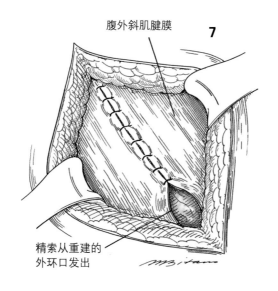

7

腹外斜肌腱膜

精索从重建的
外环口发出

第106章 直疝修补术（McVay修补法）

引言 McVay 组织缝合修补术一般很少作为初发疝的修补方法，因为其有很高的复发率。但是，在必须取出前次手术补片的患者中（如慢性感染），一般还需要某种形式的组织修补。McVay 修补法在这些病例中是有用处的，特别是需要同时进行股疝区处理的时候。

手术过程 McVay 修补法修补直疝或斜疝时，不是将腹横筋膜和腹横肌腱膜边缘缝合在髂耻束和腹股沟韧带上，而是将这些肌腱结构在内侧缝合在 Cooper 韧带和腔隙韧带上，外侧缝合在腹股沟韧带上。要完成这样的操作，须向上牵拉联合腱，向下牵拉精索，同时要从 Cooper 韧带上游离出靠近耻骨嵴的腹横筋膜（图1）。如图1所示，腹股沟直疝疝囊已经还纳，腹横筋膜的底部已经用不可吸收线间断缝合以进行重建。

经过钝性分离后，使用弯形拉钩牵开（图2），可以暴露 Cooper 韧带的区域，并识别髂外血管。向上牵拉联合腱和腹内斜肌，充分暴露坚韧的腹横肌腱膜缘，以便于进行间断缝合。使用适当的拉钩，向上、向内牵拉该区域的膨出，可以清晰显露 Cooper 韧带。

Cooper 韧带显示为白色脊状的纤维筋膜，位于切口凹面的最深处，紧紧附着于耻骨的水平支（图2）。使用 2-0 丝线，将腹横肌腱膜缘和腹横筋膜间断缝合至 Cooper 韧带。缝合最深处时，术者须用左手示指或窄 S 形拉钩保护髂血管。向下继续缝合，最后一针缝合到耻骨嵴区域（图3）。通常需要间断缝合 3~5 针。在肥胖患者中，该区域不容易暴露，务必注意避免损伤髂血管，努力实现完整、牢固的修补（图4）。有些外科医生更喜欢缝合前在 Cooper 韧带上做一切口，以保证更好的筋膜缝合。尽可能安全地将腹横肌腱膜缘固定于 Cooper 韧带内侧后，可行更多浅层缝合使其靠近髂耻束（图4和图5）。一些外科医生倾向于用另一排缝线将腹股沟韧带缝合到腹横肌腱膜上来加强 Cooper 韧带的修补（图6）。将腹内斜肌缝合至腹股沟韧带是没有意义的。应该根据解剖情况改变具体的修补方式。将所描述的技术进行组合，对确保牢固而没有张力的缝合修补和准确的筋膜缝合是有帮助的。

术后管理 给予常规护理（第105章）。

（邹振玉　陈富强　译　申英末　陈　杰　审校）

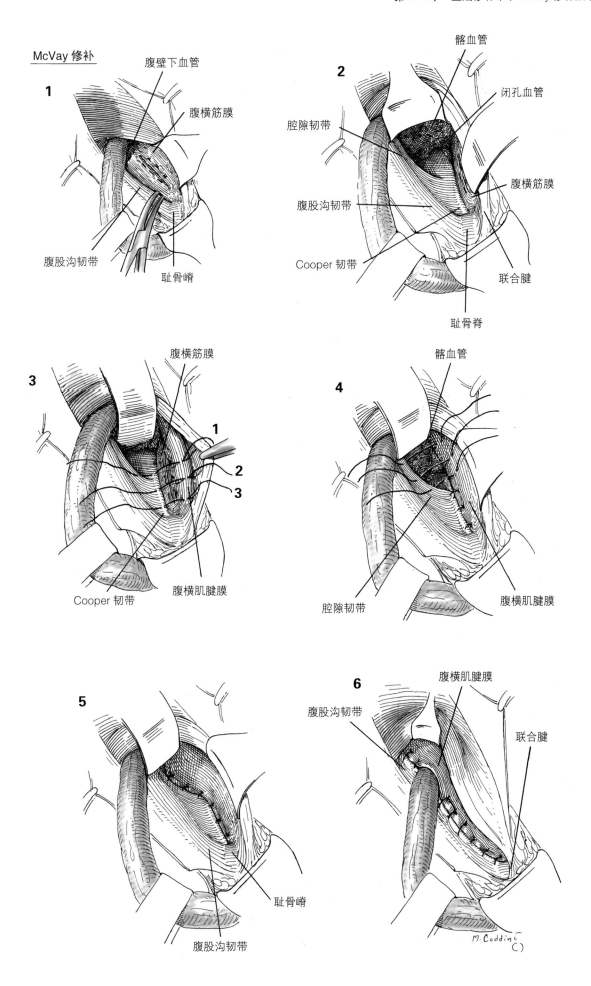

McVay 修补

1

腹壁下血管

腹横筋膜

腹股沟韧带

耻骨嵴

2

髂血管

闭孔血管

腔隙韧带

腹横筋膜

腹股沟韧带

Cooper 韧带

联合腱

耻骨脊

3

腹横筋膜

1

2

3

Cooper 韧带

腹横肌腱膜

4

髂血管

腔隙韧带

腹横肌腱膜

5

耻骨嵴

腹股沟韧带

6

腹横肌腱膜

腹股沟韧带

联合腱

M. Codding

第107章 补片腹股沟疝修补术（Lichtenstein手术）

引言 成人腹股沟疝通常可在门诊进行手术，除非合并有需要住院监测或护理的医疗情况。合成补片可用于直疝和斜疝，且复发率较低，因此其应用也越来越受欢迎。

术前准备 肥胖患者应该减肥，最好减掉所计算理想体重的 10% 左右，这可能会将手术日期推迟相当长的时间。术前务必治愈任何开放性皮肤感染。检查引起腹腔压力增高的全身性因素。排痰性咳嗽或上呼吸道感染应推迟手术直到缓解。应鼓励慢性吸烟者减少吸烟。应检查老年男性有无前列腺梗阻的情况，还应评估老年患者有无新生结肠占位的可能性。应指导所有患者如何下床，能够使不适感减到最低，并建议其进行训练。确认患者对药品的敏感性，包括局麻药物。术前 1 天给予轻泻药以排空结肠。可以给予石蜡油预防术后排便困难。老年患者有必要进行彻底的医疗评估。疝一般是相对无症状的，除非发生了嵌顿。任何其他症状都要进行评估，因为这些症状有可能是其他原因而不是由疝本身所引起的。

麻醉 采用抗焦虑、镇痛和催眠药（通常为咪达唑仑、芬太尼和丙泊酚）深度镇静，联合局麻区域阻滞麻醉。首选不含肾上腺素的 1% 或 0.5% 利多卡因，总量限于 300 mg 以内（1% 利多卡因 30 ml），老年患者减量。手术切开过程中勿使用肾上腺素，因为其可能掩盖少量的出血，导致应该结扎或烧灼的血管没有得到相应处理，从而出现瘀血或血肿形成。然而，在缝合关闭过程中，当止血切时，很多外科医生会用长效局麻药（如布比卡因）再次浸润手术区域。除患心脏疾病患者外，通常加入肾上腺素是为了延长局麻的持续时间。

体位 患者取仰卧位，膝下垫枕，以降低腹股沟区的张力。

手术准备 剃除计划手术区域内的毛发，常规方法备皮。男性患者的阴茎和阴囊也需要进行处理，尤其是存在阴囊疝或鞘膜积液的情况下。

切口与暴露 手术区域消毒铺巾后，进行局部麻醉注射。术者可进行髂腹股沟神经和髂腹下神经的选择性神经阻滞，二者位于髂前上棘的内侧（图 1）。可采用平行于腹股沟韧带的切口（图 2A），或沿皮褶线取一稍横行的切口（图 2B）。大多数外科医生选择沿切口多点注射的区域阻滞麻醉（图 3），随着筋膜分离至新的层次后，进一步进行浸润麻醉。

腹股沟直疝

手术过程 切开 Scarpa 筋膜，显露腹外斜肌腱膜。在该筋膜下，尤其是外侧，再次行局部浸润麻醉（图 4）。平行于腹外斜肌纤维方向切开腹外斜肌腱膜，向下达外环。在切开过程中注意要提起腱膜，远离精索和髂腹股沟神经，以减少切断神经的可能。

用一对止血钳从内侧和外侧钳夹腹外斜肌腱膜的游离缘。采用钝性分离，将腱膜从腹内斜肌上方和精索下方游离。用一软的橡胶烟卷引流管包绕精索牵开。沿腹股沟韧带和耻骨结节周围再次行局部浸润麻醉。自精索上小心分离直疝疝囊，游离精索至内环水平。确认其为直疝，而非斜疝向内侧膨出。从前面打开精索周围的提睾肌。辨认精索结构，并检查内环区域有无斜疝和疝囊。如图所示是只有直疝的情况（图 5）。钝性和锐性分离直疝疝囊至疝囊颈部。可观察到，在腹股沟管的后壁，疝囊自腹横筋膜的缺损突出。这些缺损的大小可能差别很大，可表现为一个手指大小的洞，也可能是一个下至腹股沟韧带、上至联合腱整个后壁的弥漫性膨出。一些外科医生更喜欢与斜疝一样进行操作，切开直疝疝囊，还纳腹膜外脂肪，切除多余疝囊。然而，大多数情况是疝囊和腹膜外脂肪都很容易还纳（图 5），用外科器械维持其还纳状态，然后进行腹股沟管后壁的重建。

采用 2-0 不可吸收线连续缝合重建腹股沟管后壁。从耻骨结节开始，将腹股沟韧带上方的残余腹横筋膜缝合至联合腱下方的腹横筋膜或腹横肌，以覆盖疝缺损（图 6）。继续向外侧缝合，至内环水平。注意避免损伤腹壁下血管。打结后，重建的内环大小应与精索粗细适应（图 7）。这样腹股沟管后壁就得到了加固，联合腱也处在了正常位置。此时的联合腱并未像经典 Bassini 修补术那样受到人为张力的牵拉，而被强行缝合至腹股沟韧带上。

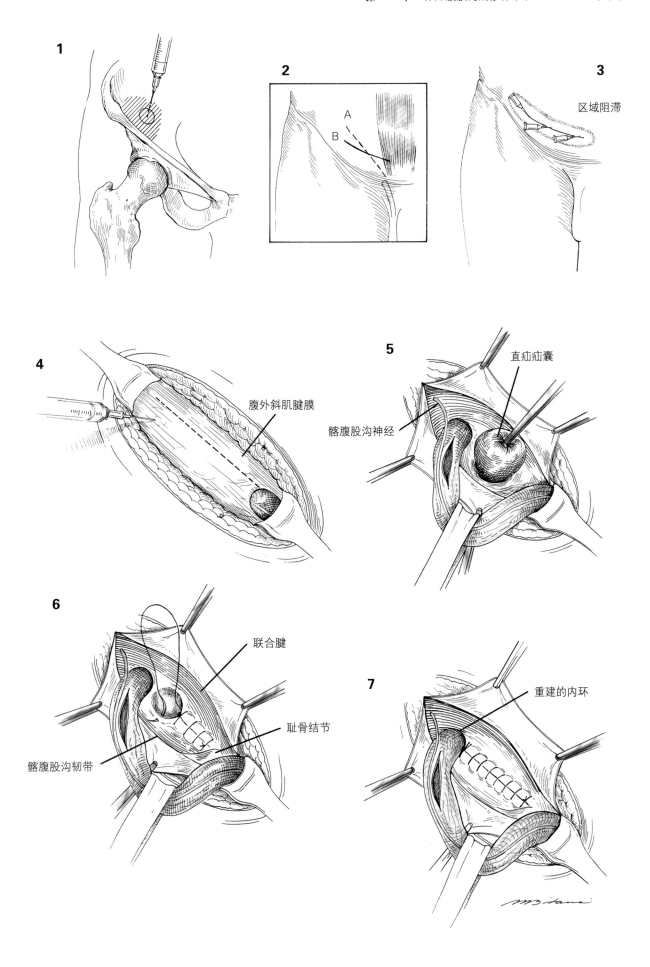

1

2

A
B

3

区域阻滞

4

腹外斜肌腱膜

5

直疝疝囊

髂腹股沟神经

6

联合腱

耻骨结节

髂腹股沟韧带

7

重建的内环

一旦恢复了腹股沟管后壁的连续性，后续的修补步骤与 Lichtenstein 法的斜疝修补术一致。从前方切开提睾肌。辨认重要的精索结构，同时找到斜疝疝囊。轻柔牵拉疝囊，并用电刀将其从精索上游离出来。位于疝囊后方的输精管是一个重要的解剖标志。打开并检查疝囊后，用不可吸收线贯穿缝合疝囊颈并结扎（图 8）。然后切除多余的疝囊以及明显的外侧精索脂肪瘤。或者，有些术者并不打开疝囊，仅将其还纳腹膜前间隙。

取一 2.5 ～ 3 cm × 8 ～ 10 cm 大小的矩形合成补片，外侧带一剪口以便放置精索，内侧修剪成钝椭圆形以覆盖耻骨（图 9）。补片置于腹股沟管后壁，补片尾部绕内环、精索外侧进行重叠。采用 2-0 不可吸收缝线将补片固定在耻骨结节。连续缝合补片下缘，将其固定于腹股沟韧带，同时用可吸收线间断缝合，将补片上缘固定于腹内斜肌（图 10）。固定补片上缘时，注意避免损伤任何神经分支。间断缝合至补片外侧缘时，特别注意避免损伤髂腹股沟神经，该神经走行在精索外侧的腹内斜肌上。将补片的两个尾叶进行交叉重叠，并缝合在一起。补片不能过于拉紧，这点非常重要。注意补片上缘的缝合位置，使补片不能过紧，相反，可以稍松弛一些，至纵轴上差不多出现皱褶时为宜。这种方法的重要性在嘱患者咳嗽或用力时会变得非常明显（使用局麻的潜在优势之一）。随着腹壁的紧张，补片的皱褶会消失。如果补片没有松弛地放置，缝线就会在此时存在张力。继续行数针间断缝合以进一步关闭补片外侧的剪口，重建大小合适的内环口。目前，有些使用 Lichtenstein 技术的外科医生在补片的上下缘仅做数针（4 ～ 5 针）连续缝合。

另一个方法是将补片的剪口放在精索的正下方（图 11）。自耻骨结节开始，采用相同的方法，行不可吸收线连续缝合固定补片。另行间断缝合，将补片上缘固定于腹内斜肌，并关闭精索下方的补片剪口（图 12）。传统 Lichtenstein 修补术中描述的改良方式如图所示，男性患者的精索被分薄了，并被划分为两个部分。提睾肌的上束被切断，并在内环的位置结扎。然后精索被分成了包含髂腹股沟神经、输精管和精索血管的主要部分和包含完整提睾肌下束、精索外血管以及生殖股神经生殖支的次要部分。精索的主要部分自内环发出，用一根软的乳胶烟卷引流管将其环绕。精索的次要部分保持原状，在内环附近的腹股沟管后壁处，应尽可能少地分离和干扰次要部分。现在，精索的次要部分可从补片下缘与腹股沟韧带之间的一个单独开口中穿出。重要的是，使用双圈缝合法或锁边缝合法在上述开口的两侧进行缝合，以便不缩窄精索的次要部分。

连续缝合腹外斜肌腱膜，可从切口的任意一侧开始，重建合适的外环口（图 13）。用可吸收线间断缝合 Scarpa 筋膜，再用可吸收线皮内缝合皮肤，并用皮肤外科胶带加固。切口用小块敷料覆盖。

术后管理 患者术后几小时即可回家。交给患者一份书面说明，交代有关的注意事项，包括如何活动、出血或感染的征象、其他任何不寻常的反应等。提供口服镇痛药，可局部使用冰袋数小时。手术当天除了去卫生间排便之外，患者均应卧床休息。男性患者可以选择托高阴囊。最初几天体力活动要有所限制。3 天后可恢复一些活动，7 ～ 10 天后一些患者可以开车或从事轻体力活动。数周内限制剧烈活动，如体育运动。应避免过度劳累。

（邹振玉 陈富强 译 申英末 陈 杰 审校）

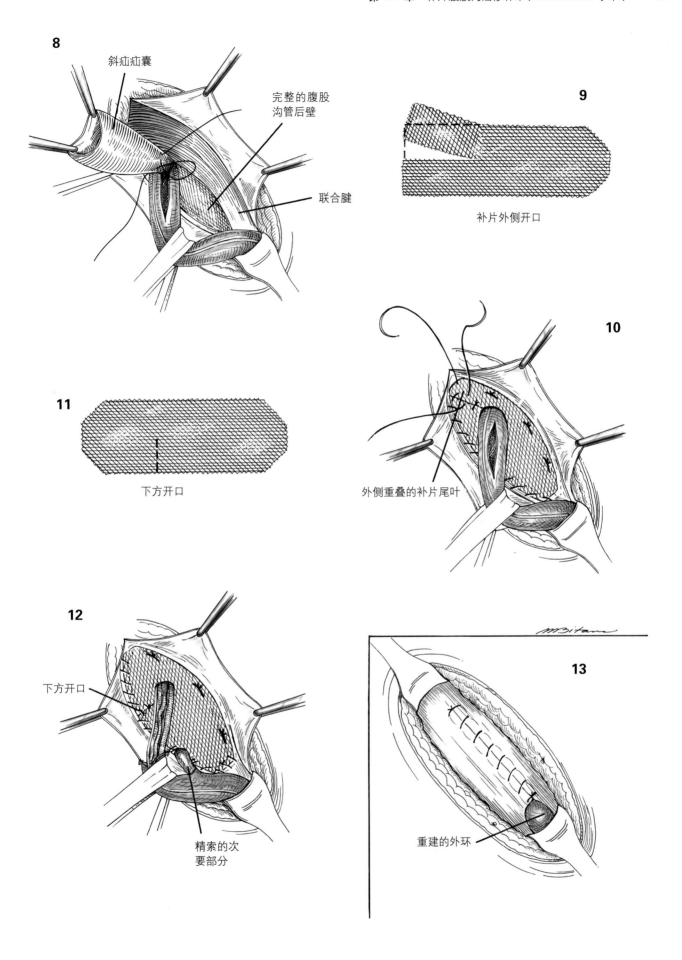

8

斜疝疝囊

完整的腹股
沟管后壁

联合腱

9

补片外侧开口

11

下方开口

10

外侧重叠的补片尾叶

12

下方开口

精索的次
要部分

13

重建的外环

引言 成人腹股沟疝修补术已经从单纯组织修补（如 Bassini 法）转变为使用合成补片的"无张力"修补。第 107 章中所描述的 Lichtenstein 手术代表了第一个被广泛接受的腹股沟疝补片修补手术。然而，自 1990 年以来，已经有多种新型补片问世。由 Rutkow 和 Robbins 医生推广的"网塞加平片"法（国内也翻译为"疝环充填式修补手术"，译者注）是一种广泛使用的新方法。这种方法与 Lichtenstein 方法有着相同的效果。这种锥形补片或"网塞"为存在的疝缺损提供了新的修补思路。这种技术可以用于原发性和复发性腹股沟疝的修补。

术前准备 正如第 4 章门诊手术以及前述关于疝修补的章节所说，对患者要进行一般医疗风险和麻醉风险的评估。因为大多数为择期手术且在门诊进行，因此应当有足够的时间来优化任何疾病的管理。慢性咳嗽、新出现的便秘和前列腺症状需要在术前进行专业评估。任何活动性感染，包括皮肤破溃，必须加以控制。尽管合成补片和外科缝线不会滋生细菌，但在补片存在的情况下，感染可能会在此出现或慢性迁延，导致补片需要去除。

麻醉 大多数患者可通过深度镇静和局部麻醉有效完成手术。给予抗焦虑药后，加用麻醉和催眠药品（通常为咪达唑仑、芬太尼和丙泊酚），可以获得满意的麻醉诱导。用稀释后无肾上腺素的 0.5% 利多卡因进行皮内浸润，这样会产生瞬间皮肤麻醉，能够减少更深层次注射的不适。同时，肿胀的皮丘可以作为皮肤切口的标志。肾上腺素不用于局部麻醉，因其可能会掩盖出血点。在随后缝合关闭过程中，当止血确切时，可以将肾上腺素加入长效局麻药中，以延长其作用时间。老年患者或患有心血管疾病的患者禁用肾上腺素。另外，一些外科医生更喜欢为患者实施硬膜外麻醉，因为他们认为在术后恢复期会存在一段明显的感觉过敏时间。最后，对于非常焦虑的患者，可能需要进行全身麻醉。

体位 患者取舒适的仰卧位。通常膝下垫枕，以减轻腹股沟区的张力，一些老年患者可能还需要在头颈部垫枕。

手术准备 剃除皮肤毛发，并用常规方法备皮。男性患者的阴茎和阴囊也需要进行处理，尤其是存在阴囊疝或鞘膜积液的情况下。

切口与暴露 术区铺无菌巾，按计划的 5 cm 切口行局部麻醉。切口位于腹股沟管正上方，自外环斜行向外侧延伸。非常肥胖的患者，因为存在较明显的皮肤皱褶，可能需要取更偏横向的切口。一般而言，切口可位于皮褶下方，并与之平行。另外，复发疝可以取原切口，而更明智的做法是，稍向外侧延长切口，超出原手术瘢痕的区域，因为复发易出现于外侧的新鲜组织。切开皮肤后，向下分离 Scarpa 筋膜，直至腹外斜肌腱膜水平。于腱膜深方进一步注射局麻药，尤其是外侧神经起点的位置。平行于腱膜纤维走行切开腹外斜肌腱膜，由外向内，打开外环口中部（图1）。一些外科医生更倾向于先做一个外侧小切口，提起腹外斜肌腱膜，使其远离精索和髂腹股沟神经，将手术剪插入切口，在直视下由外向内剪开腱膜，避免损伤神经。

腹股沟斜疝

手术过程 用两把止血钳抓持腹外斜肌腱膜下叶，一把抓持外侧，另一把抓持外环处。用 Kelly 钳夹持花生米纱布球进行钝性分离，由外向内清扫精索和腹股沟韧带之间的疏松组织，暴露腹股沟韧带的斜边和耻骨结节。沿韧带走行及耻骨结节处添加局麻药。用两把止血钳抓持腹外斜肌腱膜的上叶。同样从外侧开始游离精索。清理耻骨结节区。从上方进一步扩大游离范围，沿腹股沟韧带外侧大约 1 cm 厘米的位置至耻骨结节进行清理，确保精索活动自如。术者手指置于精索周围，用一软橡胶烟卷引流管套住精索，向下牵拉（图2）。在提睾肌的近端，从前面将其纵向劈开几个厘米。在输精管前方识别疝囊，并小心地从输精管和血管中将其分离。可用电刀沿疝囊边缘进行分离，同时轻柔牵拉脂肪和血管组织。过去，这一步采用无齿钳进行钝性分离或者用纱布海绵进行推扫；然而，用电刀小心分离疝囊可以减少出血。游离疝囊至内环处（图2）。如打开了疝囊，可用 2-0 可吸收线关闭开口。当存在腹股沟阴囊疝，疝囊特别大时，明智的做法是进行疝囊近端的高位横断和结扎。这使得远端疝囊保持完整，降低了损伤精索静脉的潜在危险，并减少术后睾丸并发症的发生。

在该示意图的举例中，没有切开斜疝疝囊，而是用器械将其送回了内环（图3）。内环的大小可以用术者的手指进行测量，然后引导聚丙烯锥形补片或"网塞"置入内环口中。将锥形补片固定于联合腱（腹内

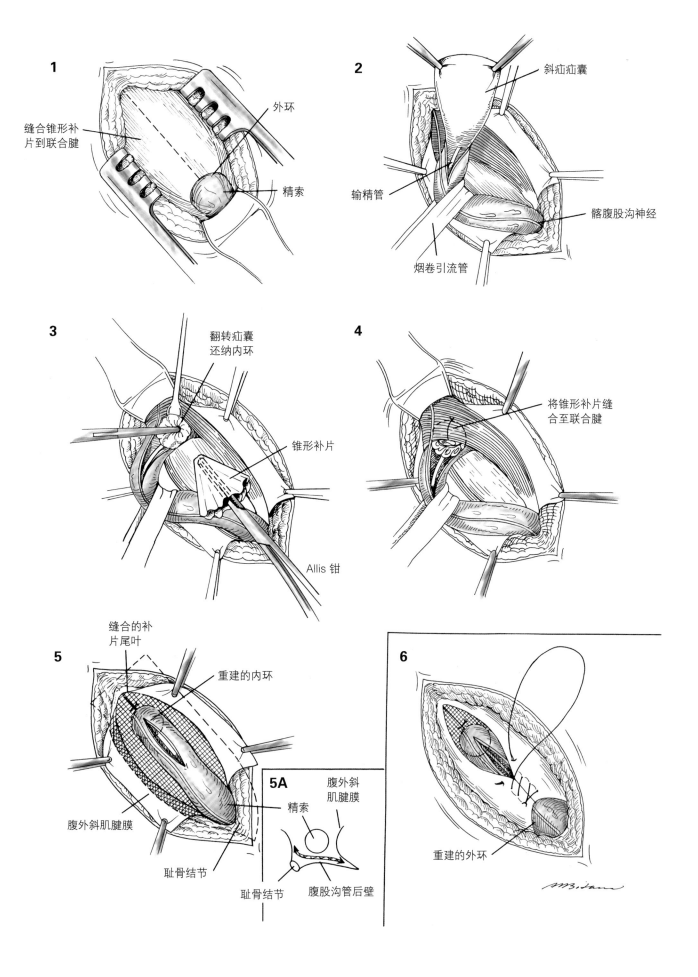

1

缝合锥形补片到联合腱

外环

精索

2

斜疝疝囊

输精管

髂腹股沟神经

烟卷引流管

3

翻转疝囊还纳内环

锥形补片

Allis 钳

4

将锥形补片缝合至联合腱

5

缝合的补片尾叶

重建的内环

腹外斜肌腱膜

耻骨结节

5A

精索

腹外斜肌腱膜

腹股沟管后壁

耻骨结节

6

重建的外环

斜肌）上，可用 2-0 可吸收线进行 1 针或数针的缝合固定。重要的是，要将锥形补片放置在肌肉的后方，充分缝合固定，以确保疝囊或腹膜外脂肪不会从锥形补片周边露出（图 4）。

合成补片的"平片"置于肌筋膜前（Onlay），尖端或钝头端覆盖耻骨结节。精索从补片外侧端的剪口穿出，并用 2-0 可吸收线将补片两尾叶缝合在一起（图 5）。要在靠近精索的位置进行缝合，以确定重建的内环口直径。传统上，重建的内环口要允许精索外加一个器械尖端自由通过。平片的大小至关重要，向下要覆盖腹股沟韧带，向内要覆盖耻骨结节，中间覆盖整个腹股沟管后壁，如横断面图所示（图 5A）。此外，补片向外要到达内环。对于大的斜疝，可能要定制一张大的合成补片。

切口周围的深层和浅层都要用长效局麻药进行浸润。用 2-0 可吸收线在精索水平上方缝合腹外斜肌腱膜，自外环处开始关闭，同时注意观察精索、髂腹股沟神经和腹外斜肌腱膜缘的走行。从外环开始关闭，可允许术者确定外环的大小。自内向外行连续缝合（图 6）。用 2-0 或 3-0 可吸收线缝合 Scarpa 筋膜数针，用细可吸收线皮内缝合关闭皮肤。贴上皮肤外科胶带并用干燥无菌敷料覆盖切口。

术后管理 实施门诊手术的患者大概要观察 1 h，直到达到出院标准。患者可经口进流食，并鼓励患者排便。患者和陪护者要学习出院说明，详细了解如何活动、出血或感染的征象。大部分患者需要服用镇痛药 1~2 d。可视患者耐受情况恢复正常活动。

腹股沟直疝

手术过程 切开和暴露的操作同斜疝的步骤。切开腹外斜肌腱膜，用数把血管钳抓持腱膜上、下缘。首先用 Kelly 钳夹持花生米纱布球，钝性分离腹股沟韧带斜边。但是，当外科医生开始向上暴露时，腹股沟管后壁与精索看起来分界并不明显，不像是一个与精索分离的结构，而像是精索和膨出的疝囊同时占据了腹股沟管后壁的区域（图 7）。当从前面劈开提睾肌后，就能够将精索和直疝辨别开。游离精索，并用软

橡胶烟卷引流管牵开。直疝的疝囊往往比腹股沟管后壁上的缺损大很多。小心分离疝囊至疝囊颈部，即其与腹股沟管后壁或腹横筋膜及腹横肌的连接处。在直疝疝囊颈部上方，大约距平面 1 cm 的位置，用电刀做一切口。切开腹横筋膜后，腹膜外脂肪会逐渐进入视野（图 8）。围绕整个疝囊颈做 360 度的切开，之后就能够更容易地将疝囊及其腹膜外脂肪等内容物回纳至腹膜前间隙。直疝的实际缺损大小通常会小于预期。触诊缺损，可以触到腹横筋膜和残留的腹横肌具有一个清晰的边缘，尽管这些层次通常很薄。将锥形合成补片或"网塞"置入直疝缺损环，使其边缘与腹横筋膜层正好平齐。用 2-0 可吸收线间断缝合，将锥形补片边缘固定于腹横筋膜组织（图 9）。通常缝合 8 针或 8 针以上，使腹膜外脂肪不能从锥形补片和腹横筋膜的边缘之间突出。从前面劈开提睾肌（图 10），寻找有无斜疝，这可能需要用第二个锥形补片修补斜疝。辨认包括输精管在内的精索结构，无须关闭提睾肌切口。平片置于整个腹股沟管后壁的上方，与之前描述的斜疝修补方法相同。将补片的两个尾叶缝合在一起重建新的内环（图 11）。同样要注意，补片必须向下覆盖腹股沟韧带，向内覆盖耻骨结节，中间覆盖整个腹股沟管后壁、锥形补片以及外侧的内环。如果无法确保完整覆盖，要定制一张大的合成补片。在 Rutkow 和 Robbins 医生的原始描述中，不同于 Lichtenstein 手术的是，他们并不进行平片周边的缝合固定。然而，一些外科医生倾向于将平片下缘缝合到腹股沟韧带上，将平片上缘缝合到腹内斜肌上。如此产生了一种杂交式，Rutkow 将其戏称为"网塞斯坦（plugstein）"手术。

术后管理 切口的周边用长效局麻药进行浸润，用 2-0 可吸收线在精索水平上方缝合腹外斜肌腱膜，自外环处开始关闭。用可吸收线缝合 Scarpa 筋膜。用细可吸收线皮内缝合关闭皮肤。贴上皮肤外科胶带并用干燥无菌敷料覆盖切口。术后护理与斜疝相同，见第 104 章的描述。

（邹振玉 陈富强 译 申英末 陈 杰 审校）

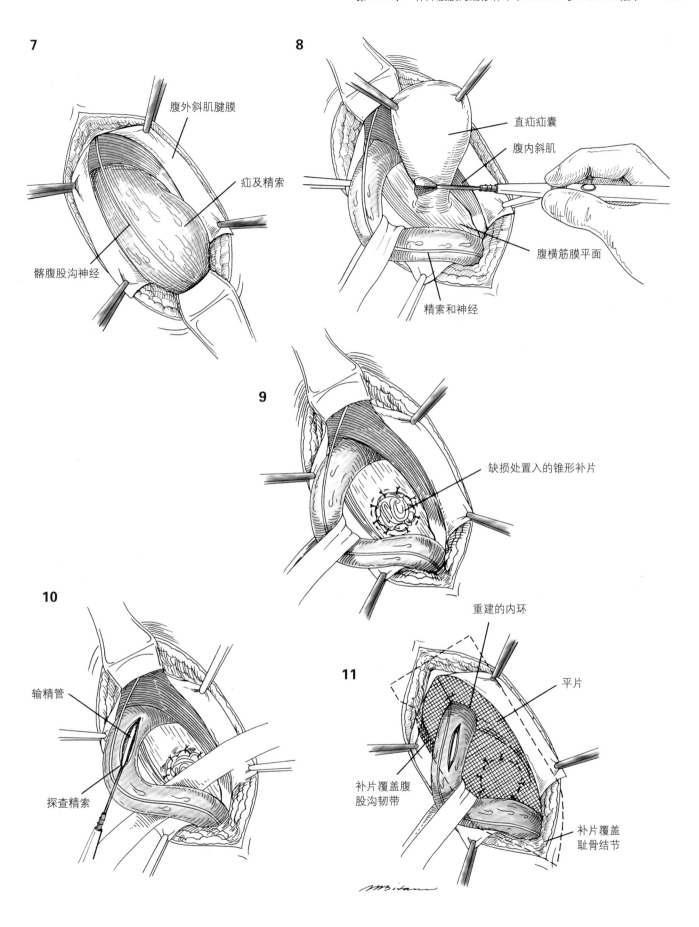

7

腹外斜肌腱膜

疝及精索

髂腹股沟神经

8

直疝疝囊

腹内斜肌

腹横筋膜平面

精索和神经

9

缺损处置入的锥形补片

10

输精管

探查精索

11

重建的内环

平片

补片覆盖腹股沟韧带

补片覆盖耻骨结节

第109章 股疝修补术

引言 除非患者存在禁忌证，否则所有股疝均应进行修补。

术前准备 根据患者一般情况进行术前准备。当疝内容物出现绞窄时，要通过静脉输注乳酸林格液维持水和电解质的平衡。如果检查提示肠管可能坏死并且需要切除肠管，则应给予抗生素。须用充足的时间来完全复苏患者。给予持续胃肠减压。脉搏缓慢、尿量正常是利于早期手术干预的征象。单纯性股疝的修补可以在门诊完成。

麻醉 具体见第104章。

体位 患者取仰卧位，膝部轻度屈曲，以减少腹股沟区张力。整个手术台可稍倾斜呈头低位。

手术准备 常规方法备皮。用无菌外科塑料贴膜覆盖术区。

切口与暴露 术者须要谨记疝囊与股血管、腹股沟韧带的关系（图1）。常用的腹股沟疝切口位于腹股沟韧带正上方，在皮肤皱褶线上（图2）。首选腹股沟韧带上方的切口，因为此切口暴露疝囊颈位置最佳，需要进行肠切除和吻合时，此切口也能提供更好的显露。建立切口后，向下分离至腹外斜肌腱膜。游离皮下脂肪组织，暴露腱膜，将牵开器置入切口。沿腹外斜肌腱膜纤维的方向将其切开，切口同腹股沟疝（第104章）。连同联合腱边缘向上牵拉圆韧带或精索（图3）。此时可见切口内有腹膜向外膨出，其表面由腹横筋膜覆盖。从周围组织中游离出疝囊颈。

手术过程 有两种操作方法，术者必须要选择其一。如果可以将疝囊从股管拉出至表面，则在打开疝囊之前无须打开腹腔。用镊子向上牵拉疝囊颈会有一定帮助，同时术者可在腹股沟韧带下方对疝的包块施以反向推力（图4）；如果此手法不能将疝囊从腹股沟韧带下方还纳，那么就有必要进一步游离腹外斜肌腱膜下叶外的皮下脂肪组织，直至在腹股沟韧带下方的股管中暴露出疝囊（图5）。在此步骤后，通常可将疝囊从股管中牵回，此时股疝转变为一个憩室型的直疝（图6）。

如果疝内容物看起来似乎可以还纳，则打开疝囊，注意不要损伤其内的肠管（图7）。在疝囊和腹腔的连接处，实施荷包缝合，同时应缝入腹横筋膜和腹膜，完成打结后，不要残留多余的腹膜囊（图8和图9）。特别注意缝合关闭疝囊颈时，不要缝入肠管和网膜。

关腹 有几种可以防止疝复发的方法。同直疝修补术的McVay手术（第106章）一样，自耻骨嵴向上，可将腹横筋膜和腹横肌腱膜的边缘与Cooper韧带进行缝合（图10）。此时充分暴露出髂血管至关重要，以避免间断缝合时将其损伤（图11和图12）。在腹股沟韧带的下叶上，将Cooper韧带和腔隙韧带进行数针缝合，以关闭股管（图11）。缝合过渡至股静脉内侧壁附近时要注意勿缩窄髂血管。然后用McVay法进行外侧的修补，间断缝合将联合腱（腹内斜肌）固定在腹股沟韧带的斜边上（图12）。将女性的圆韧带或男性的精索放回原位，或像其他疝修补术一样将其移位。关闭腹外斜肌腱膜时避免卡压精索或圆韧带，然后用常规方法缝合皮下组织和皮肤。可吸收线连续皮内缝合皮肤。然后切口使用外科黏合胶带和覆盖干燥无菌敷料。

术后管理 术后最好保持大腿轻度屈曲。鼓励患者尽早下床活动。1个月内避免重体力劳动，尤其是明显增加腹部张力的活动。

（邹振玉 陈富强 译 申英末 陈 杰 审校）

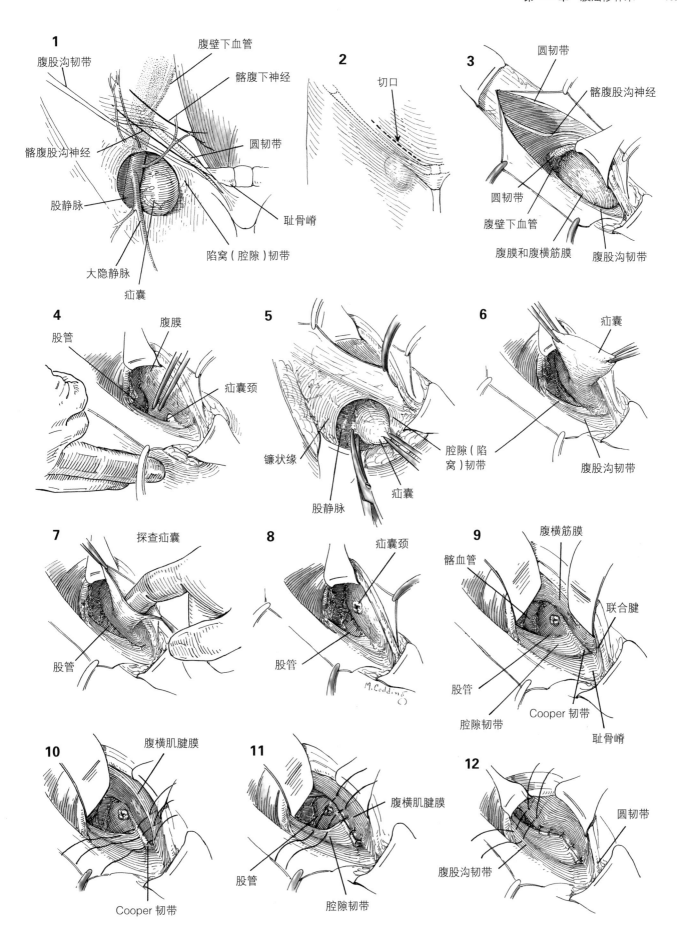

引言　除非患者存在身体上或医疗条件上的禁忌证，否则所有股疝均应进行手术修补。由于股环开口较小且边界弹性差，因此要注意可能出现的嵌顿疝或绞窄疝。当诊断困难时，超声检查会有一定帮助。

术前准备　根据患者一般情况进行术前准备。单纯性股疝的修补可以在门诊进行。不伴有胃肠道症状或体征的嵌顿性股疝应尽早进行修补，而症状性疝需要急诊治疗。绞窄性疝需要住院治疗，患者复苏过程包括鼻胃管减压、静脉补液和静脉抗生素。评估患者的所有一般情况，用充足的时间稳定循环容量和电解质。生命体征的改善和足够的尿量是可以准备手术的指征。

麻醉　择期手术可使用深度镇静联合局部浸润区域阻滞麻醉，同样可以选择脊椎麻醉或硬膜外麻醉。存在绞窄疝或肠梗阻的患者须行有气囊的气管插管全身麻醉，以减少误吸的风险。

体位　患者取仰卧位，膝下垫枕使其轻度屈曲，以减少腹股沟区张力。

手术准备　剃除预计手术部位的毛发，常规方法备皮。手术开始前立即给予预防性静脉抗生素，以对抗常见的皮肤细菌，并保证有足够的时间达到组织治疗所需的浓度。

切口与暴露　术者充分理解股部的局部解剖至关重要。切口直径 1～1.5 cm，位于耻骨结节的正外侧，腹股沟韧带下方（图 1）。耻骨肌筋膜形成股管的后壁，外侧界是腹股沟韧带下方轻度压缩的股静脉。临床上，股疝形成的包块须与浅表腹股沟淋巴结相鉴别。体形瘦的患者，起自髂前上棘止于耻骨结节的腹股沟韧带可在体表投影，股疝则清晰地出现在其下方，刚好位于耻骨结节的外侧和股血管搏动的内侧。如果外科医生确定了股疝的诊断（也可行超声辅助检查），就可在腹股沟韧带下方、包块表面做一斜行小切口（图 2B）。如果因患者体型肥胖或可能存在绞窄，外科医生怀疑其诊断时，则可采用腹股沟韧带上方入路的切口（图 2A），以提供最大限度的显露和切口的灵活性。该切口通常略低于常规腹股沟疝切口，其位于腹股沟韧带上方，大体与之平行，稍微横行向内侧延伸。切开皮肤，向下游离至腹外斜肌腱膜。清

除腹股沟管表面筋膜以暴露外环。同腹股沟疝显露的方法，沿腱膜纤维方向切开腹外斜肌腱膜。用一对止血钳抓持腹外斜肌腱膜的上叶和下叶，然后向下钝性分离，上至腹内斜肌，下至腹股沟韧带斜边。游离出附着髂腹股沟神经的圆韧带或精索，用橡胶烟卷引流管或 Richardson 拉钩向上牵开圆韧带或精索（图 3）。探查腹股沟管后壁的腹横筋膜以除外直疝，然后探查内环口除外斜疝。

手术过程　向上牵拉腹外斜肌腱膜的下叶，股部包块会变得更加明显，因为股疝恰从腹股沟韧带下方、耻骨结节外侧的位置突出。切口位于疝包块表面的下入路手术可以获得同样的显露效果。然后，夹持疝囊，交替使用锐性分离和钝性分离，从大腿上部的脂肪组织中游离出疝囊（图 4）。随着分离，可以发现疝块突出自一个狭窄的开口，大约术者的小指尖大小。在大多数情况下，疝囊包含腹膜外脂肪或网膜，并可还纳；然而，如果遇到绞窄坏疽的肠管，术者必须计划同时行开腹的肠切除术。

单纯性疝还纳成功后，无须打开疝囊。通常经股环还纳疝囊后，会出现一个明确的孔洞（图 5）。根据 Lichtenstein 方法，可将一张约 2 cm×15 cm 大小的合成补片卷起，制成一个网塞。通过螺旋缠绕形成一个圆柱状的补片，用 Babcock 钳夹持（图 6）并置入股环内，留数毫米边缘在外面。圆柱体的三个象限用聚丙烯或尼龙不可吸收线间断缝合固定。每一针均固定在邻近的筋膜上，缝合须穿过圆柱体的中心，以防止补片套叠。上侧固定于腹股沟韧带上，内侧固定于腔隙韧带和覆盖耻骨结节的筋膜上，下侧固定耻骨肌表面的筋膜上。由于外侧壁是股静脉，因此不进行外侧缝合（图 7）。采用不可吸收线间断或连续缝合腹外斜肌腱膜，然后常规缝合关闭 Scarpa 筋膜及皮肤。切口使用小敷料覆盖。

术后管理　单纯疝患者可以很快出院。交给患者一份关于活动、出血或感染征象和其他任何非正常反应的书面说明。大多数患者可在几天内恢复正常活动。

（邹振玉　陈富强　译　申英末　陈　杰　审校）

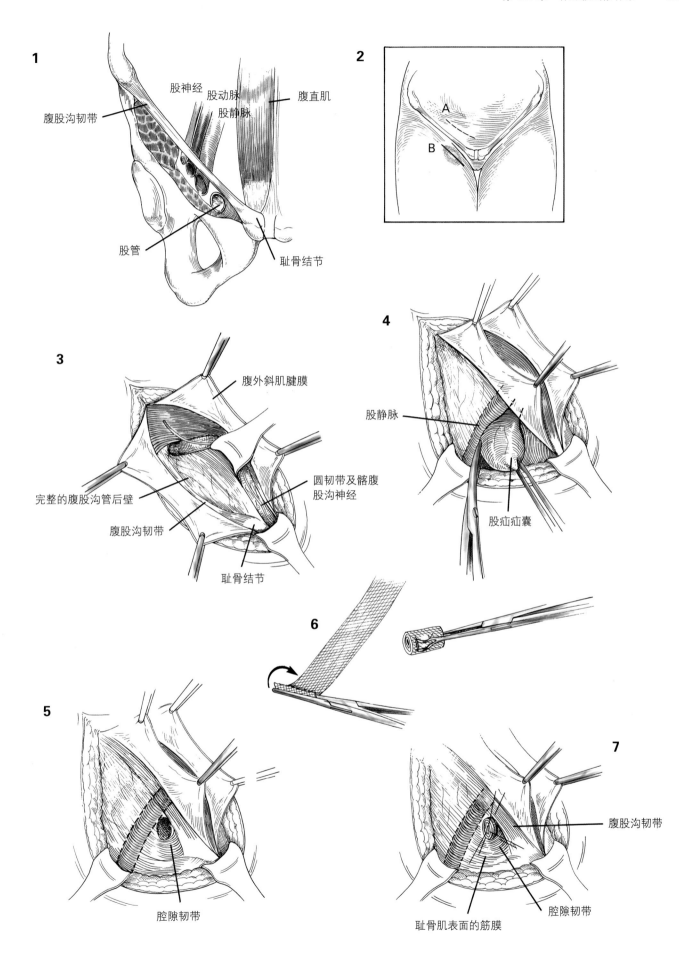

1

腹股沟韧带

股神经

股动脉
股静脉

腹直肌

股管

耻骨结节

2

A

B

3

腹外斜肌腱膜

完整的腹股沟管后壁

腹股沟韧带

圆韧带及髂腹
股沟神经

耻骨结节

4

股静脉

股疝疝囊

6

5

腔隙韧带

7

腹股沟韧带

耻骨肌表面的筋膜

腔隙韧带

第111章 腹腔镜下腹股沟区的解剖

本章介绍一些关键性的解剖特点，这些重点是有经验的外科医生在任何形式的腹腔镜腹股沟疝修补手术和股疝修补手术中必须要全面掌握的。

第一个概念是要认识壁腹膜覆盖一些结构所形成的 5 条韧带。这些韧带是腹腔内修补腹股沟疝时（如 TAPP 修补术中）识别疝缺损区的重要标志。5 条韧带包括：脐正中韧带（1），自膀胱向脐走行；脐内侧韧带（3），是脐动脉闭塞后的残留痕迹；脐外侧韧带（4），由覆盖腹壁下血管（13）的腹膜所形成。通过这些韧带的空间关系，可以识别不同类型的疝。腹股沟直疝（19）自内侧陷窝突出，以腹壁下血管或脐外侧韧带、髂耻束（21）、耻骨结节（23）[联合腱（腹内斜肌）的内侧端]为界。腹股沟斜疝自内环（18）突出，位于髂耻束上方、脐外侧韧带外侧，后者含腹直肌（2）背侧面的腹壁下血管（13）。股疝区（20）位于髂耻束（21）下方和股血管内侧，股疝经股管疝出。在腹腔镜修补术中，直疝区、斜疝区和股疝区均应由补片所覆盖。

第二个重要的概念是由腹膜（17）覆盖的各种间隙。腹膜前间隙是指以后方的壁腹膜和前方的腹横筋膜为界的间隙。Retzius 间隙是指耻骨和膀胱之间的间隙。此间隙向外侧延续为 Bogros 间隙。腹横筋膜形成了腹股沟管的后壁、髂耻弓、髂耻束和腹股沟管深环的上下脚。髂耻弓将腹股沟韧带与髂骨之间的间隙分隔成了两个部分：神经肌肉部分（髂腰肌、股神经和股外侧皮神经）和血管部分（髂血管）。髂耻束是一条腱性的纤维带，起于髂前上棘周围，内侧止于耻骨结节（23）。其内侧纤维的延续参与构成了 Cooper 韧带（22）。髂耻束形成了肌腱膜深层的下缘，后者由腹横肌及其腱膜和腹横筋膜组成。髂耻束向外侧延续至髂腰筋膜。它与腹横筋膜的纤维参与形成股鞘的前缘和股环、股管的内侧缘。其下缘附于腹股沟韧带。髂耻束是一个非常重要的标志性结构。禁止在髂耻束下方进行分离操作或固定腹膜前补片，最多允许在 Cooper 韧带覆盖的有限区域内进行。因为上述操作在髂耻束下方的中段会损伤股静脉、动脉和神经，而在外侧段可能会损伤腰神经分支。腹横筋膜形成了腹股沟管深环的上下脚。Cooper 韧带由上耻骨支的骨膜和髂耻束形成。

腹壁下血管发出两支：走行在精索内的精索外血管和髂耻支。后者可能形成死亡冠。该血管表现为来自腹壁下血管或髂外血管的分支血管在行经耻骨结节的途中与闭孔血管系统发生异常的吻合。这个"死亡三角"可能涉及动脉或者静脉系统，在分离和暴露 Cooper 韧带时或用钉枪固定补片时，造成严重的出血。

最后，在腹膜前的分离和补片固定时务必躲避两个区域。第一个是外侧三角区域，内侧界为精索，上界为髂耻束，外侧界为髂嵴，称为"疼痛三角"（第 112 章，图 2），该区域含有股神经（10）、股外侧皮神经（8）、股前皮神经和生殖股神经股支。损伤这些神经可以导致慢性神经痛。第二个是下方三角区域，内侧界是输精管（24），外侧界是性腺的血管（15），后界是腹膜边缘，称为"危险三角"（第 112 章，图 2），其内有髂外静脉（12）、旋髂深静脉和髂外动脉（11）通过。

（邹振玉　陈富强　译　申英末　陈　杰　审校）

466

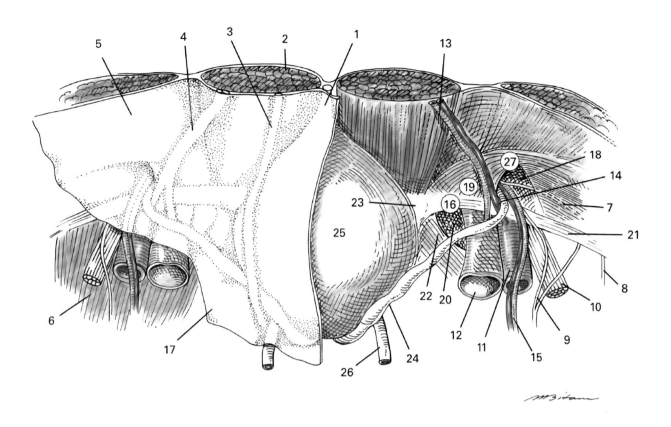

1 脐正中韧带
2 腹直肌
3 脐内侧韧带
4 脐外侧韧带
5 侧腹壁肌
6 髂腰肌
7 髂腹股沟神经
8 股外侧皮神经
9 生殖股神经
10 股神经
11 髂外动脉
12 髂外静脉
13 腹壁下动脉和静脉
14 精索

15 精索动脉和静脉
16 死亡冠区
17 腹膜
18 斜疝区
19 直疝区
20 股疝区
21 髂耻束
22 Cooper 韧带
23 耻骨结节
24 输精管
25 膀胱
26 输尿管
27 联合腱

第112章 腹股沟疝修补术与腹腔镜经腹腹膜前修补法（TAPP）

引言 在前面的章节中已经介绍了腹股沟疝修补术的适应证。我们将要介绍的技术包括经腹腹膜前修补法（TAPP）和完全腹膜外修补法（TEP）。腹腔镜修补术可以用于斜疝、直疝或股疝的修补。腹腔镜腹股沟疝修补术的禁忌证包括：腹腔内感染、不可逆的凝血功能障碍和全身麻醉高风险的患者。相对禁忌证包括含有结肠的巨大滑疝、长期不能还纳的难复性阴囊疝、腹水及既往耻骨上区手术史者。对于 TEP 修补术，特有的相对禁忌证包括嵌顿疝和肠缺血。全面了解腹股沟区的解剖知识，对于使用腹腔镜技术的后入路修补手术至关重要。腹股沟区在 TAPP 修补术中的腹腔内视角以及 TEP 修补术中的腹膜前视角，如前面第 111 章所示。此外，强烈建议要由精通腹腔镜技术的医生或有培训经验的医生来施行这类疝修补手术。

经腹腹膜前修补法（TAPP）

术前准备 患者必须适合全身麻醉。为了避免术后血肿形成，术前须停用抗凝药、阿司匹林和抗血小板药物，如硫酸氢氯吡格雷（波立维）。切皮 1 h 内应静脉注射抗生素。

仪器和设备 所有腹腔镜修补术都会使用某种类型的合成材料。这些材料包括聚丙烯制作的合成补片（Marlex 或 Prolene）、涤纶（Mersilene）或聚酯（Parietex）。膨化聚四氟乙烯（e-PTFE）（Gortex）可挤压成型作为疝修补补片。通常选择 e-PTFE 补片，因为其结构允许纤维长入，与周围组织固定更加牢靠。当补片可能接触肠管或其他腹腔内器官时，首选 e-PTFE、复合材料补片或生物补片，因为这些材料会促进更少的纤维反应并减少对腹腔内结构的粘连。在这方面，e-PTFE 的另一面可改良使用聚丙烯，即所谓的"双层补片"，该补片可能在腹膜不能完全覆盖补片的情况下更有用。

固定补片是有必要的，以防止补片移位以及其随时间产生的皱缩趋势。有各种各样的固定装置可以使用，包括形状像钥匙环的螺旋钉以及锚钉。它们可以是可吸收材料，也可以是不可吸收金属材料。大多通过 5 mm 的一次性固定器植入。

麻醉 须行气管插管全身麻醉。

体位 患者取仰卧位，裹掖手臂。手术室布局和套管位置如图 1 所示。

手术准备 用理发推子剃除皮肤毛发。膀胱内留置尿管，并在手术结束时拔除。

切口与暴露 图 1 示左侧腹股沟疝行 TAPP 或 TEP 修补术的标准手术室布局。术者位于疝的对侧，扶镜手位于术者旁边，助手位于术者对侧。手术台足侧放置 1~2 台监视器。本章示左侧斜疝的 TAPP 手术，术者位于患者右侧，而第 113 章所示的 TEP 手术为右侧直疝修补术，术者位于患者左侧。

图 3~图 7 所示为左侧腹股沟斜疝的 TAPP 手术。采用第 11 章介绍的 Hasson 技术进入腹腔。做一脐上切口用于置入 Hasson 套管。患者取轻度头低脚高（Trendelenburg）位。置入 10 mm 的 30° 腹腔镜，在腹腔镜直视下置入两个 5 mm 套管，分别位于脐水平的左、右中腹位置（图 1）。首先进行诊断性腹腔探查，观察各个疝区域，确定有无其他的疝。利用两侧的套管，使用腹腔镜手术剪和电刀分离出腹膜瓣。切口起自脐内侧韧带外侧，勿切开该韧带，不然可能会导致残留的脐动脉出血。在疝囊上方 2~3 cm 的位置切开腹膜，向外侧分离至髂前上棘。进入腹膜前间隙，并用腹腔镜 Kittner 分离钳，在腹膜和腹横筋膜之间的无血管平面进行钝性分离。直疝要从外侧开始分离，以暴露精索结构和腹壁下血管。分离出腹膜瓣后，重要的解剖标志由内向外依次为 Cooper 韧带、腹壁下血管、输精管和外侧区或髂窝（图 2）。示意图显示了斜疝和直疝的位置。注意避免在标记为"疼痛三角"的区域内进行分离，其内含有感觉神经（图 2），损伤这些神经可能导致腹股沟区、睾丸或大腿的慢性疼痛。同样注意避免在"危险三角"（图 2）中分离，该区域包含重要的血管结构。死亡冠是腹壁下血管的分支，位于 Cooper 韧带的外侧缘，见于 30% 的患者（第 111 章）。当分离 Cooper 韧带或固定补片时务必避开该血管，以防止发生棘手的出血。将疝囊拉回腹膜前间隙，并从精索结构上小心剥离出左侧斜疝疝囊。小的斜疝疝囊可以完全还纳，但坠入阴囊的大疝囊有时需要横断。向下牵拉精索结构，以便分离精索的脂肪组织（精索脂肪瘤）。辨认髂耻束（图 3），向下游离腹膜瓣。注意避免损伤生殖股神经的生殖支和股外侧皮神经（第 111 章）。游离出下腹膜瓣后，辨认以下结构：腹壁下血管、耻骨联合和腹直肌。然后，继续向内分离至对侧耻骨结节，使放置的补片能够充分覆盖所有潜在的疝区域。图 3 示完成操作后的腹膜瓣和腹膜前间隙。

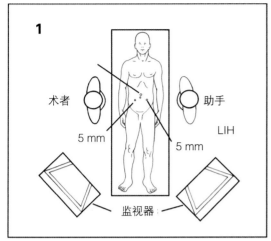

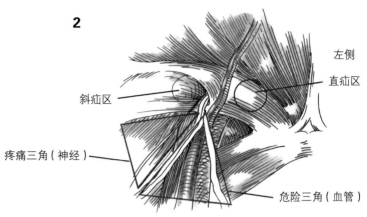

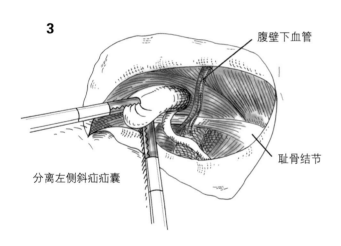

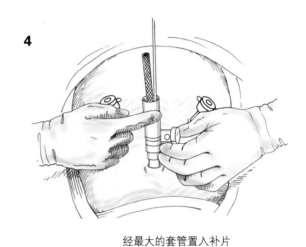

经最大的套管置入补片

对于双侧疝，须做双侧腹膜的切口并游离出 Retzius 间隙，避免切开脐尿管。此时可建立一个较大的、双侧贯通的公共间隙。

经 10 mm 套管置入补片（图 4）。在单侧疝修补术中，可用预成型补片，也可用一张至少 15 cm×10 cm 大小的平片。尽管没有双侧疝修补的示意图，但可以选用两片相同大小的补片或一片较大（30 cm×15 cm）的补片。单侧疝时应将补片置于腹膜切口以上，以便覆盖所有疝的区域（直疝、斜疝和股疝）。需要广泛覆盖，范围从对侧耻骨结节延伸到同侧髂前上棘。展平补片并全方位覆盖。可能需要切开补片，留出精索结构的位置。使用固定器械在补片内侧的上缘和下缘进行固定。术者用非利手施加反作用力，以便于固定操作。补片的外侧通常不需要进行固定，因为可能会损伤神经（股外侧皮神经和生殖股神经股支）。直接在邻近对侧和同侧耻骨结节以及 Cooper 韧带的组织内侧固定补片（图 6）。应修剪补片下缘所有多余的部分，以避免补片卷曲。

再下一步就是关闭腹膜，这需要完全覆盖住补片。一旦将补片放置在合适位置后，就将患者调整为头高位。气腹压降至 10 mmHg。然后将腹膜瓣固定在腹前壁或缝合关闭（图 7）。

（邹振玉　陈富强　译　申英末　陈　杰　审校）

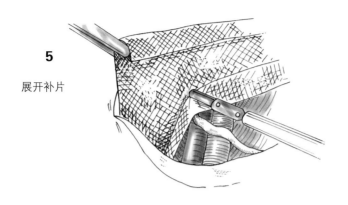

5

展开补片

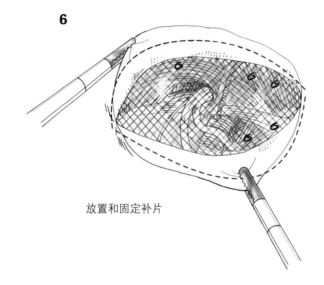

6

放置和固定补片

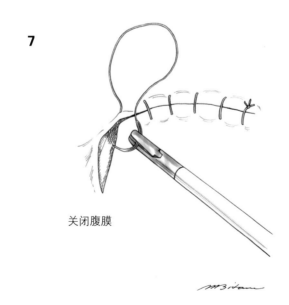

7

关闭腹膜

第113章 腹股沟疝修补术与腹腔镜完全腹膜外修补法（TEP）

引言 腹腔镜完全腹膜外修补法（TEP）可避免进入腹腔，因此在理论上具有减少内脏损伤和切口疝的优势。此外，还避免了需要关闭腹膜瓣的麻烦。但该术式的操作空间狭小，因此技术难度大于 TAPP。术前准备、麻醉注意事项、患者体位和手术室布置与 TAPP 相同。

仪器和设备 须用一套单组分或三组分球囊分离器进行最初的腹膜前间隙的建立（图 1A，图 1B，和图 1C）。

切口与暴露 在疝的同侧、脐外下侧做一 2 cm 切口。向外侧牵开肌肉，以暴露腹直肌后鞘。用 S 钩或手指钝性分离打开腹膜前间隙（图 2B）。使用单组分或三组分球囊分离器分离腹膜前间隙较为便利。经脐部切口将球囊分离器置入腹膜前间隙。打开充气装置膨胀球囊。充气过程中，术者须用球囊内的腹腔镜监视整个分离过程（图 1A，B）。逐渐膨胀球囊，使球囊内的所有皱褶展平。将球囊放气并取出后，置入小号的保留球囊（图 1C）并充入 40 ml 气体。它通过向回牵拉并锁住来保持筋膜上的牵引力。将其与 CO_2 气腹机连接，设定气腹压力为 15 mmHg。患者取轻度头低脚高（Trendelenburg）位以避免腹腔内脏对腹膜前间隙造成的外部压力。探查清楚各个疝的区域。于脐下正中线上，置入两个 5 mm 套管（图 2A），第一个套管位于耻骨结节上方约两指宽的位置，第二个套管位于腹腔镜套管正下方、耻骨结节上方约五指宽的位置。图 3 示该区域的解剖，具体已在第 111 章中介绍。识别右侧直疝区域并进行清理（图 4）。识别耻骨结节，并继续稍向外侧分离，直至观察到闭孔静脉。

使用腹腔镜 Kittner 分离钳钝性分离打开腹膜前间隙。出现小的腹膜撕破须及时进行修补，以避免"竞争性气腹"。如果确实出现上述问题，可以用 Veress 针或 5 mm 套管置入腹腔内，以释放 CO_2 压力。然后将精索腹壁化，腹膜前间隙分离的范围与 TAPP 相同。虽然方向不同，但分离和补片的放置与 TAPP 相似。将补片剪裁成图 5 所示的尺寸和形状。然后卷起补片，在镜头直视下经 10 mm 套管置入术区（图 6）。展开并放置补片，使其能覆盖所有三个疝的区域——斜疝、直疝和股疝区（图 7A）。如 TAPP 部分的描述，在补片内侧进行固定，避免之前讨论的危险区域；或者，一些外科医生倾向于使用纤维蛋白胶固定补片，还有一些医生不主张使用各种固定技术，而是通过放气后的腹膜使补片自行固定。直视下拔出套管。缓慢放出 CO_2，避免补片移位。退出镜头的同时，观察补片和塌陷的腹膜。图 7B 的横断面示意图显示了腹膜前间隙中补片放置的最终位置。

关腹 采用可吸收线间断缝合关闭皮下筋膜层，可吸收线皮内缝合皮肤。离开手术室前拔除膀胱尿管。

术后注意事项 可用局麻药注入切口部位或缓慢滴注至腹膜前间隙，以利于术后的疼痛控制。如果患者可以排尿，无即刻并发症的发生，那么可以于手术当天出院。第 1 周不建议患者负重超过 7 kg（约 7 L 牛奶）（原文分别为 15 lb，2 gallons）。根据疼痛的耐受程度自行恢复日常工作。多数患者可于 5~7 天内恢复工作。

（邹振玉　陈富强　译　申英末　陈　杰　审校）

472

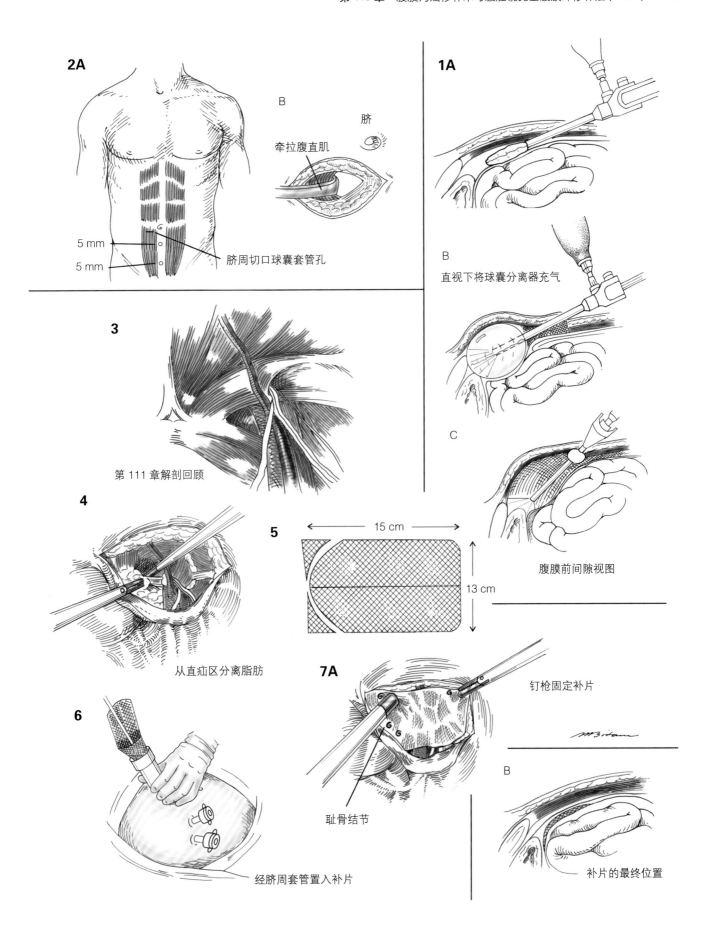

2A

B

牵拉腹直肌

脐

5 mm

5 mm

脐周切口球囊套管孔

3

第 111 章解剖回顾

4

从直疝区分离脂肪

5

15 cm

13 cm

6

经脐周套管置入补片

1A

B

直视下将球囊分离器充气

C

腹膜前间隙视图

7A

钉枪固定补片

耻骨结节

B

补片的最终位置

第114章　鞘膜积液手术

引言　出生后第一年内发生的鞘膜积液很少需要手术，因其通常可在没有治疗的情况下自行消失。出生一年以后或更晚出现的鞘膜积液通常需要手术治疗，因为它们几乎没有再自行消失的趋势。成人和2岁以上儿童中所有症状性鞘膜积液均应手术治疗。大多数鞘膜积液不出现疼痛，症状主要由其大小或重量造成的不适所引起。长期持续存在的鞘膜积液甚少导致睾丸萎缩。开放手术是治疗鞘膜积液的首选方法。鞘膜积液的内容物抽吸和硬化剂注射均不能达到满意的治疗效果，还具有较高的复发率，且需要经常性重复操作。偶尔，抽吸术还会导致严重的感染。然而，在有手术禁忌证或必须推迟手术的病例中，单纯抽吸常可作为临时处理方法。

务必要明确诊断。应特别注意，鞘膜积液要与阴囊疝或睾丸肿瘤相鉴别。在这些病例中，行超声检查有助于明确诊断。疝通常可以还纳，咳嗽有冲击感，且不呈半透明状。鞘膜积液无法回纳至腹股沟管，咳嗽无冲击感，除非同时合并有疝。在幼儿中，鞘膜积液通常合并有先天性腹股沟疝。

麻醉　成人采用脊椎麻醉或全身麻醉都具有满意的效果。儿童首选全身麻醉。局部浸润麻醉通常不能令人满意，因其无法消除牵拉精索所引起的腹痛。单纯性鞘膜积液可在门诊手术完成。

体位　患者平卧位，两腿稍分开。术者站在手术台离手术部位最近的一侧。

手术准备　常规备皮，特别注意消毒阴囊区。避免使用碘酒处理阴囊皮肤，否则会导致严重的表皮脱落。该区域的铺单同其他阴囊手术。

切口与暴露　睾丸鞘膜积液与睾丸、附睾、精索和阴囊被盖的关系如图1所示。如果鞘膜积液合并腹股沟疝，须行两个独立的切口。如为单纯鞘膜积液，则一只手紧握包块以拉伸阴囊皮肤，并固定鞘膜积液，而后在阴囊前表面做一长6～10 cm的切口，切口位于鞘膜积液最显著部分的表面，远离位于其后下方的睾丸（图2）。切开皮肤、肉膜肌及薄层提睾肌筋膜，并合为一层将其向后翻转，暴露出潜在的鞘膜壁层，后者即为鞘膜积液的外侧壁（图3和图4）。

手术过程　当从覆盖的多层组织的内外侧完全分离出鞘膜积液时，用两把Allis钳夹持鞘膜壁，并用连接引流管的套管针刺入其内，将液体排空（图5）。手指经切口放入囊内，充当指引并提供牵拉，术者须从阴囊内完整分离出鞘膜积液壁，以使精索、睾丸以及所附着的鞘膜积液囊在术野中完全游离（图6，图7，和图8）。然后完全打开积液的鞘膜囊（图9）。一些外科医生倾向于完全从周围组织中游离出鞘膜积液并置于阴囊外后，再排空鞘膜积液。

特别对于年轻的男性患者中，术者须仔细观察和触诊睾丸，因为已知睾丸肿瘤也会导致鞘膜积液的发生。

睾丸和鞘膜的关系如图10所示。完全游离并打开积液的鞘膜囊壁后，用剪刀修整多余的囊壁，只保留围绕睾丸、附睾和精索周围约2 cm的边缘（图10A和图B）。务必注意充分止血，否则再小的出血点也可能缓慢渗入到疏松的阴囊组织，导致巨大的阴囊血肿。而且这种大且疼痛的血肿，术后吸收极慢。

切除多余囊壁后，在睾丸和精索后方用细线间断缝合囊壁边缘，从而翻转鞘膜囊的残留部分（图11和图12）。一些外科医生不主张翻转鞘膜囊，而是沿其边缘用细可吸收线进行连续缝合。在儿童患者中，须探查精索上部的内容物是否存在疝囊。

关腹　将睾丸和精索小心放回阴囊，注意避免精索发生异常旋转。用1～2针可吸收线将睾丸缝合固定于阴囊壁底部，以防止精索扭转（图13）。采用可吸收线间断缝合关闭肉膜筋膜（图14）。可在阴囊最受影响的部分，经一小穿刺口置入小号烟卷引流管，以引流血液，预防血肿发生。可吸收线皮内缝合关闭皮肤。

术后管理　术后应悬吊支撑阴囊1～2周。术后24 h可将冰袋置于阴囊下方。每天更换敷料。根据引流量，可在24～48 h内拔除引流管。剧烈疼痛或肿胀可能是血肿或扭转的征象，可用双功多普勒超声扫描予以鉴别。可吸收皮肤缝线降解之时会自行脱落。患者术后即可下地活动。

（邹振玉　陈富强　译　申英末　陈　杰　审校）

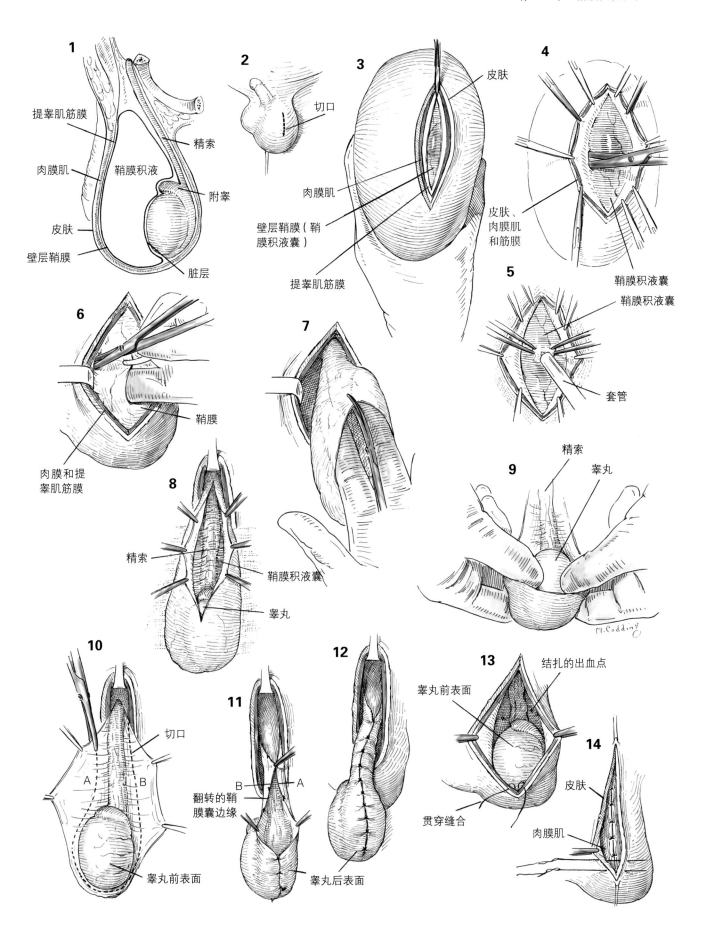

第十部分

内分泌器官

第115章 甲状腺次全切除术

适应证 由于胶质性和结节性地方性甲状腺肿的发病率均明显降低，以及不论 Graves' 病还是毒性结节性甲状腺肿所导致的甲状腺功能亢进症，内科治疗均能取得良好的疗效，所以甲状腺次全切除术的手术适应证在逐渐减少。

若是年轻患者，尤其是年轻女性患者，其结节在甲状腺显像中表现为不摄碘的实性结节，说明该结节可疑为恶性结节，这就是甲状腺次全切除术的一个明确的适应证。简单的细针穿刺活检得出的细胞学结果很可能是可疑恶性。患侧腺叶全切可保证切缘充分，且可对该腺叶进行充分的病理检查以明确是否存在多癌灶的情况，而这种情况常见于甲状腺癌，故该情况下多数外科医生会进行患侧腺叶全部切除联合对侧腺叶次全切除。

对于年龄小于 35～40 岁，以及妊娠期间的甲状腺功能亢进症（简称甲亢）患者，是否有必要进行内科或外科治疗，目前尚存在争议，但禁用放射性碘治疗这点已取得共识。患者无法耐受抗甲状腺药物治疗或需要长期大剂量服药，以及内科治愈后甲亢症状复发时，应考虑手术治疗。对于高危或手术治疗后甲亢复发的患者，通常选择内科治疗。此外，对于妊娠患者，先以抗甲状腺药物控制病情，直至分娩后再接受手术也许是最好的治疗选择。但此时仍需要每天应用甲状腺素替代治疗以保证患者甲状腺激素处于正常水平，以免导致胎儿甲状腺肿。

甲状腺次全切除术或甲状腺全切术亦可用于治疗引起压迫症状或影响美观的甲状腺肿大（地方性甲状腺肿），或毒性甲状腺肿，偶可用于治疗如 Riedel's 甲状腺肿和桥本病之类的炎性疾病。

术前准备 只有在甲状腺内出血导致压迫症状急性加重这一非常罕见的情况下才需要行急诊甲状腺切除术，这也是急诊甲状腺切除术的唯一适应证。其他所有情况下甲状腺切除术均应在患者身体状况良好时择期进行。对于甲亢患者尤其如此。

甲状腺功能亢进症患者应先服用抗甲状腺药物直至甲状腺功能正常。由于（硫脲类）药物阻断甲状腺激素合成却不会抑制储存于胶质中的甲状腺激素释放，所以需要连续服药两周至三个月后甲亢症状才能逐渐缓解。这个起效时间与腺体大小部分相关，因为巨大的腺体通常会含有更多的胶质。当患者甲状腺功能正常后，在手术 10 天前开始服用碘剂—可以是卢戈液、碘化钾溶液、氢碘酸片剂或糖浆。若按照这样的方式进行术前准备，则大部分的甲状腺切除术能在最佳的状态下进行。若出现术中或术后甲状腺素爆发性释放导致严重心动过速的情况，可应用普萘洛尔控制。

麻醉 推荐气管内插管全身麻醉，尤其是气管长期受压、胸骨后甲状腺肿或严重甲亢的患者。甲亢症状严重或焦虑的患者，可术前静脉注射短效巴比妥类药物以避免过分激动。可用吸入性全麻药物。

体位 患者取半卧位，以一折叠被单或肩垫置于肩下，使头部后仰过伸（图 1）。可将手术台的头侧调低以使患者颈部进一步伸展。麻醉医师须在标记切口前确认患者头部处于正中平衡位置。头部稍向一侧偏斜就可能导致切口位置不正确。

手术准备 患者头戴网帽以避免头发污染手术区。常规消毒皮肤。切开皮肤前，可先用粗丝线按压皮肤以准确标示出切口线。切口应位于胸骨切迹上约两横指处，为接近横行的切口，两端至胸锁乳突肌前缘（图 2）。若甲状腺显著肿大，应在稍高的位置做切口，以免手术瘢痕会位于胸骨上切迹内。在标志出的切口线中点做一垂直交叉的短划痕，以便在缝合切口时可正确对合皮肤（图 2）。与常规腹部手术铺巾类似，切口周围铺无菌巾，巾钳固定四角。在切口上下两侧中点处将皮瓣缝合或钉合固定于无菌单。将无菌单固定于切口周围，以免在皮瓣被上下牵拉的时候发生污染。也用粘合剂把透明的塑料无菌膜贴附在切口周围皮肤，免去上述缝吊皮瓣的步骤。最后铺上有孔的大无菌单。

切口与暴露 术者站在患者右侧，因为通常从甲状腺右上极开始手术操作。术者应充分熟悉颈部解剖，特别是甲状腺的血供及其与甲状腺的解剖关系（图 3、图 4、图 5）。全面掌握此区域的解剖，有助于减少出血、喉返神经（可能从甲状腺下动脉分叉处穿过）损伤及甲状旁腺损伤等并发症的发生。仔细地根据各筋膜层次逐层分离解剖可保证术野清晰（图 3）。主要的血管、甲状旁腺和喉返神经的位置如图 3 和图 5 所示。

切开皮肤时，术者用纱布紧压切口一侧，而第一助手用同样的力量压住切口对侧，这样可保证切口上下缘均匀地分开，同时减少皮下组织的活动性出血。从容地一刀划开切口，皮层不厚时可同时切开皮肤

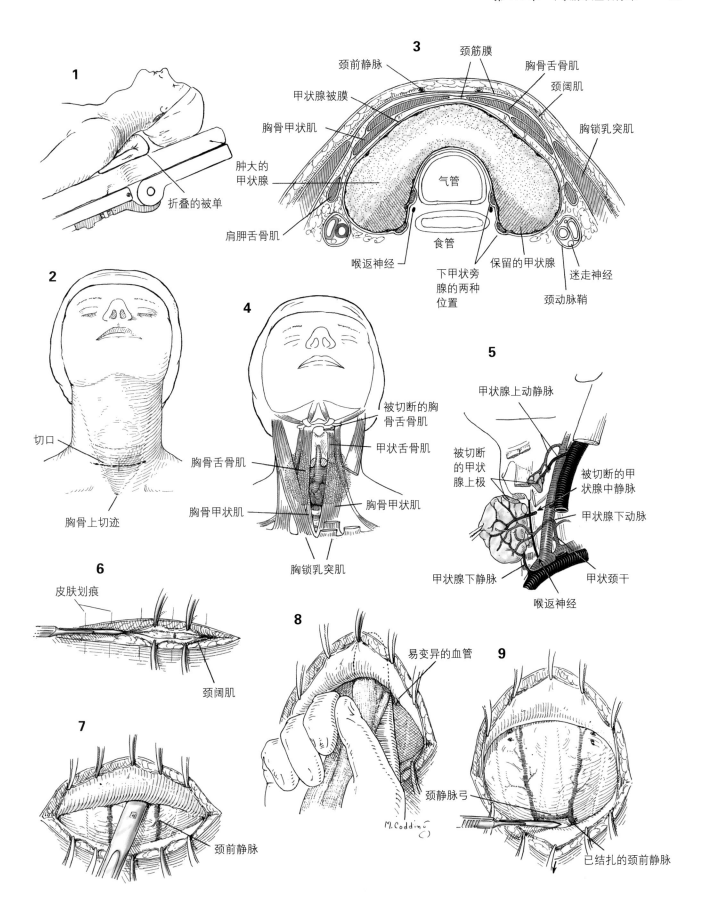

1

折叠的被单

2

切口

胸骨上切迹

3

颈前静脉　　颈筋膜　　胸骨舌骨肌

甲状腺被膜　　　　　　　颈阔肌

胸骨甲状肌　　　　　　　胸锁乳突肌

肿大的甲状腺

气管

肩胛舌骨肌

喉返神经

下甲状旁腺的两种位置

食管

保留的甲状腺

迷走神经

颈动脉鞘

4

被切断的胸骨舌骨肌

甲状舌骨肌

胸骨舌骨肌

胸骨甲状肌

胸骨甲状肌

胸锁乳突肌

5

甲状腺上动静脉

被切断的甲状腺上极

被切断的甲状腺中静脉

甲状腺下动脉

甲状腺下静脉

甲状颈干

喉返神经

6

皮肤划痕

颈阔肌

7

颈前静脉

8

易变异的血管

M. Codding

9

颈静脉弓

已结扎的颈前静脉

和皮下组织。应利用刀腹划开组织而不是切进组织深处。皮下组织出血时先用止血钳夹住，然后结扎大血管，小血管可以钳夹止血后释放或烧灼。细尖嘴血管钳最为适用，因为它可以只夹住血管，避免结扎血管的同时扎住周围脂肪。一两个大块结扎可能不会产生不利影响，但过多的绞窄组织块在愈合过程中会引起炎症反应和硬结形成，因为无血供的组织块必须被吸收。推荐电灼止血。

继续向深部切开，至颈阔肌下的结缔组织层，该处为一无血管间隙。所有活动性出血点皆用弯尖止血钳夹住，并向切缘同侧牵拉（图 6）。如切开太深，意外地切开颈前静脉，会引起大量出血并有空气栓塞的危险。游离上皮瓣时采用锐性和纱布钝性分离交替的方法（图 7 和图 8）。通常在左右两侧皮瓣下方会遇到一条小血管，必须将其结扎，否则会引起严重的出血（图 8、图 9）。向上游离至甲状软骨，下至胸骨上窝。由于下皮瓣已与周围组织分离至胸骨上窝处，故可将其向下向外牵拉（图 9）。

手术过程 仔细分离肌肉、血管和甲状腺之间的各个组织层面是本手术顺利进行的前提。可应用某些自动牵开器牵开皮瓣。若甲状腺巨大，须切断胸骨舌骨肌及胸骨甲状肌，并可游离胸锁乳突肌的前缘（图 10）。可用手术刀柄作为解剖工具正确分离出胸锁乳突肌和胸骨甲状肌外缘之间的间隙（图 11 和图 12）。

在颈部中线、双侧胸骨舌骨肌之间做垂直切口，为避免出血，切口要准确地位于颈部正中，自甲状软骨切迹延伸至颈静脉切迹水平（图 13）。所有出血点都用止血夹或止血钳止血。切开时提起两侧的组织，以免直接切到甲状腺。也可用电刀或手术刀柄插入已显露的胸骨舌骨肌后方（图 14 和图 15）。此时用两把止血钳提起甲状腺表面的疏松筋膜，用手术刀切开，从而在甲状腺与胸骨甲状肌之间形成一个间隙（图 16、图 17、图 18），这是甲状腺切除术最重要的步骤之一。若此时未能进入正确的间隙，则接下来的手术操作将会遇到很多困难。完全切开并翻转胸骨甲状肌筋膜后，即可清楚地看到甲状腺被膜上的血管（图 18）。打开正确的间隙后，用拉钩将胸骨舌骨肌和胸骨甲状肌自甲状腺向外拉开，钳夹并结扎胸骨甲状肌和甲状腺之间哪怕是不常见的血管交通支（图 18）。只要术者是在此正确的间隙内操作，还可以用两个手指并拢伸入甲状腺外缘后分开的方法游离甲状腺而不伤及血管（图 19 和图 20）。如试图用手指分离甲状腺整个外侧面，必须谨记如果甲状腺中静脉相当粗，此时容易被意外撕破而导致严重出血。

如果甲状腺只是中度增大，用窄拉钩将甲状腺前肌群向前向外拉开，即可为接下来的操作提供充分的暴露。然而，如果甲状腺肿物巨大，钳夹并切断带状（甲状腺前）肌群才是更明智的。如在肌肉上三分之一处横断带状肌群，避免损伤支配其运动的神经分支，则其愈合及功能均不会出现问题。钳夹肌群时，将两侧胸锁乳突肌的游离缘向外侧拉开以避免将其误夹（图 20 和图 21）。带状肌群可用超声刀切断。此外，还可在术者用手指的引导下钳夹肌肉，以免误夹颈动脉鞘内的任何组织。在两把钳之间切断肌肉，自肌肉断端继续向上或向下游离以便拉开切断的肌肉（图 21）。如果颈前静脉很粗，最好在切断肌肉前，于紧贴钳子上、下方的位置将其贯穿缝扎。将夹住肌肉的钳子提至切口外，使其不妨碍接下来的操作。以同样的方法切断左侧肌群。

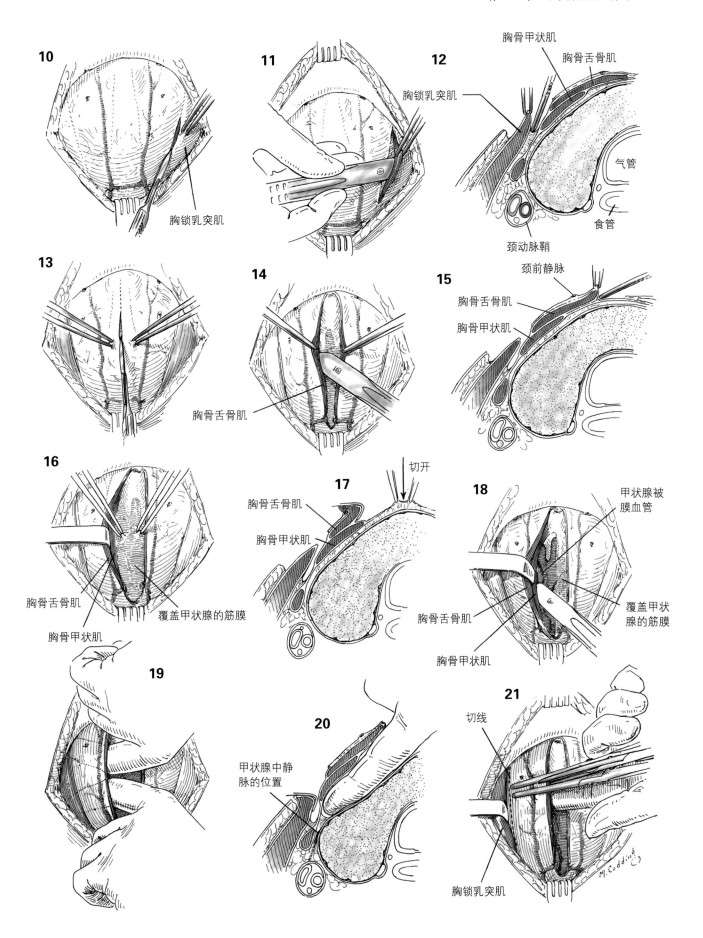

当将上方的肌肉向上向外牵拉时，偶可见一条甲状腺上动脉的分支，自肌肉延伸至甲状腺上极表面。应小心钳夹并结扎该血管（图 22）。

甲状腺次全切除术通常是从右上极或较大的一侧开始。有些术者喜欢先切断甲状腺中静脉（图 26），以便增加甲状腺的活动度以及更好地暴露上极血管。在上极处置入一窄拉钩。此时最好先用一把小弯钳在甲状腺被膜上撑开一小口，随后用钝性解剖方法将被膜从喉头处分离开（图 23）。在甲状腺最上部有一层几乎包绕气管一周的薄筋膜。此处必须小心地钳夹，因为筋膜内有一条靠近喉上神经的小血管，如切断后任其回缩再行钳夹是非常危险的。可以用以下两种方法持续牵引甲状腺，用一把弯钳钳夹腺体或一条牵引带环绕甲状腺上极。经锐性及钝性分离后，便能很好地在其进入腺体处上方显露甲状腺上血管（图 23）。现在术者根据是否保留一些甲状腺上极的腺体组织，以决定接下来是钳夹腺体上缘还是距上极顶端约 1 cm 的腺体。在被膜外结扎甲状腺上动脉能更好地防止其出血。此外，若要保留较多的甲状腺组织，则应该保留甲状腺下动脉水平的背侧甲状腺组织，因为上极的病变更容易复发。用 3 把小直钳或小弯钳钳夹甲状腺上血管。在甲状腺侧的第一、第二把钳子之间切断血管（图 24）。在血管端留两把止血钳以便双重结扎上极血管，从而降低发生严重活动性出血的风险。有些术者更喜欢用细丝线贯穿缝扎进行第二道结扎（图 25）。上极血管还可以用止血夹钳夹后用超声刀切断。

如未能找到并结扎甲状腺中静脉，应尽力寻找此血管。它常由于牵拉、移动甲状腺被拉长成细束状（图 26）。结扎上极血管和甲状腺中静脉后，将窄拉钩移至右下极，甲状腺下极血管在这里进入腺体。用小弯钳或手指仔细地将这些血管从周围组织中分离出来（图 27）。切断并双重结扎这些血管时，注意切勿伤及气管（图 28）。偶尔在气管前面可见一静脉丛（或甲状腺最下静脉）从甲状腺峡部区域进入腺体下方。可用钝头止血钳小心地将其与气管分离，并用常规方法结扎。

还有一种方法是术者从下极开始手术，结扎上极血管前先游离腺体。在气管前切断甲状腺峡部组织，

将甲状腺右叶向外牵拉（图 29）。随后钳夹并结扎下极血管。向内牵拉腺体便可轻松地显露并结扎甲状腺中静脉。将示指伸入甲状腺上极血管后方便可游离上极。用手指将上极向前推，便可在气管和上极内侧之间插入一弯血管钳，随后双重钳夹甲状腺上极血管（图 30）。

结扎甲状腺中静脉和下静脉并用任一方法游离甲状腺上极后，下一步是显露甲状腺下动脉。将腺体持续向前向内牵引即可在腺体外下方显露甲状腺下动脉（图 31）。在外侧置一窄拉钩，在可清楚看到甲状腺下动脉的区域用纱布钝性分离腺体外侧面。必须牢记的是喉返神经的位置可能比通常预计的要高得多，尤其是甲状腺巨大且向外移位时。若需要切除整个腺叶或大部分甲状腺组织，必须仔细解剖辨认此神经，它可能在甲状腺下动脉进入腺体前的分叉之间穿过。如果可以，探查甲状腺后窝并确认甲状旁腺的位置，它通常呈略带粉红的巧克力色。开始解剖前，最好先用几把血管钳夹住腺体边缘的血管，甲状腺下动脉的主要分支均位于此。在保证喉返神经安全的位置将较大的血管上双重钳夹（图 32），以确保残余甲状腺组织的量并降低意外损伤喉返神经的风险。看清气管，将腺体提向切口，用另一排小弯钳钳夹腺体实质，将需要留下的甲状腺组织连同甲状腺后被膜一并保留下来（图 33）。可保留的甲状腺组织量及其与喉返神经的关系见图 3 以及图 41。

恰当地利用外侧的止血钳将右叶推向外侧，暴露甲状腺峡部。如之前峡部未切断，此时应予以切断。用鼠齿钳夹住紧贴气管的峡部下缘并向上提起，再用一把弯止血钳插入气管和腺体后部之间（图 34）。同样地从上方插入另一把弯止血钳。打开甲状腺与气管前方之间的间隙后，在两把弯血管钳之间切断整个峡部。如果止血钳损伤气管筋膜，术后患者会感到不适。靠近右侧止血钳切断峡部（图 35）。钳夹在左侧腺体的止血钳保留，将右叶边缘向外牵拉（图 36）。用弯止血钳跨过气管钳夹腺体实质，与外侧那一排止血钳相对（图 32）。只要钳子是水平跨过气管钳夹的，钳尖就不会损伤喉返神经（图 37）。提起要切除的腺体部分并游离（图 38）。钳夹残余腺体中心的出血点，

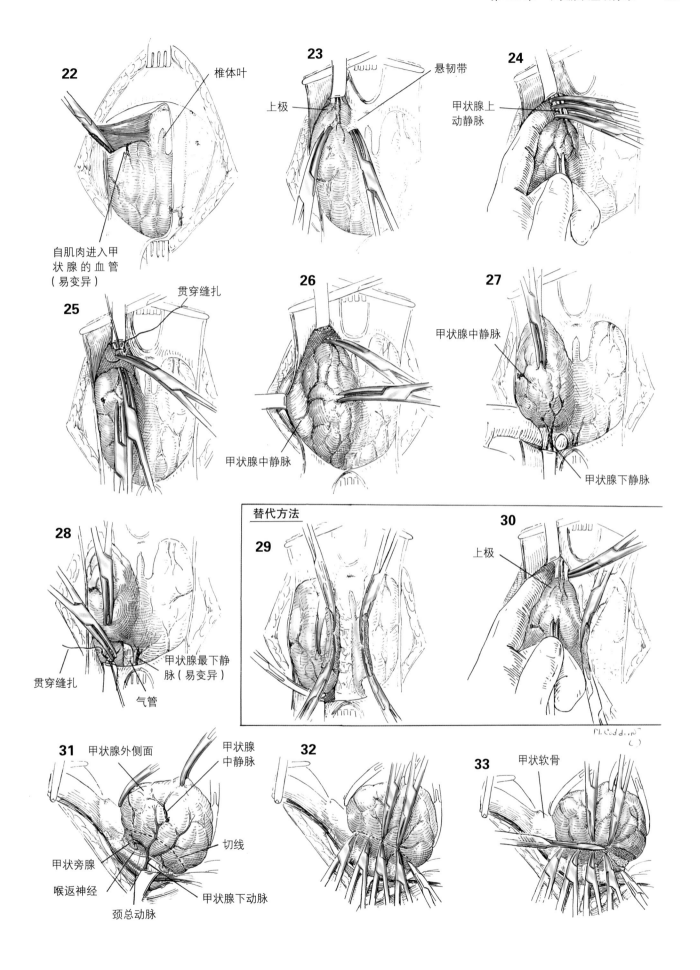

22 椎体叶

自肌肉进入甲状腺的血管（易变异）

23 悬韧带

上极

24 甲状腺上动静脉

25 贯穿缝扎

26 甲状腺中静脉

27 甲状腺中静脉

甲状腺下静脉

28 贯穿缝扎

甲状腺最下静脉（易变异）

气管

替代方法

29

30 上极

31 甲状腺外侧面

甲状腺中静脉

切线

甲状旁腺

喉返神经

颈总动脉

甲状腺下动脉

32

33 甲状软骨

仅夹住少量组织。若活动性出血的血管回缩，尤其是位于残余腺体的气管缘时，可用示指向外压迫止血。盲目地钳夹甲状腺组织，尤其是在上缘处，很可能会导致喉返神经损伤（图39，x点）。仔细地结扎所有出血点。不要盲目或过深地贯穿缝扎，因为有可能损伤其深部的结构。在这些止血钳下方进行结扎必须十分小心，第一个结最好打外科结，这样可以在无张力的情况下打随后的结。通常组织是在有张力的情况下钳夹的，血管容易回缩，所以第一道结必须打得牢靠。如果需要贯穿缝扎，应使用小弯针，且必须十分小心不要刺穿后被膜，因为这可能导致喉返神经损伤。

彻底止血后，生理盐水冲洗残腔。椎体叶可能大小不等，但都应全部切除。该叶的顶端常有一出血点，须钳夹并结扎（图40）。游离峡部时要十分小心，避免损伤菲薄的气管筋膜。撕破此筋膜，术后很可能会发生气管炎及异常疼痛。

同法游离左叶。在切除了肿大的右叶后，操作空间增大，切除左叶相对容易。术者变为站在患者左侧，采取各种预防措施保护喉返神经及彻底止血。检查术野有无出血（图41）。

关闭切口　撤除垫在颈下的折叠布单，减小下颌的张力。用大量生理盐水反复冲洗创面，再次检查术野有无出血。

麻醉师置入喉镜检查声带位置时，应小心保护创口。如果声带位置提示一侧喉返神经损伤，术者应全程暴露患侧神经，松解所有可能扎住或损伤神经的缝线。在麻醉师检查声带时，术者应非常仔细地检查切下的标本有无甲状旁腺附着。可疑的组织都必须仔细检查，发现任何甲状旁腺组织都应行自体移植，最好移植至胸锁乳突肌内。

术者必须熟悉甲状腺的外观，其为一粉褐色的扁平结节，直径3~4 mm。上甲状旁腺通常大致位于甲状软骨下缘水平的甲状腺背侧。下甲状旁腺位于甲状腺下部，通常在下极背侧或位于比甲状腺实质稍低处深面的脂肪组织内。通常在先切断细小的甲状腺下静脉和甲状腺最下血管后即可见到下甲状旁腺并将其保留。哪怕术者几乎肯定保留了所有甲状旁腺，也必须将附着于标本上的任何可疑组织移植到颈部或前臂肌肉内。

将甲状腺前肌群的断端拉拢。如果先前未结扎前静脉，此时应在靠近钳子处予以贯穿缝扎。将胸锁乳突肌前缘向外拉开，在肌肉钳下方贯穿缝合（图42）。

缝合横断的肌肉后，在中线位置将甲状腺前肌群间断缝合使其对拢（图43）。如术野干净，无须放置引流，然而如果是切除了巨大的结节性甲状腺肿而留下一个大空腔，则应留置一条细硅胶引流管，自切口中间或下方戳口引出。

撤除夹在皮下组织上的止血钳，所有活动性出血点都用0000细丝线结扎或电凝。拉拢皮瓣，逐层缝合颈阔肌和皮下组织以使组织隆起，消除皮肤缝线的张力（图44）。皮肤用细可吸收线行皮内缝合，或用不可吸收缝线行可从皮外抽除的皮内连续缝合，此缝线第二天即拆除。以皮肤敷贴和松软干燥的无菌敷料包扎伤口。

术后管理　患者术后即取半坐位，注意避免颈部过伸。患者清醒前给予4~5 L/min的流量吸氧。床边备无菌气管切开包，以备急性气管塌陷时使用。患者能够进食足够的流质饮食前给予静脉补液。根据患者的一般情况决定是否给予碘化钠及葡萄糖酸钙。只要患者能耐受，即可进流食，必要时可用阿片类药或镇静药。

早期并发症包括伤口内出血、声音嘶哑、暂时性失声、声带麻痹及术后甲状腺危象。

最重要的术后并发症是伤口内出血。若怀疑伤口内出血，立即打开敷料，拆除几针皮肤缝线，在无菌情况下排出积血并结扎大的出血点。

双侧喉返神经损伤会导致两侧声带麻痹，需要行气管切开。

术后危象的典型症状为高热、严重心动过速、极度烦躁、大量出汗、不能入睡、呕吐、腹泻和谵妄。行冰帽或冷毯降温，镇静治疗，并静脉输入高热量液体，内加1 g碘化钠和100 mg肾上腺皮质激素制剂。建议静脉持续滴注适宜的肾上腺皮质激素制剂，约每小时15 mg。同时给予吸氧、退热药及多种维生素制剂，心动过速时可用普萘洛尔。

术后甲状旁腺功能减退时静脉给予10%葡萄糖酸钙。给予足以维持正常血清钙水平的维生素D2。每餐一杯牛奶即可不需要额外口服钙剂。每日服用左甲状腺素作为甲状腺替代治疗，以预防非毒性结节性甲状腺肿复发。

术后第一天拔除所有引流管。患者生活可以自理时即可出院。

（李　韬译　姜可伟审校）

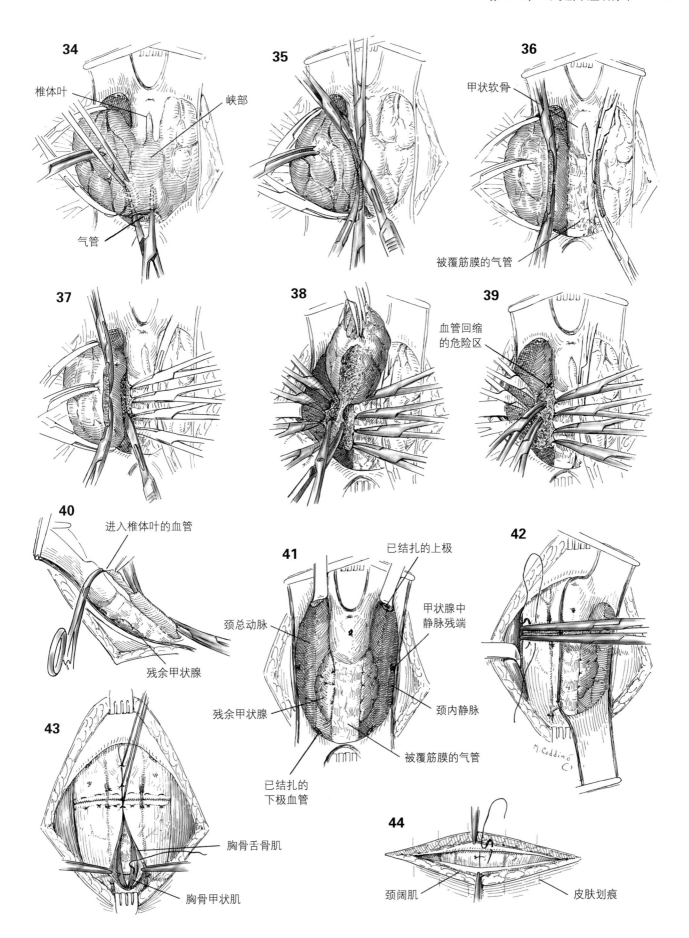

34

椎体叶

峡部

气管

35

36

甲状软骨

被覆筋膜的气管

37

38

39

血管回缩的危险区

40

进入椎体叶的血管

残余甲状腺

41

已结扎的上极

颈总动脉

甲状腺中静脉残端

残余甲状腺

颈内静脉

被覆筋膜的气管

已结扎的下极血管

42

M.Coddino

43

胸骨舌骨肌

胸骨甲状肌

44

颈阔肌

皮肤划痕

第116章 甲状旁腺切除术

适应证 甲状旁腺功能亢进是一种常见的内分泌失调，通常可以经甲状旁腺次全切除而治愈。相应实验室检查证实的甲状旁腺过度活跃，可能是由于甲状旁腺弥漫性增生或 4 个甲状旁腺中的 1 个或多个罹患腺瘤所致。一些内分泌失调性疾病常合并甲状旁腺功能紊乱，包括肾结石、胃泌素瘤、复发性胰腺炎等。作为普查的一部分而经常进行血钙测定可发现高钙血症。大约 1/3 的 I 型家族性多发性内分泌综合征（MEN I）患者有甲状旁腺功能亢进合并胃泌素瘤。对于家族性 MEN I 综合征的患者，由于存在基因变异，甲状旁腺功能亢进的复发率会相当高，因此需要根治性治疗，包括甲状旁腺全部切除、自体旁腺薄片移植至非惯用侧的前臂肌肉内，或切除 3½ 个甲状旁腺。

肾移植后出现甲状旁腺功能亢进，并且血钙高于 12 mg/dl，就有指征可考虑进行根治性甲状旁腺切除。肾移植术后可能会发生高钙血症和甲状旁腺激素（PTH）过高，但这种状况通常在移植后 1 年内自行消失。一般来说，肾移植后最初的 2 年内应采取保守的观察治疗，只有当患者症状明显或出现进行性骨病时，才考虑手术治疗。

对于 MEN I 综合征的患者，手术治疗胃泌素瘤前应先切除甲状旁腺。家族性 MEN I 综合征的患者出现异位甲状旁腺的概率更高，因此有必要切除胸腺，尤其是颈部探查阴性时，因为可能有异位的甲状旁腺位于胸腺内。更为少见的是，甲状旁腺还有可能埋于甲状腺组织内，因此如果在甲状旁腺包膜内未能找到甲状旁腺时，可考虑切除甲状腺以彻底搜寻甲状旁腺。

因为已患有一种内分泌肿瘤，就有可能还患有其他内分泌肿瘤，如胃泌素瘤、嗜铬细胞瘤、催乳素瘤等，所以在切除甲状旁腺之前必须进行全面的检查。

若甲状旁腺切除术后，甲状旁腺功能亢进复发，就必须回顾之前的手术经过，并复核甲状旁腺的病理报告。常规的 4 个甲状旁腺是否均已找到，它们位于何处？是否曾证实在甲状腺内、胸腺内、前后纵隔或甲状腺上方有甲状旁腺组织？哪一个甲状旁腺被切除或冰冻切片检查证实？再次手术之前，应尽力确定所有甲状旁腺的位置。计算机断层扫描（CT）、核磁共振成像、放射性核素（甲氧异腈）扫描及超声扫描均有助于发现较大的肿瘤。然而，分段取静脉血检查激

素水平应该是最终和最好的诊断方法。

术前准备 术者应熟悉甲状旁腺的正常位置及其常见的变异部位（图 1）。有必要尽可能地确定甲状旁腺的位置，尤其是在前次手术失败时。甲状旁腺瘤大到可以用手扪及的情况很罕见。很多方法可用于定位腺瘤，包括 10 MHz 的超声检查。推荐应用甲氧异腈放射性核素显像来定位甲状腺旁腺瘤。用 CT 和 MRI 进行断层扫描可能有助于评估位于气管后方和纵隔内的病变，但对于甲状旁腺功能亢进复发的患者作用有限。分段静脉血检查 PTH 水平对于复发性甲状旁腺功能亢进仍是有用的。血管造影准确性差且有一定的风险，故很少应用。上甲状旁腺常向上或向下移至后纵隔内，而下甲状旁腺常移至胸腺或前纵隔（图 1）。对于有结石症状的患者行 CT 结石成像或静脉肾盂造影寻找肾结石，并仔细评估肾功能。检查声带。术者应复习甲状旁腺的各种位置、血供及其与喉返神经的密切关系。如果有胃部症状，应测定胃泌素水平。

麻醉 应行气管插管全身麻醉。没有特定的专用或通用麻醉药物。然而，对于肾移植术后的患者，应注意避免使用一些可能加重肾功能障碍的麻醉药。如有喉返神经损伤的可能，应推迟恢复自主呼吸的时间，并保持气管插管的状态。给予足量的镇静药，以便拔除气管插管后可立即进行直接喉镜检查。

体位 患者取半卧位，在肩下垫折叠的被单，以使头部尽量后仰。

手术准备 将患者头发完全罩住以免污染手术野。常规消毒皮肤。因为可能需要做胸骨上切口来寻找纵隔内的甲状旁腺瘤，所以不仅要消毒颈部皮肤，还要消毒上胸部。如果有条件，应通知化验室做好术中进行快速 PTH 检测以明确甲状旁腺功能状况的准备。

切口与暴露 取类似甲状腺切除用的低领状切口，仔细止血。手术路径与甲状腺次全切除术类似（第 115 章），包括切断两侧带状肌，置自动拉钩牵开皮瓣。抽血测定基础 PTH 水平。

手术过程 此处描述的是全面探查四个甲状旁腺的操作过程。现在更常用的是根据影像学检查的结果进行选择性颈部探查。此处不对该方法进行描述说明。用示指钝性分离出甲状腺右叶（第 115 章的图 19 和图 20），以备辨认喉返神经的走行并找出位于甲状腺上、下极的黄褐色的甲状旁腺。找到右侧的 2 个甲状旁腺后，以同样的方法找出左侧的 2 个甲状旁腺。

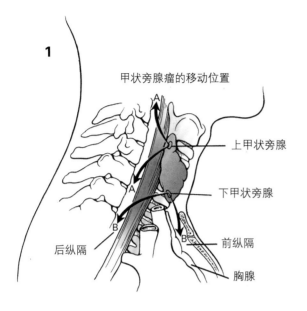

甲状旁腺瘤的移动位置

上甲状旁腺

下甲状旁腺

后纵隔

前纵隔

胸腺

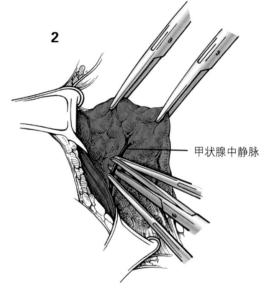

甲状腺中静脉

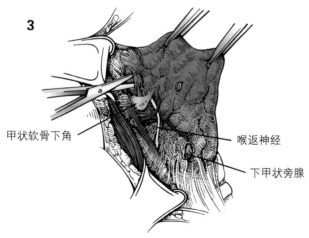

甲状软骨下角

喉返神经

下甲状旁腺

甲状旁腺很可能外观正常，或只是因为增生而稍有增大，尤其是 MEN Ⅰ 综合征时。孤立的腺瘤可小如一粒小弹珠，也可能大至几个厘米。

结扎、切断甲状腺中静脉，进一步游离甲状腺右叶（图 2）。用一小止血钳夹住甲状腺并向上向内牵拉。术者用纱布盖住甲状腺上极，再以左拇指按压牵引甲状腺。必须清楚地辨认喉返神经与甲状腺中动脉的关系以及甲状腺上极的血供（图 3）。用血管钳及纱布轻柔地将疏松结缔组织推向一侧，直至看到黄褐色的甲状旁腺。

许多情况下很难确定变色的组织是甲状旁腺还是脂肪组织内的血肿。如果找到腺瘤，用细齿钳非常小心地将其从周围组织中解剖出来，要时刻记住喉返神经的位置（图 3）。必须耐心地找出进入甲状旁腺的相当脆弱的血管蒂，予以双重钳夹并结扎（图 4）。

可切取一部分腺体送快速冰冻切片检查，以确定是否为甲状旁腺组织。有时候需要从多处被认为是甲状旁腺的部位取小块组织活检。在所切标本的每一个冰冻切片报告中附上所有取材部位的图片并依次编号。

手术范围不能仅仅是切除一个明显肿大、很可能大体诊断为腺瘤的腺体。如果找到并切除了一个肿大的腺体，并且它就是唯一的病变腺体，反复快速 PTH 检测会显示在切除后 10 min 内 PTH 下降超过 50%，或 15 min 后下降超过 85%。在这个全面探查四个腺体的手术中，其他 3 个甲状旁腺也应该找到并记录它们的位置。有些术者喜欢对每一个甲状旁腺都进行活检以证实其性质（图 5），还有些术者会在余下的腺体上扎一条不吸收的深蓝色细线，并留出一长端置于皮下组织内。如需要再次手术，这条蓝线可作为抵达甲状旁腺活检位置的引导。

对于家族性 MEN Ⅰ 综合征的患者，应切除三个外观正常的甲状旁腺和第四个腺体的一半。最好用小银夹夹住残余腺体断面控制出血（图 6），因为如果甲状旁腺功能亢进复发时，它还可以作为识别残余甲状旁腺位置的可靠标志。

由于家族性 MEN Ⅰ 综合征很罕见，且有基因突变的可能，所以家族性 MEN Ⅰ 综合征的患者甲状旁腺功能亢进的复发率难以确定。因此，应考虑行仅保留半个腺体的根治性甲状旁腺切除术，还可能需要考虑切除胸腺，尤其是有 1 个下甲状旁腺找不到时。

通常，对于甲状旁腺切除后甲状旁腺功能亢进复发的患者，外科医生应想到在颈部有 1 个或多个甲状旁腺被遗漏或异位，或患者所患的为家族性多发性内分泌瘤病。纵隔内异位甲状旁腺的发生率不详，可能只占 2.5%。上纵隔的甲状旁腺通常位于胸腺内，且靠近无名静脉。

对于甲状旁腺功能亢进复发的患者，术前影像学检查有助于明确上纵隔内是否有肿瘤。手术时尽量将胸腺牵拉至胸骨切迹上方，希望能在直视下找到在胸腺内容易辨认的甲状旁腺。很少需要经胸骨入路抵达胸腺。

术后管理　有两个主要并发症需要关注：一是喉返神经损伤导致的永久性声带麻痹，另一个是低钙血症，即使是经过仔细操作保留了半个甲状旁腺也有可能发生。Chvostek 征阳性表现为手指叩击面神经时引起面肌抽动，提示低血钙。密切监测血清钙变化，同时每天给予适量葡萄糖酸钙和去氢速固醇。在术后很长的一段时间内，每隔 6 个月进行一次血钙和 PTH 测定是十分有必要的。

（李　韬 译　姜可伟 审校）

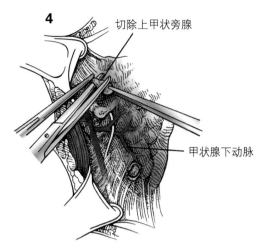

4

切除上甲状旁腺

甲状腺下动脉

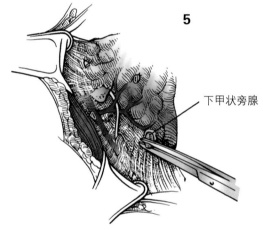

5

下甲状旁腺

钳夹残余甲状旁腺

6

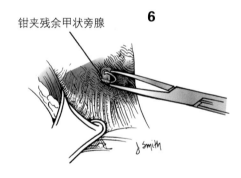

第117章 双侧肾上腺切除术

适应证 无论良性还是恶性，肾上腺皮质或者髓质腺瘤都是单侧肾上腺切除术的良好适应证。近年来，双侧肾上腺切除术的手术适应证患者数量逐渐增加。经过单侧肾上腺部分切除或者完全切除术后，原发性醛固酮增多症或者库欣综合征并没有得到缓解，因此偶尔会采用双侧切除术来控制内分泌失调。

术前准备 首先，明确的诊断是术前最重要的一步。尽管临床表现通常预示着病理生理学的改变，但进一步的内分泌研究通常是很必要的：不仅可以明确肾上腺本身引发的功能紊乱，而且可以排除其他内分泌腺相关的分泌失调。因此，读者应该参考当前的研究方向，基于诊断内分泌学相关内容来帮助确定诊断。CT通常作为首选的影像学检查手段，此外，MRI的作用也不可忽略。当决定行肾上腺切除术之后，如果可能的话，外科医生应该评估并且纠正由于肾上腺功能改变而导致的许多继发性系统和代谢障碍，例如，嗜铬细胞瘤最主要的临床问题在于如何控制高血压以及心血管并发症。库欣综合征的临床相关症状包括低钾血症伴碱中毒、高血压、红细胞增多症、骨质疏松带来的肌肉骨骼损耗、高钙血症、糖耐量异常、皮肤广泛区域的疱病以及最终导致的伤口愈合不良。因此，外科医生一定要意识到许多器官或系统以及针对手术后的反应常常因肾上腺功能障碍而受到很大的影响。

麻醉 术前内分泌科医生、外科医生以及麻醉科医生之间的会诊很重要。麻醉医生一定要备足血，以及内分泌替代治疗药物，以防偶尔因手术部位延至胸腔导致手术时间延长。电解质应该处于最适宜的浓度。库欣综合征或双侧肾上腺切除手术应该在手术时准备静脉注射的类固醇药物。另外，充足备血也是必要的：高血压、供血血管增多加上肾上腺周围静脉的脆性均导致失血概率增加。

手术通常采用全身麻醉以及气管插管。嗜铬细胞瘤患者应该有充足的术前准备，包括服用长效 α 受体阻滞药（如酚苄明）、氢氯化物（如多沙唑嗪）一段时间。如果可能的话，术前一天给予静脉补液可以缓解嗜铬细胞瘤引发的血容量不足等症状。为了尽可能减小血压的大幅波动，应该给予留置动脉导管，同时通过静脉注射硝普钠来控制血压。在确保充足的液体及血液补充治疗完成之后，静脉注射去甲肾上腺素对于治疗低血压也是非常必要的。此外，可以适当使用

β 受体阻滞药以及盐酸利多卡因来控制心动过速以及心律不齐。当手术切除肿瘤后，去甲肾上腺素应逐渐减量维持一段时间，直到病人完全耐受。

体位 患者侧卧位，下肢置于床上并轻微下调。靠近肾上腺的后入路是可行的。该切口也可用于正常大小的肾上腺，但此处不详述。

手术准备 病人的毛发需要完全剔除，操作中尽可能避免损伤皮肤。在肾上腺前入路手术准备过程中，下胸部及腹部延伸至腹侧壁的皮肤都应该包括其中。因为对于肥胖病人而言，横向切口需要延伸至腹侧壁。

切口与暴露 术者应该站在病人右侧，大致画出切口轮廓：肋缘下 2~3 横指宽度，其顶端位于剑突下两横指处（图1）。经第9肋间隙的胸腹路径手术常用于右侧巨大肾上腺肿瘤。当采用后入路手术时，切口应从第11~12肋间距离正中线 5 cm 处开始，斜向上至回肠中部水平。这些病例大多伴有皮下组织血管数量的增加，尤其是库欣综合征病人。腹腔打开之前应该仔细结扎出血点，或者通过电凝来止血。腹直肌分离之后，选择合适的位置进一步切开腹横肌及腹膜。由于很多病人伴有肥胖，这往往是必须的。偶尔情况下需要通过腹内斜肌纤维走向来切开腹内斜肌，从而使得暴露更充分。肝镰状韧带需要通过两把弯止血钳来分离，之后进一步结扎。对于某些病人，通过分离肝镰状韧带及右侧三角韧带来游离肝右叶也许是不错的选择（第81章，图1及图2）。

手术过程 外科医生首先需要认识到两侧肾上腺解剖结构的不同（图2）。右侧肾上腺靠近肾上极、腔静脉内侧、肝右叶上极。它最主要的动脉供应直接来自主动脉近内侧缘（图2，标注：11）。而右侧肾上腺静脉（图2，标注：5）以平行走形的方式直接来源于下腔静脉。相反，左侧肾上腺靠近主动脉内侧缘、肾静脉下方以及左肾上极。它最主要的动脉供应来源于主动脉（图2，标注：12）。但是左侧肾上腺静脉（图2，标注：6）主要来源于左肾静脉分支（图2，标注：8）。然而，两侧肾上腺还有很多来源于膈下动脉（图2，标注：9~10）及肾动脉的细小动脉分支。

右侧肾上腺的手术暴露具体显示如下（图3）：首先采用经典的 Kocher 手法，之后将横结肠和网膜小心掀开，肝右侧叶轻轻抬起，尽可能移动肝右叶以便更好地暴露右侧肾上腺。在腹膜到十二指肠连接被切

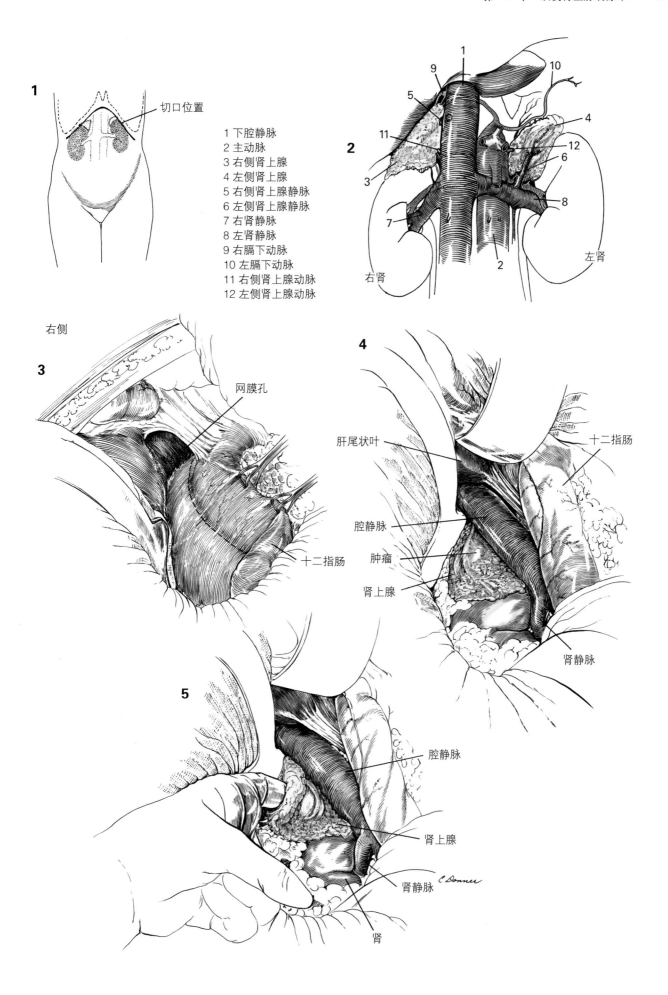

1

切口位置

1 下腔静脉
2 主动脉
3 右侧肾上腺
4 左侧肾上腺
5 右侧肾上腺静脉
6 左侧肾上腺静脉
7 右肾静脉
8 左肾静脉
9 右膈下动脉
10 左膈下动脉
11 右侧肾上腺动脉
12 左侧肾上腺动脉

2

右肾　　左肾

右侧

3

网膜孔

十二指肠

4

肝尾状叶

腔静脉

肿瘤

肾上腺

十二指肠

肾静脉

5

腔静脉

肾上腺

肾静脉

肾

开之后，外科医生通常用示指在胰头下方进行钝性分离。下腔静脉直接暴露在十二指肠降部后方（图4），进一步分离暴露右肾静脉。右肾上极通过手指钝性分离进一步帮助定位和暴露。肾上腺可通过其特征性的淡黄色、分叶状外观以及明显的钝性外侧缘来加以识别。将通常认为的乏血管区范围切开（图5），进一步于腺体后方直接通过手指轻柔地钝性分离，以便完全暴露和移动肾上腺。外科医生需要切记血管富集区通常位于或者靠近腺体内侧及上缘，而不是腺体前后部的广泛区域。如果术前检测提示肾上腺肿瘤较大，尤其位于右侧时，那么需要考虑采用胸腹联合切口，以便于暴露足够的空间来移动肝右侧叶。对于侵袭性肾上腺肿瘤，需要协同肾一起切除。

通常情况下，肾上腺的主干静脉被最先识别，并且用2-0丝线双重结扎（图6）。之后外科医生要小心操作腺体的内侧及下缘，同时用相同的方式结扎主干以及副分支动脉。操作过程中遇到的许多小血管也应该仔细结扎或者钳夹。

经腹路径到达左侧肾上腺可以采取两种方法当中的任意一种，如图7~图10所示。最常用的方法如图7、图8的横截面所示，首先腹腔内容物需要由外科医生仔细垫裹，之后小心握住脾，分离乏血管的脾肾韧带，便于脾移动至合适的位置。通过钝性分离，我们可以游离至Gerota筋膜以上胰腺以下，以及脾的主要动静脉。这种游离方法可能会一直延续到内侧的肠系膜上静脉，从而使其获得一定的活动度，如图11所示。之后外科医生切开左肾Gerota筋膜（图8），通过钝性分离至左肾上极，到达肾上腺位置，可以显示出肾上腺的内侧及下部。肝左叶同样可以被识别，但通常没有必要去移动或者牵拉。通过类似的暴露方式来游离左侧肾上腺，但需要先将肾上腺的主要静脉牢固结扎（图11）。之后外科医生开始游离腺体周围并且结扎所有明显的血管，这部分工作需要缓慢而且小心仔细，对于怀疑有血管的区域，通常选择结扎或者钳夹更为保险。

许多外科医生发现，在移开胰体下部和尾部之后（图9），通过横结肠系膜到达左侧肾上腺也是非常有效的方式。通常需要先将连接至横结肠系膜的大部分大网膜掀开，同时将这部分乏血管区域的所有出血点进行仔细止血。操作过程中注意保护中结肠血管，因为有时大网膜会与结肠系膜缠结在一起，这样在手术操作时容易损伤这些血管。之后沿着胰腺的远侧端或者下缘，从胰尾尖端开始，沿着胰体直到肠系膜下静脉区域进行切开（危险点见中央箭头，图9），这就便于外科医生通过手指钝性分离远侧胰腺，从而向头侧端抬起胰腺，暴露覆盖在左肾表面的Gerota筋膜。通过这种方式可以直接到达左肾中部。之后将筋膜切开，游离肾上极，可看到左肾上腺（图12），之后可进一步到达肾上腺外侧缘，其游离方式同上述的操作步骤。

闭合　通过常规方式将切口闭合。然而库欣综合征患者往往需要保留缝线，因为伤口愈合不良是一个常见的并发症。

术后管理　手术失血应该严格给予补液替代治疗，同时需要时刻关注病人状态以及监测血压水平，通常可以留置动脉内导管。如果在术后恢复区或者关闭切口过程中出现血压持续下降，给予内分泌替代治疗之后效果仍不明显，此时要高度怀疑有未结扎完全的血管引发腹膜后出血。对于嗜铬细胞瘤术后的病人（已经给予了充足的补液或补血替代治疗），术后24~36 h内给予血管升压素（去甲肾上腺素）是必要的。之后随着时间的变化其体内含量逐渐降低，直至完全耐受。偶尔用盐酸普萘洛尔（心得安）以及盐酸利多卡因（赛罗卡因）来控制病人的心动过速或者心律失常。

在切除功能亢进的肿瘤或者经过肾上腺部分切除或全切手术之后，病人血循环中的糖皮质激素水平通常会下降，因此在术前、术中以及术后需要给予可的松支持治疗。手术期间给予静脉注射氢化可的松100 mg，在接下来的7~10天，剂量逐渐降至每天30~50 mg，可以每天分两次口服（通常早晨20 mg，下午10 mg）。通常认为每天给予氢化可的松30~50 mg是比较合理的维持治疗方式。然而，如果体内钠钾水平无法维持平衡，那么需要补充活性盐皮质激素，如每天0.1 mg氟氢可的松。术后短期内最主要的问题是确保充足的可的松药物替代治疗，因为术后极易出现可的松给药不足，而很少出现过度给药的情况。

术后肠梗阻和营养问题等并发症的处理方式同其他剖腹手术。然而，库欣综合征患者的伤口愈合能力有一定下降，可能会伴发感染，而且很多这类病人还伴有广泛的疝病。最后，关于病人长期的医疗管理以及内分泌替代治疗需要进一步做明确规定，这是非常重要的。

（王　强　金铖铖　译　徐　涛　审校）

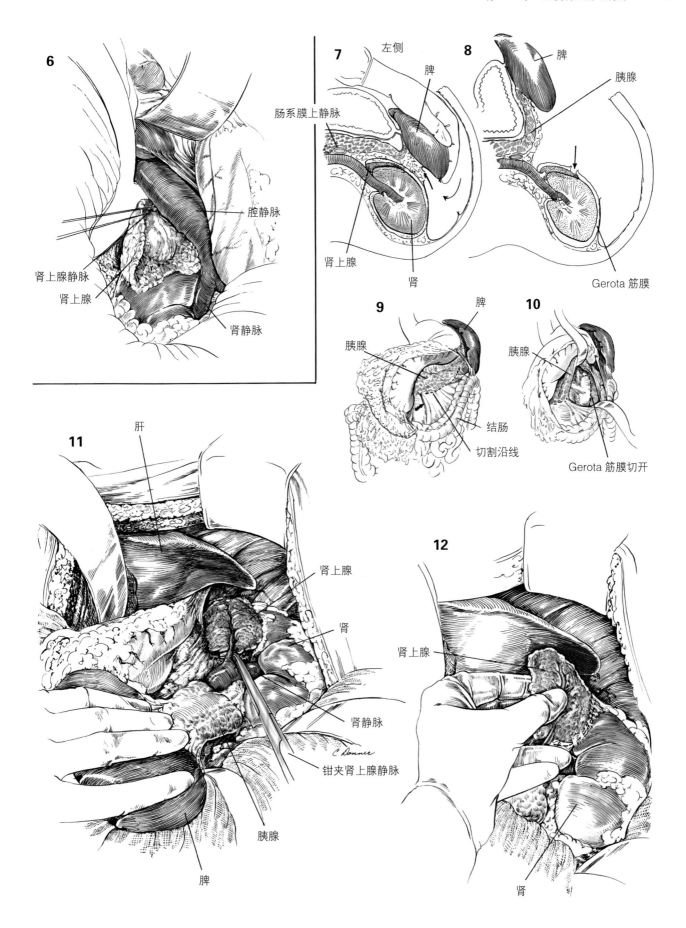

6

腔静脉

肾上腺静脉
肾上腺
肾静脉

7 左侧
脾
肠系膜上静脉

肾上腺
肾

8 脾
胰腺

Gerota 筋膜

9 脾
胰腺
结肠
切割沿线

10 脾
胰腺

Gerota 筋膜切开

11 肝
肾上腺
肾
肾静脉
钳夹肾上腺静脉
胰腺
脾

12 肾上腺
肾

第118章 腹腔镜下左侧肾上腺切除术

适应证 良性皮质或髓质肿瘤是单侧腹腔镜下肾上腺切除术的良好适应证。这些肿瘤可能伴有功能：产生皮质醇、醛固酮、儿茶酚胺、少量睾酮以及其他性激素。很多病人的肿瘤是没有任何功能的，手术切除主要是为了防止肿瘤恶变。这种情况往往是因为其他不适而行腹部影像学检查时意外发现肾上腺肿物，这种被称为肾上腺偶发瘤。通常在下列情况时需要切除：横断面直径大于 4 cm，或者被证实具有一定功能。对于直径不足 4 cm 的无功能肾上腺肿瘤应该定期随访，通过影像学检查来监测肿物的体积变化。良性腺瘤 CT 表现为腺瘤密度较为均匀、较低的衰减值（非增强扫描提示低于 10 HU，或者低于肾上腺标准 CT 值 50% 以上）。通常推荐肾上腺偶发瘤患者行 1 mg 地塞米松抑制试验，同时测量血浆游离肾上腺素类物质。此外，伴有高血压的患者需要检测血清钾以及血浆醛固酮浓度与血浆肾素的活性比值。外科手术适用于所有伴有功能的肾上腺皮质肿瘤患者。另外，所有伴嗜铬细胞瘤生化检测证据的患者都需要进行手术治疗，个别患者除外。尽管肿瘤体积并不是腹腔镜肾上腺切除手术的绝对禁忌证，但对于那些大于 10 cm 的占位性病变，操作起来也许会很困难。由于其缺乏有效的辅助治疗，而且腹腔镜很难明确肿瘤范围，因此开放性肾上腺全切术是原发以及复发肾上腺皮质癌主要的治疗手段。

术前准备 首先明确的诊断是术前最重要的一步；而且读者需要参考目前的诊断内分泌学来明确所需诊断步骤。当确定行肾上腺切除术后，如果可能的话，外科医生应该评估并且纠正由于肾上腺活性功能的改变而导致的许多继发性系统和代谢障碍。嗜铬细胞瘤最主要的临床问题在于如何控制高血压以及心血管并发症。为了控制伴发的高血压，术前需要给予 α 受体阻滞药如盐酸酚苄明或多沙唑嗪，同时注意扩容，这大概需要 2 周的时间。另外，β 受体阻滞药通常可用于心动过速或者心律不齐的病人。库欣综合征引发的相关并发症在双侧肾上腺切除术章节已有介绍。

麻醉 术前内分泌科医生、外科医生以及麻醉科医生之间的会诊很重要。对于小的肿瘤，血型鉴定及抗体筛选可作为选择；对大于 6 cm 的右侧肿瘤，由于靠近下腔静脉，需要通过自身贮血或者交叉配型来确保充足的血液供应。全身麻醉伴气管插管是通常选择的手术麻醉方式，为了监测尿量往往需要留置尿管。另外，可通过口或者鼻胃管给予胃肠减压。对于无功能腺瘤的患者，麻醉通常无须特别注意。原发性醛固酮增多症患者术前要控制好血压，这样术中高血压危及生命的概率则大大降低。库欣综合征患者需要纠正体内代谢异常，同时给予一定剂量的类固醇药物。

嗜铬细胞瘤患者通常需要留置动脉导管以及中央静脉导管，对于一些伴有相关的高血压性心肌病患者，留置肺动脉导管是很重要的。在手术操作过程中，麻醉医生需要准备通过静脉注射硝普钠来控制高血压。当嗜铬细胞瘤手术切除之后，在已经给予充足的补液或补血替代治疗之后，通过静脉注射去甲肾上腺素来控制低血压也是非常必要的。盐酸普萘洛尔（心得安）以及盐酸利多卡因（赛罗卡因）偶尔用来控制病人的心动过速或者心律失常。

解剖 外科医生首先需要了解双侧肾上腺的解剖差异（第 117 章，图 2，标注：1~12）。左侧肾上腺靠近主动脉内侧、肾静脉下方以及左肾上极。偶尔可能会靠近肾门。它最主要的动脉供应直接来自于主动脉（第 117 章，图 2，标注：12），而主要的左肾上腺静脉（第 117 章，图 2，标注：6）通常来自左肾静脉（第 117 章，图 2，标注：8）。相反，右侧肾上腺靠近右肾上极、腔静脉内侧、肝右叶上方。它主要的动脉供应直接来自于主动脉内侧（第 117 章，图 2，标注：11），主要的右肾上腺静脉（第 117 章，图 2，标注：5）以平行走形的方式直接来源于下腔静脉。此外，还有许多小的动脉支来源于膈下动脉（第 117 章，图 2，标注：9~10）以及双侧肾动脉。双侧肾上腺均包裹在 Georta 筋膜中。

体位 在引导病人进入手术室之前，需要在手术台上放置合适的真空袋。病人应侧躺，并将真空袋放置于其肋缘以下髂嵴以上靠近手术台可升降的位置，形成一个"大折刀"式的拉伸，这对于肥胖的病人也许会很有效。

行左侧肾上腺切除术时，患者采取侧卧位，左臂穿过胸部放置于垫臂板上（图 1）。右臂放置在另外单独的臂板上，同时需要一个腋窝卷支撑。双侧臂之间及其周围需要一些额外的自由物填充。腹部及侧壁区域需要完全暴露，左膝卷曲并将毯子或者枕头填充于两腿之间。

手术准备 病人的毛发需要用电推剪完全剔除，

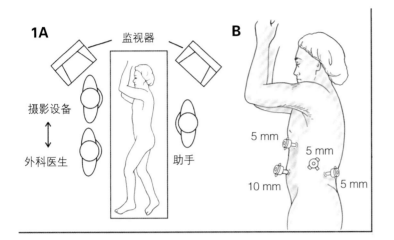

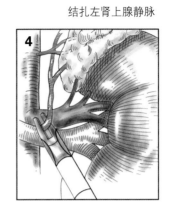

结扎左肾上腺静脉

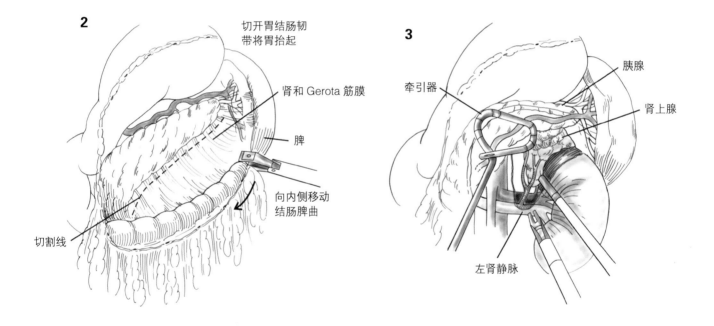

同时注意尽量不要伤到皮肤。

切口与暴露　对于左侧肾上腺切除手术，外科医生应站在病人的右侧（图 1A）。摄影设备放置于术者的左侧或者右侧，助手站在病人的左侧。通常采用 Hasson 开放技术（第 11 章），将直径 10 mm、30° 角腹腔镜从肚脐上方或者左侧肋正中下方位置（左侧锁骨中线）、肚脐上方水平穿入其中。腹腔通常充以 15 cm 水柱的气压，腹腔镜进入腹腔后，首先要检查腹部四个象限有无异常、其他穿刺入口的安全性以及有无转移性疾病。另外一个 5 mm 的穿刺点位于最左侧肋缘下方，第二个 5 mm 的穿刺点位于正中线左侧，穿过腹直肌鞘上方到达左侧圆韧带处。这种方法有助于减少损伤腹壁动脉，从而减少进一步缝合结扎的可能。这些穿刺点连线距离肋缘下大概有两个手指宽度。最后一个 5 mm 的穿刺位点位于腋前线处，肋缘和髂嵴之间（图 1B）。

手术过程　首先需要完全暴露左侧肾上腺，结肠脾曲用超声刀装置移开，以便完全暴露左肾。向头侧连续游离，通过分离结肠脾曲及横结肠处的大网膜进入到小网膜囊（图 2）。没有必要去移动脾，进入小网膜囊后可以看到胰腺（图 2）。腹膜后腔暴露后可看到肾以及胰腺背侧面（图 2、图 3）。之后将 Gerota 筋膜切开，暴露肾上极（图 2、图 3），并在筋膜下继续分离组织，助手将胰尾抬到靠前侧的位置（图 3），分离应尽可能向头侧部进行。这时可以看到肾上腺下极，呈亮黄色。肾上腺肿瘤也随之暴露（图 3）。对于肥胖病人而言，由于腹膜后脂肪较多，辨认起来更加困难一些。如果无法识别出左侧肾上腺，通常是因为手术区域靠近尾侧部，需要向头侧多游离一些。对于此类情况，应该先区分左肾静脉，之后可以进一步找到左肾上腺静脉，沿着该静脉便可以找到肾上腺（图 3）。为了暴露手术视野，通常有必要在 Gerota 筋膜下及胰腺尾部放置一个牵引器装置（图 3）。

一旦找到腺体之后，便可以利用超声刀沿着下极，靠近内侧开始分离。肾上腺静脉通常采用 Maryland 解剖器进行游离，便于看清整个血管。在病人侧用 5 mm 的施夹器进行双重钳夹（图 4）。之后锐性切断静脉，同时注意在肾静脉端稍稍留长一些。超声刀应从肾上腺周围，靠近内侧开始游离。对于较明显的血管，需要外科夹来阻断（图 5、图 6）。超声刀可以有效电凝阻断小动脉到达肾上腺，像车轮上的辐条一样。对于某些病人可能需要完全游离肾上腺所有边界，便于移动并向上牵拉肾上腺，从而找到肾上腺静脉。将下方的附属组织分离，最后乏血管区及上方的附属组织也被分离（图 7），腺体可以放置在腹腔镜下的取物袋内，很容易取出来（图 8）。具体的取物方法在右侧腹腔镜下肾上腺切除术中有详细描述（第 119 章）。

之后进一步检查肿瘤床处有无出血，是否需要进一步止血。此时可以松开牵拉的胰腺，将其放回原来的位置。

术后管理　对于非嗜铬细胞瘤病人，可在术后恢复区将口胃管及导尿管拔除。严格管理静脉补液量，同时给予流质饮食。每 4 小时检测一次生命体征。术后第一天注意检测血红蛋白含量，同时适当增加进食量，一般术后 1～3 天病人会排气。如果病人证实为嗜铬细胞瘤，那么术后一般需要入住 ICU，通过导尿管检测尿量。此外，应利用动脉导管来监测血压水平。等到一切平稳而且进食量增加后，病人可以从 ICU 转出。对于肿瘤有一定功能的病人，需要和内分泌科医生商讨恢复术前用药，这对病人往往是很有帮助的。

（王　强　金铖钺 译　徐　涛 审校）

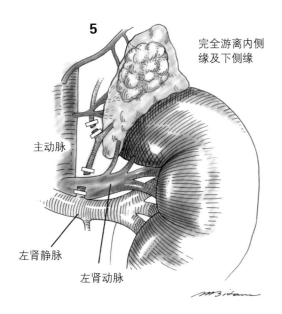

5

完全游离内侧
缘及下侧缘

主动脉

左肾静脉

左肾动脉

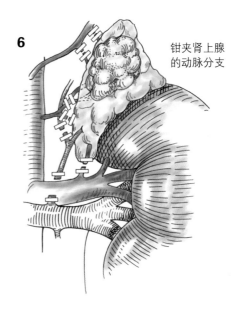

6

钳夹肾上腺
的动脉分支

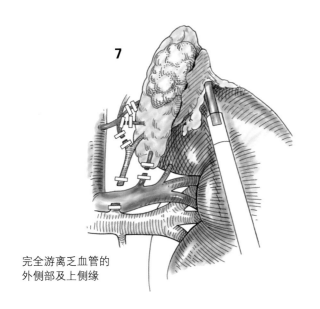

7

完全游离乏血管的
外侧部及上侧缘

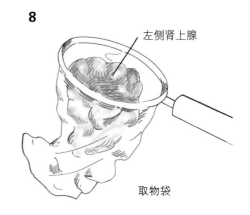

8

左侧肾上腺

取物袋

第119章 腹腔镜下右侧肾上腺切除术

适应证 手术适应证已经在左侧腹腔镜下肾上腺切除术中描述了。

术前准备 同样的术前准备步骤在腹腔镜下左侧肾上腺切除术章节中有详细描述。

麻醉 麻醉相关注意事项同左侧腹腔镜肾上腺切除术。

解剖 见第117章，图2。

体位 在病人进入手术室之前，需要在手术台上放置合适的真空袋。病人应侧躺，并将真空袋放置于其肋缘以下髂嵴以上靠近手术台可升降的位置，形成一个"大折刀"式的拉伸，这对于肥胖的病人也许很有效。

行右侧肾上腺切除术时，患者采取左侧卧位，右臂穿过胸部放置于垫臂板上（图1A）。左臂放置在另外一个臂板上，同时需要一个腋窝卷支撑。通常情况下左右侧体位是互成镜像的。待病人位置固定后，将真空袋内的气体完全吸出以便保护固定的体位。另外，病人的胸部和臀部需要用宽的黏性带来安全固定在手术台上，因为手术台通常会有一定的倾斜。一些外科大夫通常会提前备皮，便于增加胶带的黏附程度。

切口与暴露 对于右侧肾上腺切除手术，外科医生应站在病人的左侧（图1A）。摄影设备放置于术者的左侧或者右侧，助手站在病人的右侧。通常采用 Hasson 开放技术（第11章）将直径10 mm、30°角腹腔镜通过前面提及的方法从肚脐上方或者右侧肋下方位置（右侧锁骨中线）肚脐上方水平穿入其中。其中一个5 mm 的穿刺点位于右侧肋缘下方即腋前线的位置。第二个5 mm 的穿刺点位于正中线右侧，圆韧带的右方。第三个5 mm 的穿刺位点位于右侧腋前线处，肋缘和髂嵴之间（图1B）。更多或者直径更大的穿刺点则需要依照外科医生的个人喜好、肿瘤体积、病人的体型来确定。之后进一步将病人摆成头高脚低位。

手术过程 在右侧，通过超声刀设备将结肠肝曲从旁沟移开。肝外侧叶或者胆囊的任何粘连或许都需要通过锐性切割来分离（图2）。采用经典的 Kocher 手法，暴露下腔静脉所在的部位，即十二指肠降部后方，或许还可见右肾静脉。在进入到 Gerota 筋膜之前（图3），了解这些结构的位置是很必要的。通过分离后缘及侧缘的附属组织可将肝右叶做一定的移动，

直到膈被完全暴露，这样才能更好地暴露右侧肾上腺（图2、图3）。用牵引器将肝向上方掀起（图2、图3），或许需要一个额外的穿刺孔，具体根据牵引器装置的类别决定采用5 mm 或者10 mm 穿刺孔。之后将十二指肠外侧腹膜切开，通过无损伤分离钳或者超声刀利用经典的 Kocher 手法将其移开（图3）。之后进一步将这部分区域切开，移动十二指肠以便暴露右肾静脉，将 Gerota 筋膜切开后可以看到右肾上极所在的位置（图3）。肾上腺通常根据其特征性的淡黄色、分叶状外观以及边界清晰的钝性外侧缘来区分。

外科医生需要切记血管附件通常位于或者靠近腺体内侧及上缘，而不是腺体前后部的广泛区域（第117章）。在最开始向侧方及下方移动之后，肾上腺有可能会被向侧方牵拉。区分清楚下腔静脉（图4）及右肾上腺静脉是很重要的。右肾上腺静脉分离后用5 mm 的施夹器于近端和远端双重钳夹并切断（图4、图5）。之后将肾上腺上方的附属组织进一步分离，并将上方的供应动脉钳夹或者电凝，使腺体完全游离。之后将腺体的下部进一步分离，暴露来源于右侧肾动脉的肾上腺动脉，并将其双重钳夹（图6）。将通常认为的乏血管区域进一步切开，之后通过进一步轻柔钝性分离腺体的后方及侧方，使得肾上腺进一步暴露，且更加容易移动（图7）。吸引器是钝性分离的良好工具。腺体完全游离后可以取出（图8）。肿瘤切除部位应该仔细检查有无出血，必要时给予进一步止血。

取出肾上腺 从腹腔取出左侧或者右侧肾上腺的方法是相同的。将10 mm 的腹腔镜取出，把摄影器安置在5 mm 的腹腔镜上，通过最下方5 mm 的套管针插入。将无菌塑料回收袋通过10 mm 的 Hasson 穿刺孔放入腹腔内，打开收纳袋，通过肾上腺周围脂肪或者连接的组织将肾上腺抓牢，放入收纳袋内（图8）。之后将收纳袋关闭，并与穿刺装置分离。通过缓慢的牵引，装着肾上腺的收纳袋从腹腔通过 Hasson 穿刺位点取出。对于较大的肿瘤，切口或许需要适当扩大。由于肾上腺通常比较柔软光滑，不建议将肾上腺分成若干小块，将其从较小的空间取出。之后将摄影器装回到10 mm 腹腔镜上，冲洗肾上腺所在的部位，检查有无出血，必要时可采用电凝、超声刀或者钳夹来止血。

切口闭合 Hasson 套管针切口通过可吸收缝线来

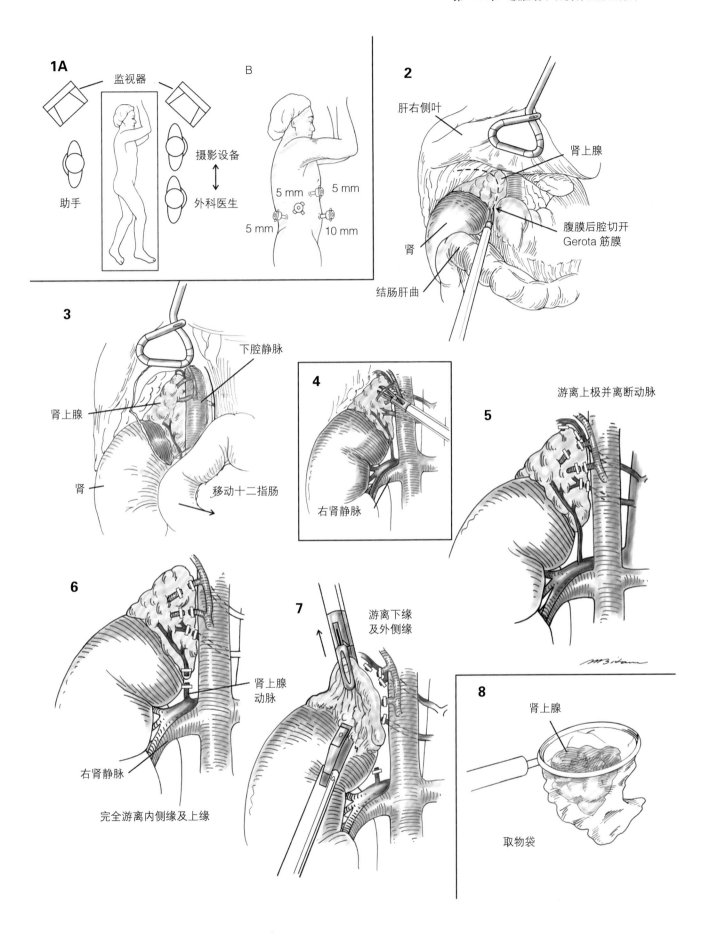

1A 监视器
助手
摄影设备
外科医生

B 5 mm 5 mm
5 mm 10 mm

2 肝右侧叶
肾上腺
腹膜后腔切开
Gerota 筋膜
肾
结肠肝曲

3 下腔静脉
肾上腺
肾
移动十二指肠

4 右肾静脉

5 游离上极并离断动脉

6 肾上腺动脉
右肾静脉
完全游离内侧缘及上缘

7 游离下缘及外侧缘

8 肾上腺
取物袋

间断缝合。对于库欣综合征的患者，需要用不可吸收的缝线来缝合。对于腹侧壁的 Hasson 切口，使用 Thompson 关闭设备或许会有帮助。皮肤闭合主要通过皮下可吸收缝线或者装订器来完成。

术后管理　一般处理原则同开放性肾切除手术，对于腹腔镜肾上腺切除手术特殊的处理原则在腹腔镜下左侧肾上腺切除术章节中有专门描述（第 118 章）。

（王　强　金铖铖 译　徐　涛 审校）

第十一部分

头颈部

第120章

气管切开术

适应证 两类病人须行气管切开术。第一类为喉或者喉以上水平呼吸道梗阻患者，这种急性梗阻通常由喉部肿瘤、喉头水肿、出血、异物、口咽部烧伤、咽喉部及颈部的严重感染引起。

第二类为患有慢性或长期呼吸功能障碍的患者，无力咳嗽出气管分泌物的瘫痪或衰弱患者也可行气管切开术，这使得吸痰更加容易和频繁。这类患者还包括药物中毒、颅脑损伤、脑外科手术后的长期昏迷和那些延髓或胸肌麻痹的患者，如脊髓灰质炎。全身衰弱患者也属于这一类，尤其是出现肺部感染或腹胀的患者，在使用气管内导管及呼吸机进行临时呼吸支持10～14天后，必须转成长期的呼吸支持。若这些患者无法维持足够的氧及二氧化碳交换，气管插管须转换为气管切开，安装气管套管。通常情况下经动脉血气检查就会发现低氧血症或高碳酸血症，而肺活量和负压吸气力的测定即可检测呼吸肌力量是否不足。这些测试，对于是否决定继续使用气管插管及呼吸机辅助呼吸十分重要。气管切开术的其他适应证还包括接受口腔、下颌或喉部的重大手术或者根治性切除术的患者，这种情况下，气管切开往往是作为一项预防措施。可以适当给予抗生素。

术前准备 由于患者通常有比较严重的呼吸困难，一般不可能行术前准备。

麻醉 对于能够配合的患者，在择期和紧急情况下，首选局部浸润麻醉。昏迷或窒息的患者不需要或不可能麻醉。气管插管对喉部气道条件非常差或随时可能出现梗阻的患者是非常有用的，因为它有助于在气管切开时确保一个良好的气道。这也有助于触诊到细软的婴幼儿气管。

体位 将沙袋或折叠床单放置于肩膀下，有助于延长颈部（图1）或降低手术台上头枕。将颏部仔细置于颈部的中线。

手术准备 在紧急情况下行气管切开术前，消毒准备工作可大为简化或完全省略；而常规气管切开术按通常的方法消毒。

A. 紧急气管切开术

切口与暴露 在没有时间准备进行常规气管切开术的情况下，须行紧急气管切开术。在那种情况下，可能没有无菌手术器械可用，没有助手帮助。

通过横切或穿刺环甲膜建立一个紧急气道。气道直接位于皮下，但是低于声带水平（图2）。在切口内扭转刀柄以保持创口撑开。随后，在保证气道通畅的情况下，将患者转移到手术室行常规气管切开术。

B. 选择性气管切开术

切口与暴露 在甲状软骨的中点胸骨上切迹之间，沿着颈中线做垂直切口（图3）；或可于胸骨上切迹和甲状软骨的中点做横切口。步骤是逐层分离皮肤、皮下组织、颈前肌肉，暴露甲状腺峡部（图4和图5）。切开并结扎甲状腺峡部，或切开气管前筋膜并向上牵拉，通常情况下，选择后者是更好的方法。

在确定环状软骨的位置后（图6），在第三和第四气管环之间垂直切开气管（图7和图8）。为方便插入气管套管，可行十字切口或在一个气管环上去除一小块软骨（图9）。出于美容方面的考虑，一些外科医生首选横切口，但是耗时更多。最后的外观效果上的差异微不足道，因为引起瘢痕的不是切口而是套管。

手术过程 为了方便切开，须用气管拉钩将气管拉起并固定（图9）。切开气管时必须十分小心，注意不要切入太深，因为气管后壁紧挨着食管的前缘。

气管被切开后，插入一个预先选定的气管套管。6号气管套管通常适用于成年男性，5号或6号管适用于成年女性。相应的小套管适用于儿童和婴儿。新生儿只能接受00号或0号管。助手必须小心用一个手指压住套管的前缘，以保持套管在气管内，否则患者可能将其咳出。通常使用直径与经口插管大小类似的带气囊的气管套管。

关闭切口 关闭切口应疏松缝合，以防皮下气肿，且只缝合皮肤。用带子将套管固定在合适的位置（图10）。将剪好的纱布放置于气管套管的前缘。

术后管理 术后前几天需要特别注意和密切观察。内套管必须每两个小时清洁一次，否则它可能会被累积分泌物堵塞。通常在2～3 d后，窦道已经形成，这时候可将外套外管取出，清洗插回或更换。即便如此，换管操作也应迅速，因为只需15～20 min，气管造口就会缩小，使得更换套管变得困难。每个气管套管都配有一个管芯，使外管更容易插入。在患者的床边必须时刻准备一个相同型号的气管套管备用。

按需行气管内吸痰。若患者清醒且能咳嗽，可完全不需吸痰，但昏迷患者可能需要每隔 15 min 吸一次痰。湿化空气是至关重要的，因为空气不通过鼻腔进入肺部，鼻腔失去湿化空气的作用。可用氧雾化或超声波雾化器代替。

应经常检测血气分析和血 pH，直到达到稳定及满意的水平。

（翟宝伟 译　赵代伟 审校）

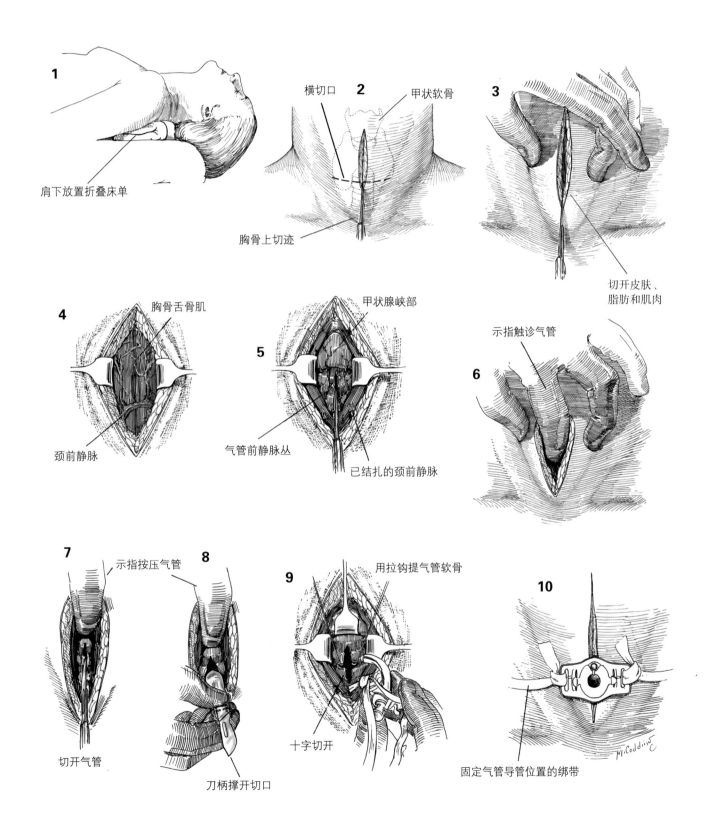

图1 肩下放置折叠床单

图2 横切口　甲状软骨　胸骨上切迹

图3 切开皮肤、脂肪和肌肉

图4 胸骨舌骨肌　颈前静脉

图5 甲状腺峡部　气管前静脉丛　已结扎的颈前静脉

图6 示指触诊气管

图7 示指按压气管　切开气管

图8 刀柄撑开切口

图9 用拉钩提气管软骨　十字切开

图10 固定气管导管位置的绑带

第121章

经皮扩张气管切开术

适应证 经皮扩张性气管切开术（PDT）的适应证与开放性气管切开术（OT）类似，包括为全身衰竭患者或神经肌肉疾病患者提供一个长期通气支持的通道。与开放性气管切开术类似，对初始插管 7~10 d 后需要继续机械通气的患者应该考虑 PDT。根据患者的具体情况（高位脊髓损伤或脑损伤）预计需要长时间插管，则需要考虑早期气管切开术。

PDT 与长期经喉插管相比的优势包括：减少直接喉内受伤的风险，减少呼吸相关性肺炎（VAP）的患病风险，更有效地清除肺门过多的分泌物，增加气道的安全性和更容易脱离机械通气，改善病人的舒适度，从而减少镇静药的用量，更早转出重症监护病房（ICU）。对于适合的患者，与 OT 相比较，PDT 的主要优势在于仅作为一种床边操作，无须进入手术室及转运患者，以及具有显著的效价比。

当评估一个患者能否行 PDT 时，详尽的病史和体格检查将确定有无解剖上的禁忌证，包括既往困难的气管插管史，病态肥胖，界限不清的颈部解剖、甲状腺肿大、颈部短粗，既往颈部手术史（尤其是气管切开术），颈部感染，面部或颈部外伤及骨折，颅骨牵引或已知的声门下狭窄。PDT 生理学上的禁忌证包括血流动力学不稳定，$FiO_2 > 0.60$，呼气末正压（PEEP）> 10 cm H_2O，或无法控制的凝血障碍。颈椎畸形，既往放射疗史、水肿或肿瘤也能使导管插管变得困难，增加并发症的风险。情况危急须行紧急气管切开术是 PDT 的一个绝对禁忌证。

PDT 的并发症包括损伤气管后壁造成气管食管瘘，损伤肺尖造成气胸，气管环破裂，喉返神经损伤，插入气管旁间隙、插管在气道中移位脱出，创口出血，创口周围蜂窝织炎，声门下或气管狭窄，或气管无名动脉瘘。导丝在操作过程中置入气管太深，有可能造成支气管痉挛或肺损伤。

术前准备 PDT 需要下述器械，包括支气管镜、药物、气管切开术器械套件和气管套管。既有单个扩张器械套件也有系列扩张器械套件，标准的或经皮气管切开术两者均可使用。放置之前，必须检查气管套管的气囊是否泄气，润滑好备用。建议术者准备一个器械清单，以方便事先准备关键的器械。

麻醉 三联用药方案中，药品包括镇静药、镇痛药和非去极化的肌松弛药。因为直接在气管上操作（尤其是在扩张过程中）会引起难以忍受的咳嗽，为防止意外刺破气管后壁，保持在气管穿刺，置入导管扩张穿刺入路及置入气管切开套管过程中，固定不动是十分重要的。对气管的直接操作（特别是在扩张气管时）容易诱发咳嗽，因此建议在麻醉下进行操作。

体位 在手术过程中，用垫肩使颈部尽最大可能后仰。颈部后仰将气管从纵隔中拉出，使颏部向后上移位，以暴露更大范围的颈前部。可触及的解剖标志见图 1 所示。然后在暴露的颈部进行常规消毒及铺敷。

手术准备 这个过程需要两位操作者：一位行气管切开术，第二位使用支气管镜，观察气管内情况及气管在体表的位置。识别和透视出第二到第四气管环之间的位置，在直视下确认气管插管的位置，这样能提高体表解剖标志不清楚患者的手术成功率。一位呼吸治疗医师保持气管内插管（ETT）的位置，并给予 100% 的纯氧通气。通过一个特殊的麻醉适配器将支气管镜放入气管来验证用作控制通气的气管内插管（ETT）放置水平是否正确（图 2）。皮肤已经消毒并铺好无菌敷料。

切口与暴露 气管切开应在第二和第四气管环之间。高于这个水平放置气管套管有可能造成第一气管环或环状软骨损伤，从而增加声门下狭窄或甲状腺峡部出血的风险。位置太低易造成气管无名动脉瘘。触诊找到环状软骨和胸骨上切迹之间的中点并做标记。局部浸润麻醉皮肤和皮下组织，深至气管内（图 3）。在环状软骨水平中线处行纵向皮肤切口，并向下延伸 1.0~1.5 cm。

准备行气管切开，须在可视化下显露第二或第三气管软骨环间隙。

手术过程 在支气管镜或体表透视的引导下，ETT 应该退回到预定穿刺点上方 1 cm 处。正常身高的成年人插管可以退回到距门齿约 17 cm 处。支气管镜能显示在触诊气管时的凹陷情况，以此确定气管切开的位置。用 17 号带护套的穿刺针，在中线位置向后近尾部穿刺（图 4）。套管针连接一个内有少量水的注射器，边进针边回抽，即可确定是否已穿透气管壁。支气管镜检查气管的穿刺点，以确保套管针穿刺点在中线针位置（图 4）。将管芯或针拔出，保留套管在气管内，通过套管放入 J 型导丝并将导丝向气管隆嵴方向送入（图 5）。拿掉套管后，将短 14 号 French 迷你扩张器沿导丝放入，以轻微旋转式进入，然后去除（图 6）。

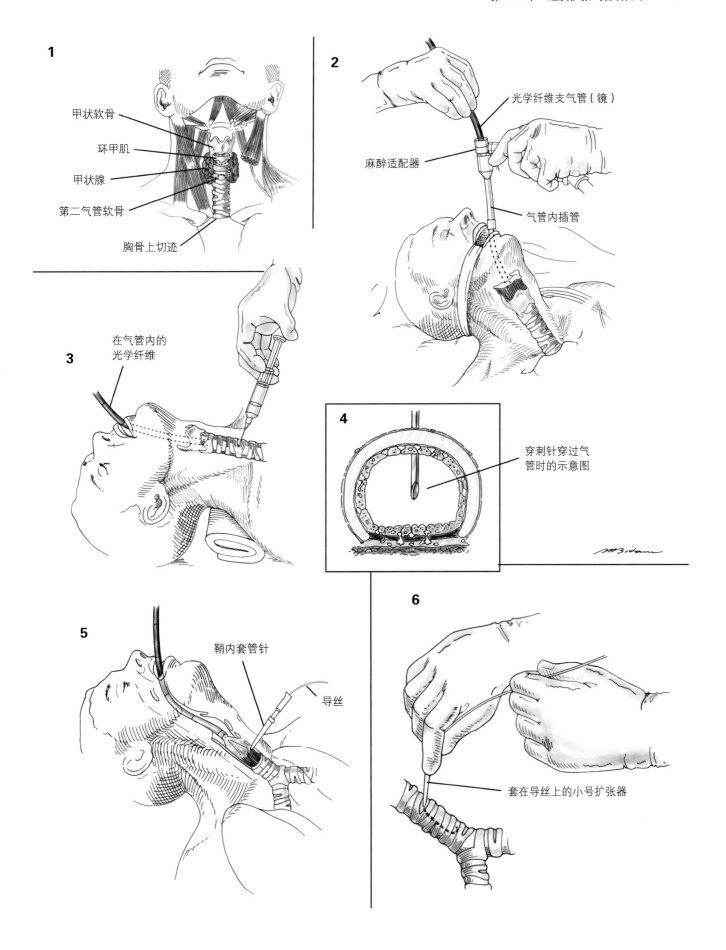

1

甲状软骨

环甲肌

甲状腺

第二气管软骨

胸骨上切迹

2

光学纤维支气管（镜）

麻醉适配器

气管内插管

3

在气管内的
光学纤维

4

穿刺针穿过气
管时的示意图

5

鞘内套管针

导丝

6

套在导丝上的小号扩张器

对于单扩张器系统，将扩张器的尾端浸泡在消毒液或生理盐水中，以活化表面的涂层。将扩张器滑动到导向导管的安全脊上，然后在支气管镜的监视下，使用 Seldinger 技术将扩张器套件套在导丝上进入气管。到达合适的深度后（扩张器上有标记），将扩张器来回进出数次以扩张通道（图 8）。对于多个扩张器系统，则通过更换较大级别的扩张器进行连续扩张（图 7 和图 8）。

然后将润滑过的气管套管（已装在扩张器 / 导向导管上）通过导丝推入气管（图 9）。去掉导丝和扩张器，将气管套管放置到位。气管套管的气囊充好气并将内套管插入。将呼吸机的管子或辅助袋装置从 ETT 上断开，连接到 PDT 管子上（图 10）。直到在支气管镜的直视下确认气管套管已经放置到位再去除 ETT（图 10）。

关闭切口　切口通常刚好能够容纳气管套管，因此并不需要关闭。用不可吸收缝线将气管套管的气囊固定在皮肤上，套管下敷以干燥的无菌纱布，并用绷带将其固定在原来的位置（图 11）。

术后管理　术后行胸部 X 线检查，确认气管套管的位置即评价是否存在气胸或纵隔气肿。在术后应立即将患者的床头调高 30 ~ 40°，并吸出血性分泌物。直到第一次更换气管套管前，不要去除气管套管的绑带及固定气囊的缝线。理想情况下，在窦道形成之前不应试图更换气管套管，因为窦道形成至少需要 7 ~ 10 d。如果在 PDT 术后 7 d 天内发生意外脱管，应该立即经口行气管插管，而不是试图通过切口处重新放入气管套管。当套管已放置 2 周或更长时间后可以轻松地通过成熟的窦道更换套管。建议给予气道湿化及经常行气管内吸痰，以免浓稠的分泌物堵塞气管套管。

（黄　堃 译　赵代伟 审校）

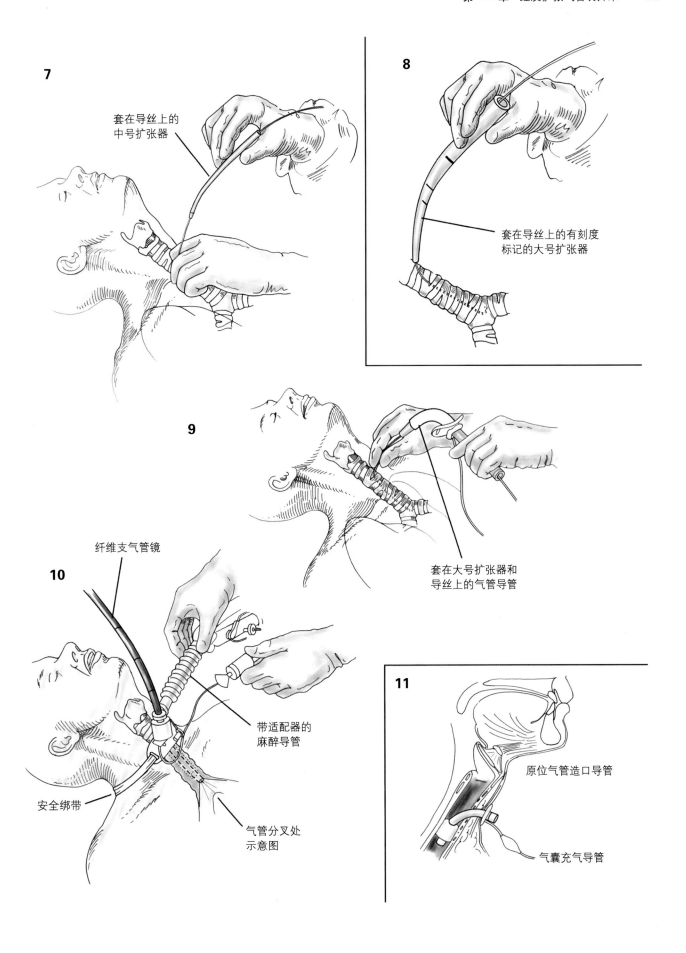

7

套在导丝上的中号扩张器

8

套在导丝上的有刻度标记的大号扩张器

9

套在大号扩张器和导丝上的气管导管

纤维支气管镜

10

带适配器的麻醉导管

安全绑带

气管分叉处示意图

11

原位气管造口导管

气囊充气导管

第122章

根治性颈清扫术

适应证 行根治性颈清扫术有两个主要适应证。第一是切除已明确有颈部转移的淋巴结，第二是切除有可能发生于颈部的隐匿性转移性病变。后者被称为"预防性颈清扫术"，用"选择性颈部廓清术"描述这一术式更合适。因为它的意图不是为了预防转移，而是为了切除隐匿性的转移淋巴结。

在进行根治性颈清扫术前，外科医生必须保证原发病灶能够被控制，无论是通过根治性颈淋巴结清扫术的同时整块切除，还是通过放射治疗。但是，行颈部转移性肿瘤的放射治疗必须局限于单个淋巴结或小范围的淋巴结，因为患者不能耐受根治性的外科手术加全颈部的放射治疗。淋巴结与周围组织粘连固定、侵犯邻近组织、双侧或对侧远处转移等均为本手术的相对禁忌证。总之，根治性淋巴结清扫对于手术耐受力尚可的有颈部转移的患者，仍是首选治疗手段。

原发灶不明的颈部转移性癌的患者，也应如原发肿瘤已得到控制的患者一样给予治疗。如果颈部转移灶的外科治疗延迟到原发肿瘤明显以后再进行，则会失去控制颈部转移灶的机会。

术前准备 评估患者的全身情况，并采取适当的措施以纠正异常的情况。口腔溃疡为潜在感染根源，术前应用大量的无刺激性溶液漱口（如稀释的过氧化氢溶液），能明显减少术后感染的危险。

有极少数患者因下咽部、食管颈段、喉部等原发恶性肿瘤造成严重的呼吸道梗阻或影响进食，术前须行气管切开或插管鼻饲。

麻醉 主要的考虑因素是保持呼吸道通畅，通气设备应允许头部自由活动，且方便与气管插管连接。

麻醉药物的选择因人而异。必须考虑到患者的个体需要和术中电灼的要求，首选气管内插管全身麻醉。

术中的并发症有颈动脉窦综合征、气胸和空气栓塞。颈动脉窦综合征表现为低血压、心动过缓和心律失常，通常可用局部麻醉药浸润颈动脉窦加以纠正。如果局麻无效，静脉注射硫酸阿托品通常可以控制该综合征。胸膜顶的损伤可引起气胸，可经第二前肋间行胸腔闭式引流治疗。

体位 患者取仰卧位。手术台头侧稍抬高以降低头颈部的血压，尤其是静脉血压，以减少出血。颈部弯曲置于头托的铰链部，以便头部可以按需求曲或伸。在肩下方放置一个小沙袋，在颌与肩保持同一水平面的同时使头和颈后伸。

术前准备 须用纱布帽完全盖住病人的头发，以避免污染手术野。患者在手术台上摆好正确的体位后，常规备皮。准备范围包括术侧的大部分面部、从自中线向后至对侧颈部胸锁乳突肌的颈部、前胸壁下至乳头。整个手术野周围用巾钳或缝线固定无菌巾。头颈部区域铺大治疗单。

切口与暴露 图文描述了根治性颈清扫术。根治性颈清扫术指的是切除所有上颌骨下缘至锁骨，胸骨舌骨肌外侧缘、舌骨及同侧二腹肌前腹至斜方肌前缘范围的颈部淋巴结群。但是现在大多数术者更倾向于采用改良根治性颈清扫术或功能性颈清扫术。

改良根治性颈清扫术指的是切除所有根治性颈清扫术常规切除的所有淋巴结，同时保留一个或多个非淋巴性结构（副神经、颈内静脉和胸锁乳突肌）。

术者站在手术侧。有多种手术切口供选择。图示切口可获得最清晰的解剖显露，但许多术者喜欢用两个近乎平行、中间有一广基底端皮桥的斜切口。最实用的切口是双三叉形改良切口（图1），该切口的皮瓣呈钝角型，其两角通过垂直的短切口连接起来。有些术者喜欢只做上部横切口，继续延至胸锁乳突肌边缘行垂直延长，再行 S 型延伸至锁骨，如图1中虚线所示。乳突至下颌中线下方的切口形成"Y"形切口的双上臂。斜方肌稍成弧形至颈中线的切口形成其下臂。此类型切口可以使颈区得到最好的暴露，同时又有较好的美容效果。形成的皮瓣应包括颈阔肌（图2）。多数情况下，如果皮瓣不含颈阔肌，常可导致创口愈合不良，皮肤与颈深部结构粘连而形成令人不适的瘢痕。将两侧的皮瓣向后翻，后瓣分离至斜方肌的前缘，前瓣分离至露出覆盖甲状腺的带状肌。分离上方皮瓣时必须小心注意保存面神经的下颌下缘支（图2）。面神经的这一分支支配下唇。大多数情况下，该神经在面动脉上方及颈阔肌下方的面静脉上方横过而能被辨认，通常与下颌骨下缘平行。偶尔，该神经的位置较高，在颈清扫术中无法暴露。故有人提出，保护该神经的方法是在下颌骨下缘至少1 cm 处找出面神经和面静脉（图2）。确认出神经后，将其牵开，把血管蒂的上端固定于颈阔肌予以覆盖。如果此部位有明显的或高度可疑的恶性肿瘤存在，要有意切断该神经分支。将下方皮瓣向下翻转以暴露锁骨上区。

手术过程 一旦4个皮瓣完成，即可定出下界。胸锁乳突肌于紧靠其锁骨及胸骨附着点的上方离断

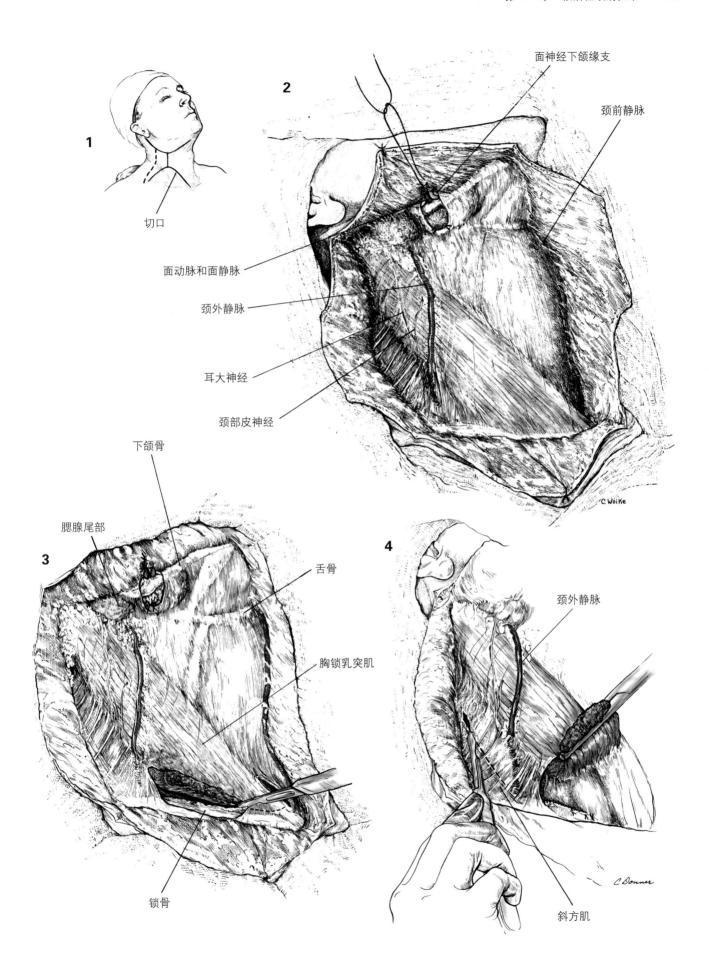

1

切口

2

面神经下颌缘支

颈前静脉

面动脉和面静脉

颈外静脉

耳大神经

颈部皮神经

3

下颌骨

腮腺尾部

舌骨

胸锁乳突肌

锁骨

4

颈外静脉

斜方肌

C. Woike

C. Donner

（图 3 ）。然后转向解剖颈外侧区。术者用锐性及钝性分离解剖暴露至斜方肌前缘（图 4 ）。

当手术靠近颈清扫的最后侧的下角时，见到的最重要的结构是颈外静脉，在后下角处结扎、并离断该静脉（图 5 ）。随后，清除颈外侧区全部疏松组织及淋巴组织。尽可能保留没有被肿瘤和转移的淋巴结累及的副神经。反之，如果副神经被肿瘤组织累及，无法清楚分离就必须切断（图 6 ）。沿锁骨上缘解剖，可清楚暴露肩胛舌骨肌的下腹及颈横动脉、颈横静脉（图 6 ）。切断肩胛舌骨肌下腹（图 7 ）以更好地显露深部肌肉及臂丛神经。可见到臂丛神经和颈内静脉之间的前斜角肌上的膈神经（图 8A ）。为

了避免膈神经相应部分的麻痹，该神经应予保留，除非它已被癌肿侵犯。膈神经位于前斜角肌上，先横断胸锁乳突肌的下端就很容易显露该神经。膈神经内侧即为颈内静脉（图 8A ），该血管位于颈动脉鞘内（图 8B ），将其游离（图 9 ），在其下端双重结扎，然后离断（图 10 ）。离断颈内静脉后，避开左侧胸导管，向下清扫至覆盖颈部深肌层的椎前筋膜。紧靠甲状腺带状肌的外侧切开气管前筋膜，定出颈下间隙的内界（图 11 ）。这样有利于显露颈总动脉，从而可沿动脉进行清扫。随着清扫外界的确定和颈总动脉的暴露，即开始自下而上，沿着颈底面或椎前筋膜进行清扫。

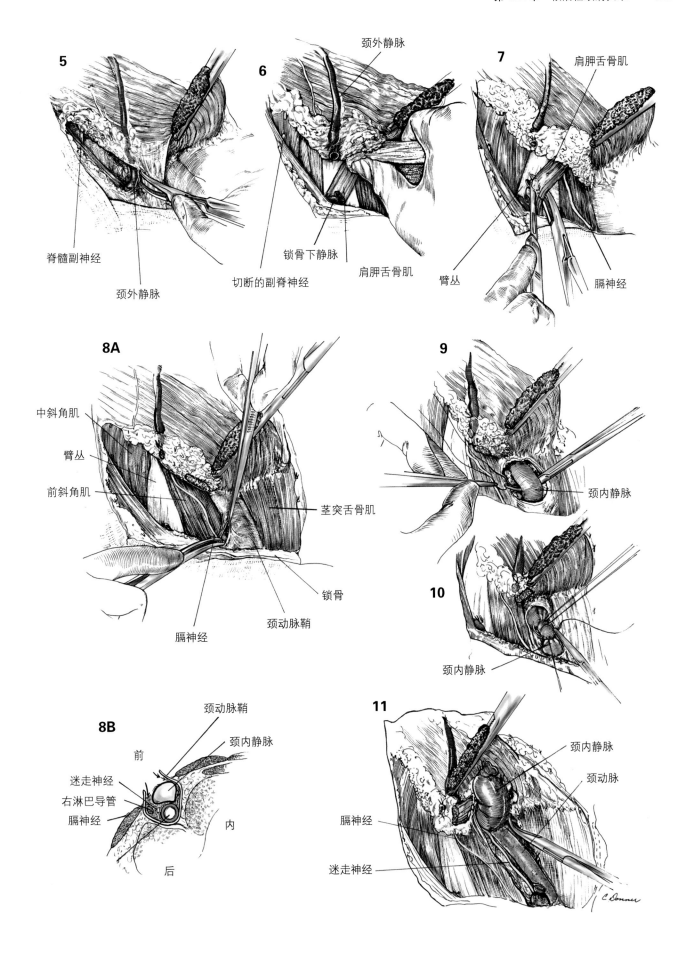

5 脊髓副神经
颈外静脉

6 颈外静脉
切断的副脊神经
锁骨下静脉
肩胛舌骨肌

7 肩胛舌骨肌
臂丛
膈神经

8A 中斜角肌
臂丛
前斜角肌
膈神经
颈动脉鞘
锁骨
茎突舌骨肌

8B 颈动脉鞘
颈内静脉
前
迷走神经
右淋巴导管
膈神经
内
后

9 颈内静脉

10 颈内静脉

11 颈内静脉
颈动脉
膈神经
迷走神经

向上清扫沿颈内静脉走行的颈部疏松组织及淋巴组织，并将颈内静脉连同所有结构一并向上翻转。完全清除颈动脉周围的所有疏松结缔组织，此清扫会不危及任何重要结构，因为迷走神经和颈总动脉均处于直视下，而其他重要的神经，即膈神经和臂丛神经也由椎前筋膜覆盖（图12）。继续向上显露，可见颈丛的分支穿过筋膜，在其穿出筋膜处予以离断。

清扫到此阶段，在前面可见甲状腺上静脉、喉上静脉和咽静脉的分支横穿过术野汇入颈静脉。在随后的清扫过程中可结扎这些静脉。看到甲状腺上动脉后，通常就能找到颈动脉分叉（图12），只要适当小心就能保留该血管。显露颈动脉叉后继续向上清扫，仔细暴露舌下神经，该神经在颈动脉叉上方1 cm左右横过颈内动脉、颈外动脉（图12）。术者应留意，

该神经会从二腹肌后腹的深部穿出，向前行进入下颌下三角中主颌下腺导管的下方。

辨清舌下神经后，将注意力转向显露颈部的颏下区。从颈中线切开筋膜（图13）。以利于显露二腹肌前腹和位于其下方的下颌舌骨肌。为了切除成串的颏下淋巴结，必须完全显露颏下间隙的二腹肌（图13和图14）。沿着二腹肌前腹自前向后暴露颌下腺，从前面将下颌下腺从其腺体床游离出来（图15）。可见舌神经位于下颌下间隙最上方（图16）。下颌下腺管位于此间隙的中部，舌下神经位于此区域的最下方（图16）。为了方便暴露，可用拉钩牵拉下颌下腺。这样，术者可看到下颌舌骨肌的后缘，并将其向前牵拉（图16），继而暴露三个重要结构：切神经、唾液腺导管和舌下神经。切断并结扎唾液腺管以便于切除颌下腺。

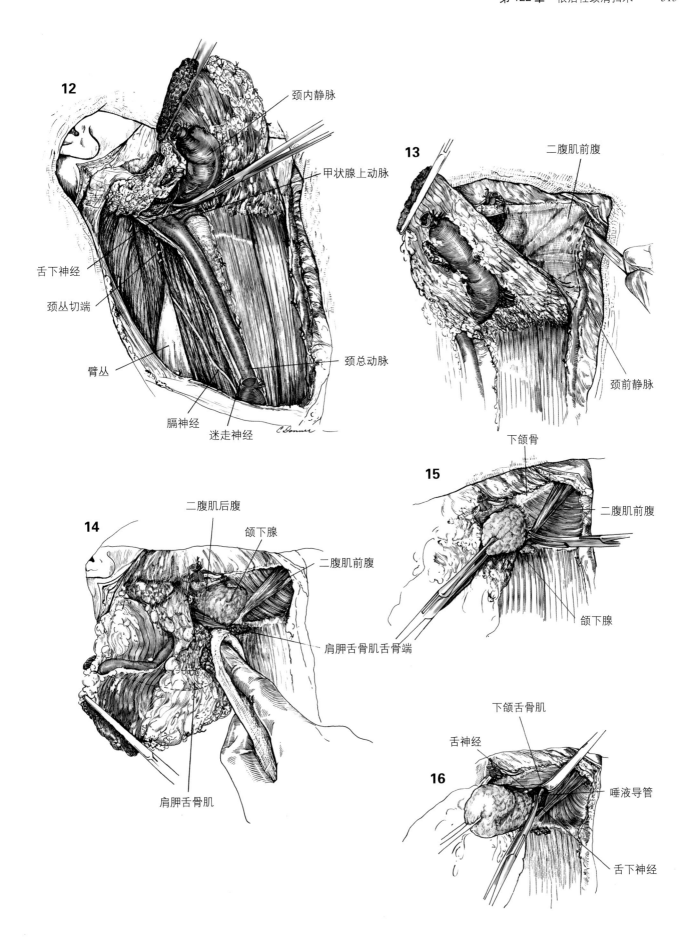

12

颈内静脉

甲状腺上动脉

舌下神经

颈丛切端

臂丛

膈神经

迷走神经

颈总动脉

13

二腹肌前腹

颈前静脉

14

二腹肌后腹

颌下腺

二腹肌前腹

肩胛舌骨肌舌骨端

肩胛舌骨肌

15

下颌骨

二腹肌前腹

颌下腺

16

下颌舌骨肌

舌神经

唾液导管

舌下神经

将肩胛舌骨肌的前腹从二腹肌的悬韧带处切断，显露二腹肌后腹后便可完成清扫（图 17）。把二腹肌后腹向上牵拉，显露颈内静脉并予钳夹、离断（图 18）。牵开二腹肌后腹也可完全显露舌下神经（图 18）。由于颈内淋巴链的上界是颈部转移癌最常见的区域之一，颈内静脉必须较高位钳夹。为确保其高位离断，应切除腮腺的尾部（图 19），至此切除整个手术标本。如果在颈淋巴链上部发现广泛的淋巴结受累，可以完全切断二腹肌后腹并随即将其完全切除以加强显露。在乳突部切断胸锁乳突肌完成清扫。

关闭切口　颈部整个创面妥善止血。用 4-0 缝线间断缝合颈阔肌。用 4-0 不吸收缝线皮下间断缝合皮肤。关闭颈阔肌及皮肤之前，在前后皮瓣下各置一硅橡胶引流管接闭式负压引流（图 20）。引流管的放置十分重要，可全部清除皮瓣下积液和消除清扫区域的无效腔。负压吸引器可以系在患者身上，以便于患者早期下床活动。这种引流管免除了笨重和不适的加压包扎。

术后管理　患者立即处于半坐位以降低颈部静脉压。给予 4~5 L/min 吸入氧气直到患者清醒。术后最紧急的危险是呼吸道阻塞，尤其是根治性颈部清扫术联合口腔内切除时。当根治性颈清扫术联合下颌骨部分切除或施行大的口腔内手术时，宜行选择性气管切开。如果未行气管切开，建议床旁备用无菌气管切开包。

另一早期并发症是出血。应经常观察伤口。只需要适度镇痛，因为手术部位已经切断了颈部的皮神经，局部失去感觉。由于存在呼吸道阻塞而窒息的危险，过度镇静是不明智的。

引流管通常在术后 4~5 d 拔除。

根治性颈部清扫术联合口腔内切除的患者应予鼻饲喂食。

（汤文丽 译　赵代伟 审校）

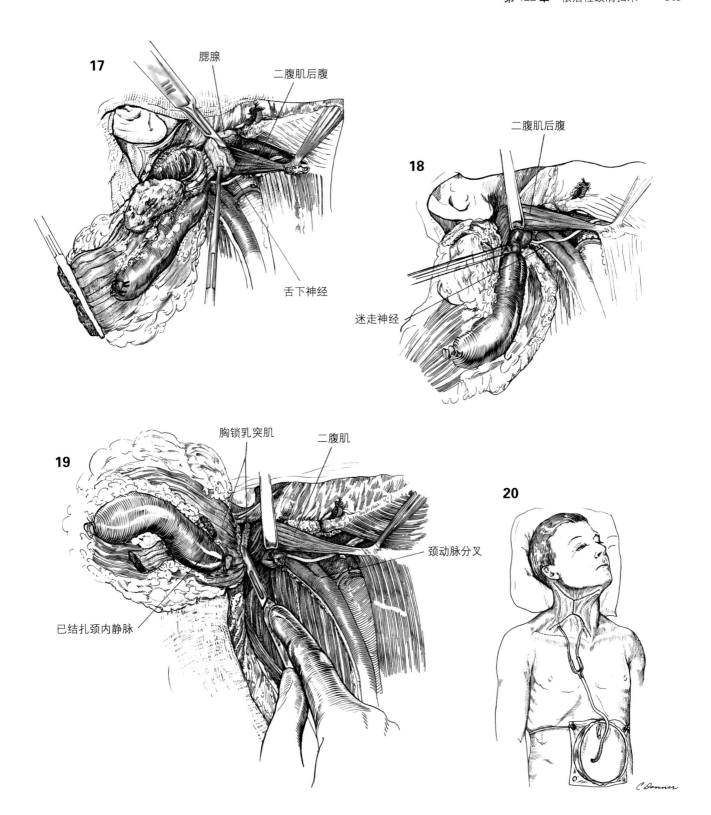

17

腮腺

二腹肌后腹

舌下神经

18

二腹肌后腹

迷走神经

19

胸锁乳突肌　二腹肌

已结扎颈内静脉

颈动脉分叉

20

适应证 Zenker憩室修补指征是出现食管部分梗阻、吞咽困难、窒息感，吞咽时疼痛或阵发性咳嗽并咳出误吸的来自于憩室内的液体。钡餐检查可明确诊断。憩室似口袋型，通过一狭颈悬于食管壁外。Zenker憩室疝是一种黏膜疝，在食管后壁中线上自咽下缩肌与环咽肌间的薄弱处疝出（图1）。憩室的颈部紧靠环咽肌之上，食管之后，通常在中线的左边突出。钡剂积聚在食管疝出的黏膜袋中。憩室修补是一个开放的术式，经口吻合器技术是不可行的。开放手术有利于完整切除憩室，复发率低。此外，它可切除组织后送病理检查，除外憩室癌。单用环咽肌切除术可以治疗小憩室，但不能应用内镜技术进行治疗。开放性手术的并发症是住院时间长、喉返神经损伤、下咽漏及纵隔感染等。

术前准备 术前几天患者应进全流质饮食，用消毒漱口液含漱，可以使用抗生素。

麻醉 宜用气管插管麻醉。气管内管导管的气囊充气后，可以防治来自憩室的物质误吸，如果全身麻醉禁忌，可在局麻或区域浸润麻醉下手术。

体位 患者采取半卧位，肩部可垫一折叠的床单。头部后仰卧成角（图2）。如果手术者认为需要时，下颌可转向右边。

手术准备 用松紧适合的纱帽或网织帽盖住患者头发，以免污染手术野。常规准备皮肤，沿胸锁乳突肌前缘以甲状软骨水平为中心画出切口线（图2）。用无菌透明塑料膜代替皮肤巾覆盖术区皮肤。再铺一条椭圆形开口的大消毒单。

切口与暴露 术者站在患者左侧。其应十分熟悉颈部的解剖，并了解颈丛的感觉支及颈横神经，在下颌角下方2~3cm处横切切口（图3）。术者用纱绵紧压胸锁乳突肌，第一助手同样压住对侧。沿胸锁乳突肌前缘切开皮肤、皮肤皮下组织及颈阔肌，皮下组织的出血点用止血钳止血并用4-0细线结扎。

手术过程 当接近切口上部时，术者要避免切断位于浅筋膜层内的颈横神经（图3）。沿胸锁乳突肌前缘切开其附着的筋膜，然后将该肌向外侧牵开。肩胛舌骨肌横过切口下部，在两把止血钳之间将其切断（图4），用2-0丝线结扎、止血，将肩胛舌骨肌下端牵向后侧，而上端牵向内侧。在创口的上部切开被覆于肩胛舌骨肌和带状肌的颈筋膜，显露甲状腺上动脉，于两钳之间切断并结扎（图4和图5）。包绕甲状腺、气管和食管的颈部筋膜向内进入颈内动脉鞘。钝性解剖显露咽和食管后壁，除非因炎症导致与周围组织粘连，通常情况下憩室容易辨认（图6和图7）。如果辨认憩室遇到困难，麻醉师可将一根橡胶或塑料导管插入憩室内，并向导管内注气体以扩张憩室。从周围结构中钝性或锐性游离出憩室的下端，辨认清楚颈部及食管的起始部（图6、图7）。要尤其注意将围绕憩室起始部的结缔组织全部切除，此区域必须清除干净，直至仅留下经咽下缩肌与其下方的环咽肌之间的肌壁缺损而突出的黏膜疝。必须小心勿切断可能位于憩室颈部两侧或更前方的、在气管食管沟内的两侧喉返神经（图7）。将触摸到的鼻胃管拉离食管颈部（图8），切开环咽肌（图8），这是手术的标准操作步骤，以缝合器来切除游离后的憩室（图10），然后用直线切割缝合器切除食管颈部憩室，小心不要引起食管管腔狭窄（图9）。缝合关闭咽下缩肌与其下方的环咽肌之间的肌壁缺损，用4-0缝线间断缝合肌层（图10）。

关闭切口 彻底冲洗切口后，仔细止血。可放置一个硅胶引流管闭式引流，间断缝合肩胛舌骨肌。用可吸收线缝合颈阔肌，4-0非吸收性缝线缝合皮下组织关闭皮肤切口。黏性胶带加强皮肤切口，切口外覆无菌纱布敷料，注意不要环绕颈部包扎。

术后管理 患者取半坐位，禁止经口进食。最初3天可经鼻胃管供给水和流食，以维持体液和电解质平衡。如果没有禁忌（如有过多的血性引流液体或者引流出唾液等），术后第2天拔出引流管。术后第2天或第3天拔出鼻胃管，患者开始进流食。根据耐受程度，逐渐增加饮食，术后第1天，可允许患者下床，带着夹闭的鼻胃管行走。根据污染程度可选用抗生素。

（高庆军 译　赵代伟 审校）

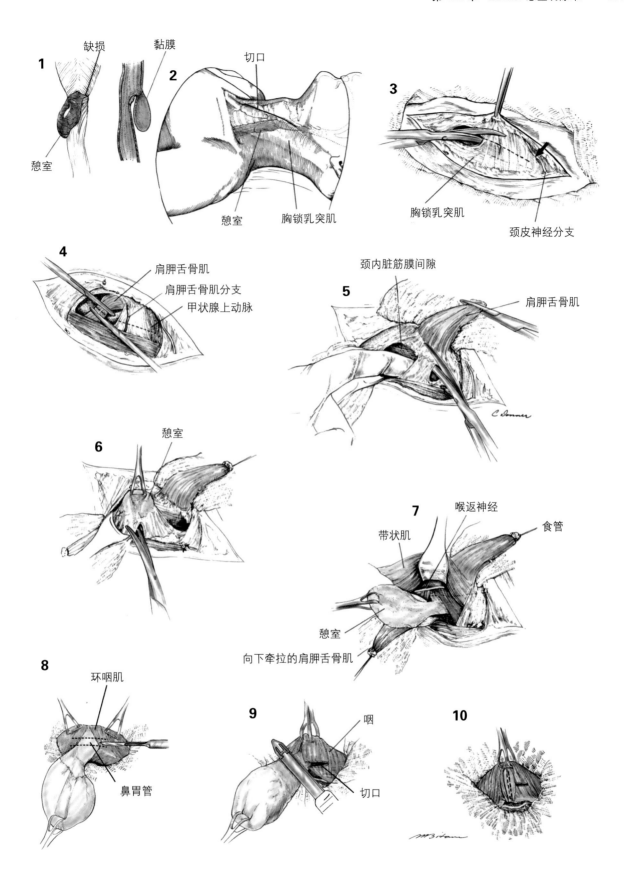

1　缺损　黏膜　憩室

2　切口　憩室　胸锁乳突肌

3　胸锁乳突肌　颈皮神经分支

4　肩胛舌骨肌　肩胛舌骨肌分支　甲状腺上动脉

5　颈内脏筋膜间隙　肩胛舌骨肌

6　憩室

7　喉返神经　食管　带状肌　憩室　向下牵拉的肩胛舌骨肌

8　环咽肌　鼻胃管

9　咽　切口

10

第124章 腮腺切除术、侧叶切除术

适应证 肿瘤是腮腺手术探查的最常见指征。好发于外侧叶，大多数为良性混合性肿瘤，所以治疗要广泛切除，包括其肿瘤边缘的正常组织，以防止局部复发。腮腺区域的探查必须包括仔细辨认面神经及其分支，以避免面神经麻痹这种严重并发症的发生。发现恶性肿瘤需要广泛切除时，如果面神经受累，则可能需要切除部分或全部神经。内侧叶的病变可能须行全腮腺切除术；探查内侧叶前先切除腮腺浅表部分，以辨认和保护面神经。

术前准备 接受腮腺手术的所有患者，手术之前都应告知可能会因面部神经功能丧失而导致的功能及容貌上的损害。男性患者应于手术当天清晨自行剃须；铺消毒巾前，术者要剪切患者耳周的头发。

麻醉 采用经口气管内麻醉，使用可弯曲的连接器，以便麻醉师可位于患者侧面，留给术者足够的空间。气管内插管使用短效肌松剂，便于术者在显露时通过直接刺激（轻柔的钳夹）来辨认运动神经。

体位 患者取仰卧位，面部转向病变部位对侧。头和颈部为轻度延伸位，且手术台头侧升高以降低头和颈部的静脉压。

手术准备 用清洁剂和消毒剂适当准备皮肤后，铺消毒巾，露出整个患侧的面部。

切开与暴露 紧靠耳前皮纹内切口，绕过耳垂部向上至耳后（图1），然后转向后至乳突，再平缓向下至颈上皮纹，颈上皮纹位于下颌骨下约2 cm处。应该保持患者的颈部伸展并且头部转向侧面时，面部皮肤被下拉向颈部，故切口应取在稍低的位置，当患者的头部转回到正常位置时，切口不至于到下颌骨上，在颊部本身不会有切口。通过锐性游离掀起颈-面部皮瓣，充分暴露肿瘤所在区域，皮瓣游离向上至咀嚼肌前缘。耳垂缝一牵引线，将其牵离手术视野（图2）。显露咀嚼肌腮腺筋膜，可以见到其被膜内的腮腺，其上部为耳软骨，后为胸锁乳突肌，内侧为二头肌后腹和茎突舌骨肌。

手术步骤 术者须清楚了解面神经的外科解剖。面神经主干从茎乳突孔穿出，向前并稍微向下走行于乳突和外耳道的膜部之间。其进入腺体后神经的主干通常分为颞面支和面颈支，偶尔会在进入腺体前分支。通常腮腺分为浅叶和深叶，神经在两叶间通过。浅叶和深叶的解剖界线并不清晰，为其分隔以神经位置为界，神经直接穿过腺体实质。在腮腺腺体下缘的颈面支又分为小的颈阔肌支或颈支，和下颌下缘支。后者走行于颈阔肌内，紧靠下颌骨水平支下方，分布于下唇。面神经的多数其他分支有许多交叉吻合，但下颌缘支没有；故若切断此神经分支必将导致下唇半侧麻痹。由于97%的情况下下颌缘支走行于面深静脉表层，因而容易显露。

颊、颧支起自腺体的前缘，有许多细小分支支配面部表情肌，包括眶周肌肉和上唇口周围肌肉。颧支向上方行走支配额肌。该支再生潜力较差，且无交叉吻合支；损伤后会导致额肌永久性瘫痪。

识别面神经最安全的方法是找出和显露其主干。在切口的下部找到胸锁乳突肌的前缘、下颌后静脉和耳大神经（图2和图3）。然后，从胸锁乳突肌前边缘游离腮腺包膜，并显露至软骨性外耳道的后下方和后方。

此处有几个标志可用于寻找面神经主干。将胸锁乳突肌向后牵开，腮腺向前牵拉，即见二腹肌后腹向上进入二腹肌沟（图4），神经位于其前面。上方的标志是耳道的膜部，神经位于距该软骨约5 mm处。利用这些标志以及感应电刺激器或用镊子轻微机械刺激，术者可以安全地找到面神经主干（图5）。如用机械刺激，则不要更紧地夹住神经组织，而应轻轻地夹一下组织，同时观察面部肌肉运动。如果用电神经刺激器，则必须规律地测试，以确定是否每次测试均有反应。最后标志是紧邻面神经主干外侧的耳后动脉分支。如果肿瘤的位置或体积过大导致面神经主干显露困难，则可从远端开始寻找。如前所述，下颌缘分支多数情况下位于颈后部静脉的浅表面。颊支紧贴于腮腺导管的上方，辨认该导管就可引导术者找到面神经的颊支。从远端到近端的解剖必须小心进行，因为该神经其他分支的连接点不像从相反方向进行解剖时那么容易显露。

有许多方法用于从面神经中游离出腮腺腺体。最安全的方法是止血钳-剪刀分离技术。通过用蚊式止血钳钝性分离，仅切断钳尖撑开所暴露的组织，这样术者即可保护神经（图6）。可以用钳子夹紧组织或缝牵引线来提拉腺体，找出面神经的两条主要分支。根据肿瘤的位置，沿着一支或所有主要分支向前解剖。由于大多数肿瘤位于外侧叶的下部，通常先游离腺体的上部（图7）。估计有中等量的出血，可用指压、电凝或结扎来控制。一旦肿瘤从面神经上游离出来，在

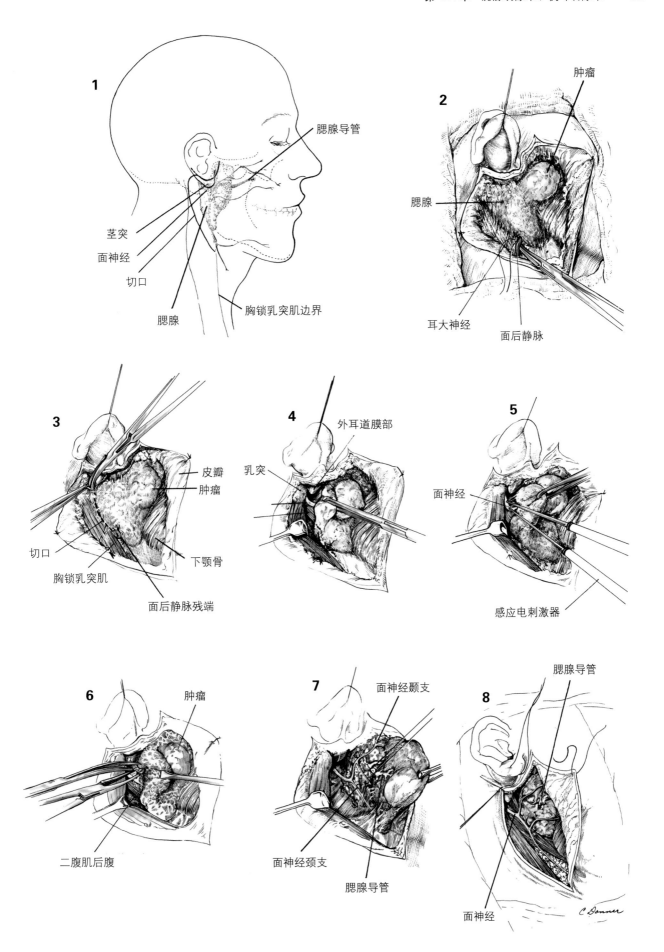

1

腮腺导管

茎突

面神经

切口

腮腺

胸锁乳突肌边界

2

肿瘤

腮腺

耳大神经

面后静脉

3

皮瓣

肿瘤

切口

胸锁乳突肌

下颚骨

面后静脉残端

4

外耳道膜部

乳突

5

面神经

感应电刺激器

6

肿瘤

二腹肌后腹

7

面神经颞支

面神经颈支

腮腺导管

8

腮腺导管

面神经

C Donner

腺的内前部即可见到腮腺导管（图 8 ）。如结扎主管，将导致内侧叶萎缩，故只能结扎外侧叶的支管。外侧叶切除后，腮腺峡部和内侧叶仍存留于面神经的深面。这些看似小岛状的腮腺组织仅占全部腮腺的 20%。在肿瘤与周围正常组织完全游离后，即可横断腺叶。

关闭切口　彻底冲洗伤口，并细致止血。置一有侧孔的硅胶闭式引流管，戳孔引出并连接到吸引器。用细的可吸收线缝合皮下组织，最好是用黏合贴关闭皮肤。

术后管理　面神经受到牵引可能发生暂时性面瘫，通常在数天至 1 周后消失。如果耳大神经在手术中被切断，其分布区域的感觉将永久消失。

（赵　雨 译　赵代伟 审校）

第十二部分

皮肤、软组织和乳腺

适应证 皮肤恶性黑色素瘤有明确的可以被清晰显示的淋巴引流途径，前哨淋巴结活检（sentinel lymph node dissection，SLND）是皮肤恶性黑色素瘤重要的临床分期手段。恶性黑色素瘤细胞很少出现跳跃转移，因此前哨淋巴结活检可以反映出黑色素瘤是否存在转移和播散，临床不能触及肿大的区域淋巴结是恶性黑色素瘤前哨淋巴结活检的适应证。肿瘤原发灶切除范围要达到肿瘤边缘 1 mm 以上，切除不足的话，存在创面不愈合或者有丝分裂数 /mm² ≥ 1 的风险，其他需要考虑的风险因素包括年龄、部位、Clark 浸润评分和性别。同时用放射性核素和染料进行前哨淋巴结活检可以非常准确地找到阳性淋巴结，方便病理科医生通过 HE 染色加上免疫组化重点检查那些最可能存在转移的淋巴结。最后，前哨淋巴结活检应该在原发病灶广泛切除前进行，特别在计划通过局部旋转皮瓣关闭创面时，这点尤其重要，因为产生的瘢痕将改变皮肤的淋巴引流方向。

术前准备 在图例中（图 1），病人背部中央皮肤的黑色素瘤被切除，这是一个分水岭区域——也就是说，淋巴引流可能流向腋窝或者腹股沟。因此，术前需要进行闪烁扫描确定肿瘤的淋巴引流去向。四肢和躯干病灶最常见的引流区域是腋窝和腹股沟，头颈部病灶引流到颈部或者锁骨上区域。其他部位包括旋髂深、下腹部、闭孔区、腘窝以及肱骨内上髁，分别接收来自腿和手臂的淋巴引流。最后，也有异位引流的可能。

注射部位皮肤和恶性黑色素瘤切口部位的皮肤必须没有活动性感染。放射性核素溶液的准备、核对以及监测必须由核医学工作人员协作完成。

术前数小时消毒皮肤后，在手术部位周围的皮肤皮下注射放射性核素溶液，注射可以由放射科医生完成，也可以让手术医生注射。商业化的人血清白蛋白或者锝 -99m 标记的硫胶体溶液是过滤和消毒好的。分别准备 4 管大约 100 μC 的锝 -99m 硫胶体和 0.1 ml 的生理盐水，总量为 400 μC。注射部位的皮肤消毒后，铺上一次性消毒巾，医生戴上手套进行注射。不需要大范围的放射性防护，但是注射部位和用具要用放射探测仪进行监测。戴好手套的医生将放射性核素注射在切口周围的皮下（图 2），局部清洗后，所有的一次性物品清点后以辐射安全方式处置。

用全身闪烁扫描仪确定淋巴引流的区域，手持式 γ 探测器用来寻找最热点区域，热点部位用不褪色墨水标记后，病人送至手术室。

麻醉 采用局麻加深度镇静或者全麻。

体位 患者取舒适的仰卧体位。如果计划做腋窝前哨淋巴结活检，那么手臂呈 90° 张开，放置在托手架上。如果要做背部肿瘤局部广泛切除，则可以采用侧卧位，这个体位也可以完成前哨淋巴结活检，手臂用无菌弹力绷带包扎后方便调整手臂角度进行腋窝淋巴结手术。如果计划做颈部淋巴结手术，则抬高手术床的头部，并将患者的头转向对侧。

手术准备 剃去毛发，常规备皮，消毒铺巾。外科医生在恶性黑色素瘤切口周围再次皮下注射 1～3 ml 的异硫蓝染料（图 3），局部按摩几分钟，可以看到皮下淡淡的蓝染淋巴管引流至前哨淋巴结的部位，图中所示的前哨淋巴结位于左侧腋窝内。通过无菌套包裹的手持式 γ 探头（图 4），医生确定体表标记处为最热点部位。在体表标记处切开一道约 5 cm 的横行小切口达皮下脂肪组织（图 5），将脂肪组织向两侧牵开，通过探头在热点区域内找到具有最大放射性读数的淋巴结（图 6）。

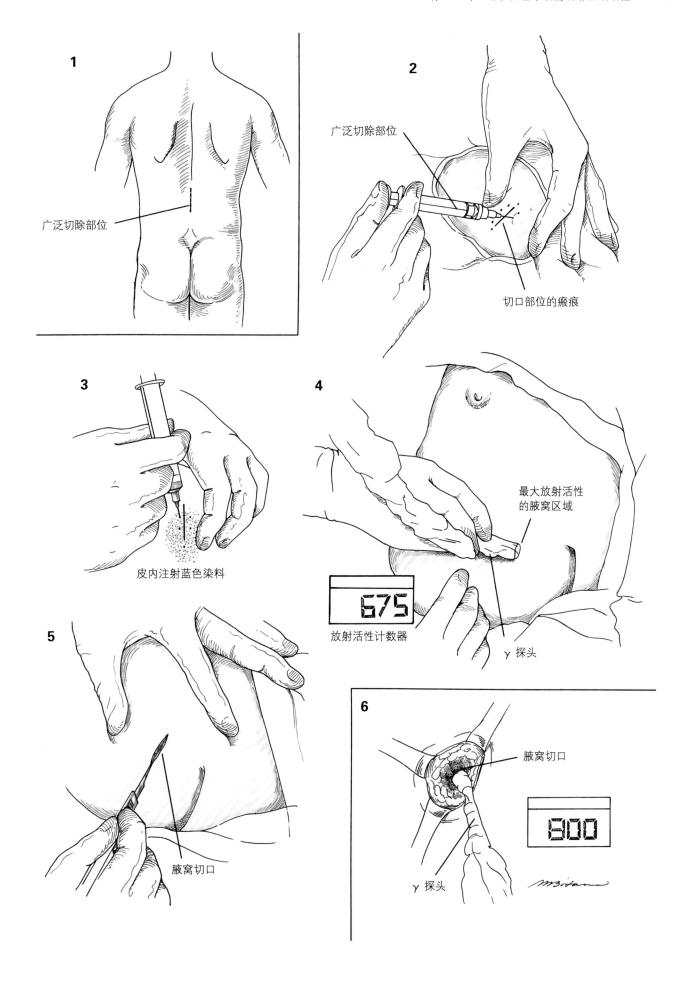

广泛切除部位

广泛切除部位

切口部位的瘢痕

皮内注射蓝色染料

最大放射活性
的腋窝区域

放射活性计数器

γ 探头

腋窝切口

腋窝切口

γ 探头

或许可以看到蓝色的淋巴管进入现在可以被触及的淋巴结中（图 7），这个淋巴结应该是蓝染的热点淋巴结。将这个淋巴结和其附近任何一个微弱蓝染或者有显著放射活性的临床可疑淋巴结一并取出（图 8）。显著放射活性指的是放射性计数在最热点淋巴结数值 10% 以上，或者超过腋窝组织本底计数 2~3 倍以上。通常可以发现 2~3 个临床可疑的淋巴结（图 9），因此取出的前哨淋巴结往往不止一个。继续用探头在腋窝组织中探测，确定没有遗漏热点区域和其他潜在的前哨淋巴结。图中探头显示的是腋窝组织的本底读数（图 9）。检查取出的淋巴群，将其中的淋巴结分离出来。主要的前哨淋巴结，应该是既蓝染又具有相当放射活性的那颗淋巴结（图 10A）。在图 10 中，B 和 C 淋巴结也被认为是前哨淋巴结，因为它们有显著的放射性读数。即使没有高的放射性活性，其他只要有蓝染的淋巴结也被认为是前哨淋巴结。最后通过肉眼和 γ 探测器检查手术部位，并仔细止血。

关闭切口　用 3-0 可吸收缝线间断缝合皮下组织和 Scarpa's 深筋膜组织，皮内缝合皮肤，皮肤粘贴条和干燥无菌敷料覆盖切口。可以用皮肤黏合剂来代替或者加强皮内缝合，而且如果用了皮肤黏合剂，可以不用覆盖敷料。

术后管理　大部分的病人可以在门诊手术室完成前哨淋巴结活检术。达到出院标准的话，患者可以回家。出院前给患者提供关于活动、出血和感染等注意事项的出院指导以及几片口服镇痛药。返院随访时，医生告知患者病理检查的结果，如果前哨淋巴结转移，患者可能需要行淋巴结清扫术。

（饶南燕 译　宋尔卫 审校）

7

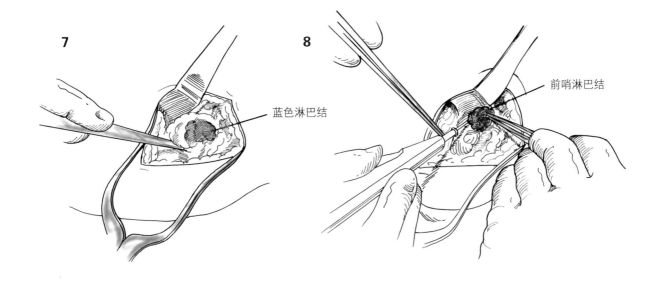

蓝色淋巴结

8

前哨淋巴结

9

淋巴结丛

淋巴结群

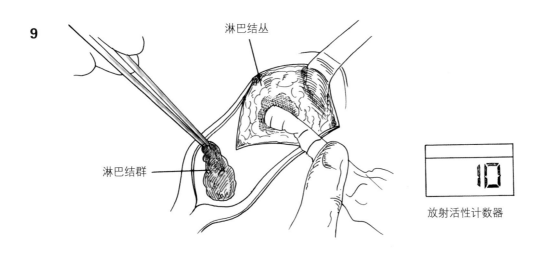

放射活性计数器

10

γ 探头

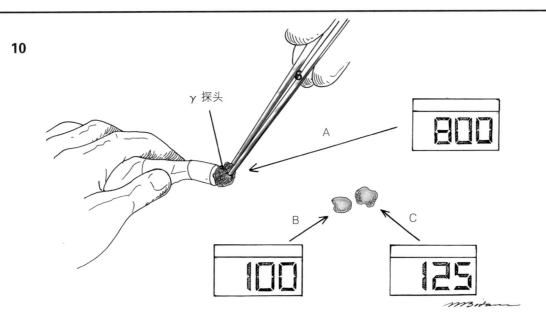

A. 解剖

图 1 和图 2 是乳房的局部解剖图。内乳动静脉的内侧穿支穿过胸大肌和前筋膜后为乳房提供血液供应，这是乳房的主要供血来源。乳房内侧的淋巴引流至胸腔内的内乳淋巴结，但是，内侧淋巴引流的变异情况很大；而乳房大部分的淋巴液引流到腋窝淋巴结，腋窝的第一站淋巴结可能出现在非典型的位置上，例如乳房外上象限近腋尾处，也可能在很低的外侧胸壁处。通过核素和染料定位技术可以确定这些淋巴结是否是哨兵淋巴结，这也是进行前哨淋巴结活检的好处之一。根据腋窝淋巴结与胸小肌的解剖关系，可以将其分为 3 个水平（图 2）。水平 I 是指胸小肌外侧的那些淋巴结，包括乳房外侧群、肩胛下群和腋窝外侧群。水平 II 是腋窝中央淋巴结，位于胸小肌的后方。水平 III 淋巴结包括锁骨下或者腋尖淋巴结，位于胸小肌的内侧或者上方，锁骨与腋静脉之间的腋窝顶端区域内。一般而言，水平 I 和水平 II 淋巴结是腋窝淋巴结清扫（axillary lymph node dissections, ALNDs）的范围，标准的 ALNDs 边界的内侧是胸壁（前锯肌），上方是腋静脉，后方是肩胛下肌、胸背和胸长神经，外侧是背阔肌。

手术时腋静脉是确定腋窝清扫上方界线的主要解剖结构，腋动脉（腋静脉后方、搏动）和臂丛神经（腋静脉上方、实心）可以被触及但不需要被显露，常常可以见到两条腋静脉或者一条非常大的长的胸静脉沿外侧胸壁纵行向下。胸背神经较深，在肩胛下肌表面，这是显露腋静脉后找到胸背神经的关键解剖标志。图 1 中显示的是两条肩胛下静脉，浅支已经被离断，显露出肩胛下静脉深支和相邻的肩胛下动脉，动脉很容易被错认为胸背神经。胸背神经在腋静脉的后方，肩胛下静脉深支的内侧，往往会与肩胛下静脉深支形成夹角，但与肩胛下动脉是平行的，轻轻地机械刺激胸背神经会引起肌肉收缩。

从胸壁各肋间垂直发出的是平行于腋静脉的具有感觉功能的肋间臂神经，其中一条或者数条肋间臂神经可能直接穿过在腋窝清扫时要被去除的脂肪组织和淋巴结，离断之后会导致腋窝后部和上臂内侧的感觉减退。相反，胸长神经沿前锯肌纵向走行，如果外科医生将前锯肌表面的腋窝脂肪和组织剥离干净的话，那么胸长神经将不在前锯肌的表面而是在胸小肌外侧

7 ~ 8 cm 深的腋窝脂肪中被发现。轻柔的机械刺激会引起前锯肌收缩。值得注意的还有胸长神经下行时往往向前拱起呈弓形。

B. 切除活检的乳房切口

活检的主要指征是临床体检或者影像学检查怀疑为恶性时。可触及的肿物或许可以通过细针抽吸取样（fine needle aspiration，FNA）进行细胞学的诊断，但是更准确的诊断是空芯针穿刺及病理检查。不对称的结节状态、结构性扭曲或者可疑的微小钙化等不适合经皮穿刺活检时，需要在导丝定位下进行切除活检。一般而言，计划进行的广泛切除活检应该包括病灶周围数毫米正常的腺体在内，以确保阴性边缘。病灶的位置决定切口的设计（图 3），如果可以的话尽量避免乳房内上象限的切口，因为这些部位的切口最为明显，而环乳晕或者乳房下皱壁切口具有最佳的美观效果。大多数部位都可以采用与皮肤 Langer's 线一致的弧形切口，但是有些外科医生喜欢放射状切口，尤其在乳房的内侧。切口应该设计在病灶的表面，尽可能小。因为大部分的导丝有足够的弹性，可以从皮肤和皮下脂肪拖到切口的位置，因此在导丝定位时，切口也不需要设计在导丝皮肤入口处。

C. 单纯或者全乳切除

适应证 全乳切除适合那些不能保乳的病人或者病人自己要求全乳切除，主要手术适应证包括那些肿物大而新辅助治疗后不缩小的患者（尤其当乳房较小时）、多中心病灶、局部复发风险高的老年患者。这种手术可来降低高危人群的乳腺癌发生风险。

术前准备 具体参见第 127 章。

麻醉 气管内插管全麻，插管时使用短效肌松剂。

体位 患者取舒适的平躺仰卧位，患侧手臂 90° 外展，最大程度暴露手术区域。

术前准备 术野常规备皮，消毒铺巾。

切口与暴露 在体表标记出包括乳头乳晕在内的水平椭圆形切口（图 4），用一根两端带扣的缝线测量，保证切口双边等长，切口缝合无张力。如果做即刻乳房重建，切口会有些变化，根据手术方式选择保留皮肤或者保留乳头乳晕的切口更为合适。

手术过程 手术刀片锐性切开皮肤达真皮层，明显的出血用细线结扎或者电凝止血。使用大的皮肤拉

1

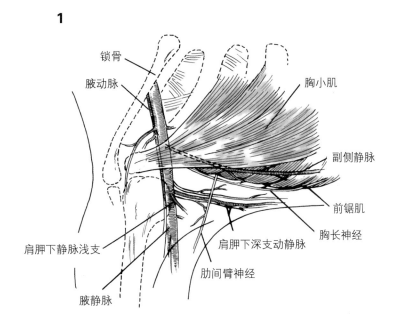

锁骨
腋动脉
胸小肌
副侧静脉
前锯肌
胸长神经
肩胛下静脉浅支
肩胛下深支动静脉
肋间臂神经
腋静脉

2

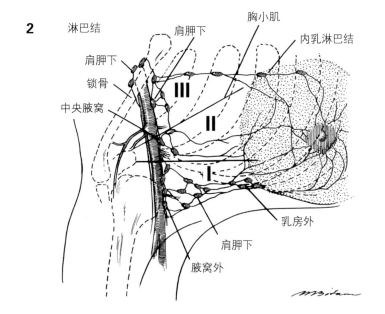

淋巴结
肩胛下
胸小肌
内乳淋巴结
肩胛下
锁骨
中央腋窝
III
II
I
乳房外
肩胛下
腋窝外

钩垂直向上牵拉皮瓣，这样可以为手术医生用刀片或者电刀分离皮瓣时提供对抗牵引。皮瓣向上分离至锁骨，向内到胸骨边缘，向下到肋弓近腹直肌前鞘止点处，这个范围实际上已经包括了全部的乳房腺体组织，外侧到胸大肌的外侧缘，留下腋窝脂肪和淋巴结单独做清扫。

筋膜下层分离将乳房从胸大肌表面剥离下来，从上往下更容易操作。分离到内侧时，乳房血管的内侧穿支用电凝或者细丝线结扎止血，将乳房从侧胸壁移去，最后留下腋窝的皮瓣。标本送病理检查，冲洗伤口并仔细止血。切口周围可以用长效局麻药浸润，这样病人可以更快苏醒并减少术后镇痛药的用量。放置 1~2 条闭式负压引流，另外戳孔引出体外，尼龙缝线妥善固定。真皮层用 3-0 可吸收缝线间断缝合，缝合须遵循逐次将切口一分为二的方式进行，可以在两边切口长度不均等时达到最好的缝合效果，最后用 4-0 可吸收缝线行皮内缝合，皮肤粘贴条和干燥的无菌敷料覆盖切口。有些医生更喜欢用皮肤黏合剂代替皮内缝合，这样做的话，皮肤粘贴条和敷料都不需要使用。

术后管理　术后患者手臂可以正常活动。一周之内是皮肤与胸大肌粘贴愈合的关键，应避免激烈运动，以免造成血肿和积液。每天引流量 <30 ml 时可以拔除引流管。

D. 乳腺癌改良根治术

椭圆形切口将更倾斜，长径朝向腋窝。全部的乳头乳晕复合体、病灶和活检的瘢痕都应该包括在这个椭圆形切口内。在不进行重建时，乳腺癌改良根治术的切口如图 5 所示。患者消毒铺巾后，用墨水标记出切口，两边等长，在切口缝合后不要有多余的皮肤，因此肥胖的患者或者大乳房的患者需要更长更宽的切口。相反，很有创意的切口或者仅仅在乳晕周围采用圆形切口并单曲线向外延伸到腋窝底部的逗号形切口是配合整形外科医生做即刻重建时用的（第 127 章，乳腺癌改良根治术），这个切口可以与另外一个独立的包括先前活检部位在内的椭圆形切口结合使用。

因为大部分的外科医生在肿瘤侵犯胸大肌时，会楔形全层切除其深面的一部分胸大肌，而不再切除全部的胸大肌，因此本书中不再包含乳腺癌根治术的内容。

（饶南燕 译　宋尔卫 审校）

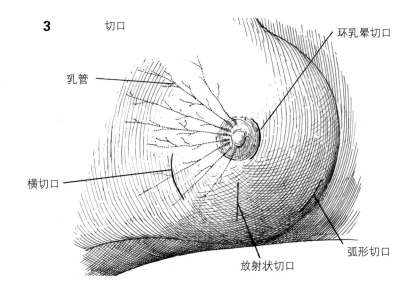

3   切口

乳管

横切口

环乳晕切口

放射状切口

弧形切口

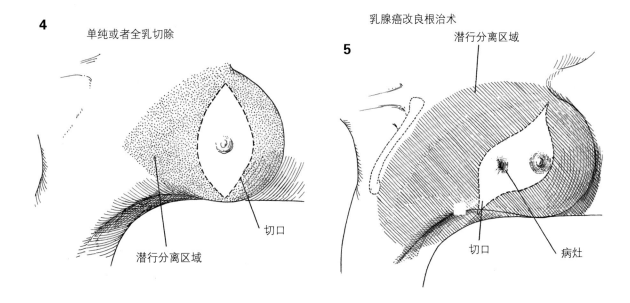

4   单纯或者全乳切除

潜行分离区域

切口

乳腺癌改良根治术

5   潜行分离区域

切口

病灶

第127章 乳腺癌改良根治术

适应证 过去的20多年里，众多的国际临床研究都显示乳腺癌患者在保乳术后进行辅助放疗、内分泌治疗和（或）化疗，生存期与乳腺癌改良根治术患者相当。随后，在某些情况下，保乳术成为主要手术方式，而乳腺癌改良根治术成为备选方式。新辅助治疗后残存较大的肿瘤（尤其在小乳房）、多中心肿瘤、患者个人意愿或者担心放疗并发症等是乳腺癌改良根治术的主要适应证。手术前，对侧乳腺应该进行体格检查和钼靶检查。对侧乳腺是否需要 MRI 检查仍存在争议。血液检查、影像扫描和钼靶检查是为了发现肺、肝或者骨的潜在的转移病灶。因为大部分病人是手术当天才来医院，因此常规的术前检查和血液评估需要提前在门诊完成。

术前准备 术前应该确定手术区域的皮肤是否存在感染征象，剃除体发和腋毛。有些医生会在术前注射一次抗生素，特别是当患者近期做过乳房肿物局部切除手术时。

麻醉 气管内插管全麻，插管时使用短效肌松剂，这样行腋窝淋巴结清扫时运动神经可以对刺激保持反应。

体位 患者尽量靠近手术台的医生侧。手臂以合适的角度外展于托手架上，便于消毒皮肤。有些医生偏好将手臂与手用无菌敷料包扎，这样在随后的腋窝清扫时可以方便地向上向内抬起手臂。

手术准备 使用外用消毒剂大范围消毒皮肤，这不仅仅包括患侧乳房，而是要超过胸骨、锁骨上区域、肩膀、腋窝、同侧的胸壁以及上腹部。向手术对侧轻微倾斜手术台可更好地暴露术野。手术布单妥善固定于手术区域皮肤的周围，手臂不固定，便于暴露腋窝时移动手臂。

切口与暴露 乳腺恶性肿瘤的诊断通常在乳腺癌改良根治术前通过 B 超或者钼靶引导下空芯针穿刺获得。如果事先没有通过活检得到恶性病变的报告，可以在术中切除肿瘤用快速冰冻切片的方法进行诊断。标本也要送去进行激素受体的检测和其他的免疫组化分析。任何情况下，活检时都不要伤及肿瘤深面的胸大肌，否则肌肉需要和标本一起做整块切除。活检后缝合关闭切口，丢弃掉所有用过的器械和手套。有些医生偏向于使用另外一个无菌台，重新消毒铺巾。改良根治术的切口为斜的椭圆形，可以设计一条短的延长线向

外上到腋窝，便于更好地暴露腋窝和更美观地缝合切口（图1）。椭圆形切口的横向部分包括乳头乳晕和适当的肿瘤外边缘。如果计划做重建，可以与整形外科医生商讨采用保留更多皮肤的小切口（图1，短划线），但是这个切口仍然应该包括整个乳头和活检部位外足够的边缘，切口外侧逗号形状的延伸线用于暴露腋窝。

因为切除的大体标本要包括大部分皮下组织在内，尤其在腋窝区域，所以手术开始时切开皮肤只到真皮层（图2）。需要仔细分离皮瓣，在分离过程中注意止血。良好的牵拉可以显现出乳腺组织和皮下脂肪之间的平面，在这个平面进行分离能够保证切除所有乳腺组织的同时保留皮肤的活力。皮瓣向上分离到锁骨水平，内侧到胸骨边缘，下方至肋缘和腹直肌鞘（当计划做重建时，有些医生喜欢分离到乳房下皱壁的水平），外侧至背阔肌的边缘。因为腋窝部位淋巴结和乳腺组织非常靠近皮肤，因此在腋窝部位要特别注意尽可能多地切除皮下脂肪。

从锁骨附近开始向下，在胸大肌筋膜下层面分离乳腺组织，越过胸骨中部，将胸大肌筋膜和乳腺组织一并切除（图3）。需要仔细将筋膜从胸大肌表面剥离，不要带任何肌肉。如果肿瘤已经穿破了胸大肌筋膜，那么就将受累的肌肉与乳腺组织一并整体切除，通常没有必要做切除全部胸大肌的乳腺癌根治术。手术时仔细钳夹并结扎从胸骨旁穿出的肋间动静脉的穿支血管。

向上牵拉腋窝部位的皮瓣，在胸大肌的边缘切开筋膜（图4），显露下方的胸小肌以及向上显露喙肱肌与胸小肌喙突止点处的结合部位。一般使用电刀进行分离，但要注意避开腋窝血管和神经，另外电凝也不适合用来控制肋间穿支血管的出血。切开腋静脉上方疏松的结缔组织，轻轻地显露肩胛下血管外侧的一小段腋静脉壁（图5）。

在胸小肌外缘切开胸锁筋膜后开始进行腋窝清扫，清除Ⅰ、Ⅱ水平的腋窝淋巴结，注意避开支配胸大肌的内侧和外侧神经。内侧神经之所以被称为内侧神经是因为它起源于臂丛神经的内侧丛，穿过胸小肌（60%）或者在胸小肌外侧（40%）绕过后支配胸大肌的下部（图6）。主要支配胸大肌的是外侧神经，其起源于臂丛神经，从胸小肌止点的内侧发出，紧靠胸肩峰动脉。

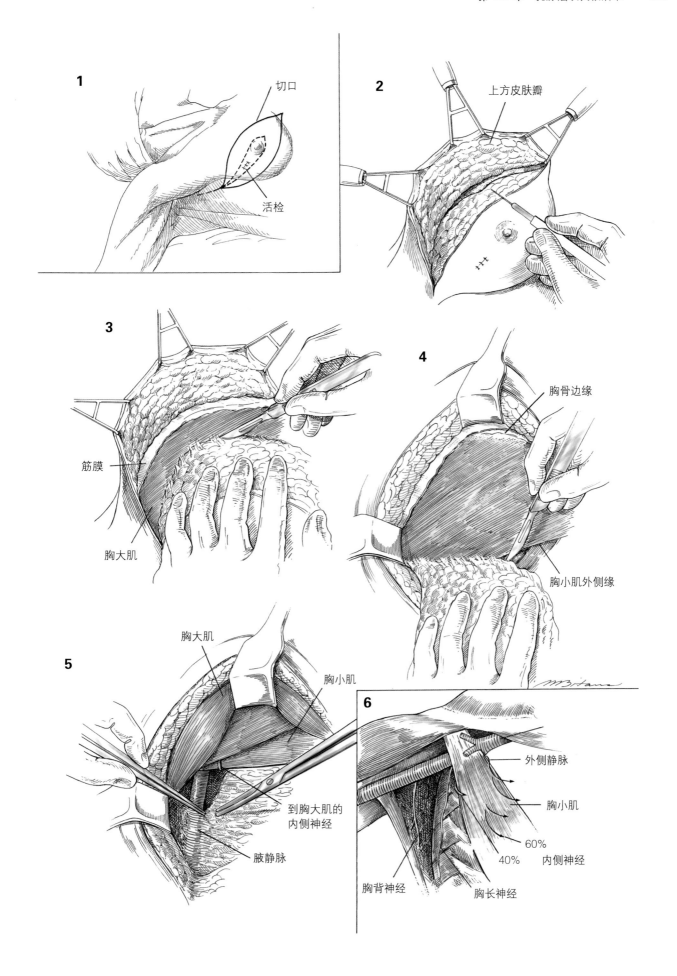

1 切口
活检

2 上方皮肤瓣

3 筋膜
胸大肌

4 胸骨边缘
胸小肌外侧缘

5 胸大肌
胸小肌
到胸大肌的
内侧神经
腋静脉

6 外侧静脉
胸小肌
60%
40% 内侧神经
胸背神经
胸长神经

手术过程　在胸小肌的外缘近喙突止点处切开筋膜，结扎进入腋静脉的数条静脉（图 7）。仔细寻找并保护支配胸大肌的内侧神经。胸骨附近和腋窝的血管最好采用结扎而不是电凝止血。

向上向内牵拉胸大肌、胸小肌，暴露腋窝顶部，分离腋静脉周围组织。有些医生为了更好地显露腋静脉的中段和腋窝淋巴结，会从胸小肌喙突止点处进行分离。

分离前锯肌表面的筋膜，将腋窝脂肪和淋巴结从胸壁和腋静脉上游离下来（图 8）。将无菌敷料包裹的手臂向上提起，可以更好地显露腋窝。应该在腋静脉的深部确定胸长神经，因为这条神经位于前锯肌表面的疏松筋膜组织中，有可能被提起离开前锯肌，因此需要仔细寻找并将其从需要清除的腋窝组织中分离出来。应该保持胸长神经的完整，一旦被离断，将导致"翼状肩"的发生。腋窝清扫时经常被切断的是横向走行的肋间臂神经，这是感觉神经，在第二肋骨的下方穿出，支配上臂内侧的皮肤感觉（第 129 章，图 5）。

将乳腺组织向外牵拉（图 9），分离并保留胸长神经和胸背神经。胸背神经与肩胛下深静脉及动脉毗邻。尽管离断胸背神经对背阔肌只有部分影响，但还是要避免切断胸背神经，除非肿瘤侵犯。

将标本从胸大肌表面（图 10）和腋窝悬韧带处分离，仔细结扎悬韧带中大的静脉和淋巴管。再次检查手术区域内结扎的出血点，确定两条主要神经没有被结扎，快速轻柔地刺激它们，如果出现肌肉的收缩，说明神经没有被离断。用生理盐水冲洗创面，最后检查没有活动性出血后缝合切口。放置两条闭式引流

管，通常从下方皮瓣的后方独立戳孔引出体位，一条导管放在腋窝，另外一条放在胸大肌前面引流来自皮下的渗液。用不可吸收缝线将引流管固定于皮肤上，接上负压引流系统（图 11）。

术后包扎非常重要，外科医生要花一些必要的时间和精力加压包扎，将皮肤瓣固定于腋窝和胸壁上。如果皮瓣薄，缺少皮下组织，那么要间断缝合皮肤。中等厚度的皮瓣可以用可吸收缝线间断皮下缝合。有些外科医生用细的可吸收缝线行皮内连续缝合，另外一些医生用皮肤黏合剂关闭切口。

皮肤用安息酊清洁干燥处理后，贴上无菌胶带。有些医生喜欢用大量的松散絮状纱布覆盖伤口，然后盖上敷料或者弹性绷带包扎处理，而另外一些医生用简单的纱布覆盖后穿上外科胸衣。

术后管理　如果有皮肤缝线的话，缝线在术后 3～5 天拆除，用"蝶翼"可粘贴胶带加固切口。每天引流液少于 30 ml 时拔除引流管。引流管的留置时间因人而异，短的数天到一周，长的可达一个月。抽吸积液可以在医生办公室内严格按照无菌操作完成。术后第一周鼓励正常使用患侧手臂，接下来的两周可以积极地进行肩部活动促进肩部功能全面康复。如果这段时间内上肢功能不能很好地恢复的话，可能需要物理康复治疗。要提醒病人尽量避免患肢外伤和感染（感染可能会导致急性弥漫性淋巴管炎），因此出现任何导致感染的损伤都要立即汇报。最后，即使最终的病理报告显示术后不需要其他治疗，患者也要建立一个终身随访的系统方案。

（饶南燕　译　宋尔卫　审校）

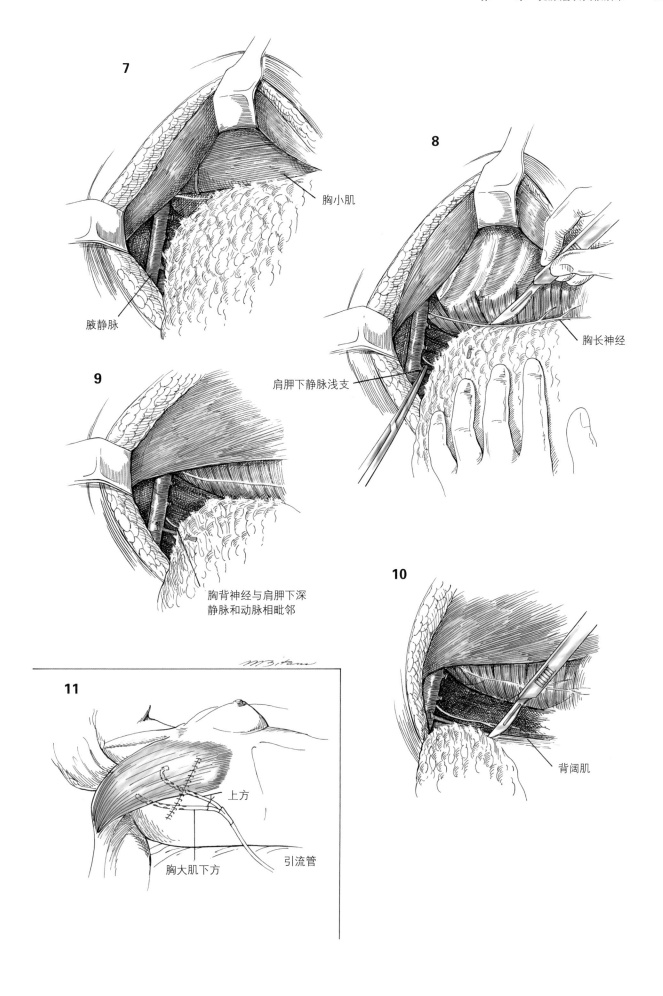

7

胸小肌

腋静脉

8

胸长神经

肩胛下静脉浅支

9

胸背神经与肩胛下深
静脉和动脉相毗邻

10

背阔肌

11

上方

胸大肌下方

引流管

适应证 临床腋窝淋巴结阴性、接受乳房切除术或者保乳术的乳腺癌患者是腋窝前哨淋巴结活检（axillary sentinel lymph node dissection，SLND）的适应人群。腋窝淋巴结中发现乳腺癌转移将改变临床分期，预测患者复发率和生存率，并且影响辅助化疗、内分泌治疗或者放疗的决策。标准的Ⅰ、Ⅱ水平的腋窝淋巴结清扫（axillary lymph node dissection，ALND）带来明显的术后并发症，其中患者最为担心的是终身淋巴水肿的发生机会。有经验的外科医生使用放射核素与染料相结合的方法进行SLND，与标准ALND相比，发现转移到淋巴结的相关性高达95%。大部分的患者可以找到至少1个前哨淋巴结，但也有小部分患者找不到前哨淋巴结，找不到前哨淋巴结的患者必须进行淋巴结清扫。另外SLND的假阴性率为3%～10%，也就是说，前哨淋巴结为阴性，但是在非前哨淋巴结中发现转移。与ALND相比，SLNB的优势在于并发症更少，而且能够在非传统的Ⅰ、Ⅱ水平淋巴结区域内找到前哨淋巴结。病理科可以通过HE染色和免疫组化方法重点检测找到的前哨淋巴结。如果前哨淋巴结中发现宏转移，那么将对辅助治疗决策产生影响，微转移（<2 mm）的意义还在研究中。SLND的禁忌证包括临床可扪及、怀疑转移的肿大淋巴结，以及改变了正常淋巴引流的乳房局部手术（例如乳房缩小术）等。以往做过腋窝手术可以考虑SLND，但是需要进行淋巴造影确定引流模式的改变，而且前哨淋巴结的检查率会比较低。

术前准备 腋窝和乳房活检部位的皮肤应该没有感染。放射性核素溶液的配制、运输以及药物注射后的监测必须在核医学科工作人员的协助下完成。

麻醉 因为有些病人要进行ALND，并可能同时完成乳房的手术，因此优先选择气管内插管全麻。大多数外科医生喜欢麻醉科医师在气管内插管时使用短效的肌松剂，这样在进行ALND时可以通过机械刺激辨识出运动神经。

体位 患者取舒适的仰卧位，手臂90°外展于托手板上（图1）。这种体位方便进行乳房和腋窝的手术。有些医师喜欢用无菌敷料包扎手臂和手，这样能够在随后腋窝清扫时将手臂向内向上移动。

手术准备 皮肤消毒后，医师在手术前大约90 min将放射性核素溶液注射到乳房内。商业化的锝-99m标记的硫胶体溶液用0.22 μm滤膜过滤后灭菌处理。注射放射性核素和染料的技术有多种，可以注射在（1）肿瘤或者活检腔的深面（图2）；（2）肿瘤或者活检瘢痕表面的皮下或者皮内；（3）乳头周围的乳晕真皮内。放射性核素的总剂量大约400 μC，不需要防护，但要用放射探测仪监测注射部位。乳房消毒铺巾，用长4 cm的25号针头在先前活检的切口上方、下方以及切口两端以局部浸润的方式注射（图2A），注意不要注射到活检腔内。清洗乳房，清点物品，废弃物用辐射安全方式处置。病人送至手术室，麻醉后，乳房、胸部和上肢常规消毒铺巾。

切口与暴露 在注射核素的相同部位注射3～5 ml 1%的异硫蓝染料（图3），局部按摩数分钟，皮下隐约可见到往腋窝方向走行的淡蓝色淋巴管。外科医生手持无菌套保护的γ探测仪，沿淋巴管方向追踪至腋窝找到具有最高核素计数的热点区域（图4）。当肿物或者活检部位位于乳房外上象限，由于注射部位的放射"闪耀"效应造成非常高的本底计数时，可能会导致核素热点区域寻找困难。弯头的γ探测仪在使用时有一定的优势，弯探头可以向内侧呈一定角度摆放，避开注射部位并指向腋窝方向。如果热点区域靠近腋毛区的底部，可以在热点上直接取一个横行的切口（图5），当切口向内侧延长时能够完成ALND。手术刀或者电刀切开1～2 cm厚的脂肪组织，手持探头在切口内找到读数最高的淋巴结（图6）。

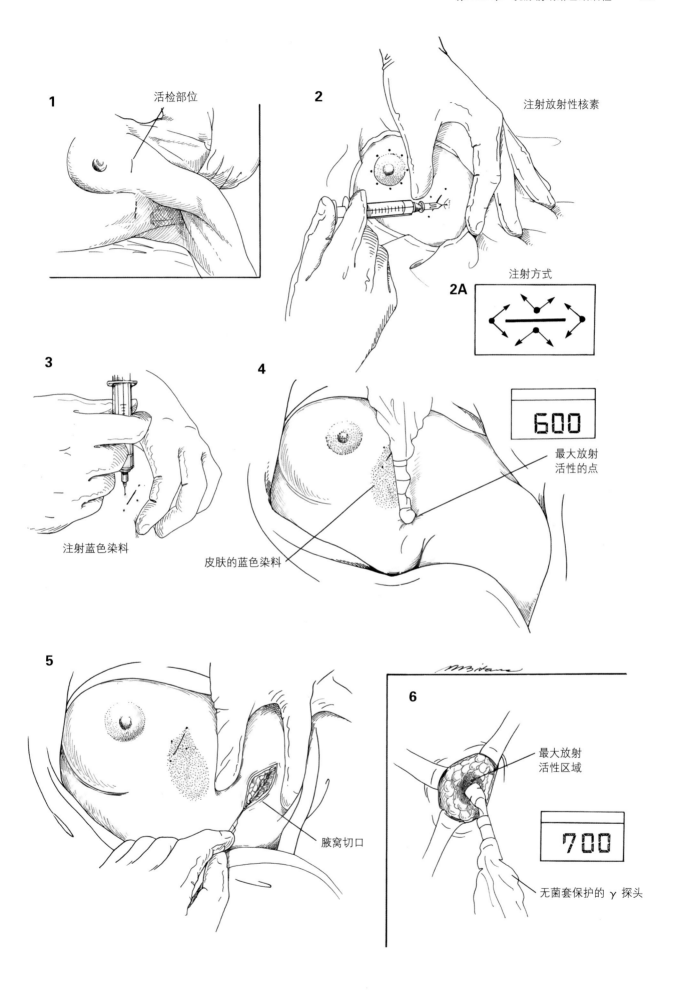

1 活检部位

2 注射放射性核素

2A 注射方式

3 注射蓝色染料

4 最大放射活性的点
皮肤的蓝色染料
600

5 腋窝切口

6 最大放射活性区域
700
无菌套保护的 γ 探头

手术过程　更深层次的解剖可以显露出引流到热点区域的蓝色淋巴管（图 7）并触摸到淋巴结，将这个淋巴结与邻近的其他蓝色或者有意义的热点淋巴结一并取出（图 8）。"有意义"定义为放射活性在最热点淋巴结读数的 10% 以上（或者腋窝组织本底读数 2~3 倍以上）。前哨淋巴结组织取出后，用 γ 探测仪在切口内探查寻找其他有显著放射活性的淋巴结。图 9 显示的是腋窝的本底读数，注意 γ 探测仪探头不要指向肿瘤或者示踪剂的注射部位。另外，腋窝内触及到的任何硬的或者可疑的淋巴结应该取出。

检查取出的淋巴结组织，将每个淋巴结单个拣出（图 10）。如图 10 所示，淋巴结 A 标记为主要前哨淋巴结，淋巴结 B 为前哨淋巴结，淋巴结 C 为非前哨淋巴结，因为淋巴结 C 的读数低于主要前哨淋巴结计数的 10% 而且不蓝染。

关闭切口　如果前哨淋巴结在低位腋窝区域内，需要细心止血避免血肿发生，还要考虑是否通过延长这个切口还是另外取新的切口进行 ALND。如果另取切口的话，可以缝合 SLNB 的活检切口，2-0 可吸收缝线间断缝合深层筋膜组织和皮下脂肪，4-0 可吸收缝线皮内缝合皮肤。

术后管理　大多数同时进行了 SLND 和 ALND 的患者应观察一晚，直到全麻反应消失。患者术后数小时可以恢复饮食并给予口服镇痛药。观察术后引流液的颜色和量，患者出院前拔除引流管或者当引流量每天 <30 ml 时拔管。

只进行 SLND 的患者通常在门诊手术室完成手术，术后数小时当麻醉清醒、生命体征平稳（达到了外科病房出院标准）后可以出院。

（饶南燕 译　宋尔卫 审校）

7

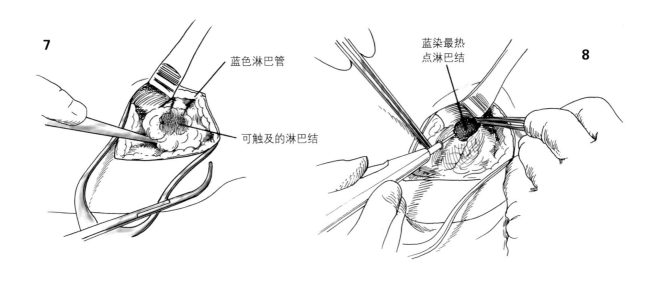

蓝色淋巴管

可触及的淋巴结

蓝染最热
点淋巴结

8

9

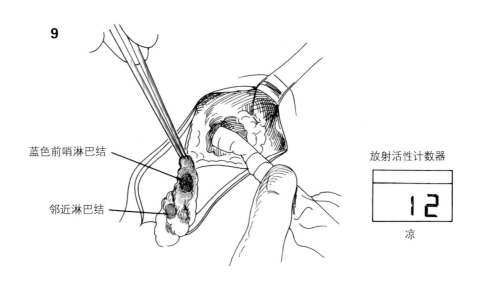

蓝色前哨淋巴结

邻近淋巴结

放射活性计数器

12

凉

10

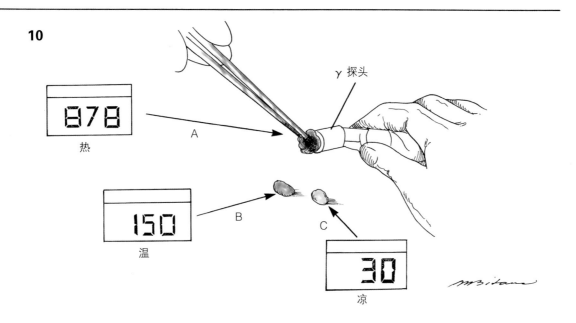

γ 探头

878

热

A

150

温

B

C

30

凉

适应证 乳腺癌或者恶性黑色素瘤伴有临床肿大的淋巴结时要进行腋窝淋巴结清扫；也是目前黑色素瘤和部分乳腺癌患者前哨淋巴结活检阳性的标准治疗术式；当乳腺癌前哨淋巴结活检失败时也应该考虑腋窝淋巴结清扫。

术前准备 检查腋窝部位皮肤是否存在感染，最好选择电动剃须刀剃去腋毛。大部分外科医生在术前会经胃肠道外用一次抗生素。

麻醉 气管内插管全麻。诱导时选择短效肌松剂，这样可以在手术过程中通过刺激反应识别运动神经。

体位 患者靠近手术侧手术台边平躺，手臂外展固定于托手架上。有些医师用无菌布包裹手臂，方便在术中自由移动手臂，以更好地暴露腋窝。

切口与暴露 病情不同，切口选择稍微有些不同。黑色素瘤选择横行切口，可以更容易地显露Ⅲ水平的腋窝淋巴结（图1），乳腺癌患者通常选择近腋毛区与皮肤皱褶一致的弧形切口。如果先前已经进行了前哨淋巴结活检，则前哨淋巴结活检的切口要予以切除。

手术过程 依次切开皮肤、皮下组织和胸锁筋膜，向内显露胸大肌，向外显露背阔肌。分离胸大肌的中段将肌肉向内牵拉（图2），显露胸肌间淋巴结，又称为Rotter's淋巴结，将其往外进行清扫。接下来显露出胸小肌，分离胸小肌的外侧缘，将胸小肌向内牵拉暴露出其深面的淋巴结。确定胸小肌内侧缘，找到其深面的腋静脉，在腋静脉下方清除胸壁与背阔肌之间的组织（图3）。对于乳腺癌，腋静脉是腋窝清扫的上界，但对于黑色素瘤，有些医师建议继续向上分离找到喙肱肌，仔细清扫掉臂丛周围的纤维脂肪组织，注意保留覆盖在臂丛表面的筋膜。

在清扫过程中，确定胸背动静脉神经束支（图4），通常在胸背束浅层有一支静脉需要离断并结扎，而包括了动静脉和神经的胸背束则被保留下来，但是当周围有大量固定的淋巴结时胸背束也可以被切断，影响不大。

一旦找到胸背束，就用花生米剥离子（Kitner）轻轻地将胸背束全程分离出来。在胸背束同一深度近胸壁处可以找到胸长神经（图4），保留该神经，损伤的话会导致"翼状肩"。

当胸长神经和胸背神经都已经确定下来，将胸大肌、胸小肌向内侧牵拉，而将包含淋巴结的纤维脂肪组织向外侧牵拉，分离前锯肌表面的筋膜组织，将腋窝的脂肪和淋巴结从胸壁上分离下来。常规清扫Ⅰ（胸小肌外侧）、Ⅱ（胸小肌深面）水平的淋巴结，如果临床可疑转移，可以将Ⅲ水平的淋巴结予以清扫（胸小肌内侧）。有些外科医师治疗黑色素瘤时常规会清扫到第Ⅲ水平的淋巴结。如果通过牵拉胸小肌腋窝不能充分暴露的话，可以切断胸小肌在胸壁和喙突的起止点，通过切除胸小肌暴露术野。如果手臂已经通过无菌敷料包扎的话，可以将手臂上抬方便手术操作。

手术过程中注意保护好运动神经。在清扫时能够看到一到数条肋间臂神经横向穿过腋窝组织（图5），这些是感觉神经，手术医师会根据个人习惯予以保留或者切断。如果切断，将导致腋窝部位和上臂内侧的麻木感，这种麻木感会一直存在，随着时间的推移，麻木的程度逐渐减弱。如果肋间臂神经保留的话，感觉神经支的回缩可能会导致暂时的烧灼感。烧灼感通常会慢慢消失。

将腋窝组织从腋窝底部——肩胛下肌处离断，向外到背阔肌处，将全部组织移出术野。轻轻钳夹两条运动神经，引起肌肉收缩，从而判断运动神经没有被切断。冲洗手术野，检查止血。

创面放置闭式引流管，另外戳孔引出体外，不可吸收缝线固定，接上闭式引流系统（图6）。

伤口分层缝合，有些医师用可吸收缝线缝合胸锁筋膜，3-0可吸收缝线缝合真皮深层。根据个人喜好，选择细的可吸收缝线皮下连续缝合皮肤或者使用皮肤黏合剂闭合切口。

术后管理 每天引流量少于30 ml时拔除引流管，积液用空针抽吸，鼓励引流管拔除后开始活动上肢。

物理治疗有利于提高肩部活动的范围。因为患侧上肢一旦受伤，就有可能造成淋巴管炎和淋巴水肿，因此要教育病人最大程度减少划伤或者感染的机会，如果一旦受伤，要立即汇报。要建立起终身随访的系统评价体系，帮助早期监测和处理淋巴水肿。

（饶南燕 译　宋尔卫 审校）

1

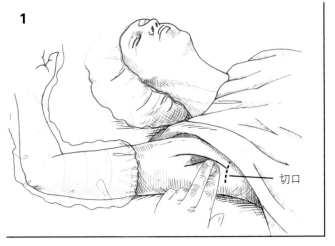

切口

2

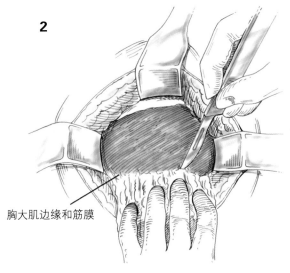

胸大肌边缘和筋膜

3

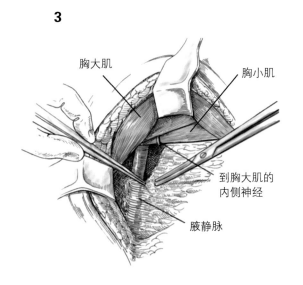

胸大肌

胸小肌

到胸大肌的
内侧神经

腋静脉

4

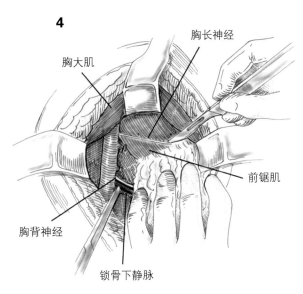

胸大肌

胸长神经

胸背神经

前锯肌

锁骨下静脉

6

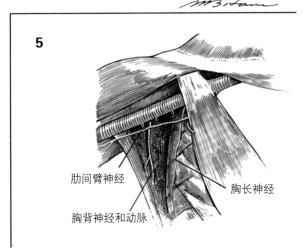

闭式引流管

5

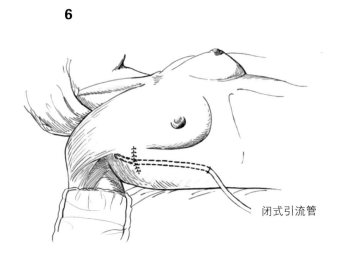

肋间臂神经

胸背神经和动脉

胸长神经

第130章 皮肤移植

适应证 全层皮肤丢失可以发生于烧伤、外伤、感染或者外科手术。当皮肤缺损发生后，不能通过直接缝合皮肤或者局部转移皮肤组织瓣修复时，若创面底部血运良好可以考虑皮肤移植。暴露的骨、关节、肌腱、血管或者其他重要的结构不适合植皮，而需要用其他的方法覆盖（带蒂或者游离皮瓣）。受区存在感染或者血供不良是皮肤移植的禁忌证。尽管无毛的皮肤移植可以为创面提供足够的覆盖，但是负重部位是皮肤移植的相对禁忌证。

皮肤移植可以分为断层皮片和全厚皮片移植（图1）。全厚皮片（full-thickness skin grafts，FTSGs）需要切取皮肤的全层，造成供区部位皮肤的缺损，这个缺损必须能够直接缝合关闭，或者敞开创面等待延期愈合，因此 FTSGs 不适合大范围缺损的修复。断层皮片（split-thickness skin grafts，STSGs）的厚度是可变的，由切取移植物中真皮的量决定。通常而言，移植皮片越薄，越容易在受区存活，供区表皮再生的速度也越快。汗腺和毛囊内的表皮细胞分裂并向表面迁移，覆盖受区的表面直到接触抑制停止成长。厚的移植皮片较少发生收缩和变形，因此美观效果较好。全厚皮片具有更好的美容效果，因此在美观部位，包括脸部和手部通常更多使用全厚皮片。

臀部和髋关节外侧有大量的真皮，这个部位可以提供大量所需的 STSGs（图2）。移植物切取得越薄，从供区获得的皮肤移植物数量就越多。通常不用正常着装时显露的部位作为供区。对脸部而言，皮肤颜色匹配是重要的美观因素，因此和脸部颜色匹配较好的锁骨上、颈部和头皮等部位是脸部缺损的主要供皮区。

术前准备 对烧伤病人来说，早期切除烧伤组织并植皮（2周内）可以减少瘢痕增生和挛缩的程度。对于所有进行植皮的病人，创面必须是清洁的，没有任何感染的征象。在植皮前可能需要多次清创和换药。负压敷料可以刺激肉芽组织生长，有助于创面准备。

麻醉 局麻可以用于小范围的切除和植皮，当皮肤移植范围大时通常使用全麻。

体位 患者的体位由手术的部位决定。由于手术涉及多个部位，有时需要不断地变换体位。低温是个严重的问题，因此手术中需要注意除了手术部位外，其他部位都应该遮盖好。如果可能的话，受区和供区应该在同一侧，这样患者有一侧身体没有伤口，可以提高患者的舒适度。

手术过程 获取 STSGs 时要用到各种器械，应根据患者的情况和医师的经验选择。切取 STSGs 最常用到电动取皮刀（图3），当然也可以用手动取皮刀切取头皮或者用手术刀片获得小的移植皮片。对于不规则的供区部位，皮下注射肿胀液可以增加组织的膨胀度，更容易获得需要移植的皮片。

电力和气动取皮刀

供区部位必须平坦坚实，常用的是背部和臀部。仔细检查刀片，插入取皮刀内，固定好。用移植物测量器设置并确定好皮片的宽度和厚度后（图3，图3A），在供区部位和取皮刀上抹上一层薄薄的矿物油，助手帮助固定并绷紧皮肤。当皮片掀起后，助手轻轻提起皮片的尾部以保持张力（图4）。开始时取皮刀贴紧皮肤，以大约 45° 角推进。一旦刀片进入皮肤数厘米后，压低取皮刀至 30° 角，向前推进刀片直到获得所需长度的皮片。适度的压力很重要，压力太大，得到的皮片会比预想的厚。如果需要移植的范围很大，例如大面积烧伤，取下的皮片可以放在植皮制网器上（图5和图6），以增加每个皮片的移植面积。大部分的应用实例表明，网格化超过 3:1 以上时，网格皮片制备困难，移植结果好坏参半。大部分网状植皮的比例是 1.5:1.0（图6A）。通常而言，网状植皮不适合脸部和手部。在植皮前，受区部位必须完全止血，喷上一层薄薄的纤维蛋白胶，然后将皮片小心地放在缺损处。移植的皮片对挤压伤非常敏感，因此尤其注意不能挤压。从边缘处修剪多余的皮肤，不要让皮片重叠于周围正常的皮肤上，用可吸收缝线将皮片间断缝合在周围正常的皮肤上（图7）。在包扎前，检查皮片下没有任何血块，皮片妥善加压包扎后，使用非黏性的纱布作为最外层敷料。如果需要加强包扎的效果，可以在移植皮片上铺上一层非黏性的油纱，在皮片和包扎棉之间形成一个阻挡层，然后安装好持续低负压的吸引装置（图8）。关节的固定对于预防关节附近移植皮片的移动非常重要，可以提高移植皮片的活力。然而，同时，在条件允许时应该鼓励病人下床活动，对于大部分植皮的病人并不强制要求严格卧床休息。

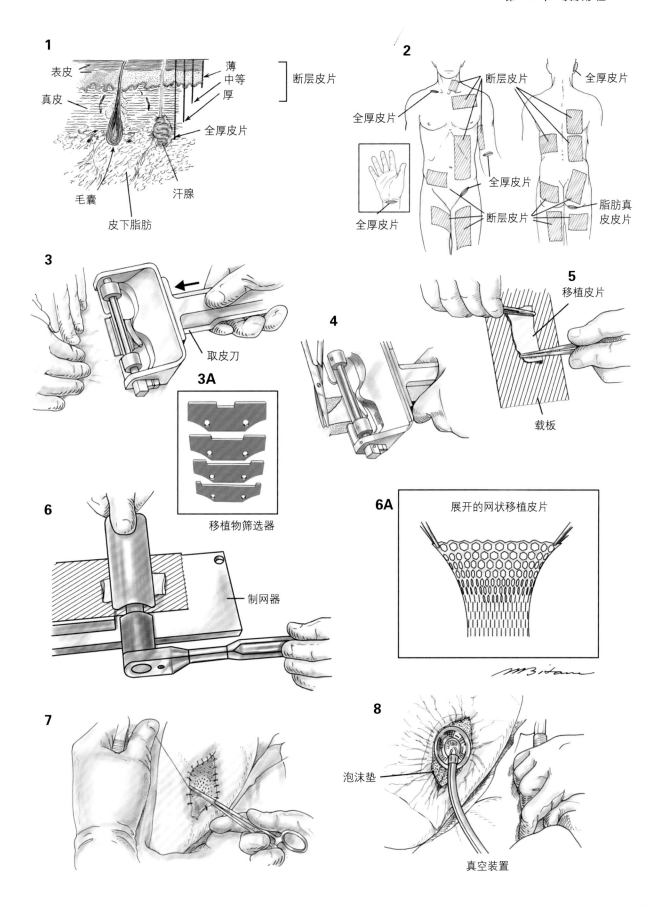

1
表皮
真皮
毛囊
汗腺
皮下脂肪
薄
中等
厚 } 断层皮片
全厚皮片

2
断层皮片
全厚皮片
全厚皮片
全厚皮片
断层皮片
全厚皮片
断层皮片
脂肪真皮皮片

3
取皮刀

3A
移植物筛选器

4

5
移植皮片
载板

6
制网器

6A
展开的网状移植皮片

7

8
泡沫垫
真空装置

供区的处理

供区的包扎有多种方法，可以使用含银的敷料。相反，也可以在供区表面盖上一层非黏性的纱布，然后用厚棉垫包扎。第二天，揭掉供区部位的外层敷料，留下与伤口相邻的内层纱布，等待其干燥，最好辅助使用红外线灯。供区皮肤表皮再生后内层纱布会自动脱落。

术后管理　更换敷料的频次因人而异。如果使用了负压包扎的话，3～5 天后换药。如果换药后皮片下出现了积液并不意味着皮片一定会坏死，划开积液表面的皮片让液体渗出，重新包扎固定 24～48 h。当皮片完全愈合后，每天使用保湿霜可以防止皮片萎缩，增加皮肤柔韧性。供区部位 8～14 天可以愈合，如果需要的话，可以再次取皮。

（饶南燕　译　　宋尔卫　审校）

第十三部分
血　管

第131章 颈动脉内膜剥脱术

适应证 颈动脉内膜剥脱术可作为血管疾病患者预防卒中的手段。手术的适应证各异，其中短暂性脑缺血是最重要的适应证。当脑缺血的症状呈短暂、间歇性发作且可自行缓解时，手术解除颈动脉狭窄有良好效果。既往有卒中病史的患者如果出现新发的相关症状，也可以考虑接受该手术。轻度颅内血管狭窄合并严重的近端颈动脉狭窄病变也是颈动脉内膜剥脱术的适应证。综上所述，颈动脉内膜剥脱术的两个主要适应证为无症状的重度颈动脉狭窄和短暂性脑缺血发作。

多普勒超声、MRA 或 CTA 均可用以显示主动脉弓、颈动脉及椎动脉的解剖形态，提示不同位置的狭窄病变以及侧支代偿情况。颈内动脉完全闭塞的患者进行外科手术的疗效甚微，对于慢性闭塞性病变不推荐施行颈动脉内膜剥脱术，应向患者及家属充分告知术后脑损伤加重或并发偏瘫的手术风险。

手术前应系统评估心血管系统尤其是冠状动脉条件，控制血糖等危险因素。一侧颈动脉狭窄合并对侧颈动脉闭塞的患者发生卒中的风险较大，但不建议同期行双侧颈动脉内膜剥脱手术，因为同期手术并发症的发生率明显增高。双侧颈动脉病变应分期施行手术，时间间隔至少为一周。急性卒中患者应延迟手术时机至 4~6 周以后，但越来越多的证据支持具有特定影像学表现的病例亦可早期手术干预。

体位 取仰卧位，头部轻度后仰并转向对侧。

术前准备 常规消毒，铺手术巾，充分显露术区—上至乳突、下至胸骨柄及锁骨、前至下颌角、后至斜方肌。

切口与暴露 在胸锁乳突肌前缘做切口，自乳突至胸锁关节上三分之二的长度（图1），切开颈阔肌显露胸锁乳突肌前缘，向外侧牵拉暴露颈动脉鞘。注意避免切口上缘过于靠前，防止损伤走行于下颌骨水平部的面神经下颌缘支而致下唇麻痹。切口上端注意辨别并保留耳大神经及颈丛神经的感觉纤维。这些神经一旦受损会出现耳垂及下颌角的感觉功能障碍。自动牵开器协助充分暴露术野。根据手术操作范围，按需离断或向下牵拉肩胛舌骨肌以显露颈总动脉。

手术过程 熟记颈部解剖结构，避免游离过程中损伤邻近颅神经（图2）。损伤位于颈动脉鞘内后方走行的迷走神经会导致声带麻痹。注意识别横行通过颈动脉分叉上方 1~2 cm 的舌下神经，损伤后可导致伸舌偏斜、吞咽困难。舌下神经袢跨越颈内动脉向下方走行支配带状肌，必要时可离断舌下神经袢，轻轻向上方牵拉舌下神经以充分显露颈内动脉远端，离断后不至出现严重并发症。颈动脉体位于颈动脉分叉部位，游离时局部注射 1% 利多卡因可有效预防低血压、心动过缓等心血管事件的发生。面神经位于切口头侧，应避免将其暴露于术野（图2）。

切断结扎面静脉，显露颈动脉分叉（图3），纵行剖开颈动脉鞘。血管套带绕颈总动脉近心端及颈外动脉以便阻断。血管套或 2-0 丝线双重套绕甲状腺上动脉阻断血流。环周游离颈内动脉至斑块以远 1 cm 处并套带，注意游离过程中轻柔操作，避免斑块脱落引发栓塞。

术中如果需要应用转流管，应先连接备好反流压监测装置（传感器、延长管、22 号穿刺针）。测反流压前用盐水仔细冲洗，排净系统内的气体、碎屑。阻断颈外动脉及颈总动脉，用穿刺针穿刺近分叉处颈动脉，记录反流压（图4）。如反流压高于 40~50 mmHg，表示颅内动脉侧支循环丰富，发生脑血管事件的风险较低。测反流压时，注意防止长段病变或溃疡病变处斑块脱落。部分术者依据脑电图连续监测的结果了解颅内动脉侧支代偿情况，判断是否需要应用颈动脉内转流管；有部分术者术中常规应用转流管；另有医师主张均不行转流，同样可获得良好的效果。

麻醉医师与术者沟通后，静脉注射适当剂量肝素。"狗头钳"依次阻断颈内动脉、颈外动脉及颈总动脉。于分叉下方切开颈动脉前壁，Potts 剪向近、远心端延长切口，显露拟行内膜剥脱的病变段（图5）。要点：动脉切口应超越远心端动脉硬化斑块，直视下尽可能充分剥离内膜斑块。剖开动脉后，自裂隙处剥离增厚的斑块、内膜及中层结构，最后如箭头所示缝合外膜及外弹力层，关闭动脉切口（图6）。

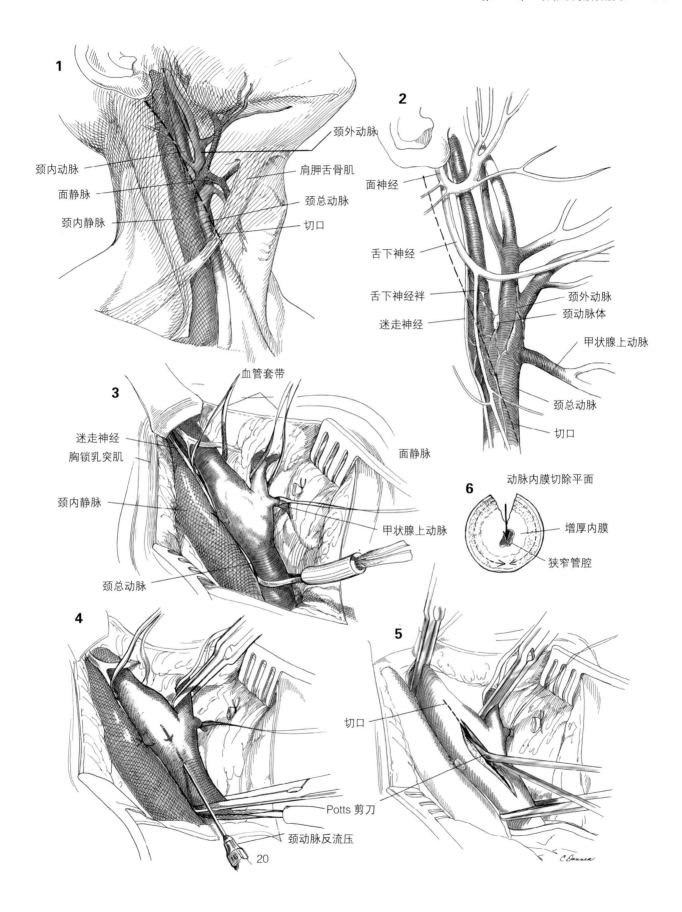

1

颈外动脉

颈内动脉

面静脉

颈内静脉

肩胛舌骨肌

颈总动脉

切口

2

面神经

舌下神经

舌下神经袢

迷走神经

颈外动脉

颈动脉体

甲状腺上动脉

颈总动脉

切口

3

血管套带

迷走神经

胸锁乳突肌

颈内静脉

颈总动脉

面静脉

甲状腺上动脉

6

动脉内膜切除平面

增厚内膜

狭窄管腔

4

Potts 剪刀

颈动脉反流压

5

切口

20

　　应用 Pruitt-Inahara 转流器行颈动脉转流前需要冲洗排气。转流管注水口处注入肝素盐水，以血管钳钳夹其近、远心端转流管。先将转流管远端插入颈内动脉，轻轻打起球囊隔绝转流管周边的反流血（图7）。开放远端血管钳，转流管远侧支内血流充盈并通过注水口排气后，再次阻断颈内动脉远端。将转流管近侧支插入颈总动脉，轻轻打起球囊隔绝管周的前向血流（图 8 和图 9）。避免球囊过度扩张导致内膜撕裂或球囊脱出阻塞远心端血流。开放近端血管阻断钳，转流管近侧支内血流充盈并通过注水口排气。再一次将转流管内气体彻底排净后，去除阻断钳，恢复颈动脉血流灌注。多普勒超声探头检查转流管内血流无异常后，开始内膜切除操作。经验丰富的术者通过合理的步骤，可将放置转流管的操作时间控制在 60～90 s 内。

　　应用 Freer 剥离子、钝头刮匙或蚊式血管钳自颈总动脉远端开始内膜剥脱。确认血管中层与外膜之间的剥离平面，确保内膜剥除后动脉内壁平滑、完整（图 10）。

　　可在钝头直角钳协助下（图 11），继续小心轻柔地将斑块环周掀起，Potts 剪于近心端离断斑块，显露原始管腔。同样的剥离平面内，向颈动脉远心端继续动脉内膜剥脱的操作。此操作最为重要的是：硬化斑块远端的内膜切除断面应呈精致的"羽尾"状（指平缓过渡），不可有骤然凸起甚至活瓣形成，因为这种技术缺陷会导致夹层形成甚至继发血栓形成，最终可能导致重大神经系统并发症。以外翻式内膜剥脱方式去除颈外动脉开口处的斑块（图 12）。用镊子仔细将动脉腔内残余的碎屑完全清除。亦可用 Kittner 海绵清理管腔碎屑。用肝素盐水冲洗创面，清理血凝块。颈内动脉远心端冲水过程中可使内膜片漂起，此时应予内膜剥除或缝线固定内膜断端（图 13）。

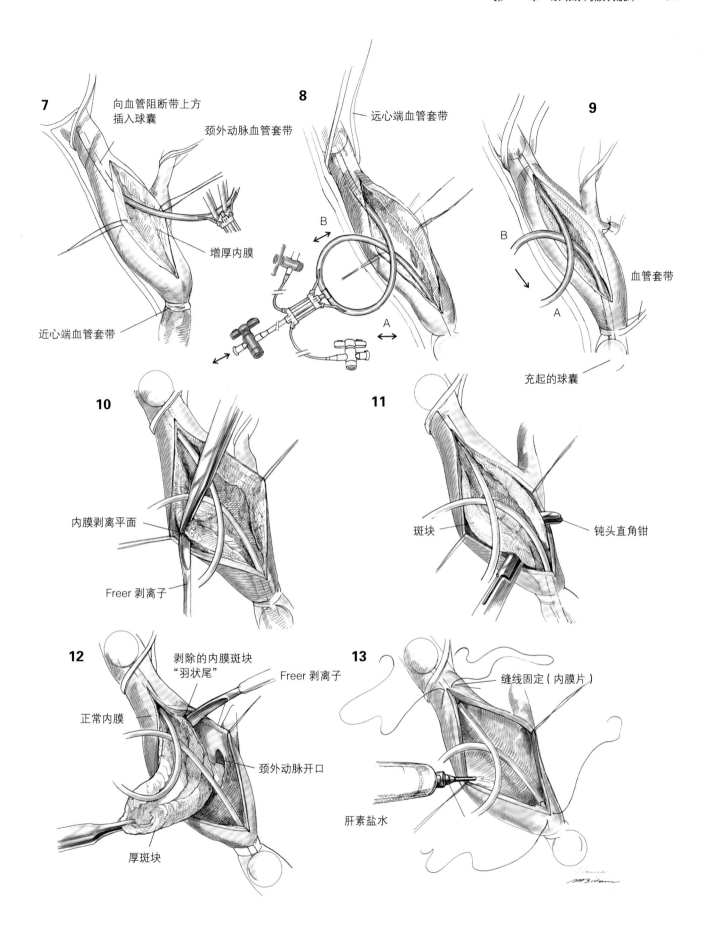

7

向血管阻断带上方
插入球囊

颈外动脉血管套带

增厚内膜

近心端血管套带

8

远心端血管套带

B

A

9

B

A

血管套带

充起的球囊

10

内膜剥离平面

Freer 剥离子

11

斑块

钝头直角钳

12

剥除的内膜斑块
"羽状尾"

Freer 剥离子

正常内膜

颈外动脉开口

厚斑块

13

缝线固定（内膜片）

肝素盐水

通常以 7/0 双针聚丙烯缝线水平褥式缝合固定内膜片，防止内膜下夹层（图 14），以适当间距环周进行，内膜侧进针、外膜侧出针，并在管腔外打结（图 14）。

除了对直径大、切口小的颈动脉可直接缝合动脉切口外，其他情况则优选人工移植物（涤纶、聚四氟乙烯或牛心包）或者自体静脉进行补片扩大成形。6/0 双针聚丙烯缝线分别褥式缝合于切口两端（图 15），每一端的缝线在补片处自外侧进针、内侧出针，继而在颈动脉侧内膜进针、外膜侧出针，缝线于管腔外打结（图 16）。这样就形成一个宽基底的环固定人工血管。切口下缘或近心端的缝线 B'在补片内侧连续缝合上行至 A'处并打结（图 16）。动脉切口外侧缘的缝线 A 与 B 再向中点行进会合（图 17）。当切口中央仅剩 1 cm 左右尚未缝合时，将转流管球囊吸瘪并以直蚊式钳交叉阻断近侧支、远侧支。分别移除转流管的远侧支、近侧支，血管管腔保持开放，使颈动脉的前向血流及反流血冲刷管腔、排出气体（图 18）。"狗头钳"适当阻断或收紧血管套带以控制血流，关闭剩余动脉切口，打结前应彻底冲洗排气、排净微小碎屑（图 18）。缝合完成后，依次开放颈外动脉、颈总动脉、颈内动脉的血流。按此顺序开放血流的目的在于，将可能存留于血管内的微栓尽量排入颈外动脉系统，防止发生脑栓塞并发症。严密止血，确认颈动脉无残余狭窄（图 19）。

术毕，做多普勒超声检查确认颈动脉血流通畅。如有血栓形成迹象，须急诊切开颈动脉，探查取栓。也有术者在手术室内待患者全麻清醒后行神经系统检查，确认无异常表现；否则应立即重新探查手术部位。

关闭切口　严密止血，以防颈部血肿形成及因气管受压导致的呼吸窘迫。可给予鱼精蛋白中和术中肝素的抗凝作用。逐层缝合胸锁乳突肌和颈筋膜、颈阔肌及皮肤。伤口内留置硅胶引流管，自切口下缘引出。

术后管理　过度抗凝、止血不当、缝线渗血或术后高血压均可导致伤口出血。颈部血肿形成是切口探查的手术适应证，如已发生气道梗阻，应及时气管切开。

损伤面神经缘支的感觉纤维和运动纤维会导致皮肤感觉异常、嘴角下垂等不同程度的神经功能障碍。

术后应持续生理功能监测，定时进行神经系统功能评价。注意补液、输血，保证循环容量充足，避免低血压发生。避免过度医疗及心血管系统并发症的发生。还需要防范血压过高导致急性卒中及血管破裂的风险。进食前及出院时，分别评估确认患者吞咽功能处于良好状态。

（唐小斌　王晓娜　译　陈　忠　王　盛　审校）

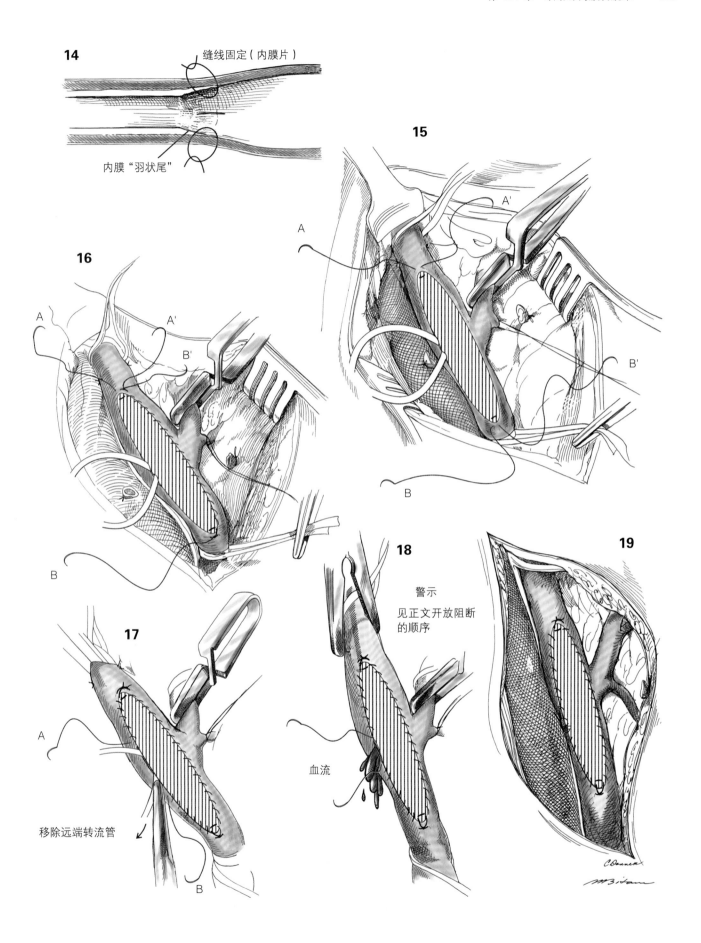

14 缝线固定（内膜片）

内膜"羽状尾"

15 A A' B B'

16 A A' B' B

17 移除远端转流管 A B

18 警示
见正文开放阻断
的顺序
血流

19

第132章 透析用血管通路及动静脉内瘘术

适应证 动静脉内瘘术最常见的适应证是需要长期血液透析的肾衰竭。优选自体血管建立动静脉内瘘；如无合适静脉，可用人工血管替代建立动静脉内瘘。

术前准备 永久透析前患者即应提前建立动静脉内瘘。手术当天应常规检查血电解质，以排除高钾血症。多数患者合并糖尿病，术中应严密监测血糖水平。术前1小时应预防性给予单次剂量抗生素。浅静脉不易观察的患者，术前应通过超声检查等方法标记静脉解剖位置。

麻醉 需要长期血液透析的患者具有较高的全麻风险。同侧的臂丛麻醉常可取得较好的麻醉效果。如果不能施行臂丛麻醉，亦可选择局部浸润麻醉。

体位 取仰卧位，术侧上肢外展（图1），对侧上肢固定于体侧或另一臂板上。

术前准备 自手指至腋窝的全上肢区域用剃刀备皮、消毒、铺巾后，手指、前臂至腋窝均置于无菌针织袖套内（图2）。

手术过程 术者触诊桡动脉搏动，设计切口位置（图3）。在前臂腕横纹近端和桡动脉外侧做纵行切口（图4），游离至深筋膜，置入自动牵开器显露术野。锐性加钝性游离出2~3 cm长的头静脉，用套带控制，4-0丝线结扎头静脉属支（图5）。游离桡动脉2~3 cm。桡动脉两侧均有静脉伴行，可结扎离断，亦可沿动脉走行向两侧分离。桡动脉近、远心端用套带控制，必要时用4-0丝线结扎桡动脉分支。游离出足够长度的头静脉、桡动脉，以便完成无张力吻合。将桡动脉与头静脉的近、远心端共同套带，使其相互靠近，以便吻合（图6）。

用11号尖刀纵剖头静脉，虹膜剪剪开管壁约1 cm。肝素盐水冲洗头静脉管腔（图7），静脉膨胀充盈至直径约3.5 mm，以硅胶导管置入静脉近心端，确定血管通畅。

全身肝素化，用精细弯头阻断钳或"狗头钳"阻断桡动脉近、远心端血流，纵切桡动脉约1 cm。如发现局部钙化较重则需要探查近心端管腔是否通畅。确定动脉通畅后，"狗头钳"再次阻断桡动脉近心端，将桡动脉和头静脉吻合口对齐，以侧侧吻合方式用6-0不可吸收单股血管缝线连续缝合。缝针自静脉侧进入管腔，从动脉侧向外出针，以避免内膜掀起（图8和图9）。B′针（图8）缝回血管腔内，保持垂直向外指向动脉内膜的方向，连续缝合吻合口后壁，最终与A缝线在血管腔外打结（图10）。再将A′针缝回血管腔内，连续缝合吻合口前壁。吻合结束前，短暂松开动脉近心端的"狗头钳"，排空管腔内血栓与碎屑。同法开放远心端"狗头钳"，观察回血情况，确保排空血栓、碎屑（图11）。收紧缝线打结，去除静脉血管套带和桡动脉近、远心端"狗头钳"。吻合完成后，近心端静脉如可触及震颤，则表明血管透析通路通畅。如未触及震颤，往往提示存在技术问题，应重新检查吻合口。可在吻合口远心端的头静脉做小切口，用血管扩张器探查吻合口部位及动静脉管腔。通常以2-0丝线双重结扎吻合口远端静脉（图12）。离断头静脉远端有助于减轻吻合口张力，降低上肢静脉高压的发生率。再次确认瘘口部位震颤，证实透析通路通畅。严密止血，用4-0可吸收缝线间断缝合皮下组织。用4-0可吸收缝线皮内缝合关闭切口，以无菌敷料覆盖。

术后管理 手术当日患者即可出院，继续使用术前的临时性透析通路进行透析。如有静脉分支分流动脉血流，应予结扎。通常新建立的自体动静脉内瘘需要6周时间成熟，之后方可穿刺置管行透析治疗。

（唐小斌 王晓娜 译 陈 忠 王 盛 审校）

550

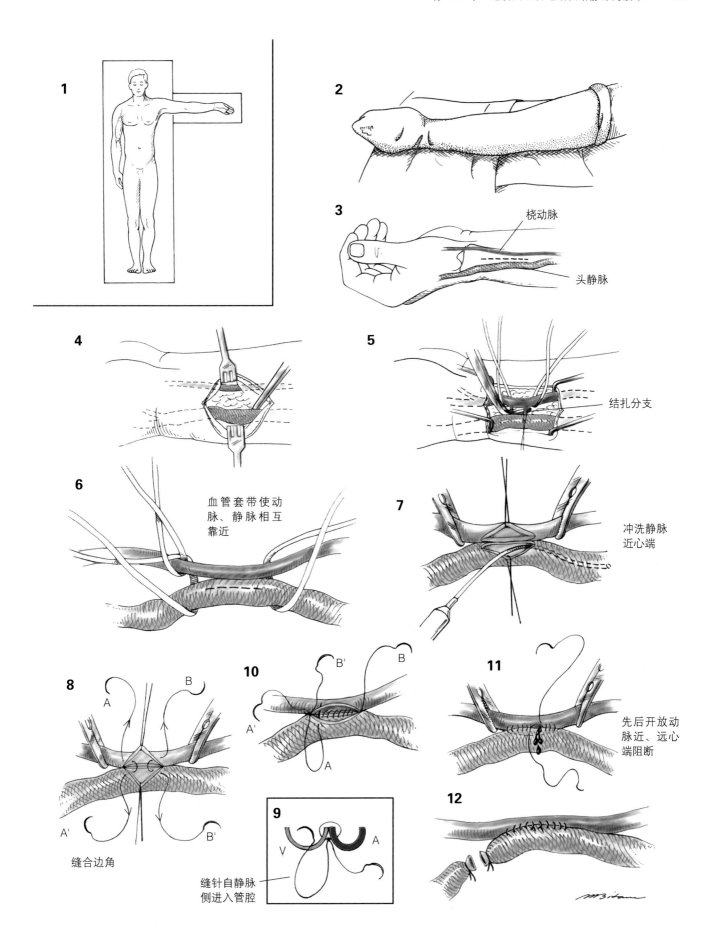

3
桡动脉
头静脉

5
结扎分支

6
血管套带使动
脉、静脉相互
靠近

7
冲洗静脉
近心端

8
A
B
A'
B'
缝合边角

9
V
A
缝针自静脉
侧进入管腔

10
B'
B
A'
A

11
先后开放动
脉近、远心
端阻断

第133章 静脉通路、输液港安置与颈内静脉

适应证 留置"输液港"的主要适应证是输注化疗药物或长期的胃肠外营养支持治疗。短期输液治疗可选择中心静脉置管或经外周静脉入路的中心静脉导管（PICC）方式。

术前准备 操作可在门诊进行。操作前应常规检查电解质和凝血功能。如患者曾行中心静脉置管，应详细询问病史以便确定穿刺部位，静脉穿刺可于超声引导下进行。术前可常规预防性应用抗生素一次。

麻醉 优选局麻加强化方式。

体位 取仰卧位，手臂置于躯干两侧。必要时可借助 X 线透视。

手术准备 选择一侧颈部及胸部备皮、消毒铺手术巾，严格无菌操作。

手术过程

颈内静脉路径 颈内静脉入路方式较锁骨下静脉入路更安全。颈内静脉位于胸锁乳突肌后方（图 1），可经皮穿刺。本章讲述的是自右侧颈内静脉入路的置管方法。

行超声检查明确右颈内静脉通畅情况。超声引导下使用改良 Seldinger 技术穿刺，用 15 号手术刀在颈部穿刺位置做一小切口，以细针（静脉穿刺针）穿刺颈内静脉（图 2A），通过穿刺针将导丝引入颈内静脉（图 2B），退出穿刺针，沿导丝送入 5-Fr 扩皮器建立皮下通道（图 3）。于右侧上胸部锁骨下两横指处做一 3～4 cm 长的横切口，用血管钳在颈部切口及锁骨下切口之间建立皮下隧道（图 4）。在胸大肌上方钝性分离出一皮下囊袋，用以置入储液槽（图 4），后将连接于储液槽的硅胶管自胸壁皮下囊袋处通过皮下隧道引出颈部切口（图 4）。沿导丝将 5-Fr 扩皮器更换为带

有鞘芯的可撕脱鞘（图 5），移除扩皮器与导丝之后，将硅胶输液港导管送入可撕脱鞘（图 6），用 X 线透视确定导管尖端位于右心房处（图 7）。钳夹固定导管位置（图 6），将可撕脱鞘向两侧撕脱剥离。根据囊袋距离，剪断体外多余的导管，并将可滑动锁扣置于导管上。将导管推送连接于港体接口处（图 8A），再将导管锁扣下滑至接口位置固定（图 8B）。安装完毕后，导管内注入肝素盐水确保通畅。如有阻力，应检查静脉穿刺位置、皮下隧道或导管与储液槽的连接处等可能引起导管阻塞的部位，并通过 X 线透视确保导管尖端位于右心房。核实无误后，用单股不可吸收缝线将储液槽缝合固定于胸肌上，皮下囊袋用 3-0 可吸收缝线间断缝合关闭。输液港应易于触诊定位，对极度肥胖患者，须在港体上方清除部分皮下组织。用 4-0 可吸收缝线连续缝合皮缘，缝合颈部切口，最后注射稀释肝素盐水并回抽检查输液港液体流速后封管。图 9 所示为最终的装置组成，操作人员使用输液港时须谨记选择专用的"蝶翼针"进行穿刺，确保不损伤硅胶穿刺隔膜。

其他入路 如第 134 章所示，也可通过锁骨下静脉路径进行中心静脉置管。操作时，锁骨下静脉穿刺部位须切开几毫米，用血管钳向输液港囊袋方向建立皮下隧道。穿刺入路部位须去除部分皮下组织，避免隧道内的硅胶导管在拐弯处成角，造成导管堵塞。

其余操作步骤与前文一致，但在关闭皮肤切口时除了需要应用可吸收缝线进行皮内缝合外，还需要应用皮肤黏合胶覆盖固定。最后在输液港处抽吸回血，检查各个方向血流通畅情况，用稀释肝素盐水封管。

（唐小斌　王晓娜 译　陈　忠　王　盛 审校）

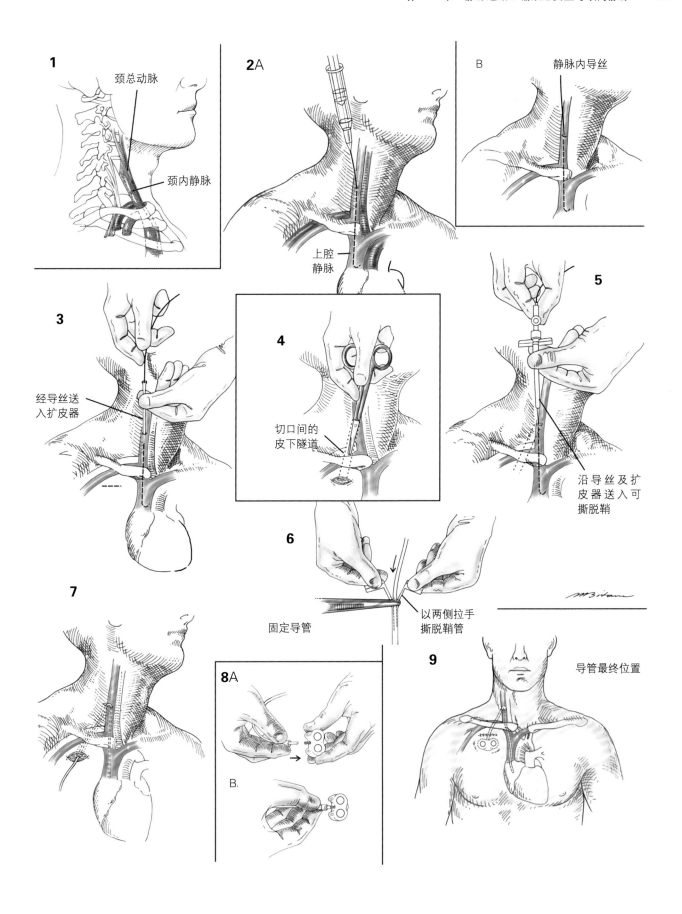

1

颈总动脉

颈内静脉

2A

上腔静脉

B　静脉内导丝

3

经导丝送入扩皮器

4

切口间的皮下隧道

5

沿导丝及扩皮器送入可撕脱鞘

6

固定导管

以两侧拉手撕脱鞘管

7

8A

B

9

导管最终位置

第134章 静脉通路、中心静脉导管与锁骨下静脉

适应证 主要适应证：短期（7~10天）补液、输注电解质、抗生素或其他外周静脉无法耐受的高浓度药物。其他适应证：无法建立外周静脉通路；为患者提供舒适的输液方式；置入经外周静脉入路中心静脉导管（PICC）失败的病例。

术前准备 在床旁、手术室或门诊均可进行操作。术前应进行电解质和凝血功能检查。如患者曾行中心静脉置管，应详细询问病史以便确定穿刺部位。静脉穿刺可于超声引导下进行。

麻醉 优选局麻加强化。

体位 取仰卧位，手臂置于躯干两侧。必要时借助X线透视定位。

术前准备 选择一侧颈部及胸部备皮、消毒、铺手术巾，严格无菌操作。

手术过程 图1、图2显示锁骨下静脉的解剖。可从右侧或左侧插管（本章显示右侧置管过程）。右锁骨下静脉位于右侧锁骨内三分之一处后方，走行于锁骨下动脉前下方，经无名静脉汇入上腔静脉。右肺肺尖位于上述血管的深部。应用超声定位并确认静脉通畅后，使用第133章所述的Seldinger穿刺技术。取特伦德伦伯（Trendelenburg）卧位：仰卧位，肩胛间垫枕，使肩部位置下降远离锁骨（图1和图3），头部转向对侧，床头降低20°，可避免空气进入静脉引起气体栓塞，同时有利于加大静脉回心血量，增加静脉管径。行局部麻醉，深度直至锁骨骨膜，用静脉穿刺针穿刺锁骨下静脉（图3），穿刺过程可应用超声引导。穿刺点位于锁骨中点至内三分之一处的下方一横指区域，平行于胸壁进针，直指胸锁关节平面。见静脉回血后导入导丝（图4），如出现心律失常，应回撤导丝，直到心电示波恢复到正常。X线透视确认导丝位置后，经导丝引入三腔导管（图5）。使用不可吸收缝线将导管固定于胸壁皮肤（图6），穿刺点覆盖抗菌敷料。术毕行X线检查验证导管位置，并除外气胸等并发症。

（唐小斌 王晓娜 译 陈 忠 王 盛 审校）

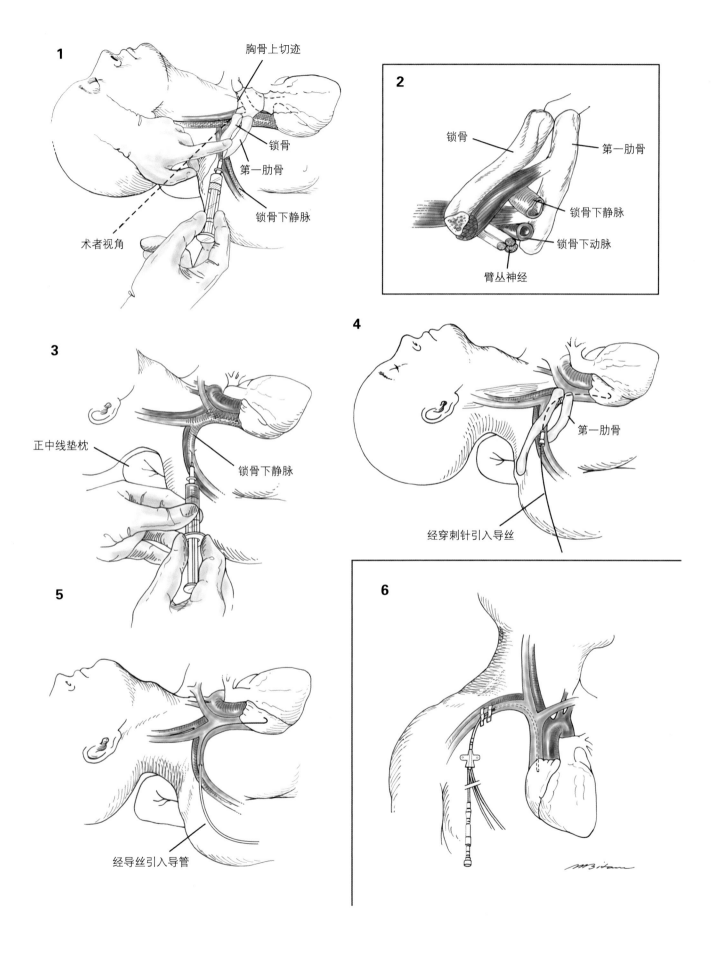

1
胸骨上切迹
锁骨
第一肋骨
锁骨下静脉
术者视角

2
锁骨
第一肋骨
锁骨下静脉
锁骨下动脉
臂丛神经

3
正中线垫枕
锁骨下静脉

4
第一肋骨
经穿刺针引入导丝

5
经导丝引入导管

6

适应证 人工血管置换术是治疗肾下型腹主动脉瘤的常用方法。手术适应证：男性患者瘤体直径达 5.5 cm；女性患者瘤体直径达 5.3 cm；伴有腹痛症状；瘤体破裂或具有破裂征象。直径小于 5 cm 的较小腹主动脉瘤破裂风险相对较低，可动态观察。目前腔内技术可以治疗多种类型的腹主动脉瘤，但对于形态复杂的病例，开放手术仍是一种无法替代的治疗方案。大部分自发破裂的动脉瘤失血量大，预期病死率高，手术难度极大，手术风险高居不下。如有迹象显示动脉瘤破裂或存在瘤体渗血的表现，急诊手术是挽救患者生命的唯一机会，即使患者有冠心病也并非手术的禁忌证。

术前准备 腹部超声是常用的检查方法，但 CT 扫描能更准确地显示动脉瘤大小、形态及瘤体近、远端锚定区。主动脉造影也可清晰显示动脉瘤累及范围、下肢动脉远端是否存在闭塞性病变，以及潜在的肾动脉或肠系膜动脉缺血性改变。术前做心电图、超声心动图及心脏负荷试验，充分评估心脏功能。

择期腹主动脉瘤切除术的术前准备包括服用导泄药物进行肠道准备。住院患者术前傍晚开始服用类晶体样导泄药物，每小时 100~150 ml。术前 1 小时开始预防性静脉输注抗生素。留置鼻胃管及尿管，术中及术后每小时严密监测尿量。常规放置中心静脉导管并留置动脉插管用以监测，心脏病变严重者应考虑术前留置漂浮导管（Swan-Ganz 导管）。

麻醉 全麻气管插管。留置动脉插管监测实时血压、采集血气样本送检。除中心静脉穿刺置管外，还应留置较粗的外周静脉套管针（16 号），保障快速补液及输血。

体位 取轻微头低足高位以便小肠自下腹部上移。双上肢建立静脉通路后妥善固定。留置尿管持续导尿。人工血管置换手术前、后均要评估足背动脉搏动情况，因此需要在足部和小腿的下三分之一处放置低支撑架，以便评估足背动脉搏动。

切口与暴露 自剑突至耻骨联合做绕脐正中切口（图 1）。很多术者习惯使用固定于手术台两侧的大型环形拉钩显露术野，其上连接多个弯曲或成角的可调节牵开器。

手术过程 快速探查后，直视下显露出腹主动脉，确定腹主动脉瘤诊断后，可将腹腔内大部分小肠肠管推向右上方（除非腹壁极厚），置入开口略收紧的小肠袋中保护（图 2）。小肠袋中注入盐水，保持肠管湿润，将大纱垫塞至保护袋开口，可避免小肠蠕动涌出保护袋。如动脉瘤瘤体巨大且累及右侧髂总动脉，宜充分游离回肠末端、阑尾、盲肠、升结肠并推向上方，牵开器协助显露术野。切开十二指肠与动脉瘤间的腹膜，向上直达 Treitz 韧带，再将小肠肠管推向腹腔右上方，可进一步暴露术野（图 2）。对体型较瘦者，为减少热量丢失，可将小肠肠管推至腹腔右侧空间内。瘤体会向前膨胀以至于看起来像累及肾血管，所以有些动脉瘤开始会觉得无法手术，但最终发现是可以切除的（图 3）。瘤体通常向左肾静脉下方扩张，切开瘤体前方的后腹膜，钝性分离结合锐性分离显露左肾静脉及腹主动脉（图 4），静脉拉钩轻轻将左肾静脉牵向头侧（图 5），从而更好地暴露主动脉瘤颈并留出阻断钳钳夹位置。如瘤颈显露困难，必要时切断左肾静脉，在肾上腺及生殖静脉完整的前提下可不重建左肾静脉。

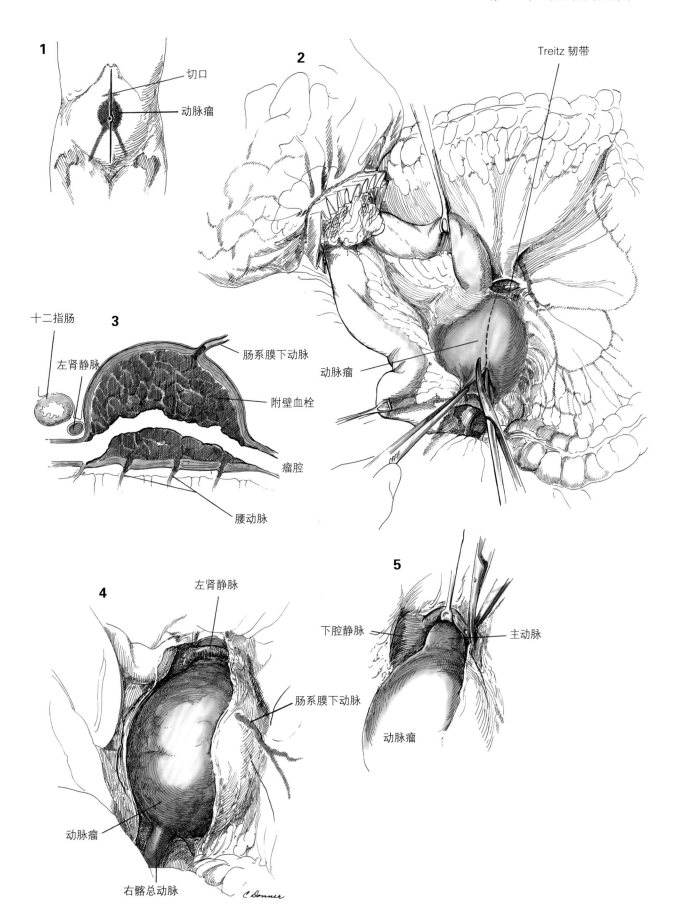

1

切口

动脉瘤

2

Treitz 韧带

动脉瘤

3

十二指肠

左肾静脉

肠系膜下动脉

附壁血栓

瘤腔

腰动脉

4

左肾静脉

肠系膜下动脉

动脉瘤

右髂总动脉

5

下腔静脉

主动脉

动脉瘤

C Donner

钳夹阻断肠系膜下动脉（图 6），动脉瘤切开后从瘤腔内部缝合其开口。肠系膜下动脉细小且存在硬化改变，结扎后少有不良后果。但在髂内动脉及肠系膜上动脉闭塞病例中，粗大的肠系膜下动脉成为左半结肠主要血供来源，此时肠系膜下动脉管腔通畅但往往远端无回血，为保证结肠血供，术中应将肠系膜下动脉重建于主动脉人工血管上。

阻断髂总动脉前，充分游离其前方、外侧缘、内侧缘。注意无须环周游离并阻断髂血管，以避免在分离血管后方的过程中伤及紧邻的髂静脉，造成难以控制的大出血。在显露髂动脉过程中，应仔细辨认并保护输尿管（图 6）。

以往部分针织型人工血管在使用前需要预凝，而目前普遍使用的编织人工血管、胶原或凝胶涂层的编织血管、膨胀性聚四氟乙烯移植血管均无须预凝过程。

主动脉阻断前需要全身肝素化。

仔细确认肾动脉位置后，阻断肾动脉远端腹主动脉，成角的血管阻断钳控制远端髂总动脉。纵行切开动脉瘤壁（图 7），清除附壁血栓（图 8）。此时需要控制腰动脉返血，可用垫片配合不可吸收缝线做深部 8 字缝合（图 9）。瘤颈部位前半周环状切断，保留后壁不予分离，以防腰动脉损伤后出现不可控大出血（图 10）。同样方式处理髂动脉吻合口，保留血管后壁完整以防髂静脉破裂出血（图 10）。相反，也有术者习惯完全横断近端主动脉瘤颈及远端髂动脉，重新与移植血管环周吻合。

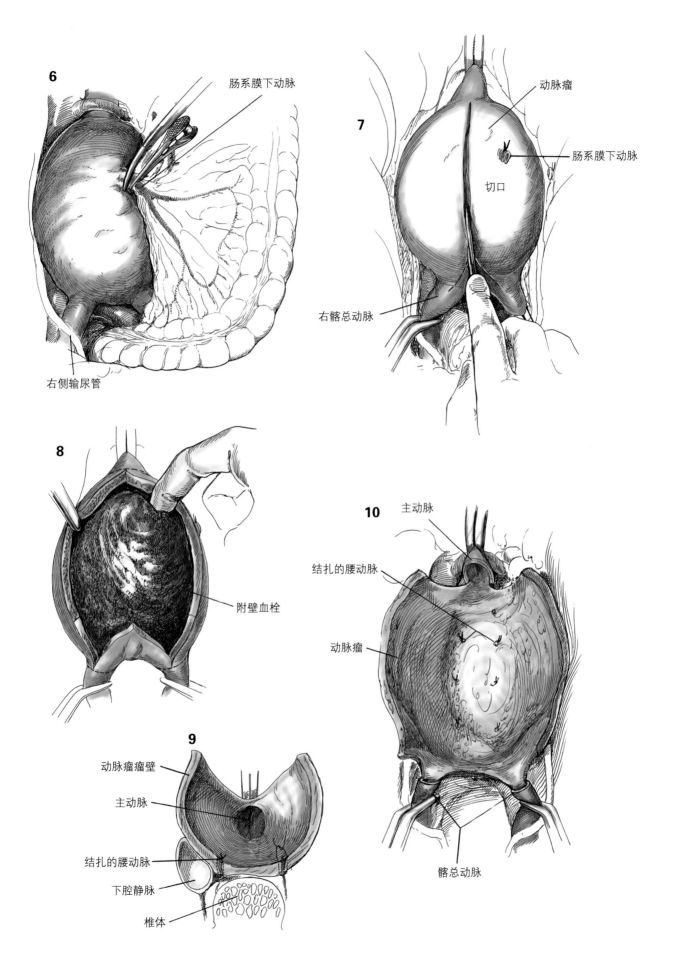

6 肠系膜下动脉

右侧输尿管

7 动脉瘤

切口

肠系膜下动脉

右髂总动脉

8 附壁血栓

10 主动脉

结扎的腰动脉

动脉瘤

髂总动脉

9 动脉瘤瘤壁

主动脉

结扎的腰动脉

下腔静脉

椎体

拉直人工血管，修剪至合适长度及形态以便于吻合（图11）。以双头针2-0或3-0单股尼龙或聚丙烯不可吸收缝线，将人工血管吻合于腹主动脉瘤颈后壁中点。在人工血管侧自外向内进针、主动脉侧自内向外进针，完成起始的吻合并打结后，自后壁中点向两侧做连续外翻缝合（图12），最后于主动脉前壁中点完成缝合并打结（图13）。

钳夹人工血管髂支，缓慢放松近端主动脉阻断钳，检查吻合口漏血情况，如有漏血可予褥式缝合修补。

用同样方法缝合人工血管与远端髂动脉吻合口（图14）。吻合完成前，短暂松开主动脉阻断钳，排出积于主动脉或人工血管内的碎屑、血凝块（图15），以降低肢体栓塞的发生率。

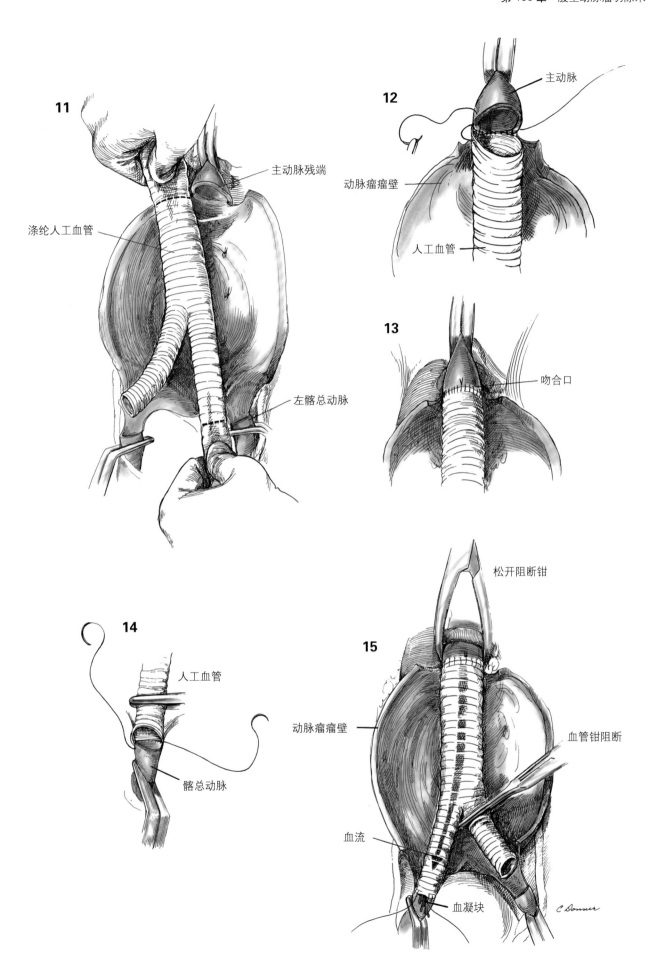

11

主动脉残端

涤纶人工血管

左髂总动脉

12

主动脉

动脉瘤瘤壁

人工血管

13

吻合口

14

人工血管

髂总动脉

15

松开阻断钳

动脉瘤瘤壁

血管钳阻断

血流

血凝块

C. Donner

再次阻断后缝线打结，手指按压人工血管髂支控制下肢血流量，同时缓慢解除近端的主动脉阻断，如此操作有利于逐渐恢复远端血供、避免发生低血压（图 16）。注意应先开放髂内动脉血流，进一步降低肢体动脉栓塞的风险。在术者与麻醉医师配合良好时松钳，人工血管开放的同时注意适当加快补液及输血速度，维持循环稳定。

用同样方法吻合另一侧髂动脉吻合口（图 17）。若动脉瘤有足够瘤壁，将其连续缝合包裹人工血管（图 18）。如有可能，缝合瘤壁并包裹主动脉吻合口，使之隔绝于十二指肠，也有术者应用网膜组织缝合覆盖于吻合口上方。关闭后腹膜，注意避免损伤输尿管。

若腹主动脉瘤合并髂总动脉闭塞，切除动脉瘤后，须将髂总动脉离断，用连续缝合方式缝闭管腔（图 19）。修剪人工血管边缘，端端吻合于动脉瘤近心端的主动脉，人工血管远端吻合于髂外动脉正常段（图 20）。此旁路手术避免了大范围的内膜剥脱并保住了髂内动脉，对于保证结肠存活至关重要。

关闭切口　将小肠从保护袋中还纳于腹腔，清除腹腔内血凝块，清点纱布器械。关腹前须特别注意观察乙状结肠血供情况。结扎肠系膜下动脉后极少发生肠缺血，但有时为保证左半结肠及直肠的血供，须取大隐静脉行肠系膜下动脉至人工血管间置移植。关腹前仔细检查人工血管渗血及吻合口漏血情况，严密止血。时刻注意检查双侧股动脉搏动情况，警惕下肢动脉血栓形成，如有必要，应行单侧或双侧股动脉探查取栓。常规关腹操作。

术后管理　术后 24～48 h 内转至重症监护室治疗。术后严密观察下肢血供情况，每小时记录尿量。充分输血维持血压平稳，术中应用血液回收机可减少异体血输入。术后 24 h 内以适当速度持续补液，保证尿量稳定。术后早期足背动脉可能因痉挛而无法触及，随着时间推移，搏动可逐渐恢复，定时记录足背动脉搏动强度。如远端动脉搏动未能触及且肢端发凉，应警惕动脉血栓形成，必要时行股动脉探查取栓手术。

做心电监测、实验室检查评估血容量，关注肾功能变化。肠蠕动恢复前留置胃管、持续胃肠减压，防止麻痹性肠梗阻。如术前存在肾功能损害或术中长时间处于低血压状态，应警惕术后肾衰竭。

在足量补液的前提下，若患者每小时仅有少量排尿，须小心出现无尿情况，应及时给予相应治疗。

（唐小斌　王晓娜　译　陈　忠　王　盛　审校）

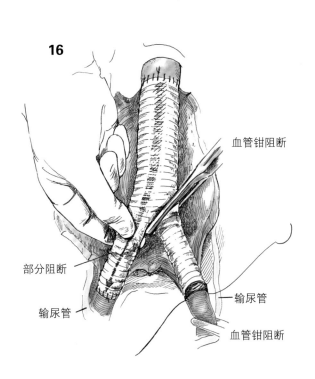

16

血管钳阻断

部分阻断

输尿管

输尿管

血管钳阻断

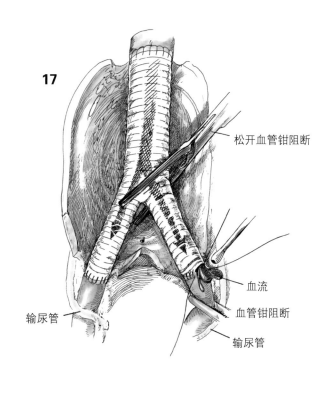

17

松开血管钳阻断

输尿管

血流

血管钳阻断

输尿管

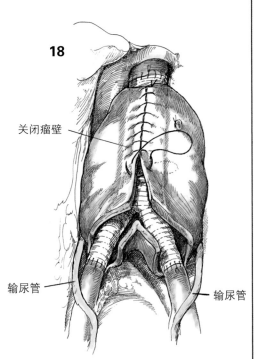

18

关闭瘤壁

输尿管

输尿管

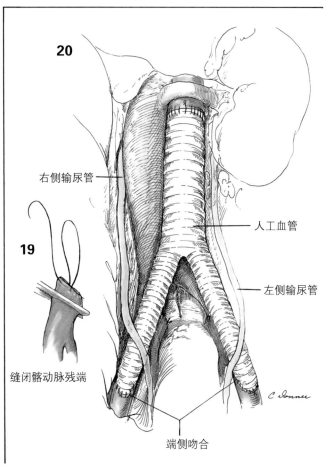

20

右侧输尿管

人工血管

左侧输尿管

19

缝闭髂动脉残端

端侧吻合

第136章 主动脉-股动脉旁路移植术

适应证 存在严重缺血症状的主髂动脉闭塞患者需要考虑开放手术或腔内技术干预，通常首选腔内技术，但对于高位腹主动脉闭塞或无法开通的主髂动脉闭塞患者，主动脉-股动脉旁路移植术仍为重要治疗手段。此类患者的间歇性跛行症状往往逐渐加重直至失去行动能力，存在静息痛、溃疡或坏疽的患者更需要开放手术挽救肢体。这些患者通常高龄，存在冠心病、高血压病等系统性动脉粥样硬化性疾病，长期吸烟的患者通常伴有肺功能减退。术前应充分评估风险与手术获益。

术前准备 详见第 135 章腹主动脉瘤切除术。

麻醉 详见第 135 章。

体位 详见第 135 章。

手术准备 详见第 135 章。

切口与暴露 自剑突至耻骨联合正中切口充分显露术野（图 1）。腹腔探查排除其他病变，仔细评估腹腔动脉分支。图 2 通过腹膜后入路显示了典型的主髂动脉闭塞性疾病的解剖形态。剖开后腹膜，游离十二指肠升部直至肾静脉，钝性加锐性分离清除主动脉周围组织（图 3）。为避免腰动脉、腰静脉破裂出血，通常无需完全游离出腹主动脉。游离主动脉过程中可导致肾静脉损伤，如未发现左肾静脉，应考虑其异位走行于腹主动脉深部。

手术过程 通常使用主动脉阻断钳于肾动脉下方阻断近心端腹主动脉（图 4）。如图 4 与图 5 所示，第二把主动脉阻断钳以切线位阻断腹主动脉远心端及腰动脉。要点：充分游离腹主动脉远心端，便于第二把阻断钳远离吻合口，避免干扰吻合操作。使用小型血管阻断钳阻断肠系膜下动脉起始部，避免破坏左结肠动脉的血液循环。纵行剖开腹主动脉前壁直至肠系膜下动脉开口处（图 5），尽可能保留肠系膜下动脉。斜行剪裁出人工血管吻合口呈袖状（图 6A），同第 135 章所述，用 3-0 单股无创血管缝线以端侧吻合方式（图 6B、图 7、图 8、图 9），分别沿动脉壁切口的两侧缘连续缝合，最终在一侧缘的中点部位打结，完成吻合。

替代技术 许多血管外科医生偏好以端端吻合方式处理近端吻合口，此技术须充分环形游离、显露肾下腹主动脉及腰动脉。两把血管阻断钳分别阻断肾下腹主动脉近端及腹主动脉远端，于近端血管阻断钳的远侧横断主动脉，并保留足够长度的主动脉边缘进行近端吻合，远端用 3-0 单股无创血管缝线缝闭管腔。

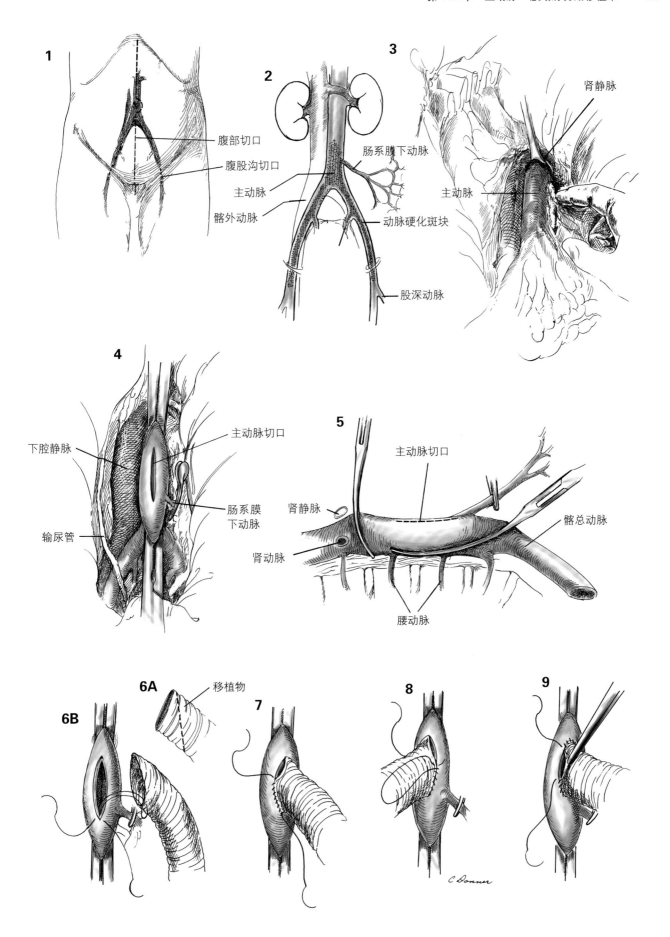

1

腹部切口

腹股沟切口

主动脉

髂外动脉

2

肠系膜下动脉

动脉硬化斑块

股深动脉

3

肾静脉

主动脉

4

下腔静脉

输尿管

主动脉切口

肠系膜
下动脉

5

主动脉切口

肾静脉

肾动脉

髂总动脉

腰动脉

6A

移植物

6B

7

8

9

手术过程（续） 双侧腹股沟区沿股动脉走行纵行切开（图 10），仔细游离出股总动脉、股深动脉及股浅动脉。要点：游离出股深动脉开口段几厘米，结合影像学表现，充分评估局部是否存在病变。如股深动脉存在严重硬化病变，尤其是股深动脉作为主要的流出道时，为延长移植血管的通畅时间，应行股深动脉内膜剥脱或股深动脉成形术。于腹股沟韧带深侧，以手指对端钝性分离建立腹膜后隧道（图 10）。要点：1）确保隧道位于髂股动脉浅侧，以避免缠绕或损伤输尿管，同时须保证输尿管始终位于人工血管腹侧；2）应在全身肝素化前完成主动脉、股动脉的游离及腹膜后隧道的建立。

通过上述隧道将人工血管远端引至腹股沟切口，注意避免人工血管扭转（图 11）。在适当长度斜行裁剪人工血管远端呈袖状（图 12）。无创血管阻断钳分别阻断股总动脉、股深动脉、股浅动脉（图 13），纵行剖开动脉前壁。必要时保留缝线以牵拉动脉边缘。不需要在动脉壁上做纽扣状切除。人工血管切除一部分使末端呈斜面，以匹配动脉切口（图 13）。

采用与近端主动脉吻合口类似的端侧吻合方式，用 5-0 或 6-0 单股无创血管缝线进行人工血管远端连续外翻吻合（图 14 和图 15）。完成股动脉吻合前，用无创血管阻断钳钳夹对侧人工血管分支根部，短暂开放主动脉，使移植物内的微栓、碎片随血流喷出（图 16）。重新阻断人工血管主干，完成股动脉吻合后开放主动脉阻断钳，手指按压人工血管并缓慢放开，使肢体血供得以逐步增加（图 17），类似主动脉瘤章节所述，应缓慢恢复下肢血流灌注以避免出现"松钳综合征"。同样方法完成对侧支人工血管至另一侧股总动脉的吻合。

关腹 用可吸收缝线完整关闭后腹膜，完全覆盖移植物，防止出现十二指肠等空腔脏器与人工血管形成瘘管。如果后腹膜不能完全关闭，须自横结肠系膜游离出网膜组织，将其填补于移植物上方的后腹膜结构中。逐层关腹；可吸收缝线逐层关闭腹股沟切口。

术后管理 详见第 135 章。

（唐小斌　王晓娜 译　陈　忠　王　盛 审校）

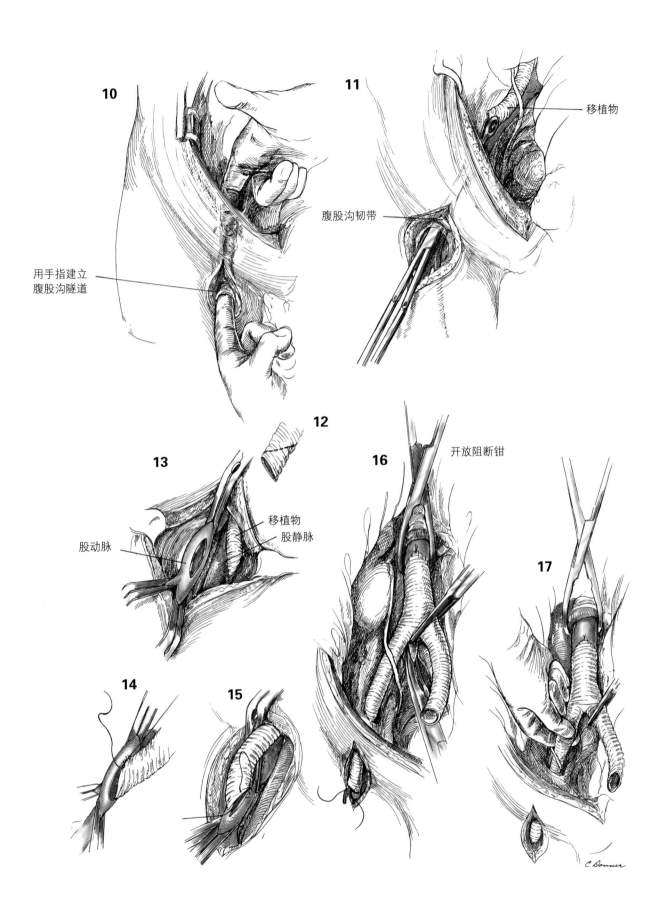

10

用手指建立
腹股沟隧道

11

移植物

腹股沟韧带

12

13

股动脉

移植物
股静脉

16

开放阻断钳

17

14

15

第137章

肠系膜上动脉取栓术

适应证 急性肠缺血的病因包括：在动脉粥样硬化基础上的慢性肠缺血急性加重，以及急性肠系膜动脉栓塞。栓子来源通常为心源性，原因包含急性心肌梗死、心脏室壁瘤和心律失常。临床典型表现：症状与体征分离的剧烈腹痛，查体时腹部柔软，无明确局限性压痛。急性肠缺血是外科急腹症，须争分夺秒抢救，防止出现全层肠坏死甚至死亡。

术前准备 肠系膜动脉计算机断层血管成像（computed tomographic angiography，CTA）检查可明确诊断此病。栓塞部位多位于肠系膜上动脉第一分支开口近端的主干。CTA 检查既可提示动脉硬化程度，同时依据肠壁增厚的表现也可评估肠管是否存在缺血或全层坏死。一经确诊，应立即给予静脉肝素抗凝，尽早手术；同时给予补液、抗感染治疗，监测血流动力学指标。

麻醉 采用全身麻醉，密切监控血流动力学变化。

体位 取仰卧位，腹部及大腿部位消毒铺巾，以备取材大隐静脉进行肠系膜上动脉旁路移植术。有些术者偏向使用"蛙式体位"，以便更充分显露大腿内侧。围术期持续留置鼻胃管。

手术过程 剖腹探查，观察肠管及其他腹腔脏器是否存在缺血表现。将小肠推至腹腔右侧，触诊肠系膜根部的动脉搏动（图 1A）。自肠系膜根部沿血管走行游离显露肠系膜上动脉（图 1B）。牵开器充分显露术野。仔细游离并结扎肠系膜静脉分支和淋巴管。血管套带环绕肠系膜上动脉起始部位及远端各分支（图 2）。可根据凝血指标追加静脉肝素用量。

如果急性肠缺血病因为动脉栓塞，可横行切开肠系膜上动脉，以便快速缝合动脉切口，同时可避免使用补片扩大成形（图 3A）。如果病因考虑为基于动脉硬化基础上的急性血栓形成，则优选纵行切口（图 3B），必要时行内膜剥脱或旁路移植术。一旦横行切开动脉壁，通常选用 2F-4F 的 Fogarty 球囊取栓导管，分别自近心端和远心端取栓，直至血栓完全取出（图 4）。先后短暂松开近心端与远心端动脉的阻断，确保有良好的近端喷血和远端回血，分别注入肝素盐水（图 5）。使用 6-0 聚丙烯缝线间断缝合动脉切口，排气后开放阻断恢复血流（图 6）。重新探查全部肠管，切除失活部分。如需要评估剩余肠管活力，亦可于次日再次行剖腹探查术（second look）。

（唐小斌　王晓娜　译　陈　忠　王　盛　审校）

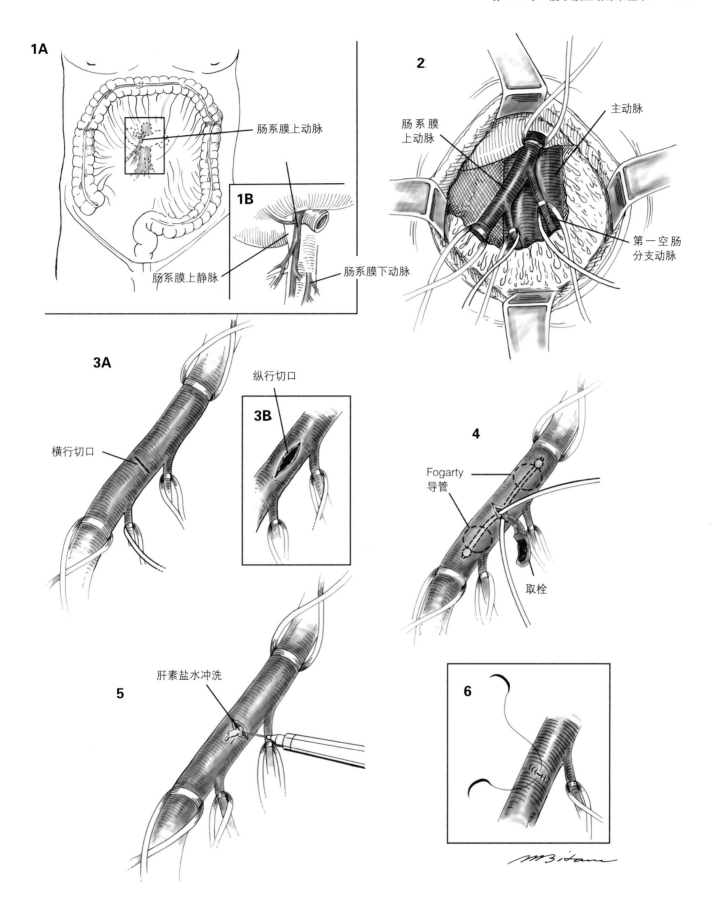

1A
肠系膜上动脉

1B
肠系膜上动脉
肠系膜上静脉
肠系膜下动脉

2
肠系膜
上动脉
主动脉
第一空肠
分支动脉

3A
横行切口
纵行切口
3B

4
Fogarty
导管
取栓

5
肝素盐水冲洗

6

第138章 股-股动脉旁路移植术

适应证 目前，腔内血管成形及支架置入术的开展，使主-股动脉与股-股动脉旁路移植术的适应证愈发减少。股-股动脉旁路移植术的主要适应证包括：1）单侧下肢间歇性跛行；2）存在静息痛、溃疡及坏疽；3）伴有严重合并症的年老体弱患者；4）育龄患者（以避免对生殖功能造成不利影响）。对于缺血症状严重的单侧髂动脉闭塞患者，如腔内技术无法开通闭塞病变，且健侧髂动脉无明显狭窄，行股-股动脉旁路术是理想的选择。如健侧髂动脉存在动脉硬化性狭窄，为保证足够的流入道血流，须先行球囊扩张成形及支架置入术。制订手术方案时还应考虑：股-股动脉旁路移植术虽比主-股动脉旁路移植术创伤小，但对于预期寿命较长的年轻患者来说，远期通畅率会降低。老年患者大多患有冠心病、高血压等系统性动脉硬化性疾病，术前应对病情详细评估。

术前准备 通过 DSA、CTA 或 MRA 了解病变解剖形态（图1），重建血运（图2）。术前预防性应用抗生素。

麻醉 通常使用硬膜外阻滞麻醉，也可根据患者意愿或病情选择全身麻醉。

体位 患者取仰卧位。

手术过程 双侧腹股沟区沿股动脉走行做纵行切口，游离出股总动脉、股深动脉及股浅动脉套带控制。要点：游离出股深动脉开口段几厘米，结合影像学表现，充分评估局部是否存在病变。如股深动脉存在严重硬化病变，尤其是股深动脉作为主要的流出道时，为延长移植血管的通畅时间，应行股深动脉内膜剥脱或股深动脉成形术。肝素化前，在双侧腹股沟切口间耻骨上用手指钝性分离出一皮下隧道（图3）。隧道器连通两侧腹股沟切口并引入一根"烟卷式"引流管，确保隧道通畅。连通腹股沟切口的耻骨上隧道走行应为柔顺弧形，避免移植物引入隧道后成角、打折。移植血管通常缝合于股总动脉-股浅动脉开口段前壁。

移植物通常选用直径 8 mm 的带环 PTFE 或涤纶人工血管。充分肝素化后，无创血管阻断钳阻断健侧股动脉血流，用 11 号或 15 号手术刀刺破动脉前壁并用 Potts 剪纵行剖开。如第136章图12所示，移植血管边缘斜行剪裁呈袖状，并用 5-0 或 6-0 聚丙烯缝线进行吻合（图13、图14、图15）。自吻合口近、远心端的两个顶点分别开始缝合，吻合完成前分别短暂开放健侧股动脉近、远心端，排出气体和碎屑。吻合完成后，阻断人工血管，去除健侧股动脉阻断钳，恢复下肢血流。"烟卷式"引流管连接人工血管，经皮下隧道引向患侧腹股沟区，注意避免扭转（图4）。阻断患侧股动脉，切开股总动脉前壁直达股浅动脉起始段。适当牵拉人工血管，在合适长度修剪吻合口边缘呈袖状（图5和图6），用 5-0 或 6-0 聚丙烯缝线与对侧股动脉同样的缝合方式完成血管吻合，排气后开放阻断（图7和图8），恢复下肢动脉血流。充分止血后，逐层关闭腹股沟切口。

术后管理 患者术后通常只需要回到普通病房，术后第一日或第二日即可出院。

（唐小斌 王晓娜 译 陈 忠 王 盛 审校）

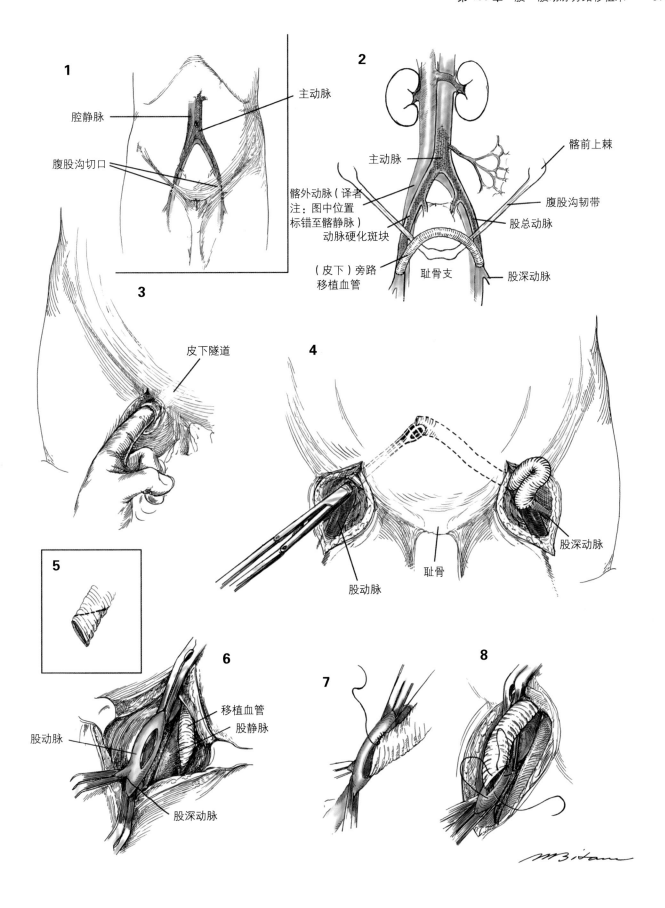

1

腔静脉

腹股沟切口

主动脉

2

主动脉

髂外动脉（译者
注：图中位置
标错至髂静脉）

动脉硬化斑块

（皮下）旁路
移植血管

髂前上棘

腹股沟韧带

股总动脉

股深动脉

耻骨支

3

皮下隧道

4

股深动脉

股动脉

耻骨

5

6

移植血管

股静脉

股动脉

股深动脉

7

8

适应证 股腘动脉旁路移植手术适用于存在严重间歇性跛行症状、缺血性静息痛或组织坏疽面临截肢风险的患者。对于无法通过血管腔内技术进行干预者，股腘动脉旁路移植手术可获得良好的疗效。此类病患大多存在系统性动脉硬化疾病，重症冠心病及颅外段颈动脉硬化性狭窄的发生率高，其中绝大部分具有吸烟、高血压、糖尿病、高脂血症等危险因素。术前应充分权衡并发症风险与手术获益，仔细筛选出适合手术的患者。

术前准备 DSA 或 CTA 检查充分评估流入道与流出道血管。双功能超声、节段性肢体多普勒测压和节段性肢体容积描记等无创血管检查有助于精确评估下肢血流灌注情况，也可为评价疗效提供基线数据。术前优选双功能超声评估大隐静脉，判断通畅与否，是否存在双大隐静脉或巨大的交通支等解剖变异。

详细询问病史，做体格检查，完善心电图、胸部 X 线片、肺功能、超声心动图、放射性核素负荷试验等检查，对患者心肺功能进行充分评估，并进行危险分层。术前留置导管监测中心静脉压、有创动脉压和尿量，持续 24 h 预防性应用抗生素，腹股沟区及下肢术区备皮。

麻醉 选用全麻或区域阻滞麻醉，注重维持稳定的血流动力学指标。

体位 患者取仰卧位。

手术准备 悬吊消毒整个下肢与下腹部，术区铺巾时须为术中调整患肢体位留有余地。患足置于 Lahey 透明塑料罩内（图 1），术区覆盖透明手术贴膜。如计划取材对侧大隐静脉，应以同样方式消毒对侧肢体。术前评估主髂动脉流入道血流，如有狭窄应先行干预。

切口与暴露 取腹股沟区沿大隐静脉走行纵切口（图 1），自卵圆窝处向远心端游离出转流所需长度的大隐静脉主干。如静脉取材较长，可沿大隐静脉做多个切口，其间皮肤桥相连，避免游离巨大皮瓣引起皮肤坏死或严重切口并发症。充分显露大隐静脉主干后（图 2），用 4-0 丝线和银夹结扎并离断静脉属支（图 3），保持大隐静脉近、远心端完整且处于血流充盈状态。要点：结扎静脉属支时切忌太过靠近静脉主干，避免外膜纠集而造成移植血管狭窄（图 4）。用狗头钳轻柔阻断移植静脉的近心端，切断大隐静脉远心端，钝头针插入管腔（图 5），轻轻注入肝素盐水冲洗、扩张大隐静脉使其膨胀，仔细观察局部是否有液体渗出，修补遗漏未结扎的属支及微小破口（图 6），同时还需要注意移植静脉是否存在局部狭窄。避免大力冲洗、过度扩张静脉导致移植物的不可逆损伤。静脉充盈后，画标记线，避免在送入隧道的过程中出现扭曲（图 7）。将取下的移植静脉置于稀释的罂粟碱加肝素溶液中，保持扩张、湿润的状态。同主 - 股动脉旁路移植术章节，游离股总动脉、股深动脉、股浅动脉，套带备用（图 8）。游离动脉过程中注意结扎上方的淋巴组织，防止淋巴囊肿或淋巴漏的发生。

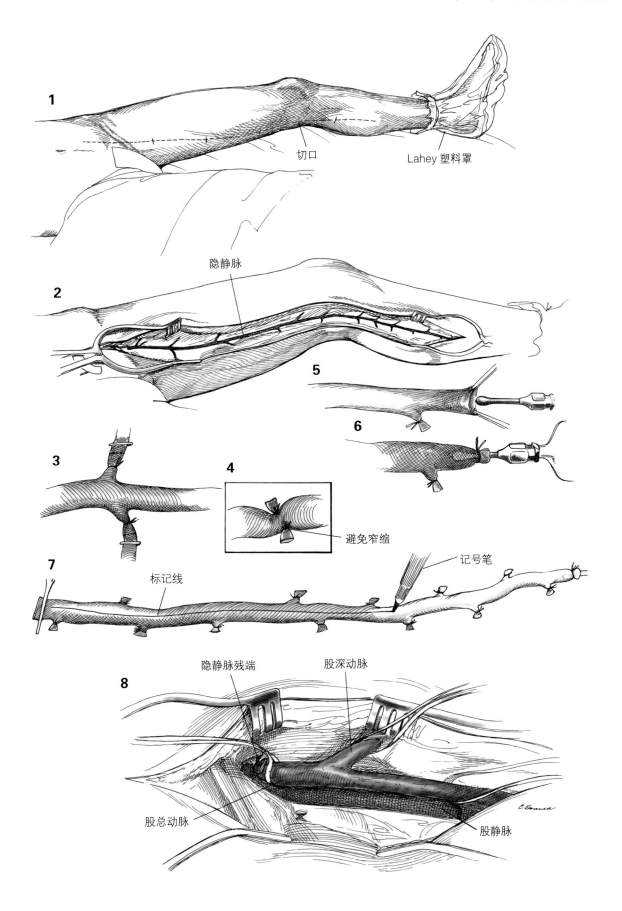

根据病变的不同，远端腘动脉吻合口可位于膝上内侧或膝下胫骨后方。显露膝下段腘动脉时，先切开小腿筋膜，向后方牵拉腓肠肌内侧头和比目鱼肌进入腘窝内，自动牵开器协助显露术野（图 9），可见腘动脉位于胫后神经与腘静脉的内侧。腘静脉大多成对出现，离断静脉间连接支，完全游离腘静脉后可显露出其外侧的腘动脉。游离出超过 4 ~ 5 cm 长度的腘动脉（图 10），双重套线、套带或无创血管阻断钳短暂阻断细小分支。血管阻断带环绕腘动脉近、远心端，提起动脉以便游离（图 11）。切开附于缝匠肌上的筋膜组织，向后方牵拉缝匠肌，向前牵拉股内侧肌，显露出膝上段的腘窝结构并向膝下切口建立隧道。手指钝性分离或应用隧道器建立可容纳移植静脉的隧道（图 12），引入"烟卷"引流管贯穿隧道。

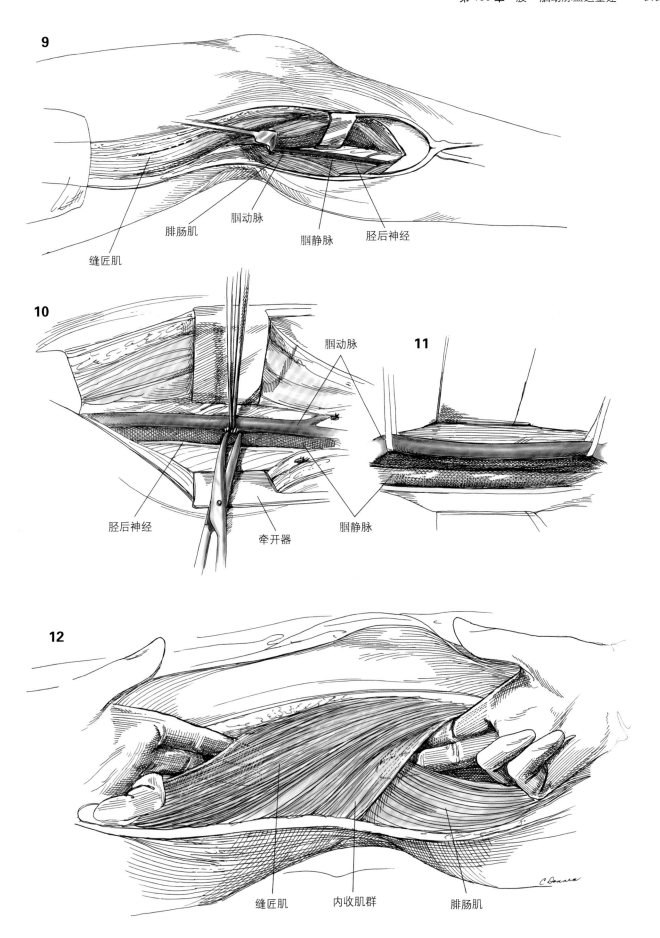

9

缝匠肌　腓肠肌　腘动脉　腘静脉　胫后神经

10

腘动脉

胫后神经　牵开器　腘静脉

11

12

缝匠肌　内收肌群　腓肠肌

同样方法自股动脉切口至腘窝近端在缝匠肌深层钝性分离建立隧道，"烟卷"引流管引入隧道内（图13）。

静脉肝素化后，阻断股动脉近、远心端，吻合部位应避开病变段。若无法避开，病变处应行股动脉内膜剥脱，如有必要可行补片扩大成形。尖刀刺破后用 Potts 剪纵剖动脉前壁（图14）。反转大隐静脉移植物，斜行修剪远心端以匹配股动脉吻合口。纵剖静脉壁（图15），修剪顶端边缘呈"眼镜蛇头"状（图16）。取 6-0 双头聚丙烯缝线自移植静脉的根部开始吻合（图17），从动脉吻合口远侧角开始沿两个边缘连续外翻缝合，静脉侧从外膜进针内膜出针，动脉侧从内膜进针外膜出针，避免内膜片分离（图18 和图19）。

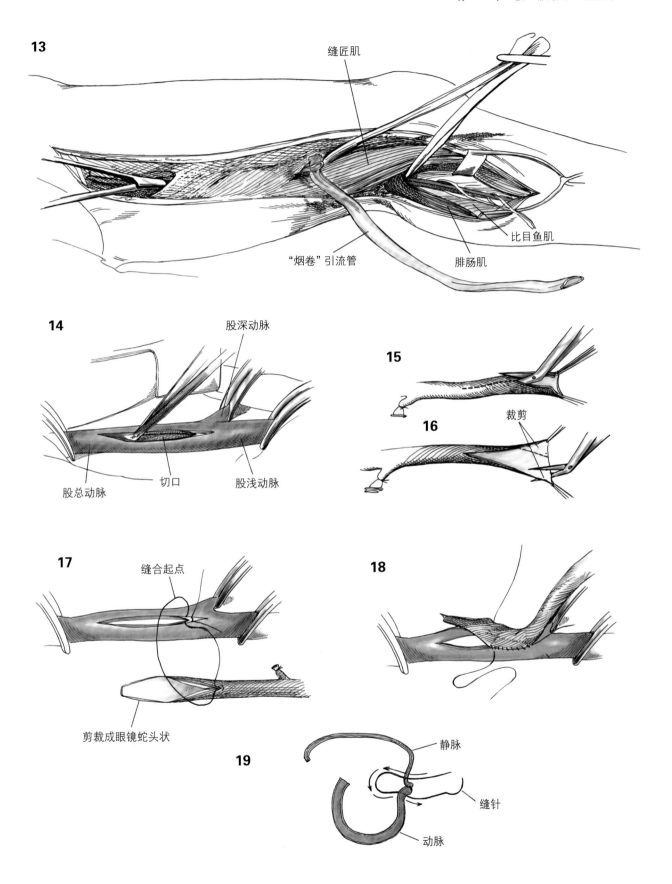

13

缝匠肌

"烟卷"引流管

比目鱼肌

腓肠肌

14

股深动脉

股总动脉

切口

股浅动脉

15

16

裁剪

17

缝合起点

剪裁成眼镜蛇头状

18

19

静脉

缝针

动脉

水平褥式缝合吻合口近侧角（图 20 和图 21），一端缝线向吻合口远侧角连续外翻缝合，与远侧角缝线在一侧边缘中点会合打结（图 22）。以同样方式吻合另一侧边缘（图 23）。

完成吻合前，松开股动脉近心端阻断钳，开放正向血流并冲洗移植静脉管腔，仔细检查并修补吻合口出血渗血处。开放股动脉远心端阻断钳，恢复股深动脉和股浅动脉血流，检查有无来自静脉属支的出血，必要时以 7-0 聚丙烯缝线修补（图 24）。

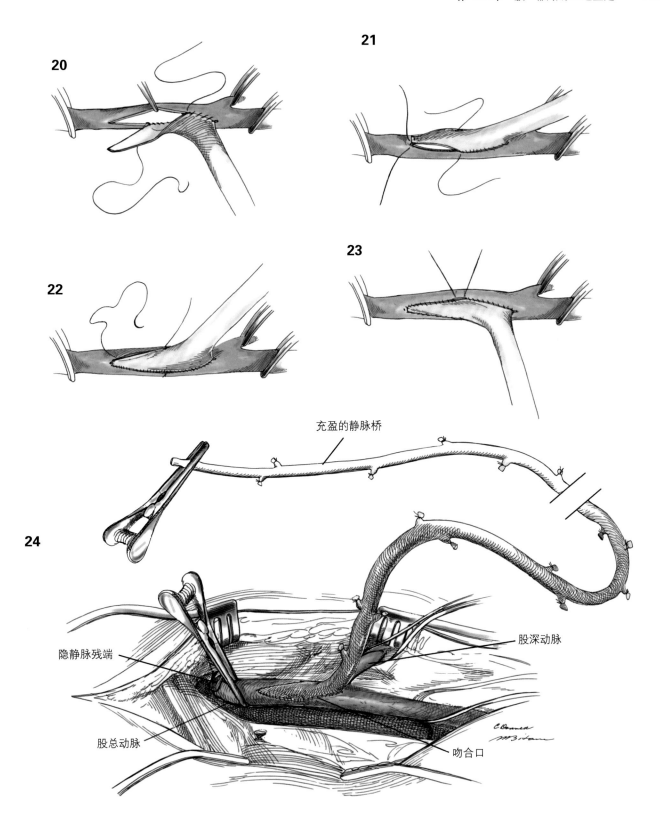

20

21

22

23

24

充盈的静脉桥

隐静脉残端

股深动脉

股总动脉

吻合口

将移植静脉引入缝匠肌深层隧道内，注意避免移植静脉扭曲或成角。如果远端吻合口位于膝下，应将移植静脉进一步引入游离好的腘窝隧道直至膝下切口。将下肢伸直以确保移植静脉长度适当，且跨越膝关节部位的张力合适（图 25）。阻断腘动脉，纵剖动脉前壁（图 26），同近心端一样的方法完成吻合（图 27 和图 28）（缝闭吻合口前，用适当型号的血管扩张器自吻合口小心伸入腘动脉内，确保吻合口通畅；如存在狭窄等技术缺陷，则应拆除缝线重新吻合）。吻合完成前，松开腘动脉阻断钳，排出吻合口内碎屑并检查远心端返血情况（图 29）。吻合完成后，确认隧道内的移植血管无张力、无扭曲、无成角（图 30）。

仔细触诊移植静脉远端搏动及腘动脉吻合口以远的动脉搏动，确认旁路血管通畅。蝶形针穿刺大隐静脉移植物，持续 5 s 注射 15～25 ml 造影剂行动脉造影，充分评估确认旁路血管形态良好、流出道通畅。如有必要，应尽可能弥补、修正不足之处确保疗效。术后触诊患肢远端动脉搏动，描记多普勒超声波形并与术前对照。

关闭切口　严密止血。如切口持续渗血，可用鱼精蛋白中和肝素。常规逐层关闭切口，订皮器缝皮，无菌敷料覆盖。

术后管理　术后转入重症监护室，严密监测心肺功能，警惕心血管系统并发症。术后 24 h 内，须每小时评估患肢远端动脉搏动，定期重复检查。术后尽早给予持续抗血小板治疗。术后当天即可开始下床活动，部分患者可于两至三天内出院。围术期应注重足部护理，反复宣教，控制吸烟等危险因素，严密随访，保证患者远期获益。

无创血管检查对评价术后血流动力学的改善及旁路手术成功与否具有重要价值。移植物闭塞的临床表现包括动脉搏动消失、肤色苍白、疼痛、感觉异常和运动功能丧失。如无创血管检查结果提示异常，须进一步行超声或 DSA 检查，明确移植物通畅情况，便于及时手术补救。患者于出院后第 3、6、9 个月及第 12 个月各随访一次，复查彩超，评估近、远心端吻合口的通畅程度，以及移植血管的瓣膜部位是否存在狭窄。如发生再狭窄，须手术干预以利于延长移植血管的通畅时间。

（唐小斌　王晓娜 译　陈　忠　王　盛 审校）

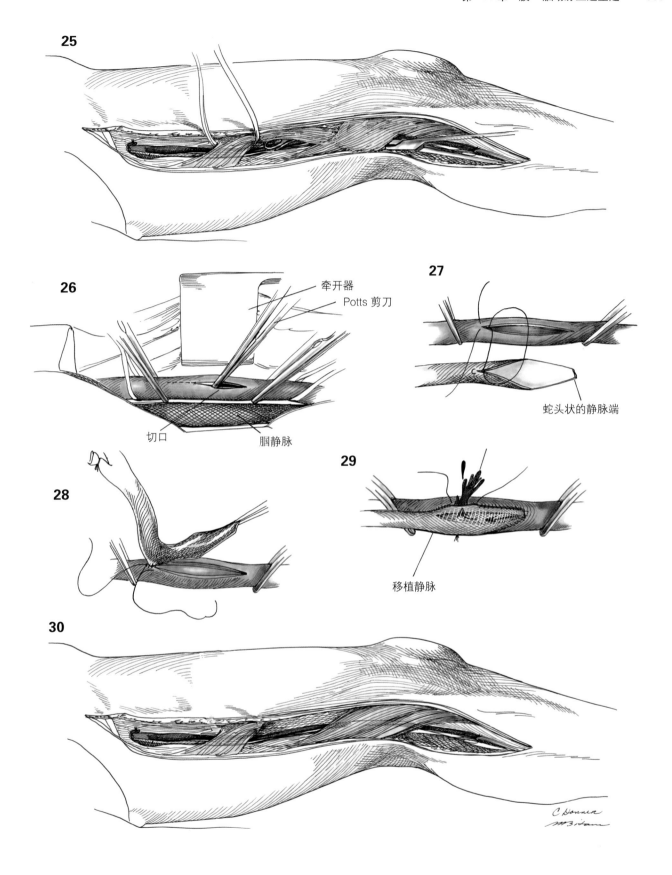

25

26

牵开器

Potts 剪刀

切口

腘静脉

27

蛇头状的静脉端

28

29

移植静脉

30

第140章 下肢动脉大隐静脉原位移植术

适应证 股腘动脉旁路移植手术适用于存在静息痛、足趾坏疽或足踝区溃疡等组织缺失、持续进展的间歇性跛行等重症肢体缺血患者。相对于应用人工血管或倒转的自体大隐静脉旁路移植术，部分术者更倾向于采用原位大隐静脉移植术。目前，自体大隐静脉原位移植通畅率与倒转的大隐静脉移植无明显差异，因而术式的选择更大程度上取决于术者习惯。大隐静脉管径自近心端至远心端逐渐变细，而倒转的静脉移植物恰恰与之相反，大隐静脉原位移植时远端管径能更好地匹配吻合口，有利于血流动力学的改善。因此，当旁路移植的远端吻合口位于胫后动脉和腓动脉时，优选自体大隐静脉原位移植术式。因具备血管内皮不易形成血栓等优点，其预后优于人工血管。

术前准备 接受此类手术的高龄患者，大多合并心血管系统疾病，术前应重视糖尿病、吸烟等危险因素的控制，完善胸部 X 线片、心电图等常规检查，详细评估一般状况与心肺功能，调整全身状态。

节段性肢体动脉多普勒测压、波形描记有助于评估动脉病变范围，可提供基线数据评价疗效。大多数外科医师偏向 DSA 或 CTA 作为评估病变的金标准，从主动脉到足部做影像检查以评估流入道是否有阻塞、阻塞的位置以及下肢、足踝和足部合适的靶动脉。术前优选超声评估大隐静脉，判断通畅与否、是否存在双大隐静脉或巨大的交通支等解剖变异。

麻醉 选用全麻或区域阻滞麻醉，注重维持稳定的血流动力学指标。

体位 患者取仰卧位。

手术准备 悬吊消毒整个下肢与下腹部，铺无菌巾、暴露术区。足趾坏疽或足部溃疡部位应密闭于一个无菌塑料罩内。

手术过程 可安排两组术者同时对腹股沟区和踝部进行手术，本文仅描述一组手术团队的操作过程。图 1 显示股部纵切口显露大隐静脉近段、股动脉及分支。图中所示，踝部两切口用于大隐静脉原位转流至胫后动脉：内踝前方弧形切口显露大隐静脉主干，内

踝后方切口显露胫后动脉。当完成静脉原位移植、动脉血充盈管腔后，沿大隐静脉走行，依据超声提示的部位另做小切口，离断大隐静脉主要属支。

近心端游离显露股总动脉、股深动脉和股浅动脉。确定股动脉近心端的吻合部位，血管套带包绕各动脉分支（图 2）。游离大隐静脉直至卵圆窝。旋髂内动脉位于卵圆窝下缘，可以此动脉作为解剖定位，区分其上方的隐股交界区。2-0 丝线套绕结扎大隐静脉属支（图 3），包括相对粗大且部位恒定的腹壁浅静脉（c）、阴部外浅静脉（d）、旋髂浅静脉（a）、股内侧静脉与股外侧静脉（b 和 e）。切开卵圆窝浅侧的 Scarpa 筋膜，充分显露位于股深动脉附近的股隐静脉交界区。

同样方式在足踝区显露大隐静脉主干的远端（图 4）。全身肝素化，横断大隐静脉远端，保留足够与动脉吻合的长度。将造影导管插入大隐静脉断端内（图 4）行静脉造影，用标记尺显示大隐静脉属支位置（图 5）。

估算近心端大隐静脉主干长度，确保离断后足以吻合于股动脉切口。使用 Satinsky 弯头血管钳钳夹股隐交界处的隐静脉近段，切断大隐静脉，血管钳上方保留小段大隐静脉残桩用于闭合，6-0 单股血管缝线连续缝合，确保缝合后股静脉无缩窄（图 6）。如需要进一步增加移植静脉的长度，可裁剪部分衔接于大隐静脉主干膨大处的股静脉前壁，扩大流入道吻合口。使用 6-0 单股血管缝线连续缝合股总静脉，切忌缝窄影响股静脉血流。

结扎、离断大隐静脉主要属支，游离近心端主干 5～7 cm 长度。直视下用 Potts 剪将距隐静脉膨大处 1 cm 的第一对瓣膜剪除（图 7）。第二对瓣膜通常距第一对瓣膜 3～5 cm 远，可应用图 11 和图 12 所示的瓣膜刀，逆行方式将其和剩余瓣膜一并切除。

阻断股总动脉近心端血流，纵剖股总动脉前壁至股深动脉开口处（图 8），探查股深动脉，必要时行内膜剥脱术。

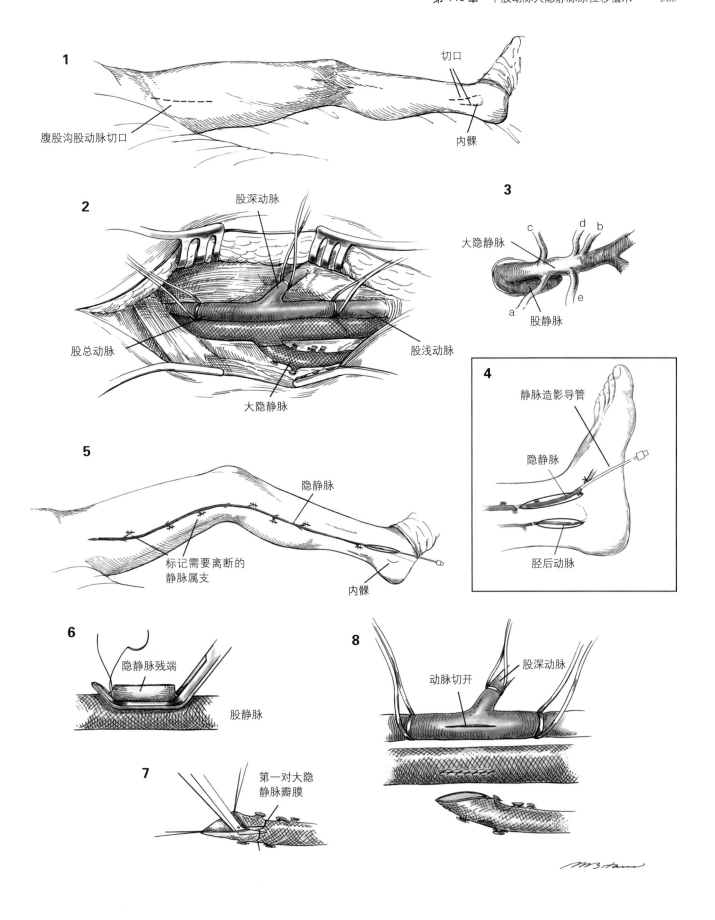

1

切口

腹股沟股动脉切口

内踝

2

股深动脉

股总动脉

股浅动脉

大隐静脉

3

大隐静脉

c
d
b

a

股静脉

e

4

静脉造影导管

隐静脉

胫后动脉

5

隐静脉

标记需要离断的
静脉属支

内踝

6

隐静脉残端

股静脉

7

第一对大隐
静脉瓣膜

8

动脉切开

股深动脉

按动脉切口形态修剪大隐静脉近端，剪去断端两个边角使隐静脉吻合口呈"匙形"。如有需要，可于大隐静脉后壁纵行切开以扩大吻合口。使用 6-0 单股聚丙烯双针缝线完成吻合。如图 9A 所示，吻合口连续缝合过程中，静脉侧应从外膜进针内膜出针，动脉侧从内膜进针外膜出针，从而避免内膜片分离。先在吻合口的远侧角做一针水平褥式缝合（图 9）。沿一侧边缘连续外翻缝合至吻合口近侧角，再转向对侧的中点与另一边缘的缝线会合（图 10）。肝素盐水冲洗吻合口，收紧两边缝线、打结。松开股动脉血管套带，可见大隐静脉近端主干充盈扩张，可触及动脉样搏动。

可扩张式瓣膜刀的使用　应用一次性可扩张式瓣膜刀切除瓣膜，可避免通过长皮肤切口全程显露大隐静脉，再经分支使用手动瓣膜刀切除瓣膜，有助于减轻解剖游离过程中的创伤，进一步降低外科感染及术后疼痛的发生。

动脉血进入大隐静脉后，会受第一对瓣膜阻挡。使用前检测一次性可扩张式瓣膜刀，按说明注入肝素盐水。横断大隐静脉远端主干后，瓣膜刀置于鞘管内送入管腔（图 11），小心上行至股动脉吻合口的远端。在大隐静脉主干近端触及瓣膜刀球形头端（图 11A），防止瓣膜刀进入吻合口。按说明书指示打开瓣膜刀，轻柔地向远端回撤，在遇到静脉瓣膜时会有轻微阻力。瓣膜刀中央圆柱体可在椎状刀片破坏静脉瓣膜的过程中撑开静脉管腔，防止损伤静脉壁（图 12）。重复上述过程切除残余瓣膜，如大隐静脉全程充盈并可触及搏动，说明瓣膜被完全破坏。

在标记的静脉属支部位做 1～2 cm 的小切口，离断并用 3-0 丝线结扎属支。图 11 显示了七处常见的需要结扎的静脉属支部位。如此时仍未触及大隐静脉搏动，可再次应用瓣膜刀破坏瓣膜。

依据术前检查结果设计远端吻合口位置。注意确认移植静脉走行通畅无成角，游离出足够长度的远段大隐静脉，与胫后动脉吻合，保证下肢或足踝运动过程中吻合口无张力。同样方法可显露腓动脉。如需要

解剖胫前动脉，可在其上三分之二段穿过骨筋膜建立隧道，也可在胫前动脉下三分之一段绕胫骨前方建立隧道。游离远端动脉 3～4 cm 长度，"狗头钳"阻断血流（图 13）。手术至此可显现大隐静脉原位移植技术的优势：远心端动脉与移植静脉的直径基本相当。

多数术者应用与近端吻合口类似的方法，纵行剖开静脉壁并修剪边角，以端侧方式吻合于动脉壁扩大吻合口（图 9A 和图 10）。血管套带或"狗头钳"阻断血流，纵行切开动脉壁（图 14），在吻合口近侧角用 6-0 或 7-0 单股双针缝线做一针水平褥式缝合，连续外翻缝合吻合口两侧缘，自静脉侧进针，动脉侧出针，避免动脉内膜片掀起。

要点：为更好地显露吻合口边缘，应先连续外翻缝合深侧缘，直达远侧角，再转向对侧缘的中点与近端的缝线会合。肝素盐水冲洗吻合口，短暂开放阻断，排净管腔内血栓、碎片和气体，收紧两缝线并打结。

触诊搏动，也可用多普勒超声确认原位大隐静脉和动脉的血流情况。手术结束前做动脉造影，确认静脉属支结扎完全、无残留隐静脉瓣膜、远端吻合口通畅。

屈、伸下肢，检查移植静脉全程是否存在扭曲成角、遗漏未结扎的静脉属支或动静脉瘘。动静脉瘘瘘口部位可触及震颤，也可用多普勒超声筛查，一经确诊，应离断并用 3-0 丝线结扎。

远端吻合口检查无误后可再次复查造影。

关闭切口　3-0 可吸收缝线间断或连续缝合关闭浅筋膜层，避免压迫或缠绕移植静脉。常规缝合皮肤。

术后管理　转入麻醉恢复室或重症监护室，严密监测血流动力学指标，改善心脏功能。术后 24 h 内，须每小时触诊或行多普勒超声检查评估术侧的远端动脉血供，定期重复检查。通常无须抗凝治疗，注意保持机体容量充足，防止出现血液高凝状态。术后第一日常规检测踝肱指数，确保移植静脉通畅。

（唐小斌　王晓娜 译　陈　忠　王　盛 审校）

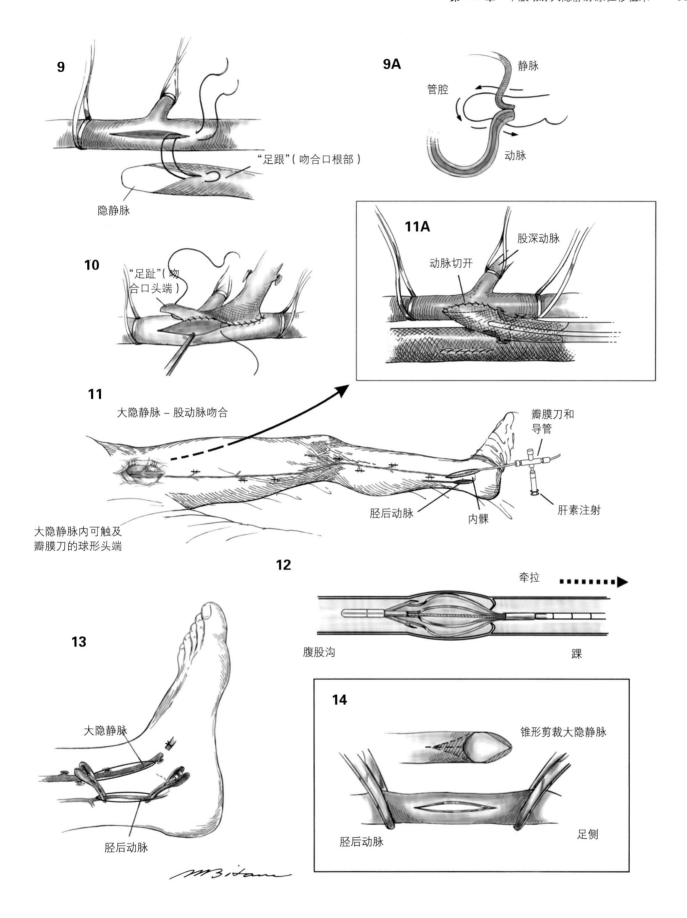

9

"足跟"（吻合口根部）

隐静脉

9A

静脉

管腔

动脉

10

"足趾"（吻合口头端）

11A

股深动脉

动脉切开

11

大隐静脉 – 股动脉吻合

瓣膜刀和导管

肝素注射

胫后动脉

内踝

大隐静脉内可触及瓣膜刀的球形头端

12

牵拉

腹股沟

踝

13

大隐静脉

胫后动脉

14

锥形剪裁大隐静脉

胫后动脉

足侧

适应证 引起急性下肢缺血的病因包括：心源性或主动脉源性栓子栓塞；动脉硬化基础上的急性血栓形成，或旁路移植物血栓形成。临床表现为不同程度的严重肢体缺血，患者常紧急就医。如果肢体缺血程度不严重、有相对充足的治疗时间，可首选导管溶栓治疗，溶栓后可充分显现需要治疗的基础病变。如果缺血程度严重，急诊手术干预则是最优、最快捷的治疗手段。

术前评估 DSA、CTA 和多普勒超声等术前影像学检查可明确血栓或栓子累及范围。如需要紧急手术，可省略部分检查，迅速完成术前准备，增加保肢机会。栓子的来源通常为心源性，包括急性心肌梗死、心律失常和心脏室壁瘤，在急诊室应严密监测血流动力学指标，最大限度改善心脏功能。

既往有间歇性跛行病史及旁路移植手术史，提示病因为血栓形成的可能性更大。充分了解患者的病史对病因学诊断极为重要。一旦确诊下肢动脉栓塞或血栓形成，应立即行肝素抗凝治疗。术前即刻及术后24 h 给予预防性抗生素治疗。

麻醉 采用全麻或区域阻滞麻醉。有严重合并症的患者，根据手术切口位置及手术范围，可选用局麻监护。术中保持血流动力学稳定。

手术准备 取仰卧位，患肢全面备皮、消毒、铺单，术前准备范围还包括下腹部和健侧腹股沟区，以备同期行股-股动脉旁路移植术等血运重建手术。足部可置于无菌塑料罩内，以便手术结束时检查肢体远端血供（图1）。持续静脉泵入肝素，并根据术中ACT 监测结果追加剂量。

手术过程 采用腹股沟区沿股动脉走行纵切口，游离出股总动脉、股深动脉、股浅动脉，套带备用（图2）。阻断动脉前充分肝素化。

如病因学诊断为动脉栓塞，且动脉管壁柔软无硬化斑块，可行动脉壁横切口（图3），利于直接快速缝合切口。如病因学诊断为急性血栓形成，或术中触到动脉硬化斑块，优选纵切口。于动脉硬化斑块处纵行切开股总动脉，便于直观检查病变段血管，根据需要行动脉内膜剥脱术及补片扩大成形术。股深动脉开口常有硬化斑块累及，可做斜向股深动脉走行的纵行切口（图4A，图4B）。

选用2F-4F 直径的 Fogarty 取栓导管，分别送入近端及远端的主要分支动脉内（图5），反复取栓，直至恢复充沛的近端搏动性喷血以及远端动脉返血。随后向近心端再次送入取栓导管，确认血栓已完全取出（图5B），分别向近、远心端动脉内推注肝素盐水（图6）。应用6-0聚丙烯无创血管缝线间断外翻缝合动脉壁横切口，避免管壁结构内翻（图7）与缩窄，排空气体及碎屑后恢复下肢血流。再次评估足部血运情况（肤色、毛细血管末梢充盈、温度、运动功能、多普勒信号），如灌注良好，冲洗伤口后，可吸收缝线及订皮器逐层关闭切口。如果下肢仍存在缺血，评估缺血平面，再行取栓手术。如患肢张力过高，须同期行小腿筋膜切开手术（第145章）。

术后管理 术后严密监测病情变化，防止缺血症状复发。在未行筋膜切开的患者中，应关注是否出现迟发骨筋膜室综合征。持续静脉肝素输注，条件许可后，可转为口服抗凝药物。根据患者病情变化，可转入重症监护室，监测血流动力学指标。

（唐小斌　王晓娜　译　陈　忠　王　盛　审校）

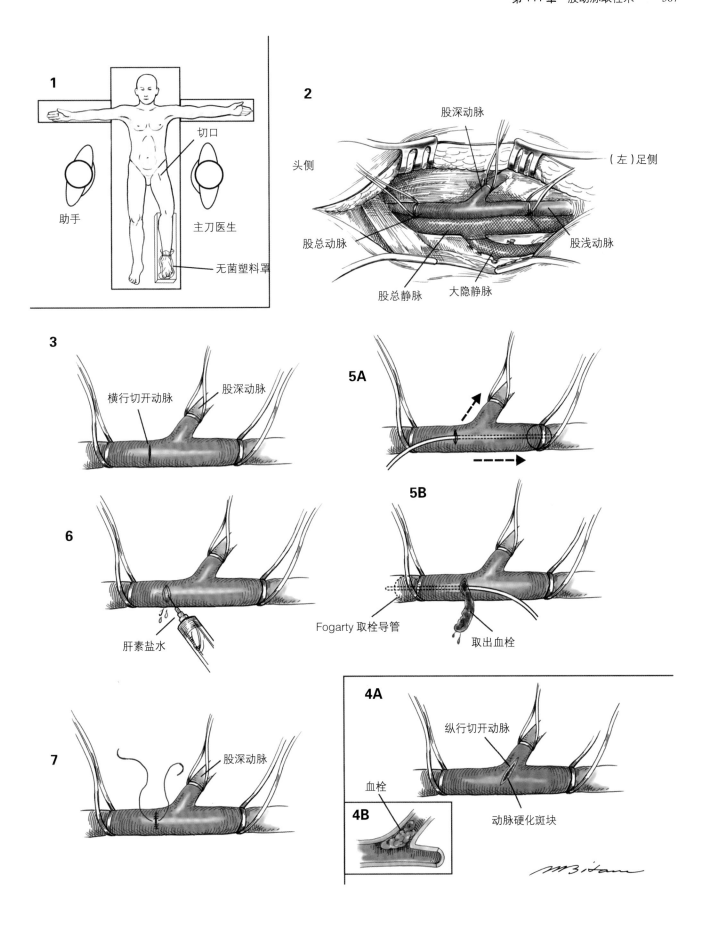

适应证　致死性肺栓塞是深静脉血栓形成后常见的并发症，后者可并发于许多临床疾病或外科手术操作，其与低灌注状态、静脉损伤、肥胖、长时间卧床制动、血液高凝、恶性肿瘤关系密切。

抗凝治疗通常为血栓栓塞疾病的一线治疗手段。在静脉血栓的近心端置入滤器的适应证为：足量抗凝治疗后仍反复发生肺栓塞；已经发生大块肺栓塞有致命风险；有潜在出血风险或存在抗凝禁忌；血栓反复脱落导致进行性肺动脉高压。

由于不能准确确定位血栓向近端延伸的位置，而且可能无法发现对侧肢体和盆腔深部静脉的血栓，结扎患肢股浅静脉的术式现已基本被弃用，而下腔静脉滤器置入术则避免了此类不确定性。目前多采用经股静脉或颈静脉入路方式置入腔静脉滤器，替代部分闭合的锯齿状闭合夹，预防肺栓塞的发生。滤器置入时可选用临时性滤器或永久性滤器，临时性滤器的优势是当临床病情许可时可从体内移除。

术前准备　术中常规使用造影剂，术前须做过敏试验，如出现阳性结果则应预防性应用抗过敏药物。术前评估肾功能，确定患者能够在术中、术后的一定时间段内耐受平卧体位。若患者心功能减退或肺通气/灌注比值异常，须在必要时术中应请麻醉医师监护，提供良好的心肺功能支持。

麻醉　首选局部麻醉，留置静脉导管以方便给药（尤其是镇静药物），重点关注心肺功能变化。

体位　腹股沟区或右侧颈部备皮，取仰卧位，消毒、铺巾、显露术野。手术应在有造影条件的导管室内进行。

手术过程　腹股沟或颈部入路区域常规消毒，局部麻醉后，行颈静脉穿刺或腹股沟韧带下方股静脉穿刺（图1和图2），必要时可采用超声引导。在透视下用细导丝（0.018）上行导入下腔静脉建立通路，通过导丝引入"猪尾"导管（图3）行腔静脉造影（图4），观察双侧肾静脉开口水平与腰椎椎体位置关系，确认下腔静脉独立走行（非双下腔静脉）、直径大于28mm且腔内无血栓形成。将"猪尾"导管上行至高于肾静脉的水平，之后再导入滤器鞘管所用的加硬导丝（0.025），如此操作可避免加硬导丝误入腔静脉属支或肾静脉内。通过导丝送入滤器释放鞘，以腰椎椎体为标志定位、固定鞘管头端（图5），将滤器送至长鞘末端位置。固定滤器位置，回拉鞘管使滤器在当前位置释放。要点：释放过程中应固定滤器、回拉鞘管，切忌将滤器向前推送出鞘管头端（图6）。如说明书所示，释放后，滤器展开的倒钩使之牢靠地固定于腔静脉管壁。确保滤器上缘位于双侧肾静脉开口下方的位置（图6）。回收释放系统，再次行腔静脉造影，确认滤器位置适当，无并发症发生。造影过程可经滤器的释放长鞘完成，亦可重新置入导丝和"猪尾"导管进行。

关闭切口　拔除静脉鞘管，局部适当加压数分钟防止出血（图7）。术后平卧1～2 h，注意监测穿刺部位是否存在出血或血肿形成。

术后管理　除非穿刺部位有严重出血或其他禁忌，术前、术中、术后均应给予肝素抗凝治疗。术后常规监测。当临床情况许可时可从体内移除临时性滤器。

（唐小斌　王晓娜　译　陈　忠　王　盛　审校）

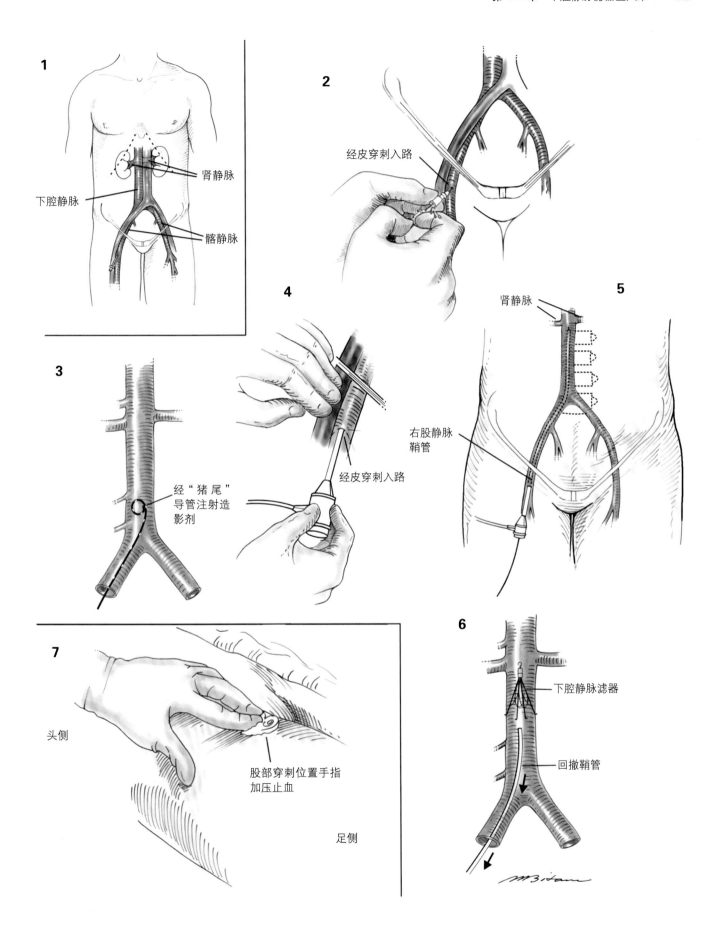

1

肾静脉

下腔静脉

髂静脉

2

经皮穿刺入路

4

经皮穿刺入路

3

经"猪尾"导管注射造影剂

5

肾静脉

右股静脉鞘管

7

头侧

股部穿刺位置手指加压止血

足侧

6

下腔静脉滤器

回撤鞘管

第143章 腔内大隐静脉激光消融穿支静脉切除术

适应证 在许多医院对于以静脉曲张为主要表现的静脉瓣膜功能不全病人，激光消融技术已经取代了大隐静脉高位结扎剥脱术（图1）。某些中心更倾向于选择射频消融手术，但二者技术是相似的。消融术前，患者常规行外周血管检查，明确静脉曲张是原发性还是继发性，评估深浅静脉系统的回流情况，并确认动脉血流灌注充足。静脉多普勒扫描检查静脉通畅与否，评估各静脉系统的反流程度。

禁忌证 深静脉阻塞患者的下肢静脉回流靠浅静脉系统完成，故深静脉阻塞是大隐静脉消融手术的禁忌证。其他禁忌证包括：大隐静脉过度扭曲、妊娠、哺乳期、局麻药物过敏、肝功能不全及严重凝血功能障碍等。患者不能耐受术后穿着医用弹力袜属相对禁忌证。

麻醉 部分患者倾向于选择全麻，但肿胀麻醉更为常用，尤其是门诊患者。肿胀麻醉指将稀释的局麻药物（通常为0.1%利多卡因）注射至术区静脉附近的皮下组织内。麻药中加入小剂量肾上腺素有助于血管收缩，加入碳酸氢钠可缓解注射过程中的不适感。

体位 取仰卧位，头低脚高以减轻静脉高压，自脐水平至双下肢远端消毒，无菌塑料罩包裹术侧足趾。如行浅静脉切除（局部小切口切除凸起的曲张静脉），术前应在患者站立位静脉充盈的时候，于曲张静脉团处做好防水标记。

手术过程 将7.5兆赫的超声探头置于无菌套内，膝盖水平或其下方找到大隐静脉（图2）。非全麻患者用1%利多卡因局部麻醉，21号套管针穿刺进入大隐静脉。引入0.018 in（1 in＝0.0254 m）微穿导丝建立通路后，撤除穿刺针（图3）。在导丝位置做小切口，扩皮，沿导丝引入4F或5F鞘管。撤除导丝和鞘芯，鞘管内送入0.035 in的J形头导丝，超声引导下上行至腹股沟区。撤去血管鞘，将带有长度标记（厘米）的激光长鞘置于大腿上方，鞘管头端位于股动脉搏动处，比对、估计送入大隐静脉内的鞘管长度。沿导丝送入激光长鞘（图4），去除鞘芯。锁死激光光导纤维位置（图5），超声定位使光纤头位于远端大隐静脉球部，仔细确认其头端未伸入股静脉并位于腹壁浅静脉远心端。

通过超声确定膝水平导管位置，确认导管周围肿胀麻醉液浸润充分。脚踏泵连接21号注射针头沿大隐静脉走行皮下注入麻醉肿胀液，长度超过激光鞘管全长。麻醉肿胀液的作用不仅在于局部麻醉，还有助于削减激光发射的能量，保护周围组织。术前佩戴防护眼罩。激光发射前，超声确认光导纤维头端位于大隐静脉主干内。调定激光二极管发射功率至14 W、波长980 nm。启动激光发射，以50 J/cm的速度逐渐回拉光纤和导管，直至鞘管尾端的指示信号提示局部静脉主干消融成功。停止激光发射，撤出鞘管及光导纤维，局部加压止血。

如患者无明显穿支静脉，手术至此结束，穿刺部位贴膜覆盖并穿着至大腿长度的弹力袜。如患者合并穿支静脉反流，应继续行穿支静脉切除术。用11号刀片或Beaver刀在邻近标记的曲张静脉处做极小的切口（图6A），用特制的静脉钩将皮下浅静脉勾出（图6B）。用一把血管钳缠绕、拉拽勾出的浅静脉，另一把血管钳尽可能多地将其与皮下组织分离，拉出体表予以切除（图6C），局部切口压迫止血。重复此过程，尽可能多地切除曲张静脉。止血完成后，盐水纱布擦拭切口。用无菌贴膜粘贴切口，无菌纱布加压覆盖于大隐静脉走行，保证下肢切口干燥。患者安返恢复室，患肢应穿高位的医用弹力袜。

术后管理 麻醉苏醒后，每隔一小时即应下地活动数分钟，出院后可正常行走活动。如术后出现切口疼痛，可予轻度镇痛药物口服，一般术后几日内下肢功能基本恢复正常。

（唐小斌　王晓娜　译　陈　忠　王　盛　审校）

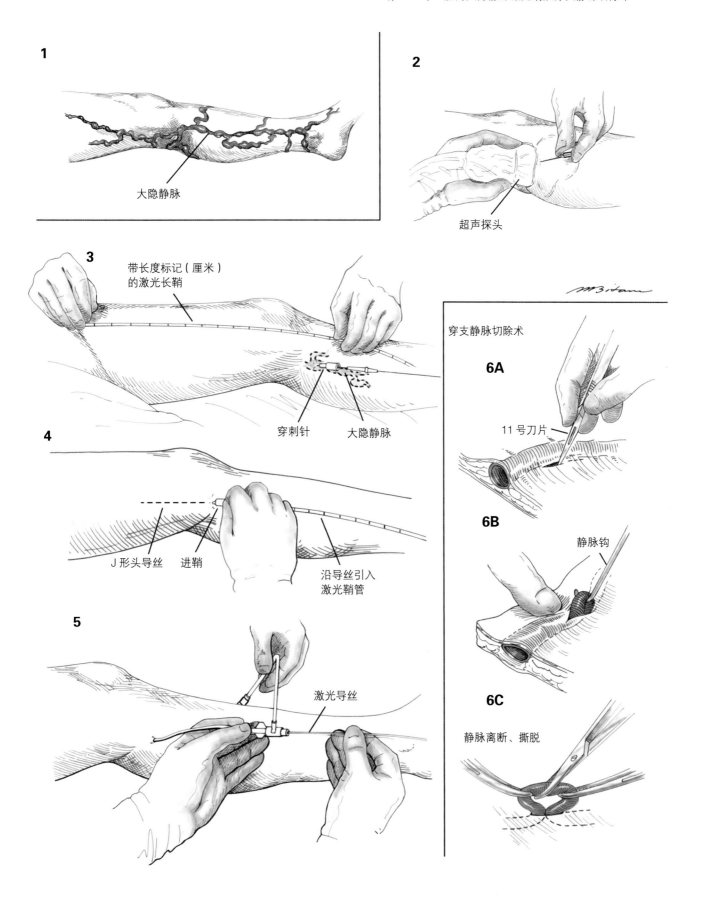

1

大隐静脉

2

超声探头

3

带长度标记（厘米）
的激光长鞘

穿刺针　　大隐静脉

4

J 形头导丝　　进鞘

沿导丝引入
激光鞘管

5

激光导丝

穿支静脉切除术

6A

11 号刀片

6B

静脉钩

6C

静脉离断、撕脱

适应证 伴有食道静脉曲张的门静脉高压患者可发生消化道出血，硬化剂注射治疗不能有效止血，则是门静脉减压手术的治疗适应证。有些手术完全中断了门静脉的入肝血流（端侧吻合门静脉 - 腔静脉分流），另一些外科技术则通过建立旁路分流选择性地减少了门脉系统的灌注（侧侧吻合门静脉 - 腔静脉分流、脾静脉 - 肾静脉分流、肠系膜静脉 - 腔静脉分流）。术式的选择取决于患者门静脉与脾静脉的通畅度、肝功能情况、门静脉分流量、是否存在急性出血或为等待肝移植的终末期人群。

应根据患者临床状态、肝功能分级和影像检查显示的肝血流动力学变化，筛查出合适的患者进行手术：年龄小于 60 岁；不伴有肝性脑病、黄疸、腹水或肌肉萎缩等合并症；化验检查血清白蛋白应高于 3 g/ fl，凝血酶原时间大于（译者注：应改为"小于"）正常值的 1.5 倍，或其他证据提示肝合成功能正常。上述标准以外的患者并非存在绝对的手术禁忌证，但随着肝功能受损情况加重，外科手术风险亦大大提高。

门静脉高压分流手术可分为三种类型：门静脉 - 腔静脉分流、脾静脉 - 肾静脉分流和肠系膜静脉 - 腔静脉分流。图 A、图 B、图 C、图 D、图 E、图 F 以图表形式显示了不同方式的门静脉分流技术。

门静脉 - 腔静脉分流术 门静脉 - 腔静脉分流术（简称门 - 腔分流术）的主要适应证是内镜下消融或经颈静脉肝内门 - 体静脉分流术（TIPS）治疗不成功的上消化道曲张静脉大出血。门 - 腔分流特别适用于以下情况：既往脾切除、合并脾静脉血栓、门静脉血液逆流、脾 - 肾分流血栓形成、腹水或肝静脉血栓形成。术前或术中确认门静脉通畅方可进行直接门 - 腔分流术。

有些门脉高压患者选择侧侧吻合（图 A），也未出现由于门静脉的暂时阻断造成肝末端压力升高。这表明在侧侧吻合门 - 腔分流手术降低了门脉压力之后，流经肝的动脉血并不会出现反流情况。此种分流方式的另一优势为减轻了肝血窦的储血量，有益于顽固性腹水合并静脉曲张破裂出血的治疗。

尽管有研究报道支持门 - 腔分流可有效治疗顽固性腹水，但其临床实用性目前仍存在广泛争议。如为控制腹水行分流手术，优选直接侧侧吻合方法或用 8 mm、10 mm 的带环聚四氟乙烯人工血管行 H 型侧侧吻合门 - 腔分流。肝静脉血栓形成（布加综合征）

等特殊情况下可应用此方式。门静脉减压手术对肝功能本身并无益处，因而此类手术的预后绝大程度上取决于患者基础肝病的进程。

在端侧吻合的门 - 腔静脉分流术中（图 B），肝门处结扎离断门静脉，将远侧断端吻合于下腔静脉上。端侧吻合分流方式尤其适用于不伴腹水以及门脉血反流的患者，术中阻断门静脉行吻合的过程可导致肝末端压力增高。端侧吻合门 - 腔分流术后，门静脉血均不再行经肝，而肝动脉对肝的血供仍可保留。

脾静脉 - 肾静脉分流术 对于合并肝外门静脉阻塞、继发脾功能亢进、既往胆道手术和（或）门静脉海绵样变性的患者，如脾静脉通畅、直径足够（最好 1 cm 左右），可选用此术式。如有必要或术者倾向于切除脾，则可施行（近端）脾静脉 - 肾静脉分流术（图 C）。远端脾 - 肾静脉分流术（Warren 手术，图 D）完整保留了脾，其在一定程度上降低了食道静脉丛的压力，同时保留了门静脉至肝的灌注，可避免发生肝性脑病。远端脾静脉分流的方式尤其适用于肝功能正常、门静脉高灌注、肝细胞病变轻、脾显著肿大或特发性门静脉高压的患者。手术操作包括：自脾门游离脾静脉至其汇入肠系膜上静脉处，结扎离断近端汇入处的脾静脉，将断端远侧脾静脉吻合于左肾静脉。如不游离脾静脉，可以人工血管移植于脾静脉和左肾静脉之间，结扎人工血管近心端的脾静脉，同时结扎冠状静脉及胃网膜右静脉。

肠系膜静脉 - 腔静脉分流 大多数患者是通过门 - 腔分流或脾 - 肾分流的方式实现门静脉减压的目标，但对于脾切除合并门静脉血栓或门静脉海绵样变性的患者，肠系膜上静脉 - 下腔静脉 C 型搭桥分流术（Clatworthy 手术，图 E）是极为重要的干预方式。肠 - 腔分流手术适用于术中门脉周围或脾周大量出血的患者。手术适应证还包括脾静脉和（或）门静脉直径过于细小的小儿患者（要求静脉直径最小为 1 cm 左右）。宜推迟患儿选择性分流手术的时机，尽可能设定为 4 周岁之后。此术式的操作包含游离切断下腔静脉（译者注：文中写错为上腔静脉，图中标识为下腔静脉），将远端端侧吻合于肠系膜上静脉。

急诊情况下，为避免游离、切断下腔静脉，可以编织大直径涤纶人工血管行肠系膜上静脉 - 下腔静脉的转流，吻合口位于肠系膜上静脉的一级分支附近（图 F）。肠 - 腔分流术式经如此改良（肠系膜上静脉 -

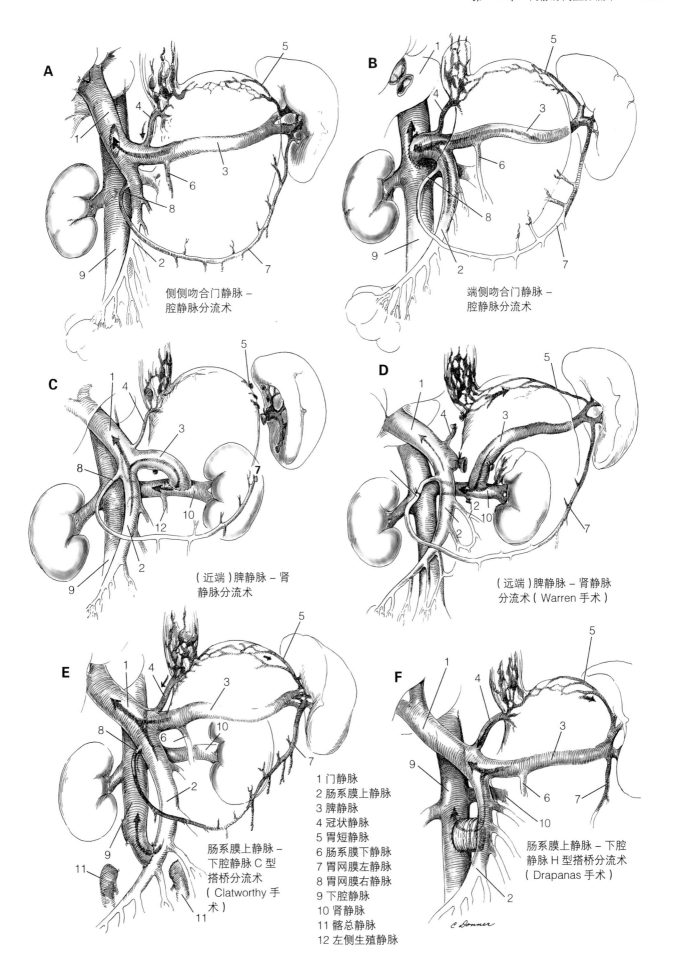

A　侧侧吻合门静脉 – 腔静脉分流术

B　端侧吻合门静脉 – 腔静脉分流术

C　（近端）脾静脉 – 肾静脉分流术

D　（远端）脾静脉 – 肾静脉分流术（Warren 手术）

E　肠系膜上静脉 – 下腔静脉 C 型搭桥分流术（Clatworthy 手术）

F　肠系膜上静脉 – 下腔静脉 H 型搭桥分流术（Drapanas 手术）

1 门静脉
2 肠系膜上静脉
3 脾静脉
4 冠状静脉
5 胃短静脉
6 肠系膜下静脉
7 胃网膜左静脉
8 胃网膜右静脉
9 下腔静脉
10 肾静脉
11 髂总静脉
12 左侧生殖静脉

下腔静脉 H 型搭桥分流或 Drapanas 手术），有利于简化解剖入路，大大降低手术出血量。

　　上述手术的操作细节可见 ZollingersAtlas.com 网页 Historical Supplement 部分。

（唐小斌　王晓娜 译　陈　忠　王　盛 审校）

第十四部分

手 和 足

适应证　骨-筋膜室综合征是由于固定空间范围内压力增高所致。它可由肢体缺血、创伤或烧伤引起。治疗不仅要针对基本病理，还要对骨-筋膜室进行物理减压，防止由毛细血管灌注受损和静脉阻力增加引起进一步损害。

骨-筋膜室综合征可通过规范测定骨-筋膜室内压力（压力为 20 mmHg 左右时组织灌注受损）（图 1）或者根据体征和症状进行诊断。这些症状包括肌群的紧张和疼痛、被动牵拉痛及骨-筋膜室内神经支配区麻木和运动功能受损。骨-筋膜室综合征最常见部位是小腿，通常由于缺血或缺血一段时间后血供恢复引起。若要彻底减压，前方、外侧、后方浅部和深部的所有四个骨-筋膜室都应当行筋膜切开术（图 2A 和图 2B）。

术前准备　注意血流动力学稳定，同时仔细处理水、电解质平衡。术前须使用抗生素预防感染。

麻醉　由于患者病情复杂，在筋膜切开术时，常需要全身麻醉和仔细监测血流动力学变化。作为常规，做任何手术切口前皮肤需要局部清洁。

手术过程　小腿筋膜切开术要将整个下肢按照常规方法准备、铺巾。在切开术前可能已经做过恢复下肢血供的手术（如血栓切除术/栓子取出术、旁路手术或者溶栓治疗）。切开四个骨-筋膜室最常见入路可以通过小腿两个切口完成（图 3）。

后方骨-筋膜室可以通过小腿内侧、离胫骨后缘后方 1 cm 处的皮肤切口到达，后方浅部骨-筋膜室可采用类似方法将其筋膜等长切开（图 4）。要达到后方深部骨-筋膜室，将腓肠肌-比目鱼肌复合物从附着的胫骨上切开（图 2B）。

前方和外侧的骨-筋膜室可以在胫骨前部外侧几厘米处做一个约 10 cm 长的皮肤切口。皮肤切口切开后，可见前方骨-筋膜室，根据皮肤切口长度切开筋膜，注意勿切入筋膜下的肌肉，避免出血，尤其是对于术后需要抗凝的患者。将组织剪刀（Metzenbaum）的尖端插入筋膜切口，在皮下向近端和远端切开筋膜（图 5）。在同一皮肤切口，同样切开外侧骨-筋膜室。要注意不能损伤前方与外侧骨-筋膜室之间肌间隔附近的腓神经浅支（图 2A，图 2B）。

术后管理　腿部伤口内层用湿盐水纱布、外层用干的敷料覆盖。通常需要抬高下肢，减轻水肿，有时采用弹性绷带包扎比较合适，注意不能进一步损害血流灌注。伤口至少要每天检查，要评估是否可以一期关闭伤口，或应该采取其他的治疗方案（如封闭式负压引流，二期愈合或皮肤移植）。感染、出血和神经损伤是最常见的并发症。

（华秉誾 译　阎作勤 审校）

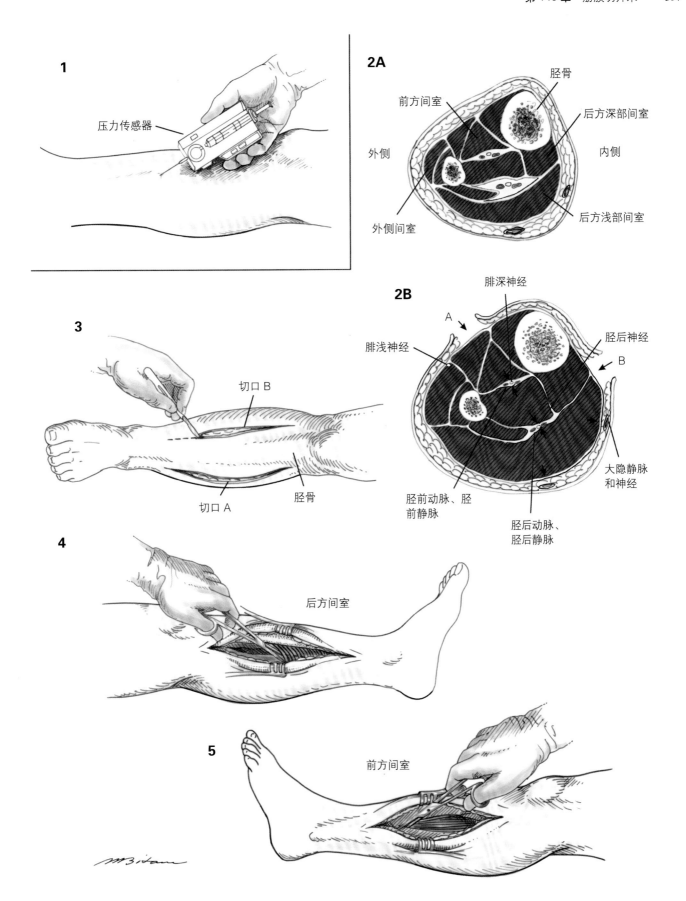

1

压力传感器

2A

胫骨

前方间室

后方深部间室

外侧

内侧

外侧间室

后方浅部间室

2B

腓深神经

腓浅神经

胫后神经

A

B

胫前动脉、胫前静脉

大隐静脉和神经

胫后动脉、胫后静脉

3

切口 B

切口 A

胫骨

4

后方间室

5

前方间室

适应证　皮肤全层烧伤（焦痂）时丧失弹性，同时，液体会从皮下组织中转移到周围的组织间隙，随着液体转移，组织压力增加。由于上面覆盖的烧伤皮肤没有弹性，若包裹肢体周围，会引起这些组织压力超过脉压，从而危害到肢体血供。在躯干前方，全层烧伤焦痂可以损害呼吸功能，这在临床上表现为患者通气障碍和随之出现的氧合障碍。焦痂切开术目的是降低组织压力、恢复灌注和（或）纠正呼吸功能。

术前准备　对于烧伤患者应当注意患者的血流动力学稳定以及仔细处理水电解质平衡。需要术前使用抗生素预防感染。

麻醉　因为全层烧伤皮肤区域的所有皮神经已经破坏，所以在焦痂切开术前无须麻醉。

手术过程　焦痂切开术选用手术刀或者设定为"切割"模式的电灼器，将环形焦痂皮肤全层切开直到皮下脂肪露出。焦痂切开术应该在肢体环形全层烧伤的内侧和外侧做切口，并延伸至焦痂全长（图 1 和图 2）。在前胸部，应该在躯干侧面行焦痂切开术，在躯干上部和躯干下部做另外的切口，形成一个矩形（图 3）。行手部焦痂切开术时，应在手掌背侧掌骨间做手术切口。若有需要，切口可延伸至每个手指的尺侧（图 4）。

焦痂正确切开后会翻开，可显露皮下脂肪（图 1）。若未见皮下脂肪，焦痂切开需要加深。焦痂切开后看到的出血都是静脉性的，使用浸有凝血酶的纱布垫能够止血。

术后管理　焦痂切开后采用与全层烧伤相同的烧伤敷料覆盖。不关闭切开的焦痂。因为焦痂出现在全层烧伤中，最终会随烧伤伤口被一起清创。处理患者并存的医疗问题极为重要。

（华秉謩 译　阎作勤 审校）

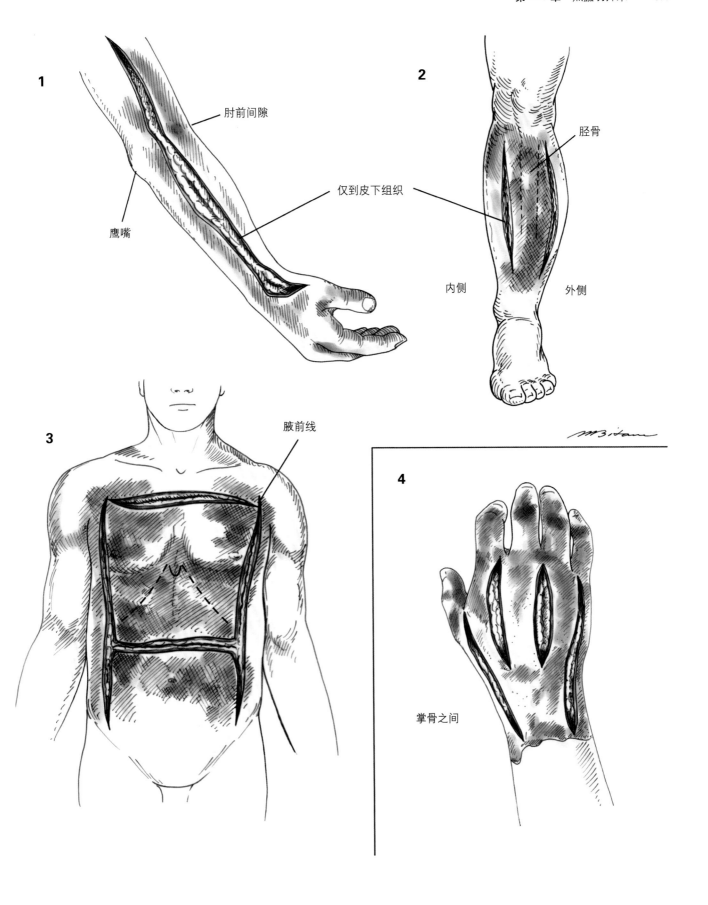

第147章 截肢原则

适应证 截肢最常见的原因有创伤、血供障碍、恶性肿瘤、慢性骨髓炎、危及生命的感染、不能手术矫正的儿童先天性肢体畸形、改善功能的需要以及偶尔为了美观。

术前准备 在创伤病例中，首要的是仔细评估患者总体健康状况，判断是否有保肢的可能。其次，必须评估肢体组织和血管损伤程度。由于外周血管修复和移植新的发展，远端血供的重建可以实现。如果有糖尿病或晚期血管疾病，通常采取严格的医疗措施来控制这些相关疾病。若拟行截肢的平面存在局部皮肤感染，应尽可能延期手术。若存在湿性坏疽，应将患肢置于冰块或干冰中，并在紧靠拟截断平面下方使用止血带，这样不但能减少毒性反应，且能降低伤口感染的发生率，因为淋巴管在截肢前可被阻断。当动脉闭塞、创伤时不完全清创或者闭合性感染导致肢端血供严重破坏时，气性坏疽成为真正的威胁。采用分期截肢术，一期先行"引流截肢术"，有助于避免最终截肢平面出现伤口问题。

麻醉 下肢截肢常用脊髓麻醉，上肢截肢常用吸入麻醉，神经丛阻滞或局部浸润麻醉适用于截指或截趾。

体位 见第148章图1。上肢截肢时，患者靠近手术台边缘，手臂伸直外展放在需要的合适位置。下肢截肢时，用数块消毒巾置于小腿下将腿抬高。

手术准备 如无感染，使用止血带前将肢体抬高以促进静脉回流。小腿及足部截肢时，将止血带放置于膝上。膝和大腿下部截肢时，将止血带置于大腿上部。前臂截肢时，止血带应置于肘上以控制肱动脉。对有动脉硬化的患者不应使用止血带，因为有损害残端血供的可能。无菌弹力带可以用于小截指术的指根部阻断。用常规的抗菌消毒剂在需要截肢部位的上下方进行皮肤准备。在大的截肢术中，整个肢体可用无菌防水弹力织物包裹，方便助手把持，可以根据需要调整肢体位置。

截肢部位 现代假肢性能消除了历史悠久的"截肢部位的选择"。一般来说，应根据病理变化决定截肢的部位，目的是尽一切可能保留肢体长度，这对上肢来说尤其如此，而对于下肢，膝关节因为具有主要功能优势，应尽可能予以保留。虽然上肢血供通常是充足的，而下肢血供恰好相反。肢体血管旁路移植失败后的血供障碍是下肢截肢最常见的原因。

由于股深动脉是在浅表股血管闭塞或股-腘动脉搭桥桥接血管血栓形成后的主要供血动脉，故截肢的部位必须选择在此血管能充分供血的范围内。因而，截肢部位常高于膝关节（图1C）。膝关节离断术（图1C）和经髁截肢术（图1B）后会形成一个肥大呈球形的残端，臃肿麻烦，难以适配假肢。

尽可能保留肢体长度的原则并非适用于膝下截肢。由于胫骨的前缘常是斜形截断的（以防止对残端造成压力集中），就必须用血供好的结实组织覆盖残端，正如利用长的后方皮瓣翻向前覆盖残端。短的膝下残肢优于膝关节切断术。理想状态下，膝下截肢应至少保留8 cm胫骨（从胫骨结节测量），以配适假肢。超过20 cm的膝下截肢可能没有任何功能上的效果。非常短的腓骨有向侧方移动的倾向，所以膝下残肢过短时可将其除去。

踝部和足中截肢适应证很少（主要见于创伤）。赛姆截肢有助于装配十分耐用的末端-负重假肢，但对于女性来说有美观上的缺憾（图1D）。通过跖骨的截肢是公认的最满意足部截肢（图5，从A到A以及长的足跖侧皮瓣）。下肢血供不足很少采用踝部或足部截肢，除非有明确的适应证，因为伤口经常愈合不良，需要更高位的截肢。

前臂的中下三分之一连接处过去被认为是截肢的最佳位置；然而包括能旋前和旋后运动在内的新型假肢需要尽可能保留肢体长度（图2）。手部截肢中长度也是重要的因素，对部分或全部手指的部分截指来说，拇指上留下一处可以对掌的接触面便可抓握，形成的功能好于任何假肢。前臂任意长度的残端功能都优于肘上截肢，并可以省掉假肢上起肘关节作用的铰链。

皮瓣类型 按照一般原则，上肢瘢痕适合放在残端的后方，因为假肢主要承靠在残端远侧表面上。下肢支撑受力的残端瘢痕应当优选在远离直接承压部位。在手指或足趾部这样较小的截肢中，采用长的掌侧或足部跖侧皮瓣，以便用厚的保护性组织垫覆盖残端（图3、图4和图6A）。球拍切口适合于足趾截肢，因为它们可以向上延伸以暴露跖骨（图5），或它们可以用于需要尽可能保留长度的足趾截肢，尤其适用于拇指损伤（图6切口B、C和D）。经球拍切口去除掌骨头或跖骨头会给肢体提供一个良好外观，但是显著减少了足部或掌部宽度。

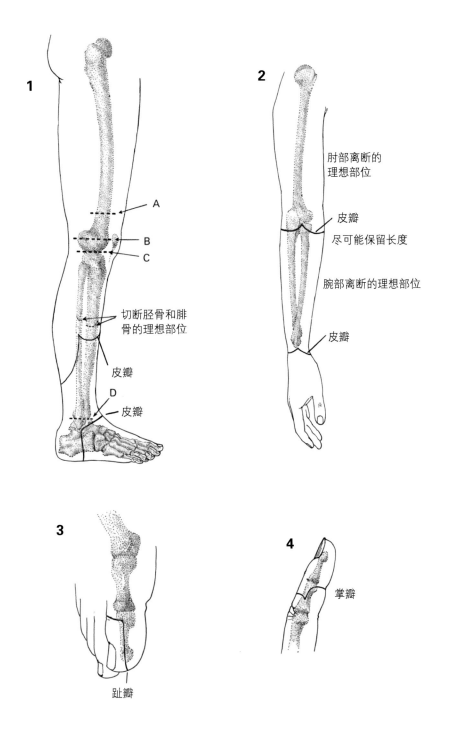

1

A
B
C

切断胫骨和腓
骨的理想部位

皮瓣

D
皮瓣

2

肘部离断的
理想部位

皮瓣
尽可能保留长度

腕部离断的理想部位

皮瓣

3

趾瓣

4

掌瓣

手术过程　需要保留足够的软组织覆盖骨端，但是也要避免过多保留，因为过多软组织妨碍假肢装配。动脉和静脉应当分别予以结扎。尽可能高位切断神经，用不可吸收线结扎，包埋于肌腹中，防止神经瘤形成。神经应当远离瘢痕和受力区，因为神经瘤受压后会产生症状。在足够高位水平处截骨，便于软组织在残端对合，对骨端形成厚的覆盖。用咬骨钳或锉刀将骨端锐边修平。

关闭切口　对于大的截肢术，止血后要在深部间隙中放置闭合引流。筋膜封套用可吸收缝线松散缝合。对进展性感染采取截断"引流"型截肢术时，伤口保持开放，留待以后二期缝合，或者以后于较高的平面再次截肢，以完成一期缝合。

术后管理　见第 148 章。

（华秉懿 译　阎作勤 审校）

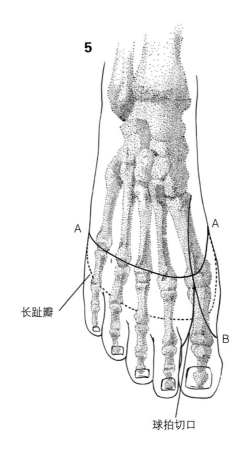

5

长趾瓣

球拍切口

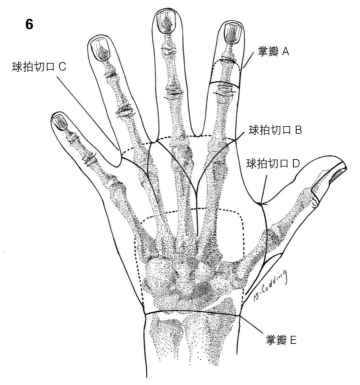

6

球拍切口 C

掌瓣 A

球拍切口 B

球拍切口 D

掌瓣 E

适应证 髁上截肢术常见适应证有创伤、血供差、肿瘤以及处于进展期且无法治愈的疾病。除非所有的保守治疗均已经失败，否则不应当实施截肢术。

大腿平面截肢术在此详述。在动脉重建或旁路移植手术失败、或者有近端及远端动脉造影证实无法重建的情况下，大腿截肢是常见部位。

术前准备 正如前面章节所述，术前准备必须根据截肢术的适应证进行相应调整。必须仔细评估是否存在局部动脉阻塞，此时血管造影就是必要的。如果存在局部血管阻塞，那么近端（即髂动脉支架或者主动脉-股动脉搭桥）的血管重建有可能恢复充足血供，或者一个远端旁路动脉移植（例如股动脉-腘动脉）有可能避免截肢。

若存在感染，积极的外科清创是手术成功最关键的步骤。根据检查的药敏结果制订合适的抗生素使用方案。假如截肢平面存在局部皮肤感染，如果感染情况能够得到改善，手术应当延迟实施。若有进行性感染，应当在感染部位上方采取截断式或开放截肢术，等几天之后或者脓毒血症控制之后，在上方平面实施最后的截肢。

对于择期截肢术，术前进行理疗师和义肢师的会诊能帮助患者在心理上和生理上做好截肢术后康复的准备。

麻醉 除了患者存在相关禁忌证时可采用吸入麻醉外，低位脊髓麻醉仍然是最为常用的麻醉方式。

体位 患侧臀部应当靠近手术台的边缘，以便助手能够将大腿完全外展，同时使用几条无菌毛巾将小腿或者踝关节托起。手术区域备皮。

手术准备 皮肤消毒范围从下腹部开始至膝关节以下。首先将一块消毒巾放置于大腿的下方，然后用防水弹力套袜覆盖足部和小腿直到膝部（图1）。除非有证据表明存在进展性感染，否则都应由助手抬高下肢促进静脉回流。如果准备进行低位截肢术，可在大腿上方使用消毒止血带。

切口与暴露 切口根据采用的皮瓣类型不同而定。若小腿存在进展性感染，通常采用环形切口进行离断截肢术。然而，若情况允许，应当用消毒记号笔画出前后方皮瓣的大致轮廓，以便确保合适的残肢长度（图1）。手术可以采用前后相等的皮瓣，然而在更多的情况下，会使用较大的前方皮瓣，使最终的伤口缝合线远离假肢的压力点。

手术医生站立在大腿的内侧方，以便获得更好的视野观察主要动脉和神经，然后画出所选切口。考虑到皮肤和软组织会发生明显回缩，以及为了能够较好地旋转皮肤切缘，皮肤切口应当在截骨平面远侧10~15 cm处。切口深度应包括皮肤和皮下组织直至覆盖下方肌肉的筋膜层。

手术过程 手术医生必须十分熟悉局部主要神经和血管的走行（图2）。需要结扎最为浅表的血管是大隐静脉，根据截肢术平面的不同，它可能位于大腿的内侧或者后内侧（图2及图3）。肌肉应当在比皮肤和筋膜稍高的平面进行断离，并且允许其回缩，以确保最终用于闭合切口的皮瓣主要由皮肤和筋膜组成（图4）。内侧切口切入肌肉层时要小心，可在股内侧肌的深面找到股动静脉（图5）。如果手术并没有使用止血带，手术医生应当通过触摸或直视血管搏动来确认大血管。如果手术使用止血带，则可以直接分离暴露出股静脉。用中弯血管钳分离。动静脉都要分别单独结扎，如果有需要的话，可以在股动脉原结扎处远端再补充缝扎一次。

坐骨神经位于股动静脉的后方，与周围组织分离。在截肢遇到坐骨神经高位分叉时，胫神经和腓神经都要分别进行结扎。为了尽可能减少截肢术后神经瘤形成的可能，应当将神经尽可能下拉，并使用粗大的Ochsner直钳将其固定。在第一把钳子远端5 mm处放置第二把相同的挤压钳，紧贴第二部挤压钳下方进行神经断离。将第一把钳子移除，使用缝合用的非吸收性0号结扎线将挤压部分进行结扎（图6）。避免使用过细的结扎线，以免造成神经鞘膜的切割，形成神经瘤。不能使用可吸收性的结扎线，因为它们可能在神经鞘膜闭合之前就被吸收，造成鞘膜再次张开并形成神经瘤。然后移除远端的挤压钳，遗留一段受挤压后扁平的神经节段以防止结扎线脱落。允许神经回缩至肌肉层以上，不要将神经固定于周围其他结构。当坐骨神经向上回缩后，从股骨后方将周围组织进行进一步的游离。然后在后方肌群中分离出股深动脉和静脉进行结扎（图2）。

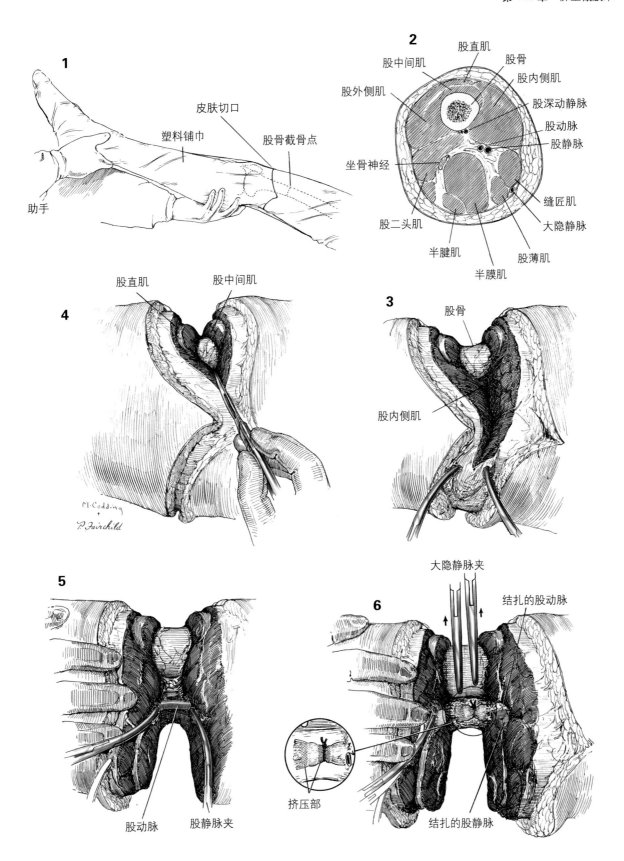

2
股直肌
股中间肌
股外侧肌
股骨
股内侧肌
股深动静脉
股动脉
股静脉
坐骨神经
缝匠肌
大隐静脉
股二头肌
股薄肌
半腱肌
半膜肌

4
股直肌
股中间肌

3
股骨
股内侧肌

M·Codding
+
P.Fairchild

5
股动脉
股静脉夹

6
大隐静脉夹
结扎的股动脉
挤压部
结扎的股静脉

此时股骨已经与周围软组织游离，确定截骨平面，同时保护好前后方皮瓣。首先在截骨平面将股骨骨膜环形切开（图 7），剥离远侧骨膜，显露截骨处骨面（图 8）。在使用动力锯断离股骨时，注意维持回缩，保护肌肉（图 9）。然后将截除部分移出手术区。

使用咬骨钳或者骨锉将股骨断面的锐利边缘修整为斜面（图 10）。如果手术使用了止血带，此时将止血带去除，并将所有出血点进行钳夹和结扎。用温的等张盐水清洗肌肉表面，直至手术医生能确定止血情况良好并且所有的碎骨片都被清洗干净。可以放置一个深部的引流管，具体是否放置由手术医生以及伤口情况决定。

闭合切口　检查前后方皮瓣是否有合适的长度，根据是否需要修剪来确保切口服帖（而不是绷紧的）。通过间断缝合使前后方的深层肌筋膜瓣相互靠拢，覆盖股骨断端（图 11）。接下来将斯卡尔帕筋膜（Scarpa's fascia）用可吸收线进行间断缝合（图 11），以减轻皮肤闭合时的张力。如果进行横断式截肢术，伤口保持开放，之后再延期闭合；或者可能在更高水平再次截肢以获得一期闭合。

然后将皮瓣修剪成合适的形状，切口闭合可以按照手术医生偏爱的方式进行（图 11 及图 12）。通常非吸收性单纤维缝线间断缝合可以在避免组织过度缺血的情况下提供满意的闭合效果，此外应当避免手术钳对皮缘造成损伤。

术后管理　残肢使用非黏性敷料和无菌纱布覆盖，并确保伤口包裹在适当的松紧度，切忌包裹过紧。这些敷料应当在 24 h 内进行更换，以免因为残肢发生肿胀，引起疼痛，并影响局部血供。如果发生水肿，可以在伤口的非黏性纱布上再覆盖一层真空海绵敷料。术后应立即继续糖尿病病人的胰岛素治疗。可以通过抬高床尾部而不是抬高残肢来减轻肿胀。手术时可使用夹板来维持下肢伸展位并预防屈曲挛缩，但是术后夹板须早期去除，以便在几天内开始功能锻炼。

如果不准备进一步外科手术，则横断性截肢术需要特殊的术后护理。如果计划最终进行更高平面的截肢，那么手术前应当规律地更换敷料。对于需要愈合的横断性截肢术（通常是因为患者情况不允许进一步的手术治疗），可使用进行性皮牵引装置促进皮缘的延伸。在一些情况下已经有足够皮肤覆盖骨端，然后就会逐渐愈合；然而，当这种方法无法使皮肤对合时，则应当持续更换敷料直至进行二期切口闭合。

在伤口初期愈合之后，要采取措施使截肢残端塑型适应假肢。辅以职业性治疗，用弹力棉绷带包裹残肢并持续穿戴，有助于残肢消肿。每 4 个小时以及睡前都应该拆下并更换绷带，并确保每天使用的绷带都是清洁的。应教会截肢患者及其家属如何使用绷带。另外一个选择是一种叫作"残肢收缩器（stump shrinker）"的厚实弹力袜，它能够贴合残肢上，并提供环周压力。

扶拐行走比起穿戴假肢行走更加费力。一个对于患者是否能够使用假肢的最佳指标就是在截肢术前他是否能够行走。同样重要的是有无其他严重的疾病、视力不良、另一条腿的状态、合作程度和灵活度，以及肢体的平衡和协调能力。能够扶拐行走的患者通常能够穿戴假肢行走。

大多数截肢术后的患者会描述有幻肢感，这应该是正常恢复过程的一部分。发生在下肢的幻肢感通常能与身体其他部位保持正常关系，并且大多数在使用假肢后就会消失。幻肢痛的程度主要取决于截肢术前疼痛的程度，但是它也可能由神经根病变、术中体位或者神经瘤被瘢痕挤压或处在一个易受压部位引起。锻炼幻肢对于康复是有帮助的，经过理疗和职业性治疗也有助于减轻症状。不管截肢术的类型和范围如何，一个有计划的康复方案都是非常重要的，而一个由外科医生、理疗师和假肢工程师合作进行的随访也是必要的。理疗师能够教导行择期截肢术患者如何扶拐行走，并指导患者进行合适的术前锻炼。

（华秉諟　译　阎作勤　审校）

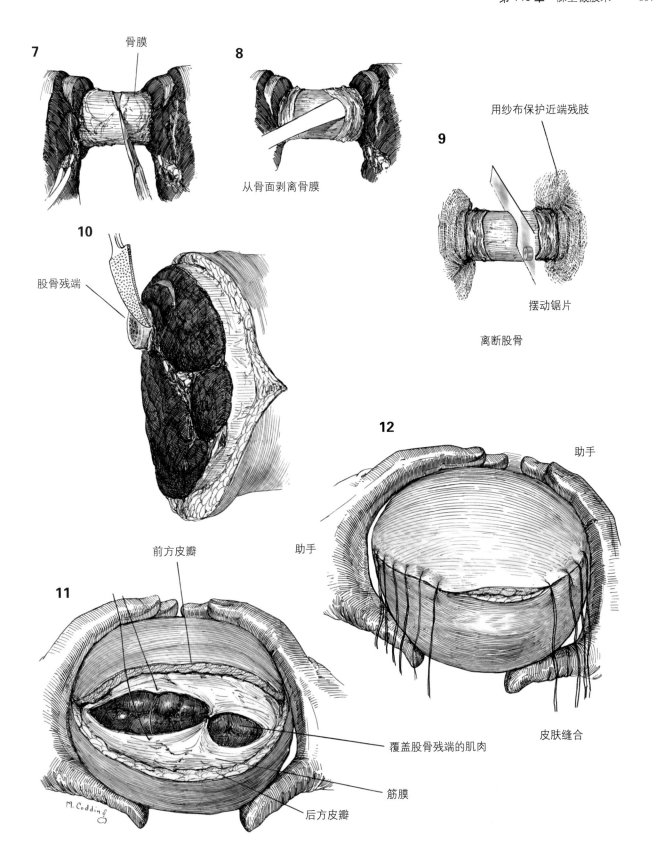

7

骨膜

8

从骨面剥离骨膜

9

用纱布保护近端残肢

摆动锯片

离断股骨

10

股骨残端

11

前方皮瓣

覆盖股骨残端的肌肉

筋膜

后方皮瓣

M. Codding

12

助手

助手

皮肤缝合

第149章 手部感染切开引流术

适应证 虽然手部感染切开引流的适应证根据感染的部位、时间、范围以及严重程度而有所不同，但大部分局限性感染应切开引流或手术清创。值得注意的是免疫功能有缺陷的患者，炎症反应受到掩盖，延误诊断和治疗。大多数起自掌面的感染在手背面形成最严重的肿胀，但是背侧切开引流只用于手背部化脓感染。若怀疑坏死性筋膜炎，无论链球菌或者多重细菌感染，都应立即行扩大清创术。

术前准备 若外科手术不能立即进行或深部感染的诊断不明确，应采取局部制动、休息、抬高患肢及应用广谱抗生素等初步治疗方案。一旦脓肿的诊断确立，应切开引流。患者合并有其他疾病时必须予以评估和恰当治疗，尤其是糖尿病患者的血糖控制。劝严重吸烟病人戒烟，以利于术后伤口愈合。

麻醉 根据麻醉平面和深度选择不同阻滞方式。腋神经、臂丛神经阻滞和比尔局部麻醉可用于前臂和手部需要完全麻醉的手术。腕关节处的正中神经、尺神经、桡神经阻滞可提供可靠的麻醉效果。指神经阻滞的注射可通过掌侧或背侧进行，应注意避免过度浸润指根部，以免引起手指筋膜室综合征和血液循环障碍。肾上腺素可稀释后使用，但须谨慎，尤其对于循环不佳的病人。全身麻醉用于更广泛的感染或者局部麻醉有风险的时候。

体位 病人仰卧位，患手置于上肢手术台上。

手术准备 常规准备手部皮肤。除小手术外，应在上臂使用压力调至 250 mmHg 的止血带。对于感染的患者，采用重力驱血法，不用主动（弹力带）驱血法，防止感染通过血液扩散。

A. 脓性指头炎

手术过程 必须立即切开引流，以减低增高的张力和防止末节指骨骨髓炎的发生。对于深部脓肿，可选用距甲缘掌侧 3 mm 的手指尺侧纵切口。避免在手指桡侧做切口，防止形成捏持动作时的痛性瘢痕。另外，也可采用掌侧的正中纵行切口。无论采用何种切口，都应彻底钝性分离手指末节掌侧的纤维索带，开放所有可能存在感染的间隔（图1、图2、图3）。注意不要切开腱鞘。伤口应充分冲洗，填塞凡士林纱布，留待二期愈合。

B. 甲沟炎

手术过程 急性甲沟炎是手部最常见的感染。单侧的急性甲沟炎需要将感染部位的表皮自指甲上掀离（图4）；如感染比较晚或近端有脓肿形成，应行近端指甲板部分切除（图4和图5）。若感染较轻，纵行切开指甲两侧皮肤，并用包装缝线的铝箔或药物纱布支撑，防止折叠处愈合（图6A，B和C）。更广泛的感染应拔除整个指甲。复发性或慢性甲沟炎应考虑是否有真菌感染，可能需要行甲板袋形缝合术（图7A，B和C）

C. 腱鞘炎

手术过程 屈肌腱腱鞘起始于远侧指间关节远侧，延伸至掌部屈曲褶纹处。拇长屈肌的腱鞘延续为桡侧滑囊，而小指的屈肌腱鞘汇入尺侧滑囊（图8）。在没有脓肿形成迹象的感染早期（少于 24 h），可采用静脉广谱抗生素、夹板、抬高患肢进行保守治疗，并密切观察局部体征。如果中度感染发生，可以在腱鞘的近侧和远侧切开引流，并留置冲洗管（图9）。近侧切口选用起于远侧掌横纹的横切口，远侧切口斜行位于中节指骨或位于指侧中线，暴露屈肌腱腱鞘。应于手指掌面中部实施手术，避免损伤血管神经束。纵向分离暴露腱鞘，避免神经血管受损。广泛感染时，应在 2 指、3 指、4 指的尺侧正中线和拇指、小指的桡侧正中线上做切口（图10）。术中应避开指部神经血管。术后使用夹板固定，可使患者舒适。所有感染病例都应行细菌培养和药敏实验，有针对性地应用抗生素。

D. 掌间隙感染

手术过程 大部分指间隙脓肿应在指蹼背侧做纵向切口，预防掌侧皮肤上形成痛性瘢痕（图11）。如果感染靠近掌侧，可再做一个掌侧切口。掌中间隙应在掌侧做弯曲的纵向切口（图10）。孤立的鱼际间隙和小鱼际间隙的深部感染很罕见。可在背侧行纵行切口（图11）。前臂掌侧间隙和鱼际间隙、掌中间隙在前臂远端的旋前方肌浅面相连，发生感染时，可以在紧邻掌长肌腱的尺侧做纵行切口（图11），防止损伤正中神经。同绝大多数感染病例一样，应行细菌培养，在药敏试验结果出来前，使用广谱抗生素。

术后管理 对于脓性指头炎和甲沟炎，需要更换辅料和早期开始功能锻炼，通常术后第二天开始逐步增加活动幅度。对于腱鞘炎和深部感染者，应继续在细菌培养和药敏试验指导下应用抗生素。每天要换药多次。通常术后 2~3 d 拔除冲洗导管。若感染明显控制，应鼓励患者适当活动，在可承受的范围内增加活动度。抬高患肢至心脏水平以减轻制动期的不适，直至肿胀消失。患者应经常接受专门的手部治疗专家的评估和治疗，以获得最好的恢复。

（华秉譞 译　阎作勤 审校）

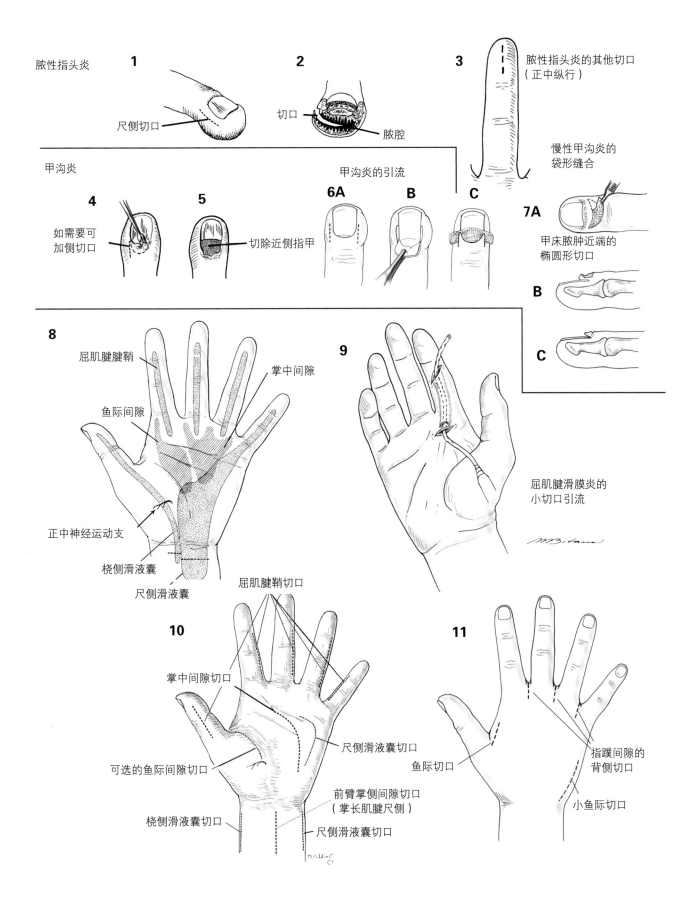

脓性指头炎

1 尺侧切口

2 切口　脓腔

3 脓性指头炎的其他切口（正中纵行）

慢性甲沟炎的袋形缝合

甲沟炎

4 如需要可加侧切口

5 切除近侧指甲

甲沟炎的引流

6A　**B**　**C**

7A 甲床脓肿近端的椭圆形切口

B

C

8 屈肌腱腱鞘　掌中间隙　鱼际间隙　正中神经运动支　桡侧滑液囊　尺侧滑液囊

9 屈肌腱滑膜炎的小切口引流

10 屈肌腱鞘切口　掌中间隙切口　可选的鱼际间隙切口　桡侧滑液囊切口　尺侧滑液囊切口　前臂掌侧间隙切口（掌长肌腱尺侧）　尺侧滑液囊切口

11 鱼际切口　小鱼际切口　指蹼间隙的背侧切口

第150章 肌腱缝合术

适应证 肌腱损伤的修复只可在理想条件下进行，因为恢复良好功能的最好机会（有时甚至是唯一的）是第一次修复。存在严重污染、感染或大范围组织损伤是一期修复的禁忌证。应先清创和进行伤口准备，之后行肌腱延期修复。

肌腱损伤分为 5 个区（图 1）。每个区都有其相应的修复方法。传统上，二区损伤（包含在屈肌腱腱鞘内）被称为"无人区"，因为在此区域肌腱损伤的修复效果差。今天，通过正确的手术修复及专业人员提供的积极、全面康复治疗，即使是这类患者也能取得满意的功能恢复。

麻醉 可用全麻或腋窝阻滞麻醉，也可采用腕关节或肘关节处的正中神经、尺神经、桡神经的区域阻滞麻醉。当患者在急诊科等候外科手术时，这些麻醉是有利的。指神经阻滞麻醉很少应用于肌腱修复。

手术准备 在手术之前，应在急诊科彻底清洁伤口（在患者可耐受的范围之内），用无菌纱布包扎。一旦麻醉成功，上肢应用重力或弹力带驱血，并在上臂用止血带。在正常成年人，将止血带气囊充气至 250 mmHg 或至少高出收缩压 80 mmHg。止血带可保持充气 2 h。放气恢复正常血运 20 min 后可再充气。拆除伤口敷料，以数升温盐水彻底冲洗创口。

切口与暴露 必须有充分的暴露，通常需要扩大原创口（图 2）。但应注意，延长切口应避免损伤血管神经和引起关节的瘢痕挛缩。在手指的切口应根据撕裂伤口情况决定。如手指斜形撕裂伤，应采用手指关节间布吕纳式（Brunner）对角线延长，在掌侧表面做成锯齿形切口。对于横行撕裂伤，应采用中轴切口以防止皮瓣过窄。必须保证手指皮瓣的蒂部足够宽，防止局部缺血。手指的血管神经束走行于手指侧方的掌侧，应不惜一切代价加以保护。切口不良可导致畸形。

手术过程 对受伤部位进行清创和探查。找出并保护邻近的神经和血管。经常会发现神经和血管损伤，应予以修复。如有可能，在创口中找出肌腱的断端并用血管钳轻柔夹住（图 3）。轻柔的操作非常重要，因为肌腱的挤压伤可导致愈合不良、修复出现分离，最终导致失败。肌腱撕裂伤面积小于一半肌腱横断面一般不修复。松弛的纤维应修剪，以防止肌腱与屈指肌腱滑车粘连。肌腱撕裂伤面积超过一半横断面则需要修复。在某些损伤部位，肌腱近侧断端可能回缩，须进行探查找到断端。若条件允许，应尽量在无创、直视条件下找到肌腱近端。屈曲腕关节和肘关节，并挤压前臂肌肉可帮助肌腱近侧断端移向切口。为找到肌腱，有时需要在手掌做向近端的反向切口或在前臂做切口。一般来说，很容易通过手指屈曲发现肌腱远侧断端。在多肌腱损伤的情况下，必须仔细确定肌腱近侧和远侧断端的解剖和走行。肌腱缝合的基本原则随着时间推移在变化，多股内部缝合和腱外膜缝合取得了最大效果。采用 6-0 单股不可吸收缝线进行连续的腱外膜缝合，能够提供足够的强度和光整的滑动面。通常先行"后壁"的腱外膜缝合，随后用 3-0 或 4-0 不可吸收缝线行多股内部缝合，最后行"前壁"的腱外膜缝合，肌腱修复完成。腱外膜缝合和内部缝合有多种方法（图 4 和图 5）。最可靠的内部缝合是四股锁边缝合，而大部分腱外膜缝合采用连续缝合（单纯缝合、锁边或水平褥式缝合）。

Ⅰ区损伤（中节指骨的指浅屈肌腱止点以远）通常由于远端肌腱过短，需要采用经皮的"纽扣法"将肌腱近侧端缝合在远端指骨，进行止点重建（图 6）。如果肌腱上附着有骨片，可用克氏针进行固定。Ⅱ区损伤（腱鞘区）的处理最为困难，应当由有经验的医生来修复。指浅屈肌腱和指深屈肌腱（分别是 FDS 和 FDP）都应修复。Ⅲ区损伤（掌部）的处理一般比较简单且愈合良好。Ⅳ区损伤（在腕横韧带深面的腕管内）是罕见的，常常伴有正中神经损伤。Ⅴ区损伤（前臂区）若发生在肌肉肌腱移行交界处可能会很复杂，因为肌肉不易牢固缝合。须对前臂可能发生的动脉和神经损伤进行评估。

肌腱吻合完毕后，放松止血带，彻底止血。缝合创口前手术野必须干燥。

关闭切口 缝合深部软组织以消灭无效腔。用细线常规方法缝合皮下组织和皮肤。

伤口覆以不易与切口粘连的纱布，采用背侧限制夹板防止腕和手指伸直。夹板长度一定要超过手指末端。夹板塑形使手指和腕部保持轻度屈曲位，以保证屈肌腱吻合处没有张力（图 7）。抬高患肢，减轻水肿。

术后管理 保持敷料和夹板固定 2 天。然后患者由手术医师和有资质的手治疗师指导，进行系统的手治疗计划。大多数计划第一周开始手部被动活动。某些患者可以早期开始主动活动，这取决于患者的依从性、愿望以及肌腱修复的质量。早期的活动可以减少肌腱的瘢痕，减轻随后的僵硬程度，但强度过大、超过修复术后肌腱的承受力，会增加肌腱再次断裂的风险，须平衡二者的关系。患者对术后治疗的依从性是决定肌腱修复效果的最重要因素。

（华秉諲　译　阎作勤　审校）

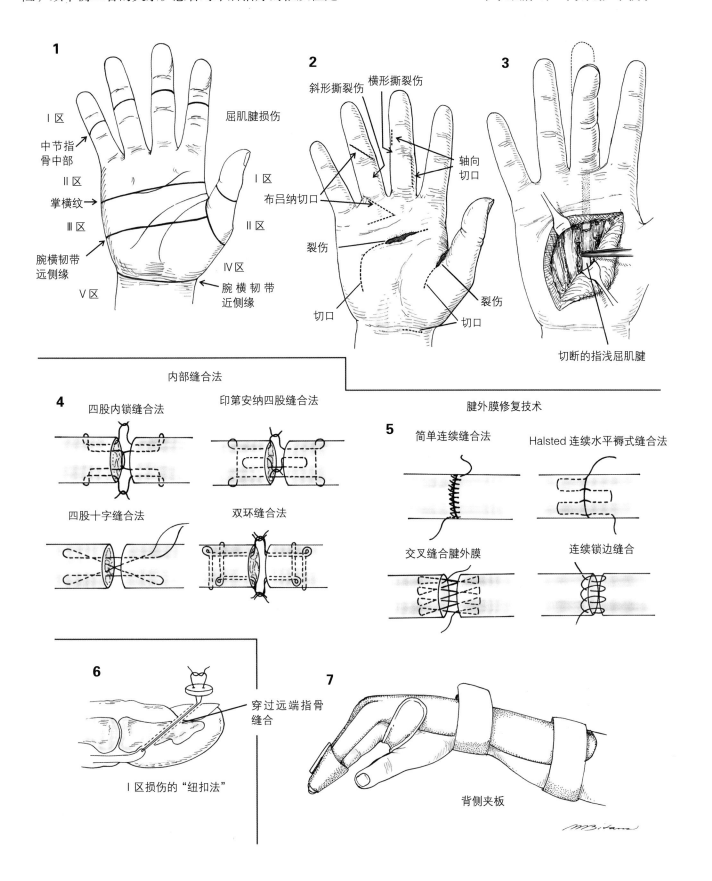

1

Ⅰ区
中节指骨中部
Ⅱ区
掌横纹
Ⅲ区
腕横韧带远侧缘
Ⅴ区
屈肌腱损伤
Ⅰ区
Ⅱ区
Ⅳ区
腕横韧带近侧缘

2

斜形撕裂伤　横形撕裂伤
轴向切口
布吕纳切口
裂伤
切口
裂伤
切口

3

切断的指浅屈肌腱

内部缝合法

4

四股内锁缝合法　　印第安纳四股缝合法

四股十字缝合法　　双环缝合法

腱外膜修复技术

5

简单连续缝合法　　Halsted 连续水平褥式缝合法

交叉缝合腱外膜　　连续锁边缝合

6

穿过远端指骨缝合

Ⅰ区损伤的"纽扣法"

7

背侧夹板